# 임상 전기생리학 전기치료와 전기생리검사 개정3판

**Clinical Electrophysiology** Electrotherapy and Electrophysiologic Testing Third Edition

개정3판

# 임상 전기생리학

## 전기치료와 전기생리검사

박래준 외

# Clinical Electrophysiology

Electrotherapy and
Electrophysiologic Testing

THIRD EDITION

**Andrew J. Robinson**
*Professor*
*Department of Physical Therapy*
*Ithaca College*
*Ithaca, New York*

**Lynn Snyder-Mackler**
*Assistant Professor*
*Department of Physical Therapy*
*Ithaca College*
*Ithaca, New York*

영 문 출 판 사

**■ 옮긴이** (가나다 순)

박래준 대구대학교 물리치료학과 교수
김연주 안동과학대학 물리치료과 교수
김은영 김천대학 물리치료과 겸임교수
박관용 건국대학교 충주병원 물리치료 실장
송민영 동의 의료원 물리치료실
오현주 베스트 병원 물리치료실
육군창 영남대 의료원 물리치료실
이인실 성덕대학 작업치료과 교수
하미숙 마산대학 물리치료과 강의전담 교수
황경옥 대구대학교 대학원 물리치료학 전공

**Clinical Electrophysiology** Third Edition
**by Andrew J. Robinson, Lynn Snyder-Mackler**



# 임상 전기생리학 개정3판

2009년 4월 6일 초판인쇄
2009년 4월 10일 초판발행

---

지은이 : Andrew J. Robinson, Lynn Snyder-Mackler
옮긴이 : 박 래 준 외
발행인 : 박 병 조
발행처 : 도서출판 영문출판사
등 록 : 1987년 12월 21일 제2-419호
주 소 : 서울시 강남구 삼성동 69-1
전 화 : (02) 514-5590, 776-5590
팩 스 : (02) 756-8943
E-mail : yeongmunsa@empal.com
정 가 : 30,000원
ISBN 978-89-7224-203-1 93510

---

※ 파본은 교환해 드립니다.

*To our parents,*

*—Arthur W. Robinson, Jr., and Doris E. Robinson*

A.J.R.

*— Richard and Loraine Snyder*

L. S-M.

*They were the role models for our lives who showed us how contributions to the greater good require effort, time, and dedication. They were also always there when they were needed.*

# 머리말

학생이나 학회원, 임상가와 제 3자가 이 책의 목차를 보게 되면 전기 자극이나 전기 기구의 바이오 피드백의 사용에 대해 흥미를 갖게 될 것이다. 이러한 전기 기구들의 사용에 대한 우려를 없애기 위해 손상에 다양하게 적용되는 근거를 제시하고, 기능의 변화에 따른 적응증을 확립하여 사용한다면 전기치료의 임상적용에 흥미를 가지게 될 것이다.

이러한 기구와 임상적 적용에 대한 우려는 "최고" 또는 최소한 "더 나은" 기법을 제시한 문헌 사이의 차이 때문으로 실제 적용되는 방법은 전형적인 기구를 통한 전기 자극은 아니다.

이러한 나의 견해는 상반된 주장에 대한 충분한 근거를 제시한다. 이 책의 각 장에서는 효과를 뒷받침하거나 부인하는 여러 결과와 관련된 문헌을 재정리하였다. 문헌들은 임의로 뽑은 것과 실험을 통한 것과 문헌 재검토를 통한 것들이다.

예를 들어, 5장의 전기 자극을 통한 통증조절은 48개에서 116개로 참고문헌의 수가 증가했고, 6장의 근육의 전기적 자극에서는 67개에서 105개로 인용이 증가된 것은 2판과 3판에서의 큰 차이이다.

그것은 앤드류로빈슨이 주장했던 조직치유에 근접하고, 만성 상처치료의 전기 자극 사용에 대한 근거를 효과적으로 뒷받침해 준다.

또한 비뇨생식기의 기능장애에 대한 전기 자극이나 근전도(EMG)의 사용도 볼 수 있다.

물리치료를 공부하는 학생들은 신경과학을 배운 후 이 책을 보고 신경의 재조직화에 대한 전기기구의 사용에 대해 다시 생각해 보아야 한다. 그것은 근섬유가 감소되거나 증가된 활성도의 변화를 나타낸다. 그러므로 골격근의 특성에 맞게 전기 자극의 강도를 조절하게 되면 신경 가소성에 영향을 줄 수 있다. 즉, 중재가 주의 깊게 제공된다면 최적의 재조직화가 된다고 할 수 있다.

뇌졸중에 따른 만성적인 상지의 손상인 경우 운동 제한과 관련된 훈련을 하고 불완전 척수 손상을 가진 환자의 경우, 체중지지나 트레드밀을 사용해 이동과 관련된 훈련을 하는데 새로운 전략을 더해주게 되면 기능의 회복을 유도하게 된다. 이러한 연구는 신경계가 훈련을 통하여 재조직화를 가능하게 한다고 볼 수 있다. 또한 뇌재조직화에 대한 연구는 만성통증, 절단,

외상성뇌손상, 뇌졸중 환자에서와 같이 운동선수나 음악가에게서도 나타난다고 한다. 중요한 원칙은 오랜 기간 동안 충분한 훈련이 필요로 하며 훈련을 특이성이 있어야 한다는 것이다.

저자는 중재와 진단의 피드백 조절과 적당한 전기적 자극을 촉진시키는 노력을 계속해야 한다고 생각한다.

좋은 치료 기술 원칙 만큼 전기적 메커니즘의 특징을 설명하고 있다. 여러 경우와 독자적 연구를 통한 의문점은 각 장에서 독자가 완벽하게 이해하고 많은 다른 사람들도 이 책을 읽기 바란다.

**Rebecca L Craik, PT, PhD, FAPTA**
Department of Physical Therapy
Arcadia University (formerly Beaver College)
Glenside, Pennsylvania

# 서 문

임상 전기생리학 제3판은 임상전기 생리학 분야의 전문가와 연구자 등 많은 사람들에 의해 인정되고 경험에 근거해 쓰여졌다. 3장의 새로운 기고가들로는 Sluka, Stephenson, Shelly 등이 포함되고, Sluka는 전기치료중재에 의한 통증의 생리학적 특성과 통증 조절의 새로운 내용을 기고했다. 그녀는 연구가와 교육가 사이에서 잘 알려져 있고 많은 간행을 하였는데 임상에서 통증 조절을 위한 전기 자극의 직접적 사용에 대한 임상가와 학생의 경험을 통한 통증기전과 통증조절중재를 연관시켰다. 새 판에서는 비뇨기계 질환의 치료에 대한 전기자극과 근전도에 대한 것을 새로운 장에 포함하였다. Stephenson과 Shelly는 이 장에서 비뇨기계 손상의 이해에 대한 틀과 이러한 손상의 평가에 관한 기법과 다양한 자극에 대해 기술했다.

이 장에서는 또한 요실금과 골반통에 대해서도 포함하고 있다. 제3판에서 여러 젊은 저자들은 여러 가지 주제에 대해 보강을 했다. Stackhonse는 자세와 운동 손상의 조절에 대한 신경근 전기 자극에 대해 기술했다. 신경근 전기 자극의 범위는 관절와 상완관절아탈구에 사용되는 NMES와 중추신경계 기능 제한에 의한 운동조절에 적용되는 삽입형 NMES 등이 있다.

Manal과 Synder-Macker는 통증조절을 위한 전기자극에 대해 개정하였다. 이 장에서는 치료의 효능에 관해서 임상적 노력으로부터 근거하고 통증조절을 위한 전기 자극은 의사 결정과정을 충족시킨다. Farquhar와 Synder-Mackler는 함께 근력 강화를 위한 NMES에 대해 기술했고, Bushey와 Binder-Macleod는 운동 조절을 위한 근전도의 바이오피드백에 대해 다시 썼다.

일반적으로 저자는 각 장에서 임상적용의 목표에서 임의 추출과 조절된 노력의 결과에 따른 임상적 중재의 근거를 토대로 명료하고 간결한 토의를 포함하고 있다. 2판의 요점을 그대로 보존하고, 2판에 대한 의문점에 대해서는 각 장의 끝에 기록해 두었다. 질문에 대한 답은 부록 B에 기록했다. 사례 연구는 임상적 근거를 이용해 안전하고 효과적으로 전기 치료의 중재 방법에 대해 예시를 제공해 준다.

실험적 운동은 이 판의 끝에 두었고 주용어는 중요한 개념을 나타내기 위해 이태릭체로 표시했다. 임상전기생리학의 새 판에서는 그림의 양과 질을 더 증가시켰다.

이 책은 오래된 것과 새로운 것의 조화를 이루고 있다. 개정판의 임상심리학을 통해 임상적으로 계속하여 발전해 나아가기를 소망한다. 전기치료와 전기생리적 검사는 더 나은 기능과 삶의 질을 향상시킬 것이다.

# 역자 서문

이 책은 Andrew J. Robinson 교수 외에 11명의 집필진이 임상에서 필요한 전기생리학적 검사와 전기치료를 생리학적으로 접근한 책이다.

전기치료학은 물리치료의 중요한 한 분야이나 어렵거나 과학적 근거에 기초한 치료의 연구 부족으로 임상에서 외면을 받는 경우가 있다. 생물물리학이나 생리학에서의 원칙들로부터 혹은 임상적인 연구들로부터의 증거가 너무 빈약하기 때문에 실무나 교육의 진술들이 여전히 일부 기구를 이용한 물리치료법에 대해서 이루어지고 있다. 모순되게도, 동시에 그 밖의 다른 전기물리적인 치료법들이 드러난 이익들에도 불구하고 현재 인기가 없다는 것 때문에 사라져가고 있다.

새로운 책은 전기치료와 전기치료기기들(EPAs)에 대한 설명을 계속할 필요가 있었다. 임상적으로 쓰이는 물리치료기기들은 거의 비슷한 반면, 용도와 장비는 매우 빠르게 변화한다. 예를 들어 건전지는 기술적으로 더 진보되고, 전기치료 장비를 포함한 전자 장치들은 5년 전에 비해 더 소형화되고 더 정교하게 되었다. 마이크로프로세서 조절로 인해 치료인자들에 대한 더 넓은 선택범위와 조절을 가능하게 해준다. 동시에 전기치료 지식 기반은 확장되었고 계속 확장하고 있다.

전기치료는 처음에는 물리치료분야에서 사용되었으나 새로운 판은 현재와 미래의 사용자들 모두에게 전기치료를 설명하도록 되어있다. 이러한 사용자 그룹은 더욱 폭넓게 되어가고 있는데 지금은 더 많은 치과의사, 수의외과의, 물리치료사, 운동 트레이너, 피부미용사, 일반 개업의, 그리고 전기치료기기들을 사용할 때의 이득을 잘 알고 있는 많은 다른 임상가들이 포함되고 있다.

이 책은 일반적으로 전기치료학 교재에서 분리해서 다루지 않는 비뇨생식기계의 전기치료와 근전도 바이오피드백을 다루었고 전기 생리학적 검사를 강조함으로 전기치료방법의 설정과 효과를 이해하는데 도움을 주워 내용면에서나 깊이를 더해 주고 있다.

이 책을 번역하도록 허락해준 원저자와 출판사 그리고 한국어로 번역하도록 주선을 해주신 도서출판 영문사 박병조 사장님과 임직원 여러분께 감사를 드린다.

또한 번역을 총괄 주관한 대구대학교 대학원 이학치료연구회 황경옥 선생님과 번역진 여러분께 감사를 드리며 교정에 참여한 여러분께도 감사를 드린다.

용어의 부적절한 선택이나 혹시 오역을 독자여러분이 지적해 주시면 수정할 것을 약속드리며 우리는 이 책을 과거, 현재, 미래의 전기치료학을 공부하는 임상선생님들과 학생들에게 바친다.

2009년 1월 29일
역자대표 박래준

# 공헌자들

**Andrew J. Robinson, PT, PhD**
Professor
Department of Physical Therapy
School of Health Sciences and Human Performance
Ithaca College
Ithaca, New York

**Kathleen A. Sluka, PT, PhD**
Associate Professor
Graduate Program in Physical Therapy and Rehabilitation Science
University of Iowa
Iowa City, Iowa

**Tara Jo Manal, PT, MPT, OCS, SCS**
Clinic Director/Orthopedic Residency Director
Department of Physical Therapy
University of Delaware
Newark, Delaware

**Lynn Snyder-Mackler, PT, ScD, SCS, FAPTA**
Professor
University of Delaware
Department of Physical Therapy
Newark, Delaware

**Sara Farquhar, MPT**
Department of Physical Therapy
University of Delaware
Newark, Delaware

**Scott Stackhouse, PT, PhD**
Assistant Professor
Department of Physical Therapy
Arcadia University
Glenside, Pennsylvania

**Rebecca G. Stephenson, PT, DPT, MS**
Coordinator of Women's Health Physical Therapy
Brigham and Women's Hospital
Boston, Massachusetts

**Elizabeth R. Shelly, PT, BCIA-PMDB**
Women's Health Specialist
Quad City Physical Therapy and Spine
Davenport, Iowa

**Charles D. Ciccone, PT, PhD**
Professor
Department of Physical Therapy
School of Health Sciences and Human Performance
Ithaca College
Ithaca, New York

**Stuart A. Binder-Macleod, PT, PhD, FAPTA**
Professor
Department of Physical Therapy
University of Delaware
Newark, Delaware

**Captain Robert Kellogg, PT, PhD**
Commanding Officer
United States Navy Hospital
Guam

**Jennifer A. Bushey, PT, OCS**
Physical Therapist
Towson Sports Medicine
Towson, Maryland

# 목 차

# 1 장

# 전기의 기본적인 개념과 전기치료의 최신 용어

## Basic Concepts in Electricity and Contemporary Terminology in Electrotherapy

전기는 에너지의 한 형태로 생물학적 조직에 중요한 영향을 미친다. 이 장에서는 치료적인 전기 자극을 이해하기 위한 기초적인 전기와 전자기학의 기본 개념을 간단히 살펴볼 것이다. 전기적 현상으로 기술되는 등식들을 최소로 하고, 인체 조직에 전기 자극이 적용되었을 때 어떤 일이 생길 것인가를 볼 수 있게 되며, 종종 유추할 수 있을 것이다. 이 장의 초점은 전기적 현상들에 대한 암기보다는 개념화하는 것이다. 이장에서는 임상에서 사용되어지는 전류에 대한 질적 혹은 양적인 부분을 기술하는 데 필요한 용어들을 소개하였다. 이 용어들은 자극 절차상의 세밀한 기술들을 확고히 전달할 것이며 다음 본문에서도 계속 사용되어진다. 최근에 전기 물리학을 완전하게 공부한 사람들은 첫 번째 절에 언급되는 전기에 대한 기본적인 개념을 간과하길 원할 것이며, 전기 치료 용어 읽기를 시작할 것이다.

## 전기의 기본적인 개념
## FUNDAMENTAL CONCEPTS OF ELECTRICITY

### 전하 (Electric Charge)

전하는 근본적인 물리적 고유성인 질량, 시간과 같은 것이다. 문제는 전하에 대하여 설명을 하려고 노력을 해도, 작용하고 있는 전하에 한정된다는 것이다. 그것은 실제 전하를 볼 수 없고, 어떻게 전하가 나타나는지 실험을 통해서만 볼 수 있기 때문이다. 예를 들어, 물리 시간에 호박을 천으로 문지른 후 종이처럼 가벼운 물체를 가까이 가져가면 어떨까 하는 실험을 했을 때이다. 고대의 과학자들은 호박 내부의 입자에 의해 행사되어 지는 전자기력의 발현을 호박의 정전기라고 기술하였다. 이것은 호박 내부의 전자와 호박을 문지른 천 안의 원자의 전자가 바뀌면서 대전된 것이다. 그 결과 천이나 호박은 다른 대전된 물체들을 밀어내거나 당기는 특성이 있음을 보여준다.

전하는 전자기력의 바탕이 되는 물체의 특성이다. 실험을 통해서 전하는 양전하와 음전하라는 특징적인 두 종류가 있음을 보여준다(1). 가장 간단한 수준에서 전하는 원자의 전자(음전하)와 양성자(양전하)에 의해 운반되며 같은 전하끼리는 서로 밀어내고 반대의 전하끼리는 서로 당긴다. 또한 전하는 한 물체에서 다른 물체로 대전될 수 있으며, 새로 생성되지도 파괴되지도 않는다. 전하의 개념은 물체의 원자 단계에서 한정되어지지 않는다. 전기적으로 중성인 원자는 같은 수의 양성자와 전자를 포함한다. 핵 내의 양성자수의 변화 없이 전자을 잃는다면 이는 양전하가 될것이다. 원자가 전자를 얻게 되면 이때는 음전하가 될 것이다. 전자가 초과되거나 부적한 요소를 가진 원자를 모두 이온이라고 부른다. 양전하를 띈 원자는 양이온이라고 하고, 음전하를 띈 이온을 음이온이라고 한다.

물체나 물질은 모두 전기적으로 대전되어 있을 것이다. 단순하게 건전지 단자에서의 전하를 생각해보자. 전지 내에서 일어난 화학적 반응의 결과로 전자를 얻은 전극은 음전하가 되고,

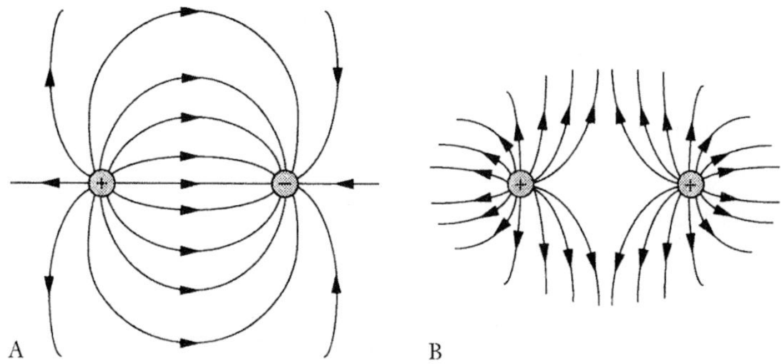


**그림 1.1.** 반대로 대전된 입자 주위의 전기장. **A:** 유사한 두 개의 대전체, **B:** 반대로 대전된 입자들은 서로 당기고 유사하게 대전된 입자들이 서로 밀어내는 것을 보여준다.

전자를 잃은 전극은 양전하가 된다. 전지의 양극과 음극을 종종 전지의 극이라 부른다. 극이라는 용어는 단자의 전하와 관계가 있고, 전기 회로에서 기본적으로 분극이 된다. 두 전하 사이에 존재하는 힘은 실험을 통해서 밝힐 수 있고, 쿨롱으로 표현된다(C). 두 개의 고정된 전하사이에서 힘($F$)은 전하의 극과 크기에 비례하고($q1$), 두 전하 사이의 거리($r$) 제곱에 반비례한다($q2$). 이것을 쿨롱의 법칙(Coulomb' s law)으로 나타낸다.

$$F \propto (q1 \times q2)/r^2$$

이 법칙을 간단하게 표현하면 각각의 전하의 크기가 클수록, 혹은 각각의 전하 사이의 거리가 가까울수록 서로 당기거나 미는 힘이 커진다는 것이다. 전자와 양성자의 쿨롱의 힘의 크기는 같지만 표시는 반대이다. 전자 하나의 쿨롱의 힘은 $1.6 \times 10^{-19}$C이다. 결과적으로, 1 C의 전하가 생산되기 위해서는 $6.24 \times 10^{18}$개의 전자를 필요로 한다는 것이다.

## 전기장(Electric Field)

전기적으로 대전된 입자의 힘은 각각의 전하로 생성되는 *전기장*(E)에 의해 다른 전하로 이동된다. 전기장내에서 전하를 이동하는 방법은 지구가 중력장을 통해 중력을 전달하는 방법을 통해 유추해 볼 수 있다. 그림 1.1에서는 반대의 두 전하들 사이에서 생성되는 전기장의 특징과 같은 두 전하 사이에서 생성되는 전기장의 특징을 나타내었다.

## 전압(Voltage)

전압을 이해하기 위해서는 그림 1.2에 그려진 상황을 고려해야 한다. 크게 대전된 물질 A를 작고 유사하게 대전된 물질 B로 가까이 가져간다. 이 두 대전된 물질이 접근되어 질때, A의 밀어내는 쿨롱의 힘은 A의 전기장을 통해 전달되고, B의 전기적 에너지가 증가한다. 움직임이 자유롭다면, B는 원래의 자리에서 어느 정도 떨어진 거리(d)에 새로운 위치로 이동할 것이

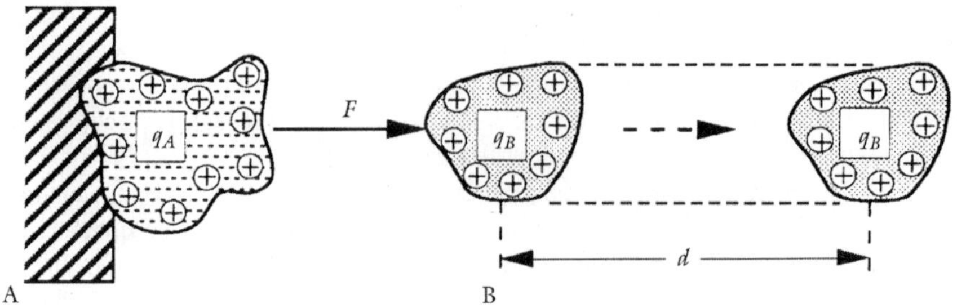


**그림 1.2.** 두 개의 유사하게 대립된 입자들이 접근 효과. **A:** 고정된 위치, **B:** 두 물체 사이에서 밀어내는 쿨롱의 힘(*F*)은 두 물체 사이의 거리를 만든다.

다. B가 움직일 때, 물질 A가 한일($W$)은 B에 적용된 평균적인 쿨롱의 힘과 B가 움직여진 거리로 다음과 같이 나타낸다.

$$W = F \times d$$

물질 B가 움직일 때 물질 A와의 상호작용으로 초기에 얻어지는 에너지는 움직임이 없어지면 소실된다.

$$W = \Delta \text{PE}.$$

그래서 한 일은 B에서의 전하와 정비례하고, 에너지의 변화도 B의 전하($q_B$)와 정비례한다. 전압($V$)는 다음과 같이 정의된다.

$$V = \Delta \text{PE}/q_B$$

*전압*은 단위 전하에 존재하는 전기장안의 두 점 사이에서의 *전기적 에너지의 변화*로 *전위차*라고도 한다. 보다 실제적인 관점에서 보면, 전압은 대전된 입자들을 움직이는 힘으로 보여지며, 때로는 *기전력*(emf)이라고도 한다. 전압은 반대로 대전된 물체들을 떼어 놓을 때나 같은 극으로 대전된 물체들을 근접 시킬 때 또는 한 시스템 내에서 대전된 입자들이 골고루 분포되지 않았을 경우에 생산된다. 전압의 표준 단위는 V이며 1 V는 1 C의 전하 당 1 J의 에너지 변화와 같다.

$$1\ \text{V} = 1\ \text{J}/1\ \text{C}$$

전기 치료에서의 전압의 범위는 밀리 V처럼 작거나, 수백 볼트처럼 높은 범위를 사용한다.

## 도체와 부도체(Conductors and Insulators)

금속이나 이온수내에서의 전자처럼 대전된 입자들은 다른 대전된 입자들과의 상호작용의 결과로 움직이거나 자리를 바꾸려는 경향이 있다. 다시 말해서, 대전된 입자는 전위차가 존재할 때 물체에서 움직이려는 경향이 있다는 것이다. 대전된 입자들은 전압이 있을 때 반드시 이동이 자유로울 것이다. 전기장 내에서 대전된 입자들이 빠르게 움직일 수 있는 물체를 *도체*라고 한다. 구리와 같은 금속들은 좋은 도체라 할 수 있다. 금속의 원자는 전기장내에 위치할 때 자신의 바깥 궤도의 전자를 버리려는 성향이 있다. 만일 음전하로 대전된 물체를 기다란 금속 와이어의 끝자락에 가까이 가져가게 되면 전자는 같은 전하들로부터 멀리 떨어진 곳에 위치할 것이다.

생물학적 조직은 나트륨($Na^+$), 칼륨($K^+$), 염소($Cl^-$)와 같은 이온 형태의 대전된 입자들을 포함한다. 인간의 조직은 도체이다. 왜냐하면, 기전력에 노출 되었을 때 수성의 인체 내에서 이온이 자유롭게 움직일 수 있기 때문이다. 근육과 신경은 좋은 도체이고, 피부나 지방은 그렇지 못하다.

전기장에서 대전된 입자의 움직임을 쉽게 허용하는 물체들과는 대조적으로, 부도체는 이온이나 전자의 자유로운 움직임을 허락하지 않는다. 고무나 많은 플라스틱 제품들이 좋은 부도체이다.

## 전류 (Electrical Current)

치료적인 전기 자극을 이해하는데는 휴식기에 있는 전하의 특징보다는 움직임이 있는 전하의 특징이 더 중요하다. 전기장 안에서 도체를 따라서 이동하는 대전된 입자의 움직임을 *전류* (*I*)라고 한다. 물체를 통해서 이동되는 전하의 전도는 전기 에너지의 이동을 통해서 이루어지며, 이 에너지의 이동을 통해 임상에서 전기 자극을 적용할 때 생리학적인 변화를 이끌어낼 수 있다.

필요한 전류를 생산하기 위해서는 어떤 물체에서 자유롭게 이동할 수 있는 대전된 입자의 존재여부와 그 입자들을 이동 시킬 때 적용되는 힘이 필요하다. 금속 회로에서 전자는 움직일 수 있는 대전된 입자이고, 반면에 생리학적 시스템에서 이온을 포함한 용액들은 도체의 중간물질이다. 이들 중간물질에서 전류를 유도하기 위해서 전압이라는 힘이 작용한다.

$$\text{전류} \propto \text{전압} \qquad (I \propto V).$$

전류는 단위 시간당 도체의 단면을 통과하는 전하량을 말한다.

$$I = \Delta q / \Delta t$$

전류 측정의 표준 단위는 암페어(A)이다. 1 A는 1초 동안 한 점을 지나는 전하 1 C의 움직임과 같다. 전기 치료에 사용되는 전류의 단위는 매우 작으며, 일반적으로 밀리암페어(mA) 혹은 마이크로암페어($\mu$A)를 사용한다.

## 저항과 도체 (Resistance and Conductance)

움직이는 전하의 양은 전압의 크기뿐만 아니라, 도체를 따라 전자나 이온의 이동이 가능한가와도 관련이 있다. 이러한 도체의 특징은 두 가지 방법으로 설명된다. *저항*($R$)은 도체의 특성으로 도체에서 대전된 전하의 움직임을 방해하는 것을 말한다. 금속에서 저항은 횡단면($A$), 길이($L$), 저항률($p$)에 의해 결정된다.

$$R = \rho\left(\frac{L}{A}\right)$$

저항의 표준 단위는 옴($\Omega$)이다. 도체에서 유도된 전류의 크기는 도체의 저항에 반비례한다.

$$I \propto 1/R$$

전도성이란 대전된 입자가 도체를 따라서 이동할 수 있는 능력을 말하며, 이는 저항에 반비례한다.

$$R = 1/G$$

전도성의 표준 단위는 S이다. 전기적 전도체의 저항은 유체 시스템에서 발생하는 액상의 움직임에 대한 반대력으로 유추할 수 있다. 이를테면 파이프의 직경이 감소할 때 액체의 움직임에 대한 저항이 증가하는 것처럼 전도체의 직경이 감소할수록 전류의 저항이 증가한다는 것이다.

## 옴의 법칙(Ohm' s Law)

전류($I$)의 특징이 결정되는 전압과 저항의 관계를 옴의 법칙으로 표현하면,

$$I = V/R \quad \text{또는} \quad V = I \times R$$

옴의 법칙을 간단하게 설명하면, 도체 내에서 유도된 전류는 전압의 상승으로 인해 증가하거나, 저항의 크기가 감소할수록 증가한다. 옴의 법칙은 저항 보다는 전도성을 표현하는 말로 보아야 할 것이다.

$$I = V \times G \quad \text{또는} \quad V = I/G$$

## 정전용량과 임피던스(Capacitance and Impedance)

생체조직에서의 전류를 이해하기 위해서는 두 가지 다른 전기적 개념을 반드시 알아야 한다. *정전 용량*은 전하를 저장할 수 있는 전도체와 절연체 조직의 특징이다. 생물학적 조직 내에서 전류는 조직 저항뿐 아니라 조직의 정전 용량에 의해 생산된다.

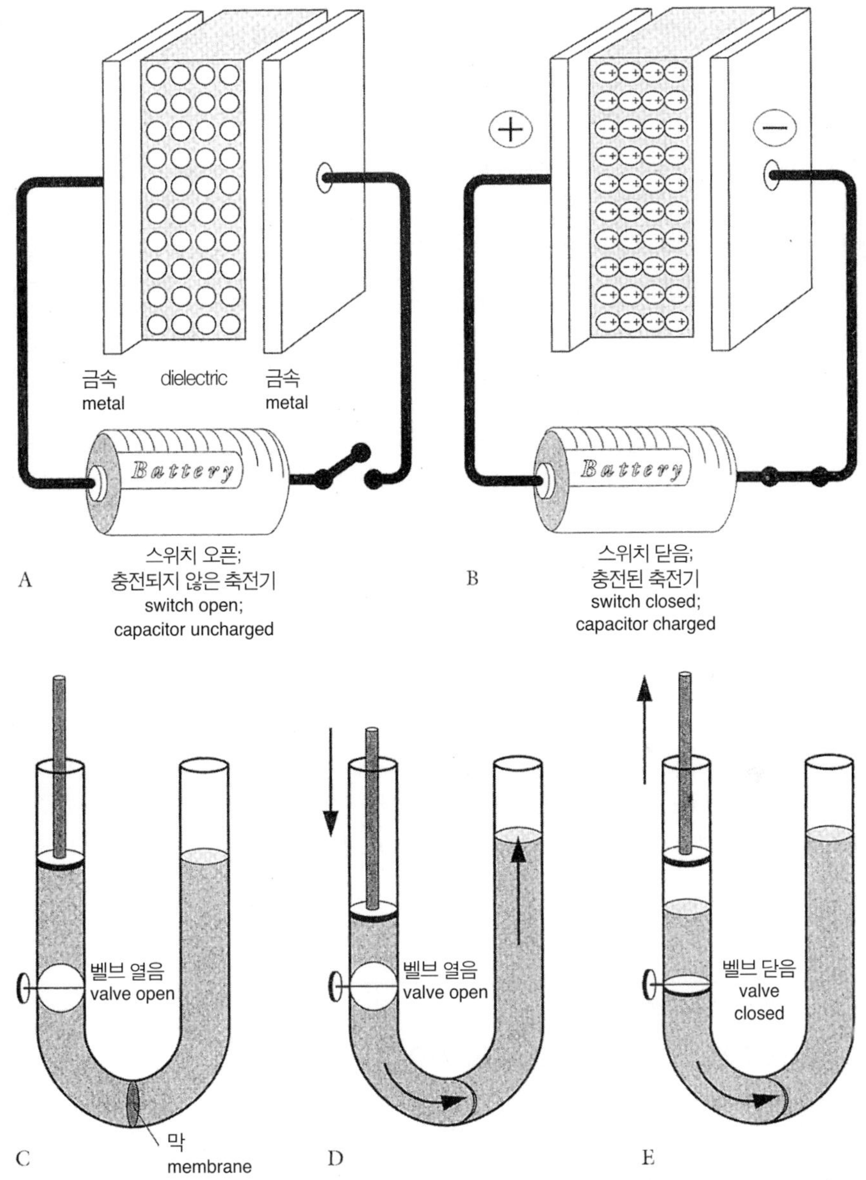


**그림 1.3.** 단순 전기 회로에서 대전되지 않은(A)와 대전된(B)의 상태의 축전기를 나타낸 그림. 축전기는 절연된 분자의 변형으로 전기적 에너지를 저장한다. 채워지지 않은 축전기의 수압식 아날로그(C), 채워지고 있는 축전기(D), 충전력이 제거된 후의 충전된 축전기(E). 불침투성의 탄력막의 변형을 통해 에너지가 충전된다.

전기 회로 장치 즉, 축전기는 절연체에 의해서 나누어지는 두 개의 얇은 금속판으로 만들어진다(그림 1.3A). 일정한 크기의 전압이 축전기로 들어가면, 절연체가 있기 때문에 전류는 장치를 통과하지 못할 것이다. 그러나 축전기의 두 판의 전위차는 절연체 내부의 분자들의 힘으로 쓰여진다(그림 1.3B). 전압이 더 이상 제공되지 않으면, 축전기가 전도성 통로를 통해 방전될 때까지 저장되었던 에너지가 남게 된다.

축전기에서 전기 에너지를 저장하는 방법은 유압 장치에 있는 탄력적인 불투과성 막이 하는 것과 유사하다. 피스톤은 액상에서 추진력을 생산하는데 사용된다. 실제로 어떤 액체도 막을 통과하지 못하며 추진력은 막의 팽창을 야기시키며 이렇게 팽창된 막은 에너지의 저장을 가능하게 해준다. 튜브의 벨브가 잠기고 피스톤의 압력이 감소하면, 막은 확장된 상태로 남겨지고 벨브가 다시 열릴 때 까지 에너지를 저장한다(그림 1.3D). 벨브가 다시 열리면 막이 처음의 위치로 다시 돌아갈 때까지 계속해서 전류의 이동이 이루어질 것이다. 게다가, 유압장치에서 탄력성 막을 통해 에너지를 저장하는 것은 축전기가 전기에너지를 저장하는 것과 같은 이치이다. 한 방향의 피스톤 압력을 적용할 때 튜브안의 막이 튜브내의 액체의 흐름을 막는 것은 지속적으로 전압을 적용할 때 축전기가 전류의 흐름을 막는 것과 같다(그림 1.3E). 비록 정전 용량적인 시스템에서 직류의 흐름을 방해하는 경향이 있지만, 또 다른 형태의 전류를 통과시키는 경향이 있다.

축전기에서의 정전용량 혹은 도체, 절연체와 유사하게 만들어진 시스템을 패럿(F)이라 한다. 1 F은 1 V의 전위차가 적용될 때 1 C의 전하가 저장되는 것과 같은 정전 용량의 크기이다.

*임피던스*(Z)는 교류와 상반되게 사용되며, 저항이 직류와 상반되게 사용되는 것과 같은 맥락이다. 임피던스는 전기 용량과 대전된 입자들의 움직임에 대한 저항을 말한다. 임상에서 전기 자극을 할 때 임피던스란 말은 전류와 반대되는 표현이 적당하다. 왜냐하면, 인체조직은 복잡한 저항기와 축전기의 회로망과 같은 모델이기 때문이다. 임피던스가 생물학적 조직의 용량성에 의존하기 때문에 이것의 크기는 적용되는 자극의 빈도수에 의해 결정된다. 일반적으로 자극의 주파수가 높을수록 조직의 임피던스는 낮아진다. 임피던스의 표준단위는 옴($\Omega$)이다.

## 전기 치료적 전류의 용어
## LANGUAGE OF ELECTROTHERAPEUTIC CURRENTS

### 전통적으로 그리고 상업적으로 만들어진 전류(Traditional and Commercial Designations of Currents)

전류는 수백년 동안 치료적 목적으로 사용되어져 왔다. 금세기 동안 전기 발전기가 여러 다른 형태로의 발달하면서 치료에 사용되는 전류의 형태도 급격하게 늘어났다. 여러 형태의 전류가 생산되는 다양한 자극기들이 건강 의료시장에 소개되면서 많은 혼란이 초래되었다. 실제로 1990년 이전에는 전기 치료에 사용되는 전류들에 대한 표준 지침조차 존재하지 않았다.

치료적 전류의 특성화는 종종 역사적인 발전이나 상업적 요소로 이끌어 진다. 그림 1.4는 임상 전기치료의 초창기에 사용된 다양한 형태의 전류와 그들의 전통적인 명칭을 보여준다. 그림 1.5는 다수의 상업적인 전류들의 파형을 설명한다.

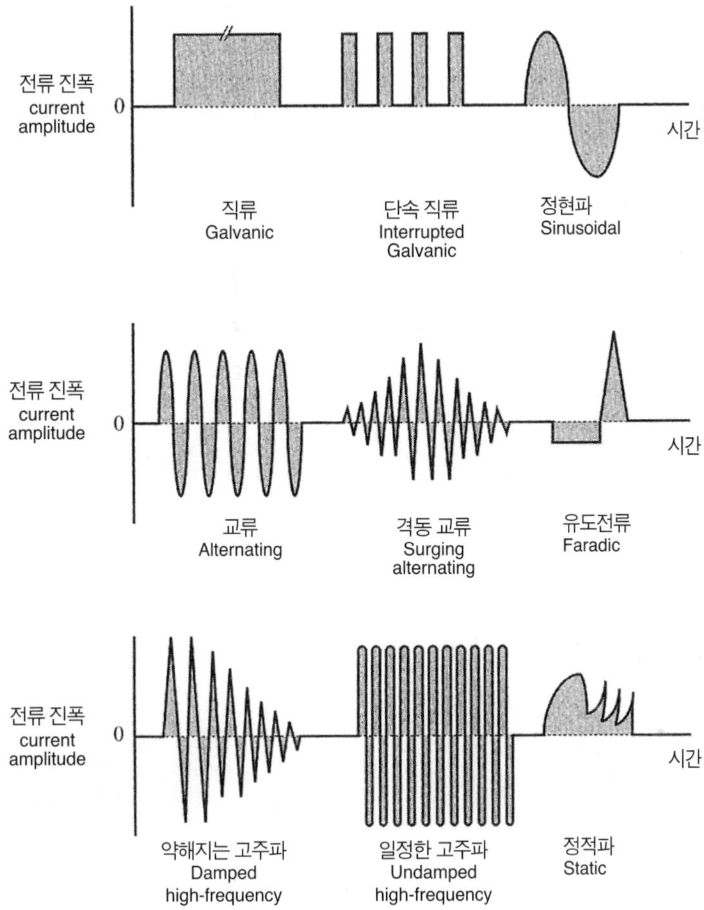


**그림 1.4.** 지금까지 임상에서 사용된 전류의 전통적인 명칭. 각각의 그래프는 시간에 따른 전류 진폭의 변화를 보여준다.

전통적이고 상업적인 형태의 전류의 차이점은 전압의 크기나 자극 주파수처럼 오로지 단일 전류 특성에 기초한다는 것이다. 오늘날까지 이처럼 일차원적인 구분으로 저전압 대 고전압 혹은 저주파 대 고주파 자극기처럼 명칭을 이분화 해왔다. 전기치료적 전류에 전통적이고 상업적인 명칭을 부여하는 과정에서 임상의 치료사들을 참가시키는 것은 중요하다. 왜냐 하면, 1980년대에 전통적이고 상업적 기술들에 대한 문헌들이 출간되었고, 이 기술들을 사용되어지는 동안 임상의 치료사들을 교육하였기 때문이다.

1980년대 중반, 미국 물리치료사 협회의 임상 전기 생리학 분과(SEC)에서는 이처럼 전류의 상업적인 명칭들이 많아지게 되면서 임의로 치료적 전류의 명칭들을 기술하게 되면서 전기치료에 관한 논의를 할 때 혼란을 초래한다는 것을 알게 되었다. 이러한 문제점들을 경감시키기 위해 SEC에서는 전기 치료에 관한 용어들을 표준화하게 되었다. 최근에 업데이트된 단행본에는 치료적 전류의 양적인 측면과 질적인 측면에 대한 지침들이 기술되어 있다.

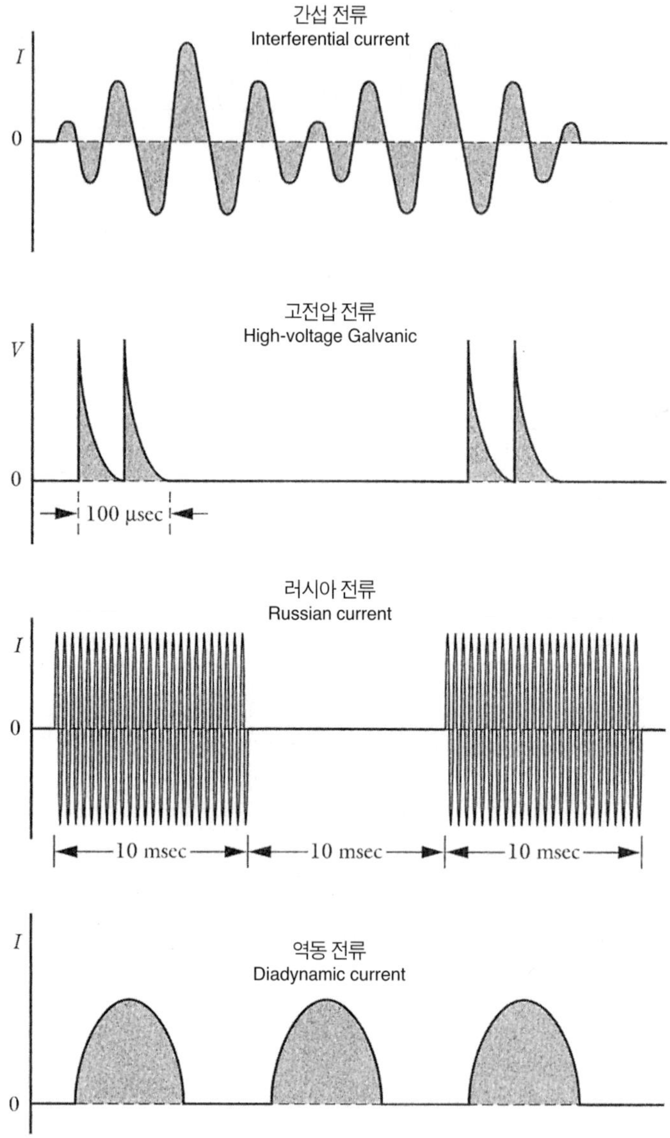


**그림 1.5.** 최근 전기 자극기에 사용되는 전류의 상업적 명칭. 그래프는 시간에 따른 전류 진폭의 변화 뿐만 아니라, 시간에 따른 전압 진폭의 변화도 보여준다.

### *전기치료적 전류의 형태 (Types of Electrotherapeutic Currents)*

최근에 임상 전기치료에 사용되는 전류는 일반적으로 직류, 교류, 맥동 전류의 세 형태로 나누어진다. 여기서는 이들 세 전류의 양적, 질적인 특성에 기초하여 차이점을 기술할 것이다.

### 직류 (Direct Current)

대전된 입자들이 계속해서 어떠한 간섭 없이 단방향으로 흐르는 것을 *직류*(DC)라고 한다.

임상에 적용할 때 대전된 입자들의 흐름은 직류처럼 적어도 1초 이상 멈추지 않고 흘러야 한다. 직류는 전통적으로 galvanic 전류라고 불려졌다. 하지만 더 이상 그 용어는 사용되지 않는다. 단순한 전기 회로에서의 직류는 일정한 저항을 가진 도체에 일정한 양의 전압을 적용할 때 생산된다(그림 1.6A). 일정한 기전력의 원천은 음극에서 초과된 전자들과 양극에서 결핍되어진 전자들의 화학적 반응으로 생산된다. 회로에서 전류의 흐름을 방해하는 것은 저항이다. 회로의 스위치를 닫게 되면, 전자들이 많이 집중되어있는 음극에서 전자들의 수가 적은 양극으로 흐른다. 이 흐름은 코일의 저항에 의해 방해가 되고, 배터리 내에서 화학적 반응을 위해 더 이상 음극 쪽으로 전자를 제공하지 못하면서 양극의 전위차가 사라질 때까지 계속될 것이다. 비록 회로에서 대전된 입자가 음극에서 양극으로 흐른다지만, 특별한 약속을 통해 전류는 양극에서 음극으로 흐른다고 한다. 이 회로를 통해 흐르는 전류는 그림 1.6C의 그래프로 나타내었다.

단순한 회로에서의 전자의 움직임은 단순한 유압 회로에서의 물분자의 움직임과 유사하다(그림 1.6B). 유동성 모델에서 펌프에 의해 발생하는 압력과 같은 추진력은 건전지를 통과하는 전압 차와 유사하다. 물분자는 전기회로에서의 자유전자와 같고, 물의 흐름을 방해하는 저항은 튜브 중간의 좁아진 부분으로 볼 수 있으며 단순한 전기 회로에서 와이어로 저항을 주는 것과 유사하다. 액체는 회로에서 펌프의 압력차가 유지되는 동안 계속 흐를 것이며, 마찬가지로 전자의 흐름도 베터리의 전위차가 유지되는 동안 계속 흐를 것이다. 유압 회로에서 단위 시간당 한 지점을 통과하는 액체의 부피는 튜브의 구조나 압력 경사가 유지되는 동안은 일정하다. 마치 전압이 떨어지거나 회로의 저항이 늘어날 때 전자의 흐름이 줄어드는 것처럼, 튜브의 압력 경사나 직경이 작아지면 물의 흐름이 줄어드는 것과 같다.

양이온과 음이온이 모두 포함된 전해질 용액 안에서 유도된 직류는 두 형태의 이온이 반대 방향으로 움직이려는 것과 관련이 있다. 그림 1.7은 일정 전압의 전기장이 유지되는 전해질 용액에서의 이온의 움직임을 설명하였다. 그림에서 보여 지듯, 음이온은 양극을 양이온은 음극을 향한다. 용액 내에서의 이런 형태의 움직임은 배터리의 전압이 유지되는 한 일정한 비율로 나타난다. 이온 혹은 일정한 기전력이 유지될 때 전하에 따라 전기적으로 대전된 분자의 이동을 *전기영동*이라 하고, 피부에 전기적으로 대전된 약물을 통과시키는 치료적 기법으로 사용되는 *이온 도입법*의 기본이 된다(10장 참고). 그림 1.7은 전해질 용액에서 직류의 효과와 같은 전극 근처에서 가스들의 유리를 설명한다. 이 경우 음극에서 수소 가스($H_2$)가 생산되는 감수 반응이 나타나고, 양극에서는 산소 가스($O_2$)를 놓아주는 산화 반응이 일어난다. 이와 같이 화학 반응을 일으키기 위해 전기 에너지를 사용하는 것을 *전기분해*라 한다.

### 교류(Alternating Cuttent)

*교류*(AC)란 대전된 입자들이 멈추지 않고 양방향으로 계속해서 흐르는 것을 말한다. 이런 형태의 전류를 생산하기 위해서는 단순한 회로에서 전압은 크기의 진폭이 있어야하고, 적용된

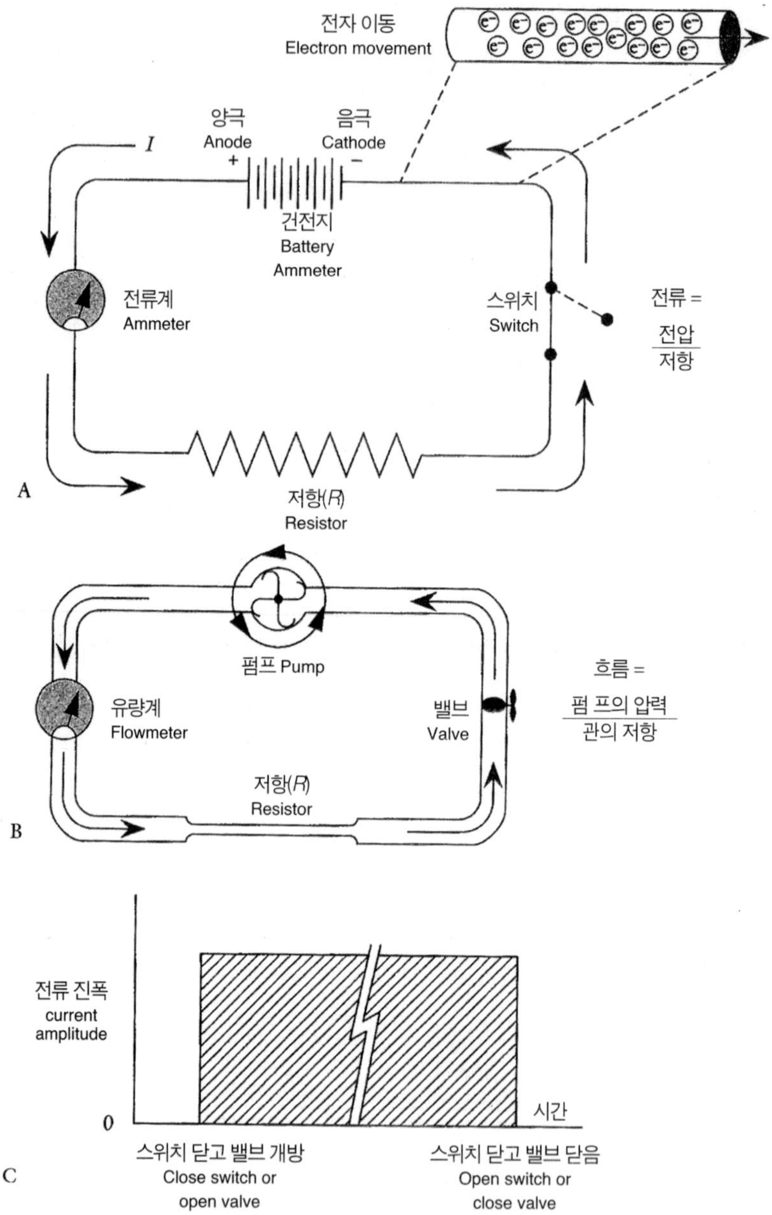


**그림 1.6.** 단순 전기 회로에서의 지속적인 추진력에 대한 반응으로 전자의 단방향의 움직임을 보여주는 그림**(A)**. 단순 전기 회로의 수압식 아날로그에서 펌프에 의해 생산되는 지속적인 압력에 의한 반응으로 나타나는 액체의 단방향성 움직임을 보여주는 그림**(B)**. 시간 대 진폭에서의 직류 전류의 그래프화**(C)**.

전압은 적어도 일 초당 한번 이상은 주기적으로 바뀌어야 한다. 회로 안의 전자는 처음엔 한 방향으로 움직인다. 전기장이 역전될 때 전자는 원래의 위치로부터 반대방향으로 움직인다. 교류는 그림 1.8A에서 보여지는 것처럼 회로에서 고정된 전압의 회전을 통해 만들어진다. 회로를 통해 흐르는 교류는 시간과 전류 사이의 그래프인 그림 1.8C에서 볼 수 있다. 교류는 진

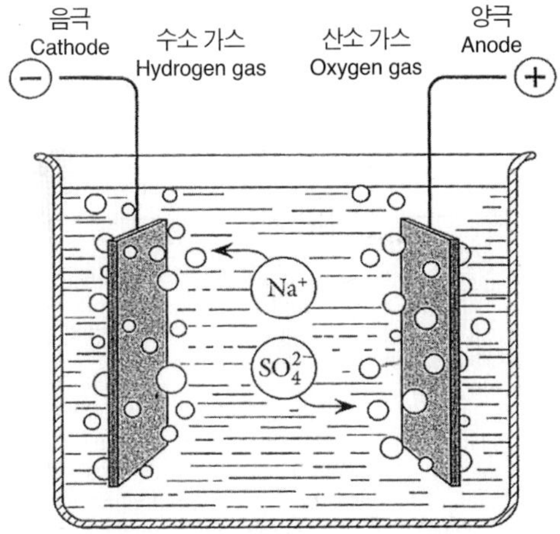


**그림 1.7.** 수용액 안에서 고정된 전자기장 안에서 양으로 대전된 이온은 음극으로 향하고, 음으로 대전된 이온은 양극으로 향하는 이온 움직임의 예. 수용액(용매)에서 음극에서는 수소 가스가 유리되고, 양극에선 산소가 나온다.

동 주파수($f$)와 전자 혹은 이온 움직임의 진폭을 통해 특성화되어진다. 교류 주파수는 헤르츠(Hz)나 초당 싸이클(cps)로 표현된다. 기간으로 알려져 있는 주파수의 상반은 진동의 한 주기의 시작과 다음 주기의 시작 사이의 시간을 말한다.

액체로 가득 찬 조직에서의 힘과 액체의 흐름을 고려한다면, 교류에 대한 이해가 더욱 용이해질 것이다. 교류는 닫혀진 공간에서 액체가 처음에는 한 방향으로 그 다음엔 반대 방향으로 움직이는 것과 비슷하다. 결과적으로 다양한 형태의 교류 전류들은 교류 전기장 내에서 대전된 입자의 움직임이 없을 때 밀려 나오게 된다. 유압 계통에서 액체가 전 후방으로 움직이기 위해서는 처음의 압력 경사는 반드시 한 방향이어야 하며, 그래야만 일순간 압력 경사가 없어지고 다시 반대방향으로 바뀔 수 있기 때문이다. 그림 1.8B에서 보여지는 유압펌프의 경우 펌프는 세탁기의 교반기처럼 앞뒤로 회전한다. 진동이 있는 압력은 펌프에 의해 발생하는 액체의 움직임에 의해 생산된다.

교류 전압을 전해질 용액에 적용하면 수용액에서 양이온과 음이온의 주기적인 움직임이 발생하며, 일정한 기간 동안 수용액 내 스위치에서 양극과 음극의 전극 극성을 경험하게 될 것이다. 결과적으로 교류 전압이 적용될 때 수용액에서 이온들이 앞뒤로 움직이는 것처럼 금속에서도 전자들의 앞 뒤 움직임이 발생할 것이다.

전기 치료를 실시할 때 많은 종류의 교류가 사용된다. 임상에서 가장 빈번하게 사용되는 교류 전류는 *간섭 전기 자극*이며, 통증과 같은 문제를 해결하기 위해 사용된다.

### 맥동 전류(PULSED CURRENT)

*맥동 전류*란 일정 시간동안 단일방향 혹은 양방향으로 흐르는 대전된 입자들이 주기적으로

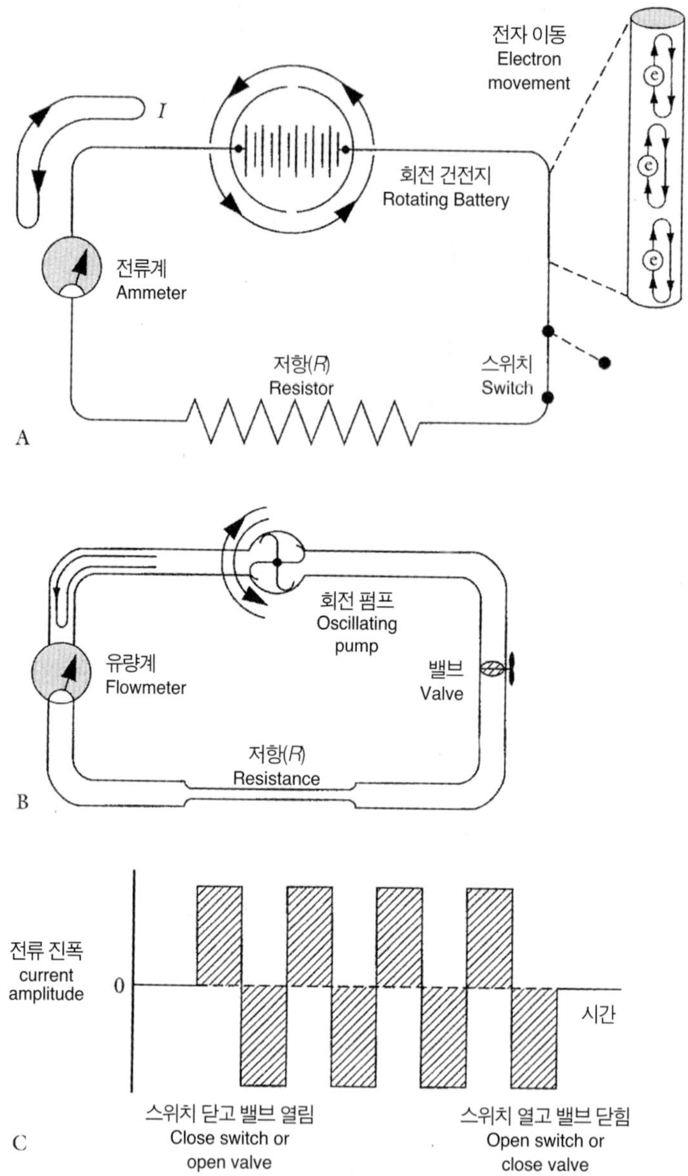


**그림 1.8.** 단순 전기 회로에서 도체 내에서 전자들은 일정한 속도와 규칙적인 방향으로 변하는 추진력(전압)에 의해 움직인다**(A)**. 전자가 앞, 뒤로 움직이는 것에 유의하라. 수압 아날로그 전기 회로**(A)**는 장치 내 액체의 교대적 움직임으로 생성되는 펌프의 전, 후방 움직임을 설명한다**(B)**. 시간과 진폭 사이에서 교류의 생성의 그래프화**(C)**.

움직임을 멈추는 전류를 말한다. 이 전류의 형태는 기본적인 물리학 교과서에서는 찾을 수 없을 것이며, 일반적으로 임상에서 사용되는 전류의 형태로 기술되기 때문에 용어 자체에서 중요성을 찾아야 할 것이다. 물리학자나 기술자들은 단속된 *직류* 혹은 *교류*를 맥동 전류라 부른다. 맥동 전류를 구성하는 요소의 특별한 모양을 *맥동*(pulse)이라 한다. 단일 펄스란 일정 기간 동안 전기적 단계와 단계 사이의 순간적인 단절을 말한다. 이는 움직임의 정지로 인한 매우 짧은 기간 동안의 대전된 입자들의 흐름이라 할 수 있다.

그림 1.6A에서 보여지는 것처럼 단순한 저항 전기회로에 고정된 전압이 적용된다면 도체 내에는 단방향의 전류가 유도될 것이다. 만일 회로내의 스위치 개폐를 통해 회로가 주기적으로 단속된다면, 스위치의 개폐와 전자의 움직임이 동시에 시작되거나 멈추게 될 것이다. 전류는 단속되면서 오직 한 방향으로만 생산되고 이를 *단상의 맥동 전류*라 한다.

비슷한 방법으로 그림 1.8처럼 단순한 전기 회로에 교류 전압을 적용하면, 도체내의 전자들은 빠르게 앞뒤로 움직이거나 멈추면서 진동을 만들 것이다. 이 전류는 단속 전류를 만들 것이며, 대전된 입자들은 양방향으로 움직일 것이다. 이와 같은 전류를 이상 맥동 전류라 한다. 각각의 맥동에서 이상 맥동 전류의 크기 변화는 적용되는 전압의 크기에 의해 결정된다.

### *맥동 전류와 교류 전류 파형의 특징*
### *(Descriptive Characteristics of Pulsed or Alternating Current Waveform)*

맥동 전류의 질적 양적인 특징은 시간에 따라 발생하는 전류의 그래프를 설명함으로써 가장 쉽게 이해할 수 있을 것이다. 단일 맥동의 모양이나 한 시점에서의 교류 전류 사이클을 *파형*이라 한다. 임상 전기 자극에서 사용되는 파형의 예는 그림 1.4와 1.5A의 강도와 시간에 의해 특성화되어지는 단일 맥동 혹은 교류전류에서 볼 수 있고, 표 1.1에서 다양한 종류를 볼 수 있을 것이다.

### 파형에서의 위상의 개수(NUMBER OF PHASES IN WAVEFORM)

*위상*이란 단방향으로 흐르는 전류에서 시간당 전류의 흐름 말한다. 그림 1.9에서 보여지는 것처럼 단 방향의 영점 전류로부터 일탈한 맥동을 단상(monophasic)이라 한다. 이러한 맥동은 도체에서 일정 전압에 간헐적인 단속을 적용함으로서 생산된다. *단상의 맥동*에서 도체의 대전된 입자들은 한 방향으로 움직이고 멈춘다. 기준선으로부터 처음엔 한 방향으로 다음엔 반대 방향으로 일탈하는 맥동을 *이상*(biphasic)이라 한다(그림 1-9A). 이러한 형태의 맥동은 전기 회로에서 교류 전압에 간헐적인 단속을 적용함으로서 만들어진다. 이상 맥동은 대전된 입자들이 처음엔 한 방향으로 다음엔 반대 방향으로 이동한다.

**표 1.1** 맥동 전류와 교류 파형의 특징

| 특징 | 일반적인 형태 |
|---|---|
| 위상의 개수 | 단상, 이상, 삼상, 다상 |
| 위상의 대칭성 | 대칭적, 비대칭적 |
| 위상 전하의 균형 | 균형적, 불균형적 |
| 파형 또는 위상모양 | 직사각형, 정사각형, 삼각형, 톱니모양, 정현파, 급격히 변화하는 파형 |

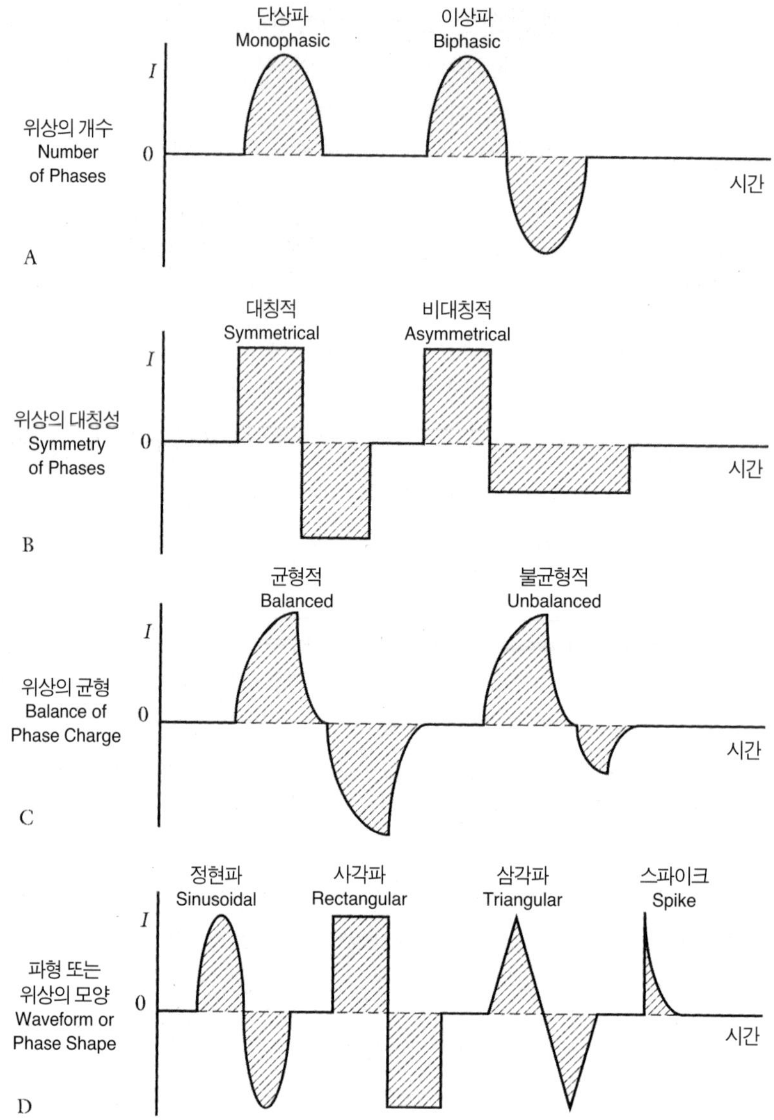


**그림 1.9.** 맥동 전류와 교류 파형의 특징.

세 개의 위상을 가진 파형을 *삼상*(triphasic)이라 하며, 세 개 이상의 위상을 가진 파형을 *다상*(polyphasic)이라 한다. 다른 저자들에 의해 다상이라 불려져 왔던 몇몇의 파형들은 사실 전기가 감소할 때 이상 파형의 단속되어지지 않은 직렬이다.

## 이상 파형에서의 대칭성(SYMMETRY IN BIPHASIC WAVEFORMS)

이상 맥동이나 교류 사이클에서 전하는 전 후방으로 움직이거나 일정하지 않은 방향으로 움직인다. 만일 시간에 따라 전류의 강도가 다양해질 때 이상 파형의 첫 번째 맥동은 동일하고, 두 번째 맥동에서 반대 방향으로 향하게 되는데 이때 이상 파형은 *대칭*이 된다(그림

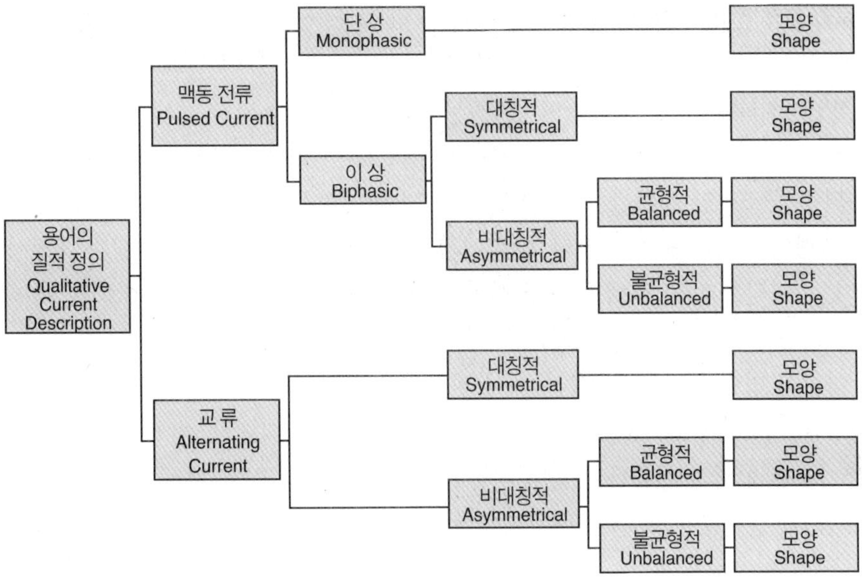


**그림 1.10.** 교류와 맥동 전류 파형의 명칭화.

1.9B). 대칭적인 파형은 이상 맥동이나 교류의 한 주기에서 첫 번째 맥동과 두 번째 맥동이 좌우 대칭을 이룬다. *비대칭적인 파형*은 이상 맥동의 첫 번째 맥동과 두 번째 맥동이 서로 대칭이 되지 않은 것을 말한다(그림 1.9B).

## 이상 파형에서의 전하 균형(CHARGE BALANCE IN BIPHASIC WAVEFORMS)

대칭적인 이상 파형에서 한 맥동에서의 전체 전류량은 두 번째 맥동을 흐르는 총 전류의 절대치와 동일하다. 이는 비대칭적인 이상 파형일수도 있고 아닐 수도 있다. 비대칭적인 이상 파형의 첫 번째 맥동의 크기가 두 번째 맥동의 크기와 동일하지 않다면, 이때의 파형을 *불균형파*(unbalanced)라 한다. 더 간단히 말하면 이상 파형의 첫 번째 맥동의 면적과 두 번째 맥동의 면적이 동일하지 않다면 불균형파라하고, 두 맥동의 면적이 동일하다면 이를 *균형파*라 한다. 그림 1.9C는 균형과 불균형 이상파형의 예를 보여준다. 임상적인 관점에서 보면 이상 파형을 사용하게 되면, 표면 전극에서 자극이 변하는 것을 느낄 수 있게 해주는 결과를 준다.

## 파형(WAVEFORMS)

맥동과 교류 전류 파형의 특징에 대한 공통적인 기술적 접근은 시간당 전류의 그래프처럼 맥동이나 주기 위상의 기하학적 모양으로 나타낸다. 모양의 명칭은 전문적이고 상업적인 문헌에서 다루는 *직사각형*, *정사각형*, *삼각형*, *톱니모양*, *스파이크*라는 명칭들과 종종 대립된다. 시간당 전류에서 *사인파*나 *기하급수적인 변화*에 기초하여 이와 같은 파형의 명칭에 대한 두 예를 들 수 있다. 그림 1.9D는 다수의 공통적인 파형들을 설명한다.

### *맥동전류와 교류 전류의 질적인 용어 정리 (Combining Qualitative Terms to Describe Pulsed or Alternating Currents)*

기술적인 용어들은 이들 용어들이 일관된 방법으로 체계화 되지 않는 한 전기 치료적 전류로 간주되는 제한된 가치 위에서 결정된다. 그림 1.10은 맥동전류나 교류전류의 질적인 기술에 사용되는 구조적인 차트를 보여준다. 우선 파형을 분석한 후 전류의 형태를 나열하였다. 그 후에 파형의 위상의 수가 결정되고, 이어서 이상 맥동에서의 전하의 균형과 대칭성 여부를 나열한다. 마지막으로 이상 맥동의 첫 번째 위상 혹은 전체 맥동의 모양에 따라 명명되어 진다.

전류 파형의 명명은 차트의 오른쪽에서 왼쪽을 따라서 진행된다. 그림 1.11은 다수의 전류 파형과 그림 1.10에서 보여준 이들 전류의 질적인 기술을 나타낸다. 전기 치료적 전류의 명칭은 모든 가능한 형태의 전류를 충분히 기술하는 것이 아니라 현재 치료사들에 의해 사용되고 있는 대부분의 전류들이 조직적으로 제안되어야 한다.

### *맥동 전류와 교류의 양적 특성 (Quantitative Characteristics of pulsed and Alternating Current)*

#### 단일 맥동의 특성(CHARACTERISTICS OF SINGLE PULSES)

맥동 전류나 교류의 파형은 그것들의 진폭과 시간과 관련해 양적으로 특징지어질 수 있을 것이다(표 1.2). 진폭은 전류와 시간의 그래프에서 전류가 0인 선을 베이스 라인으로 잡고 그것을 기준으로 한 전류의 크기로 측정된다(그림 1.12A). 또는, 진폭은 전압과 시간 그래프와 같이 파형이 구획되어(plitted) 질 때의 추진력(전압)으로 측정할 수 있을 것이다. 전류의 맥동(또는 전압 맥동)의 진폭과 관련한 고유한 성질은 다음에 의해 측정되어지는 것으로 특징지을 수 있다.

*정점 진폭:* 최대 전류(또는 전압)는 단상 맥동이나 또는 이상 맥동의 각 위상에서 측정된다.
*정점에서 정점까지 진폭:* 최대 전류(또는 전압)는 이상 맥동의 첫 번째 위상의 정점으로부터 두 번째 위상의 정점까지에서 측정된다.

전류(또는 전압) 진폭, 각각의 위상에서의 최대 진폭의 측정하는 두 가지 방법은 추천되어 진다. 전류 진폭을 설명하는 *실효치 진폭*(RMS 또는 effective)이나 단위 시간당 *평균 전류* 같은 다른 방법은 특별히(particular) 파형을 검사하는 것으로 가능하다. 예를 들면, 순수한 정현파의 RMS 값은 정점 진폭 값의 약 70%와 같고, 이에 반하여 같은 파형의 평균 전류는 최대 값의 약 64%와 같다. 전류 진폭을 측정한 것의 예는 그림 1.12에 있다. 평균 전류와 실효치 진폭은 맥동의 형태가 설명되므로 정점 진폭 측정에서보다 파형의 자극 강도를 보다 정확하게 반영할 수 있을 것이다. 임상에서 사용되는 전기 자극기의 전류 진폭은 때때로 *자극의 강도*라 불리기도 한다. 그 결과 임상전기 치료 장비에서 전류의 진폭을 조절하는 조절기에는 종종 강도라는 라벨이 붙어있다. 강도라는 용어는 종종 맥동 전하로 사용되기 때문에, 맥동 전류나 교

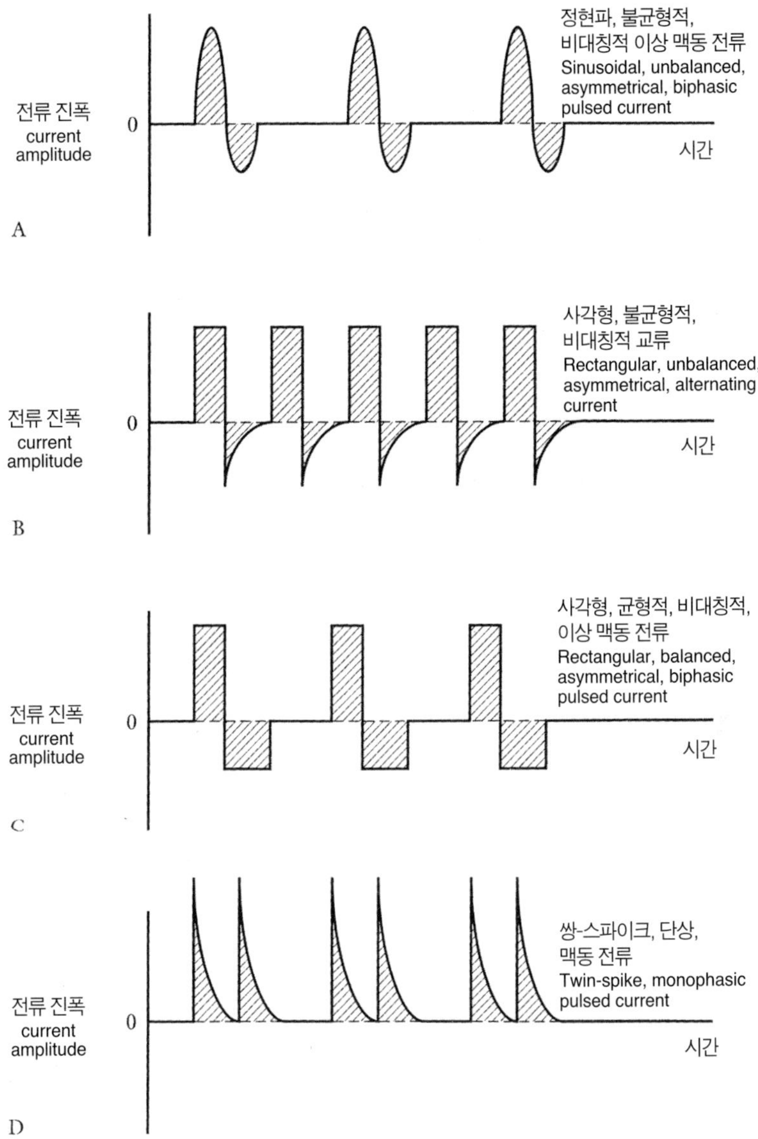


**그림 1.11.** 다양한 형태의 맥동 전류의 명칭화에 대한 그림. **(B)**와 **(D)**는 이전에 고전압 맥동 평류와 유도전류로 불리어졌던 파형을 보여준다.

류 파형의 진폭의 특징을 기술하는 데는 사용하지 않는다. 전류의 시간과 관련된 맥동(그림 1.13)의 특성은 다음과 같다.

*위상기간(Phase duration)*: 한 위상의 시작과 끝까지의 경과 시간

*맥동기간(Pulse duration)*: 한 맥동의 시작과 끝까지의 경과시간; 임상에서 사용되는 전기 자극기에는 때로는 맥동기간을 맥동 거리와 같이 잘못되게 표기된 것도 있다.

*기간(Period)*: 맥동 전류나 교류 전류의 한 기준점에서 다음번 맥동에서의 동일한 지점까지

**표 1.2 맥동 전류와 교류의 양적 특성**

| |
|---|
| 진폭과 관련한 특성 |
| 정점 진폭 (peak amplitude) |
| 정점에서 정점까지 진폭 (peak to peak amplitude) |
| 실효치 진폭 (root mean square amplitude)) |
| 평균 진폭 (average amplitude) |
| 시간과 관련된 특성 |
| 위상기간 (phase duration) |
| 맥동 기간 (pulse duration) |
| 상승 시간 (rise time) |
| 감소 시간 (decay time) |
| 맥동간 간격 (interpulse interval) |
| 맥동내 간격 (intrapulse interval) |
| 주기 (period) |
| 주파수 (frequency) |
| 진폭과 시간과 관련된 특성 |
| 위상 전하 (phase charge) |
| 맥동 전하 (pulse charge) |

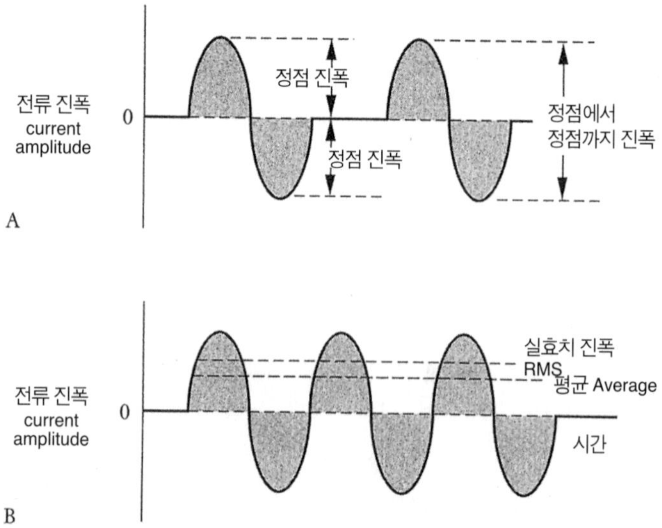


**그림 1.12.** 정현파 교류와 진폭과 관련한 특징. 진폭은 각 위상의 정점 진폭으로 또는 정점에서 정점까지의 진폭으로 각각 표현된다**(A)**. 실효치 진폭(RMS)이나 평균 진폭은 전류나 전압의 크기를 설명하는데 사용될 수 있다**(B)**.

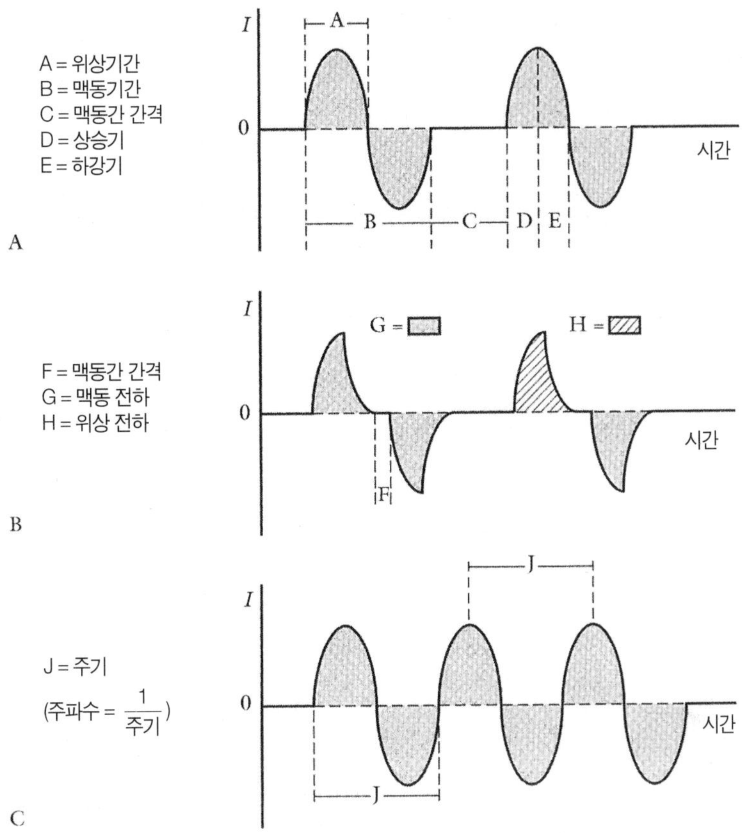


**그림 1.13.** 시간과 관련된 맥동 전류나 교류의 파형의 특징.

경과한 시간; 맥동 전류에서 기간은 맥동 기간과 맥동 간 간격의 합과 같다.

*위상간 간격(Interphase interval)*: 맥동의 두 위상 사이까지 경과된 시간; 맥동 간 간격으로 알려져 있다.

*상승기(Rise time)*: 한 위상의 영점전류의 기준선으로부터 진폭의 크기가 최고치에 도달하는 시간.

*하강기(Decay time)*: 한 위상의 최대 진폭에서 영점 전류의 기준점으로 돌아오는 시간.

임상 전기치료에서 맥동성의 전류를 다룰 경우 맥동의 시간적 특징은 일반적으로 microseconds 혹은 milliseconds로 표현한다.

생리학적 입장에서 파동의 가장 큰 특징 중 하나는 전하가 개개의 맥동이나 맥동의 위상에 의해 운반된다는 것이다. *위상 전하*(Phase charge)는 하나의 위상을 위한 전체 시간을 말한다. 즉, 위상 전하는 하나의 위상 파형의 아래 부분으로 나타내진다(그림 1.13B). 이처럼 위상 전하는 위상의 진폭과 위상의 기간에 의해 결정된다. 위상 전하의 크기는 맥동이 생물학적 조직 내에서 생산하는 변화와 연관된 영향의 지침을 제공할 것이다. *맥동 전하*(Pulse charge)는 단일 맥동에서 완전한 맥동을 만들기 위한 전류 파형의 전체적인 시간을 말한다(그림 1.13B). 전형적인 이상 맥동에서서는 맥동 전하는 각각의 위상 아래의 양이다. 단상 파형에서는 맥동 전하와 위상 전하가 같다. 위상 전하와 맥동 전하는 쿨롱(Coulomb)로 표현되고, 임상에서 사용되는 맥동 전하는 일반적으로 마이크로 쿨롱까지 낮아진 범위에서 찾을 수 있다.

### 연속적인 맥동의 특징(CHARACTERISTICS OF A SERIES OF PULSES)

생물학적 조직에 치료적 효과를 주기위해 유도된 전류의 연속된 맥동을 기술하는데 사용하는 중요한 용어들-개별적인 맥동들의 모양을 정량화하는데 사용되는 용어들을 추가하였다.

맥동간 간격(Interpulse interval): 한 맥동의 끝에서 다음 맥동의 시작 사이의 시간(그림 1.13A)

주파수(Frequency, *f*): 맥동 전류에서 초당 맥동수(pps)처럼 표현되는 단위 시간당 맥동의 교류 전류의 초당 주기수로 표현되는 초당 주기(cps) 또는 헤르츠(Hz) 임상 전기 치료 기구에는 보통 주파수가 rate로 표기 된다(그림 1.13)

전압과 전류는 정비례 관계에 있기 때문에 전류의 진폭, 시간 의존적인 특징들을 기술하는데 사용되는 다수의 용어들이 이들 전류 파형이 유도되는 전압 맥동의 모양을 기술하는 용어로도 사용된다.

### 전류 변조 (CURRENT MODULATIONS)

**진폭과 기간 변조(Amplitude and Duration Modulations).** 문제가 있는 환자를 관리하기 위해 전기적 자극을 사용할 때, 전류의 진폭과 시간과 관련한 특성은, 처방에 따라 다양하다. 연속적, 간헐적 또는 다양한 성질의 전류의 특성 변화를 *변조*(modulation)라고 한다. 맥동 전류와 교류(AC)의 질적 특성은 임상적 적용 시 변조되어진다. 연속된 펄스의 최고 진폭의 변화를 *진폭 변조*(amplitude modulation)라고 부른다(그림 1.14A). 연속적 활동에서 각각의 펄스가 시간이 지남에 따라 규칙적으로 변하는 것을 펄스(pulse) 또는 *기간 변조*(phase duration modulations)라고 부른다(그림 1.14B). *주파수 변조*(frequency modulation)은 단위 시간동안 여러 번의 펄스가 주기적으로 변화한다. 변조의 예는 그림 1.14에서 보여준다. 진폭이나 펄스 기간, 주파수의 변조는 임의대로 적용되어 질 수 있다.

임상적 전기 자극에서 보다 자주 접하는 것은 *경사 변조*(ramp(surge) modulation)이다. 경사변조는 펄스 진폭과 펄스 기간 또는 두 가지 모두를 증가시키거나 감소시키는 특징을 가지고 있다. 과거에는 경사변조를 *상승기*(rise time)와 *하강기*(fall time)로 말하였었다. 그러나 두 용어는 한 개의 펄스(single-pulse)의 특성을 설명할 때만 사용되어지고, 연속적인 펄스의 모양의 변화에는 사용되지 않는다.

**시간 변조(Timing Modulation).** 지속적, 반복적인 펄스의 연속(주파수가 고정된 펄스의 연속)

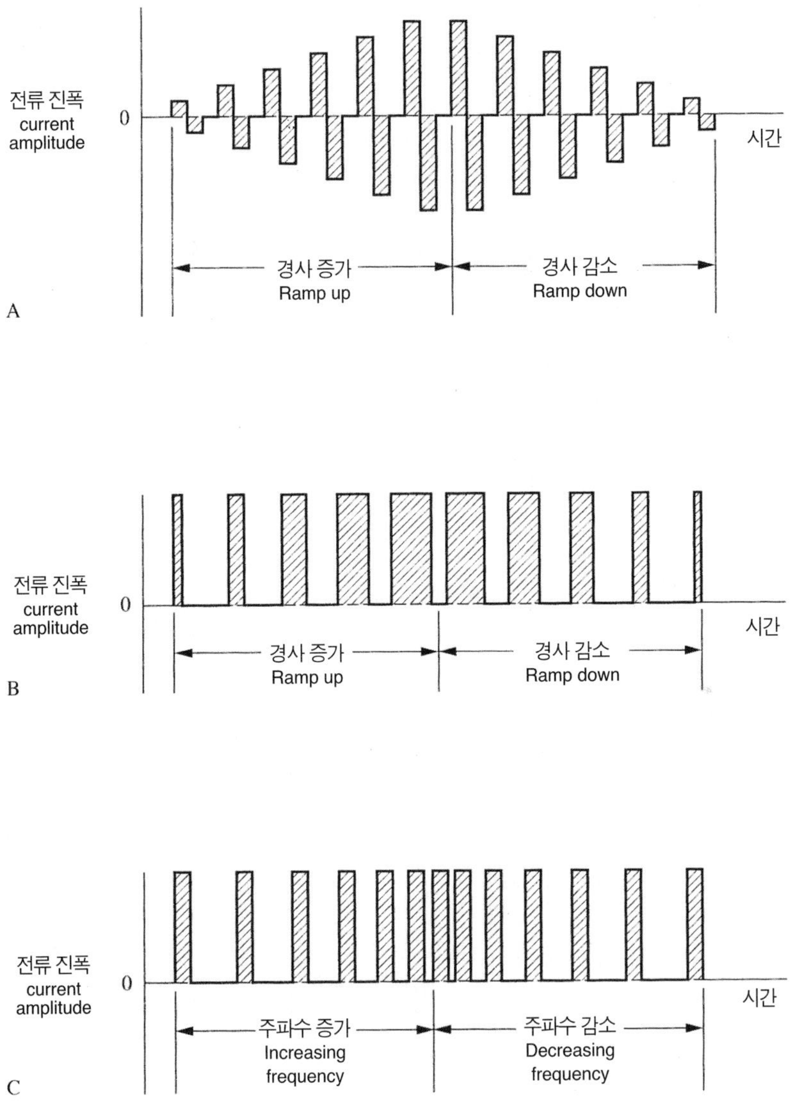


**그림 1.14.** 자극 특성의 자동 변조의 예. A:진폭 변조. B: 맥동 기간 변조. C: 주파수 변조.

이나 교류(AC)의 부분을 *맥동렬*(train)이라고 부른다(그림 1.15A,B). 펄스의 흐름이 패턴을 가진 규칙적인 변화를 시간적 변조라고 부른다. 시간 변조를 설명하기 위한 다양한 용어가 있는데, 다음과 같다.

*돌발(Brust)*: 펄스들의 연속이나, 또는 교류 주기들의, 특정한 시간 간격동안 특정한 주파수를 방출하고(그림 1.15C,D) 이어서 하전입자의 움직임 없이 매우 짧은 시간이 뒤따른다. 펄스나 교류 주기의 한정된 연속의 시간 간격을 *돌발 기간*(brust duration)이라고 부르고, 돌발 사이의 기간을 *돌발간 간격*(interbrust interval)이라 부른다. 현제 임상에서의 돌발 변조는, 돌발 기간과 돌발간 간격을 수 밀리세컨드(1/1000초)로 적용한다.

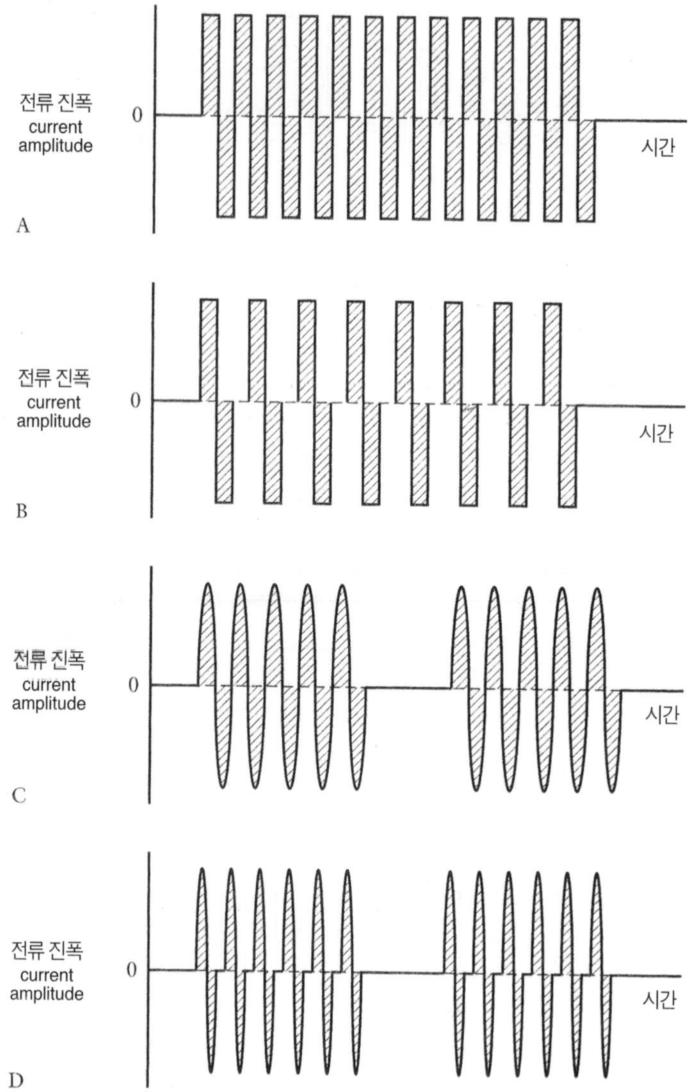


**그림 1.15.** 맥동렬과 돌발 변조의 예. A: 직사각형, 대칭, 이상 교류의 연속 맥동렬. B: 직사각형, 대칭성, 이상의 맥동 전류의 연속적인 맥동렬.

단위 시간동안 돌발의 수를 *돌발 주파수*(brust frequency)라고 부른다.

전기치료의 몇 가지 형태는, 맥동렬(펄스의 연속), 교류의 연속, 또는 돌발의 연속은 전체 치료 기간 동안 잇달아 환자에게 적용된다. 이런 자극의 패턴은 종종 *지속적 모드*(continuous mode)로 묘사된다. 맥동렬(펄스의 연속), 교류 주기의 연속, 또는 돌발의 연속은 몇 초에서 몇 분 또는 그 이상 적용되며, 자극이 다시 시작되기 전에 자극이 없는 기간이 이어진다. 맥동렬 또는 돌발의 연속은 간헐적으로 또는 규칙적으로 단속된다. 자극의 이런 패턴을 두 가지 시간의 간격으로 특징지어지는데, 통전시간(on time)과 비통전시간(off time)으로 부른다.

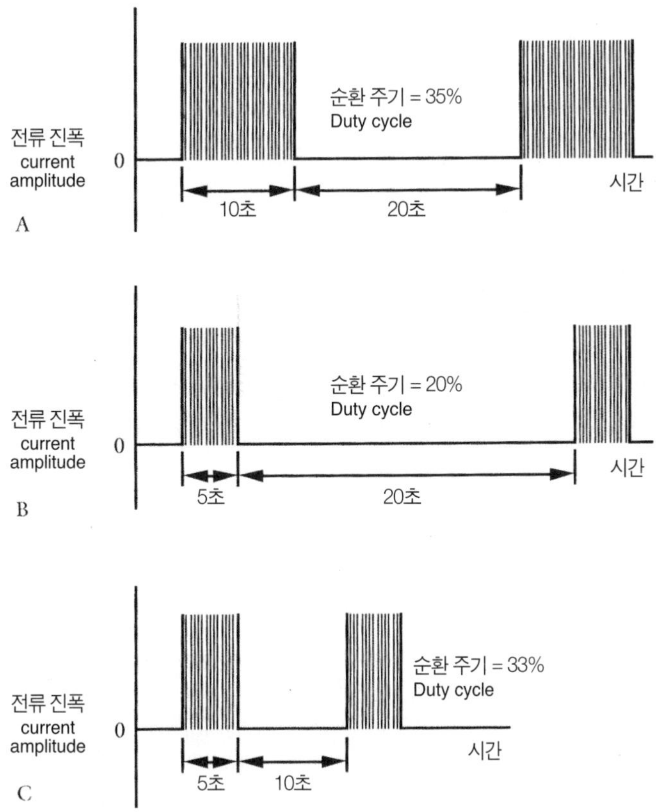


**그림 1.16.** 고정된 진폭에서의 초당 2회의 단상 맥동을 가진 자극의 통전시간과 비통전시간 그리고 순환 주기의 개념 예. A: 10초의 통전시간과 20초의 비통전시간. B: 5초의 통전시간과 20초의 비통전시간. C: 5초의 통전시간과 10초의 비통전시간.

통전시간: 맥동렬이나, 교류의 연속, 또는 돌발의 연속이 치료에 적용되는 동안의 시간.

비통전시간: 맥동렬, 교류의 연속, 돌발의 연속 사이의 시간.

치료에 사용되는 밀접하게 연관된 자극의 단속 패턴의 특징은 순환 주기(duty cycle)의 개념으로 구체화된다. 자극의 순환주기는 통전시간과 비통전시간을 더한 값을 통전시간으로 나누고 100을 곱한 값으로 퍼센트로 표현된다(그림 1.16).

$$\text{순환주기} = \frac{\text{통전시간}}{(\text{통전시간} + \text{비통전시간})} = 100\%$$

예를 들면, 통전시간이 10초이고 비통전시간이 30초라면, 순환 주기는 25%이다(그림 1.16A). 매우 다르지만, 통전시간이 5초이고, 비통전시간이 15초인 자극도 같은 25%의 순환주기가 산출된다(그림 1.16B). 몇몇 경우의 순환주기가 잘못되어진 이유로, 통전시간을 비통전시간으로 나눈 간단한 비율로 등식화 하였고, 순환주기라는 용어의 사용으로 혼란이 발생하였다. 자극 패턴의 정확한 문서화를 위해, 자극의 통전시간과 비통전시간은 순환주기보다는 작동/중지 비(on/off ratio)라고 하여야 한다.

## 요 약

이 장은 전기 치료적 전류의 적용과 관련된 기본적인 용어와 전기의 기본적인 개념에 대해 소개하였다. 기초적인 전기적 개념의 리뷰는 독자의 물리적 본질과, 전기의 임상적 적용시 연관된 전기적 화학적 사건을 이해하는 원리에 대한 기억을 새롭게하는 것도 포함한다. 표준화된 질적, 양적 용어는 연구자, 임상가, 학생, 제조업사 사이의 명확한 의사소통에 도움이 되고, 임상적 전기치료의 발전과 사용을 촉진할 것이다. 표준화된 용어는 이 책의 나머지 전체에 걸쳐 사용되었다. 이 장에 정의된 다양한 양적 특성은 치료적 결과를 달성하기 위해 효과적이고 안전하게 전기치료를 사용하는 치료사나 다른 임상가에 의해 선택되고 정리되어야하는 전기자극의 특징을 묘사하였다.

## 자가 학습 문제 (SELF-STUDY QUESTIONS)

부록 B를 보고 답하시오.

**1.** 대전된 입자의 움직임을 만드는 추진력은 ____(a)____, ____(b)____,또는 ____(c)____라 한다.

**2.** 대전된 입자의 도체에서의 움직임은 ________ 라 한다.

**3.** 전기 회로에서 대전된 입자가 움직이는 것에 대항하는 것을 ________ 라고 한다.

**4.** 생물학적 조직에서 이온의 흐름에 대항하는 것을 ________ 라고 한다.

**5.** 배터리의 음극 또는 전기의 흐름을 ____(a)____라고 하고, 양극을 ____(b)____라고 한다.

**6.** 양으로로 대전된 이온은 ____(a)____라 하고, 음으로 대전된 이온은 ____(b)____ 라고 한다.

**7.** 음이온은 〔음극/ 양극〕으로 끌리고, 〔음극/양극〕으로 밀어낸다.

**8.** 옴의 법칙은 ____(a)____, ____(b)____, 그리고 ____(c)____ 사이의 관계를 설명하였다.

**9.** 전기 회로에 보다 큰 전압을 가하면, 회로에서는 보다 큰 ________ 이(가) 발생한다.

**10**. 전압이 고정되 있는 동안, 조직의 임피던스가 감소하면, 전류의 크기는 ____________ 할 것이다.

**11**. 최신의 전기치료에서 사용되는 세 가지 타입의 전류는 ____(a)____, ____(b)____, 그리고 ____(c)____이다.

**12**. 전류 진폭과 시간의 그래프에서 전류를 시각적으로 표현한 모양을 ____________라고 한다.

**13**. 다음 측정의 표준 단위를 쓰시오.

a. 전류 ______________________
b. 기전력 ______________________
c. 저항 ______________________
d. 용량 ______________________
e. 임피던스 ______________________
f. 전도력 ______________________
g. 맥동 전류의 주파수 ______________________
h. 교류 주파수 ______________________
I. 정점 진폭(전류) ______________________
j. 맥동 기간 ______________________
k. 위상 전하 ______________________
l. 통전시간/ 비통전시간 ______________________

**14**. 그림 1.10의 순서도를 사용하여 아래의 전류의 그림의 질적 특징을 열거하여라.

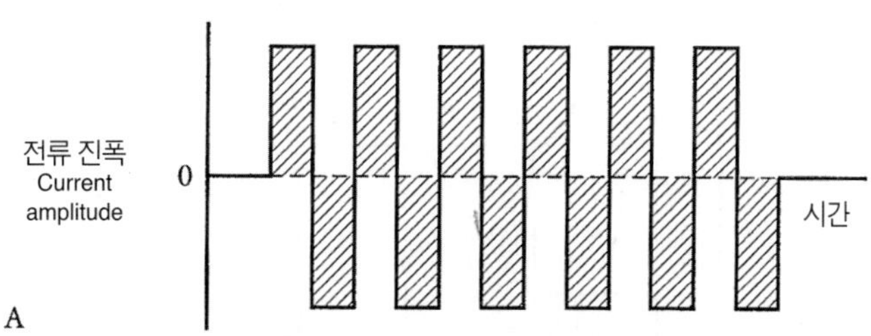

A

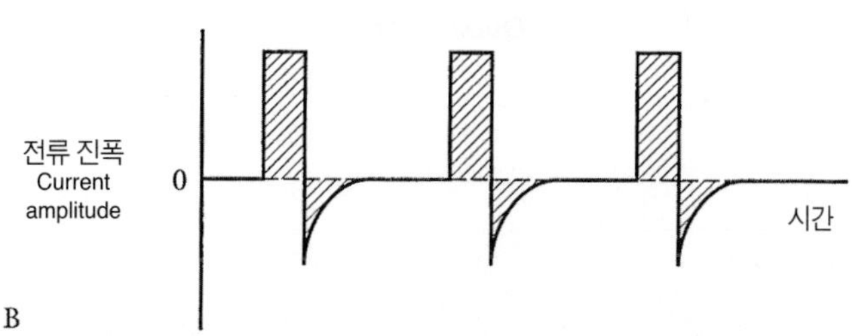

B

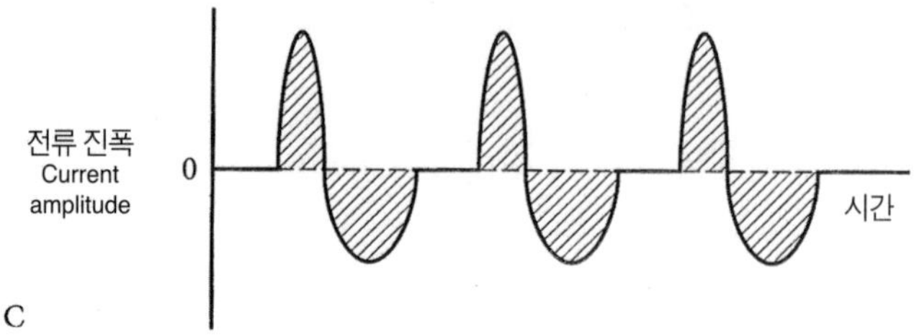


C

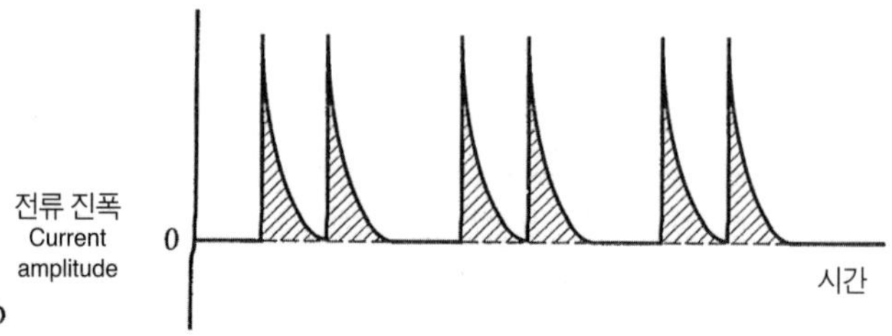


D

**15**. 전류 진폭과 시간 그래프로 아래의 전류 타입의 예를 그려라.

a. 삼각형, 대칭적, 이상 맥동 전류

b. 직사각형, 균형의, 비대칭, 이상 맥동 전류

c. 정현파, 불균형파, 비대칭, 교류

d. 사각형, 단상 맥동 전류

**16**. 아래의 보여 지는 맥동 전류의 파형에 대해, 진폭과 시간과 관련한 특징의 적절한 이름을 넣어라.

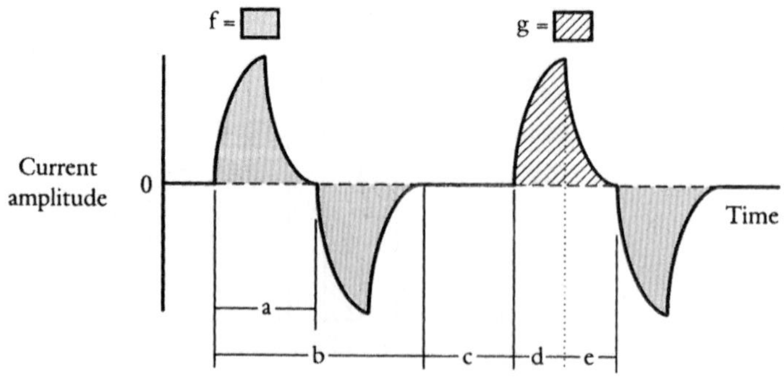


**Question 16**

a. ______________________

b. ______________________

c. ______________________

d. ______________________

e. ______________________

f. ______________________________

g. ______________________________

**17**. 맥동 전류의 통전시간이 20초이고, 비통전시간이 60초인 경우, 이 자극의 순환 주기는 ________________이다.

**18**. "경사 증가"와 "경사 감소" 용어의 의미는 무엇인가?

**19**. 돌발이란 무엇인가?

**20**. 진폭 변조란 무엇인가?

## 참고문헌


1. Urone, P.P. *Physics with Health Science Applications*. New York: Harper and Row; 1986:264–343.
2. American Physical Therapy Association. *Electrotherapeutic Terminology in Physical Therapy*. Alexandria, VA: Section on Clinical Electrophysiology and American Physical Therapy Association; 2001.

# 2장

# 전기치료를 위한 기계

## Instrumentation for Electrotherapy

**전기치료를 위한 안전장치의 고려사항**

전기적 위험요소의 원인
60Hz 교류전류 전위가 가진 유해효과
전기 치료적 수준에서 직류전류의 전위가 가진 유해효과
전기적 쇼크 위험을 최소화하기 위한 방법들

**요약**

**자가 학습 문제**

**참고문헌**

장치의 광범위한 다양성은 전기치료의 적용에 있어서 통상적으로 사용가능하다.전기치료에서의 기계는 기술의 진보와 전기치료 연구의 계발, 전기치료로 다루어진 넓은 범위의 문제들로 인해 발전 되어졌다. 구성부품에 대한 분명한 이해와 전기적 자극장치의 작동원리는 안전을 위해 필수적이며 임상 적용에 효과적이다. 이번 장에서 설명하는 것은 (a) 전기적 자극기를 작동하기 위한 설계의 특성과 일반적 원리. (b) 자극요소들을 조정하기 위한 대표적인 조절기. (c) 통상적으로 사용 가능한 자극기들의 일반적인 형태와 특징. 그리고 (d) 전극의 선정과 적용에 있어서 전극의 형태와 일반적인 고찰이다. 이 장의 목적은 단지 생체학자들에게 맞는 자세한 설명(presentation)을 제공하는 것보다 종사자들에게 사용 가능한 자극기의 설명서를 제공하려 함에 있다. 자극기에 대한 통상적인 분류로서의 논의에서는 각각의 제작자들의 자극기 특징들에 대한 구체적인 설명서를 포함시키려 하지 않았다. 그 대신에 특정한 종류 내에서 일반적으로 매매 되어지는 장치의 특징과 특성들을 설명(presentation)하는 것이다. 이러한 정보는 또한 임상 적용을 위한 전기적 자극기의 습득에 대한 책임을 질 수 있을 만큼의 가치를 가질 수도 있다. 이 과의 마지막 부분에서는 자극기의 선정과 임상적 적용에 있어서 전기적 안전에 관련된 문제들이 논의되어져 있다.

## 전기치료의 적용을 위한 자극기의 설계적 특성
## DESIGN FEATURES OF STIMULATIRS FOR ELECTROTHERAPETIC APPLICATIONS

전기치료적 장치는 인체조직에 전기적 흐름을 유도시키기 위해 사용된다. 전기치료가 적절한 치료적 개입이 되기 위한 결정을 할 때, 임상가로서 바라는 결과를 얻기 위해 어떤 자극기를 사용해야 하는가라는 첫 번째 질문에 직면하게 된다. 특정한 적용을 위한 자극기의 선택은 설계에 관련된 많은 요소들에 의해 결정되어지며, 다음과 같은 것들이 포함된다.

1. 자극기는 바라는 효과를 얻기 위해 요구되어지는 전기적 자극의 특정한 요소들을 생산하는가? 특정한 적용을 하기위해 전기적 파형, 출력 주파수의 범위, 출력 채널의 시간조절

(timing)등이 충분한가?

**2.** 자극기는 원하는 효과를 얻는데 충분할 정도의 최대 출력 진폭을 가지고 있는가?

**3.** 자극기는 적용하는데 충분할 정도의 많은 출력 채널을 가지고 있는가?

**4.** 자극기는 치료하는 동안 자극요소의 필요한 조절을 하기 위한 적절한 조절기를 가지고 있는가?

**5.** 자극요소들은 자극이 주어진 동안이나, 기계를 멈추는 것을 필요로 하는 동안에 조절될 수 있는가?

**6.** 휴대용 자극기가 적용하기에 적절한가? 아니면 병원용 자극기를 선택해야만 하는가?

**7.** 자극기는 사전에 프로그램 되어졌는가? 아니면 적용의 각 유형(type)에 대해 개별적으로 조정되어져야 하는가?

**8.** 자극기 설계(design)에 포함되어진 안전 특성들은 중요한가?

예컨데, 자극기 설계(design)와 관련되어진 질문들은 전기치료 프로그램 계획에서 중요하게 고려된다. 전기치료를 하고 있는 임상가들은 자극기의 다른 설계 특성들뿐만 아니라, 각각의 잠재적인 이득과 손실을 알 필요가 있다. 임상가가 자극기의 출력 특징과 조절기 특성을 명확하게 이해하고 있다면, 임상가들은 자극기를 안전하고 효과적으로 사용할 수 있기 위한 자극기 내부 회로나 분리되어 있는 전기부품(예, 발진기, 변압기, 정류기)의 작동을 이해할 필요가 없다.

## 휴대용 자극기와 병원용 자극기의 설계(Portable, Battery-Operated versus Line-Powered Stimulator Designs)

적용되어지는 자극 특징에 따라 즉, 요구되는 자극의 크기와 기간, 자극장치의 전력요구량은 작아지거나 커지게 될 수도 있다. 긴 주기(period) 동안 비교적 높은 자극기 출력을 필요로 하는 치료에는 병원용자극기(115 V, 유동성 교류전류)장치를 사용하도록 한다. 병원용자극기의 한 가지 이득은 자극요소들이 치료가 전원공급이 방해 없이 주어지고 제공되어지는 동안 설정 수준으로 남아있는 것이다. 병원용 자극기 장치들의 주요 손실은 환자들이 자극을 받을 동안 움직이지 않게 유지될 때 적용되어질 수 있다.

전기치료적 개입이 비교적 높은 장치 출력이 요구되지 않거나 혹은 자극의 기간이 길어지지 않을 때, 휴대용(1.5 V~9.0 V) 자극기를 종종 선택하게 된다. 일반적으로 휴대용 자극기는 병원용 자극기 장치들보다 더 낮은 정점(peak)의 출력 진폭을 가졌다. 휴대용 자극기 장치는 환자들이 일을 하는 동안 통증 조절을 위한 보행(ambulation) 등에 근육이 자극하는 것 같이 환자들이 움직이는 동안에 자극을 주는 이점이 있다. 휴대용 자극기들의 작동은 배터리 수명에 의존되고, 배터리 수명은 사용된 특정한 자극 절차에 의해 결정된다. 보다 높은 진폭 조건들이나 더 자주 자극기가 사용되어진다면, 전력소비가 더 많아지고 배터리 수명이 더 짧아진다.

대부분 휴대용 치료 자극기에 사용되어지는 배터리들은 종종 단기간 적용시에 전력 소모가 많고 출력진폭의 바람직하지 못한 감소(drop)는 치료가 계속되어지는 것 같은 결과 때문에 재충전(니켈 카드늄 배터리)되거나 교체(알카라인 배터리)된다. 카본 배터리는 짧은 작동 수명과 자극기의 손상에 의한 부식물의 누적 가능성 때문에 휴대용 자극기에 사용하기에는 일반적으로 적당하지 못하다.

## 아날로그 조절과 디지털 조절의 설계 형태(Analog Control versus Digital Control Stimulator Designs)

아날로그 조절 자극기는 우선적으로 회전 손잡이나 다이얼의 사용을 통해 자극요소들을 조절하게 한다. 이러한 자극 조절기들은 사실상 역학적(예, 전위차계)이기 때문에 아날로그 조절기는 또한 "조절된 하드웨어(hardware controlled)"라고 부를 수 있겠다. 이와 반대로 디지털 조절기는 누르는 버튼이나 압력감지용 스위치의 사용을 통해 조절된다. 일반적으로, 자극장치는 디지털 조절 설계를 가진 장치는 이용 가능한 자극요소의 메뉴에서부터 선택까지 하나로 실시하는 영상표시(예, LCD)의 몇몇 형식이 포함되어 있다. 오늘날 디지털 방식으로 설계된 자극기들은 일반적으로 마이크로프로세서이고, "조절된 소프트웨어(software-controlled)"라고 부른다. 그림 2.1은 두 가지 휴대용 신경근계 자극기를 설명하고 있다. 하나는 보다 전통적인 형식의 아날로그 조절기이고 다른 한 가지는 최근 디자인의 디지털 조절기이다.

아날로그와 디지털 장비는 단점과 장점을 가지고 있다. 우선적으로 아날로그 조절기의 장점은 많은 자극요소들을 지속적으로 조정할 수 있다는 것이다. 그러므로 치료가 이루어지는 동안 자극 특성들을 세밀하게 조절해서 지식이 많은 사용자가 된다. 반대로 디지털 조절기는 요소들의 점진적 조절을 한다. 설치에서 그 다음까지 증가되는 범위를 가능한 더 작게 한다면, 이러한 손실은 최소화 될 수 있다. 예를 들어, 10 pps를 증가시키는 것과는 대조적으로 1 pps(1초당 맥박)를 증가시킨 주파수 조정이 다양한 적용을 위한 자극의 패턴을 정밀하게 조절하기 위한 사용자의 능력을 향상시킬 것이다. 게다가 디지털 장치의 자극기 특징은 사용자가 메뉴선택을 통해 화면이동(scroll)을 하게 한다. 변화가 치료과정 동안 이루어지면, 이 조절 접근은 시간낭비이다. 아날로그 조절기는 아날로그식으로 조절되는 라디오, 텔레비전과 함께 지내와서 다루기에 친숙한 사용자들이 있는 반면에 디지털로 조절되어지는 전자기기(예, 컴퓨터 게임)에 정기적으로 노출되어진 사람들은 디지털 자극기의 사용이 보다 편할 수 있다.

어떤 디지털 장치에는 나중에 사용할 수 있도록 사용자가 자극요소의 설정을 저장할 수 있록 하는 기억능력을 가지고 있다. 미리 프로그램 되어진 자극의 프로토콜은 전기치료학을 잘 알지 못하는 치료자에게 유용할 수 있다. 이와 같이 미리 프로그램 되어진 유형은 자극기의 사용을 보다 편리하게 만든다. 프로그램 되어진 프로토콜의 사용은 자극기 제작자가 개별 적용에 대한 효과적이고 안전적인 것에 대한 자극 특징을 선택하는 것을 가정한다. 마지막 치료의 가장 적은 메모리로 비록 몇몇은 노브나 스위치가 구성메모리에 남아 있는 위치에 대해 논의

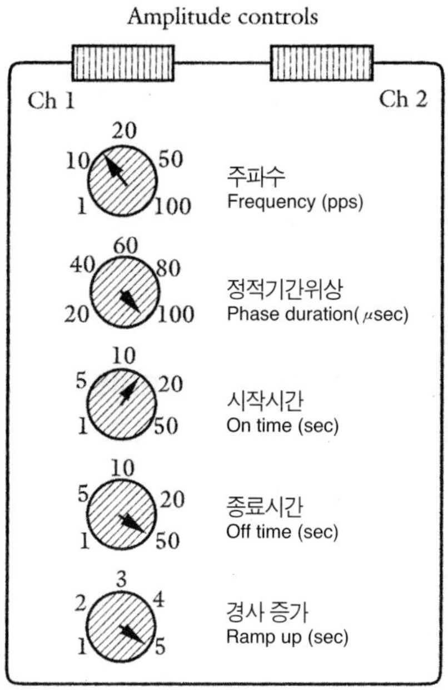


A

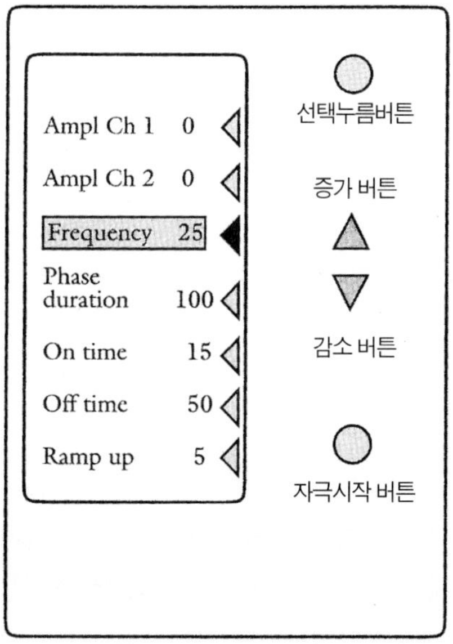


B

**그림 2.1.** 휴대용 아날로그 조절기 조절판 **(A)** 디지털 조절기 조절판 **(B).**

될지라도 아날로그 조절 자극기는 보통 미리프로그램 되어진 메모리를 가지고 있지 않다. 일반적으로, 우선적으로 아날로그 조절식 자극기는 사용자가 전기치료에 관하여 보다 많은 지식과 자극 요소 조절에 예상되어지는 결과에 대한 인식을 요구한다.

현대의 자극기는 설계에 아날로그와 디지털조절기 기술 모두를 혼합하여 각 접근에 대한 장점을 가지게 되었다.

## 전기적인 특성과 패턴을 조절 하는 조절기
## CONTROLS TO REGULATE THE CHARACTERISTICS AND PATTERN OF ELECTRICAL STIMULATION

사용자가 관심 있어 하는 전기자극기 내부 부품들의 기능에 대한 이해가 있을지라도, 이 지식은 치료상에서 전기치료를 사용하기 위한 하나의 예로서 결정적이지는 못하다. 대조적으로, 공급되는 전류의 형태에 대한 이해, 파형의 특성들 그리고 어떠한 자극 요소들이 필요한지는 전기치료의 적용에 있어서 안전과 효과에 매우 중요한 부분이 된다. 조정되고 선택될 수 있는 특별한 출력요소들이나, 전기자극기의 사용자에 의한 설정은 장치마다 차이가 있다. 이 요소들은 아날로그와 디지털 조절기에 의해 조정되어지며, 보통 자극기에는 주 조절 패널(pannel)이 한 개씩 위치하고 있다. 어떤 경우에서(예, 휴대용 자극기) 이들 조절기들은 덮혀 있거나 숨겨진 곳에 위치하고 있다. 이와 같은 설계는 사용자가 자극요소들을 의도했거나 의도하지 않은 변화와 적용된 자극의 고의적이지 않은 패턴으로 야기되는 기회를 줄인다. 숨겨진 부분에 위치하는 조절기는 종종 처음에 설정하며 혹은 자극을 주는 동안 단지 건강을 보호하는 것에 대한 전문적인 책임을 필요로 한다.

산업표준에는 자극기의 모든 유형에 지녀야 하는 자극기의 유형들은 존재하지 않다. 자극기 조절은 많은 전류장치를 공유하며 임상에서 실행하여 사용하는데 있어 보다 논의되어지고 있다. 논의의 초점은 디지털 조절기는 아날로그와 대조된다는 것이다.

### 파형을 선택하는 조절기(Waveform Selection Controls)

통상적으로 사용 가능한 자극장치들은 확산이 임상의 전기치료에서 사용될 수 있는 전류(혹은 전압)의 파형들이 수많은 형태로서의 발전이 수반되었다. 1980년대 초반 이전에 설계된 대부분의 장치들은 한 기계로부터 한 개의 단지 기본파형의 형태를 생산 할 능력이 있는 파형 발전기들이었다. 오늘날, 통상적으로 많이 사용하는 자극기들은 몇 개의 독특한 파형을 생산할 능력이 있다. 임상에 적용하는 자극기의 첫 번째 단계 중 하나는 적당한 파형을 선택하는 것이다. 적당한 파형을 선택하는 것은 일반적으로 *파형조절기*라고 불리는 조절기의 자극기 내에서 이루어진다. 파형 선택기는 회전 스위치, 압력감지용 스위치 혹은 사용할 수 있는 파형의 작은 그림이 그려져 있는 조절기의 다른 형태들로 되어있다(그림 2.2). 기본적으로 마이크로

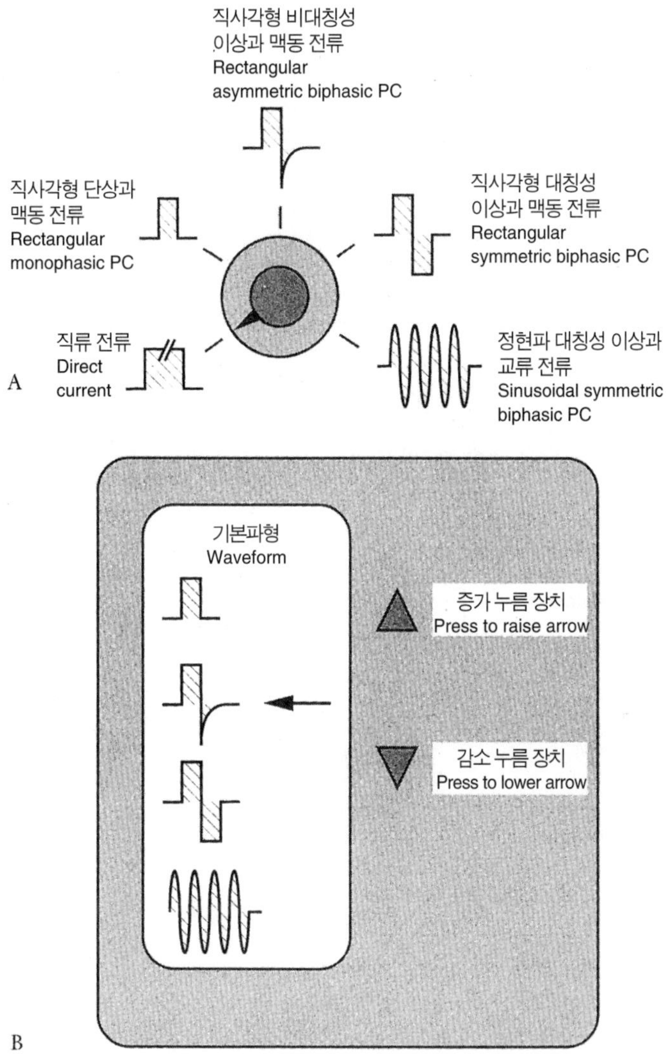


**그림 2.2.** 기본파형의 선택적 조절기로 치료응용에 사용 가능한 선택 옵션 그림.
**A**: 아날로그 제어기, **B**: 디지털제어기.

프로세서가 있는 자극기에서의 파형은 디스플레이 스크린의 메뉴에서 선택할 수 있다. 특정한 출력을 위한 가장 적합한 파형의 선택은 연구결과나 과학적 추천, 전문적인 논문에 기초되어야 한다. 특정한 적용을 하기 위한 파형선택의 자료는 전기치료를 잘해나가고 있는 임상적 손상환자의 유형에 대해 다음 장에서 말하도록 하겠다.

## 진폭 조절기(Amplitude Controls)

*자극기*에서 진폭을 조절기는 사용자가 출력 증폭 회로로부터 출력 전압이나 전류의 양을 조절하도록 되어 있다. 직류 발전기의 진폭 조절은 전류의 양을 조절(통제)하며 일반적으로

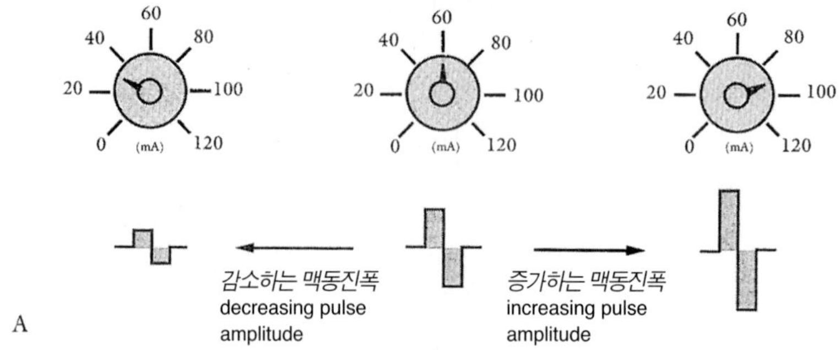


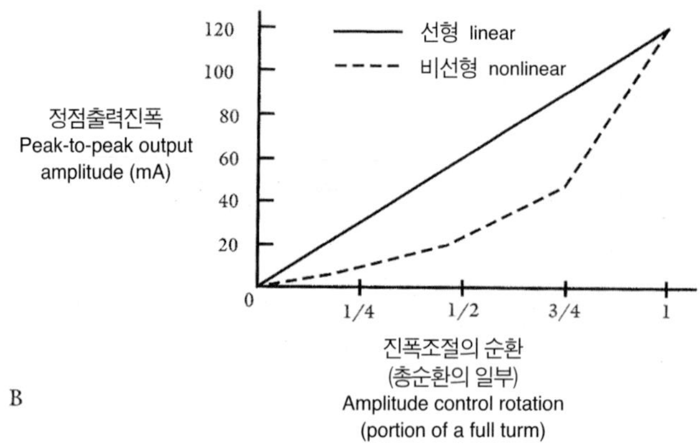


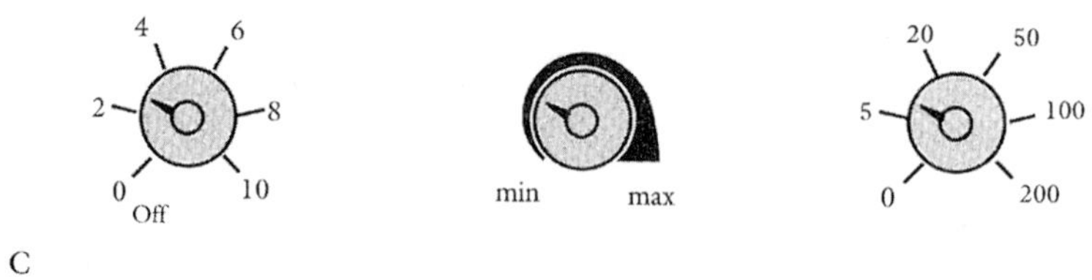


**그림 2.3.** 진폭조절기 **A:** 다이얼장치로 맥동진폭의 변환 효과를 가짐. **B:** 진폭조절 장치와 맥동진폭 사이의 관계 **C:** 진폭 조절기를 달은 제어기의 전형으로 통상적으로 사용되는 자극기.

최대 설정 시 5 mA를 초과하는 전류를 허용하지 않는다. 교류(AC)나 맥동전류발전기의 진폭 조절기는 사용자가 교류(AC) 순환주기나 맥동전류(pulses)의 최고 또는 최대 진폭을 조절 하도록 되어 있다(그림 2.3A). 특정 자극기에 의존할 때는 출력 전류나 전압이든 간에 조정되어지고 진폭은 보통 100에서 200 mA 또는 500 V 각각의 최대값을 초과하지 않는다.

아날로그 진폭 조절기는 가변형 저항기나 전압기다. 원칙적으로, 전압기는 직선으로 되어져야 한다. 직선 전압기에서 전압기 다이얼의 회전이 증가될 때 마다 자극기 출력 진폭도 같이 증가한다(그림 2.3B). 예를 들어, 다이얼을 4분의 1만큼 돌리면 25% 정도의 저항이 변환될 수 있고 그에 상응하는 25% 정도의 출력 진폭의 변화가 나타난다. 그러나 일반적으로 진폭 조절기는 선형(liner)이 아니다(1,2). 다이얼을 4분의 1만큼 돌리면 회전 초기의 범위의 진폭이 약간 증가(예, 5%)하는 반면에, 회전 범위의 끝을 돌리면 출력 증폭에 보다 크게(예, 50% 이거나 보다 크게) 증가할 수 있다. 진폭조절기의 이러한 일반적인 특성을 알지 못하는 사용자는 진폭을 조정하는 과정 동안 부주의로 환자에게 깜짝 놀라게 하는 자극을 줄 수 있다.

자극기 사이에서 변화를 주는 진폭조절기의 또 다른 특징은 가능한 출력의 0에서부터 100%까지 변화하는 진폭에 요청된 다이얼로 많은 변화(revolution)들이 있다. 대부분의 진폭 조절기들은 한 개를 우측으로 돌린 범위를 넘은 출력이 다양하다(실제로 회전의 3/4). 다른 경우 진폭 조절기는 최고 수준에서 최저에 이르기 까지 출력이 다양하게 몇 번의 완벽한 회전들로 순환되어야 한다. 몇가지 예로, 진폭조절기는 처음 회전의 내장된 스위치를 가지고 있다. 조절기 다이얼(그림 2.3C)은 자극기가 다음 섹션에 작동될 수 있기 전에 "꺼짐"의 위치에 놓여야 한다. 진폭 조절기가 바로 0 출력 수준으로 떨어졌을 때 "powered up"되는 것으로부터 자극기의 출력회로를 막기 위해 설계(designed)되어진 유용한 안전 형태(feature)이다. 출력 진폭의 설계는 환자에게 예상되어지지 못한 자극을 막기 위한 의도를 가지고 있다.

디지털이나 마이크로프로세서를 기초로 한 자극기들의 출력 진폭은 보통 압력감지 스위치 누름(depressing)에 의해 단계적으로 조절되어진다. 진폭조절기는 종종 "강도"나 "전압"으로 불려지고, 1에서부터 10까지의 많은 범위는 자극출력의 가장 낮은 수준에서 가장 높은 수준을 가리킨다. 자극장치 사용자는 수적 부호(numerical labels)가 한 개인에게 적용되어지기 시작한 자극에 실제로나 관련된 진폭에는 아무런 관련이 없다는 것을 알아야만 한다. 다른 경우, 조절기는 출력 진폭과 관련하여 수적 부호가 없거나, 조절기의 비선형 특성에 반사 되는 것으로 붙여진다(그림 2.3C). 진폭조절기가 조절되어진 것같이 전류나 전압내에 관련된 출력 변화에 정확한 정보는 단지 몇몇 장치에 아날로그나 디지털 계량기를 관찰하는 것으로 얻어지거나 역전류검출관을 사용하여 자극출력을 관찰함으로서 얻어질 수 있다. 자극기내에 단상 뿐 아니라, 이중 전류파형의 진폭을 관찰하거나 펼쳐 보여지게 하기 위한 산업규격은 존재하지 않는다. 게다가, 자극의 완벽한 진폭은 동일한 문제 내에서 과정이나 문제동안에 불러일으켜진 반응(예, 근육수축수준)에 대한 일치된 관계가 없다. 실제로 치료 자극 과정에서 진폭에 대한 최고의 계기판 중 하나는 자극에 대한 환자의 주관적인 인식이다.

진폭 조절기 설치와 자극기의 실체 출력 사이의 관계는 고유의 기능을 다 할 수 있도록 정기적으로 점검되어야 한다. 아날로그 진폭 조절기의 조절은 환자들에게 불안을 줄지 모르는 일시적인 큰 전압(예상하지 못한 전압 파동)이 생기지 않도록 해야 한다. 진폭조절기의 역기능은 즉시 조절기를 재설정하거나 대체함으로써 바로잡아야 한다.

이론적으로 말하면, 독립 진폭 조절기 여러 출력 채널(channel)을 사용할 수 있다. 하지만 몇몇 장치에서 하나의 진폭조절기에서 두 개의 출력 채널을 동시에 진폭을 바꾸는 것이 있다.

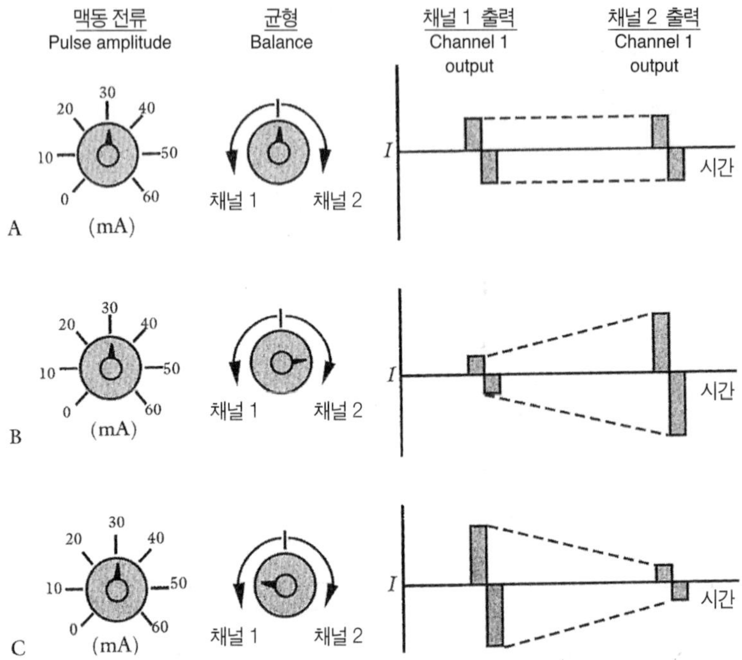


**그림 2.4.** 두 개의 자극 채널마다 맥동진폭을 조정하는 조절기의 균형효과. **A:** 두채널 사이에 균형잡힌 출력진폭, **B:** 채널1이 감소되는 동안 채널2에 증가된 총력진폭, **C:** 채널2가 감소되는 동안 채널에 증가된 출력진폭.

몇몇 경우, 두 채널에 대한 한 개 출력 진폭 조절기는 *균형 조절기*(balance control)라고 불리는 다이얼에 의해 수반된다. 균형 조절기의 조절은 한 채널에서 다른 채널에 이르기까지 자극에 관계된 진폭으로 옮겨진다(그림 2.4). 균형 조절기는 한 채널의 진폭이 증가되어지며, 동시에 다른 채널에서는 감소된다. 이런 식의 설계(design)는 각 채널에 독립 진폭 조절기 한 개를 가진 것보다 사용하기가 더 어렵다. 균형 조절기(balance control)가 초기에 자극기 출력이 동일하게 나누어지도록 설정하고 진폭조절기가 점차 증가될 때, 진폭은 각각의 출력 채널에 같은 합계만큼 증가된다. 진폭 조절기를 특정 수준(level)로 설정하고, 균형 조절기 조절한다면, 자극의 진폭은 하나의 출력 채널에서 증가되고 동시에 다른 출력 채널에서는 감소 될 것이다. 두 개 채널(channel) 적용에서 원하는 진폭이 첫 번째 채널(channel)에 도달 하지만 두 번째에 불충분할 때, 장치에 문제가 생긴다. 각각의 채널에서 원하는 자극에 도달하기 위한 균형 조절기(balance control)는 두 번째 채널에서 관련된 많은 자극이 일으키는 것을 조절한다. 이런 변화는 첫 번째 채널의 자극이 감소되고, 또 다른 것을 진폭 조절함으로서 보충되어야만 한다. 다수의 조절장치는 자극의 원하는 수준(level)이 각 채널에 도달하기 전까지 요청될 수 있다.

전기자극기의 최고 출력 진폭은 이들 장치들을 범주화한 근거로 하여 사용되어진다. 출력진폭이 기초로된 자극기들과 공통된 차이점은 저전압(low-volt)과 고전압(high-volt)이다. 저전압 장치는 150 V보다 큰 최고(peak) 진폭이 일어난다. 출력 진폭이 기초로 된 자극기 사이의 차이는 단지 각 시스템이 출력 주파수나 위상 혹은 맥동 기간과 같은 자극의 많은 다른 중요한 특성들을 고려하지 않았기 때문에 권하지 않는다. 게다가, 고전압(high-volt) 장치는 진폭이 장치 수용능력의 낮은 범위 내에서 조절될 때 발생된 저전압(low-volt) 출력을 수용할 수 있다.

## 위상기간과 맥동기간 조절기(Phase Duration and Pulse Duration Controls)

*위상기간 조절기*는 보통 맥동(pulse)의 첫 번째 위상의 이상 맥동(biphasic pulses)의 단상 기간을 조절한다. *맥동기간 조절기*는 맥동 전류 자극기(pulsed-current stimulators)의 개별 파동의 총 기간을 조정한다(그림 2.5). 위상기간조절기와 맥동기간 조절기는 순환주기 기간이 자극의 주파수로서 결정되기 때문에 대부분의 직류 자극기에서 찾을 수 없다.

위상기간조절기와 맥동기간조절기는 종종 맥동폭(pulse width)이나 폭(Width)으로 불려진다. 이같은 명칭은 위상기간과 맥동기간이 길이의 단위가 아닌 시간의 단위(일반적으로, 1/1,000초나 1/1,000,000)로 측정되기 때문에 권장되지 않는다. 1~10까지 균등하게 증가된 아날로그 위상 혹은 맥동 기간으로 붙여진 숫자바늘(numberical-scale)이 일반적이다. 이처럼 아날로그 진폭 조절기에 대해서, 기간 다이얼이 회전되는 것과 같은 라벨링(labeling)은 위상 혹은 맥동 기간에 관련된 변화가 나타나지 않는다. 유사하게, 위상기간 다이얼의 조절은 위상 기간(1)에서 선형 변화를 일으킬지 모른다. 몇몇 자극기 설계(design)에서 위상 기간 자극기는 부드러운 회전식 전위차계(potentiometer)라기 보다는 회전 스위치이다. 종종 그런 경우, 위상 기간 조절기는 사용자가 다이얼 라벨(dial label)에서 보여진 특정한 위상 · 맥동 기간을 선택하게 되어있다. 디지털 자극기에서 위상기간은 메뉴선택 창에서 선택할 수 있고, 압력감지 스위치로서 미리 설정된 증가를 조절할 수 있다. 대부분 통상적으로 사용 가능한 맥동 직류 자극기(pulsed-current stimulators)에 위상 혹은 맥동 기간 조절기는 모든 출력 채널(channel)에 대한 변수를 조절한다. 이런 구성은 현대 전기치료 프로토콜(protocols)을 위하여 적합 하도록 나타난다.

진폭조절과 위상이나 맥동기간 조절기는 위상으로 변화되어지고 각기 적용된 파형의 맥동 전하(pulse charge)에 따라 변화된다. 즉, 자극은 진폭뿐만 아니라 위상기간이 증가되어진 것처럼 더 강해야 한다. 진폭뿐만 아니라 위상전하(phase charge)로 증가된 위상 기간이 증가되기 때문에 이러한 조절기는 전통적으로 자극기의 *세기나 강도*로서 불려지는 것으로 조절된다. 제3과에서 논의된 것처럼, 자극기의 이 두 요소는 자극에 대한 반응에 신경이나 활성화 된 근섬유(muscle fibers)에 따라 결정된다.

## 주파수 조절기(Frequency Controls)

주파수 조절기는 사용자가 초당 각 채널을 통해 전달 된 많은 맥동(혹은 교류 순환: AC

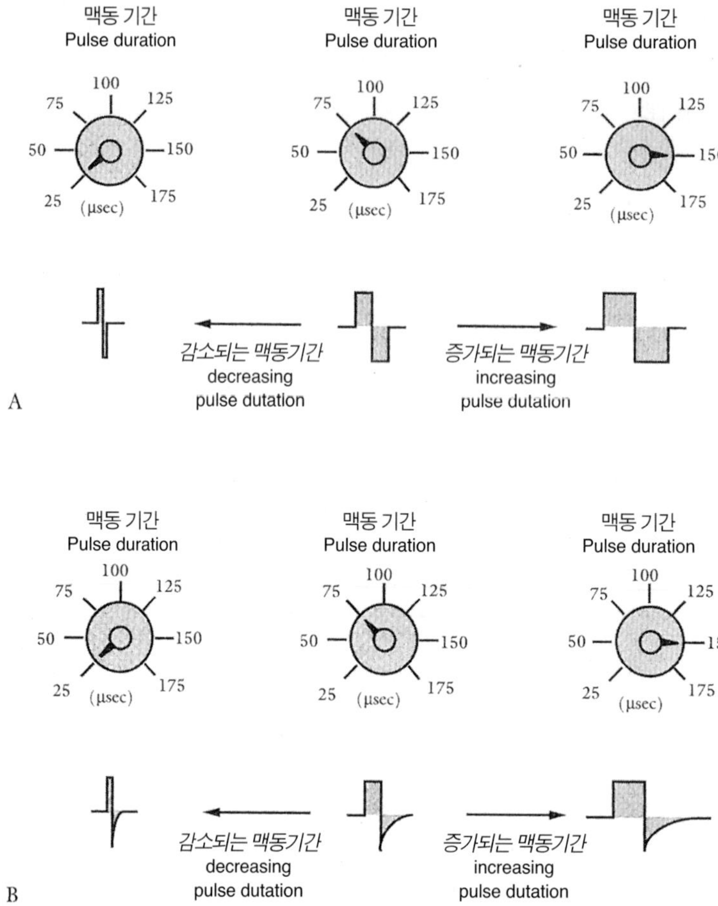


**그림 2.5.** **A:** 맥동기간이 설정된 다이얼에 변환효과를 보여주는 맥동기간 조절기, **B:** 직사각형 비대칭성 이상성 맥동의 첫 번째 위상의 기간이 다이얼에 변환효과를 보여주는 맥동기간조절기.

cycles)(그림 2.6)과 초당 적용된 다수의 맥놀이(bursts)(그림 2.7)이거나 맥놀이(bursts) 내의 맥동의 주파수(그림 2.8)들을 설정 하도록 전기 자극기로 공급한다. 자극기에서 주파수 조절기는 보통 비율(rate), 맥동 비율(pulse) 혹은 맥놀이비율(burst rate)로 불려지고, 자극 요소가 통제(조절)되는 것에 따라서 좌우된다. 한 유형(type)의 주파수 조절기 보다 통상적으로 사용 가능한 자극기가 존재한다.

맥동 진폭과 위상 기간 조절기와 같이 특정한 설정에 회전하는 주파수 다이얼은 활동 맥동이나 전달된 파열 주파수를 반영하지 않을 수도 있다. 유사하게, 주파수 다이얼(dial)을 조절하는 것과 같이 다이얼 위치에서 점증된 변화는 주파수 내에서 동등한 변화를 반영하지 않을 수 있다. 주파수 조절기의 보다 애매한 유형(type)은 활동의 정확한 주파수가 효과적 자극을 얻기 위해 중요하지 않은 곳에 통증을 줄이기 위한 프로토콜(protocols)에 적합하게 설계되어진 휴대용 자극기(피부를 통한 전기적 신경 자극 장치)로 존재한다. 자극된 근육의 활동을 위

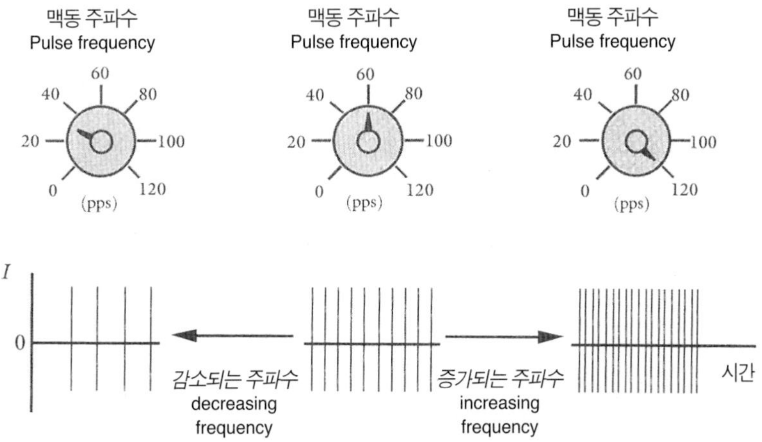


**그림 2.6.** 제공되어진 맥동주파수가 설정된 다이얼에 변환효과를 보여주는 맥동 주파수 조절기.

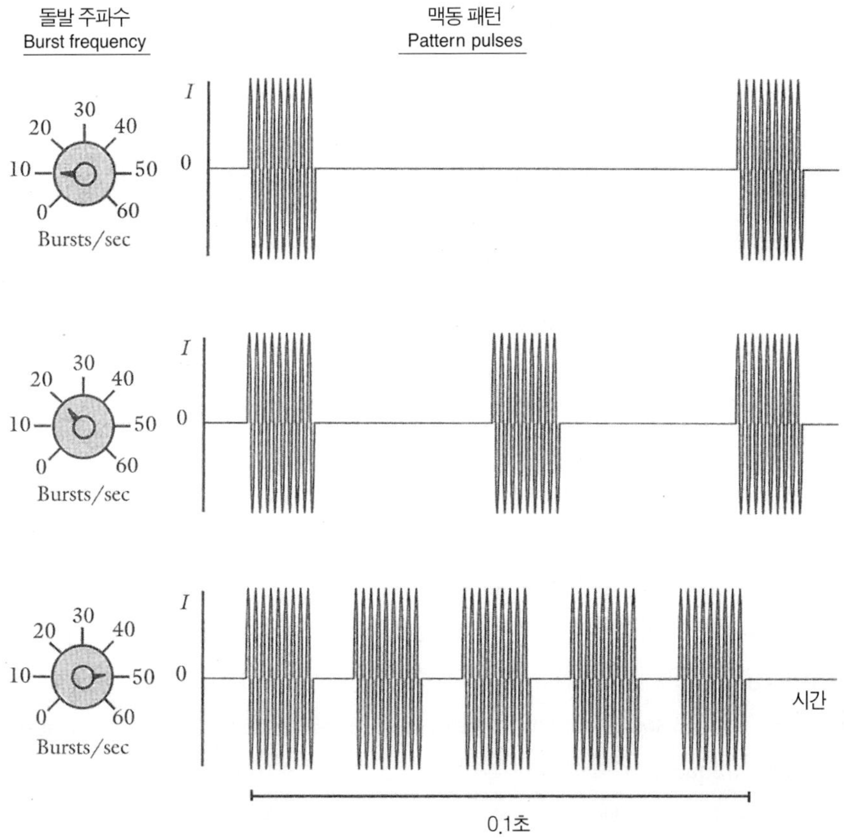


**그림 2.7.** 제공되어진 돌발 주파수에 설정된 다이얼에 변환효과를 보여주는 돌발 주파수 조절기.

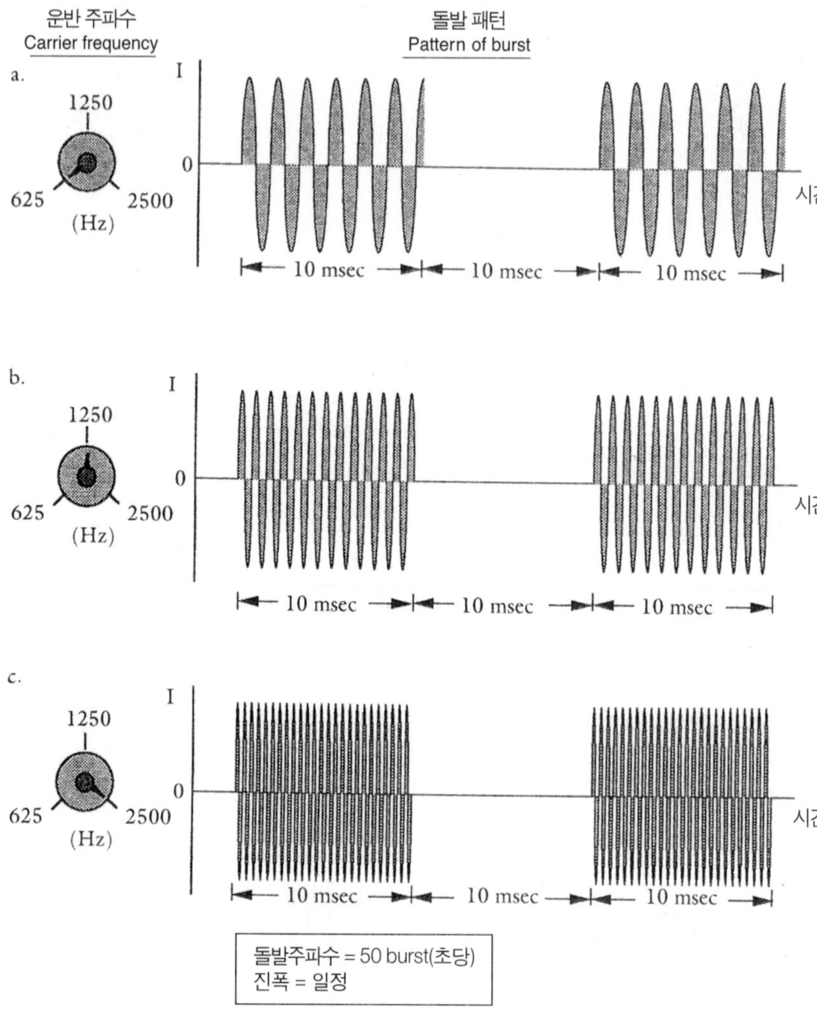


**그림 2.8.** 각 돌발내에서 교류(AC)주파수에 설정된 다이얼에 변환효과를 보여주는 운반 주파수 조절기.

해 설계(design)된 휴대용 자극기(기능적 전기 자극 장치로 불리는)는 보통 보다 정확하게 주파수 조절기로 부른다. 마이크로프로세서를 기초로 설계된 자극기에서 자극 주파수는 종종 선택한 주파수의 정확한 표시로 제공된 디지털 주파수 표시(display)로 연결된 조절기에 의해 선택된다. 맥동 자극(pulsed stimulation)의 주파수는 일반적으로 범위가 1~1,000 pps이고 파열주파수(burst frequency)는 범위가 일반적으로 초당 1~100 맥놀이(bursts)이다. 맥놀이(bursts)나 교육 주피수 내의 맥동의 주파수는 범위가 1~10,000 맥동(pulses)이거나 초당 순환주기이다. 다양한 자극기의 출력 주파수 특징은 자극기의 종류별로 근거를 가지고 사용된다. 예를 들어, 1~1,000 pps로 나타나는 자극기는 일반적으로 *저주파 자극기*(low-frequency stimualtors)라고 불리고, 1,000~10,000 pps로 나타나는 것은 *중주파*(medium frequency)라고 불리고, 10,000 pps를 초과하는 주파수에 맥동은 *고주파*(high frequency)로 지정되어있다.

이와 같은 분류는 상업계뿐만 아니라 유럽과 캐나다를 기원으로 하여 연구에 사용된다. 이러한 이유로, 전기치료 내에서의 관심은 이들 주파수 지정의 의미를 알아야 한다. 하지만 단지 주파수 특성을 기초로 자극기 사이의 차이는 제시되지 않는다. 어떤 자극기는 교류나 바로 그려진 주파수 범위를 교차하는 주파수들에 맥동된 전류(pulsed currents)를 나타낼 수 있다.

## 통전시간 조절기와 비통전 시간 조절기(On-time and Off- Time Controls)

때때로 자극이 특정 전기치료적 개입이 요구될 때, 조절기는 자극기간과 자극 기간 사이에서 휴식 기간을 설정하는 것이 필요하다. 자극과 휴식의 기간의 설정을 연합시킨 조절기는 순환주기(duty cycle)이나 주기 시간 조절기로 불려진다. 일반적으로, *순환주기조절*(duty cycle controls)은 통전시간(on time)과 비통전 시간(off time)으로 표시할 수 있다. 예를 들어, 이것들은 1~60초까지 자극과 휴식 기간으로 조절된다. 신경근 자극을 위해 설계(designed)된 많은 장치들은 on-time과 off-time이 포함되어 있는 반면에, 고통 조절을 위해 설계된 많은 휴대용 전기 자극기는 포함되지 않았다. 그림 2.9는 어떻게 on time과 off time 조절기 설정이 맥동된 교류(pulsed current)의 패턴(pattern)을 조절하는가는 보여준다.

몇몇 자극기는 수공으로 되어진 채널(channel)의 자극 시간조절이 리모콘 스위치(remote swich)를 사용하게 되어 있다. 리모콘 스위치(remote swich)는 스위치가 감소되고 정지 자극일 때, 반대쪽에서 작동하는 스위치가 해제 될 때, 자극이 시작된다. 이러한 시간조절(timing) 접근은 종종 신경근 작극 적용에서 사용되는 장치에 근거를 두고, 특별히 이것들은 기능 활동 동안에 근육의 수축이 일어나기 위해 사용된다.

## 경사증가와 경사 감소 조절기(Ramp-Up and Ramp-Down Controls)

자극의 패턴(pattern)내의 위상이나 맥동값이 자동적으로 증가하거나 감소하기 위한 목적으로 *경사 변조 조절기*(ramp modulation control)는 통상적으로 사용 가능한 자극기의 몇 가지 유형(type)들이 포함된다. 이들 조절기들은 치료사(therapist)가 초과 간격(초)을 설정한다. 진폭(위상/맥동기간)이 진폭조절기에 의한 최대값 설정에서 부터나 최대값 설정에 이르기까지의 점차 증가하거나 감소하는 것이다(그림 2.10). 특별히 매우 높은 수준의 자극이 특정한 치료 목적이 요구 될 때, 맥동의 유도(leading)하고 이끄는(trailing) 맥동렬(train) 내내 경사변조(ramp modulation)는 더 편안함을 주고, 많은 적용내의 자극의 간격(cessation)를 준다. 신경근을 자극 적용에서, 교류나 맥동의 맥동렬(train)의 끝을 유도(leading)하는 경사증가 시간의 포함은 근력출력계(muscle force output)내의 매끄러운 증가로 인해 운동신경조직의 점진적 보충(원기회복)과 근육조직 수축내의 점진적 증가가 고려된다. 근육 자극의 점진적 개시(발병)는 보다 근접한 의태가 자발적 근육활동 동안에 기능적 활동 내에서 생산된 수축으로 일어나고, 점진적 개시(onset)는 개인적으로 받는 자극보다 편안하다. 경사 조절기(ramp controls)는 보통 통증조절을 위해 특별하게 설계된(designed) 휴대용 자극기로 적합하지 않

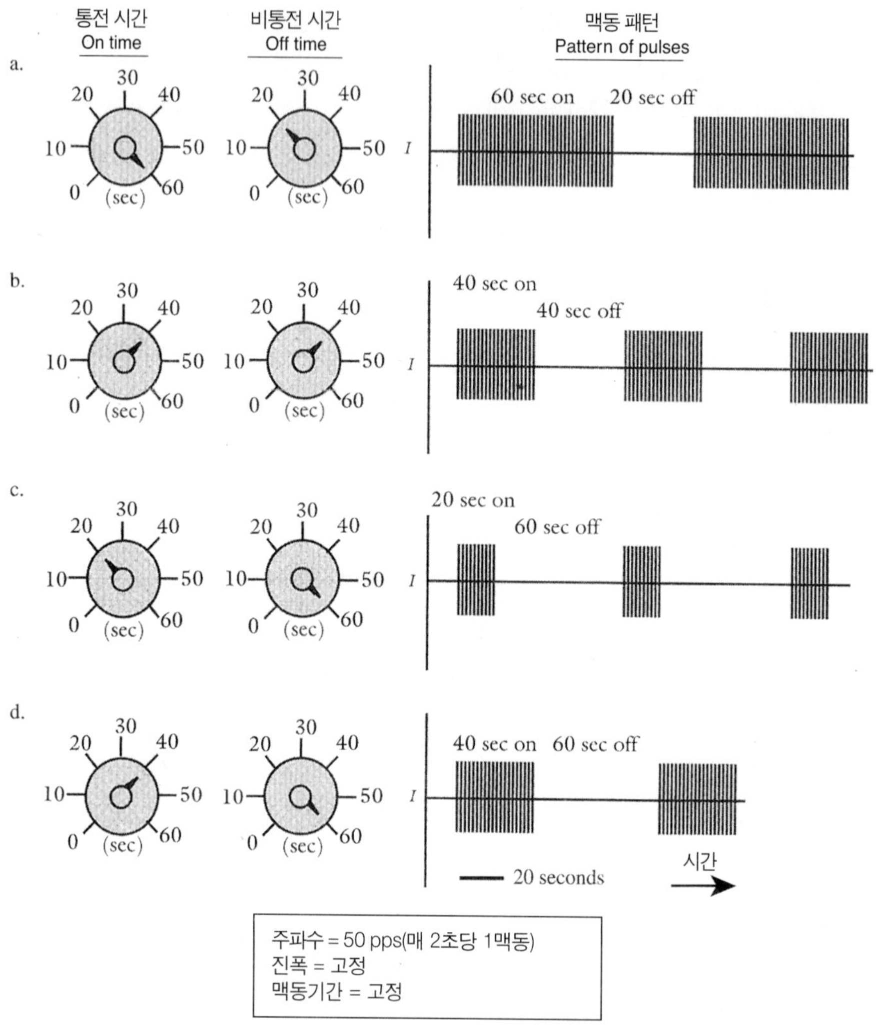


**그림 2.9.** 제공되어진 맥동패턴을 설정한 다이얼에 변환효과를 보여주는 통전과 비통전 조절기.

다. 기계사용에 의하면, 상승기(rise time)와 하강기(fall time)의 조절기는 경사 시간(slope time), surge time, 경사증가(ramp up)를 간단하게 경사(ramp)라고 말한다. 경사 조절기는 일반적으로 진동 뿐만 아니라 위상 기간 특성까지의 자동 조절(automatic regulation)과 관련된다. 경사조절기의 자극은 기계적으로 많은 주파수에 익숙할 수도 있다.

## 프로그램된 자극 패턴 조절기(Programmed Stimulation Pattern Controls)

프로그램된 자극 조절기는 몇 개의 자극 장치로 사용할 수 있다. 일반적으로, 아날로그 조절 장치에서 이들 조절기는 원하는 자극 패턴(pattern)에서부터 선택에 이르기까지의 건강보호 전문가가 인정하는  미는 스위치(slide switch)나 회전 스위치가 있다. 디지털로 조절되는 자극기에서 미리 프로그램 되어진 자극기는 메뉴창으로 부터 선택할 수 있다. 미리 프로그램

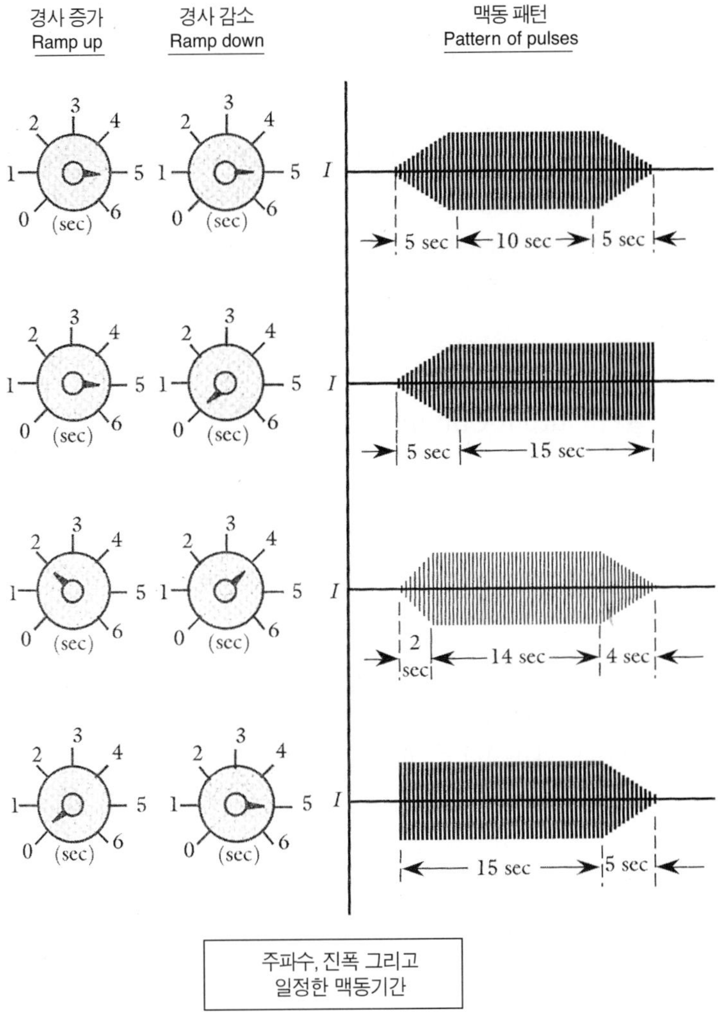


**그림 2.10.** 20초의 맥동열동안 자동적으로 증가되거나 감소되는 맥동진폭 시간에 걸쳐 설정된 다이얼에 변환효과를 보여주는 경사조절기.

된 자극기에 대한 옵션(option)이 선택된다면, 많은 자극 패턴(pattern)의 시간 의존(time-dependent)과 진폭 의존(amplitude-dependent)의 특징은 자동적으로 설정하거나 조절되어질 것이다. 고통 조절을 위해 설계(design)되어진 몇몇 휴대용 자극기는 맥놀이 모드(burst mode), 변조 모드(mo ulated mode), 혹은 간단하게 통증이라고 부른다. 다른 장치에서 근육의 활동을 위해 우선적으로 설계되어진 미리 프로그램된 자극의 패턴(pattern)은 근자극(muscle stimulation)이라고 부른다. 자극요소의 미리 세팅된 설정을 선택(select)하는 옵션(option)은 환자가 집에서 자극기를 사용할 수 있도록 배울 때에 매우 유용할 수 있다. 예를 들어, 이와 같이 프로그램된 요소는 종종 통증에 대한 경피 신경자극의 적용에 사용되고, 맥동진폭, 맥동 기간 혹은 이 두 요소가 자동적으로 조절되어지는 예의 요소를 위한 자극의 적용에 사용된다. 하지만 특별히 사용자가 특정 적용에서 맞춤형 자극 패턴(pattern)을 프로그램을 한다면, 미리프로그램 되기까지의 자극기의 선택은 넓은 범위의 적용에 있어서 장치의 효용에 제한적일 수 있다.

미리 프로그램 된 자극 옵션(option)은 자극의 패턴(pattern)이 특정 적용에서 적절하다면, 사용자가 결정하기 위해서 자극기의 기술적 측면(technical literature)에서 명확하게 서술되어져야 한다. 자극의 특정한 방식들(modes)로 생성되어지는 자극의 패턴(pattern)들을 위한 동일한 산업규격은 없다. 제작자들의 작동 설명서는 자극 특성이 자극으로부터 특정하게 미리 결정된 방식에서 기계적으로 조절된 것을 정확하게 설명하기 위해 참고 될 수 있다.

## 출력 채널 선택 조절기(Output Channel Selection Controls)

단일자극기 출력 증폭기로 부터의 신호는 일반적으로 *출력 채널*이라고 부른다. 한 개의 채널 이상을 가진 많은 자극기들은 사용자가 각 채널을 통해 자극의 시간 조절을 선택하게 되어 있다. 두 채널이 단일치료접근에서 적용될 때 자극에 대해 네 가지의 일반적인 방법이 있다. 첫째, 자극기는 양쪽 채널이 전체 치료 기간 동안에 중단 되지 않은(비통전시간 없이) 자극이 제공되기 위해 설정 될지 모른다. 두 채널 자극의 패턴(pattern)은 보통 지속적 혹은 *일정한 자극 방식*으로 부른다(그림 2.11A). 둘째, 많은 장치들은 동일 시간에 양쪽 채널에 자극이 켜거나 끌 수 있다(그림 2.11B). 자극에서 이 방식을 *동위상의, 자극의, 중단된 방식*이라 부른다. 양 채널 자극의 패턴(pattern)에 대한 동위상의, 자극의 지시는 혼동하는 지시들이 적다. 자극의 시간조절이 두 채널 적용에 조절되는 세 번째 방법은 두 채널 사이에서 자극이 번갈아 일어나는 것이다(그림 2.11C, D). 즉, 두 번째 채널이 꺼져 있는 동안에 반대로 한 개의 채널에는 자극이 제공된다.

마지막으로, 소수의 자극기들은 *지연모드*(delayed mode)라고 불리는 두 채널에 자극 패턴(pettern)를 제공한다. 이러한 모드(mode)에서 자극은 한 개의 채널에서 시작되어지고, 자극은 한 개에서부터 몇몇 두 번째에 이르기까지의 범위 기간 동안에 두 번째 채널에서 연착되어진다. 이와 같이 자극출력의 시간이 넘은 조절기는 하나의 근육집단 안에 수축이 기능적인 사지 운동을 제공할 목적으로 두 번째 근육집단에서 수축이 먼저 일어날 때 골격근(skeletal muscles)에서 전기적 자극에 가치가 있다.

통전시간이나 비통전시간을 선택(select)하는 옵션(option)이 자극기내에 포함될 때, 각 채널은 *채널출력표시*에 연결되어야 한다. 이들의 작은 불빛은 사용자에게 자극이 각 채널을 통해 적용되고 있을 때에 대해서 간편하게 알려준다. 채널출력표시는 사용자가 자극 프로그램 동안에 자극의 진폭이 조절되는 시간을 알게 해준다.

두 채널 사이에서 자극의 시간을 선택하는 건강보호관리자의 능력은 가능한 다른 방법에서보다 치료적용의 광범위한 범위를 알게 하기 때문에 자극기에 대한 적절한 특징이다. 독자는 산업적 기준을 가지고 있지 않는 두 채널 자극의 시간과 관련된 조절표시에 주의해야 한다. 사

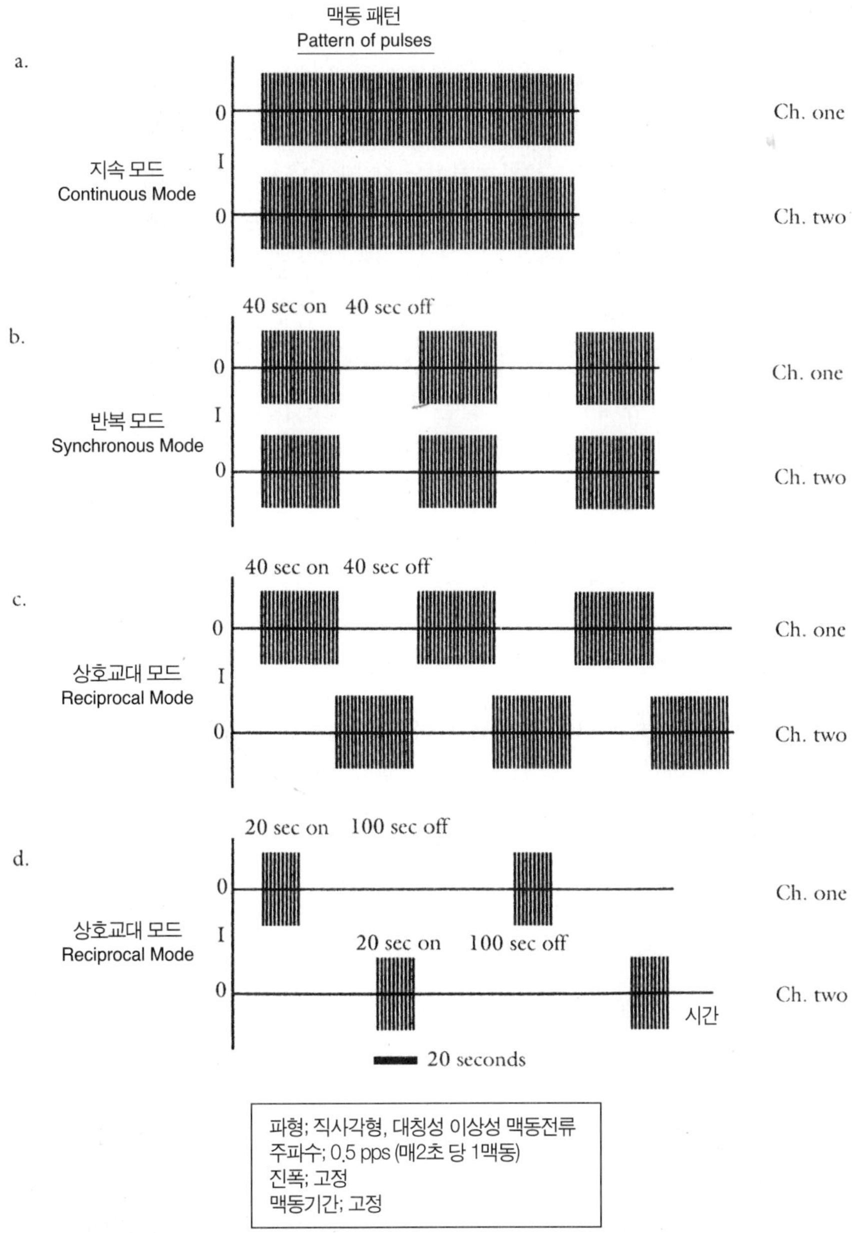


**그림 2.11.** 자극의 공통패턴의 3가지를 보여주는 채널-시간 출력 조절기. **A:** 맥동의 연속열을 제공하는 모든 채널을 포함하는 지속모드. **B:** 동시적으로 같은 맥동 패턴을 생산하는 모든 채널을 포함하는 반복모드. **C,D:** 맥동의 교대단열을 제공하는 각 채널을 포함하는 상호교대모드.

용자는 두 채널 사이에 시간조절 형태가 어떻게 조절할 수 있는지를 알기 위한 구체적으로 기계에 대해서 사용자 설명서를 참고하야 한다.

### 치료 시간조절기(Treatment Timer)

통상적으로 많이 사용 가능한 자극기들은 치료 시간조절이라고 부르는 시간조절 장치가 포함되어 있고, 사용자가 한 개의 치료 과정에서 제공 될 자극의 형태에 대해 시간을 설정 할 수 있게 되어 있다. 많은 자극기들에서 시간조절기는 60분이 넘게 치료 시간 조절을 가능하게 한다. 그리고 몇몇 자극기는 99분이 넘게 확장된 시간조절이 포함되어 있다. 몇몇 시간조절기는 시간이 끝났을 때 소리 신호가 발생한다(trigger). 치료 시간조절기는 치료시간이 끝나는 것을 선택된 이후에 자동적으로 자극이 꺼진다. 전기치료적 시간조절기를 가진 장치는 시간조절의 기능이 적절한지에 대한 안전을 정기적으로 점검해야 한다.

통증조절을 위해 설계된 휴대용 자극기 같은 장치 유형(types)은 치료 시간조절기가 포함되어 있지 않다. 그리고 전원을 끌 때까지나 장치들이 더 이상 전기적으로 작동(drive)하지 않은 지점에서 한 개의 건전지가 방전될 때까지 지속적으로 작동한다.

---

## 전기치료를 위한 전극 시스템
## ELECTRODE SYSTEMS FOR ELECTROTHERAPY

전극은 자극기와 인체조직(body tissues) 사이에서의 계면(interface)으로 제공하는 전도적 물질이다. 전극은 *유도된 전극*(electrode leads), *케이블*(cables), *코드*(cords)로 부르는 절연선으로 자극기와 연결되어 있다. 대부분 적용에서 전극은 표면(전극 표면)에 붙어있다. 다른 적용에서 전극은 말초신경이나 뼈(침입되거나 내재된 전극)나 체강(내부 전극)과 같은 조직(tissues) 근접하게 붙여서 설계되어졌다. 다음에 설명하는 논의는 표면전극에 대해 제한하겠다.

전극이 만들어지는 것으로부터 물질, 전극의 크기와 모양, 관련된 조직에 대한 적극의 위치, 상호 관련된 전극의 적응(orientation)은 보호에 대한 전기치료 계획 발전에서 고찰이 필요하다.

### 표면전극의 형태(Types of Surface Electrodes)

오늘날의 전통적인 전기치료에서 사용되는 자극하는 전극은 보통 중합체(polymer)나 전기적으로 생산된, 탄소가 스며든(carbon-impregnated), 실리콘 고무로 만들어진다. 선택한 자극기에 제공된 몇 몇 전극은 스텐레이스 금속이나 알루미늄 포일(foil)과 같은 금속으로 만들어졌다. 표면 자극 전극(surface-stimuating electrodes)은 자극기에서 조직(tissue)에 이르기까지 전류의 흐름에 대한 낮은 저항 경로를 제공하기 위한 연결매체 사용이 요구된다. 구부러지기 쉬운 전도성의 고무전극에 대한 연결 매체는 전해질성 풀(paste), 젤, 크림, 액체로 되어 있을 수 있다. 몇몇 통상적으로 사용 가능한 전극은 연결체로서 도와주는 것으로서 자체적으로

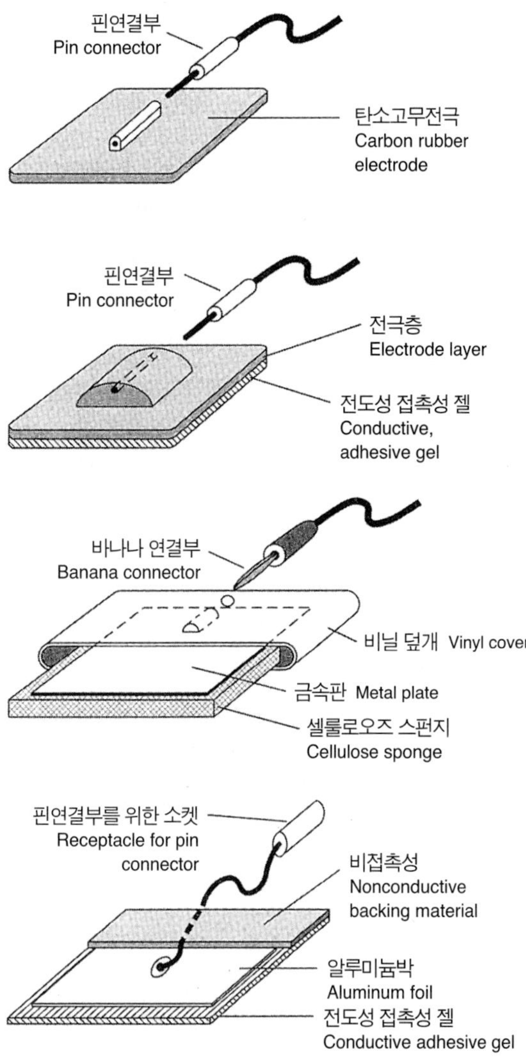


**그림 2.12.** 공통적인 전극 표면의 그림. **A:** 단순한 전도성 고무전극, **B:** 전도성 접착성 겔을 붙인 전도성 고무전극. **C:** 금속/ 스펀지 전극, **D:** 호일/전도성 접착성 전극.

풀이 붙어 생산된 중합체(polymer)가 있다. 금속전극의 경우 수돗물(증류된 물이 아닌)로 적신 스펀지(sponges)가 일반적으로 사용된다. 연결매체들은 전극과 피부(skin) 사이의 계면(interface)에 저항(impedance)을 감소시킨다. 피부저항(skin impedance)은 깨끗하고 부드러운 피부 저자극성 알카리 금속염이나 부드럽게 닦은 것으로 더 줄어들 수 있다. 일반적으로 가능한 표면전극의 여러가지 형태(types)는 그림 2.12에 설명하였다.

전극은 반복 사용, 단기간 사용(2~15일), 단독(single) 사용이 가능하다. 구부러지기 쉬운 전도성의 고무 전극은 대부분 자극기는 장기간, 반복 사용을 제공하기 위해 만들어지고 일반적으로 수개월 동안 그들의 전도성이 적절하게 유지되도록 한다. 하지만 일정기간 이후에 전도성의 고무 전극은 손상되기 시작하고, 전체 표면에서 일정한 전류 흐름이 제공되지 않을 것이다. 일정하게 전도에 대한 전극의 능력내의 변화는 전극 밑에 전류 밀도의 변동를 수반하고 작은 점(온점)에서 불안전하게 높은 수준의 자극의 결과가 생길지 모른다. 종종 타는듯한 느낌으로서 환자들에게 인지된다. 이러한 이유로 구부러지기 쉬운 전도성의 고무전극은 정기적으로 교체(예, 3~6개월) 되어야 한다. 탄소고무(carbon rubber)나 유사 전극을 유지하기 위해서는 사용한 이후마다 부드러운 알카리 금속염 용액으로 청소해야 한다.

구부러지기 쉬운 전도성 고무, 젤, 금속, 스펀지 전극 시스템은 표면에 일정한 접촉을 지키기 위해 탄력 있는 띠로 피부(skin)에 안전하게 붙여야 한다. 제작자들은 탄소 고무 전극이 안전하도록 접착붕대를 잘라서(custom-cut) 제공한다. 접착 붕대는 전극에 보다 장기간 안전성을 제공된다.

일반적으로 사용가능한 일회용 전극은 한 명의 환자에게 단기간 사용하도록 설계되어졌다. 일회용 전극은 종종 얇은 탄소 고무, 포일층(foil layer), 전도성 매체로 제조되었고, 연결 매개체(coupling agent)로서 작용한다. 몇몇의 경우 끈끈한 젤, 그리고 다른 경우 접착붕대(adhesive bandage)는 1~100옴(ohms)에 속한 전기적 저항을 가지는 반면 탄소고무(cabon rubber)나 젤 시스템(systems)은 대략 1,000옴(ohms) 정도의 저항을 갖는다. 한 사람(single)이나 단 기간 사용자를 위해 설계된 몇몇 자체 부착된 전극은 수천옴(ohms)을 초과하는 저항(impedances)을 갖는다(3).

비슷한 금속인 것 같은 것으로부터 만들어져 통상적으로 사용가능한 다른 전극은 전도성에 대한 그들의 능력에 관해서는 비슷하지 않다(3). 임상적 전기치료의 적용에 대한 연구 결과의 의미는 여전히 결정되어야 한다.

## 표면전극의 크기와 모양의 의미(Significance of Size and Shape of Surface Electrodes)

자극하는 전극에서 요청된 접촉 범위는 자극되기 위한 흥분성 조직(tissues)의 일부에 달려있다. 너무 크거나 잘못된 모양의 전극은 흥분성 구조인 아닌 신경이나 근육의 중요성을 야기시킨다. 전극은 현대에 실행되는 일반적인 전기치료 절차의 범위를 수용하기위한 광범위의 크기와 모양들이 사용가능하다.

동형의 전극 전동성을 가진 전류 밀도(전도성 지역 대 전류의 합계)는 전극 접촉 부분에 반비례한다. 그러므로 전극접촉 부분이 감소되는 것만큼 전류 밀도는 증가한다는 것을 의미한다. 동일한 전기 전압이 한 쌍의 작은 전극 첫 번째로 교차되고, 한 쌍의 큰 전극이 교차된다면, 자극의 진폭은 보다 더 작은 한 쌍보다 더 크게 느낄 것이다. 하나는 크고 하나는 작은 전극은 단일적용에 사용된다면, 자극은 일반적으로 작은 전극 아래에서 더 큰 것처럼 인지될 것이다.

전기치료 절차 기록에는 유형(type)과, 크기, 전극의 모양이 정확하게 기입되어 있어야 하고, 의료기록에 언급되어진 어떤 전극의 특성에서 만들어진 변화(change)가 제시되어야 한다.

## 치료적 적용에서의 전극위치의 지정 (Designation of Electrode Location in Therapeutic Applications)

전기치료에서 전극의 배치는 치료상의 이익을 얻기 위해서 중요하기 때문에 정확한 위치가 명확하게 기록되어야 한다. 전극배치를 정확하게 설명하기 위해서 해부학적 표시나 구조를 전극의 중앙으로부터 치수로 재야 한다(예, 대퇴직근 위의 슬개골 끝에서 가까운 5 cm, 혹은 중앙 액와선에서 겹쳐진 액와의 말초에서 10 cm) 치수는 초기 치료 이후에 기록되어져야 하고 전극 위치의 변화는 의료기록과 비슷한 방식으로 기록되어야 한다. 이 양적 접근은 전극 위치를 설명하기 위한 최고의 방법이다.

역사적으로, 전극 배치는 사용되는 전극의 상대적 위치로 설명되어졌다. 단극배치(monopolar), 양극배치(bipolar), 4극배치(quadripolar)의 세 가지 용어가 전극 적용을 설명하기 위해 정기적으로 사용해 왔다(4).

가장 간편한 단일 전극 적용에서의 단일전극은 목표 범위나 가장 많은 효과를 바라는 조직(tissue)에 위치하고 있다(그림 2.13A). 자극하는 회로의 두 번째 전극은 전기적 회로를 완료하기 위한 목적으로 목표 범위로부터 적당한 거리에 떨어진 곳에 위치하고 있다. 목표 범위 내에 위치한 전극은 때때로 자극 활성 전극으로 불리어지는 반면에 목표 범위로부터 먼 곳에 위치하고 있는 전극은 종종 분산 미분화 기준 전극으로 부른다. 목표 범위로부터 떨어진 두 번째 전극으로 부르는 접지 전극(ground electrode)으로 적절하지 않다. 왜냐하면 이 전극은 실제로 접지에 연결되어 있지 않기 때문이다. 단일 적용에서 목표 영역 내에서 전극은 일반적으로 목표 지역으로부터 떨어진 전극보다 더 작다. 결론적으로 보다 작은 자극 전극은 보다 큰 분산 전극이기 되기 전에 일반적으로 반응성의 조직(tissue)내의 활동을 유도해낸다. 왜냐하면 더 작은 전극 아래의 전류 밀도는 자극의 특정 진폭에 있어서 보다 크다. 더 작은 전극으로 설명하는 것으로 활동(active)이라는 용어로 사용되는 것은 추천하지 않는다. 왜냐하면 보다 큰 전극은 "비활동적(inactive)"이라는 것을 의미하고, 생리적 반응의 어떠한 유형(type)를 유도해 내지 않기 때문이다. 임상에서 전기적 자극을 정기적으로 사용하는 이들은 이 적용은 항상 사실이 아니라고 증언할 것이다. 보다 큰 전극의 접촉 범위는 기본적으로 전류 밀도를 최소화 하고, 따라서 전극에 의해서 신경과 근육의 흥분(excitation)이 발생할 가능성이 적다. 미분화나 기준은 모두 큰 전극과 관련하여 혼동케하고, 특정한 가치를 갖지 않는다.

몇가지 상황에서, 목표 영역(region)에 위치하고 있는 단일(single) 전극은 동일한 단일 선(single lead)에 연결된 두 개의 전극으로 대신한다(그림 2.13B). 전극 배치 배열이 목표 지역에서 두 개의 전극이 사용될지라도 자극 채널의 단일 출력 선(lead)에 연결되어 있고, 배열의 이러한 패턴(pattern)은 단극배치(monopolar)로 부른다.

간단하게 양극배치 적용에서 자극기 채널로부터 양쪽 표면 전극은 목표 지역 위에 위치되어 있다(그림 2.14A). 전극배열의 패턴(pattern)는 중요한 흥분성 조직(tissue)에 대해 더 제한 적으로 전류를 제공한다. 양극배치(bipolar) 기술에서 사용되는 전극은 보통 같은 크기이

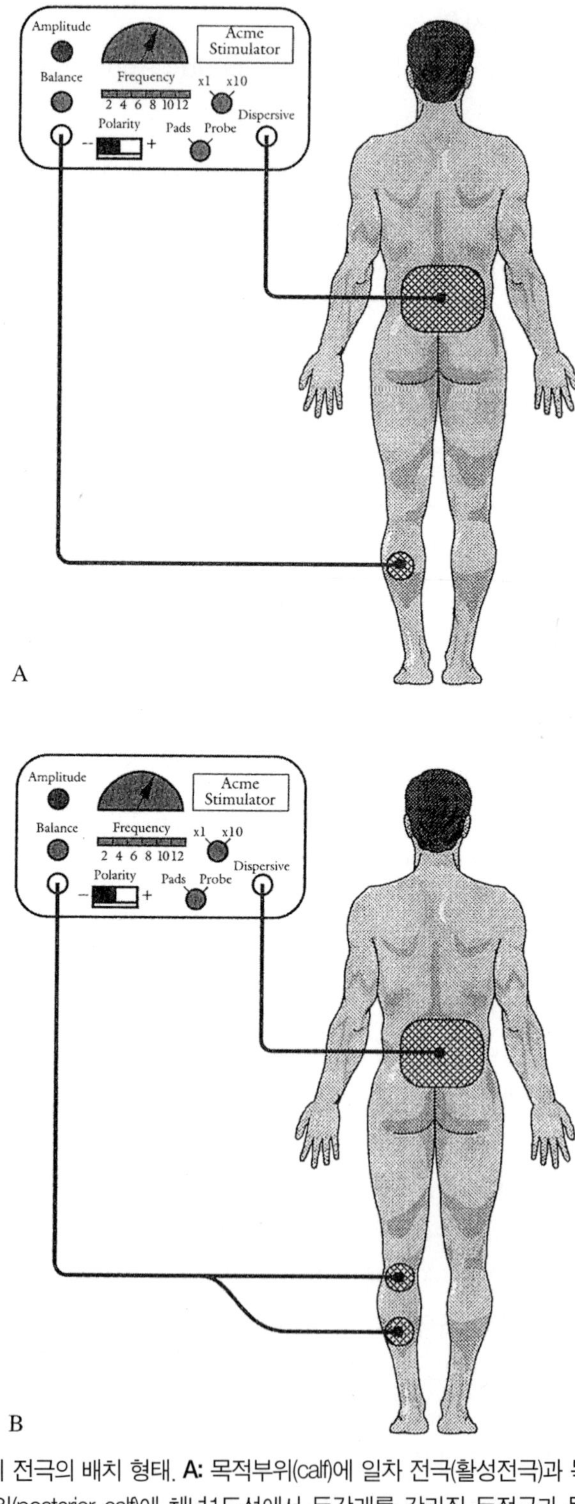


**그림 2.13.** 단극배치 전극의 배치 형태. **A:** 목적부위(calf)에 일차 전극(활성전극)과 목적부위에서 멀게 배치한 이차전극. **B:** 목적부위(posterior calf)에 채널1도선에서 두갈래를 갈라진 두전극과 목적부위에서 멀게 배치한 이차전극.

다. 그런 경우, 신경이나 근육을 활동하기 위한 각 전극의 상대적인 능력은 대칭성이상파(symmetric biphasic waveforms) 적용될 때 같을 것이다. 몇몇 예로, 양극배치(bipolar) 기술은 두 전극의 보다 작은 것이 상대적으로 흥분성 조직(tissue)의 활동에 보다 효과적이게 되는 예와 같이 두 전극중 하나가 원하는 반응을 획득하기 위한 목적으로 더 작은 것을 요구할지 모른다. 한 개의 채널로부터 일어나는 두 개의 자극보다 더 많이 사용하는 전극 배열의 bipolar 배열은 그림 2.14B에서 보여진다.

4극전극 배치 형태에서 두 개로 갈라진 자극 회로들로부터 두 개의 전극은 우선적으로 목표 범위에 위치되어 있다. 전극 배열의 두 개의 일반적 4극배치(quadripolar) 배열은 그림 2.15에서 보여진다. 그림 2.15A에서 네 개의 자극은 서로 서로 각 회로의 상호작용, 교차, 방해에 의해 감소된 전류로서 위치되어진다. 전극 배열의 이런 유형(type)는 이 과의 끝에 설명된 간섭자극기술에 관련하여 사용된다. 그림 2.15B에서 두 개의 자극 채널 각각으로부터 두 전극은 각 채널에서 감소된 전류의 교차의 결과가 아닌 방법에서 목표 영역에 위치하고 있다. 그림 2.15B에서 보여진 두 채널로부터의 전극 오리엔테이션(orientation)은 우측요부(right low back)에 채널 1에 대한 양극배치(bipolar)와 왼쪽요부(left low back)에 채널 2에 대한 양극배치(bipolar)로서 설명되어질 수 있다. 설명한 전극 위치에서 4극배치의 용어는 목표 범위 내에서 두 자극 채널로부터 네 개의 자극의 배열로 부르는 반면에 간섭이라는 용어는 4극배치(quadripolar) 전극 배열을 사용하는 전극의 두 가지 설정에 대한 특정한 상대적인 적용으로 부른다.

단극배치, 양극배치 그리고 4극 배치라는 용어를 사용하므로 여러 방면에서 전극 배치법의 연결을 설명하는데 각기 익숙해 질 수 있으며 이렇게 기술한 용어들은 각 전극의 위치선정에 대한 뚜렷한 기술을 수반하며 전극의 형태와 면적에 대해 분명하게 설명되어야 한다.

## 특별한 목적을 가지고 있는 전극(Special-Purpose Electrodes)

### *손 안에 드는(handheld) 탐침전극*

비록 단순한 표면을 가진 전극들이라 할지라도 임상적인 전기치료에서 더 일반적으로 사용되며 특별한 목적을 가진 전극의 종류들을 이용할 수 있다. 보다 자주 사용되는 특별한 전극중 하나가 탐침전극이다(그림 2.16). 이것은 전극의 현대판으로 보통 두 개의 조절기를 가지고 있는데 진폭조절과 자극시간을 조절하는 스위치가 이 안에 설계되어 있다. 치료 외 그 밖의 요소로는 전극에 부착된 것을 자극기로 사용한다. 손안에 드는(handheld) 전극은 변성반응이나 강시곡선 검사와 같은 전통적인 전기 물리학적 방법에 사용하기 위해 독창적으로 개발되어졌다. 손안에 드는 탐침전극은 운동점을 찾기 위해, 매우 작은 근육을 자극시키거나 전기침요법과 같이 매우 작은 부위를 자극하기 위해 현재 공통으로 사용되어진다.

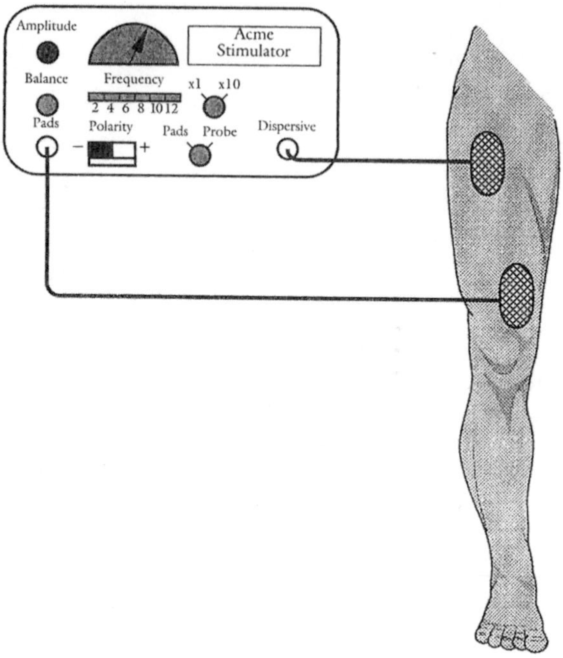


A

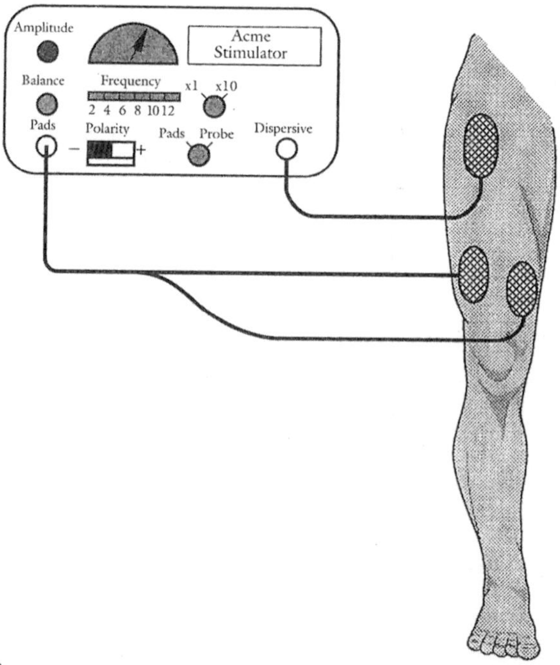


B

**그림 2.14.** 양극배치 전극의 배치 형태. **A:** 목적부위(대퇴전부)에 단일 전극 채널에서 모든 전극의 단순한 양극배치. **B:** 목적부위보다 낮은 부위에 채널1에서 두갈래로 갈라진 두전극과 목적부위에 단일 전극인 채널2선.

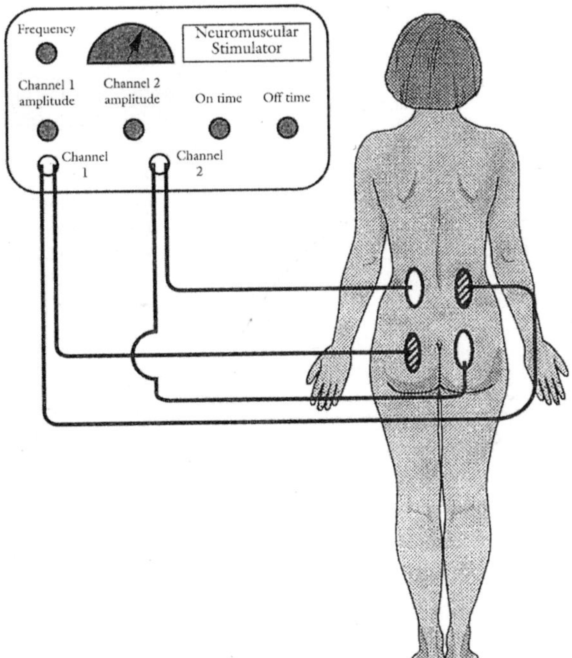


A

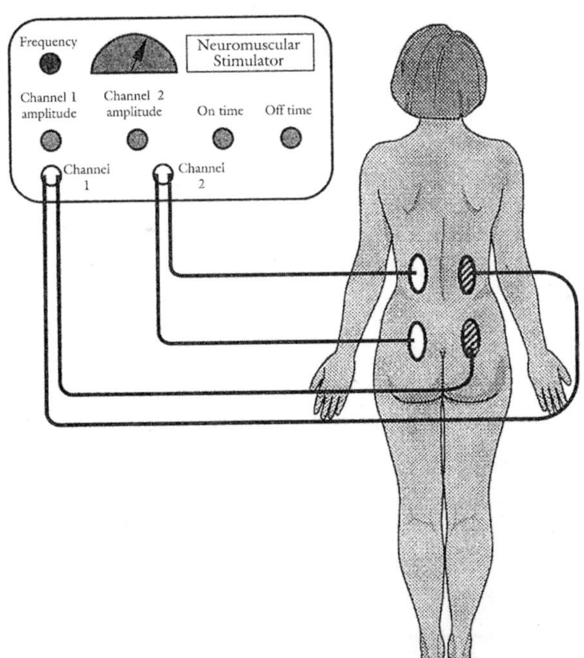


B

**그림 2.15.** 하요부 목적부위에 4극배칙 전극의 배치 형태. **A:** 채널2의 전극에서 생산된 전류와 교차하여 채널1에서 생산된 전류와 같이 배열된 2개의 자극 채널로부터의 4개 전극 **B:** 채널2 전극에서 생산된 전류가 교차하지 않고 채널 1에서 생산된 전류와 같이 배열된 2채널로 부터의 4개 전극.

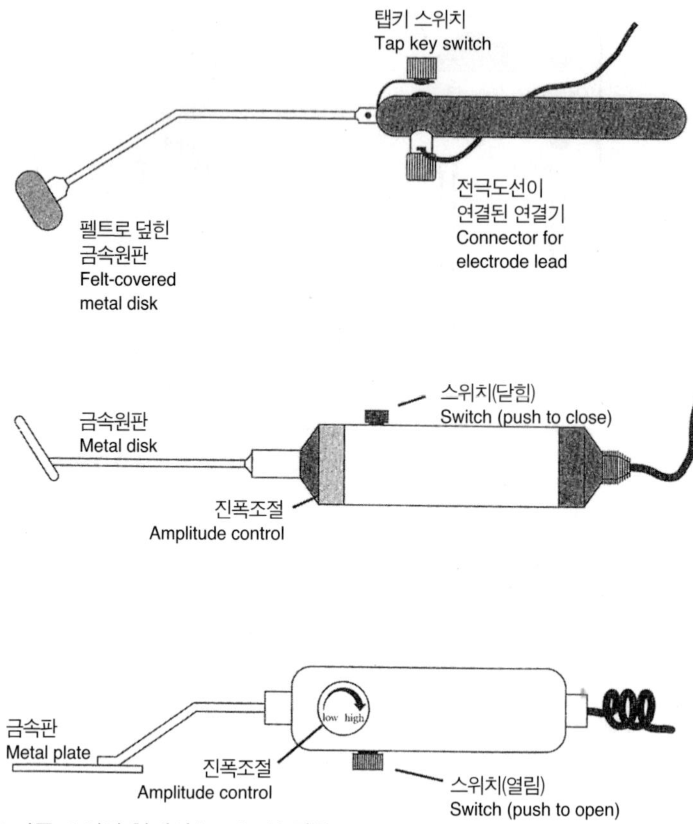


**그림 2.16.** 서로 다른 스위치 형태의 handheld 전극.

### *이온도입치료를 위한 전극들(Electrodes for Iontophoresis)*

전통적인 이온도입치료에서 치료에 사용되는 전극들은 알루미늄 호일(aluminum foil)이나 주석호일(tin foil)중 하나를 흡수력이 있는 패드 위에 놓는다. 약물을 물에 용해시키거나 단순히 전해질의 연결체 중 하나가 그 패드에 포함된다. 패드가 단지 연결체로 적용될 때 그 약물은 패드와 금속 전극 저부에 있는 피부 표면에 있게 된다. 전통적인 이온도입 치료의 전극시스템은 종종 사용하기는 어려움이 있으며, 피부표면에서 전극의 고른 접촉을 하게 하기는 어렵다. 근년에는 자극기의 제조업자들이 이온도입 치료를 위해 설계하게 되었는데 약물을 유지하거나 축적해 놓은 특별한 전극을 개발했다. 두 가지 기본적 디자인에서는 약물을 전도성의 접착성 겔로 혼합하거(그림 2.17A)나 흡수성 저장 패드를 장착한다(그림 2.17B).

통상적으로 사용되는 이온도입치료의 전극은 크기나 형태의 수로 이루어진다. 이온도입치료의 전극은 단일 또는 다수의 부분을 사용하기 위해 설계되어졌다. 약물치료에 속하는 이온도입치료의 전극은 다양한 환자에게 사용될 수는 없다.

### *내부응용을 위한 전극들(Electrodes for Internal Applications)*

여러 특별한 전극은 전기치료에서 체강 안에 요구되어지는 자극을 위해 설계되어졌다. 직

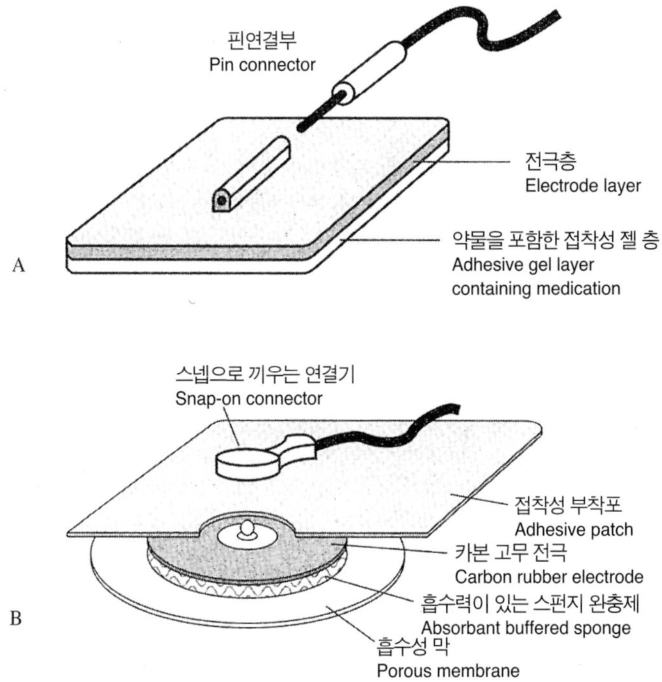


**그림 2.17.** 이온도입 전극. **A:** 접촉성 겔이 포함된 약물과 전도성 고무전극, **B:** 스펀지 안에 내포된 약물과 완충된 스펀지 전극.

장과 질에 사용하는 전극은 배뇨, 배변 그리고 사정의 조절에 관련된 근조직의 전기적 활성화를 위해 개발되어졌다. 또 다른 전극은 측두하악관절 증후군과 같은 병변을 치료하기 위한 구강내 자극 프로그램을 위해 설계되어졌다. 실금의 치료를 위한 특별한 전극의 응용에 관련된 원리와 절차는 9장에서 설명되어진다.

## 자극기의 유형
## TYPES OF STIMULATORS

치료와 진단의 응용을 위한 전기적 자극기는 외적인 힘의 원천(배터리와 가정용 전기)과 환자에게 공급(정전류와 정전압)되는 전기적 자극의 특성에 대해 일반적으로 설명될 수 있다. 이와 다르게 통상적으로 사용하는 자극기는 자극 파형의 특성이나 특별한 자극기와 연관된 자극기술에 관련되어진 어떠한 특성들이 기초가 되어 일반적으로 분류하였다.

### 정전류와 정전압(Constant Current versus Constant Voltage Stimulators)

정전류 기기는 임피던스의 특정범위 내에서 일정한 진폭으로 흐르는 전류를 제공한다. 옴의 법칙(Ohm' s law)에 따르면 장치의 전압출력은 조직 임피던스의 변환에 따라 일정 수준의 전류를 지속시키는데 변화를 주게 된다. 정전압 기기는 임피던스의 특정범위 내에서 일정한 진폭의 전압을 제공한다. 전류의 흐름은 장치에서 전압출력을 유지하는데 임피던스에 역으로 변화를 줄 것이다.

각각의 자극기 형태에는 임상적인 응용에 있어서 전위에 대한 이득과 손실을 가지고 있다. 특정 진폭이 설정되어 있는 정전류 자극기를 치료에 사용하는 동안 전극의 접촉을 향상시키거나 전기적 전도를 증가시킬 때 유도된 전압이 자동적으로 감소할 것이며 그것에 의해 원하는 자극수준을 유지하게 한다. 전극이 접촉된 곳이나 전도가 감소된 경우에 정전류 자극기는 매우 높은 수준으로 전류밀도가 상승되어 피부화상의 결과를 가져오게 되겠지만 유도된 전압은 자동직으로 증가하게 될 것이다. 이러한 이유로 인해 잘 설계된 정전류 자극기는 전극과 조직 임피던스의 증가와 관계없이 초과되지 못하는 전압의 범위가 종종 중요한 역할을 한다. 정전압 자극기는 정전류 장치와 비슷한 이득과 손실을 가지고 있다. 전극의 접촉 또는 전기 전도가 감소된 경우에 정전압은 자동적으로 전류의 생산을 감소시킬 것이며, 그로 인해 전류 밀도가 증가되게 될 때 나타나는 피부화상의 기회를 줄이게 된다. 반대로 만약 전극과 조직사이의 접촉을 향상시킨다면 전도는 자극의 높은 수준에 대한 불쾌감의 결과로 촉진된 전류가 증가될 수 있는 정전압 장치에서 더 좋은 결과를 갖게 된다.

## 자극기의 통상적인 분류(Commercial Classes of Stimulators)

### *경피 신경 전기 자극장치(Transcutaneous Electrical Nerve Stimilation Devices)*

전기치료에서 흥미로운 재발견은 이미 1970년대에 크기가 작고(둘레가 2.5×4×1 inchs), 경량(<200 g)인 *경피 신경 전기 자극(TENS)장치*라고 불리워지는 휴대용 자극기를 널리 보급하도록 개발하였고 판매되어졌다. 이런 소형 자극기의 개발은 통증을 조절하는 관문 조절설의 기초적 가정과 전기적 부품들의 소형화에 대한 두 가지 발전을 가능하게 하였다. 또한 TENS를 개발하여 얻은 공헌은 통증과 관련하여 누적된 외상질환(예, 수근관 증후군)과 통증 조절의 해결을 위한 건강에 대한 전문적인 조사의 빈도는 계속 증가되고 있다.

통증조절에 적용하기 위해 특별하게 판매되는 장치들은 출력전류와 조절에 대한 공통의 특성을 가지고 있다. 일반적으로 TENS 장치는 직사각형, 비대칭형, 이상파 맥동전류를 공급한다. 예전 어떤 모델들에서 출력되는 기본파형이 위상전하에 불균형을 가져왔으나 오늘날 대부분의 자극파형이 균형적으로 되었다.

오늘날의 TENS 장치는 각각 채널에서 독립적으로 진폭 조절을 하는 일반적인 2채널 자극기이다. 맥동기간(pulse width)이라고 한다. 조절하는 조절기는 일반적으로 있으며, 사용자들은 맥동 기간이 낮은 값(20~50 μs)에서 높은 값(250~600 μs)까지 다양하게 사용할 수 있다. 맥동주파수 조절기는 TENS 장치를 위한 기준이 되며 2 pps의 낮은 주파수에서 125~200 pps까지 움직이는 최대 주파수까지 조정하게 된다. 맥동기간과 맥동주파수는 일반적으로 각각의 출력 채널에서 같은 값을 갖는다. TENS 장치의 자극특징에 관하여 취해야 할 점은

TENS(Transcutaneous Electrical Nerve Stimulator)를 위한 American National Standard에서 찾을 수 있으며, Association for the Advancement of Medical Instrumentation(AAMI)에 의해 발표되었다(5).

다른 많은 유형의 TENS를 구별하기 위한 특징은 미리 결정된 각각의 자극변조 옵션을 가지고 있다(그림 2.18). 이들은 맥동주파수, 맥동기간, 맥동주파수와 맥동기간도, 돌발변조와

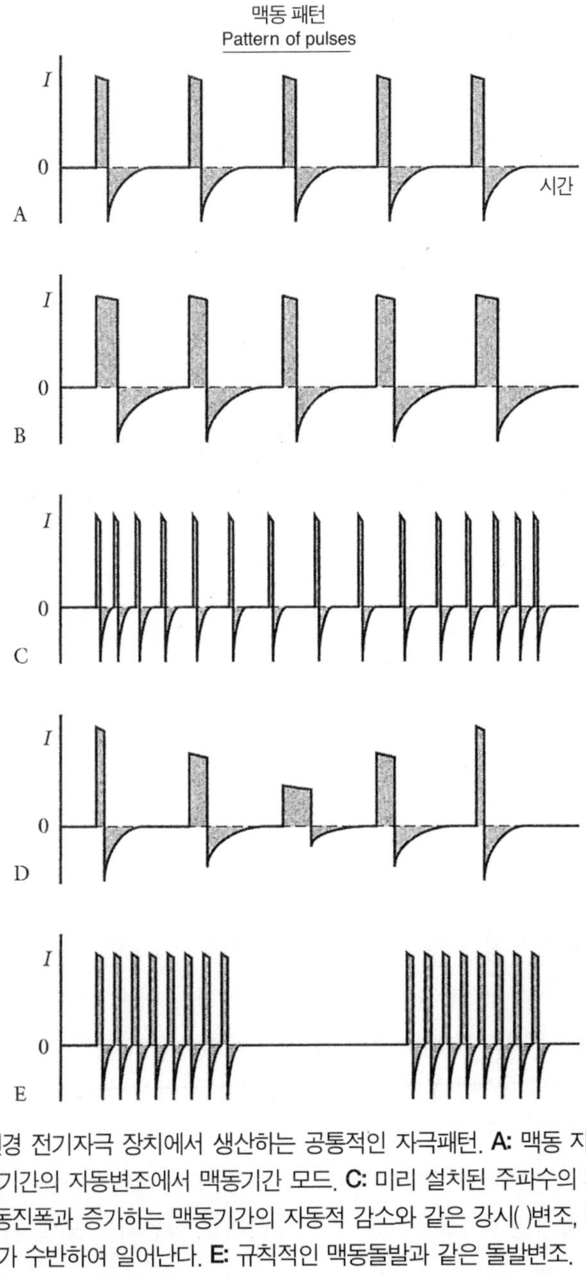


**그림 2.18.** 경피신경 전기자극 장치에서 생산하는 공통적인 자극패턴. **A:** 맥동 지속렬의 정상모드. **B:** 미리 설치된 수준의 맥동기간의 자동변조에서 맥동기간 모드. **C:** 미리 설치된 주파수의 자동적 증가와 감소에서의 주파수 변화. **D:** 맥동진폭과 증가하는 맥동기간의 자동적 감소와 같은 강시( )변조, 맥동진폭에서 증가된 이후에 맥동기간의 감소가 수반하여 일어난다. **E:** 규칙적인 맥동돌발과 같은 돌발변조.

진폭변조에 대한 체계적인 변조를 포함하고 있다. 이들 각각의 변조모드(mode)에서 변조되는 자극요소를 체계적으로 최대 설정하여 상승시켰다가 하강시킨다. 변조모드는 자극의 정확한 패턴(낮은 진폭, 지속되는 맥동의 연속)에 대해 임상가가 정확히 인식하고 있을 때 TENS 장치의 설계에 포함한다. 환자가 빠르게 자극을 느끼도록 하는 능력을 임상의 사용자가 정확하게 인지하고 있을 때 TENS의 설계에 포함한다. 하나 또는 그 이상의 자극 요소의 변조로 자극이 감소하는 것을 종종 피하게 한다.

약어로 TENS라고 부르지만, 일반적인 통증조절을 위한 전기적 자극과 관계하고 있으며 말초신경섬유의 경피 자극을 수반한 통증보다 현대적인 다른 문제들을 위한 대부분의 전기치료를 알 수 있게 된다. 통증의 관리면에서 많은 임상가들은 우선 그들의 환자들을 위해 TENS를 선택하며, 비록 임상자극기의 다른 많은 유형이지만, 통상적으로 사용하는 휴대용 TENS 장치를 작동시켜 아날로그 자극의 패턴으로 제공할 수 있다.

### *고전압 맥동 전류 자극기(High-Voltage Pursed-Current Stimulators)*

앞에서 소개된 TENS 다음으로 1970년대 중반에 정전압 자극기 종류들이 미국에서 출현하기 시작했다. 이들 종류로 고전압 맥동 갈바닉 자극기(또한 고 전압 맥동 전류 자극기로도 불리워짐, HVPC)는 실제로 1940년대 중반에 개발되었었다. 그것은 쌍스파이크파, 500 V로 올린 진폭의 정점파와 같은 단상 맥동전류 파형과(그림 2.19A) 초당 1에서 120까지 쌍스파이크파 맥동(twin-spike)에 가까워지도록 주파수의 범위를 정하여 50에서 200μs까지의 맥동기간에서 발생시킨다. 이미 이러한 모델에서는 통전시간과 비통전시간을 설정 가능한 범위에서 제한시키게 된다. 전년도에 변경되어진 디자인들과 오늘날 많은 HVPC 자극기는 치료 요소들의 선택에 있어서 더 많은 유연성을 제공한다. 때문에 이 자극기들은 단상파들을 만들어 내며, 출력되는 전극의 극성을 유도하는 것은 자극을 주는 동안 변경할 수 없다. 대부분의 HVPC 장치에서는 사용자가 출력 시 유도된 극성을 선택하고 손으로 직접 켤 수 있게 하였다.

어떤 짝 정점파에서 단상 맥동 전류 자극기는 스파이크 파형(spike waveform)의 첫 번째 시작과 두 번째 파형사이에서 시간을 조정하는 조절기를 갖는다. 이 두 spikes 사이에서 시간은 두 개의 파형이 중복되어 감소될 것이다. 자극하는 동안 쌍스파이크파가 진행적으로 중복되는 것은 자극의 중복을 더 강하게 인식시키게 된다.

고전압 자극기의 한가지 특징은 출력 채널의 선에 대한 설계이다. 이 종류에서 자극기가 많은 것은 한 극성에서 두 개로 출력을 유도하는 것으로 각기 반대극성을 한 개로 유도하여 연결하는데 사용된다(그림 2. 19B). 사실상 출력 유도의 조정과 같이 한 개의 자극 채널을 가지고 있는 것을 나타낸다. 그러나 어떤 HVPC 장치에서의 유도장치는 장치 내에 가지고 있는 두 개의 채널에 붙여 사용한다.

고전압 맥동 자극기는 현재 전기로 작동되는 모델과 배터리로 작동되는 모델 모두 사용하는데 정점에서 전압이 출력될 때 크게 다른 점은 배터리로 작동되는 모델설계에서는 100 V에

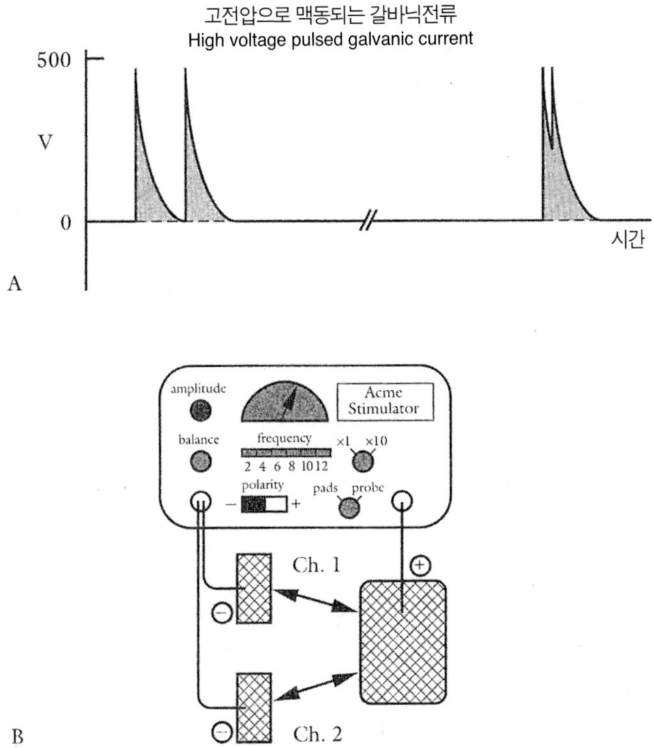


**그림 2.19.** 고전압으로 맥동된 갈바닉. **A:** 전류 직각의 파형 사이의 길고 짧은 간격에서 쌍스파이크파 단상 파형을 갖는 특성, **B:** 출력채널의 일반적 배치의 배선도와 통상적으로 사용가능한 어떤 자극기와 관련된 전극.

서 200 V보다 낮게 된다.

### *신경근 전기 자극기(Neuromuscular Electrical Stimulators)*

1970년대 후반 이후에 통증조절을 위한 TENS의 빠른 확산이 전기치료에서는 흥미롭게도 근육의 규칙적인 전기적 활성화는 선발된 운동선수의 근골격계를 강화시키는 운동보다 더 효과적이라는 소련정부의 제안으로 그 연구에 대해 후원되어졌다. 이 연구의 발전 속에서 개선의 결과를 가져왔고 신경근 전기 자극(NMES)이 전기적 자극기의 종류로 설계되어졌다.

맥동과 교류전류 모두 NMES 장치에 사용된다. 러시아 연구원에 의해 사용되어진 최초의 전류는 2500 Hz, 정현파 전류(sinusoidal), 매 초당 10 ms에 50번의 돌발을 만들어 돌발 변조되는 대칭성 교류전류이다. 이 자극의 형태는 통상적으로 "러시안 자극"으로 알려져 있다(그림 2.20A). 오늘날 NMES 장치는 다양한 파형을 가지고 사용한다. 대부분의 자극기는 (a) 돌발 변조된 2500 Hz 교류전류로 단지 설명되며, (b) 직사각형, 균형, 대칭성, 이상성 맥동전류(그림 2.20B) (c) 직사각형, 균형, 비대칭성, 이상성 맥동전류(그림 2.20C) 모두 NMES 생산하기 위해 나와 있다. 지금까지 단일 파형이 아닌 것은 모든 환자집단에서 모두 NMES를 사용하기 위해 보다 우수한 것을 찾게 되었다. 연구에서는 NMES에 사용되어진 특별한 파형에

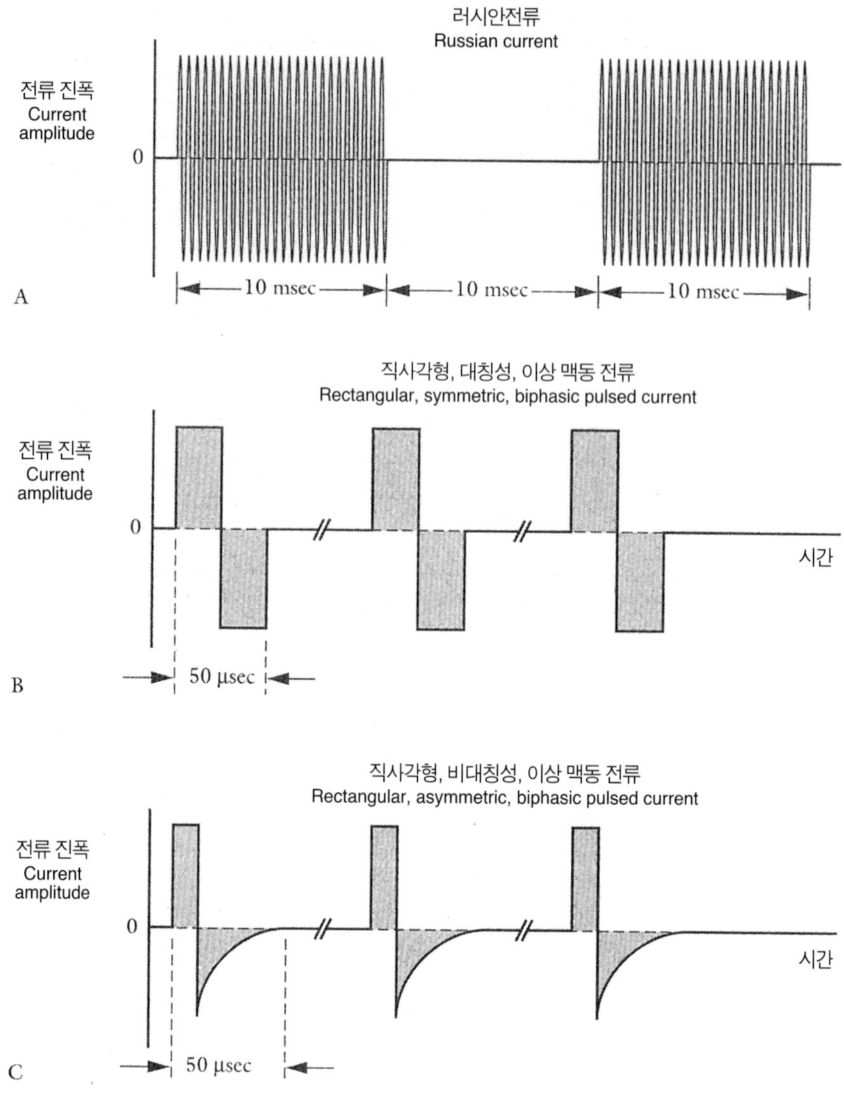


**그림 2.20.** 신경근 전기자극 치료 시 사용을 위해 설계된 자극기에 통상적으로 사용가능한 전류의 예.

우선권을 각각 가지게 될 것을 증명하였다. 파형의 선택은 환자에게 진행 동안 환자가 더 내성을 가지고 원하는 정도의 수축을 일으키는데 사용할 수 있는 기초가 될 수 있다.

건전지로 작동되는 장치와 전기로 작동되는 휴대용 장치 모두 NMES의 응용을 위해 사용가능하나 일반적으로 휴대용 NMES 장치는 전기용 자극기보다 더 낮은 최대 전원 출력을 갖는다. 이러한 이유로 어떤 휴대용 자극기는 대퇴사두근과 같은 큰 근육군을 최대로 활성화시키는데 충분한 용량을 갖지 못할 수 있다. 게다가 휴대용 NMES 자극기는 휴대용 TENS 장치와 같이 건전지의 수명에 의해 제한되어지는 특성을 가지고 있다. 그러므로 건전지를 대신하거나 때때로 재충전되어야 한다. 휴대용 자극기는 자극을 유각기 보행의 동안 전경골근과 비골근의 자극과 기능적인 근수축을 일으키는 자극의 적용에서 응용으로 전기용 전원 모델보다 더 독특한 장점을 가지고 있다.

NMES 장치들은 보통 2개의 출력 채널을 가지고 있으나 어떤 모델에서는 4개의 채널을 사용하게 된다. 보통 자극되는 근육을 활성화시키기 위해 설계된 자극기는 일반적으로 각각의 채널에서 출력되는 동안 자력으로 진폭조절을 한다. 조절기는 공통적으로 모든 채널이 동시적 모드(synchronous mode), 교대적 모드(reciprocal mode) 혹은 한 개나 두 개 채널에서와 같이 다른 출력 채널들이 정지되거나 반대로 켜지는 동안 제공되는 자극으로 이러한 자극이 만들어 지는 것을 가능하게 한다. 어떤 NMES 장치는 한 개의 채널에서 자극을 시작하여 다음 두 번째 채널로 자극된 후에 첫 번째에서 두 번째까지 단시간 동안 늦춰 자극되어지는 "지연된 모드"를 갖는다. 보통 출력 주파수와 위상기간의 조절은 각각 공통의 채널이 있다. 주파수 변조와 위상기간 변조는 일반적으로 NMES 자극기에 포함되지 않는다.

NMES를 위해 설계된 자극기를 구별하는 세 가지 특징에는 통전-비통전 시간의 조절, 경사의 조절 그리고 "출력 설정"의 조절이다. 통전/비통전 시간의 조절은 사용자가 근육의 수축시(on-time) 몇 초간이며 그리고 휴식시(off-time) 몇 초간인지를 조절하게 한다. 경사의 조절은 진폭을 단계적으로 최대에 이르도록 설정하거나(ramp up), 최대로 설정된 지점부터 출력을 제로지점까지 감소시키는 것에 따라 통전시간을 몇 초로 조정해야 한다. 대신 자극의 시간조정은 손으로 작동되는 원격 스위치에 의해 많은 NMES 장치에서 조절될 수 있다. 이와 같은 스위치들은 원하는 기능적 근 수축을 하게 되는 경우에 특별하게 사용된다. 출력 조절의 설정은 사용자가 통전/비통전 시간이 연속적으로 고안되어 전환되기에 앞서 원하는 수준의 자극 진폭을 조정하게 한다.

대부분 전기용 전원 NMES 장치는 자극 진폭의 어떤 양상을 나타내는 아날로그나 디지털 계측기를 포함하고 있다. 계측기들은 각각의 출력 채널마다 사용가능하며 자극이 있는 동안 방출되는 전류(delivered current)가 공급되어지는 실제 전류를 나타내야 한다. 자극의 적용을 하는 동안 계측기의 관찰은 채널에서 출력이 시작되어지고, 자극이 최대 절정 값에 이르게 되어 질 때 사용자들은 알 수 있게 된다. 이러한 정보는 유익하기 때문에 출력진폭은 경사 증가나 비통전 시간 동안에는 조정될 수 없으며, 특별하게 다루어지는 자극의 수준이 최대로 되게 된다. 휴대용 NMES 장치에서는 출력되지 않는 진폭 계측이 나타난다. 대신에 작은 불빛은 자극이 시작되고 끝날 때 표시되어 진다. 휴대용 NMES와 같은 기기를 사용할 때, 사용자들은 그 이상의 진폭 조절을 만들기 전에 자극의 정점진폭이 이르게 될 때 어림잡아야 한다. 어떤 NMES 장치에서 "channel-on" 불빛은 출력을 계측하는데 더 잘 알게 된다.

설계가 잘 된 NMES장치는 공통으로 결정적인 특징이 있는데 자극 반응의 뜻밖의 결과에서 자극기를 정지시키는 안전 스위치이다. 종종 이 같은 스위치는 환자가 치료하는 동안 사용가능하기 때문에 환자들은 임상에서 이용하기 전에 원하지 않는 반응에 대해 더 잘 알게 될 것이다.

신경근 전기 자극기를 위한 표준적인 성능과 안전성 요구의 장점은 AAMI에 의해 발전되어졌다.

*간섭전류 자극기(Interferential Stimulators)*

이미 1980년대 중반에 자극기의 또 다른 종류로 간섭 자극기라 하여 미국 시장에서 소개되었다. 이 자극기는 각 채널에 초당 수 천번의 주기(예, 2,000~5,000 Hz)의 주파수에 정현파(s nusoidal), 대칭(symmetrical), 교류전류(alternating current)를 생산하는 두 채널 자극기로서의 일반적 특성이 있다. 이 장치의 원형(original version)의 임상적 적용에서 채널 모두 값(value)이 약간 다른 교류(AC) 주파수의 설정과 그림 2.15에서 보여주는 것과 같이 4극 배치에서 나오게 된 전극이 동시에 사용되어진다. 이들 배치나 혹은 비슷한 전극 위치는 조직 내에서의 이온의 이동은 모든 채널에 의해 제공되어진 기전력에서 얻은 결과이다. 다르게 말하면, 두 번째 채널에서 만들어진 전류에 첫 번째 채널과 상호작용하여 제공되어질 수 있는 전류와 더욱이 한 개의 채널에 의해 제공됨에 따른 연결된 이온 이동이 서로 다르게 제공된다. 전기치료의 이러한 형식을 제안자는 합성전류(간섭전류라 부르는)는 두 개 채널의 교류주파수 내의 차이가 같은 진동주파수를 가진 정류전류라는 진폭변조(amplitude-modualted)과 비슷하다고 제안한다(그림 2.21). 이와 같이 간섭전류를 생산한 효과의 가중(summation)은 완벽하게 동일한 전도체(conductor)임을 가정한다. 인체 조직은 전기 전류의 전도체로 도일하지 않고, 두 개의 채널을 교차한 효과의 제안된 가중은 설명한 것처럼 정확하게 일어날 것 같지 않다. 간섭 기술을 사용하는 자극의 주파수는 맥동된 전류 절차를 사용하는 것 보다 대략적으로 크기가 더 크다. 구성요소는 조직 임피던스가 더 작은 주파수를 발생시키는 장치에 의해 설명하는 것 보다 더 깊은 조직 수준에서 설명하는 것을 주장한다. 이와 같은 주장은 연구에 도전이 되고, 간섭 자극의 상대적인 효과성을 입증하게 한다. 그럼에도 불구하고, 간섭치료는 넓은 범위의 장애(disorder)의 관리를 위한 임상에서 튼튼한 발판이 되어준다.

간섭 자극기의 설계(disign)를 위한 교대(alternative) 접근은 자극의 두 개 채널을 사용하는 것과 위상과 같은 것(예, 5,000 Hz)의 각 채널의 교류 담체(carrier) 주파수를 가지는 것이다. 덧붙여, 각 채널의 출력은 진폭 조절이 될 수 있다. 이 접근은 fullfield technique라고 부르고 설명되어진 전류에 노출된 조직의 크기(volume)가 증가되는 것을 의미한다. 간섭 자극기의 조절 형태(types)는 다양하다. 진폭조절은 각 채널에서 독립적인 조절에 모든 채널을 조절하기 위해 한 개의 다이얼로 배치한다. 일반적으로, 조절기는 두 채널(진동, 간섭, 주파수) 사이의 주파수를 차이를 선택 가능하다. 많은 유닛에서 옵션(option)들은 진동주파수를 지속적으로 조절이 가능하다. 대부분의 기계는 출력 진폭에 대한 수치화하는 시스템이 포함 되어 있다. 간섭치료기의 초기 설계(disign)는 통전(on-time)과 비통전(off-time) 조절이 통합되지 않았고 이것은 장치가 NMES 적용을 위한 생각이 아님을 의미한다. 최근 간섭치료기 모델은 NMES적용에서 간섭전류 치료기 사용의 효능이 증명되어질지라도 통전(on-time)과 비통전

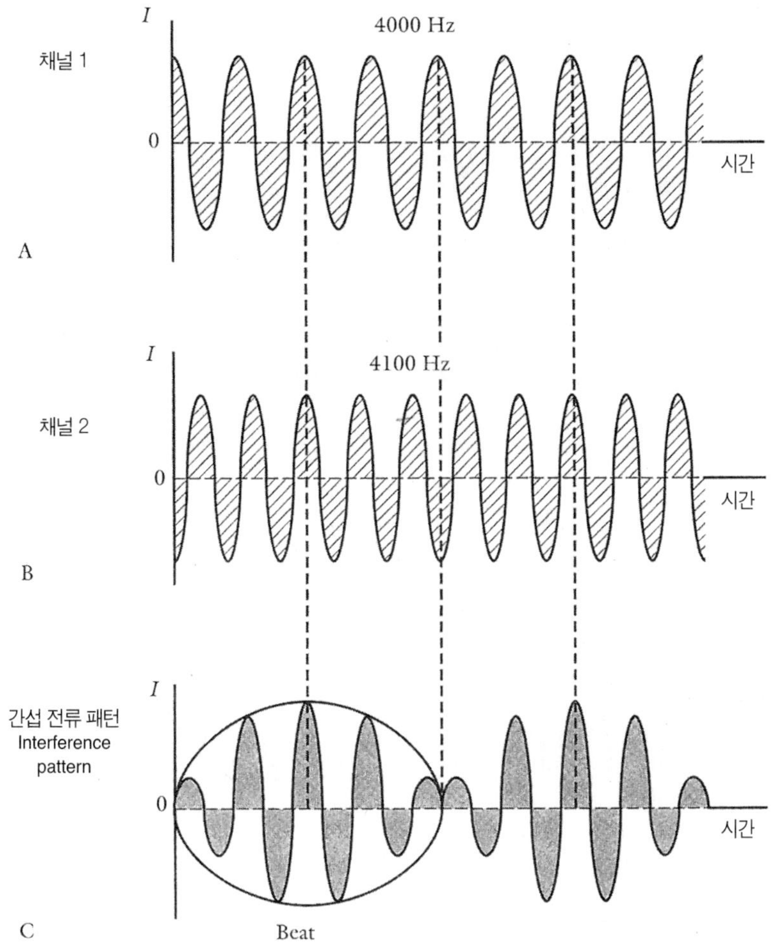


**그림 2.21.** 간섭전류. **A:** 자극기의 한 채널에서 생산되는 4000Hz 정현파 교류전류, **B:** 자극기의 두 번째 채널에서 생산되는 4000Hz 정현파 교류전류, **C:** 중간에 동시적으로 교차된 자극점에 채널1과2에서 전류의 가중에 의해 생산된 진폭 변조된 정현파 교류전류.

(off-time)과 NMES 적용을 위해 보다 알맞도록 하기 위한 경사 조정 조절을 포함하고 있다.

### 역동전류 자극기(Dindyamic Stimulators)

자극기의 분류에서 역동 장치는 정현파, 대칭성, 교류전류의 전극흐름에서 시작된 파형을 생산하는 특징이 있다. 교류(AC)전류의 흐름에서 두 가지 주요 형태는 반파 정류와 전파정류이다. 그림 2.22에서는 교류(AC)공급원과 반파, 전파형의 정류에 의해 만들어진 변화들을 삽입하였다. 간단히 단순한 반파 정류는 각각 교류주기의 2분의 1을 배제하였고, 맥동기간과 맥동간간격이 동일한 단상 맥동전류와 초기의 교류전류와 같은 주파수를 제공한다. 이 역동전류(그림 2.22B)의 형태는 단일 위상(single phase)이나 MF(monophase fixed)에서 일반적으로 참조하고 있다. 정현파 교류의 전파정류는 맥동간 간격과 두 배의 초기 교류주파수가 없는 단

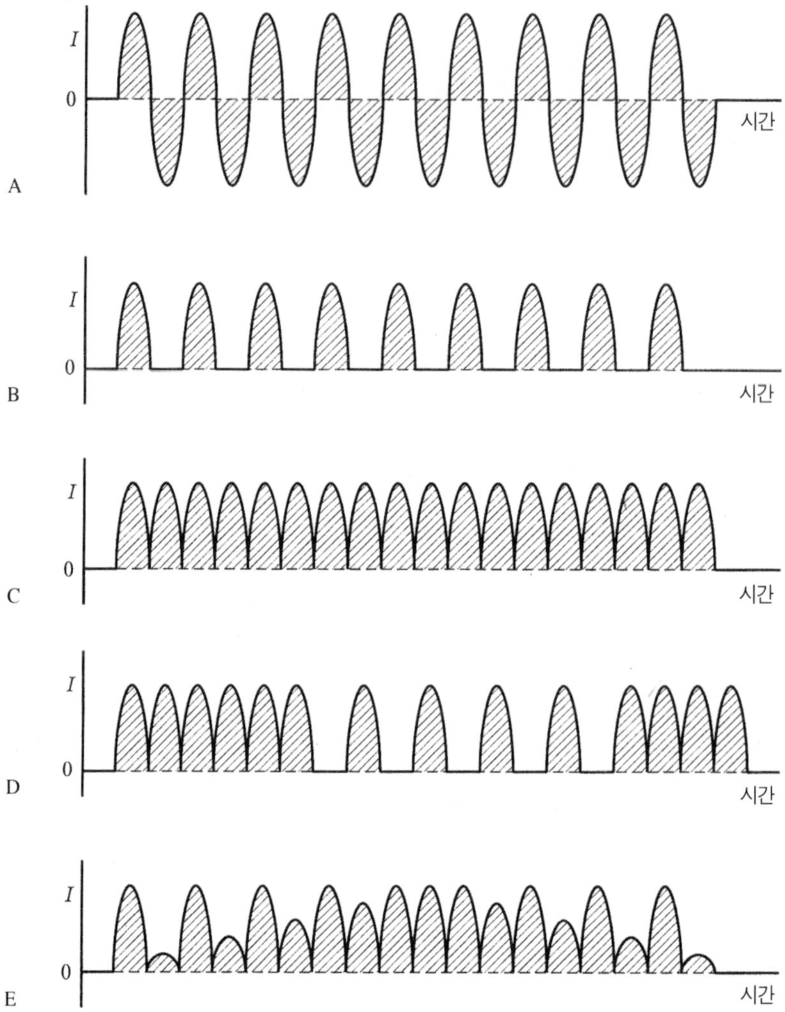


**그림 2.22.** 역동전류, **A:** 진동하는 전류를 공급하는 정현파 교류전류, **B:** 공급한 전류를 정류한 반대파로 된 MF, **C:** 공급한 전류를 정류한 전파로 된 DF 정류된 전파 다음에 정류된 반대파로 변환되는 기간을 가진 CP, **D:** 공급한 전류를 정류한 전파의 진폭변조인 LP.

상 맥동전류를 제공한다.

이러한 전류의 형태들(그림 2.22C)은 double-phase나 diaphase fixe(DF)로 불러져오고 있다. 단상 맥동전류의 이들 두가지 기본 형태를 제공하는 장치에서는 또한 역동전류에서 두 가지 다른 유형을 제공하는데 진폭과 시간에 의해 기본 파형이 변조된다(그림 2.22D,E). 역동전류 자극기가 미국에 있는 많은 사람들은 생소하게 느껴질 수 있으나 이 자극기들은 사실상 캐나다와 유럽에서 사용되어 졌었다.

### *이온도입 자극기 (Iontophoresis Stimulators)*

이온도입은 전기적 전류로 피하조직에 약물을 침투시키는 것으로 임상적으로 10년 동안 사용되어졌다. 이 과정동안 사용되는 장치에서는 직류전류(DC)를 이용한다. 이 기술을 사용함에 필요한 기본적인 자극의 특징에는 진폭 조절, 출력 전류계 그리고 전력 스위치이다. 역사적으로 이온도입은 교류전류에서 직류전류로 전환한 전기용 전기자극기를 사용하여 투약해왔다. 이 장치들은 자주 전통적인 전기 진단학적 검사과정에 쓰이도록 설계되었고 30 mA 혹은 그 이상의 직류전류 진폭을 제공할 수 있게 되었다. 이온도입 치료에서는 5 mA를 넘지 않게 사용하며, 이들 장치는 전기 치료적 적용을 하는데 특별하게 더 편리하지는 않았다.

최근에 제조하는 제품은 휴대용으로 개발되었고 배터리를 사용하는 휴대용 자극기는 단지 이온도입 치료를 하기위해 설계되었다. 이 장치들은 일반적으로 9 V 건전지로 작동되어지며 최대출력은 5 mA로 설정되어 있다. 대부분 사용자는 각각의 출력 채널에 사용되는 전류 진폭의 적응을 치료시간을 사용자에게 제공하는 세밀한 전류계를 설정하게 된다. 다른 특징으로는 치료시간과 사용자들이 배터리를 바꿀 때 경계를 보여주는 낮은 배터리 표시기를 가지고 있다. 어떤 모델에서는 사용자들이 분당(m) 밀리암페어(mA)로 표시되는 전류의 적량을 선택하는 조절 시스템이 설계되어졌다. 전류의 크기를 간단히 볼 수 있는 전류계가 설치된 설계에서는 이전에 설계보다 더 향상되었음을 잘 설명할 수 있는 특징을 가지며, 분당(m) 밀리암페어(mA)의 정량을 표시하기 때문에 치료를 하는 동안 총 전하의 이동을 나타낸다. 게다가 새로운 이온도입 장치는 또한 출력회로의 임피던스가 지속적으로 모니터에 감지회로에 나타나며 와 전극의 접촉 시 이온이동이 불충분하게 될 때 신호가 나타나게 된다. 어떤 이온도입 구성장치는 대전된 약물을 함유한 전극에 주로 연결하기 위해 극성(양극이나 음극)을 갖게 하는 스위치를 가지고 있다. 더 새로운 이온도입 장치는 이미 설명한 것처럼 약물을 포함한 전극들을 특별히 사용되어지도록 설계되었다.

### *미세전류 자극기(Microcurrent Stimulators)*

통상적으로 판매 되어 출현하게 된 자극기의 가장 최근의 종류 가운데 미세 전류 자극기가 속해져 있다. 이름에서 말하는 것과 같이 이 장치들은 매우 낮은 진폭 전류를 제공한다. 이들 기기의 출력에서는 총 전류를 1 mA로 만들어낼 수 있는 가능성은 극히 적다. 이러한 이유로 정전류과 같은 전기적 출력 장치에서는 전기적으로 자극을 느끼는 조직(신경과 근육)이 활성화되기에 충분하지는 않다. 미세전류 장치를 적용하기 위한 일반적인 모드에서도 피부의 감각신경섬유까지 활성화시키지 못하는 수준이고, 결과적으로, 환자들은 전기치료의 절차와 관련하여 그런 일반적인 감각을 흥분시키는 어떠한 작용도 하지 못한다. 전기치료의 형태는 역치하 자극에 속해져 왔었다. 산업적으로 넓은 기준이 있는 이들 종류에서 판매 되어진 장치에 의해 생신된 진류의 유형을 위해 개발되어왔다. 그림 2.23에서 보여준 출력 파형의 예시는 어느 정도 미세전류 장치에 의해 제공된다. 대표적으로 조절 요소의 수는 포함되어진 맥동 패턴들

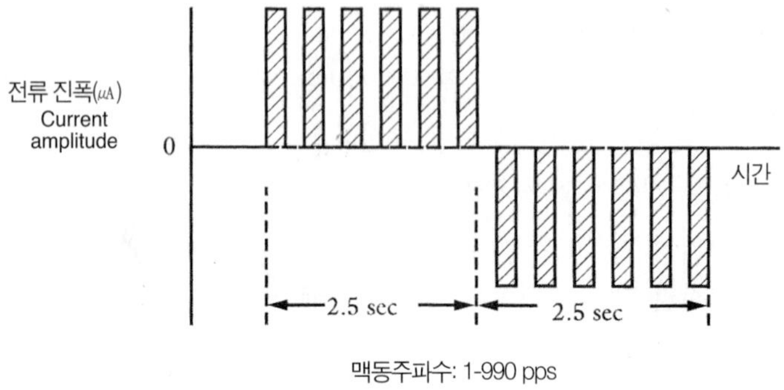


**그림 2.23.** 전극의 극서이 규칙적으로 교환되는 직사각형, 단상 맥동 전류인 미세전류 자극기에서 생산되는 전류의 한 유형의 예.

의 전달과 관련지어 설명된다.

진폭조절에서는 0에서 600 μA까지의 정점 진폭의 조정을 하게 한다. 어떤 미세전류 장치는 전달된 맥동의 연속에서 자동적인 진폭 경사에 맞게 공급한다. 주파수 조절은 일반적으로 0.1 pps에서 약 1,000 pps까지의 단상 맥동 주파수를 설정하도록 한다. 자극의 한 개 내지 두 개 채널은 일반적으로 전기 작동장치에서든 건전지 작동장치에서든 모두 사용가능하다.

### *자극점 자극기(Point Stimulators)*

자극점 자극기는 통증유발점 또는 경혈점에 유해한 수준의 자극을 주도록 설계되어 있다. 일반적으로 이들 자극기는 표면전극과 연결된 1차 도선과 작은 금속 끝에 handheld 전극을 연결한 2차 도선이 한 개의 출력 채널에 있다. 주요 구성품으로 이루어진 종류의 두 가지 장치는 자극기와 자극점의 위치이다. 이들은 직사각형, 단상 맥동 전류나 직사각형, 대칭성, 이상성 맥동전류 모두 만들어 낼 수 있다. 조절은 맥동 진폭, 맥동 기간 그리고 맥동 주파수의 조정을 위해 대개 사용된다. 위상기간의 상위 범위에서는 100 ms를 초과하며 이런 범위의 향상은 전극의 자극점에서 유해 자극의 제공을 가능케 하는 자극기와 다른 전류보다 더 큰 범위로 100 ms를 초과한다. 어떤 조절기 모델에서 치료시간 조절기는 그 범위가 제한(≤1 minute)되어있기 때문에 치료시간 조절은 짧은 각각의 통증유발점 또는 경혈점의 자극과 관련된다.

자극기의 자극과 관련된 자극점의 위치는 높은 도전율이나 낮은 저항, 통증유발점 또는 경혈점으로 생성되는 특징은 피부의 자극점과 관계되어 사용되어지는 계측 시스템이다.

## 전기치료를 위한 안정장치의 고려사항
## SAFETY CONSIDERATION FOR ELECTROTHERAPY

전기적 위험요소는 전기치료 자극기에서 나타날 수 있으며 또는 환자와 그것을 공급하는 사람 모두에게 위험할 수 있는 자극기를 안전한 방법으로 사용하지 못해서 나타날 수 있다(9–

11). 이 장의 단락에서는 전기치료 장치의 적용과 관련시켜 전기적 위험요소의 일반적 형태들을 설명하고, 이들 위험요소를 최소화시키는 몇 가지 단계를 가지고 그 윤곽을 잡아보려 한다.

## 전기적 위험요소의 원인(Sources of Electrical Hazards)

전기적 위험요인은 전류가 이동하고 있는 도체에 사람이 접촉되었을 때 발생한다. 전류가 흐르는 도체는 보통 콘센트에 전력을 공급하는 금속 선(metal wire)이나 전기적 장치에 전력공급을 하는 코드에 있는 선을 생각한다. 함부로 사용하거나, 표준보다 오래 사용하고 부서졌으며 혹은 도체가 노출되어 그 수명이 악화된 케이블이나 선은 절연체 안에서 단절되게 된다. 오래 써서 낡은 선과의 인체조직의 접촉은 심각한 잠재적 결과인 쇼크(shocks)를 가져올 수 있다.

전위 전류가 이동하는 도체의 분명하지 않은 형태는 금속 케이스나 전기로 전력공급을 하는 기기의 다른 표면전도를 구성하는 것으로 싸여져 있으며, 또한 도체 내에서, 장치나 다른 요소들의 범위 내에서 적당하지 못한 전기적 연결로 인한 접촉의 결과로 전류를 이동시킬 수 있다. 각 전류들은 일반적으로 누설전류에 속해 있다. 누설전류가 낮은 정도(< 1 mA)에서는 전기로 전력공급을 하는 기계안에서 일상적으로 찾을 수 있다. 표준적인 전류는 문제를 제공하고 있지 않기 때문에 기기의 경우 접지로 낮은 저항의 통로를 제공하는 선으로 연결한다. 2 접지 플러그(혹은 "cheater" adapter)에 전기로 전력공급을 하는 기기를 사용할 때, 이 통로가 있지 않게 되거나 혹은 안전하게 접지된 선이 어떠한 이유로든 단절되었다면 누설전류는 장치를 접하는 개개인에게 접지하여 흐를 수 있고 결과적으로 전기적 쇼크가 온다(그림 2. 24B). 더욱이 주의할 점은 동시에 장비의 두 가지 부품을 각각 연결할 때 얻을 수 있다. 두 개의 장치에서 접지 연결이 분리되었다면, 전류는 환자에게 낮은 전압에서 더 높은 전압으로 흐르게 하며, 또한 위험한 쇼크를 가져오는 전위를 생산한다.

전원공급 회로에는 다른 통로로 접지하여 전류를 통과시키는 것을 비접지(ground fault)라고 또한 부른다. 특별한 접근법은 표시하는 비접지의 개발에 대비하며 안전장치를 사용하며, 누설전류는 비접지 차단기(GFI; 혹은 ground fault circuit interrupter; GFCI)라고 불리는 전기적 장치를 사용한다. GFI 모니터에서 전류의 총 양을 알려주고, 전기 전원장치로 되돌린다(그림 2.25). 밖으로 나가고 되돌아 오는 전류의 양이 3~5 mA보다 큰 범위로 달라질 때, GFI는 스위치가 열리고 장치의 전류를 즉시 차단한다. GFI는 초당 1/40번 작동하도록 설계되었다. 출구 벽면에 위치하는 GFI 수용기와 차단 박스(box) 안에 위치하는 회로 차단 GFI는 전력공급 회로에 GFI의 두 가지 형태이다. 보통 회로 차단기 특징에 대한 중요성은 전기 전원 자극기를 사용하는 곳에서는 전력 공급 회로가 GFI 장치 대신 쓰이는 것은 적당하지 못하다. 전기 전원 자극기가 가정용 건강관리기로 사용되는 곳에서는 특별한 의미를 가지고 있다. 건전지로 작동하는 자극기는 GFI 수용기가 완벽하게 설치된 GFI 수용기를 제외하고는 많은 가정용 치료 프로그램을 위한 변환이 적절하다.

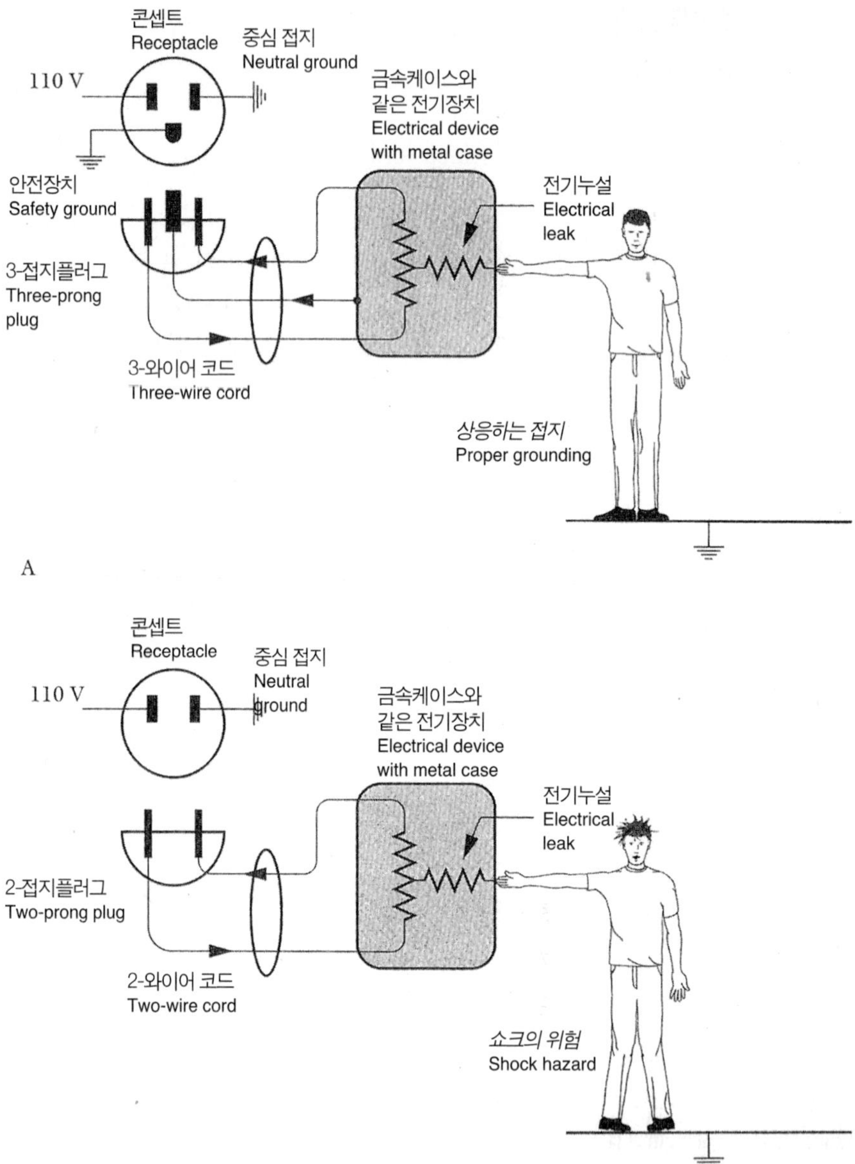


**그림 2.24. A:** 접지 플러그와 같은 장치에서 누설 전류의 접지통로, **B:** 2접지 플러그와 같은 장치에서 누설 전류의 접지 통로.

전기의 위험요소는 또한 치료전류의 오용에 대한 결과를 가져온다. 어떤 위험요소든 간에 사용가능한 전류의 크기에 좌지우지된다. 생리학적 시스템에서 높은 전류 정도는 특수한 전류 형태와 관계없이 손상의 원인이 된다.

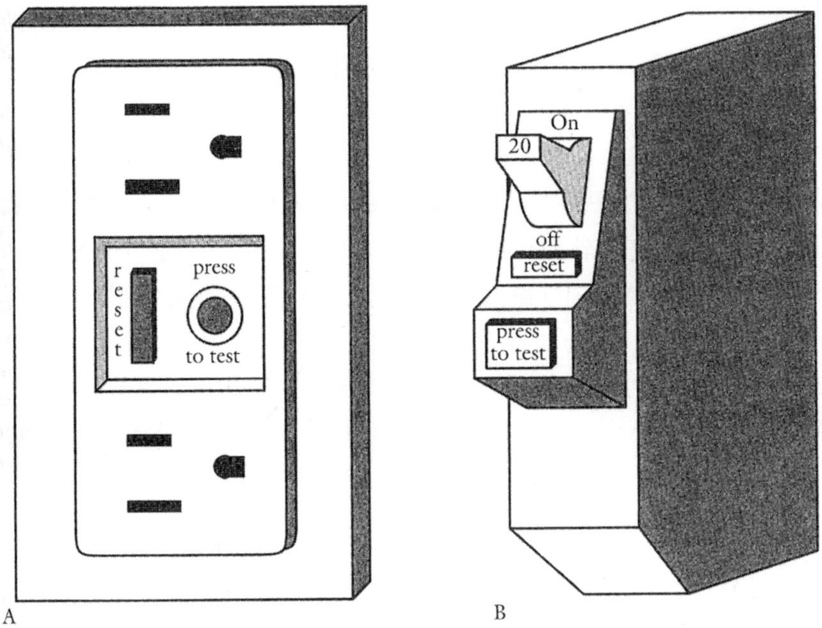


**그림 2.25.** 비접지 차단장치, **A:** GFI출구, **B:** GFI 회로 차단기.

## 60 Hz 교류전류의 전위가 가진 유해효과 (Potential Adverse of 60-Hz Alternating Current)

1 mA 실효치 진폭(RMS ; 60 Hz AC applied for 1 second)만큼 낮은 전류는 찌릿거리는 느낌으로 인식된다. 16 mA RMS를 1초 동안 같은 전류로 적용하는 것은 길항적인 근육 군의 수의적 수축에서 전기 유발된 수축을 개인적으로 이겨낼 수 없을 만큼 강하게 근육을 수축시키는 원인이 된다. 전기의 더 높은 정도는 조직손상, 호흡의 정지, 심장의 정지를 일으키는 원인이 된다. 전류의 80 mA MS보다 높은 전류는 전기접촉이 멀리 떨어진 부위를 당길 수 있는 불수의적 반사가 매우 빠르고 강하게 골격근을 수축시켜 심실 세동을 더 잘 할 수 있게 하는 원인이 된다. 깜짝 놀라는 반응은 2차적인 사고의 결과가 될 수 있는 더 높은 전류 정도의 원인이 된다.

## 전기 치료적 수준에서 직류전류의 전위가 가진 유해효과 (Potential Adverse Effects of Direct Current at Electrotherapeutic Levels)

특히 피부에서 나타나는 조직 손상은 낮은 진폭과 동일한 직류전류를 임상에서 사용함으로 원인이 될 수 있다. 피부 손상은 피부에 직류전류가 통과할 때 일어나는 전기적 반응의 결과로서 일어난다. 직류전류로 치료하는 과정에 사용되는 산성반응은 양극에서 나타날 수 있으며, 알카리성 반응은 음극에서 나타날 수 있다. 산성과 알카리 결과로 인한 생성은 화상의 결과로 물집이 생기는 피부 손상을 일으키기에 충분하다. 게다가 미세순환(모세혈관의 순환)의 응고는 직류전류와 허혈로 인한 2차적인 조직괴사의 결과는 양극에서 나타날 수 있다. 임상적으로 직류전류가 피부에 적용될지라도 조직온도를 상승시키는 전위를 가지고 있으며, 피부에서 나타나는 역반응으로 열화상이 나타날 것이라고 생각하지 않는다.

손상의 정도는 전류가 흐르는 것과 조직 임피던스가 종료하는 것의 직류가 적용된 전류의 진폭에 의한 결정에 따라 결정될 수 있다. 이러한 이유로 직류전류를 사용한 전기치료 과정에서 일반적으로 5.0 mA의 전류의 진폭이나 15분보다 적게 혹은 그 보다 더 적게 제한하고, 단계적 과정에서 치료 전에 조직 저항을 감소시킨다. 전극의 크기는 전류의 밀도가 전극의 표면 면적인 $cm^2$당 0.1에서 0.5 mA를 넘지 않도록 선택된다. 이러한 치료 요소를 고려할 때 환자는 전극 밑에 어떤 느낌도 말할 수 없다. 지속되는 직류전류에 찌릿거리는 느낌에 대한 설명은 건강 관리자가 진폭을 감소시키는 것과 치료시 균일한 전극접촉으로 안전하게 설정하여 재시험할 때의 신호로서 적용된다. 피부를 자세히 관찰하는 것은 역반응을 피하고 직류전류의 자극을 수용하는 각각의 환자에게 필요하다. 이 검사에서는 전극의 아래에서 일어나는 마취효과 때문에 특히 중요하다.

단상 맥동 전류의 어떠한 형태지만 직류전류에서와 같은 화학적 효과를 가지고 있다고 이야기 해오고 있으나 매우 짧은 기간을 가진 단상 맥동 전류는 피부에서 유해한 전기 화학적 효과를 일으키지 않는다.

## 전기적 쇼크 위험을 최소화하기 위한 방법들(Steps to Minimize Electrical Shock Hazards)

건강 관리자는 전기자극기를 사용할 때 이 같은 장치로 인해 그들의 환자들이 해롭게 않고 안전하게 하는데 그 책임이 있다. 세 가지 기본적인 질문과 관련하여 안전시 고려사항에 대해 이 단락에서 말하려 한다. 임상적 절차동안 선택한 장비와 관련하여 안전시 고려사항은 무엇인가? 전기치료가 적용되는 환경과 관련하여 안전시 고려사항은 무엇인가? 전기 자극기를 활성화 하는 것과 관련하여 안전 시 고려사항은 무엇인가? 취해야 할 점을 설명한 목록에서 임상적 전기치료 시 쇼크의 위험을 감소시키는데 가능한 할 수 있는 가능한 모든 방법들을 설명하지는 않았다.

### *기계 선택을 위한 제언(Suggestion for Equipment Selection)*

딜레마(dilemmas)의 한가지 단면은 건강 관리자가 전기치료를 적용하는 위한 장치를 고를 때 어떻게 결정하냐가 관건이다. 북아메리카에서 찾아낸 한 가지는 Underwriters Labo-ratories(UL), Canadian Standards Association(CSA), Electronic Testing Laboratories(ETL)과 같은 연구소에서 실험을 통해 국가적으로 알아내기 위하여 승인하였다. 일반적으로 이들 기관에서는 장치를 검사하게 될 때 전기 장치에 시험하기 위한 표준 설정으로 적용한다. 예를 들어, 기기의 형태에 달려있으며, 정식적인 승인과 관련하여 누설전류가 50에서 100 μA보다 적어야 한다. 그 승인은 기관들이 기기의 설계와 각각의 자극기를 제조하지 않도록 정하였고 그렇기 때문에 승인에서는 기기의 수명이나 그것을 움직이게 하는데 필요로 하는 성능에 대한 보증서(guarantee)는 없다. 휴대용 건전지로 작동하는 장치를 위한 안전에 대한 보증서가 일반적으로 필요하지 않다.

NMES 장치는 표준적으로 실행하는 AAMI와 합쳐진다. 이와 같은 기준들은 TENS 장치를 위해 개발되어졌고, NMES를 위한 개발 또한 이루어지고 있다. 기준들은 전원의 전력이 높아지고 낮아지는 장치일 때 환자회로에서 일시적인 전압을 막고 안전장치를 연결한 것과 최소한의 설정을 일차적으로 되돌려 놓은 진폭조절기 외에 전력 공급이 되는 장치를 사용하지 못하도록 연결한 출력장치가 포함된다. 전기치료에 이용되는 기기는 사용하는 동안 자극기의 출력이 두드러지게 증가하는 결과를 가져 오지 않는 전압 파동에 공급하는 것과 같이 또한 설계하여야 한다. 게다가 새로운 자극기는 간섭전류, 역동전류 그리고 전자기의 간섭전류의 다른 형태로부터 보호되는 것과 같이 각각의 방법으로 보호되어질 것이다.

형식(Form)에서는 전기적 장치의 선택을 위해 결정하는 과정들을 도와 발전되어졌다(13).

### *기계 점검과 유지를 위한 제언*
### *(Suggestions for Equipment Inspe tion and Maintenance)*

전기 자극기의 모든 유형에서 자격이 있는 생물학자들에 의해 주기적으로 점검하고 유지하여야 한다. 서로 다른 전기자극기의 유형마다 자주 어떻게 점검하여야 한다는 기준은 없다. 주파수 점검은 일반적으로 사용되는 주파수에 의해 지시된다. 최소한으로 전기 자극기는 1년마다 점검을 받아야 한다. 힘을 들여 사용된 장치들의 점검은 매달 실행되어져야 한다. 자극기를 떨어뜨리거나, 액체류를 엎지르는 일, 자극기에 가까이 있거나, 혹은 환자와 건강관리자가 예기치 않게 전기적 쇼크가 오는 것과 같이 흔히 일어나는 어떤 일들에 대해서는 장치를 다시 사용하기 전에 검사해야 한다.

일상 장비의 점검은 자극기의 특별한 분류를 위해 현재 실행하는 기준과 더 일치하며, 제작자에 의해 제공된 기준과 일치하는 출력의 특징들을 포함, 유지하기 위한 예방은 필수적이다. 어떠한 구성부품들(스위치, 다이얼, 계측기, 빛(lights), 연결기, 도선, 전극 등)은 본래 주문에 대해 그 자격을 가지고 있는 사람이 즉각 대체하고 수리하는 것은 아니다. 어떤 제작자는 각 기기를 사용하고 있는 동안 서비스에 대한 계약을 한다. 모든 안전 점검과 일상적으로 유지하는 것에 대한 결과의 기록은 축적되어져야 하며 차후 점검 시 사용가능하게 된다. 비록 안전점검이지만 보편적으로 자격을 가진 생물학자, 충분한 지식을 가지고 있는 전기자극기의 사용자가 점검에 대한 요소들을 알아내기 때문에 그들은 기기들의 구조와 작동에서 변압의 문제들을 가장 좋은 위치에서 인식한다. 계속되는 문제의 일차적 신호중 하나는 임상에서 사용하는 동안 기기들의 간헐적인 고장이나 그것은 점검하는 동안에서 나타나지 않을지도 모른다. 구성부품은 다음을 가지고 사용자나 전문기에 의해 체크되어야 한다.

1. 모든 스위치, 다이얼, 누름버튼, 압감각 스위치 또는 자극 조절기의 다른 유형에서 적절

한 작동. 조절기에 있는 먼지나 망가진 자극기는 자극기의 출력장치에서 간섭한다. 치료 동안 조절기의 기능불량의 조정은 자극 요소와 환자에게 불편한 자극을 주게하여 갑작스러운 변화의 결과가 생길 수 있다.

2. 계측기와 청각과 시각의 적절한 기능.
3. 자극기와 전극의 접촉면의 느슨한 연결.
4. 해지거나 망가진 전선, 망가진 도선 절연체, 부서진 전원 플러그.
5. 닳아빠지거나, 오래되거나 그렇지 않으면 전극의 기능불량.

### *전기치료에서 환경적인 요소와 안전(Environmental Factors and Safety in Electrotherapy)*

전기 자극기의 사용자들은 또한 이들 장치가 사용되어지는 환경과 관련하여 그 요소의 다양성을 알아야 한다. 환경적인 요소들은 다음의 것들을 포함한다.

1. 전기-전원 자극기는 비접지 회로(GFI) 콘센트나 비접지 회로 차단기에 의해 방어하는 전원공급회로와 연결될 수 있다. 앞서 설명한 것처럼, GFI는 만약 전류가 3에서 5㎃의 장치로 전류를 되돌려 달라진 자극기에 전류를 공급하게 된다면 공급회로를 차단하도록 설계되어졌다. GFI 콘센트는 GFI 회로 차단기는 안전하게 작동하게 하기 위해 매달 점검해야 한다. 전기-전원 자극기는 두 가지로 절연된 것과 Underwriters Laboratories Standard 544의 설계된 기준과 합쳐진 자극기라면 GFI를 보호하는 전원회로의 연결을 필요로 하지 않는다. 이 특징은 가정에서 설정하여 사용되는 전기-전원 자극기에 특히 중요하고 때문에 많은 회로는 GFI장치에 의해 보호되지 않을 것이다.
2. 모든 자극기는 전원의 정전이나 비상시 전원이 변환되는 동안에 일어날 수 있는 전압의 과도현상에서 절연시킬 수 있다. 병원에서 변압기의 절연체(isolation)나 장치의 보호발생(surge protection)의 다른 유형은 일반적으로 전선에 공급하는 전원을 포함한다. 각 장치는 개인적으로 가정에서 또 개인용의 실행설정에 사용되지 않는다. 이들의 경우, 생물학자(biomedical engineer)들은 보호발생(surge protection)의 방법을 결정할 때 참고하여진다.
3. 3접지 콘센트는 플러그(pull tension: 최소한 4 온스)와 그에 적절한 접지에 안전한 접합을 하게 하는지에 대해 해마다 검사되어야 한다. 어떤 새로운 전류에 공급되는 시작 이전에 회로의 극성은 검사되어야 한다.
4. 전기-전원 전기자극기의 사용에서 물이 바닥에 고여있는 곳이나 배수관, 난방기 또는 기기에 다르게 접지된 경우와 같은 접지된 도체와 접촉 가능한 각가의 장소들을 피해야 한다.

### *전기자극기의 임상에서 안전하게 사용하기 위한 제언 (Suggestions for Safe Clinical Use of Electrical Stimulators)*

자극기는 설명서를 통해 기능을 알 수 있고, 전원 공급 시스템이 안전하다는 것 그리고 안전고려사항의 세 번째 설정은 환자 치료시 장치에 대한 사용자의 절적한 사용과 관련된다. 다음의 절차에서 환자와 임상가에게 위험요소와 원하지 않는 반응을 최소화하기 위해 제안되어진다.

1. 반드시 기대되는 환자는 특별히 전기치료 적용시 고려되는 어떠한 금기증도 가지고 있지 않는다. 이 책의 다음 장, 전문 논문 그리고 제작자의 작동 설명법에서 금기증에 대한 특별한 목록들이 있다.
2. 전기로 작동하는 자극기는 난방관, 배수관, 또는 환자와 임상가와 가까이 연결된 다른 어떤 접지와 인접한 장소에서 결코 사용하지 않는다.
3. 간섭이나 환자회로에 일시적인 제공을 예방하는 것은 단파치료와 극초단파 장치의 3 m 이내에서 자극기를 사용하지 않는다. 어떤 자극기들은 서로 상호작용하는 것을 방어하고 안전하게 보호한다.
4. 자극기를 작동 설명서을 읽고 이해해야 한다. 설명서를 잃어버렸다면 대신 복사하여 구한다. 다양한 구성부품과 조절기의 세밀한 기능이 작동 설명서에 쓰여져 있지 않다면, 제작자가 작동을 시켜 얻고자 하는 것을 충분히 이해할 때까지 사용하지 않아야 한다.
5. 환자에게 전극을 연결시키기 전에 자극기의 전원을 켜야 한다. "Cheater" 플러그, 닳은 플러그나 코드 또는 늘어난 코드를 결코 사용하지 않아야 한다. 2접지 콘센트를 조절하는 전원 플러그의 접지를 이동시키지 않는다.
6. 전원을 키고 끌 때 오직 전원 스위치만 사용한다.
7. 전원을 켤 때 전원 콘센트에서 기계의 전원을 끊으면 안 된다.
8. 환자에게 전극을 공급하기 전에 출력 진폭 조절기가 항상 0이 되게 해야 한다.
9. 전류를 환자회로에 공급하는 동안 표면전극을 이동시키거나 적용시키면 안된다. 특히 자극에 사용하기 위해 설계된 전극을 사용해라.
10. 자극의 모든 요소가 설정되어진 후에 자극진폭을 단계적으로 증가시킨다.
11. 최대한 참을 수 있는 자극을 공급하는 동안 자극요소에 보다 크게 증가하는 조정을 해서는 안된다.
12. 일시적 중단 시 자극의 진폭을 조정해서는 안된다.
13. 치료시간에 자극의 한 가지 요소만을 조정한다.
14. 전원을 끄기 전에 자극의 출력 진폭을 감소시켜야 한다.
15. 전기치료 절차 동안 자극요소에 오직 독자적인 변환을 만들 수 없다.
16. 전원코드를 당길 때에 소켓에서 플러그를 절대 당기지 말아야 한다.

**17.** 환자에게 치료과정에서 그들이 자극하는 동안 원하거나 예상하지 못했던 감각에 대해 충분히 느껴질 것이라고 예상하는 감각을 항상 설명해야 한다.

**18.** 사용하지 못하거나 정확하게 전달할 수 없는 사람이 개인적으로 전기치료를 다루지 않아야 한다.

**19.** 전선에 10 μA보다 적은 누설전류 외에 플러그를 끼워 재충전한 건전지로 작동하는 자극기를 사용하여서는 안된다.

전기 자극 장치의 사용에 대한 역반응은 MedWatch(www.fda.gov/medwatch), U.S. Food and Drug Administration's(FDA's) Safety Information 그리고 Adverse Reporting Program에서 보고되어 진다. 자극치료에서 역반응에 대한 보고는 또한 1-800-FDA-1088라고 불리워지는 것으로 만들게 된다. 연합적인( ederal) 의학 장치에서 보고하는 규정은 건강관리자와 의학 장치의 보고자에게 (a) FDA에서 사망과 관련된 장치와 그 장치의 제작자, 그리고 (b) 부수적인 작은 사건을 10일 작업내에 제작자가 알지 못한다면 제작자나 FDA에 심각한 손해를 주는 장치가 필요하게 된다.

## 요 약

이 장에서 전기치료적 장치의 설계상 특징, 포괄적인 자극조절기, 전기치료 자극기의 분류 그리고 그것의 안전한 사용과 관련된 문제에 대해 설명되어졌다. 이 장에서는 이 글을 읽는 사람들에게 이 기기들을 안전하게 그리고 효과적으로 작동시키는 방법을 더 잘 이해할 수 있도록 자극기의 일반적인 특징들에 대한 소개를 제공하는데 그 의의가 있다. 이들 정보는 기기 선택의 결정시에 그 정보에 근거하여 개개인에게 사용 가능하다. 안전장치시 고려사항은 현대의 임상적 전기치료에서 전위의 유해 효과가 없지 않다는 것을 강조하여 약술되었다. 정보에서는 이 장이나 다음 장에서 계속 설명되며, 정보에 근거한 임상가는 안전과 계속적인 이점을 줄 수 있는 전기치료를 임상에서 제공할 수 있다.

## 자가 학습 문제 (SELF-STUDY QUESTIONS)

부록 B를 보고 답하시오.

1. 전기치료 자극기에서 사용되는 전력 공급원의 두 가지 형태를 설명하시오.
2. 생산된 전류(혹은 전압)의 크기를 조정하게 하는 전기자극기의 구성부품을 __________라고 부른다.
3. 자극요소를 설정하고 조정하는 조절기의 설계에 기초가 되는 전기치료 자극기의 두 가지

형태를 ______(a)______, ______(b)______라고 부른다.

4. 다음의 일반적인 자극조절기의 기능을 정의하여라.
   a. 파형 선택기( aveform selector)
   b. 경사증가와 경사감소 조절기(ramp-up and ramp down controls)
   c. 통전시간과 비통전시간 조절기(on-time and off-time controls)
   d. 맥동기간 조절(pulse duration control)
   e. 맥동주파수 조절(pulse frequency control)
   f. 돌발주파수 조절(burst frequency control)
   g. 진폭조절기(ampulitude controls)
   h. 출력채널 조절기(output channel contr ls)

5. 다음의 그림은 일반적으로 사용가능한 신경근 자극기의 조절기로 물음 5번을 위해 보여준다. 각각의 자극에 붙여진 기능을 설명하여라.

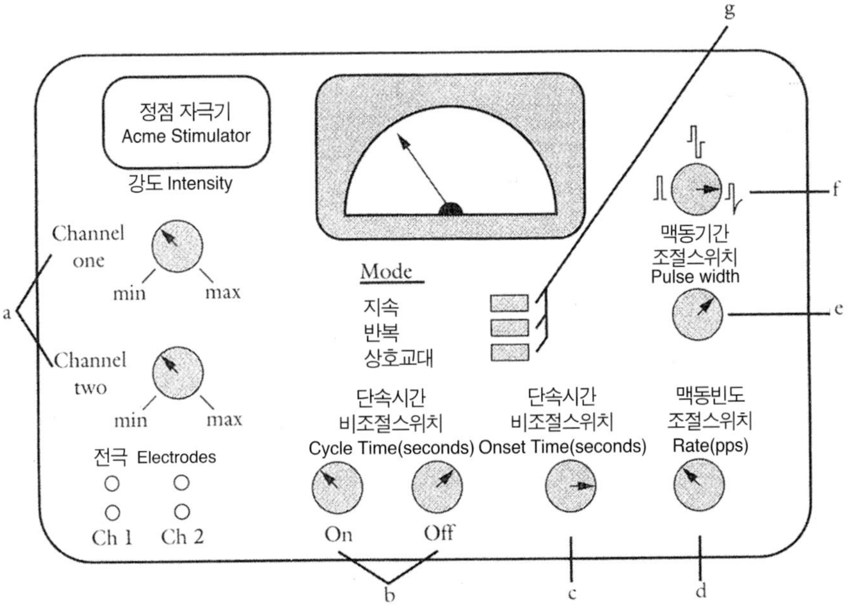


6. 전기치료를 위한 표면전극은 무엇인가? 표면전극의 여러 가지 형태는 어떻게 다른가?

7. 자극기의 단일 출력 채널에서 최소한의 전극의 수는 얼마인가?

8. 단극배치 전극의 본래적인 의미는 무엇인가? 양극배치 전극은? 4극배치 전극은? 이들 전극위치의 형태에 대해 설명하는 예로 그림을 그려보아라.

9. 전동적인 NMES 장치와 TENS 장치의 일반적인 특징들을 가지고 비교, 대조하여 표로 만들어 나열해 보아라.

10. 일반적인 간섭전류 자극기에 의해 만들어지는 전기전류의 형태는 무엇인가?

11. "고전압(high-volt)" 자극기에 의해 만들어지는 파형은 무엇인가?

12. TENS 장치나 휴대용 NMES 장치에서 자극점은 어떻게 다른가?

13. 보통 간섭전류 자극기의 자극채널은 얼마나 많으며, 간섭치료 기술에서 전극을 어떻게 배치해야 하는가?

14. 자극기의 또 다른 통상적 분류에서 비교할 때 유일한 이온도입 장치는 어떠한가?

15. 2접지와 3접지 전력공급 플러그 사이의 차이점은 무엇인가? 의학적으로 사용될 수 있는 것은 어떤 것이며 그 이유는?

16. 비접지(ground fault)는 무엇인가? 비접지를 차단하는 장치의 기능을 설명하여라.

17. 전지자극기의 구성품에서 일상적으로 사용자가 전기적 안전을 위해 스크린으로 검사 할 수 있는 것은 무엇인가?

18. 전기치료적 중재 동안 피부에 손상을 입히는 직류전류를 어떻게 만드는가?

19. 자극기의 작동이 멈춘 이후에도 환자에게서 전극을 떼지 말아야 하는 이유는?

20. 단파치료 시 전기자극기를 절대로 근접하게 하여 사용해서는 안되는 이유는?

## 참고문헌


1. Witters DM, Lapp AK, Hinckley, SM. A descriptive study of transcutaneous electrical nerve stimulation devices and their electrical output characteristics. *J Clin Electrophysiol*. 1991;3:9–16.
2. Campbell JA. A critical appraisal of the electrical output characteristics of ten transcutaneous electrical nerve stimulators. *Clin Phys Physiol Meas*. 1982;1:141–144.
3. Nolan MF. Conductive differences in electrodes used with transcutaneous electrical nerve stimulation devices. *Phys Ther* 1991;71:746–751.
4. American Physical Therapy Association. *Electrotherapeutic Terminology in Physical Therapy*. Alexandria, VA: Section on Clinical Electrophysiology, American Physical Therapy Association; 1990.
5. Association for the Advancement of Medical Instrumentation. American national standard for transcutaneous electrical nerve stimulators. ANSI/AAMI NS4-1985. Arlington, VA: Association for the Advancement of Medical Instrumentation, 1985.
6. Hansjuergens A, May H-U. *Traditional and Modern Aspects of Electrotherapy*. 2nd ed. Mõnograph Deutsche-Nemectron GMBH, Karlsrule, 1981.
7. Alon G. Principles of electrical stimulation. In: Clinical Electrotherapy, Nelson RM, Currier DP, eds. Norwalk, CT: Appleton and Lange; 1991:48, 58–61.
8. Picker RI. Current-low-volt pulsed microamp stimulation Part 1. *Clin Manage Phys Ther*. 1989;9:10–14.
9. Arledge RL. Prevention of electrical shock hazards in physical therapy. *Phys Ther*. 1978; 58:1215–1217.
10. Berger WH. Electrical shock hazards in the physical therapy department. *Clin Manage Phys Ther* 1985;5:26–31.

11. Roth HH, Teltscher ES, Kane IM. *Electrical Safety in Health Care Facilities*. New York: Academic Press, 1975.
12. Newton RA, Karselis TC. Skin pH following high voltage pulsed galvanic stimulation. *Phys Ther* 1983;63:1593–1596.
13. Nolan TP. Choosing electrotherapeutic devices. *PT Magazine* 1993;July:43–49, 92.

# 3장

# 근육과 신경의 생리기능

Physiology of Muscle and Nerve

전기 자극(electrical stimulation, ES)은 다양한 치료적 적응을 가지고 있다. 역사적으로 그리고 지금도, 임상적 전기 자극은 전기적으로 흥분하는 섬유 — 신경과 골격근의 활동(activate)을 위해 첫 번째로 사용되어져 왔다. 치료적 적용을 위한 전기 자극의 적절한 사용은, 임상가의 조직의 기능과 기본 구조에 대한 정확한 이해와, 중추 신경계(CNS)와 전류에 의한 조직의 활동과 기전을 이해하는 것이 필요하다. 이장의 중요한 목적은 임상적으로 전기 자극을 적용하는 골격근과 말초 신경의 생리를 살펴보는 것이다. 다른 조직들에(피부 같은) 전기 자극의 효과는 8장에서 설명하였다.

## 근육과 신경의 전기적 흥분성
## ELECTRICAL EXCITABILITY OF MUSCLE AND NERVE

### 막의 구조와 안정 막 전위(Membrane Structure and Resting Membrane Potential)

구조적으로 근육과 신경 세포의 세포막은 다양한 단백질 분자를 포함한 인지질의 이중층으로 이루어진 다른 세포들과 유사하다. 그러나 신경과 근육 세포 막의 단백질은 특별한 기능은 제공하는데, 이 기능이 신경과 근육 조직이 다른 신체 조직과 다르도록 만든다. 세포막은 (a) *수용 단백질*(receptor proteins)은 신경 전달 물질이나 신경 조절체가 결합하는 장소로, (b) *채널 단백질*(channel proteins)은 막의 구멍을 통한 나트륨, 칼륨, 염소, 칼슘 등의 이온의 이동으로, (c) *수송 단백질*(transport proteins)은 농도 경사에 역행하여 막을 통과하는 나트륨과 칼륨 같은 물질과 결합하고 이동하는 것으로, 작용할 것이다(그림 3.1). 각각의 단백질은 수행

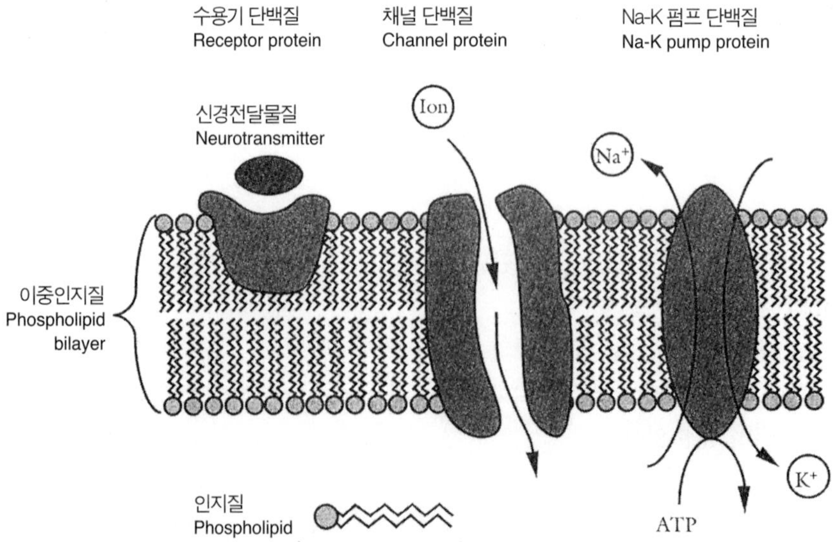


**그림 3.1.** 세포막의 흥분 2층의 인지질과 세 종류의 막-경계 단백질.

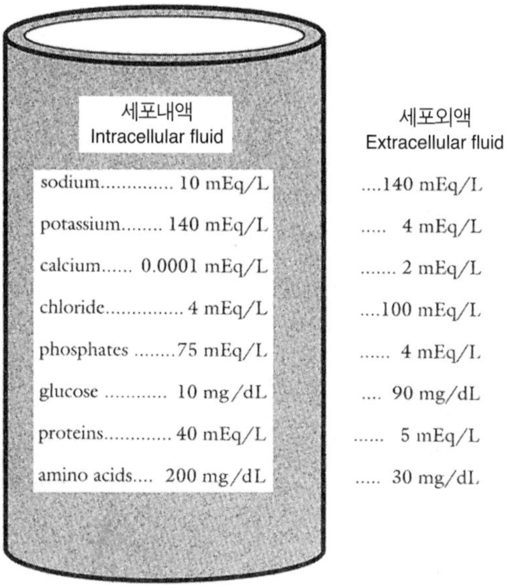


**그림 3.2.** 흥분성 세포의 세포내와 세포외의 이온과 분자 농도의 차이.

하는 각자의 기능에 따라 그 모양(구조의 변화)이 바뀌게 된다고 생각된다.

이런 구조 영향으로, 흥분막의 기능은 세포내와 세포외 공간 사이의 물질의 이동의 장벽과 같다. 산소, 이산화탄소, 물과 같은 물질은 인지질 이중층을 통해 직접 이동한다. 반면, 이온이나 단백질 같은 고분자는 막을 통해 직접 이동할 수 없다. 흥분막은 전기적 대전 입자에 대해 선택적 투과성을 가지고 있다. 안정 상태에서, 신경계의 흥분성 조직이 활동하지 않을 때, 흥분막은 칼륨이온을 쉽게 투과시키고, 약간의 나트륨 이온을 투과시키고, 다수의 큰, 음전하를 띤 단백질과 인산염은 통과시키지 않는다(음이온; anions). 많은 수의 음이온은 세포안에 갇혀 있기 때문에 막에서는 안정적 상태에서 양전하를 띈 칼륨이 전기적 힘에 의해 세포안으로 끌려 직접적으로 투과되는 것으로 알려졌다. 흥분막의 안정시 또 다른 중요한 특성은 나트륨과 칼륨을 능동적으로 이동하기 위해 ATP(아데노신 삼인산) 형태의 세포성 에너지를 이용한다는 것이다. 이 능동 *나트륨-칼륨 펌프*는 나트륨 이온을 세포 밖으로 이동시키는 반면, 칼륨 이온을 세포 안으로 이동시킨다. 나트륨-칼륨 펌프의 중요한 특징은 안정 상태에서 이온의 움직임과 반대로 전기적 힘에 역행하여 움직인다는 것이다.

막의 선택적 투과성과 펌핑기전의 결과로, 전기적으로 흥분 가능한 세포의 막을 통과하는 대전(charged) 입자의 분포는 균등하지 않다(그림 3.2). 소디윰($Na^+$)의 농도는 세포를 싸고 있는 세포외액에서 높고, 음이온과 포다슘($K^+$)의 농도는 세포 안이 높다. 이런 전기적으로 대전된 입자 분리의 결과로, 막을 사이에 두고 전위차가 발생한다. 이런 막을 가로지르는 전위 또는 전압차이를 안정막 전위(resting membrane potential; RMP)라 하고, 이 세포는 분극 되었다고 한다. 안정막 전위는 모든 신경과 근육 세포를 따라 존재한다. 신경세포에서, RMP는 세포체의 막, 수상돌기, 수초 전체에 걸쳐 존재한다. 근육에서 안정막 전위는 약 -90 mV이고, 말초 신경섬유에서는 -70 mV로 약간 낮다. 근육과 신경의 RMP의 절대값은 다른 종(species)마다 다양하다. 정상적인 상태에서, 세포막이 손상되지 않고 나트륨-칼륨 펌프에 ATP가 공급되는 한, 이 세포의 안정막 전위는 안정적이다. 막을 따라 나트륨와 포다슘의 농도차이와 상대적으로 안정막 안쪽의 음전하의 영향으로, 나트륨에 작용하는 화학적, 전기적 힘 모두 세포 안쪽으로 향하고, 반면 칼륨에 작용하는 전기 화학적 힘은 세포 바깥으로 향한다.

## 활동 전위(Action Potentials)

근육과 신경 세포는 활동 전위의 발생과 전파를 할 수 있다는 세포막의 특성 때문에 다른 인체 세포와 다르다. 그렇다면 활동 전위는 무엇이며, 그것은 왜 발생할까?

비흥분성 세포막과는 대조적으로, 근육과 신경 세포 막은 화학적, 전기적, 열적, 기계적 자극에 대한 반응으로 이온의 투과성을 빠르고, 극적으로 변화시킨다. 적절한 자극이 흥분 세포(예를 들어, 말초 신경섬유)에 가해졌을 때, 나트륨과 칼륨의 막의 투과성은 순간적으로(일시적으로) 증가한다. 나트륨의 농도와 전기적 힘이 모두 안쪽으로 향하기 때문에, 나트륨 이온은 세포안으로 이동하고, 막을 가로지는 전위는 감소한다(0에 가까이). 이 막전위의 감소를 *탈분극*(depolarization)이라 하고(그림 3.3A), 세포 안으로 소량의 나트륨 누출이 단계적으로 일어나는 첫 번째이다. 막을 가로지르는 전위가 *역치*(threshold)라 부르는 임계 전압에 다다르면, 막에 있는 전압에 민감한 나트륨과 칼륨 채널 단백질이 구조적으로 변하고 열린다(그림 3.3B). 나트륨 게이트가 열림에 따라 나트륨 투과성이 갑자기 증가하는데 비해, 나트륨 이온에 비해 초기에 전기 화학적 힘이 적게 작용하는 칼륨의 투과성은 조금 늦게 증가한다. 전기적 힘과 화학적 힘 모두, 초기에 세포 안쪽으로 강하게 작용하기 때문에 나트륨 채널이 열렸을 때 나트륨은 급격하게 안으로 들어간다. 이 결과로 막 전위는 양으로 대전된 나트륨 이온에 의해 빠르게 탈분극되고, 세포 안의 음이온이 이를 돕는다. 나트륨 채널이 오랫동안 열린 상태로 있다면, 나트륨 이온은 전기적인 그리고 화학적인 힘이 균형(*나트륨 평형 전위*)을 이루기 전까지 계속하여 안쪽으로 유입될 것이며, 이것은 약 +6 mV에서 균형을 이룰 것이다. 사실 나트륨 유입은 막전위가 약 +35 mV에 이르게 되면, 이 수준에서 나트륨 채널이 닫히기 때문에 멈춘다(그림 3.3B). 이 전압에서 막은 나트륨의 불 침투성이 된다.

나트륨 게이트가 닫힐 때, 칼륨 게이트는 완전히 열려 있다. 세포 안쪽이 양으로 대전되어 있고, 적은 양의 칼륨 이온만이 세포 안에 남아있기 때문에 세포안의 칼륨 이온에 작용하는 전기적 화학적 힘은 칼륨 이온을 세포 안에서 밖으로 강하게 밀어낸다. 칼륨 게이트는 여전히 열려 있고, 따라서 칼륨 이온은 세포 밖으로 밀려나가고, 안으로부터 양전하의 이동으로 인하여, 막전위는 점진적으로 음성으로 된다. 세포로부터 칼륨의 유출은 빠르게 막전위를 다시 음성으로 만들고, 이 과정을 *재분극*(repolarization)이라 부른다. 칼륨을 세포 밖으로 움직이는 힘은 매우 크고, 칼륨 게이트는 충분히 오래 열려 있어, 안정막전위를 조금 넘어서까지, RMP의 약

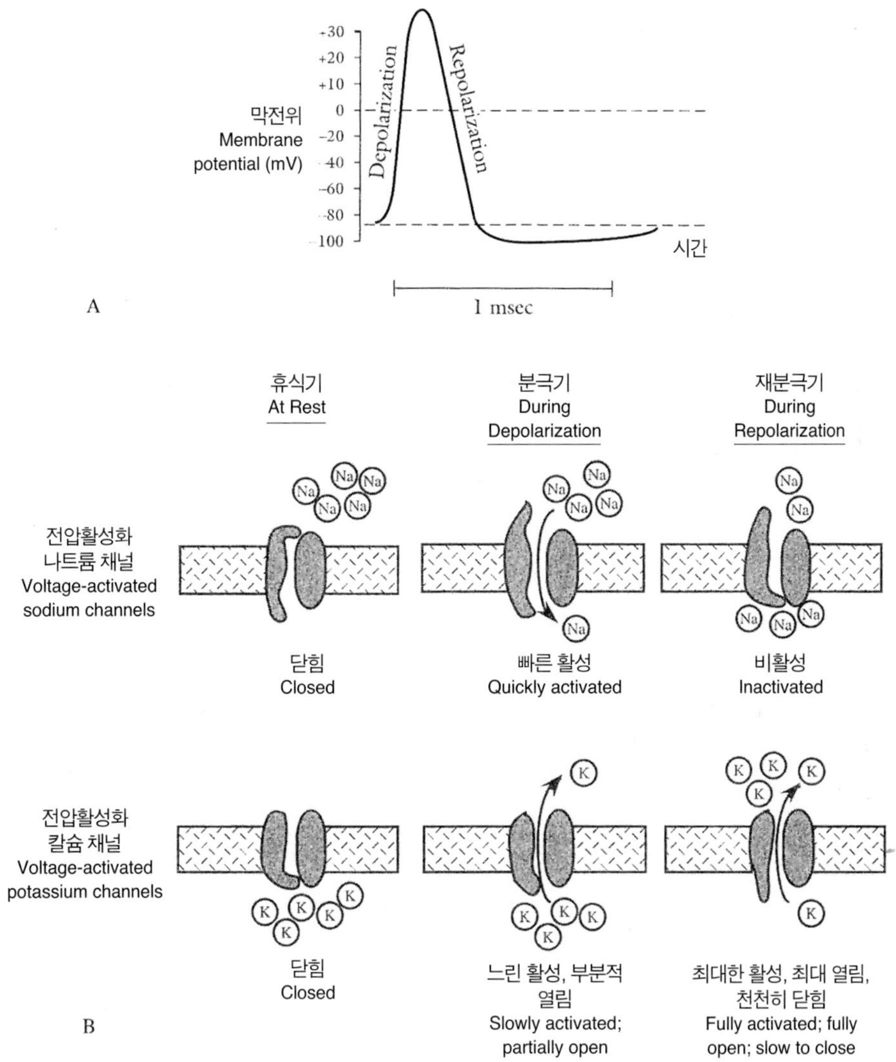


**그림 3.3.** **A:** 세포내 활동 전위: 흥분하는 동안 흥분세포에 막을 가로지르는 전압차가 발생한다. **B:** 활동 전위 동안 나트륨과 칼륨 채널의 전압-gate 변화의 도식.

10～20 mV 아래까지 재분극된다. 이 막의 과분극은 칼륨에 작용하는 전기적 힘의 없을 때까지 지속된다. 칼륨 이온의 유출을 야기하는 전기적 힘이 없는 막전위를 *칼륨 평형 전위*라고 부른다. 그 시점에서 칼륨 게이트는 닫힌 상태이고, 막을 가로지르는 이온의 수동적 확산이 빠르게 원래의 안정 수준으로 막의 전위를 되돌린다.

흥분 세포 자극의 반응으로 발생하는 막 전압의 변화를 전체적으로 일컬어 *활동전위*(action potential : AP)이라고 부르고, 일반적으로 1 ms 내에 이루어진다. 이 전압 변화는 역치 수준을 넘어서는 충분한 각각의 자극의 반응으로 발생한다. AP의 전압 변화는 간단히 말해 나트륨과 칼륨의 흐름의 반사이다. 이것은 시간을 넘어 막의 반응으로 나트륨과 칼륨 게이트의 열림으로 발생한다.

흥분성 자극이 그 막을 탈분극 시킬 정도로 충분하다면, 각각의 자극에 대해 앞의 같은 방법인 이온의 움직임의 발생으로 막 전위 변화가 발생한다. 자극에 대한 전압 변화의 진폭이 자극마다 일정하기 때문에, AP는 '실무율(all or none)'로 설명되어 진다. 감각 자극이나 전기적 자극에 대한 정상적인 신경계 활동으로 신경과 근육 세포에 발생하는 AP는 기본적으로 유사하다.

한 개의 말초 신경과 근육의 정상적인 기능을 모니터링 한 결과, 단독적인 AP는 드물게 발생하였고, 보통은 신경과 근육의 수의적 활동에서 활동전위가 연속적으로 발생하였다.

정상적인 활동 동안의 신경과 근육에서 활동전위의 발생의 빈도는 초당 60회 이상이었고, 보통 방전(discharge) 범위는 초당 5~15 임펄스이다. 반면 전기적 자극을 가하는 동안 신경섬유의 활동 전위의 빈도는 최고 초당 1,000 pps를 나타내었다. AP의 최대 발생률은 활동전위의 시작 후 신경이나 근섬유가 절대적 또는 상대적으로 흥분되지 않는 기간에 의해 결정되어진다(*절대적 또는 상대적 불응기*라 부른다).

활동 전위는 어디서 시작하는가? 정상적인 생리 상황에서, 골격근을 지배하는, 다극 신경원의 활동전위는 신경원의 세포체로부터 축삭이 나오는 지점인, 축삭둔덕(axon hillock)에서 시작한다. 말초 감각 신경원의 활동전위는 일반적으로 감각 축삭의 말초신경 말단(peripheral end)에서 시작된다. 이 지점은 종종 수용체(receptor)의 말단(ending)으로 분화되어 축삭이 끝나는 곳이다. 골격근섬유의 활동전위는 알파 운동 신경원과 근섬유 사이의 신경근 접합부에서 시작된다. 나트륨과 칼륨 채널 단백질의 전압 작동 통로(voltage-gated channel)를 열도록 충분한 전기적 자극을 받는 곳이라면, 말초 신경 축삭을 따라 어느 지점에서든 활동전위는 개시할 수 있다는 것이, 임상 전기 생리학의 중요한 부분이다.

## 활동 전위의 전파
## ACTION POTENTIAL PROPAGATION

나트륨과 칼륨 관문이 열리고 그 결과로 활동전위가 생기는 것이, 막의 한 부분에서만 발생하는 것처럼 말하였지만, 통로가 열리고 전압의 변화가 생기면 연속적으로 막을 따라 이온이 이동하며 근접한 주위의 신경과 근육으로 퍼져나간다. 이러한 방법으로, AP는 세포의 표면을 따라 전파되거나 전달된다고 말한다. 신경이나 근육의 어느 한 부분에서 관찰된 전압의 변화(활동전위)는 다른 부분에서 관찰된 것들과 동일할 것이다(그림 3.4).

막을 따라 발생하는 활동전위의 전파 속도(전도 속도)나 전도율은 모든 흥분성 세포에서 동일한 것은 아니다. 직경이 다른 근섬유와 신경섬유에서, 활동 전위의 속도는 섬유의 직경이 커짐에 따라 증가한다. 다른 크기의 흥분성 세포에서 활동전위 전도 속도의 차이는 다양한 섬유들이 가지는 수동적인 전기적 특성(cable properties ; 전선의 특성)이 다르기 때문이다. 신경

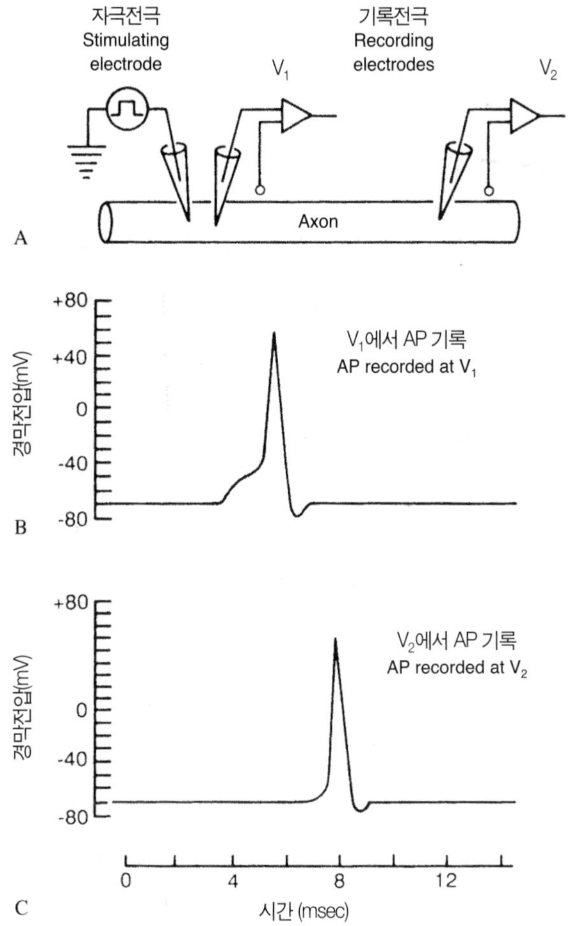


**그림 3.4.** **A:** 활동전위의 전파를 검사하기 위한 실험 장치. **B:**. $V_1$에서 기록된 활동전위. **C:** $V_2$에서 기록된 활동전위 (Redrawn with permission from Kuffler SW, Nicholls JG, from neuron to brain: A cellular approach to the function of the nervous system. Sunderland, MA: Sinauer Associates, Inc; 1976).

과 근섬유에서 이온의 전달에 중요한 수동적 전기적 특성 두 가지는 *막저항(membrane resistance* : $r_m$)과 *내부(세포내부)저항(internal resistance* : $r_i$)이다.

전기적 또는 화학적 자극이 가해지면, 전류는 섬유 내로 퍼져나가고, 거리에 따라 감쇠한다. 이러한 전류의 감쇠는 축삭의 종축을 따라 일어나는 이온의 이동이 내부저항에 방해를 받고, 막을 통한 섬유 밖으로 이온의 유출이 일어나기 때문이다. 내부저항이 높거나 막저항이 낮으면, 섬유를 따라 일어나는 종축의 전류 흐름은 적어지고, 그 결과 활동 전위 전류의 전파 속도도 낮아질 것이다. 작은 직경의 섬유는 큰 직경의 섬유에 비해 상대적으로 높은 내부 저항을 가지기 때문에 결과적으로 낮은 전도를 가진다. 게다가 직경이 큰 말초 신경의 축삭은 절연층인 수초를 가지고 있기 때문에 높은 막저항을 가지고 있다. 근육이나 수초가 없는 말초 신경 섬유의 활동전위의 전달은 막의 모든 분절에서 연속적으로 일어난다.

그러나 많은 종류의 말초 신경 섬유는 절연(비전도성) 물질인 수초에 의해 쌓여있다. 수초층은 1 mm 간격으로 단절되어 있는데(*랑비에의 절*), 그 곳으로 축삭의 막이 노출된다. 수초로 싸인 축삭에서는 세포 외액과 접촉하고 있는 랑비에의 마디에서만 활동 전위와 관련한 이온의 흐름과 변화가 발생한다. 수초로 둘러싸인 부분에서는 이온의 흐름이 발생하지 않는데 왜냐하면, 이 부분은 막저항이 매우 높고, 수초의 바로 아래 막은 전압 조절 통로 단백질이 상대적으로 드물게 존재한다. 하나의 마디에서 활동전위가 시작되면, 이온 흐름은 인접한 다른 마디에 도달할 때까지 종축으로 퍼져나간다. 결과적으로 수초에 싸여있는 축삭이 무수 섬유에서 보다 전류의 감쇠가 적고, 자극의 전파가 빠르다.

유수섬유에서의 활동 전위의 이동은 하나의 결절에서 다른 결절로 계단식 방법으로 이동한다. 유수섬유에서의 이런 형태의 활동전위의 전파를 *도약전도*(saltatory conduction)라고 한다. 이 용어는 라틴어의 *saltare*에서 유래되었으며, "도약하다, 뛰어오르다"의 뜻을 가지고 있다. 무수섬유나 근섬유에서 보다 유수섬유에서의 전도속도는 훨씬 빠른데, 그 이유는 수초화가 활동 전위의 이온의 움직임에 관계된 막의 총량을 감소시키기 때문이다. 그렇기 때문에 수초화는 이온의 흐름이 일어나야 만하는 축삭 막의 총량을 효과적으로 감소시킨다.

신경원에서는 전압 작동성의 칼륨과 나트륨 이온 통로 단백질이 있는 장소가 활동전위의 전파가 발생하는 곳이다. 다극 신경원의 경우 이런 전압 작동성 통로 단백질은 세포체에서 나온 하나의(single) 축삭에서 발견된다. 그러나 활동전위 발생과 관련된 전압 작동성 칼륨 나트륨 통로는 다극신경원의 세포체나 수상돌기에서 발견되지 않았다. 단극 신경원과 양극 신경원에서는, 전압 작동성 칼륨 나트륨 통로 단백질이 말초와 중추 과정(processes) 둘 다에 위치해 있다.

## 말초 신경의 구성
## COMPOSITION OF PERIPHERAL NERVES

### 말초 신경 섬유(Peripheral Nerve fibers)

말초 신경은 골격근이나, 피부, 관절낭, 혈관 평활근, 땀샘과 같은 사지의 조직으로 가는 척수와 연결되어 있다. 정중신경이나 좌골신경과 같은 말초신경의 첫 번째 구성요소는 신경섬유(축삭)이다. 신경 섬유는 척수나 뇌간에 있는 신경 세포체로부터 나온 가늘고 긴 돌기이다. 대부분의 말초 신경 축삭은 일반적으로 3가지 유형의 신경 세포로 구성된다. 운동신경원(motorneurons), 1차 감각 신경원(first-order sensory neurons), 자율 신경원(autonomic neurons) (그림 3.5). 대부분의 신경은 이 구성요소를 포함하기 때문에 말초 신경의 대부분은 혼합형이다. 몇몇의 말초 신경은 감각 세포에서 기원된 축삭을 가지고 있기 때문에 이런 것은 감각 신경(sensory nerves)라고 부른다. 그러므로 운동 섬유나 자율 섬유로만 구성된 말초 신경은 없다.

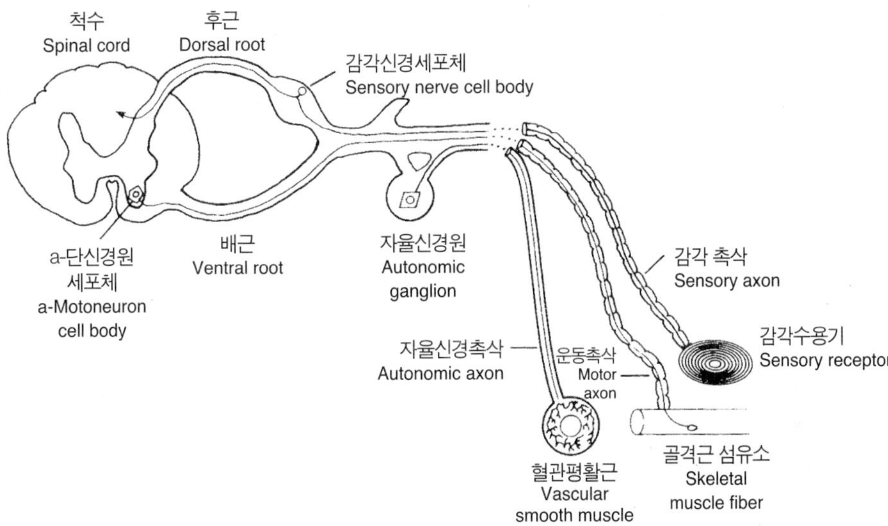


**그림 3.5.** 척수의 절단면, 전각과 후각 그리고 말초신경을 형성하는 여러 유형(감각, 운동, 자율)의 축삭을 보여준다.

운동신경원의 세포체는 척수의 배측 각(vental horn)이나 뇌신경의 뇌간 운동 핵에 위치한다. 척수 운동 신경원의 다극 세포체는 척수의 배측근(vental roots)을 통해 투사하고, 말초 신경의 경로를 따라, 모든 운동신경원의 축삭은 근육에 종지한다. 기능적으로, 운동신경원은 두 개의 그룹으로 분류된다. 횡문 골격근 섬유를 지배하는 *알파 운동신경원*(alpha motoneurons)과 좀 더 작은 직경의 다극 세포로 *근방추*라 불리는 감각 수용기 내의 특별한 형태의 근섬유를 지배하는 *감마 운동 신경원*(gamma motoneurons)이다. 1차 감각 신경 신경원의 세포체는 척수의 후근절(dorsal root ganglia)이나 뇌신경 감각 핵에 위치한다. 이 감각 신경원은 단극(또는 위단극)이거나 양극 세포로 척수로 축삭을 투사시키고 말초로도 축삭을 투사한다. 감각 신경의 말초 과정(process)은 말초 신경안의 한 부분이다. 후근(dorsal root) 세포의 반가량은 피부나 근육, 관절낭 등의 구조에 자유 신경 종말로 종지한다. 나머지 말초 신경 축삭은 파치니 소체나, 골지 건기관, 또는 근방추 간은 특별한 감각 수용기에 종지한다. 이것은 촉각이나 근수축력, 근길이의 변화에 잘 반응하도록 되어있다.

자율신경 섬유의 세포체는 척수와 수평으로 놓여있는 뇌신경 신경절에 위치한다. 자율신경원의 축삭은 한선이나 혈관벽과 같은 평활근에 종지한다.

정상적인 중추신경계의 작용 시, 운동신경원과 자율신경원은 활동전위를 척수에서 말초 쪽으로 보낸다. 반대로 모든 감각 세포는 자극에 대한 반응으로 말초에서 활동전위를 개시하고, 척수로 정보를 전달하고 이것은 고위중추로 전달되기 위해 어디선가 연계될 것이다. 위의 기능의 중요한 점은, 말초 신경은 단순히 활동 전위 전달 통로로 볼 수 있다는 것이다. 활동전위는 신경 섬유를 따라 전달되는 것과 반대로 운동신경이나 자율 신경 섬유를 따라 전달되는 "두 방향의 길"을 따라 이동된다. 신경섬유에서의 "정상적"또는 "생리적" 방향으로의 활동전위의 전파를 *정방향 전파*(orthodromic propagation)라고 한다. 운동섬유와 자율신경 섬유의 정방향 전달은 척수(spinal cord)로부터 나오는 방향이고, 반면 신경 섬유의 정방향 전도는 척수 쪽으로 향하는 방향이다. 말초 신경원의 축삭이 중추신경계를 향하거나 중추신경계로부터 나오는 각각의 정상적인 전달 방향이 있지만, 모든 말초 신경 섬유는 활동전위의 시작 지점에서 양쪽 방향으로 전달 가능하다. 예를 들면, 말초 섬유의 주행을 따라 어느 지점에서 전기적 자극을 가했을 때 일어날 수 있는데, 활동 전위의 생리적 방향의 반대방향으로 전달되는 것을 *역방향 전파*(antidromic propagation)라고 부른다. 예를 들면, 감각 세포에서 역방향 전도는 중추 신경계로부터 나오는 방향이고, 반대로 운동신경원의 역방향 전도는 중추 신경계 쪽으로 향하는 방향이다.

말초 신경의 섬유들의 형태는 각각 그 구조와 크기가 다르다. 일반적으로 기원하는(origin) 세포체가 크면, 돌출되는(projecting) 축삭의 직경이 크고, 활동전위의 전달 속도도 빨라진다. 전도 속도의 차이가 있는 다양한 말초 신경은 일반적으로 신경 섬유 분류에 많이 쓰이는 두 가지 종류에 기초하여 나눌 수 있다(표 3.1). Gasser와 대학(1,2)에서 만들어진 분류표는 말초 신경의 모든 종류의 축삭(운동, 감각, 자율신경)을 설명하였고, Lloys의 분류표(3)는 감각 말초 신경 섬유만을 설명하였다. 표 3.1은 구체적인 종류의 축삭의 섬유 직경과 전도 속도의 분포를 보여준다. 섬유의 직경과 전도 속도는 동물의 신경으로 결정된 것이어서 인간의 말초 신경섬유 보다는 크다. 그럼에도 불구하고 축삭과 전도속도의 상대적인 차이는 인간의 신경에서도 유사하다고 믿어진다. 직경이 작은 유수섬유나 수초가 없는(무수섬유) 구심성 통증보다 근방추나, 골지건 기관, 골격근을 지배하는 직경이 큰 섬유는 보다 빠르게 전도한다.

**표 3.1 말초 신경 분류표**

| 분류1[a] | 분류2[b] | 직경($\mu$m) | 전도속도(m/sec) | 신경 섬유의 종류 |
|---|---|---|---|---|
| $A_\alpha$ | Ia | 12~20 | 72~120 | 일차 구심성 근방추 |
| | Ib | 12~20 | 72~120 | 구심성 골지 건 기관 |
| | | 12~20 | 72~120 | 구심성 골격근 |
| $A_\beta$ | II | 6~12 | 36~72 | 구심성 촉각-압각 수용기 |
| | | 5~12 | 20~72 | 2차 구심성 근방추 |
| $A_\gamma$ | | 2~8 | 12~48 | 원심성 근방추 |
| $A_\delta$ | III | 1~5 | 6~30 | 구심성 통증-온도 |
| B | | <3 | 2~18 | 원심성 자율신경 절전섬유 |
| C | IV | <1 | <2 | 구심성 통증-온도 |
| | | <1 | <2 | 원심성 자율신경 절후 섬유 |

[a] Gasser 분류표: 모든 말초 신경 섬유
[b] Lloyd 분류표: 감각섬유

## 다양한 조직으로 구성된 말초신경(Peripheral Nerve as a Composite of Many Tissues)

감각, 운동, 자율 신경 섬유가 말초신경의 주된 구성요소라 할지라도, 신경 내에는 다른 중요한 형태의 조직이 많이 있다. 말초 신경 섬유를 지지하는 기능을 하는 구조들은 슈반세포, 결합 조직, 혈관이 포함된다.

모든 말초 신경 섬유는 슈반 세포로 둘러싸여 있다. 슈반 세포는 말초 신경에서 여러 가지 기능을 하는데, 그 중 하나는 수초(myelin)을 형성하는 것이다. 앞의 활동전위에서 설명했듯이, 보통(average) 신경의 약 반 정도의 축삭은 수초화 되어있다. 수초화된 많은 부분의 축삭은 활동전위의 전도 속도가 증가하였다. 게다가 슈반 세포는 각각의 섬유를 절연시켜, 왜 운동신경과 자율신경 섬유의 활동전위가 말초쪽으로 전파되고, 중추쪽으로 가는 감각 섬유의 활동전위를 방해하지 않는지를 설명해 준다.

말초 신경 축삭은 또한 세 개의 층의 결합 조직으로 싸여있는데, 이것은 신경 전달과 중요한 역할을 담당한다(그림 3.6). *신경 바깥막*(신경 외막; epineurium)은 결합조직의 치밀한 초(sheath)로 말초 신경 전체를 싸고 있으며, 안쪽으로 들어가 둘러싸서 신경 섬유 다발로 분리시킨다. 신경외막의 한 가지 역할은, 신경에 가해지는 압박력으로부터 축삭을 보호하는 것이다. *신경 다발막*(신경 주막, perineurium)은 신경 섬유 다발(facicles)을 싸고 있는 편평한 얇은 초(sheath)이다. 신경 다발막의 초는 다발내 압력을 유지하고, 양방향의 확산장벽(diffusion barrier)로 작용하고, 말초 신경의 더 큰 탄력성과 신장 강도(신장에 대한 수동 저항)를 제공한다. 가장 안쪽의 결합 조직은 *신경섬유 막*(신경내막; endoneurium)으로, 미세한 결합 조직 기

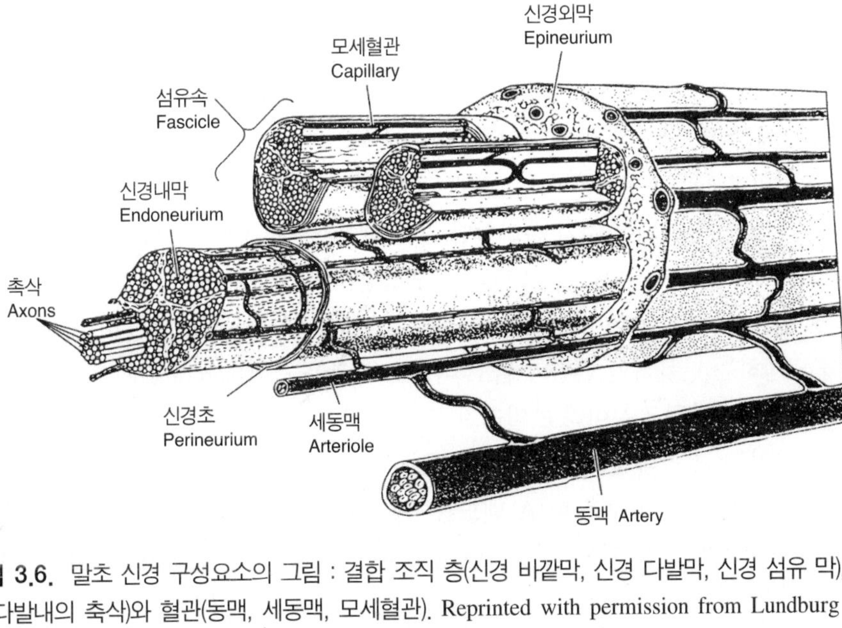


**그림 3.6.** 말초 신경 구성요소의 그림 : 결합 조직 층(신경 바깥막, 신경 다발막, 신경 섬유 막), 신경 요소(신경 다발내의 축삭)와 혈관(동맥, 세동맥, 모세혈관). Reprinted with permission from Lundburg G. Dahlin L. The pathophysiology of nerve compressions. Hand Clin. 1992;8(2):219

질로 각각의 모든 신경 섬유을 둘러 싸고 있다. 신경섬유 막 층은 슈반 세포와 신경내액(endoneural fluid)을 가지고 있으며, 이것은 각각의 신경 섬유의 세포 외(extracellular) 환경을 만들어 준다.

말초 신경은 잘 발달된 혈관을 가지고 있다(그림 3.6). 종축 방향의 세동맥과 세정맥은 신경 바깥막에 있다. 이 혈관들은 혈관벽의 평활근을 지배하는 교감신경으로부터 혈류량이 조절된다. 규칙적인 간격으로, 신경 바깥막의 세동맥은 한 개 또는 더 많은 신경 다발로 혈액 공급을 위해 신경 안쪽으로 가지를 낸다. 또한 보다 더 작은 직경의 종축 방향의 세동맥과 세정맥이 신경다발막 사이에서 발견된다. 그 가지들은 신경다발내에서 모세혈관상으로 사선으로 진행하거나 솟아오른다(arise). 말초신경의 모세혈관은 상대적으로 직경이 크고(근육의 모세혈관 크기의 약 두 배), 대부분이 신경 다발안의 신경 섬유막에 있다. 신경 다발내 모세혈관상은 모세혈관 사이의 넓은 U-loop 문합으로 특징지어진다. 이것은 개개의 신경 섬유로의 혈류를 공급하는 모세혈관으로의 다양한 혈류의 흐름을 만들어 준다.

## 골격근 구조
## SKELETAL MUSCLE STRUCTURE

### 근세포 구조 (Muscle Cell Structure)

횡문의 골격근의 첫 번째 구성요소는 근섬유이다. 근섬유는 원주형의 가늘고 긴 형태의 세포로 그 것의 직경은 보통 50~200 μm이고 길이는 다양하다. 이 실모양의 세포는 근육의 전기적이고 수축성의 특성을 제공하고, 이것은 전기 치료나 전기 생리적 평가를 연구하는 사람들에게 특별한 흥미를 갖게 하였다. 근육 세포의 안을 구성하고 있는 대부분은 *근원섬유*(myofibrils)라 부르는 특별한 단백질 다발이다(그림 3.7). 이 원주형 요소(element)는 1~2 μm의 직경으로 근섬유 전체에 걸쳐 있다. 하나의 근섬유는 수 천개의 근원섬유로 이루어져 있다. 근육의 종단면을 광학 현미경으로 관찰하면, 근원섬유는 밝은 부분과 어두운 부분으로 이루어져 있다. 이 줄무늬는 근원섬유 전체에 걸쳐 나타난다. 전자현미경으로 보다 자세하게 관찰하면, 근원섬유의 구조는 보다 분명해진다(그림 3.7D). 근원섬유의 반복적인 패턴은 근원섬유를 이루고 있는 두껍고 얇은 *근 필라멘트*(myofilaments)의 수축성 단백질의 배열 때문이다.

근원섬유를 구성하는 반복적인 단위의 밝고 어두운 부분을 *근절*(sarcomere)이라고 부른다(그림 3.7E). 하나의 근절은 Z 선이라고 알려진 구조 사이이다. 두꺼운 근 필라멘트는 근절의 중앙에 위치하고, 가는 근 필라멘트는 각 Z선의 끝에서 나와 중앙 쪽으로 향하고 두꺼운 필라멘트의 끝과 중첩되어 있다. 어두운 띠(A 밴드)는 두꺼운 필라멘트와 가는 필라멘트가 중첩된 부분이다. 밝은 띠(I 밴드)는 가는 근 필라멘트만 포함되고 Z 선 끝에서 가운데로 확장되어 나온다.

생화학적으로 두꺼운 필라멘트는 수축성 단백질인 *미오신*(myosin)으로 구성되어 있다. 이

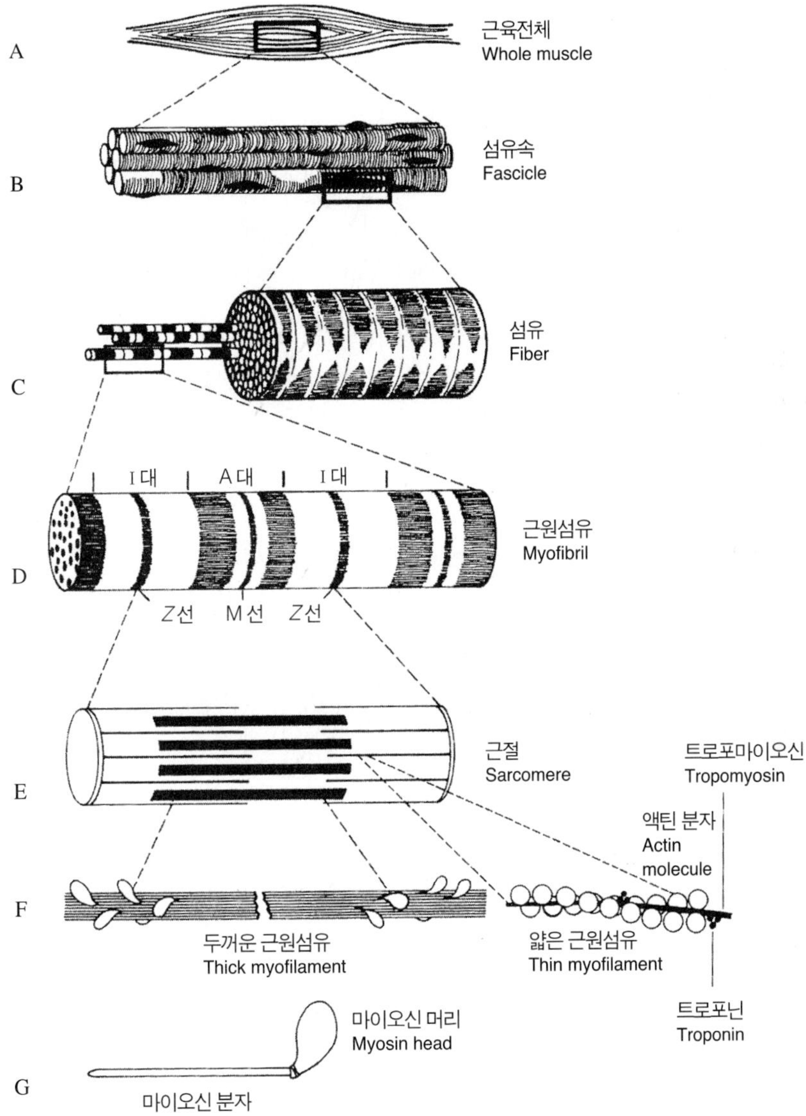


**그림 3.7.** 골격근 전체에서 분자수준까지 구조의 조직화. (Redrawn with permission from Bloom W, Fawcett DW. A Textbook of Histology. Philadelphia:W.B. Sanders, Inc; 1976).

단백질은 공 모양의 머리에 연결된 얇고 긴 꼬리를 가지고 있다. 약 200개의 미오신 분자의 정렬이 하나의 두꺼운 필라멘트를 만든다(그림 3.7F). 가는 필라멘트는 *액틴*(actin)이라는 수축성 단백질로 구성되어 있다. 액틴 분자는 구형이며, 가는 필라멘트로, 두개의 긴 사슬이 서로 꼬여있는 모양으로 마치 진주 가닥을 꼬아놓은 것 같다. 가는 필라멘트에는 *트로포닌*(troponin)과 *트로포미오신*(tropomyosin)이라는 또 다른 두개의 단백질이 있다. 이 조절 단백질은 수축성 단백질인 액틴과 미오신의 상호작용을 조절한다. 토로포닌은 칼슘이온과 결합하여

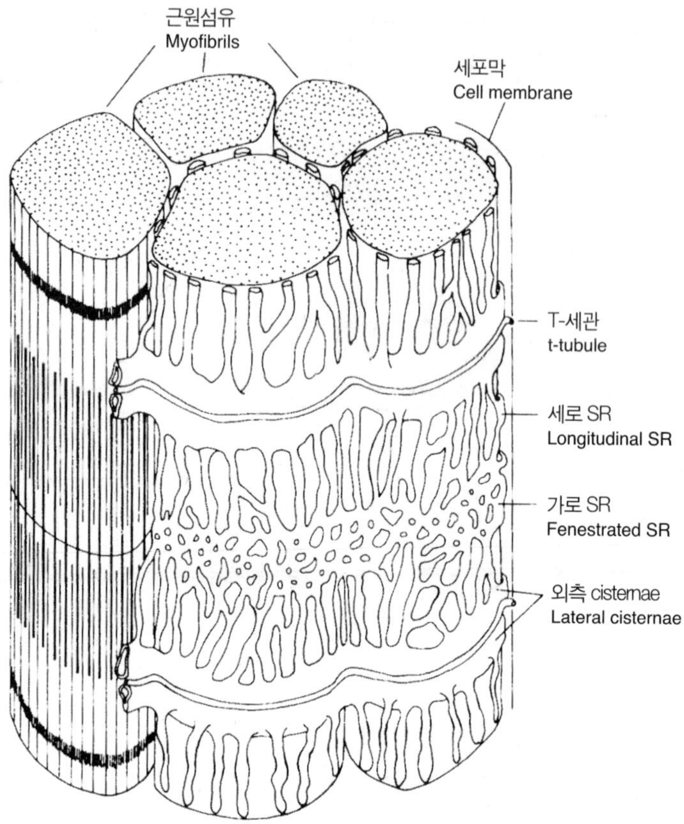


**그림 3.8.** 골격근의 막 시스템 : 근형질 세망이 근원섬유와 막의 표면에서 중앙부로 뻗어있는 t-세관을 싸고 있다. (Redrawn with permission from Ham AW,Cormack DH. Histology. Philadelphia:J.B. Lippincott; 1987.)

토로포미오신의 위치를 조절한다. 트로포미오신은 가늘고 긴 단백질로, 가는 필라멘트 위에서, 근육이 쉬고 있을 때 액틴-미오신의 결합을 방해한다.

옷의 소맷자락 같은 각각의 근원섬유를 둘러싸고는 것은 *근형질세망*(sarcoplasmic reticulum: SR)이라고 부르는 관 모양의 망상조직이다(그림 3.8). 근형질 세망은 많은 양의 칼슘을 포함하고 있는 내형질 세망(endoplasmic reticulum)을 조절한다. 근형질 세망은 근섬유의 길이에 따라 하나의 단위로 나누어지고, 각 단위는 3개의 구성요소로 이루어진다. 근형질 세망의 중앙부는 천공성 *근형질 세망*(fenestrated SR)이라 부른다. 중앙부로부터 뻗어나온 관 모양의 망상 조직은 종축형 근형질 세망(longitudinal SR)이라고 부른다. 종축형 근형질 세망은 *외측 또는 종말 수조*(lateral or terminal cisternae)라 불리는 큰 강(cavities)과 연결된다. 근형질 세망과 인접 분절인 외측 수조는 세포막의 표면에서 중앙부로 들어온 *t-세관*(t-tubules) 주위를 싸고 있다.

각 근섬유의 세포막의 표면 바로 아래에 가늘고 긴 또는 *난형*의 세포 핵이 있다. 핵은 근섬유 전체에 걸쳐 있으며, 근 단백질의 생산과 같은 세포활동의 유전적 명령의 저장 창고이다. 근섬유는 매우 길기 때문에, 세포내의 단백질 합성과 붕괴를 효과적으로 조절하기 위해서는 근 길이에 맞는 많은 수의 핵이 필요하다.

근섬유의 전체에 걸쳐 있는 또 다른 내부 구조물은 *미토콘드리아*(mitochondria)이다. *근사립체*(sarcosomes)라고도 알려져 있는 근섬유의 미토콘드리아는 근섬유의 용적에 따라 고르게 분포되어 있고, 보통 근원섬유 사이에서 발견된다. 근사립체는 자유 지방산과 글루코스 같은 근육 연료의 산화성 대사를 조절하는 효소를 포함하고 있다. 결과적으로 근사립체는 ATP 생성의 중요한 장소가 된다. ATP는 단백질 합성, 막 펌프, 근수축 등의 다양한 세포내 과정의 에너지 공급을 위해 필요하다.

근섬유의 마지막 세포 내 구성 물질은 세포내 구조물을 모두 싸고 있는 *세포질*(cytoplasm)이다. 이 세포내액[또한 *근형질*(sarcoplasm)이라고도 함]의 대부분은 물이지만, 근세포의 정상적인 기능에 중요한 다른 여러 가지 물질을 포함하고 있다. 근형질은 자유지방산, 글루코스, ATP 같은 많은 뉴클레오타이드 등을 포함하는 근육 연료의 저장 장소이다. 해당작용의 모든 효소는 세포질에 위치하고 있기 때문에, 세포질은 글리코겐과 글루코스가 ATP를 생산하기 위해 무산소 대사를 하는 장소이다. 근형질은 또한 단백질의 기본 구조인 아미노산이 풍부하다. 리소좀은 손상된 세포 내 구성물의 조정을 담당하고 있다. 마지막으로 세포질은 미오글로빈을 포함하는데, 산소 결합과 수송 단백질인 미오글로빈은 산화 대사과정을 유지하는데 중요하다.

근섬유의 세포막을 *횡문근형질막*(sarcolemma:근초)라고 부른다. 막은 앞에서 설명한, 근섬유의 안정막 전위를 유지하고 근육 활동전위를 전파하기 위해 세포 내로 들어가거나 나오는 물질을 조절한다. 활동전위가 정상적으로 시작되는 근섬유막의 특별한 부위를 운동종판(motor ensplate)라고 한다(그림 3.9).

신경 세포의 축삭이 근섬유를 지배하는, 운동 종판에는 알파 운동신경이 종지한다. 근섬유의 이 부분은 신경근 연접의 전달 물질인 아세틸콜린에 대한 특별한 수용체가 있다. 운동 신경 종말에서 아세틸콜린이 유리되면, 운동 종판의 수용체와 결합하고, 이 부분의 세포막은 나트륨이온의 침투성이 증가한다. 따라서 많은 양의 나트륨 이온이 세포내로 이동하고, 활동전위가 발생되고, 이때마다 근육의 운동신경은 작용된다. 따라서 정상적인 신경근 연접은 *효과기 시냅스*(effective synapse)라고 한다.

근형질막의 또 다른 특별한 형태는 세포막의 규칙적인 간격을 한, t-세관이라고 불리는 관 모양의 구조로 세포의 중앙을 향해 함입되었다. 각 t-세관의 관내강(lumen)은 세포외액과 이어져있고, t-세관은 근섬유의 중심부로 활동전위를 전파하는 길로 사용된다.

## 많은 조직의 합성물로서의 근육(Muscle as a Composite of Many Tissues)

근육구조에 관한 토론에 있어서는 근섬유 집단의 구성과 개별근섬유의 형태학적인 특징이 흔한 관심사이다. 이것은 기초로 유익하지만, 조직의 수많은 구성요소로서 전체 골격근으로

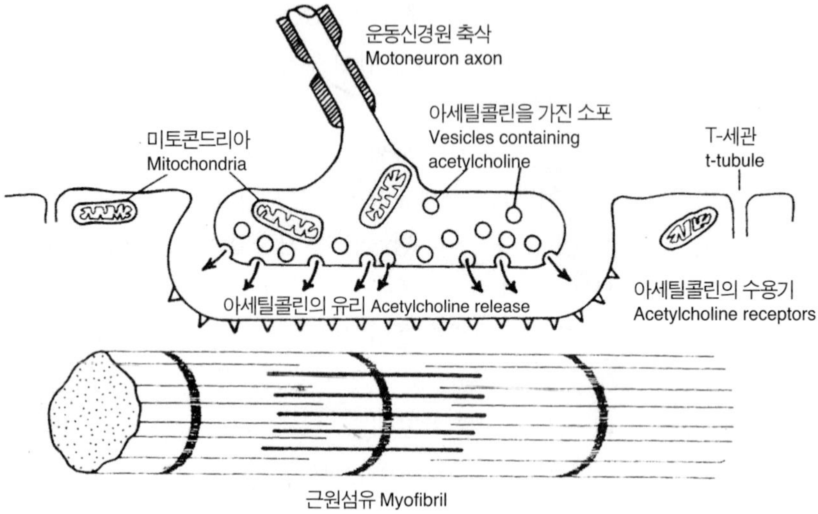


**그림 3.9.** 신경근 연접의 도식화. (Redrawn with permission from Vander AJ. Sherman JH, Lusiano DS, *Human Physiology: The Mechanisms of Body Function*. New York: McGraw-Hill; 1990.)

바라보아야 한다. 확실히 근육의 주된 요소는 근세포와 근섬유이다. 섬유수축은 힘을 만들거나 유지하게 하여 골격의 안정이나 움직임을 준다. 그러나 힘을 만들거나 전달하는 근육의 능력에 영향을 미칠 수 있는 전체 골격근 안에서 존재하는 여러 개 조직의 다른 형태가 있다.

전체근육의 한 가지 중요한 요소는 결합조직이다. 근육 안에서의 결합조직은 세 개의 부분으로 나누어진다. 먼저, 전적으로 근육에 둘러싸여진 결합조직 층으로 *근외막*이 있다. 둘째로, 근외막이나 다발로 불리는 근섬유의 집단으로부터 나오는 결합조직 층인 *근주위막*이 있다. 마지막으로 각 근섬유를 싸고 있는 근막주위막과 교원질 섬유와 섬유아세포로부터 나오는 결합조직인 *근섬유막*이 있다. 이러한 세 가지 결합조직의 층은 수동적인 신장에 대한 근육의 저항을 설명한다. 근육에서 결합조직의 양과 특징의 변화는 골격계에서 수축력의 획기적인 변화를 줄 수 있다.

이차적으로 중요한 다른 구성요소는 골격근의 혈관구조이다. 근육에서 세동맥은 근육순환을 조절하는 주요 혈관이며 가지들 정밀한 모세혈관으로 되어있다. 골격근에서 각 섬유는 근내막 층에 세포막에 이웃하여 놓여있는 대개는 몇 개나 최소한 한개의 말초혈관의 도움을 받는다. 말초혈관-근육세포의 연결에서 체액이나 대사물과 생산물들의 교환이 일어난다. 말초혈관 연결의 밀집은 동맥이 공급되는 곳에서 근육의 출구인 큰 정맥으로부터 배출되는 소정맥 형태로 되어 있다. 근육의 혈관연결은 조직의 정상적인 기능에 중요한데 왜냐하면 근육은 인체에서 산소와 에너지를 가장 많이 소비하기 때문이다. 혈관공급이 효과적이지 않다면 근육은 빠르게 수축하는 능력을 상실하고 근육의 순환질환을 가진 환자에서 볼 수 있는 피로의 저항력 저하와 약화를 가져온다.

근육의 세 번째 구성요소는 신경조직이다. 골격근은 무수화되거나 유수화된 신경섬유 양쪽을 가지고 있다. 유수신경섬유는 근섬유뿐만 아니라 근활동에서 볼 수 있는 감각수용기의 수많은 형태를 지배한다. 감각수용기는 근력과 같은 특정한 조건과 근육길이의 변화율과 길이를 감지하는 방추체를 포함한다. 골지기관은 근육이 수축하는 동안에 생기는 장력을 볼 수 있는 근-건 접합부에서의 수용기이다. 부수적으로 근육은 통증의 알아내는 것과 관련이 있는 무수화, 유수화된 신경섬유의 끝인 수많은 자유 신경 종판을 가지고 있다. 다른 신경섬유는 수축에 골격근 섬유의 활동을 야기하는 알파운동신경원의 큰 수초화된 축삭들과 근방추의 민감도를 조절하는 감마운동신경원의 작은 크기의 축삭들이다. 근육에서 나머지 신경계는 소정맥과 세동맥의 벽에서 혈관평활근의 조절에 의한 근 순환 조절에서 주된 역할을 하는 자율신경계의 섬유들이다. 이 모든 신경계 요소들은 근육에서 중요한 역할을 한다.

근육에서 알파운동신경원 축삭의 말단은 근수축의 시작에 필수적이며 자세한 설명은 이 장의 다음에서 하기로 한다. 근육에서의 감각 수용기와 근수축 상태와 근육의 위치를 알아내어 중추신경계에 중요한 정보를 제공하는 척수와 뇌에 대하여 정보를 전달하는 구심성 감각섬유가 있다. 이러한 감각 피드백은 근수축의 조절과 자세나 운동의 조절에 필수적이다.

근육신경계 구성요소의 기능이상은 일상생활에서 요구되는 적절한 수축의 수준을 생산하는 근육의 능력을 떨어뜨릴 수 있다.

## 근수축의 생리학
**PHYSIOLOGY OF MUSCLE CONTRACTION**

### 수축의 시작 (Initiation of Contraction)

골격근이 어떻게 수축하는지를 설명하는 일련의 전기적 화학적 사건을 *흥분-수축 결합*(excitation-contraction coupling)이라고 한다. 근육의 활성화가 되기 위해서는, 중추신경계는 가장 먼저 알파 운동신경원의 축삭에서 활동전위를 일으킨다(그림 3.10). 일단 시작이 되면, 신경의 활동전위는 빠르게 말초 축삭을 따라 전달되고, 최종적으로 운동 신경 말단의 막에 이르게 된다. 신경의 활동전위가 말단에 전달되면, 신경근 연접의 신경전달 물질인 아세틸콜린이 *세포외유출*(exocytosis)라고 불리는 과정을 통해 운동 종판에서 전달물질액으로부터 방출된다. 아세틸콜린은 확산에 의해 신경과 근육 막 사이의 공간을 지나간다. 전달물질이 세포막에 도달할 때, 그것은 빠르게 막의 종판에 있는 특별한 수용체 단백질과 결합한다. 아세틸콜린이 결합되는 즉시, 수용기 주위의 막은 소디움채널 단백질 열림에 의하여 소디움이온들의 투과성이 증가한다. 왜냐하면 소디움이온의 전기적, 화학적 차이는 안으로 들어오며, 소디움 이온들은 근세포로 이동하며 경막근전위는 근세포안으로 들어오는 플러스 충전에 의하여 감소된다. *경막근전위*에서 이러한 감소는 전위전극에 의해서 기록할 수 있다. 정상근육에서 운동신경 말단으로부터 전달물질의 유리에 대한 반응에 대해 발생하는 *전위전극*은 신경근접합부의 바깥에 근섬유막의 소디움 투과성을 증가시키는데 충분하다. 전근섬유의 표면을 빠르게 호

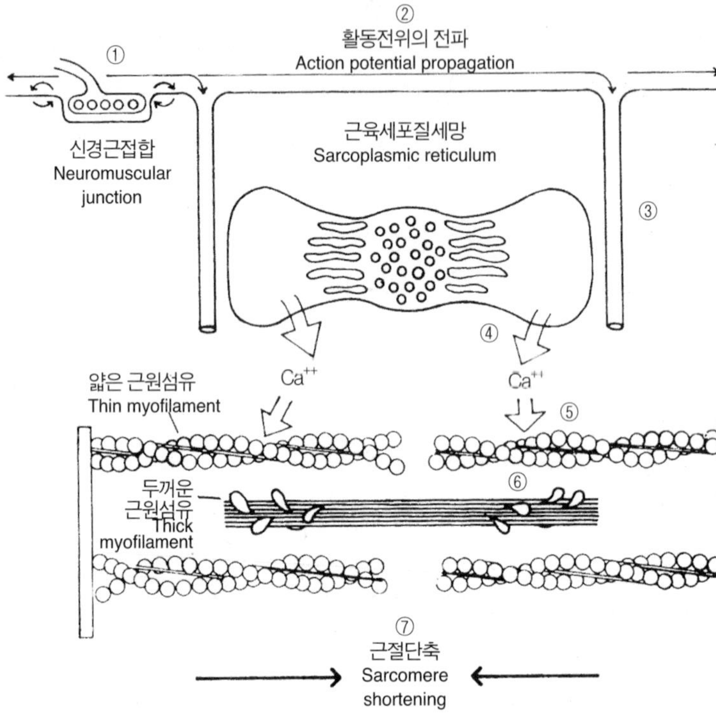


**그림 3.10.** 근수축의 순서의 도식화 : 1, 신경근 접합부의 활동과 근육 활동전위의 개시. 2, 근육막을 따라 활동전위의 전파. 3, t-세관을 따라 전도되는 활동전위. 4, 근형질 세망으로부터의 칼슘의 방출. 5, 트로포닌과 칼슘의 결합과 이차적인 트로포미오신의 이동. 6, 액틴과 미오신의 교차다리 형성. 7, 근절의 길이단축. (Redrawn with permission from Vander AJ. Sherman JH, Lusiano DS, *Human Physiology: The Mechanisms of Body Function*. New York: McGraw-Hill; 1990.)

르는 재생과정에서 세포의 바깥으로 이르는 포타슘이온에 의해 소디움이온은 근육으로 들어간다(이전에 휴식기 막전위와 활동전위에서 설명하였다).

근 활동전위 과정에서 t-세관이라 불리는 표면막의 입구를 만난다. 활동전류는 t-세관으로 퍼지고 세포 안을 향하여 막을 따라 이동한다. 분극은 t-세관을 따라 진행되며 이것은 전압-감각 칼슘채널의 열림과 칼슘이온의 근육세포질 망의 외측수조의 투과성을 증가시킨다. 왜냐하면 근육세포질 망은 근세포질에 비교하여 고농도의 칼슘이온을 가지고 있으며, 칼슘은 세포질 안으로 빠르게 확산된다. 세포질 안으로 유리되면 칼슘의 확산은 근세포질 망으로부터 얇거나, 두꺼운 섬유부로 확산된다.

얇은 섬유의 표면은 칼슘이온과 매우 유사한 조절단백질인 트로포닌이 있다. 세포질 망에서 어떠한 칼슘이라도 트로포닌 분자위의 칼슘-결합부에 급속하게 결합된다.얇은 섬유위의 트로포닌 분자에 칼슘이 결합될 때 트로포닌의 변화가 일어난다. 트로포닌에 다른 단백질이 부착된 프로포마이오신은 모양이 변하는데 트로포마이오신에서 잡아당기고 얇은 섬유에서 트로포마이오신이 부위에서 변화가 일어난다(그림 3.11). 정상적으로는 트로포마이오신은 두꺼

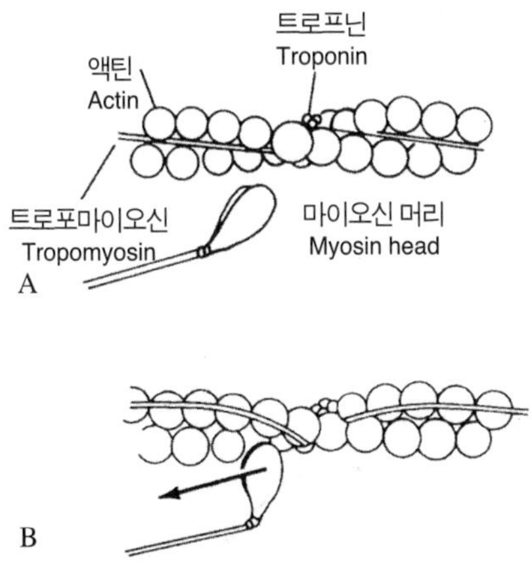


**그림 3.11.** 근육의 휴식 시 (A)와 수축 시 (B)의 굵은 필라멘트의 미오신 머리와 가는 필라멘트 분절의 도식화. (Redrawn with permission from Cormack DH. Ham'sHistology. Philadelphia: J.B. Lippincott; 1987.)

운 섬유로부터 나오는 마이오신 분자의 머리와 유사하거나 당기는 각각의 액틴의 분자에 싸여 있는 얇은 섬유 위에 위치한다. 트로포닌은 트로포마이오신이 부착된 부위에서 떨어지게 당기면 액틴분자와 마이오신 머리는 재빨리 부착된다. 이 같은 액틴위에 결합부에 마이오신 머리의 부착(cross-bridge formation)은 즉시로 마이오신 분자의 모양에 변화를 가져온다. 마이오신 머리의 변화의 효과는 근절의 중심부로 얇은 섬유를 당긴다. 액틴과 마이오신의 이러한 상호작용은 수많은 곳에서 일어나며 근수축을 일으키는 과정이다.

## 수축의 정지(Cessation of Contraction)

가능한 부위에서 액틴과 마이신의 상호작용은 마이신이의 전환에 충분한 ATP의 양과 남아있는 액틴분자 위에 부착 부위가 있는 한 지속될 것이다. 근활동 전위 단순 표면에서 칼슘은 규칙적으로 유리된다. 칼슘이 트로포닌에 결하되고, 액틴과 마이오신의 결합-다리 빠르게 형성되고 근력의 생산은 시작된다. 외측수조로부터 칼슘이 유리되자마자 칼슘은 길게 늘어진 수조의 벽에 놓여있는 ATP-의존펌프에 의해서 SR안으로 능동적으로 이동된다. 세포질에서 칼슘농도의 저하는 트로포닌으로부터 다른 결합된 칼슘이온들이 분리되는 것이다. 그러므로 트로포닌은 처음의 모양으로 돌아오고 트로포마이오신은 마이오신을 위해 액틴과 결합된 곳에서 휴식기의 위치로 떨어지게 된다. 매우 빠르게 수많은 결합-다리에서 이 같은 형태가 일어나서 수축력은 떨어지게 되는 것이다. 트로포마이오신에 의하여 모든 액틴-결합부가 차단되면 상호작용과 수축이 정지된다.

## 근력생산에 영향을 주는 요소(Factors Influencing Muscle Force Production)

### *활동빈도(Frequency of Activation)*

그림 3.12는 섬유가 일정한 길이를 유지할 때 활동전위에 의해 활성화에 반응하는 근육단변에서 일어나는 수축을 보여준다. 수축은 거의 순간적으로 최대치에 이르며, 그리고 점차로 제로로 떨어진다. 발생되는 수축의 형태는 근육안의 수많은 액틴과 마이오신의 결합-다리의 빠른 형성을 반영하는 것이며, 칼슘의 SR으로 분리되는 점진적인 결합-다리의 점진적인 감소와 트로포마이오신 조절하는 단백질에 의하여 액틴에 덮여있는 마이오신-결합이 뒤따른다.

이러한 수축의 단면은 매우 다양한 특징적인 활동의 반응에 대하여 실험적으로 측정될 수 있는 힘과 근육분절 안에서의 수축의 단면을 볼 수 있다. 그림 3.12에서 단일자극에 반응하는 근육분절로부터 등척성 힘을 측정하는 것을 보여준다. 대조적으로 근육분절 안에서 일어난 힘과 내부 수축성 기구에 의해 일어나는 것보다 적은 점진적인 진폭에서 실제적인 힘을 측정할 수 있다. 이러한 힘을 단일 활동에 반응에 측정되는 *등척성 수축*이라고 부른다. 포유동물의 골격근은 힘이 점진적으로 가해진 후에 20에서 100 msec에 연축의 장력의 정점에 이른다.

왜 앞에서 얘기한 근육의 내부수축성 기구로부터 등척성 수축이 다를까? 대답은 수축성 기계류들은 골격계를 상하게 하기 때문이다. 이전에 토론한 바와같이, 근육의 수축성 단백질은 SR과 근세포막, 근육에 걸쳐있는 결합조직층에 의하여 근육의 수축단백이 만들어 지기 때문이다. 근육분절안의 결합조직 층은 각 근육의 끝에 근육의 건의 형태로 바뀌게 된다. 이러한 구조들은 탄력성을 가지게 된다. 그래서 신장력을 가하면 스프링같은 성질을 가지게 되고 힘

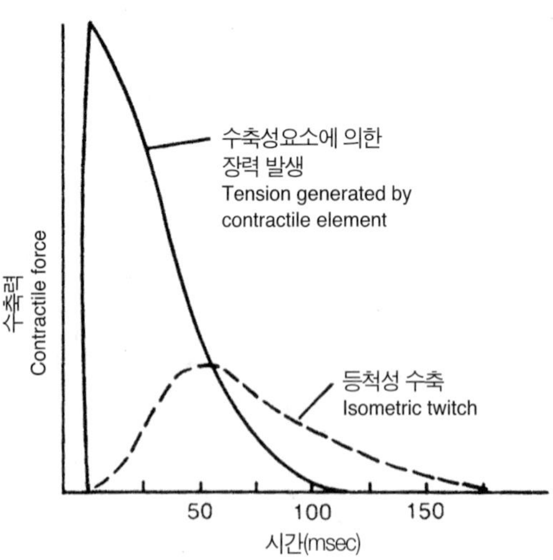


**그림 3.12.** 단일 활동 전위에 대한 시간의 경과에 따른 수축력. 근육내의 굵은 필라멘트과 가는 필라멘트의 상호 작용에 의해 생성된 장력은 근육의 연속적인 탄성요소에 의한 등척성 연축반응의 형태로 변한다. (Redrawn with permission from Vander AJ. Sherman JH, Lusiano DS, *Human Physiology: The Mechanisms of Body Function*. New York: McGraw-Hill; 1990.)

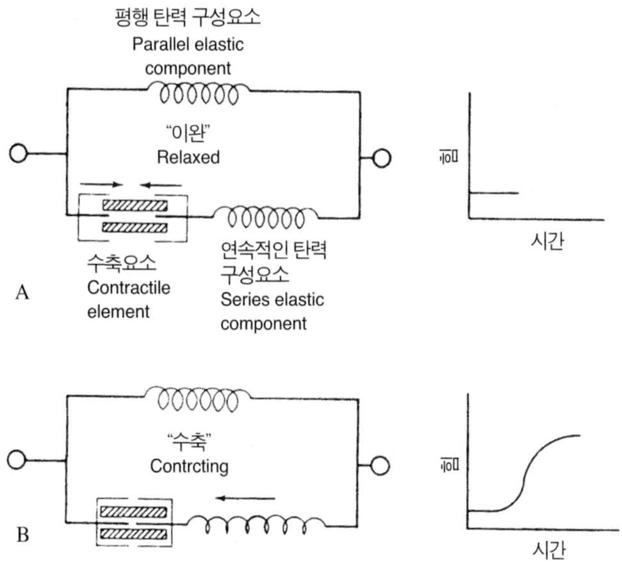


**그림 3.13.** 휴식 시 근육의 수축 요소와 탄력 요소의 도식화**(A)**와 등척성 상태에서 단일 활동전위에 반응하는 근육의 수축 요소와 탄력 요소**(B)**.

을 제거하면 원래의 크기와 모양을 가지데 되는 것이다. 근육분절 안에서 생산된 힘은 이러한 근육구성요소들로 인하여 수정되고 측정된 등척성 수축을 설명할 수 있다.

그림 3.13은 근육의 수축성과 탄력성 요소들의 모델을 보여주고 있다. 근육의 수축성 요소들에 의해서 생산되는 힘은 스프링같은 조직요소를 통해 전달되며 근육의 *연속적 탄력구성요소*들이라 불리며 이전에 측정하였다. 근육의 수축성요소들이 활성화되면, 어떤 힘은 연속적 탄력 구성요소 펴짐에 사용되고 나머지는 골격계를 통해 이전한다. 수축성 활동이 직렬로 된 탄력 요소를 신장시키지만, 병렬이 탄력 요소의 길이에는 영향을 주지 않는다. 연속적 탄력 구성요소의 펴짐에 사용되는 힘의 양은 내부 힘을 일으키는 정점과 등척성 수축에서 정점의 차이에도 같다. 수축성 요소 정점 힘과 측정된 등척성 수축의 정점간의 시간적 차이는 연속적 탄력 구성요소의 신장에 요구되는 시간 때문이다. 수축성 요소와 수축력의 비교는 연축장력이 힘을 일으키는 데 근육분절의 실제 능력의 나타내는 것이 부실함을 보여준다.

단일 근육 활동의 결과는 독립된 자극을 뜻하는 것이 된다. 그러나 근육이 활성화하는 동안에 근세포막에서 연속적인 근 활동전위가 생산된다. 어떻게 활동전위의 훈련이 근육에서 힘의 발생에 영향을 미칠 수 있을까?

훈련의 처음 근 활동전위에 반응은 근육의 수축성 요소에 의해서 활성화되고 연축과 같은 수축력은 생산된다. 처음의 활동전위에 의해서 칼슘유리가 전부되기 전에 두 번째 활동전위가 전달되면 분리되며 SR로부터 더욱 칼슘이 더욱 유리되고, 액틴-마이오신 결합-다리의 순환은 지속된다. 그 결과로 근육분절의 활성화로부터 측정된 힘은 다시 상승한다. 그래서 처음 활동전위에 대한 반응에서 연속적 탄력 구성요소와 두 번째 활동전위 전에 충분한 이완의 시간을 가질 수 없고, 이차활성화에 대한 반응으로 적은 장력이 발생이 연속적 탄력 구성요소의 퍼짐에 요구된다. 결과적으로 스프링 같은 장치를 통해 증가된 장력이 전달되고 측정된다. 훈련을 통한 활동전위는 활성화된 조직에서 나오는 측정된 힘에서 더욱 증가된다. 그림 3.14에서는 힘이 나오는 단면을 나타내는 *연결되지 않은 강축*(unfused tetanus)이라 불리는 장력에서 진폭기를 보여준다. 연결되지 않은 강축(unfused tetanus)은 근육 활성화의 특정한 거의 초당 3에서 20회 자극에서 근육의 활성화에 대한 반응으로 나타난다.

골격근 활성화의 빈도는 등척성 힘에 따라 증가되며 근육에서 측정할 수 있다. 부수적으로, 진폭기에서 힘이 점진적으로 사라지면, 수축은 점진적으로 부드러워 진다. 근육에 초당 20에서 30 이상 매우 빠른 자극에 전달되면. 부드럽고 강한 수축이 일어나는 데 이를 연*결된 강축*(fused tetanus)이라고 부른다. 최대한의 강축은 연축보다 근육의 수축성 능력을 나타내는 척도이다.

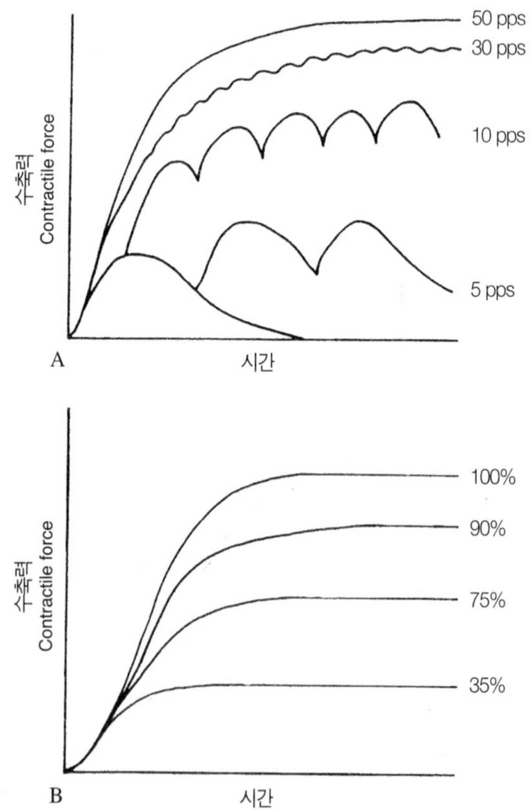


**그림 3.14.** 근육의 고정된 부분에서 주파수의 변화에 반응하는 근육의 수축력의 기록하였다 **(A)**, 강축성 주파수에서 활성화된 근섬유(동원된)의 비율의 변화에 반응하는 근육의 수축력을 기록하였다 **(B)**.

*활성화된 섬유의 수 (Number of Fibers Activated)*

근육의 힘 조절과 관계된 두 번째 중요한 요소는 수축 시 활성화되는 근섬유의 개수이다. 운동 신경 섬유에 의해 활성화되는 총 근섬유의 비율이 증가함에 따라 고정된 활동 주파수에서 근육에 의해 생성되는 힘의 양도 증가한다(그림 3.14B). 힘이 증가하는 것은 수축에 더 많은 근섬유가 동원되어진다는 것으로, 간단히 말해 액틴-미오신 교차 다리의 형성의 총 숫자가 증가된 결과이다.

*골격근의 길이(Length of Skeletal Muscle)*

근육이 만들어 낼 수 있는 능동 장력(active tension)을 결정하는 세 번 째 요소는 근육의 길이이다. 두꺼운 필라멘트와 가는 필라멘트 사이의 교차다리의 수가 최대일 때의 근육의 길이를 안정길이(rest length)라 한다. 인간의 사지의 근육의 경우, 원래의 위치에서 근육 길이는 안정 길이의 20%에서 변화할 수 있다(그림 3.15). 예를 들어, 주관절은 완전히 신전할 때, 상완이두근은 중간범위 보다 길이의 20%가 신장될 것이다. 반대로 주관절을 완전히 굴곡할 때, 상완이두근의 길이는 안정시보다 20% 줄어들 것이다. 근육은 안정 길이의 10% 범위에서 최대 장력을 만들어낸다. 예를 들어, 상완이두근에서 최대장력은 주관절의 가동범위의 50%인 가운데에서 생성된다. 상완 이두근이 가동범위의 가운데인 50%보다 길거나 짧은 위치이면, 상완 이두근의 장력 발생 양은 감소한다.

*수축의 속도와 방향 (Velocity and Direction of Contraction)*

이러한 관점 때문에 근수축은 근육이 일정한 길이로 유지되는, 등척성 상태에서만 논의되어 왔다. 근육이 활동하는 동안 근육의 길이는 변화할 것이고, 짧아질 때의 속도는 근육이 생성할 수 있는 힘의 양을 결정하게 될 것이다. 그림 3.15B는 골격근의 구심성(짧아지는 수축, 등척성)과 원심성(길어지는 수축)수축의 힘-속력의 상관관계를 보여준다. 그래프에서 단축 속도가 0일 때 등척성 수축하의 근육에서 큰 힘이 발생하고, 단축 속도가 증가함에 따라 점진적으로 감소하는 것을 보여준다. 또한 근육이 생성하는 최고의 힘은 원심성 수축일 때 일어난다.

## 동일하지 않은 개체의 골격근
## NONHOMOGENEOUS NATURE OF SKELETAL MUSCLE

### 골격근 섬유의 특성(Skeletal Muscle Fiber Characteristics)

앞에서는 골격근의 구조와 수축형태가 마치 모든 근육에서 동일한 형태인 것으로 설명되었다. 사실 수 백년 동안 수많은 종류의 골격근의 형태가 존재하며 또한 정상 활동에서 각각의 골격근의 수축형태가 다르다는 것이 설명되어져왔다. 일반적으로 날아다니는 새와 가축의 근

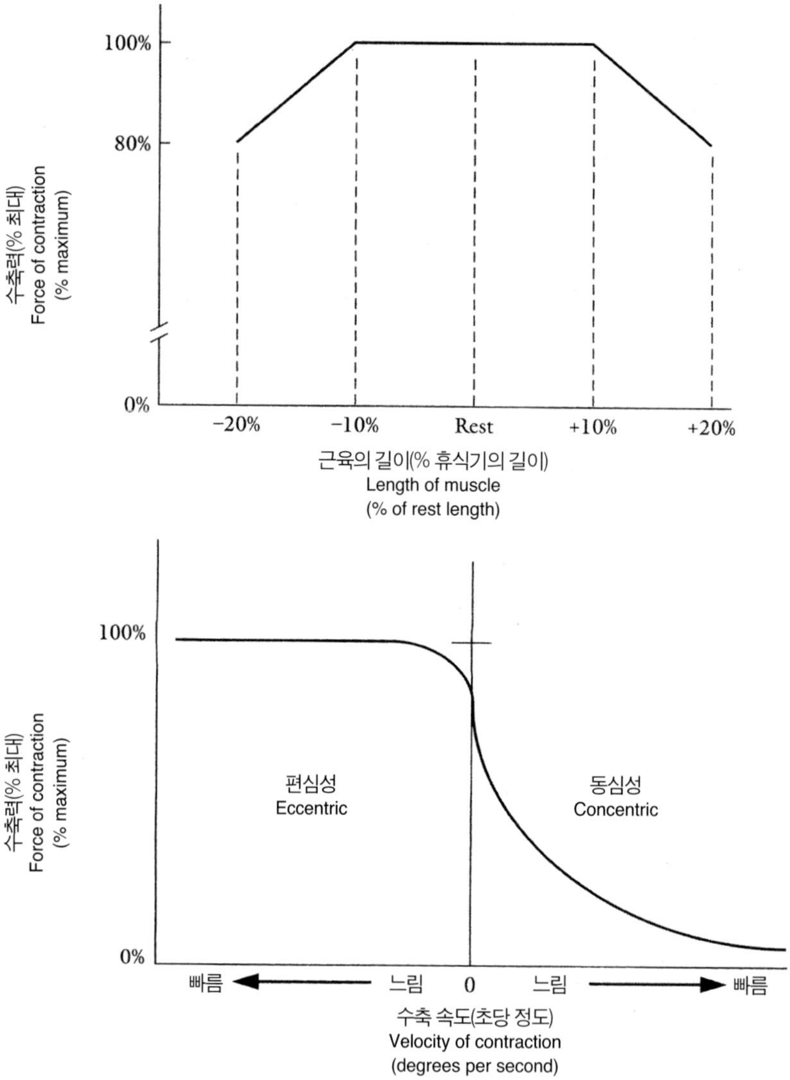


A

B

**그림 3.15.** 근 길이의 따른 근육에 의해 생성되는 수축력(A)과 구심성 등장성 수축 속도에 따른 수축력(B).

육을 비교한다.

닭의 가슴근육은 다리근육에 비해서 붉은 빛이 연하다. 이유는 집에서 기르는 가축의 경우 날개를 움직이기 위해 사용하는 가슴근육은 거의 사용하지 않는 대신, 먹이를 찾기 위해 걸어 다니게 되는데 이때 거의 다리근육만을 사용하기 때문이다. 이와는 대조적으로 철새의 가슴근육조직은 다리근육조직에 비해 더 진하다. 예전의 과학자들은 이러한 관찰을 통해 진하고 연한 두 종류의 근섬유가 존재하며, 이 둘이 골격근을 구성한다고 추측하였다. 20세기 초,중반에는 현미경과 조직화학적기술의 발달로 대부분의 포유류의 골격근은 두 형태가 아닌 3형태의 골격근으로 구성된다고 밝혀졌다.

수 년 동안 포유류의 횡문근에 속하는 다른 형태의 근섬유를 설명 할수 있는 2가지 주요 분

**표 3.2 골격근 섬유의 특징과 분류**

| | 근섬유 유형 | | |
|---|---|---|---|
| | IIB | IIA | I |
| 특징 | FG[a] | FOG[b] | SO[c] |
| 수축속도 | 빠름 | 빠름 | 느림 |
| 근원섬유 ATpase | 높음 | 높음 | 낮음 |
| 섬유직경 | 큼 | 중간 | 작음 |
| 모세혈관공급 | 적음 | 풍부 | 풍부 |
| 산화효소활동 | 낮음 | 중간-높음 | 높음 |
| 미토콘드리아 | 낮음 | 높음 | 높음 |
| 해당효소 | 높음 | 높음 | 낮음 |
| 글리코겐 | 높음 | 높음 | 낮음 |
| 마이오글로빈 | 낮음 | 높음 | 높음 |

[a]FG = 빠른연축, 해당적
[b]FOG = 빠른연축, 산화적, 해당적
[c]SO = 느린연축, 산화적

류 항목을 개발하였다(표 3.2). 근육을 구성하는 섬유의 비율은 근육마다 다양하고, 유사근육의 종별마다 다양하다. 사람의 사지근육의 거의 절반은 빠른 연축섬유로 나머지 절반은 느린 연축섬유로 구성된다.

## 신경근계의 기본적인 구성요소 : 운동단위
## (Basic Functional Element of the Neuromuscular ystem: The motor Unit)

구조적인 시각으로 볼 때에 하나의 골격근은 다른 세 형태의 섬유로 구성된다. 반면 기능적인 시각으로 볼 때 한 형태의 개별적인 근섬유의 작용으로는 근수축이 일어날 수 없다. 정상 활동 시 근수축력은 근육군내 각각의 섬유를 지배하는 신경세표 하나가 자극받게 되면, 그 반응으로 다른 근섬유가 동시에 활동함에 따라 생산되어진다. 한 가닥의 운동신경에 지배되는 신경과 근섬유의 그룹을 *운동단위*라 한다(그림 3.16). 운동단위 다극성 신경원의 세포체는 척수전각이나 뇌신경의 운동핵에 위치한다. 큰 직경의 유수성 축삭이 세포체들로부터 투사되어 척수의 전근을 따라 말초신경을 통해 가장 말단의 근육부에 도달하게 된다. 운동 축삭이 근육에 들어가게 되면 여러 번 특정 가지로 나뉘게 되고 하나의 근섬유를 지배하게 된다. 단일 운동단위 근섬유는 보통 근 단면적보다 더 넓게 분포되어 있고, 운동단위의 모든 근섬유는 동일한 조직 화학적 형태를 가진다. 한 운동단위의 근섬유수는 작은 손 근육에 200에서 300개, 큰 하지의 근육에는 1,000개 이상이 있다.

지난 수세기 동안, 골격근의 단일 운동단위에 관한 연구는 폭넓게 연구되어져 왔다. 근육내의 거의 대부분의 운동단위들이 연구되어졌고, 이러한 연구를 토대로 근육을 크게 3가지 형태

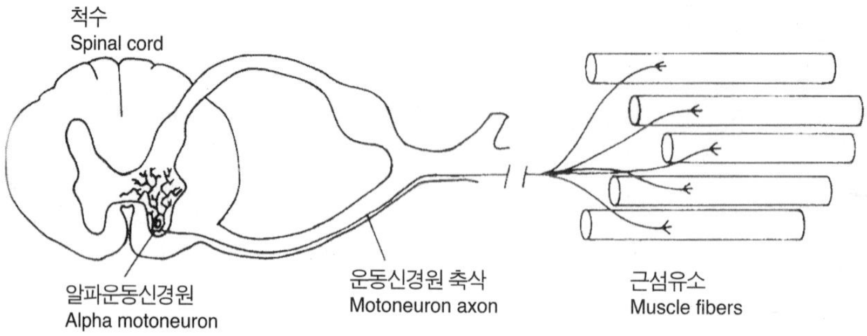


**그림 3.16.** 신경근육계의 기본적 기능 요소, 운동단위.

로 구분하였다. 표 3.3은 이들 3가지 형태의 운동단위들의 일반적인 특징을 기록한 것이다. 근육 내에 다양한 형태의 운동단위가 여러 비율로 나타나는 것은 근육이 자세유지나 이동활동처럼 특별한 요구사항에 적절히 반응하기 위함이다. 장시간 낮은 강도의 긴장도를 요구하는 근육(자세 유지근)에는 피로-저항 근섬유들의 비율이 높고, 짧은 순간에 빠르고 강한 수축을 요구하는 근육에는 빠른-연축성 수축단위의 비율이 높다.

## 의지적 수축에서의 힘 생성의 조절 (CONTROL OF FORCE GENERATION IN VOLITIONAL CONTRACTION)

연구에 의하면, 인간의 수의적 근수축은 중추신경계의 조절에 따라 골격근의 수축이 이루

**표 3.3** 말초 신경 분류표

| *운동단위 유형* | FF[a] | FR[b] | S[c] |
|---|---|---|---|
| *근섬유 유형* | IIb | IIA | I |
| | FG | FOG | SO |
| *특징* | | | |
| 수축속도 | 빠름 | 빠름 | 느림 |
| 연축시간 | 짧음 | 짧음 | 길음 |
| 피곤에 대한 저항 | 낮음 | 높음 | 매우높음 |
| 강직도 | 높음 | 중간 | 낮음 |
| 섬유/단위 수 | 큼 | 중간 | 작음 |
| 사용빈도 | 낮음 | 중간 | 높다 |
| 동원순서 | 마지막 | 중간 | 초기 |
| 세포체 단위의 크기 | 큼 | 중간 | 작음 |

[a]FF = 빠른연축, 피로함
[b]FR = 빠른연축, 피로에 대하여 저항
[c]S = 느린연축, 매우 피로에 대하여 저항

어진다는 두 과정으로 설명된다. 특정 근육이 수축하려면, 근섬유를 지배하고 있는 중추신경계의 알파모터뉴런이 먼저 흥분되어야한다. 운동신경원의 수와 그로인해 활성화되는 온동단위의 수가 근수축 정도를 결정하게 된다. *동원*(recruitment)이란 근수축 정도를 결정 짓는 운동단위의 수가 증가되는 과정을 설명하기위해 쓰이는 말이다. 정확하게 어떤 운동단위가 동원되는가는 중추신경계의 하행성 운동신경원과 말초의 반사입력에 의해 결정된다. 운동신경원에 전달되는 흥분성이 이 세포들의 억제성 입력에 비해 충분히 크다면, 이 신경원의 축삭에서 활동전위가 발생할 것이고, 근수축이 일어날 것이다.

최근 몇 년 동안 신경학자들은 운동신경원이 특정한 근수축을 일으키기 위해서 중추신경계가 어떻게 인지할 수 있을까? 하는 의문이 생겼다. 최근에 운동신경원들은 대부분 정렬된 순서대로 근수축에 동원된다는 사실이 증명되었다. 중추신경계는 근수축을 위해서 우선 가장 작은 알파모터뉴런을 활성화시킨다. 동작을 일이키기 위해 더 큰 힘이 필요하면, 중추신경계로부터의 신호가 증가하고 점점 더 넓은 범위의 운동신경원이 활성화되어진다. 반사나 수의적인 수축을 위한 운동단위의 동원은 운동신경원의 세포체의 크기에 의존한다. 작은 운동신경원은 활동전위 생산을 위한 충분한 흥분을 위해 적은 량의 연접전류를 필요로 한다. 운동신경원의 크기가 증가함에 따라 이 세포들을 흥분시키기 위해서 더 커다란 양의 연접전류가 필요하게 된다. 최근엔 운동단위의 크기 의존적인 동원을 일반적으로 *크기 원리*라고 한다. 알파 운동신경원의 크기는 신경원에 의해 지배받는 근섬유의 형태와 관련되기 때문에 일반적으로 수축 시 운동단위의 동원은 Type S 운동단위에서 Type FR 단위로 진행되며(표 3.3), 마지막으로 수축정도가 증가됨에 따라 Type FF 단위로 이어질 것이다. 지속적인 피로 없이 긴 시간동안의 긴장도 조절을 위해 고안된 운동단위는 대부분 수의적인 근수축에 사용된다. 매우 짧은 시간동안 높은 긴장도를 생산하는 능력을 가진 Type FF 단위는 주로 높은 힘을 요구하는 수축에만 사용된다.

신경계가 근 장력 생성을 조절하는 두 번째 방법은 동원하는 동안 운동단위의 비율을 조절하는 것이다. 이 조절 과정을 일반적으로 *rate coding*이라 한다. 수축이 진행되면서 더 큰 장력이 요구된다면, 중추신경계는 이미 수축에 참여하고 있는 운동단위의 비율을 높일 것이다.

앞에서 기술한 것처럼 운동단위 점화비율의 증가는 수축의 가중에 의해 더 큰 힘을 발생시킨다. 인간의 수의적인 수축에서 운동단위의 방전율은 초당 약 8에서 10펄스 정도에서 시작하고, 대부분 초당 30펄스 이상이다. 수의적으로 근수축이 일어나는 동안 운동단위는 비 동시적인 방법으로 동원된다(그림 3.17). 즉, 운동단위는 동시에 모두 흥분되지 않는다는 것이다. 이러한 비동시적인 활동은 운동단위의 개별적 점화주기가 유합성 강축이 관련된 각 단위들에 대해 일어나는 수준 이하일 때도 전체 근육의 장력 출력을 완만하게 하는 효과가 있다. 수의적인 근수축에 동원된 운동단위의 수행 빈도 또한 모두 같은것은 아니다. 어떤 운동단위는 낮은빈도로 지속적으로 사용되는 반면, 다른 것은 높거나 낮은 빈도로 불규칙하게 사용된다.

근 장력의 조절에서 동원과 rate coding의 상대적인 중요성이 명확하게 밝혀진 것은 아니

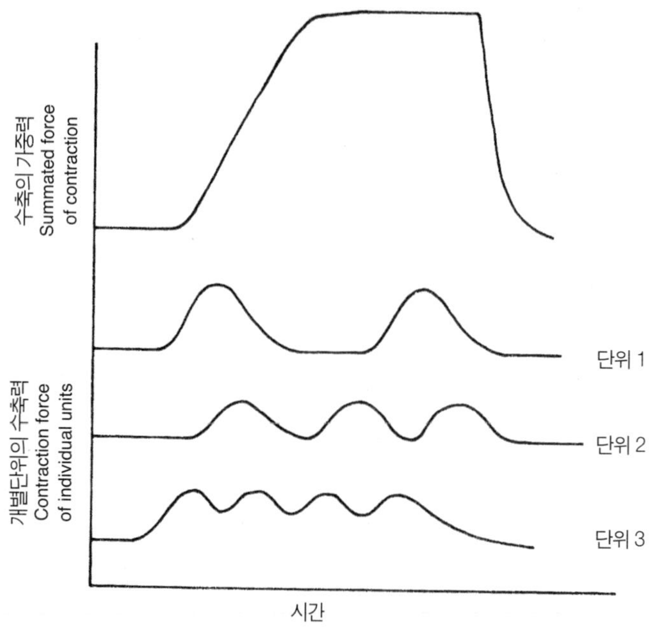


**그림 3.17.** 운동단위의 비동시성 활성화로 인한 부드러움과 근육에서 가중된 수축.

다. 어떤 연구에서는 손처럼 섬세한 동작을 하는 근육에서는 rate coding이 힘을 조절하는 우세한 기전이라고 한 반면, 하지의 큰 근육에서는 근수축 정도를 조절하는 기전으로 동원이 우세할 것이라고 한다.

## 신경과 근육의 임상적인 전기자극
## CLINICAL ELECTRICAL STIMULATION OF NERVE AND MUSCLE

손상 받지않은 말초신경근계에서 전기 자극을 가하면 신경계의 정상 활동으로 발생하는 것과는 다른 형태로 신경과 근육에 활동전위를 유도 할 수 있다. 더욱이, 말초의 알파운동신경원 축삭에 전기 자극을 통해서 만들어진 활동전위는 수의적인 수축을 하는 사람의 골격근수축을 이끌어낸다. 사실, 전기 자극에 의한 반응으로 일어나는 근수축은 정상적인 생리학적 기전으로 발생한 것과는 매우 다르다. 이 장의 나머지 부분에서 다루는 내용의 목적 중 하나는 전기 자극으로 발생된 근수축의 특성과 정상적인 생리학적 활동으로 발생하는 근수축간의 차이점과 유사점을 알아보는 것이다.

전기 자극은 말초성 감각신경섬유와 자율신경계의 신경섬유를 활성화시킨다. 감각섬유의 전기적 활동은 다양한 통증증후군 관리에 유용하다고는 알려져 왔지만, 생리학적 활동으로 생성된 것과 유사한 감각 활동전위 패턴을 생성하지는 않는다.

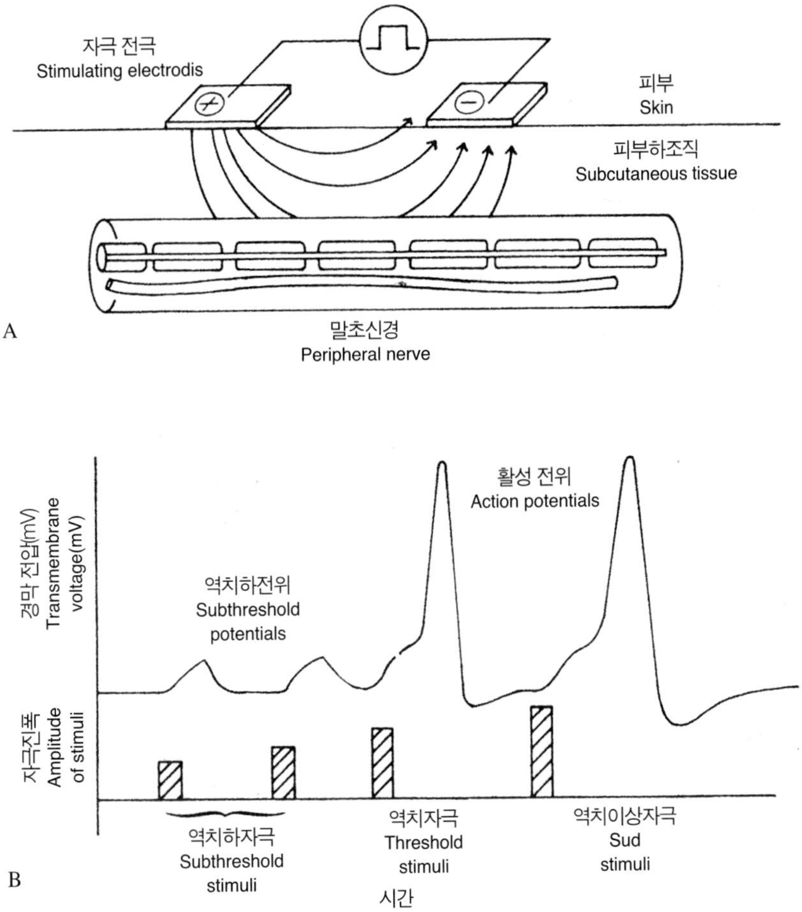


**그림 3.18. A:** 말초신경 근처에 위치한 표면전극. **B:** 점진적으로 증가하는 진폭의 자극에 반응하는 경막전압 변화.

## 전기 자극을 통한 흥분성 조직의 활성화 (Activation of Excitable Tissues with Electrical Stimulation)

신경과 근육의 활성화가 일어나는 생물학적 조직 내에서 어떻게 전류를 이끌어낼까? 그림 3-18은 말초신경의 작은 가지에 연접한 피부에 적용한 자극기의 두 전극을 보여준다. 자극이 시작되면, 한 전극에서는 음전기가 가볍게 집중되고, 다른 한 전극에서는 음전기가 감소하게 된다. 이 위치에 있는 이온들은 그들의 전기적 성질에 따라 이 전극들로부터 멀어지거나 집중되게 된다. 이들 이온들의 운동으로 유도된 전류의 패턴은 전극을 연결하는 선으로 나타내어진다. 어떤 이온의 움직임은 세포외핵에서 일어나고, 어떤 전류는 신경막을 통해 지나간다. 신경막의 가벼운 탈분극이 이 전류의 순효과이다. 막을 따라서 유도된 전류의 양이 매우적다면, 막전위의 극은 빠르게 안정막 전위로 되돌아 갈 것이다. 막을 따라서 유도된 전류의 양이 충분하다면, 칼륨과 나트륨 채널이 열리고, 활동전위가 발생하게 될 것이며, 막을 따라 전달될 것

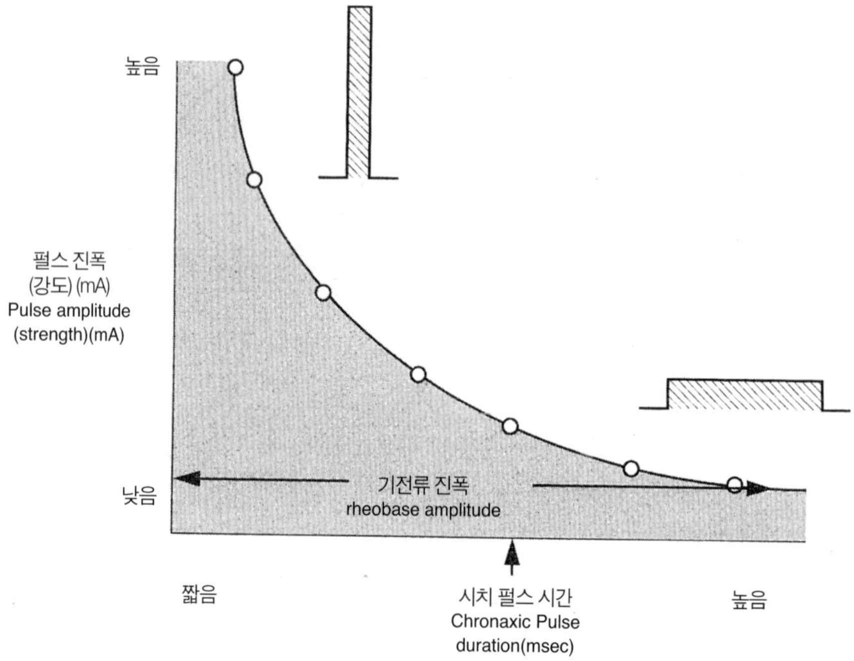


**그림 3.19.** 특정한 흥분성 조직의 강시곡선은 무수히 많은 진폭과 시간이 결합하여 흥분에 충요한 것을 보여준다.

이다. 이렇게 발생된 활동전위는 생리적인 활동에 반응하여 섬유막을 따라 생성된것과 동일하다.

말초신경에서의 활동전위는 전위 발생 지점에서 양방향의 신경섬유를 따라 전달된다. 정상 방향으로의 전파를 순방향성의 전도라 하고, 반대방향은 전파를 역방향성의 전도라 한다. 순방향성 전도는 감각 신경섬유에서 말초방향으로, 운동신경과 자율신경섬유에서 중추신경계 방향으로 향한다.

## 조직 활성화를 위한 자극의 특성
## (Stimulus Characteristics for Activation of Excitable tissue)

생물학적 조직의 유도전류는 활동전위를 이끌어 내기 위해 안정막 전위 이상의 막전위을 위한 충분한 진폭(강도)과 기간 있어야하는데 이를 *역치*(threshold)라 한다. 특정 단일 세포 탈분극을 위해서 칼륨과 나트륨 단백질 통로의 전압계폐통로가 열려야 한다. 이러한 자극에 대한 반응을 나다내는 데 있어서 전류강도와 시간과의 관계를 알아보기 위해서 만들어진 것이 *강시곡선*이다(그림 3-19). 이 곡선의 왼쪽이나 아랫방향으로 향하는 곡선은 세포의 활동전위를 이끌어내지 못하는 자극으로 *역치하*라고 하고, 곡선의 위쪽이나 오른쪽으로 향한 곡선을 *역치상*이라 하며 활동전위를 일으키기에 적당하다.

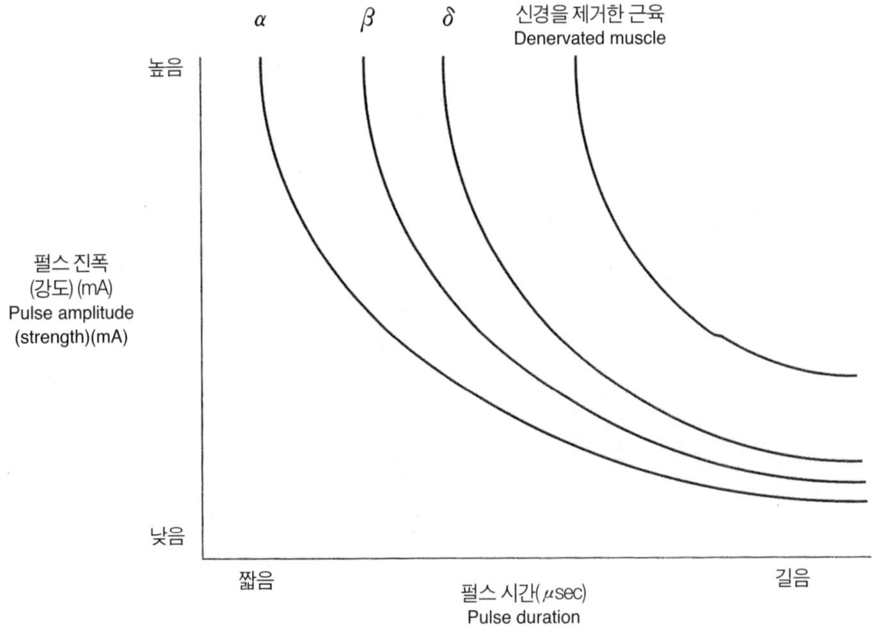


**그림 3.20.** 말초신경섬유(α, β와 δ)와 변성근섬유의 세 가지 크기 분류를 위한 강시곡선.

기전류란 통전시간을 고려하지 않고 최소 가시수축을 일으키는데 필요한 최소한의 전류강도를 말한다. 시치는 기전류의 2배의 강도로 자극하여 최소 가시수축을 일으키는 데 필요한 최소한의 통전 시간이다. 예전의 전기 치료사들은 말초 신경근계에서 기전류와 시치값을 임상적으로 알아내기 위해 위의 측정법을 이용하였다. 그러나 이러한 기술의 신뢰도는 매우 낮았다. 오늘날에는, 일반적으로 사용되는 신경 전도속도와 근전도와 같은 세밀화된 전기생리학적 진단 방법으로 말초신경과 근육을 평가한다.

말초성 신경섬유는 선천적으로 근섬유보다 전기 자극에 더 흥분을 잘한다. 결과적으로 말초성 심경섬유들을 활성화하기에 충분한 강시곡선 특성을 가진 자극은 개별적인 근섬유들을 활성화하기에는 충분하지 않을 것이다. 탈 신경된 근섬유의 활동전위를 일으키기 위해서는 더 큰 강도와 긴 시간의 자극이 필요하다. 그림 3-20은 3가지 형태의 정상적인 말초신경섬유와 탈 신경된 근섬유에 대한 강시곡선을 보여준다.

말초신경에 포함된 신경섬유들은 직경과 내부 저항이 동일하지 않기 때문에, 전기 자극에 의한 이들 섬유들의 흥분성은 다양하다. 혼합된 말초신경이 직접적으로 자극을 받았을 때 직경이 가장 크고, 내부저항이 가장 낮은 섬유가 가장 쉽게 흥분된다. 말초 신경에서 전류가 발생할 때 신경섬유의 A-알파 그룹이 가장 쉽게 활성화된다. 그룹 Aβ, Aα이나 그룹 C 섬유의 활성화를 위해서는 더 큰 강도와 긴 시간의 자극이 요구된다. 점차적으로 자극의 강도와 시간을 늘림으로 인해 활성화되는 근섬유의 수가 증가하는 과정을 *섬유 동원현상*이라 한다. 운동신경을 자극하면 말초신경에서 동원형태는 직경이 가장 큰 섬유(내부저항이 가장 작은)부터

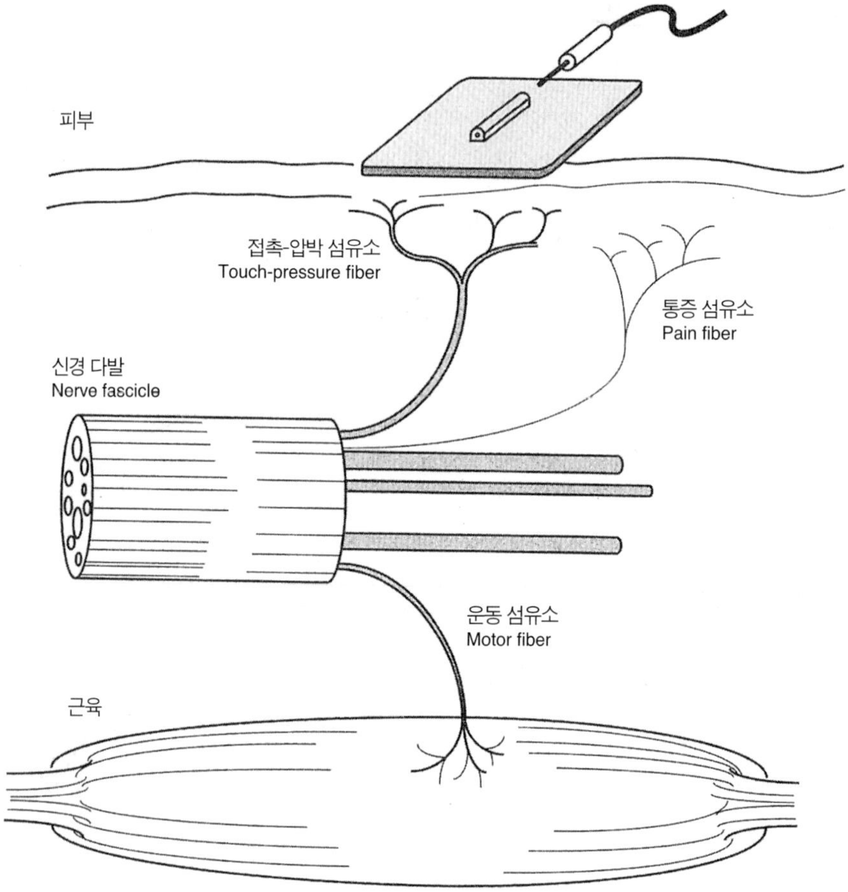


**그림 3.21.** 표면전극으로 흥분성 조직의 위치를 나타내는 도표. 감각섬유가 운동섬유보다 가까이 있다.

직경이 가장 작은(내부 저항이 가장 큰)순서로 나타내며, 수의적인 활동을 하는 동안은 반대의 형태로 나타난다. 근수축을 일으키는 모든 임상적인 전기 자극을 적용할 때는 표면전극을 사용한다. 사실, 말초 축삭의 동원형태와 선별되어지지 않은 운동단위에서의 임상적인 신경근계 전기 자극에서는 어쩔 수 없는 논쟁이 만들어져왔다.

이는 임상적인 신경근계 전기 자극에서 자극의 크기와 관계없이 직경이 더 크고 더 빠르거나 더 작고 더 느린 운동단위가 동시에 동원되기 때문이다. 신경과 근육 섬유에 유도된 전류의 효과는 조직 고유의 흥분성뿐만 아니라, 전류의 전도에 사용되는 전극의 위치에 의해 결정된다. 일반적으로 흥분성 조직이 전극에 더 가까울수록 전류에 의해 활성화되기 쉬어진다. 일정한 강도의 자극을 적용할 때 자극하는 전극과 가까이 위치한 작은 직경의 축삭은 전극으로부터 멀리 떨어져있는 넓은 직경의 섬유보다 먼저 활성화 될 것이다(그림 3-21). 결과적으로 피부근처에 $A_\beta$ 촉각 및 압각 감각 신경섬유가 원래 흥분성이 더 강한 $A_\alpha$운동 및 감각섬유보다 먼저 동원된다.

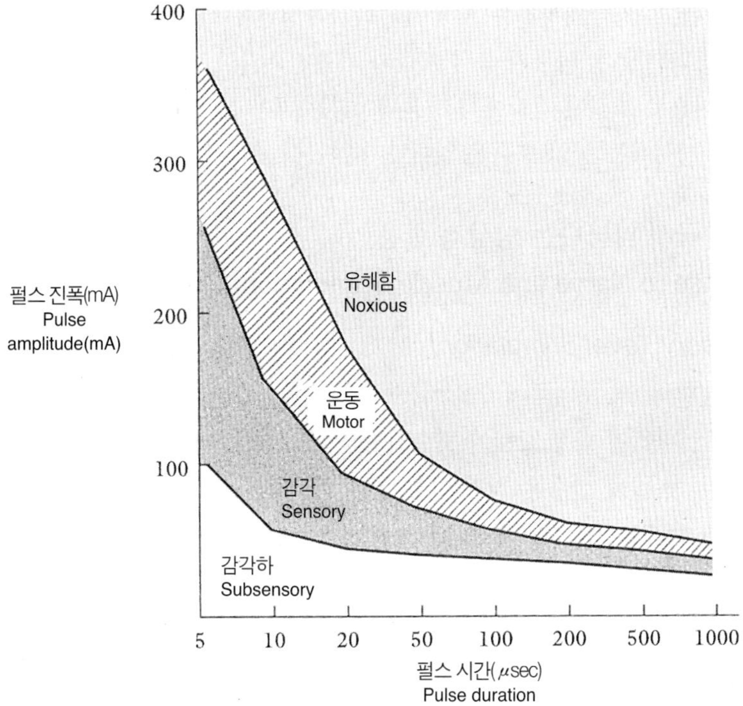


**그림 3.22.** 전기자극의 세 가지 흔한 임상적 수준에서 자극 강시관계.

전극과 자극할 조직사이의 거리는 정확한 활성화에 영향을 주기 때문에, 자극할 섬유에 적절한 활성화를 만들기 위해서는 전극의 위치를 가깝게 하는 것이 중요하다(그림 3-22). 자극의 강도나 시간이 충분하게 증가하면, 운동 반응(근수축)이 생기고 감각 자극도 첨가된다. 통증 반응을 유발할 정도로 자극 강도나 시간이 증가하면, 감각 반응과 운동반응이 동시에 발생한다. 대부분의 임상 전기치료 적용 시, 근피의 촉각 및 압각, 구심성 신경의 자극으로 인해 발생되는 바늘로 찌르는 듯한 감각은 운동반응이나 통증반응이 선행할 것이다. 알파 운동신경원의 축삭이나 골격근 섬유가 존재하지 않는 지점에 자극을 하게 되면, 자극 강도의 증가는 근수축 없이 통증반응만 발생할 것이다.

근육과 신경을 활성화하기 위해 전기 자극을 가할 때 중요하게 고려되어야 할 또 다른 한 가지는 전극의 극성이다. 이것은 단속 평류 전류나 비대칭적 이상 전류를 사용할 때 특히 중요하다. 예를 들어, 강도와 시간이 고정된 단상 파형을 적용할 때 대부분 음극이 양극보다 흥분성 조직을 활성화 하는데 효과적이다.

단일 파동의 시작과 종료가 전기적으로 조절되지 못할 때 파동기간은 상대적으로 길어진다. 운동 신경에 일정한 강도의 전류를 적용하면 자극회로가 열리고 닫힘에 대한 반응으로 수축이 일어난다. 게다가 음극이나 양극 모두에서 수축이 발생할 수 있다. 전반적으로 음극폐쇄전류(CCC)가 신경근육계 자극에 가장 효과적이다. 양극폐쇄전류(AOC)로 자극한 수축반응이 그 다음으로 강했고, 양극개방전류(AOC)와 음극개방전류(COC)로 자극한 수축이 각각 그 다음으로 강하게 나타났다. 양극과 음극 개방과 폐쇄전류와의 관계를 *Erb의 극 공식*이라고 한다. 오늘날 전기적으로 조절된 감각에서 사용되어지는 매우 짧은 순간의 파동에서는 개방형 전류로 신경근계를 자극하는 동안 수축은 일어나지 않는다.

## 신경과 근육의 자극시 나타나는 임상적 반응 (Clinical Response to Nerve and Muscle Stimulation)

### *감각강도자극(Sensory-level Stimulation)*

전극이 피부의 표면에 위치하고, 전기적 자극의 강도가 점진적으로 증가할 때, 정상적인 사람의 경우 3가지의 일반적인 반응 형태가 지속적으로 나타난다. 상대적으로 낮은 강도의 자극에서 환자가 느끼는 첫 번째 반응은 감각이다. 초당 적은 파동의 주파수를 적용하면, 환자는 핀으로 찌르는 듯한 감각을 느낄 것이고, 초당 1에서 5정도의 주파수를 적용하면 두드리는 듯한 감각을 느낄 것이다. 이 정도 수준의 감각자극이 대부분의 환자들에게 불편한 느낌을 주는 것은 아니며, 전류 강도가 큰 전극 주위의 피부근처에 위치한 감각 신경섬유의 흥분으로 야기된 것이다. 자극의 강도가 점차적으로 증가하게 되면 감각은 점점 더 강해지고 종종 전극과 심부 조직사이로 퍼져나가게 된다. 그림 3-22에서 볼 수 있듯이, 감각 자극은 여러 가지 다른 강도와 자극시간의 조합을 사용함으로서 만들어진다. 감각 섬유가 활성화되고 안되는 것은 자극 주파수의 선택과는 별개의 문제이다.

약 15 pps 이상의 주파수로 긴시간 동안 지속적으로 감각 자극을 하게 되면, 자극을 느낄 수 있는 능력이 점점 감소하게 되는데 이런 현상을 *적응*이라 한다. 적응은 간헐적으로 간섭되는 자극을 제공하거나, 자극의 강도나 주파수를 다양하게 하면 감소할 수 있다.

### *운동강도자극(motor-level stimulation)*

자극 강도가 점차적으로 증가함에 따라 동원되는 감각 신경섬유의 수가 더 많아지게 되면 환자는 저린 느낌을 가지게 된다. 게다가, 골격근을 지배하는 말초신경에 놓여진 알파운동신경원 축삭의 활동 역치에 곧 도달하게 된다. 근수축을 발생시키는 신경계와 접촉된 알파 운동신경원 축삭의 흥분성을 *motor-level stimulation*이라 한다. 낮은 수준의 motor-level stimulation에서는 신경지배되어지는 골격근의 촉진을 통해서만 수축을 느낄 수 있다.

자극의 강도나 자극 기간이 증가하게 되면, 관절의 동작이 나타날 정도로 충분히 강한 수축을 이끌어 낼수 있다. 전기 자극에 의해 발생하는 근수축의 형태와 강도는 수의적인 근수축에도 관여하는 동원과 rate coding 두 가지의 동일한 과정에 의해 결정된다. 자극의 강도가 증가하면서 더 많은 양의 알파 운동신경원 축삭이 점차적으로 활성화된다. 운동신경원의 동원이 증가하면 근섬유들의 활성화를 증가시키고(그림 3-23), 자극된 근육의 힘이 증가하게 된다.

수의적인 근수축에서 수축력의 증가를 위해서 가장 작은 운동단위부터 가장 큰 운동단위까

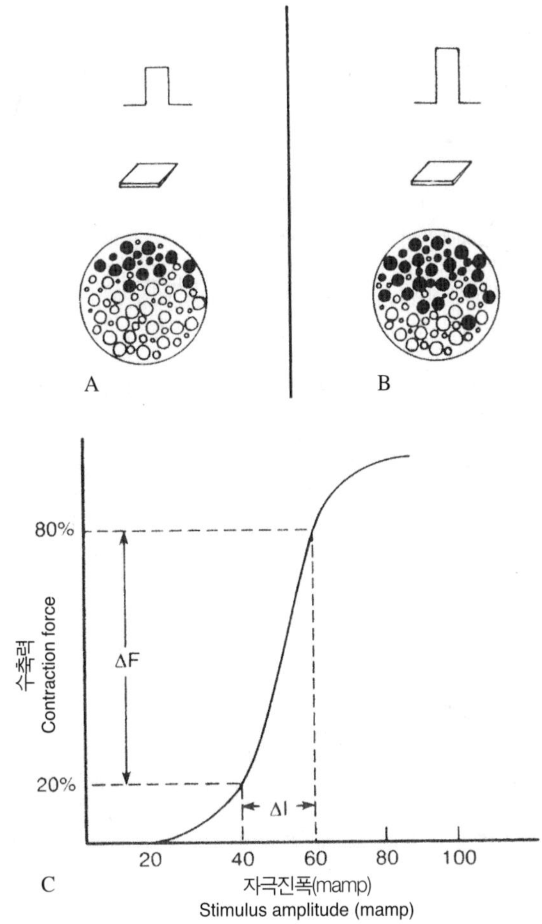


**그림 3.23.** A와 B: 증가되는 자극에 반응하는 동원되는 말초축삭 형태. C: 근수축력과 자극의 진폭 사이의 관계 (출처: Benton LA, et al. Functional electric stimulation: a practical clinical guide. Downey, CA: The Professional Staff Association of the Rancho Los Amigos Hospital; 1981)

지 동원된다. 전기 자극으로 인한 근수축에서는 자극의 강도가 점진적으로 증가함에 따라 가장 큰 운동단위부터 가장 작은 운동단위 순서로 동원이 일어난다. 전기 자극성 근수축에서는 첫 번째로 FF형의 운동단위가 활성화되고, 그 다음으로는 FR형 운동단위가, 마지막으로 S 형 운동단위가 활성화된다. 예전에 알려져 있던 전기적으로 자극된 수축에서의 운동 단위 동원의 역순은 최근의 연구로부터 지지받지 못한다. 오히려 FF와 FR이 혼합된 동원형태나 S 운동단위가 동시에 동원될 때 나타난다.

자극에 의한 수축에서의 동원은 자극의 다양한 강도와 자극 기간에 의해 조절되거나 두 자극 지표들의 조합을 통해 조절된다. 자극 강도나 자극 기간의 증가는 각 자극의 위상전하를 증가시키고, 각 파형에서 punch 활동을 증가시킨다.

그림 3-23C에서 일정시간 강축성 전류의 통전과 그로인해 활성화된 근육의 수축력과의 관

계를 보여준다. 이 그래프는 운동 역치를 초과할 경우, 아주 작은 자극의 증가에도 근수축력은 상대적으로 크게 증가하고, 동원도 빠르게 증가한다는 것을 보여준다. 근육의 활성화를 위해 전기 자극을 사용하는 치료사들은 원치 않는 근수축의 유발을 피하기 위해 전기의 적용 시 항상 주의해야 한다. 근육 활성화를 위해 전기 자극을 시작할 때 처음 자극을 받는 환자들은 종종 낮은 내성을 보인다. 그 결과 근수축은 생리적 변화나 적절한 관절 운동을 만들어내기에 충분하지 않을 것이다. 일반적으로 반복적인 전기 자극은 환자의 내성과 근수축력의 증가를 동반한다. 자극 강도의 증가는 치료 빈도 뿐만 아니라 한 치료 타임내의 개개의 근수축으로도 가능할 것이다.

수의적인 근수축 시 수축력을 조절하는 두 번째 중요 기전인 rate coding 역시 자극성 수축을 조절하는 수요 기전이다. 자극 주파수가 초당 1에서 5펄스 범위로 낮다면, 발생한 수축은 연축의 특성을 보일 것이다. 자극 주파수가 점차적으로 증가하여 25~30 pps 범위 이상이 되면, 부분적으로 유합성 수축이 강축형 수축을 만들게 된다. 수의적인 근수축에서 처럼 운동단위의 활동 주파수가 올라감에 따라 근육에서 발생되는 힘이 증가한다.

수의적인 근수축과 전기적 자극에 의한 수축의 또 다른 큰 차이점은 전기 자극성 수축에서는 모든 운동 단위가 동시에 활성화 된다는 것이다. 굵거나 가는 필라멘트의 상호 작용은 동시간대에 동원되는 모든 섬유에서 일어난다.

기존의 논의들은 전기적으로 유도된 수축은 진짜 생리학적 수축이 아니라는 것을 보여준다. 이러한 사실에도 불구하고, 전기 자극은 개개인들이 일상생활에서 더 낳은 기능을 수행할 수 있도록, 근육의 강도 증가와 기능적인 움직임을 통한 근육의 생리학적 변화를 위해 임상적으로 사용 된다. 근육의 등척성 수축과 등장성 수축 모두 근육의 전기적 수축을 통해 만들어진다. 등척성 수축은 한 관절의 움직임을 물리적으로 제한하거나, 관절의 주동근과 길항근을 동시에 자극하면 발생한다. 등장성 수축은 고정되지 않은 관절에서 근 자극을 통한 움직임이 일어날 경우 발생한다. 자극에 통해 만들어지는 일반적인 등장성 수축을 말한다면, 보행 시 유각기를 돕기 위해 발목의 배측 굴곡 말할 수 있다. 이 자극은 발바닥에 놓인 특수한 장치를 통해 제공된다. 등장성 수축을 유도할 때 치료사들은 근육이 완전히 수축된 상태에서의 등장성 수축은 해당 근육의 심각한 경련을 발생시킬 수 있다는 것을 반드시 알아야하며, 치료의 적용 시 이러한 수축이 발생하지 않도록 주의해야 한다.

근수축을 일으킬 만큼 충분한 강도의 비단속형 전류를 적용하게 되면 빠른 근피로가 올 것이다. 임상에서 이런 문제를 피하기 위해 치료사들은 규정된 간격으로 단축을 일으켜야 할 것이다. 자극을 적용할 때 적용과 비적용의 비율이 1:1일 경우 근육이 빠르게 피로해지고, 반면 1:5 비율이 경우 근피로가 현저하게 감소된다.

### *유해한 수준 자극(Noxious-level Stimulation)*

임상적인 전기자극의 마지막 단계는 *noxious level stimulation*이라 하는 환자에게 통증을 느끼게 하는 단계이다. 이 경우 자극 강도가 너무 높아서 통증 반응과 연계하여 정상적으로 발현되는 신호인 $A_\alpha$와 C 신경섬유가 활성화 된다. 좁은 범주의 통증부를 활성화시키는데 필요한 자극 정도는 일반적으로 매우 높고, 운동축삭이 자극하는 전극에 충분히 근접해있다면 보통 강한 근수축을 동반한다. 운동축삭이나 근섬유가 위치하지 않는 부분에 유해 자극이 가해지면, 어떠한 근수축도 발생되지 않은 통증 반응이 생길 것이다.

통증반응을 유발하는 정확한 자극의 정도는 개개인에 따라 매우 다양하다. 전극의 위치, 자극의 파형, 자극 부위의 감각섬유의 위치와 같은 다른 요소들 역시 유해 반응이 발생하는 자극 강도에 영향을 미칠 것이다.

## 요 약

이 장에서는 신경근계 전기자극의 임상적인 적용을 이해하는 데 기초를 제공하기 위해 여 신경과 근육의 형태 및 생리적인 기본 특성을 검토하였다. 더욱이 수의적인 근수축과 자극에 의해 발생하는 근수축의 특성을 비교 대조해 보았다.

어떠한 질환에 대한 임상적인 처치과정에서의 사용되는 특별한 기법은 이어지는 4장에 기술하였다. 신경과 근육의 보다 상세한 정보는 포괄적인 연구와 문헌을 통해 알아볼 수 있다. 전기 자극을 사용하는 치료사들은 현재 진행중인 연구의 결과물이나 임상적인 연구들을 상기하고, 반드시 그들의 지식 일부로 통합 시켜야 한다. 이와 같은 새로운 정보들은 적합한 치료적 결과를 얻기 위해 사용하는 전기 자극의 적용하는데 있어서 긍정적으로 진화하는데 도움을 줄 것이다.

## 자가 학습 문제 (SELF-STUDY QUESTIONS)

부록 B를 보고 답하시오.

**1.** (a) 안정막 전위를 구성하는 두 가지 중요한 이온은 무엇이며, (b) 흥분성 세포막을 따라 어떻게 분배되는가?

**2.** 나트륨-칼륨 펌프는 무엇이며, 이 펌프는 어떤 기능이 있는가?

**3.** 전기적으로 흥분하기 쉬운 세포막을 따라 움직이는 이온의 움직임을 결정하는 두 가지 요소는 ____(a)____ 와 ____(b)____ 이다.

**4.** 활동 전위를 생산하기위해 신경조직이 흥분 되었을 때 막 투과성 변화를 초래하는 흥분성 세포막의 구성하는 요소는?

5. 활동 전위가 발생할 때 흥분이 가능한 막의 한 지점에서 생기는 전압 변화를 그래프로 그려라.

6. 혼합된 말초 신경에서 축삭의 3가지 기능적인 형태는 무엇이며, 세 가지 축삭은 어떤 기능이 있는가?

7. 말초 신경 축삭에서 순방향성 활동 전위의 전파와 역방향성의 활동 전위 전파 사이의 차이점은 무엇인가?

8. 말초 신경 축삭에서의 활동 전위 전파 속도는 ____(a)____와 ____(b)____에 의해 결정된다.

9. 사지 근육의 운동 신경원의 세포체들은 ____(a)____에 위치하고, 사지의 말초 감각 신경원의 세포체는 ____(b)____에 위치한다.

10. 말초 신경에서의 연결조직 층은 무엇이며, 각 층의 중요한 기능을 수행하는 것의 이름은 무엇인가?

11. 골격근의 가로 무늬근육을 일차적으로 구성하는 것은 ____(a)____이며, 수축성 단백질 다발을 ____(b)____라 한다. 근원섬유는 ____(c)____와 ____(d)____라는 수축성 단백질로 구성되고, 그 외에 조절성 단백질인 ____(e)____와 ____(f)____로 구성된다.

12. 신경과 근섬유에서의 미토콘드리아의 역할은 무엇인가?

13. 근형질세망의 기능은?

14. 골격근에서의 t-세관계의 목적은 무엇인가?

15. 운동 단위를 정의하고, 세 형태의 운동단위 사이의 차이점을 기술하라.

16. 강시 곡선의 중요점은 무엇인가?

17. 흥분-수축의 상관 관계를 순차적으로 기술하시오.

18. 자극으로 인한 근수축과 수의적인 근수축 모두에서 골격근의 수축력을 조절하는 두 가지 중요한 요소는 ____(a)____와 ____(b)____이다.

19. 치료적 전기 자극을 하는 동안 말초 신경 축삭의 동원을 조절하는 전기 자극의 두 가지 매개변수는 ____(a)____와 ____(b)____이다.

20. rate coding을 조절하는 전기 자극의 매개 변수는 ________이다.

21. 다음을 정의하라.

    a. 감각 수준의 자극

b. 운동 수준의 자극

c. 유해 수준의 자극

22. 감각 수준의 자극이 가해지는 동안 말초 축삭이 활성화 되는 단계를 ______________라 한다.

23. 매우 낮은 주파수로 감각 수준의 자극을 사용함으로 얻어지는 느낌을 ____(a)____이라 한고, 높은 주파수로 감각 수준의 자극을 사용함으로 얻어지는 느낌을 ____(b)____ 이라 한다.

24. 낮은 주파수로 감각 수준의 자극을 사용함으로 얻어지는 근수축 형태를 ____(a)____라 하고, 높은 주파수로 감각 수준의 자극을 사용함으로 얻어지는 근수축의 형태를 ____(b)____라고 한다.

25. 전기 자극의 반응으로 말초 신경 섬유가 활성화되는 순서를 결정 짓는 두 가지 해부학적 요소는 ____(a)____와 ____(b)____이다.

## 참고문헌

1. Erlanger J, Gasser HS. *Electrical Signs of Nervous Activity.* Philadelphia: University of Pennsylvania Press, 1938.
2. Gasser HS, Grundfest H. Average diameters in relation to spike dimensions and conduction velocity in mammalian fibers. *Am J Physiol.* 1939;127:393.
3. Lloyd DPC, Chang HT. Afferent fibers in muscle nerves. *J Neurophysiol.* 1948;11:199–207.
4. Gregory CM, Bickel CS. Recruitment patterns in human skeletal muscle during electrical stimulation. *Phys Ther.* 2005;85(4):358–364.
5. Trimble MH, Enoka RM. Mechanisms underlying the training effects associated with neuromuscular electrical stimulation. *Phys Ther.* 1991;71(4):273–282.

## 참고서적

Cormack DH. *Ham's Histology.* 9th ed. Philadelphia: J.B. Lippincott, 1987.

Nicholls JG, Martin AR, Wallace BG. *From Neuron to Brain.* Sunderland, MA: Sinauer Associates, Inc.; 1992.

Mountcastle VB, ed. *Medical Physiology.* Vol. 1. 14th ed. St. Louis, MO: CV Mosby; 1980.

Vander AJ, Sherman JH, Luciano DS. *Human Physiology: The Mechanisms of Body Function.* 6th ed. New York: McGraw-Hill; 1994.

# 4장

# 통증의 신경생물학과 통증조절을 위한 전기자극에 대한 기초

## The Neurobiology of Pain and Foundations for Electrical Stimulation for Pain Control

이번 장에서는 통증조절을 위한 전기자극 이해의 이론적 기초를 제공하는 통증의 신경생물학적, 해부학적, 생리학적 증거들을 재고한다. 통증의 다양한 특징과 임상에서 사용되는 통증을 서술하는 용어들도 포함한다. 기초적인 신경해부학적 통증로의 개관은 통증전달에서 단순화된 개념의 한계와 유용성 양쪽에 대한 토론을 할 수 있게 한다. 이번 장에서는 다양한 통증의 성질과 통증에 대하여 나타나는 반응 양상과 흔히 나타나는 임상적 통증현상들에 관계하는 통증로의 생리학적 기전과 해부학적 요소들에 심화된 견해들을 제공한다. 내재적 통증-억제 기전의 존재는 증거가 있으며 최종적으로 통증조절중재를 위한 흔히 하는 전기치료는 내재적 통증-억제기전 유용성의 차원에서 실험되었다. 중요한 것은 선택적인 전기치료 중재에 의한 통증의 전달과 통증지각이 조절되는 증거 있다는 것이다. 독자들은 통증과 통증조절의 좀더 깊은 신경생물학적 정보는 다음의 문헌들을 참고할 필요가 있다. *척수의 감각기전*, 3판(1), *통증에 대한 교재*, 5판(2), *통증의 Bonica의 치료법*, 3판(3) 아울러 필요하다고 판단될 경우 리뷰나 교재를 그때그때 독자에게 인용함으로써 필요시 좀 더 많은 정보를 구할 수 있도록 하였다.

## 통증이란 무엇인가?
## WHAT IS PAIN?

통증은 사람들이 의료적인 도움을 필요로 하는 가장 흔한 이유이다. 통증상황의 조절은 어려운 난제이며 특히 만성통증일 때는 더욱 그러하다. 국제통증학회에서는 통증의 정의는 실제적이나 잠재적인 조직손상과 관련한 불쾌한 감각과 정서적 경험이나 그들을 표현하는 말들이라고 정의한다(4). 이 정의는 통증의 주관적인 면과 다양한 성질을 양쪽을 표현한다.

Melzack과 Casey(5)는 *감각-판별적, 동기-감정와 인지-평가* 통증의 3가지 측면을 제안하였다. 통증의 감각-판별적 요소는 질(타는 듯한, 날카롭고, 둔한)과 위치, 시간, 강도(크기)등과 관련이 있다. 통증의 동기-감정 요소는 불쾌함(구역질나거나 역겨운), 회피나 공격성향과 관련이 있다. 인지-평가 측면은 과거의 경험과 감정적인 다른 반응(성가심, 미참함, 참을수 없음)들의 결과에 기초한다. 이 모든 3가지 측면들은 서로 연결되어 통증에 대하여 복잡한 패턴을 위해 운동이나 행동성향 결과에 영향을 주는 상호작용을 한다[*통증의 교본*을 참고(2)].뿐만 아니라 통증의 3요소는 그 초기 평가와 임상적 조정의 효율을 평가할 때 고려해야 하겠다.

## 임상적 통증증후군의 설명
## DESCRIPTORS OF CLINICAL PAIN SYNDROMES

### 급성통증과 만성통증(Acute versus Chronic Pain)

통증에는 급성과 만성이 있다. *급성통증*은 신체가 실제적이고 잠재적인 조직손상을 입고 있다는 신호로 경고이며 보호역할을 한다. 임상적으로 급성통증은 대개 화상이나 발목의 염좌나 뼈의 골절로 인한 부위나 시간을 알 수 있는 손상의 결과이다. 급성통증은 손상을 당한 그 즉시에 즉각적으로 발생하고 완전히 치유가 되면 대개 통증은 사라진다. 반대로 만성통증은 방어적이지 않으며 생물학적 목적을 갖지 않는다. (i) 통증이 정상적인 조직회복 기간보다 오래 가고 (ii) 통증이 예상한 손상범위보다 훨씬 크고 (iii) 뚜렷한 조직손상이 없는데도 통증이 일어나는 이와 같은 경우일 때 그 통증을 만성통증이라 부른다. 그러므로 증상으로서의 통증의 개념은 급성통증으로 일어나고 질환으로서 통증의 개념은 만성통증으로 일어난다.

### 통각과민, 이질통증, 연관통증(Hyperalgesia, Allodynia, and Referred pain)

*통각과민*(hyperalgesia)과 *이질통증*(allodynia)이란 말은 임상의들이 통증행태를 설명할 때 보편적으로 많이 쓴다. 통각과민은 보통 유해성 자극에 대한 통증반응이 증가되는 것이다(그림 4.1). 부상부위에서 통증반응이 증가할 때 이를 1차적 통각과민이라 부른다. 부상부위 바깥쪽의 통각과민은 2차적 통각과민이라고 한다. 1차 통각과민에 대해서 흔히 볼 수 있는 것은 골관절염 환자의 관절에 외부 압력이 가해질 때 통증이 증가되는 경우이다. 2차 통각과민은 신장에 통증을 가진 환자가 허리에서 압통점을 가지는 것이다. 1차 통각과민은 말초신경계의 변화를 반영하는 것이며, 2차 통각과민은 중추신경계의 변화에 의해 중계되는 것으로 생각된다(아래 참조). 근육, 관절, 내장들과 같은 깊은 조직들은 2차적 통증과민과 관련이 있으며, 특히 피부와 손상부위와 떨어져 있다.

이질통증은 정상적인 무해한 자극이나 활동에 대하여 통증으로 반응하는 것이다(그림 4.1 참조). 이질통증은 통증으로 감지되는 말초에 비유해성 수용기가 위치한 말초의 활동이 일어

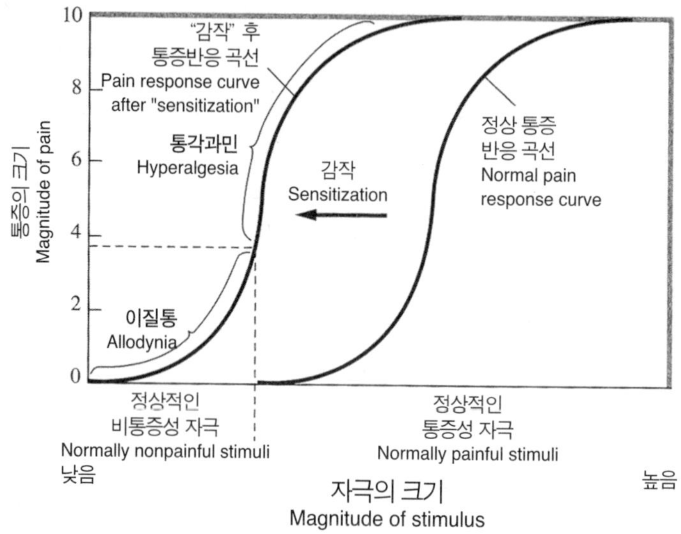


**그림 4.1.** 그림은 가해지는 자극의 크기와 감지된 통증반응 크기 사이에 관계를 나타낸다. 오른쪽의 곡선은 정상 통증반응 곡선이다. 통증로의 감작은 정상곡선이 왼쪽으로 이동하였다. 이러한 이동은 보통적인 통증성 자극에 통증이 증가(통각과민)되거나, 보통의 비유해성 자극에 대해 통증반응으로 나타난다. (Cervero F, Laird JMA. Mechanism of touch-evoked pain(allod nia): a new model. *pain.* 1996;68:13-23).

나는 곳의 중추신경계의 변화에 의한 것이라고 생각된다.

*이질통증*의 한 예로는 햇볕에 탄 피부나 신경손상을 입은 환자의 피부를 살짝 접촉하는 것에 통증반응이 나타나는 것이다. 부수적으로는 관절염 부위에 체중이 부하되거나, 근육염이나 건염에서의 근육의 수축이나, 점액낭염이 있는 관절운동 시 느끼게 되는 이질통증 등이 있을 수 있다. 연관통증은 손상부위의 바깥부위에서 느끼게 되는 통증을 말하지만, 가해지는 자극에 대한 반응은 아니다. 연관통증은 종종 내부장기 기능의 질환이나 상태를 나타낸다. 심장질환이 있을 때 왼쪽 어깨에서 팔까지 나타나는 통증이 연관통증의 가장 대표적인 예이다(4). 그림 4.2(7)는 몇 가지 일반적인 연관통증의 패턴을 보여주고 있다. 표 4.1(8)의 목록은 임상에서 통증에 쓰일 수 있는 다양한 어휘들에 대한 정의를 하였다.

## 통증전달로의 신경해부학적 기본개념
## BASIC NEUROANATOMICAL CONCEPTS OF PAIN TRANSMISSION PATHWAYS

통증(8,9)에 대한 논의를 처음 할 때 흔히 나타내는 통증전달로를 단순화시켰다(그림 4.3). 이러한 그림을 1차-명령, 2차-명령, 3차-명령으로 되어있는 경로라고 말한다. 1차 명령 신경원은 손상 또는 잠재적인 손상될 수 있는 유해자극이나 사건에 의해 말초조직에서 활성화되는 *유해성 수용기*이다. 유해성수용기의 말초분지는 유해성 자극을 후근절에서 세포체를 이동시키는 활동전위로 변환하는 비낭성 *자유신경말단*(free nerve endings)이다. 이 단극신경원의

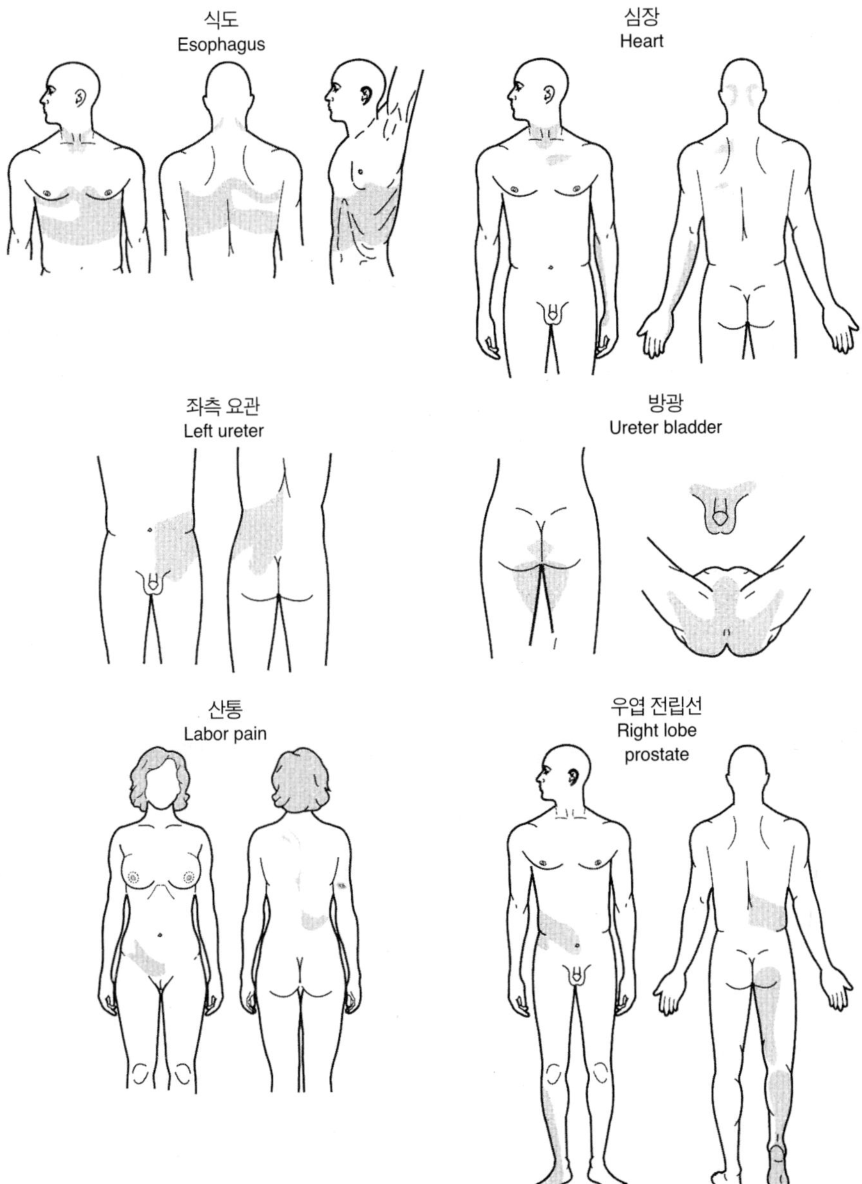


**그림 4.2.** 피부에 가해지는 통증자극을 인식해 낼 수 있다는 것은 자극부위와 두뇌의 피질 사이의 통증로가 있음을 의미한다.

중앙분지는 2차 명령 신경원과 연접을 하며 척수후각에서 끝난다. 2차 명령 신경원은 척수시상로 신경원이 대표적이며 이는 시상의 복측후외측핵에 상척수로 분사된다. 시상에서 2차 명령 신경원은 체성감각피질로 투사되는 3차 명령 신경원과 연접을 한다. 유해성 신호가 대뇌피질에 다다르면 통증의 성질과 위치를 감지한다.

이 단순화한 세 개의 신경원 통증 경로는 다양한 부위의 피부에 가해지는 통증성 자극의 위

**표 4.1 임상에서 통증을 묘사하는데 사용하는 용어들**

이질통증: 정상적인 통증을 불러일으키지 않는 자극에 기인하는 통증(이질통증은 피부의 일광화상, 염증, 외상의 감작을 발생시킬지도 모르는 조건을 제공해준다).
무통각증: 정상적인 통증자극에 반응하는 통증의 결여.
무감각증: 통증, 촉각, 관절 위치, 관절 움직임을 포함한 모든 피부감각양상의 결여.
관절통증: 관절염 또는 관절증에 기인하는 관절내의 통증.
작열통: 외상성 신경병변후의 타는듯한 통증, 이질통, 통각과민이 지속되는 증후군, 종종 혈관운동신경과 땀분비 신경의 기능장애 그리고 영양변화와 결합한다.
중추성 통증: 통증이 시작되는 혹은 중추성 신경계의 일차병변 또는 기능장애에 기인한다.
지각부전: 자발적이든지 유발적이든지 불쾌한 비정상적인 감각.
통각과민: 정상적인 통증 자극에 대한 반응이 증가한다.
감각과민: 특별한 감각을 제외하고 자극에 대해서 민감도가 증가한다.
통각과민: 통증 증후군은 특히 반복 자극으로 역치를 증가시킬 뿐 아니라 자극에 대한 비정상적인 통증 반응으로 특징지어진다(통각과민은 이질통, 통각과민, 지각부전과 같이 생길지도 모른다).
통각감퇴 : 정상적인 통증자극에 대한 반응인 통증이 감소된다.
신경통 : 신경들의 분포에서 통증.
신경병증: 통증이 시작되거나 혹은 신경계의 일차병변 또는 기능장애에 기인한다.
신경성 통증: 통증이 시작되거나 일차신경병변 또는 기능장애, 혹은 말초 또는 중추신경계의 동요에 기인한다.
신경병증 : 신경에 기능의 장애 또는 병적변화 : 하나의 신경은 홑신경병증, 몇몇 신경에서는 다발홑신경병증; 만약, 광범위하고 양측성이라면 다발신경병증.
통각수용기: 유해자극에 또는 지속되면 유해하게 되는 자극에 우선적으로 민감한 수용체( 통증 수용체, 통증 경로, 통증 신경원 이란 용어사용을 피하라).
유해자극: 정상적인 조직에 손상 혹은 잠재적인 손상이 되는 자극.
통증: 사실상의 또는 잠재적인 조직 손상 또는 그런 손상의 용어들을 묘사하는 것과 연관된 불쾌한 감각과 감정적인 경험.
통증 역치: 환자가 인지할수 있는 통증의 최소한의 경험.
통증 내성 수준 : 환자가 참을 준비가 되어있는 통증의 최대 수준.
말초 신경성 통증: 통증이 시작되었거나 일차 병변 또는 기능장애, 말초신경계의 일시적인 동요에 기인한다.
말초신경병증 통증: 통증이 시작되었거나 일차 병변 또는 말초신경계의 기능장애에 기인한다.
일차 구심성 신경원: 말초 감각 신경원은 중추 신경계에 말초 조직에 자리잡은 특수화된 수용체로부터 정보를 전달한다.
신경근병증; 하나 혹은 더 많은 척수신경뿌리에 기능장애 또는 병적변화.
신경근염: 하나 혹은 더 많은 척수 신경 뿌리의 염증.

Adapted from Pocket Dictionary of Pain, International Association for the Study of Pain.

치와 지각에 대한 개개인의 능력을 평가하는 것은 임상신경학적 검사에서 매우 중요한 개념이다. 반대로 피부를 꼬집거나 바늘로 찌르는 것과 같은 것을 인식할 수 없다는 것은 통증전달로의 어딘가에 단절이 있음을 나타낸다. 통증인식 결손의 피부분포(말초신경 피부분절, 척수신경근 피부분절, 전 사지)는 전달로에서 국부손상을 가져온 부위를 규명하는데 도움이 될 수

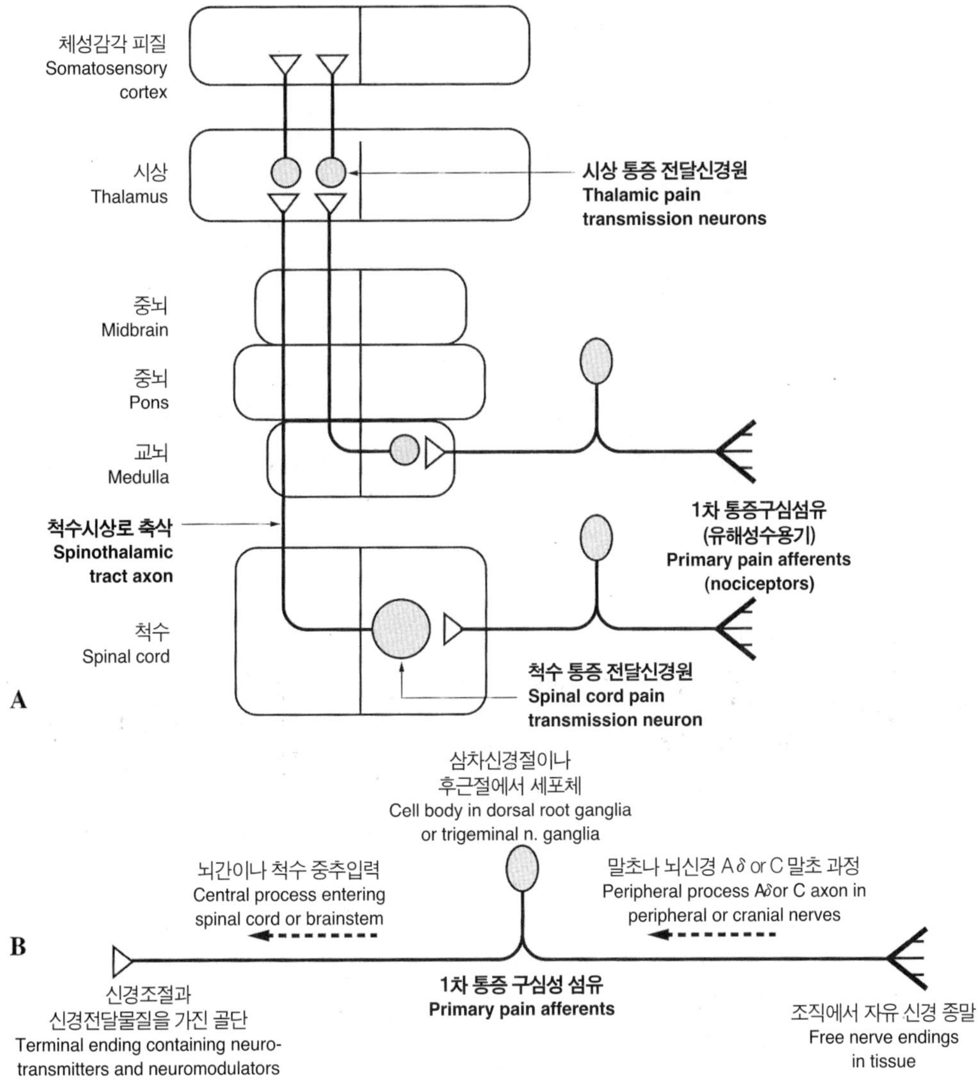


**그림 4.3.** **A:** 기본 3개의 통증경로. **B:** 1차 구심성 유해수용기 섬유소의 도해.

있다. 통증검사의 소견이나 체성감각 검사(접촉-압력 검사)의 소견을 종합하는 것은 말초신경계나 중추신경계 병변의 범위나 부위에 대한 도움이 될 수가 있다.

그러나 통증환자의 치료경험이 있는 임상의들에게 있어, 3가지 신경원 통증 전달로는 통증조절을 위한 비침습성이나 약리적 방법에 구조적 혹은 기능적 도움을 주지 못하고 있으며, 많은 사람들의 경험을 설명하기에 부적절하다. 표 4.2가 단순히 3가지 신경원 통증전달의 개념을 설명하는 데 몇 가지 단점들이 있음을 나타내주고 있다(9). 이와 같은 단점의 보완으로서 1965년 Melzack과 Wall이 통증 관문조절 이론을 도입하였다(10). 그 이후로 통증과 통증조절과 통증의 신경생물학적인 규명에 많은 연구들이 진행되어 왔다. 본 장 이후에서는 상기의

**표 4.2 통증전달의 단순한 신경원 개념의 결점**

통증전달을 위한 단순화된 세 가지 신경원 경로 개념은 다음과 같다.
1. 1차, 2차, 3차-명령 통증전달 신경원들은 통증을 일으키는 일이나 상태에 대하여 반응, 입력, 위치를 표현하는 용어들은 동일하다.
2. 통증의 시작은 1차-명령 통증전달 구심섬유의 자유 신경 종말에서 일어난다.

통증전달을 위한 단순화된 세 가지 신경원 경로는 다음을 설명하지 못한다.
1. 통증성 자극에 대한 반응에서 개인간의 통증지각의 변이성
2. 중추신경계 안에서 병변에 대한 통증의 반응
3. 연관통증증
4. 물리치료 중재에 대한 빈응에서 통증조절

Adapted from Robinson, Aj Central nervous system pathways for pain transmission and pain control. J, Hand Ther. 1997; 10:64-77

해부학적이고 생리학적인 연구결과물에 대한 견해를 담고 있는데, 이는 독자들이 임상통증에 있어 어떻게 전기자극이 통증 조절에 이용되는지 좀더 명확히 이해할 수 있게 한다고 본다.

## 1차 구심성 통증 요소와 말초조직에서의 그들의 활성화
## PRIMARY PAIN AFFERENTS AND THEIR ACTIVATION IN PERIPHERAL TISSUES

감각로의 *1차명령 신경원*들은 기계적, 열적, 화학적 에너지가 전기신호(운동전위)로 변환되는 감각신경원으로 구성되어 있으며 이러한 운동전위는 중추신경계까지 전달된다(1).

이러한 1차 구심성신경원은 후근절의 세포체에 위치한 단극 신경원이며 말초구조를 조절하는 말초과정이고 척추후각이나 연수에서는 종결되는 중추과정이다. 얼굴과 머리의 경우, 감각신경원의 세포체는 삼차신경절에 위치해 있다. 1차 구심성신경섬유의 말초신경 말단은 축삭을 활성활 시킬 에너지의 형태를 결정하는 특수한 수용 종판을 가진 말초에서 끝난다. 1차 구심성 유해수용기는 피부나 근육, 관절, 내장 안의 피막이 안된 자유 신경 종단부에서 끝이 난다. 1차 구심성 신경원의 말초 축색돌기는 크기가 서로 다르며, 수초화이거나 무수초화이다. 전도속도는 축색돌기의 직경과 수초화의 여부에 의해서 결정된다. 따라서 1차 구심성신경원 다른 형태는 역시 서로 다른 전도속도를 가진다. 근방추의 1차 구심성신경은 초당 70~120 m에 이르는 가장 빠른 전도성을 갖는 감각신경원이다. 유해수용기는 타입 III 즉, 얇은 수초 A$\delta$는 초당 2~25 m 사이의 전도성을 갖고, C-섬유나 타입 IV의 전도성 초당 2 m이다. 표 4.3은 서로 다른 1차 구심성신경 감각신경원이 있으며, 그 각각의 감각기능에 대해서도 설명하고 있다. 1차 구심성신경원은 두 가지로 분류되는데, 하나는 로마식 숫자(I, II, III, IV 등)를 쓰는 것과(11), 다른 하나는 영어와 그리스 알파벳을 사용하는 것이다(12). 위에서 언급하였다시피

**표 4.3** 피부와 근육 또는 결합조직에 위치하는 감각구심성 섬유의 유형의 분류

| 축삭분류 | 수초화 여부 | 전도속도 | 말단의 특이성 | 수용기의 위치 | 감각기능 |
|---|---|---|---|---|---|
| Ia(A$\alpha$) | Yes | 70~120 m/s | 근방추 | 골격근 | 관절위치/운동 |
| Ib(A$\alpha$) | Yes | 70~120 m/s | 골지건기관 | 근육건접합부 | 근수축력 |
| II(A$\beta$) | Yes | 25~70 m/s | 접촉수용기 | 피부 | 감촉/압박 |
| | | | 관절수용기 | 관절낭 | 관절위치/운동 |
| | | | 2차 근방추 | 골격근 | 관절 위치 |
| III(A$\delta$) | Yes | 2~25 m/s | 자유 신경 종말 | 피부, 결합조직 | 빠른통증 |
| | | | | 건, 신경 | 쑤시는 통증 |
| | | | | | 날카로운 통증 |
| | | | | | 느린통증 |
| IV(C) | No | <2 m/s | 자유 신경 종말 | 피부, 결합조직 | 화끈거리는 통증 |
| | | | | 건, 신경 | 둔하며 가려움 |

두 가지 다른 형태 1차 구심성신경원들은 유해성 정보를 전달한다. 즉, 얇은 수초의 Aδ인 타입 III과 수초화되지 않은 C형인 타입 IV가 있다. 타입 III과 I 의 유해수용기는 특이하지는 않으며 말초신경 종말은 접촉과 같은 무해자극을 전달하는 1차 구심성신경원처럼 수용기의 말단이 낭으로 싸여있다. 오히려 조직에서 유해성수용기의 끝단은 낭으로 싸여있지 않으며 자유신경 종말이라 불린다. 1차 구심성 유해수용기의 모든 자유 신경 종말이 통증자극의 모든 형태의 대해서는 반응하는 것은 아니다. 그러나 유해성 수용기인 피부의 Aδ와 C의 자유 신경 종말은 유해한 기계적, 열 자극에 대해서는 반응을 한다. 많은 피부의 유해수용기는 기계적, 열적, 화학적 자극을 포함한 다양한 유해자극에 반응하며 다형유해수용기라 부른다. 유해성수용기의 3번째는 반응이 없거나 기계적으로 무감각하고, 프로스타글란딘과 같은 염증성 매개체에 활성화되는 경우가 생길 수 있다.

1차 통증 구심성 유해수용기의 자유 신경 종말은 피부, 근육, 건, 관절, 뼈막, 추간판, 심지어 말초신경내에서(신경 벽 신경)와 같은 대부분의 조직 내나 주위에서 발견할 수 있다. 자유신경 종말은 일상의 생활, 가령 조직손상을 가져올 만한 기계적, 열적, 화학적 자극을 가할 때 활성화될 수 있다(즉, 활동전위가 발생할 수 있다). 더욱이 조직의 염증은 손상에 대한 정상적인 반응이며 흔히 통증을 야기하는 조건이다. 염증부위에서의 비신경성 세포에서 생기는 많은 물질들은 자유 신경 종말을 활성화시켜, 종국에는 통증을 인식하게 되는 결과를 가져온다. 표 4.4는 염증이 생긴 조직 내와 주위에서 자유 신경 종말을 활성화시키는 많은 화학물질을 보여주고 있다.

## 1차 구심성 유해수용기의 감수성(Sensitization of primary afferent nociceptors)

통증자극에 대한 유해수용기의 감수성은 말초에 기계적, 열적 또는 화학적인 자극에 적용하면 그에 대한 반응으로 경감될 수도 있고, 증가 또는 감소될 수도 있다. 조직손상에 의하여 특정한 관절이나 근육의 염증이, 1차 구심섬유의 *감작*(sensitization)이 야기시킨다(13–15). 신경원의 감작은 증가된 자발적인 활동과 유해한 자극에 대한 역치 반응의 감소와 같은 유해

**표 4.4 조직의 염증이나 자유 신경 종말 감작에 의하여 유리되는 물질**

| 물질 | 원천 | 유해수용기의 활성 | 유해수용기의 감작 |
|---|---|---|---|
| Serotonin | Plateles | + | |
| Bradykinin | Blood plasma | + | |
| Substance P | Type IV(C) | + | + |
| Cytokines | 염증세포 | + | + |
| Prostaglandins | 염증세포 | | + |
| Leukotrienes | 염증세포 | | + |
| Hydrogen ions | Interstitial fluid | + | + |
| Potassium ions | Interstitial fluid | + | |

한 자극에 반응의 증가나 수용부에서 증가로 특징된다. 급성염증의 유도 전후의 말초신경의 활동을 측정하여, Schaible과 Schmidt(13, 14)는 자발적인 활동과 유해성에 대한 반응 그리고 II, III, IV 그룹의 1차구심성 섬유에서 관절운동으로 증가되는 것을 보여주었다. 근육의 염증 또는 근육의 허혈 후에도 비슷한 변화가 발생한다(17). 근육이나 관절에 염증이 있는 경우에, 무해한 국소적인 압박과 같은 약한 기계적 자극에 1차구심신경의 반응이 증가한다. 말초염증이 생기면, 잠재적인 유해성 수용기가 관절의 움직임이나 압력과 같은 무해하고 유해한 자극에 양쪽에 반응하기 시작한다. 이처럼, 유해성 수용기 활동의 일반적인 증가를 가져온다. 이것은 말초손상 후에 감작 구심성 섬유 수와 중추신경계의 입력이 증가된다. 이 감작은 손상부위에서 통각과민을 설명할 수 있는 요소가 되며 유해자극에 대한 1차구심성 유해수용기의 반응이 증가된다(일차 통각과민). 사람에게서 피부통증 반응에 의하면, 통각수용기의 활성화는 *빠른 통증*(첫 번째 통증이라 알려진)과 *느린 통증*(두 번째 통증이라 알려진)으로 불리는 확연히 다른 종류의 유해성 수용기의 활동으로 설명할 수 있다. 빠른 통증은 조직손상이 될 때나 잠재적인 손상을 일으킬 자극에 의해 피부의 자유 신경 종말에서 발생한다. 예를 들어, 빠른 통증은 바늘로 찌르거나, 피부를 꼬집을 때 느끼게 된다.

반대로, 피부에서 발생되는 느린 통증은 반대로 통증성 자극이 제거된 후 그 크기나 지속되는 것도 낮다. 예를 들어, 손가락 하나가 뜨거운 난로에 닿았다면, 빠른 통증은 난로에 손이 닿는 순간에 나타난다. 뜨거운 표면에서 떼어낸 손가락은 화끈거리는 통증이 지속된다. 이것이 느린 통증이며 두 번째 통증이다. 빠른 피부 통증은 A$\delta$ 유해성 구심섬유의 조직손상에서 발생되고, 반면에 느린 통증은 C타입의 유해성 구심섬유에서 시작된다고 생각된다. 피부통증을 찾아내는 능력은 일상생활에서 보호반응으로서 중요하며 임상가들이 질환이나 장애를 치료를 하는데 있어서 중요한 이유가 된다. 이들은 근육, 건, 관절, 그리고 말초신경을 포함한 피부 아래 조직의 유해성 수용기로부터 일어나는 통증에 의학적인 면을 추구한다. 깊은 신체조직으로부터 발생되는 통증과 피부통증은 확연히 다르다. 근육통증은 근육의 좌상이나 염증과 같은 다양한 장애로부터 야기된다(18,19). 관절통증은 관절낭이나 인대의 급격한 손상이나 만성적인 골관절염이나 류마티스 관절염같은 만성적인 질환에 발생된다(20). 근육이나 관절손상으로 인한 통증의 질은 피부손상과 관련되어 발생되는 통증과는 다르다. 깊은 구조에서 발생되는 손상은 위치를 정확하게 알기 어렵고, 쑤시는 통증을 야기시킨다(21,22).

미세신경검사를 하면 근육 신경 조직 막의 신경 내 자극은 단지 통증과 같은 경련, 심부지각만 일으킨다. 저강도에서 근육의 유해성 수용기의 자극은 적은 수의 1차 구심성섬유들이 통증을 일으키고 그것은 위치를 잘 알 수 있다(22). 그러나 만약 자극의 강도를 올리면 1차구심성 섬유는 좀 더 활성화되며, 이에 따라 통증의 정도는 감소하며 또한, 통증은 바깥으로 퍼져나간다(23). 다른 신경에 의해 지배영역으로 근육통증의 확산은 관련통의 한 유형이다. 근육통증에 있어서 관련통의 크기는 본래 근육통의 강도나 시간과 관련이 있다. 사람들에게 있어서 근육 내 통증 자극은 피부의 통증보다 더 불쾌하고, 오래 지속되고 연관통은 더 빈번하다

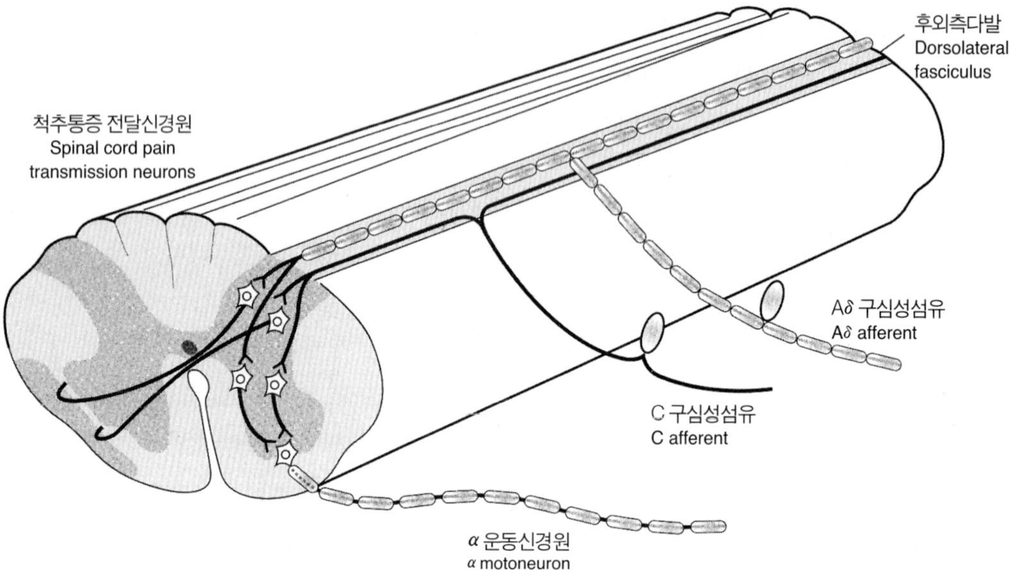


**그림 4.4.** 척수통증전달신경원의 위치와 상행통증경로에 관여하는 말초 유해수용기와 축삭으로부터 입력을 나타내는 도해.

(24,25).

## 1차 통증 구심섬유소들과 중추과정의 연결 (Connections of central Processes of primary pain Afferents)

일차 구심성 유해수용기의 중추 과정은 중추 신경계로 들어가고 척추 후각 혹은 3차 후각내의 *통증전달신경원*(pain transmission neurons)에 연접한다(그림 4.4). 중추 과정 말단은 유리될 때, 이차 명령 신경을 흥분시키는 화학적 신경 전달 물질을 포함한다. 일차 구심성 유해 수용기로부터 유리된 흥분성의 신경 전달 물질들은 glutamate, sunstance P, calcitonin gene-related peptide(CGRP)와 같은 다수의 물질들을 포함한다.일차 구심성 유해 수용기의 중추 말단은 또한 많은 다른 물질들을 포합하고 있는데 흥분성 신경전달 물질과 동시에 유리된다. 이런 물질들은 adenosine triphosphate (ATP), acetylcholine, nitric oxide, galanin, neuropeptide Y, somatostatin,vasoactive intestinal peptide를 포함하고 있다(1). 이러한 화학물질들은 유해성 전달을 조절한다.

## 척수통증전달 신경원
## SPINAL CORD PAIN TRANSMISSION NEURONS

2차 명령 신경원들의 세포체들은 3차 신경 세포핵과 모든 레벨의 척추 후각에 걸쳐 위치하

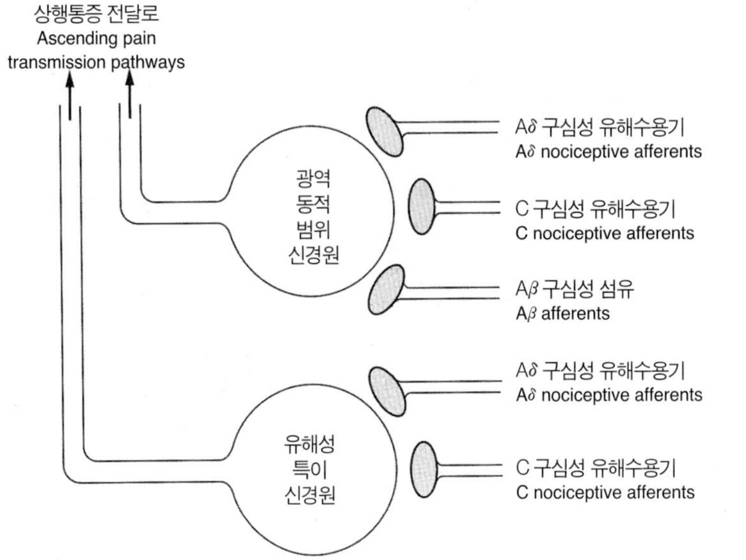


**그림 4.5.** 척수통증전달신경원의 위치와 상행통증경로에 관여하는 말초 유해수용기와 축삭으로부터 입력을 나타내는 도해.

여 유해한 자극에 반응한다. 유해한 자극에 반응하는 신경원은 2가지 형태로 나뉘어 진다(1)(그림 4.5). 2차 명령 신경원의 한 가지 형태는 말초 유해성 수용기로부터 입력을 받지만 체성감각 구심성 섬유의 다른 형태로부터는 입력을 받지 않고 단지 말초에 가해지는 유해한 자극에만 반응한다. 이러한 뉴런들을 유해성 특이 또는 *고역치신경원*이라 일컫는다. 반대로 2차 명령 뉴런의 두 번째 형태는 유해성과 무해성 일차 구심성 수용기의 양쪽 모두로부터 입력을 받으므로 말초에 가해지는 유해하거나 무해한 자극에 반응한다. 왜냐하면 이러한 신경원들의 활동성은 말초감각 입력의 수많은 다른 형태에 의해 조절되기 때문이며, 이러한 신경원들을 *광역 동적범위 신경원*들이라 일컫는다. 표 4.5는 유해성 — 특이 신경원들과 광역-동적범위 통증— 전달 신경원들을 비교 및 대조를 하였다.

각각의 척수 통증-전달 뉴런들은 근육, 관절, 내장과 같은 피부나 깊은 조직 양쪽으로부터 생겨나는 일차 구심성 유해 수용기들로부터 한 곳으로 입력을 받는다(그림 4.6).이런 통증 경로의 집중은 관련통과 이차적인 통각과민을 위한 해부학적 기초로 제공될 수 있다.

이런 통증 경로의 집중은 관련통과 이차적인 통각과민을 위한 해부학적 기초로 제공될 수 있다. 내장 기관(심장, 담낭 등)과 같은 조직의 한 형태의 유해수용기의 활동성으로 인한 연관통은 일어나며 피부와 같은 다른 형태의 조직에서의 통증을 잘못 해석할 때 생겨난다. 척수 상부로 보내진 입력정보는 대뇌에서 잘못 해석된다.

**표 4.5** 척수에서 통증전달신경원들의 두 가지 형태의 특징

| | 광역동적범위 | 특이유해성 |
|---|---|---|
| 활성화에 따른 최대수축 | 깊숙한 곳의 후각 | 얇은 후각 |
| | Aδ와 C유해수용기들과 Aβ1차구심섬유 | 단지 Aδ와 C통증 구심섬유 |
| 척수시상로에 관여하는 출력축상 | STT*에서 섬유 2/3 | STT에서 섬유1/4 |
| 후각에서 체성계의 조직화 | Yes | Yes |
| 수용부 크기 | 크다 | 작다 |
| 통증입력부위 | 피부, 근육, 관절과 장기 | 피부, 근육, 관절과 장기 |

* STT=척수시상로

## 일차 구심성 유해수용기와 이차-명령 신경원 사이의 전달(Transmission Between Primary Afferent Nociceptors and Second-order Neurons)

척수 내에는 후각에서 2차-명령 후각신경원들과 연접을 이루는 유해성 수용기의 중앙분지가 있다. 척수내에는 연접전 요소 형태의 중앙분지와 연접후 요소 형태의 이차-명령 신경원들이 있다. 중앙분지의 활동전위의 분극에 의해 연접전 요소가 흩어지고 흥분성 신경전달물질이 유리된다(glutamate, substance P). 이러한 신경전달물질들은 2차 신경원의 연접후 특수한 수용기들을 묶는다(그림 4.7). 특히, 글루타메이트는 α-amino-3-hydroxy-5-methyl-4-isoxazole propionic acid (AMPA), kainite, *N*-methyl D-aspartate (NMDA), 또는 metabotropic glutamate 수용기를 묶으며 지질 P는 NK1 수용기를 묶는다. AMPA, kainite, NMDA 수용기들은 글루타메이트와 묶여서 소듐, 칼슘과 같은 양이온들이 신경원으로 들어가거나 신경원의 탈분극이 일어나는 이온채널이다. NKI 수용기는 지질 P에 의해 활성화될 때 단순 전도되는 G-protein-linked 수용기이다. 일상의 활동에서 통증성 자극을 받으면 신경전달물질들은 유리되며 뒤이어 2차-명령 신경원의 탈분극은 상척추로 축삭에서 퍼져나가는 활동전위의 발생과 활동역치에 도달하기에 충분하다. 이러한 신호들은 시상/대뇌, 뇌간의 통증을 인식하는 부위와 연결되고 유해한 자극에 감정적, 자율적 반응이 따라서 일어난다.

글루타메이트와 지질 P가 척수에서 신경원에 퍼져나가는 후각신경원들을 통해 유해성 수용기로부터 유해한 자극을 전달하는 실질적 증거가 있다. 글루타메이트는 1차구심성 유해수용기와 후각의 신경원들 사이에서 흥분성 연접을 중재한다(26,27). AMPA, kainite와 같은 글루타메이트 수용기는 소듐이온을 통과시키는 화학적 채널이지만 칼슘에 의해 투과성이 영향을 받는다(28). 이러한 AMPA/KA 수용기들은 유해성자극에 반응에 후각의 2차 신경원과 1차 구심성 유해수용기들과의 사이에서 빠른 흥분성 연접전달을 중재한다. AMPA/KA수용기 길항은 자상과 염증, 화상손상, 말초신경병증과 관련된 통증을 억제한다(29-32).

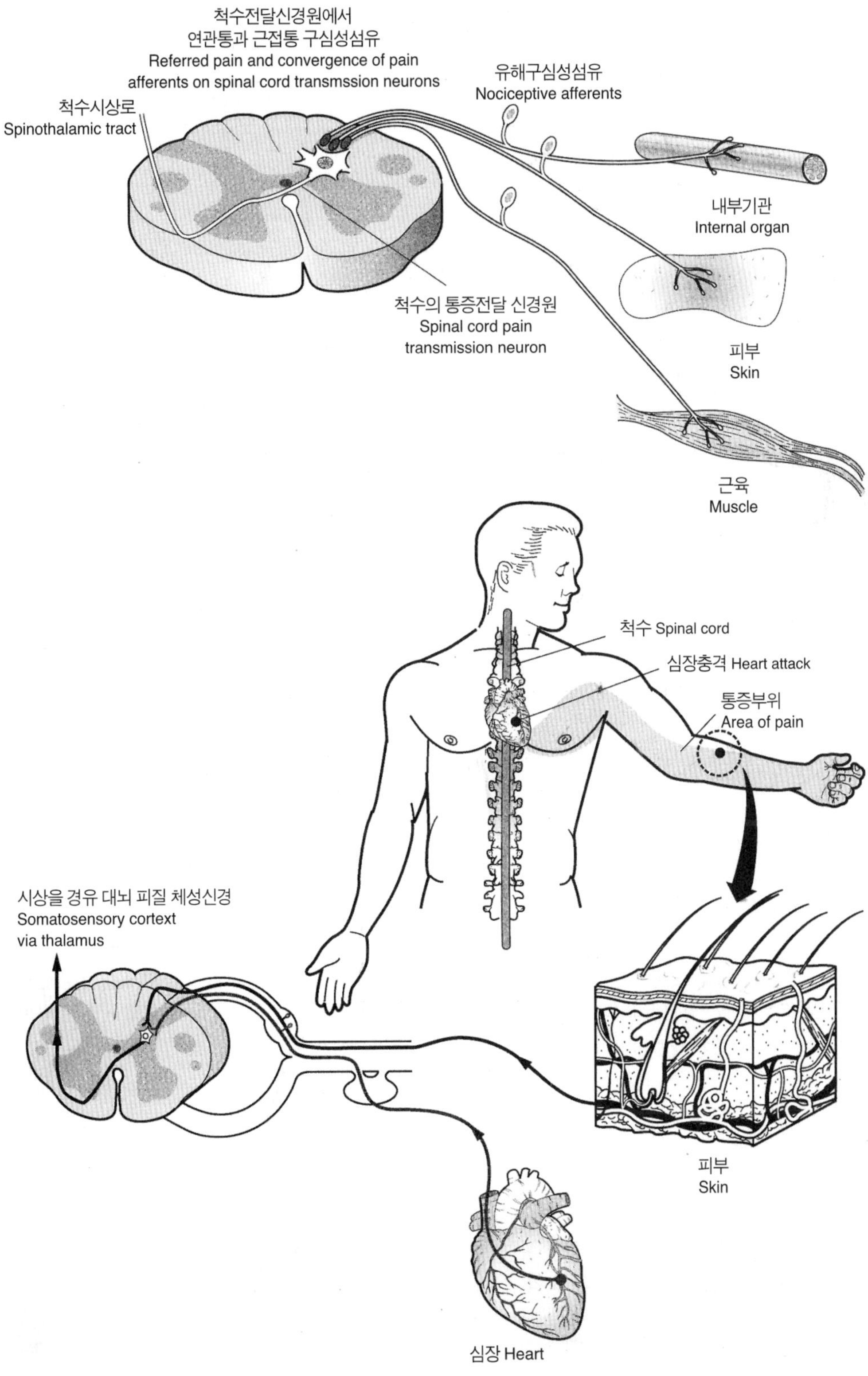


**그림 4.6.** **A:** 피부, 근육과 내부기관 유해수용기로부터 통증-전달 신경원들에 집중. 이같은 유해수용기에 입력되는 집중의 형태는 내부기관의 질환을 가진 근육이나 피부에서의 연관통에 대한 설명할 수 있게 한다. **B:** 신경뿌리를 지나 왼쪽 팔과 심장으로부터 유래된 구심성 통증이 한 지점에 모인 것을 보여주는 그림. 이것은 심장마비가 시작될 때 왼쪽 팔에 대한 연관통에 대해 설명할 수 있게 한다.

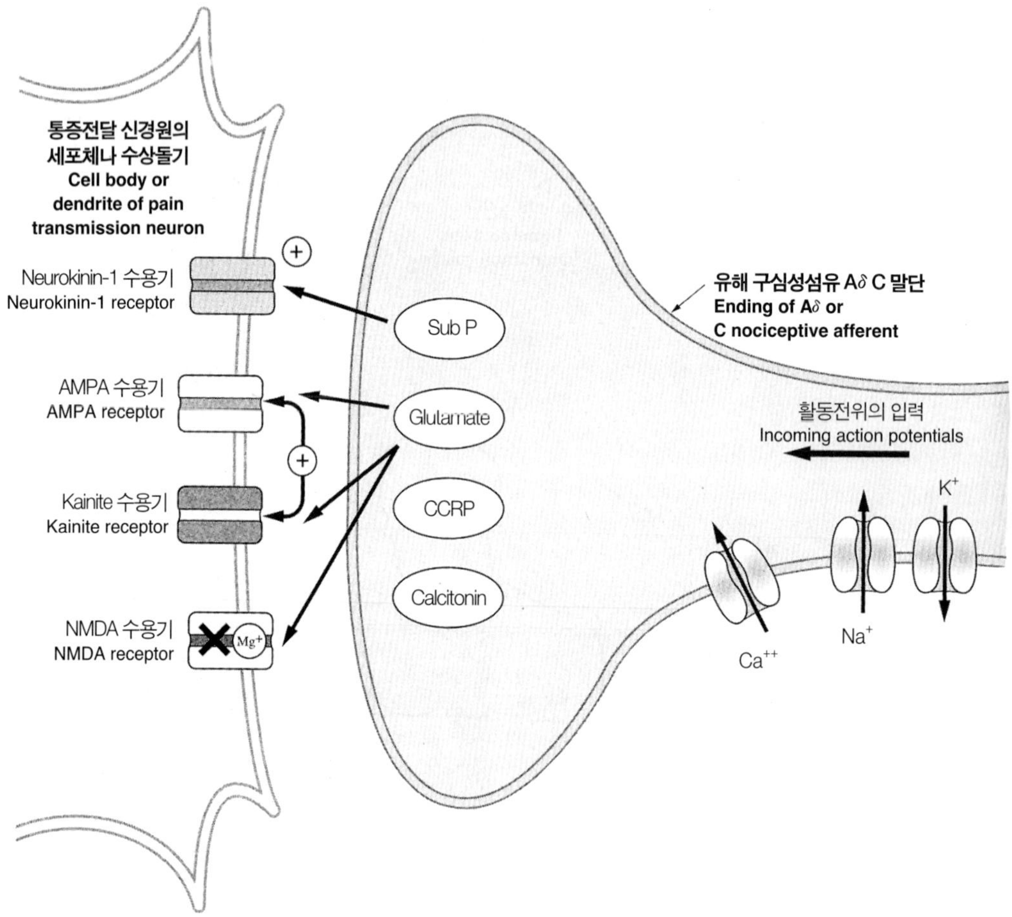


**그림 4.7.** 그림은 통증 신호에 반응하는 유해자극 수용기의 말단부는 다양한 물질들로 구성되는 것을 설명한다. 또한 척수막 내에는 물질 P(neurokinin-1 receptor)나 Gutamate와 같은 통증 전달 물질로 구성된 다양한 수용기들이 있다는 것을 설명하며 이 신경 전달 물질들은 통증 전달 신경들의 흥분성을 조절한다.

**그림 4.8.** 통증전달신경원들의 감작을 위한 설명 **A:** 유해수용기로부터 발생되는 통증 입력에 통증전달신경원 반응의 산화질소의 생산과 유리. 산화질소의 유리나 통증전달신경원들의 활동증가로 인한 유해수요기로부터 흥분성 신경전달물질 **B:** 척수 내재신경원들로부터 억제신경전달물질 유리의 감소. 통증전달신경원들에게 substance P와 glutamate 증가시키는 유해수용기와 내재신경원들 사이에 축삭연접에서 억제성 전달물질 유리의 감소. 내재신경원들 연결로부터 통증전달신경원의 직접적인 억제는 감소하며 이는 흥분성 신경전달물질에 대한 반응수준 증가의 결과이다. **C:** 교세포는 유해수용기로부터 흥분성 신경전달물질 유리되는 산화질소를 유리하며 또한, 직접 활성화되는 통증전달신경원 흥분성 신경전달물질이 유리된다. NMDA, N-methyl D-aspartate; 흥분성 amino acid; GABA, r-aminobutyric acid ; sub P, substance P.

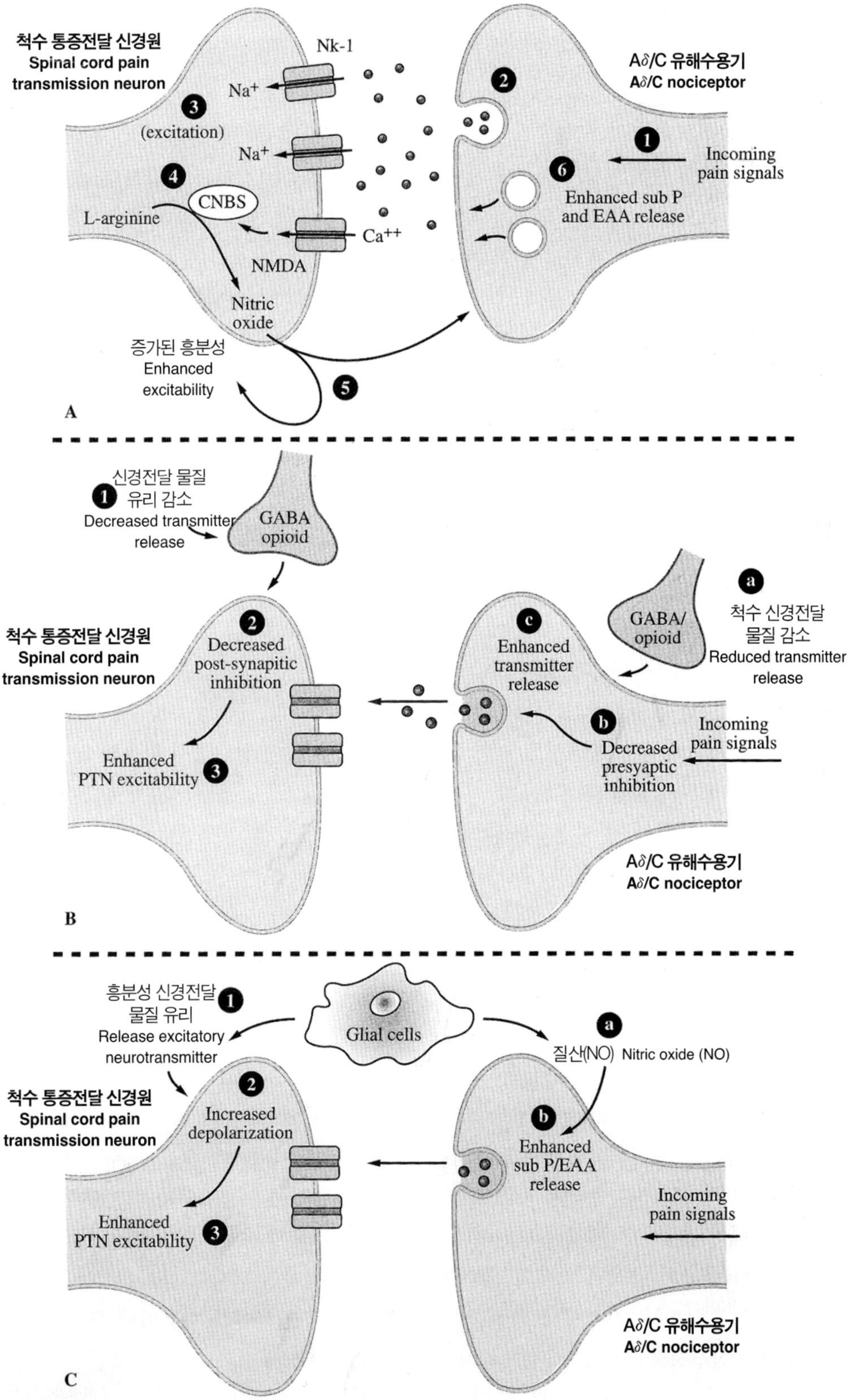
척수 통증전달 신경원
Spinal cord pain transmission neuron
Nk-1
Na+
3
(excitation)
Na+
4
CNBS
L-arginine
Ca++
NMDA
Nitric oxide
Aδ/C 유해수용기
Aδ/C nociceptor
2
1
Incoming pain signals
6
Enhanced sub P and EAA release
증가된 흥분성
Enhanced excitability
5
A
1
신경전달 물질 유리 감소
Decreased transmitter release
GABA opioid
척수 통증전달 신경원
Spinal cord pain transmission neuron
2
Decreased post-synaptic inhibition
Enhanced PTN excitability
3
a
GABA/ opioid
척수 신경전달 물질 감소
Reduced transmitter release
c
Enhanced transmitter release
b
Decreased presyaptic inhibition
Incoming pain signals
Aδ/C 유해수용기
Aδ/C nociceptor
B
흥분성 신경전달 물질 유리
1
Release excitatory neurotransmitter
Glial cells
a
질산(NO) Nitric oxide (NO)
척수 통증전달 신경원
Spinal cord pain transmission neuron
2
Increased depolarization
Enhanced PTN excitability
3
b
Enhanced sub P/EAA release
Incoming pain signals
Aδ/C 유해수용기
Aδ/C nociceptor
C

지질 P와 CGRP는 laminae I 와 II에 분지하는 1차 구심성유해수용기의 중앙분지에 위치한다[Millan (33)]. 지질 P는 후각표층에 위치한 NK1수용기의 활성화를 통해 그 영향을 발휘하며 아마도 느린 통증전달과 관련된 신경전달 물질이다(34). 지질 P 수용기의 활동은 후각의 통증-전달신경원들의 반응과 활동을 증가시키며 통증성향을 나타낸다(36). 대조적으로, NK1 수용기를 차단하면 조직손상과 관련된 통증은 감소되고 후각신경원들의 감작도 감소된다(37-41). 척수에서 NK1신경원들의 감소는 통각과민의 감소와 조직손상 후의 후각신경원들의 민감도가 감소된다(42,43). 유사하게 척수에 CGRP의 투여는 통각과민과 신경원의 감작을 일으킨다(44). 반대로 CGRP길항은 조직손상 염증에 의해 후각신경원들의 감작과 과민증을 감소시킨다(45,46). CGRP는 오래 지속되는 흥분성 변화를 일으키는 단백키나아제를 사용하는 대사성 수용기이다(44). CGRP는 또한 지질 P와 함께 유리되며 지질 P의 효과의 상승의 결과로 척수에서 지질 P의 감소를 서서히 하게 한다(47,48). 넓은 위미에서 보면 신경전달물질과 수용기는 척수에서 유해성 전달을 포함하는 것이다[Millan(33)].

### 척수통증전달신경원들의 감작(Sensitization of Spinal cord pain transmission neurons)

조직손상 후에 고역치 유해성-특이 신경원들과 광역-동적-범위 신경원들의 감작이 일어날 수 있다. 이것은 명백히 수용부 크기에서 증가하거나, 유해하거나 무해성 자극 반응의 증가, 역치의 감소가 명백해 진다(49-55).

2차-명령 후각신경원의 감작의 세 가지 다른 과정 : (1)1차 구심성 유해수용기들과 2차-명령 후각 신경원들 사이의 연접 전달 지연 (2)후각에서 억제신경전달물질 활동의 감소 (3)척수 후각안의 교세포의 활동(그림 4.8).

후각신경원의 감작 후에 지질 P와 글루타메이트 같은 흥분성 신경전달물질의 유리가 증가되는 결과로 유해수용기 유입이 증가된다(56-58). 1차 유해수용기 분지로부터 유리와 다른 후각신경원들, 글루타메이트는 NMDA수용기 뿐만 아니라 다른 후각신경원들의 탈분극 시키는 AMPA/KA 수용기를 묶는다. NMDA수용기는 칼슘이온을 전도하며 보통은 마그네슘에 의하여 차단되는 화학적 수용기이다. 마그네슘차단은 신경원의 탈분극에 의하여 제거되며 칼슘이 세포외에서 안으로 들어가는 것을 허용하고 신경원의 탈분극 촉진한다. 칼슘은 2차적 전달자이며 2차전달로의 수를 활동을 증가시키고, adenylate conclave-cyclic adenosine metaphosphate, cyclic guanosine metaphosphate-nigeria oxide, calcium calmodulin을 포함한다. 이러한 2차-전달자의 연결은 2차-명령 후각신경원들이나 1차 구심성 유해수용기의 중앙분지에서 신경전달물질 유리의 증가와 이온채널의 상승작용과 통증인자의 전사가 증가되는 다양한 효과를 가진다. 2차후각신경원이나 1차 구심성유해 중앙 분지인 2차-매개 분지의 활동은 신경전달물질의 유리와 이온의 상승작용과 통증유전자의 전사를 증가시키는 다양한 효과가 있다. 질소산화물, 가스를 후각신경원으로부터 1차구심성유해 수용기의 분지로 확산시키며 흥분성 신경전달물질의 유리를 증가시킨다. 이것은 궁극적으로 2차후각신경원의 흥분

증가되며 고위중추의 입력이 증가되고 결국은 통증의 지각으로 나타난다.

NM 수용기는 조직손상 후 야기되는 후각신경원의 과민증을 명백히 포함한다. 2차-명령 후각신경원들의 감작은 관절염증 후, 조직손상이나 형성노출, 캡사이신 노출 후, 또는 자외선 조사 후에 NMD수용기 차단에 의해 방지된다(59-61). NMD 글루타메이트 수용기 길항제의 척수에 적용은 동물실험(62)에서 톱에 의한 손상 염증, 관절염증(63), 근육통을 야기하는 산성(64), 다양한 신경통을 감소시킨다(66, 67).

말초신경병증이나 염증에서 통증전달신경원의 감작이 가능한 다른 기전은 척수의 후각에서 억제 GABA나 glycine의 감소이다(68). 말초 신경증 환자의 경우, 후각에서 GABA 신경원 수이 감소가 나타나는 몇몇의 연구가 있다(69-71). 이와 유사하게, GABA에 의한 후각신경원의 억제는 말초통증의 동물실험에서 유의하게 감소하였다(68). 그러나, 몇몇 연구에서는 말초신경병증의 모델에서 GABA의 유리와 함유량의 변화가 없거나 심지어 증가하기까지 한다(72-74). 이러한 불일치는 사용된 모델(좌골신경다발, 척수신경다발), 손상 후 경과시간 또는 통계적 표본 등에 의해 발생한다. 염증 발생 후에는, GABA와 glycine은 척수시상로 세포를 억제하는 능력은 감소된다(75). GABA와 glycine의 과분극의 억제에서 감소는 유해한 자극에 대한 흥분성 반응의 증가로 인한 것이며, 통증의 감지를 위한 상척수센터에 척수시상의 출력이 증가된다.

2차-명령 후각신경원의 감작에 기여하는 세 번째 요소는 신경교세포, 성상세포, 미세아교세포의 활동이다. 구조상으로, 신경교세포는 척수의 통증-전달신경원과 주된 통증 구심성 신경원 사이의 연접을 포함하여 중추신경계의 연접들로 싸여져 있다. 성상세포와 미세아교세포의 활동은 신경병증과 염증반응을 포함하는 다양한 통증양상이 나타난다(76-78). 신경교세포는 후각신경원과 1차 통증 구심성의 중앙 분지로부터 흥분성 신경전달물질의 유리에 의한 반응에 의해서 활성화 된다. 이 신경교세포의 활동은 통증-전달 신경원흥분이나 통증전달물질의 유리의 증가나 통증-전달신경원 감작과 같은 다양한 물질의 유리에 의한 결과이다. 2차 후각신경원의 감작은 통각과민과 수많은 만성통증과 관련된 이상이나 뚜렷한 조직손상이 없는 만성통증을 설명할 수도 있다. 이런 후각신경원의 감작은 통증완화를 위한 유해성 수용기의 말초분지 조정이 왜 임상적 방법이 실패하는 가를 설명해 준다.

## 통증상행로 : 상척수중추로 통증신호의 전달
## ASCENCING PAIN PATHWAYS; TRANSMSSION OF PAIN SIGNALS TO SUPRASPINAL CENTERS

척수로부터 통증신호는 신경원간의 직접적, 간접적 1차구심성 유해수용기로부터 입력을 받아 신경원의 투사를 통해 뇌간이나 뇌에 전달된다. 체성조직과 내장 조직(그림 4.9)으로부터 유해한 정보를 전달하는 여러 개의 상행 통로들이 있다[Willis와 Westlund(82) 참고]. 척수시

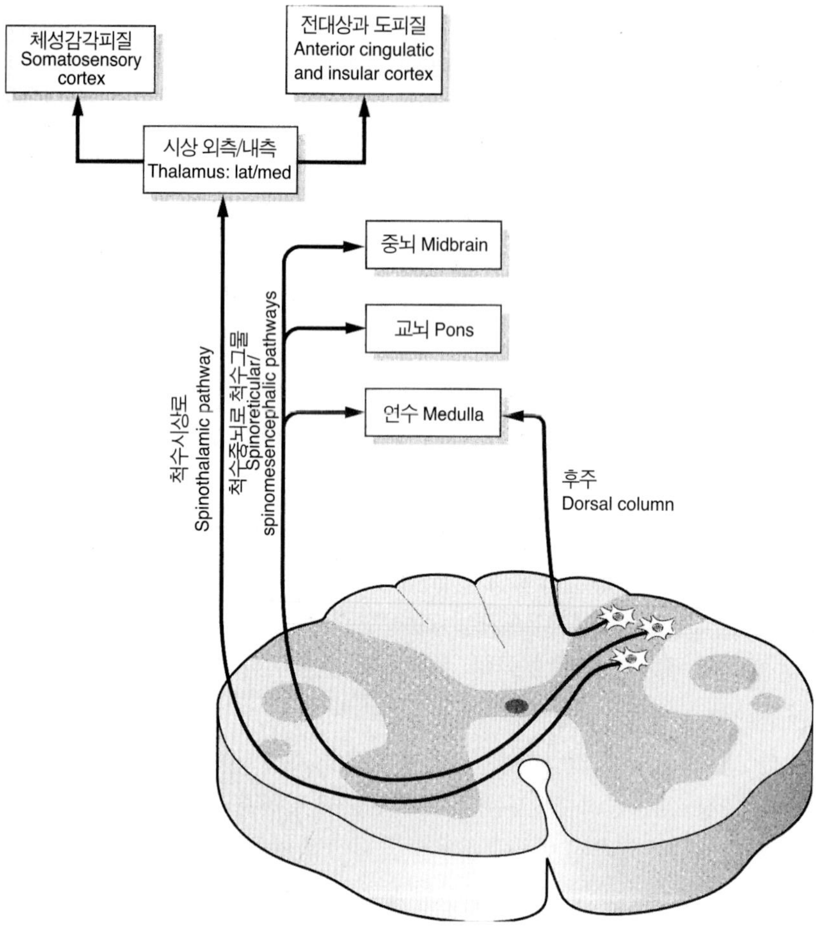


**그림 4.9.** 상행통증로: 척수시상로, 척수그물로와 연수로 가는 연접후 후주로.

상로는 대뇌의 고위중추에 유해성 정보의 전달에 주요한 경로이며 궁극적으로는 통증을 감지한다. 연접 후 후주로는 내장기관의 유해한 자극을 고위중추에 전달한다. 척수-중뇌와 척수-망상로는 통증과 관련된 자율신경 반응과 하행억제를 포함한 유해성 정보를 통합한다.

## 척수시상로(Spinothalamic Tract)

척수시상로는 유해성 정보의 전달을 위해 가장 중요하다고 생각되어진다[Willis and Coggeshall(1)을 참고]. 시상척수로는 복측후외(VPL)핵과 중앙내외, 속주위, 내배측(SI와 II)을 포함한 내시상핵에서의 신경원이 정보를 전달하며 이들 경로가 통증의 감각-분별을 구성하는 요소로 생각되어진다. 복측후외에서의 신경원은 촉감과 관련된 정보를 후주로에서 한곳으로 입력되고 온도감과통증과 관련된 정보는 척수시상로에서 전달된다(83,84). 후각신경원처럼 피부나 관절과 근육, 장기로부터 정보가 한곳으로 입력되므로 연관통에 대한 해부학적 기초에서 설명할 수 있다. 이와 유사하게, 체성감각피질 신경원은 다양한 말초구조 뿐만 아니라 촉감과 통각으로부터 집중되어 입력된다(85). 내측시상핵으로부터 상승으로의 투사와 후복합체는 더욱 분산되며 전대나 뇌의 외측부를 포함한다.

그러므로 이 경로는 통증의 기분-정서적인 면을 구성하는 근거가 되는 것이라고 생각된다. 왜냐하면, 척수시상로 세포들은 통증신호에 관계되고 뇌에 도달하는 신호를 방해함으로써 통증의 완화를 시키는 경로로 생각된다. 사실, 척수시상로의 병변의 전외척수 차단은 무통을 일으킨다. 그러나 몇몇의 환자들은 몇 달이 지난 뒤에 다시 통증을 호소하며, 이는 이 방법의 한계점이기도 하다. 대부분의 경우에 이 방법은 암의 고통을 가지고 있는 환자들의 의지하는 마지막 수단으로 사용된다(86).

척수시상로의 세포들은 Laminae I에서 나와 외측과 배외측 다발을 경유하여 내측시상핵으로 간다. 이러한 세포들은 유해한 열적, 기계적 자극에만 반응하며 유해한 열적자극 반응에 중요한 역할을 한다(87). 또한, 이 경로는 통증한계에 대하여 신체의 조절능력과 관련되었다고 생각된다(88-90). 그러나 최근에는 이 Laminae I 척수시상로 신경원들의 역할의 강조에 의문이 제기되었다(91). 몇몇 연구자들은 광역대-동적-범위(WDR) 척수시상로 세포의 역할; 즉 laminae V를 역할을 강조한다(91).

## 연접 후 후주로(Postsynaptic Dorsal Column Pathway)

연접 후 후주로(PSDC) 신경원들은 척수의 후각에 위치하고 있으며 유해하거나 무해한 자극에 의해 활성화되고 후주로를 통해 뇌간으로 퍼져나간다(92). 50%의 연접후 후주로 신경원들은 척수의 laminae Ⅲ과 Ⅳ에서 시작되고 무해한 피부자극에 반응하고 반면에 다른 50%의 WDR 신경원들은 유해하거나 무해한 자극 양쪽에 반응한다(93). 더욱이 연접 후 후주로 신경원들은 유해한 내장조직의 자극(94)에 반응하고 피부의 체성조직으로부터 유해한 정보의 전달은 하지 않지만, 내장조직의 유해한 자극은 전달한다(94,95). 연접 후 후주로를 제거하는 척수절개술은 인간에서서 내장조직 통증을 선택적으로 제거할 수 있다(96).

## 척수중뇌와 척수망상로(Spinomesencephalic and Spinorecticular Pathways)

척수중뇌로의 세포들은 laminae I, IV,와 V에서 시작되어 중뇌와 특히, 수도회백질 설상핵과 전시개핵으로 퍼져나간다(1,82). 이러한 신경원들은 유해-특이성(NS) 신경원과 광역-동적-범위(WDR) 신경원으로 분류되고 복잡한 감수성을 가진다. 척수망상로에서의 세포들은 후각의 깊은 곳과 laminae VII과 VIII에 위치하며 유해성억제의 하행을 하는 뇌간으로 퍼져나간다(아래참고). 이러한 세포핵들은 거대세포 핵, 부거대세포 외측핵, 복외측 연수와 부완영역을 포함한다. 이러한 신경원들은 유해-특이성(NS)이며 신체 내부로부터의 진통시스템을 활성화 시키며 또한 통증 자극 또는 상태에 대한 많은 자동반응이 일어나는 뇌간 중추를 활성화 시킬 수 있다(혈압 상승, 심박 수 상승, 땀 증가 등).

## 통증의 전달과 과정에 있어서 시상과 대뇌피질의 역할
## ROLES OF THE THALAMUS AND CORTEX IN PAIN TRANSMISSION AND PROCESSING

많은 연구들이 유해한 전달과정에 있어서 신경전달물질의 시상과 피질의 중요성을 보여주었다. 이러한 연구들에는 Lenz 등에 의하여 사람의 시상에 있어서 신경원의 자극과 기록(97), 동물실험의 통증(98)과 영상연구와 시상과 대뇌피질 신경원의 기록 등이 실시되었다(98). 인간에 있어 지각 세포핵의 자극 원리는 통증감각을 야기하고 유해한 열이나 기계적자극에 인간의 시상신경원들의 반응을 야기하는 것이다. 따라서 시상은 말초의 유해한 자극과 정보를 통합을 나타낸다. 동물에서 신경원의 기록은 체성감각 피질과 뇌피질 삼각부, 선대피질 뿐만 아니라 시상의 복측후 외에서 처리되는 유해한 정보를 보여준다. 이러한 시상과 대뇌피질부위의 신경원들은 염증이나 신경병 손상에 의해 야기되는 조직 손상 이후에 작용한다(99). 통증의 중추과정은 특별한 자극 후의 대뇌 혈액 순환 변화를 관찰한 양전자 방출촬영와 같은 영상기법들과 함께 평가할 수 있다. 신경적인 활동이 증가되는 부위에 혈류의 증가가 된다고 생각된다. 인간의 대뇌 혈액 순환에 대한 영상연구에서 촉각이나 통증자극들이 대뇌 피질의 분리된 영역에서 활동을 보여준다(100,101). 이러한 자료들은 SI, SII, 전대피질과 뇌피질 전삼각부의 통증성 자극에 의하여 활성화되는 것을 보여준다. 무해한 촉각적 자극 또한 제1차와 제2차의 체성감각 대뇌피질 부수적으로 후대피질을 활성화 시킨다(100). 제1차와 제2차의 체성감각 대뇌피질은 통증성 자극의 위치와 통증의 감각-분별요소를 알 수 있다(102). 통증의 감정-정서 요소는 전대피질과 전삼각피질과 관련이 있다고 생각되어진다.

## 통증 억제의 내재적 기전
## ENDOGENOUS MECHANISMS OF PAIN INHIBITION

지난 40년 동안 유해한 자극의 전달에 중추신경계가 많은 곳에서 조절한다고 생각되는 실질적인 증거들이 제시되었다. 신경계는 유해한 자극의 전달을 촉진시키거나 억제하는 실험적인 결과들을 보여주었다. 이번에는 통증전달이 어떻게 어디서 억제되고 통증-억제 과정에서 내재적 물질의 존재와 증거들을 살펴보는 것이 요점이다.

### 1차 구심성 유해수용기와 2차-명령 후각 신경원들 사이에 유해성 전달의 억제 (Inhibition of Nociceptive Transmission Between Primary Afferents Nociceptors and Second-order Dorsal Horn Neurons)

앞의 토론에서는 유해성 전달과 유해한 자극전달의 억제가 가능한 척수 후각을 포함한 중추신경계뿐만 아니라, 말초신경계에서 발생하는 과정에 의해 통증의 지각을 보여주었다. 척수의 후각 안에는 통증전달의 억제가 되는 기전의 기본적인 요소가 있다고 1965년에 멜작과 웰

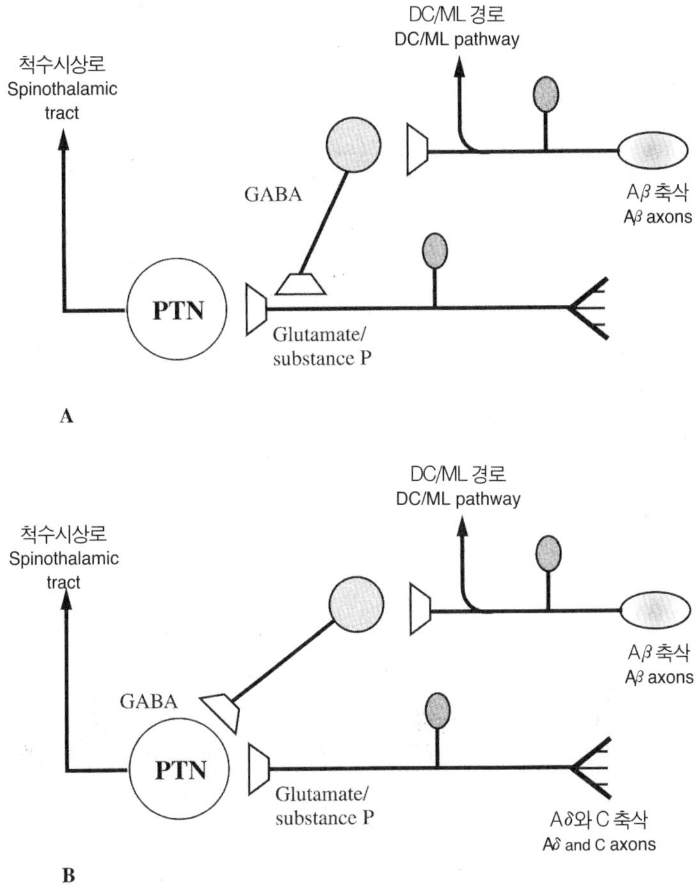


**그림 4.10.** 통증전달의 척추조절. **A:** 유해수용기로부터 신경전달물질의 연접전 억제. **B:** 통증전달신경원들의 연접후 억제.

이(10) 통증 관문조절설로 설명한 것을 발표하였다. 멜작과 웰은 큰 직경의 무해한 일차 구심성 섬유는 큰 직경의 후각으로 전해지고, 유해성수용기이 관문의 여닫음으로 후각의 신경원과 유해성 수용기와의 사이에서 통증전달을 방해한다고 주장하였다. 그들의 이론은 또한 억제적인 척수관문의 영향은 고위 중추로부터 조절되며 상척수부에서의 인지와 무의식적인 활동에 의한 효과하고 제시하였다. 지난 40년간 실시해온 폭넓은 작업으로 척수레벨의 통증전달억제가 관문조절의 해부학적 통로 연합과 생리학적 진행과정에 의해 조정된다는 것을 밝혔다.

## 무해한 감각의 구심성 자극에 의한 통증전달 억제(Inhibition of Pain Transmissin by Stimulation of Innocuous Sensory Afferents)

큰 직경의 일차 구심성 신경원은 척수의 후주를 통해 연수에 그들의 중추과정으로 자극이나 축삭과 말초의 분지에 전기적 자극에 의해 활성화 되어질 수 있다. 무해한 자극(접촉과 같은)과 관련이 말초감각 축삭은 피부에 저-강도, 짧은-펄스를 사용하는 전기적 자극에 의해 활성화 된다. 이러한 방법은 웰과 스위트(103)라는 의료기 회사에 의해 *경피신경전기자극*이라 불리게 되었다. 무해한 감각과 관련된 큰 직경의 일차 구심성의 중심부는 척주의 후주위에 전극의 위치한 전기자극에 의해서 활성화 될 수 있다(후주자극). 무해한 1차 구심성 섬유성을 활성화시키는 이러한 방법이나 다른 방법들은 말초나 무해한, 감각-수준 자극에 의해 후각의 통증-관문 기전의 존재를 뒷받침하는 중요한 점들이 있다. 말초신경과 후주의 양측에 대한 자극은 통증자극에 의해 유발되는 척수시상로의 신경원을 포함한 후각신경원들의 반응을 감소시킨다(104-108). 척수의 후각에 있으며 억제신경전달물질인 GABA는 연접의 전후에서 억제물질을 생산한다(그림 4. 10). GABA는 감각강도에서 경피신경자극(TENS) 뿐만 아니라, 후주의 자극에 반응하여 유리된다(109,110). 연접전의 억제는 억제신경전달물질 GABA와 A$\delta$ 그리고 C섬유의 신경원상호간의 축삭 연접에 의해 중계된다 (그림 4. 10A). GABA의 유리는 그들의 중앙말단으로부터 신경전달물질 유리의 감소에 의해서 1차구심성 유해수용기의 연접전 억제를 만든다. 1차구심성 섬유 중앙분지로부터 신경전달물질의 감소는 2차후각신경원에 흥분성을 입력시킨다. GABA는 척수시상 신경원에 위치한 $GABA_A$와 $GABA_B$ 수용기를 통해 연접후 흥분성이 감소된다(그림 4. 10B). GABA는 또한 척수후각에 퍼져있는 투사신경원의 흥분성을 감소시키며, 궁극적으로 고위중추에 신호전달체계를 감소시켜 통증이 감소된다.

아데노신은 A1수용기의 활동을 통해 억제 작용이 되는 척수의 후각에 위치하는 신경전달물질이다[Sawynok (111) 참고]. 아데노신의 근원과 아데노신의 수용기 위치는 아직 명확하게 밝혀지지 않았다. 그러나 아데노신의 감소를 위한 약물이나 A1의 주된 수용기로서 척수에서 역할을 하며 진통과 염증이나 신경병증 통증에서 통각과민의 감소를 가져온다(112-116). 최근연구는 아데노신이 인간의 실험에서 TENS의 효과가 카페인을 감소시키는데 목표로 하고 있다(118). 아세틸콜린은 척수에의 뮤스카린 수용기를 활성화시킨다. 콜린수용체는 척수에서 최고의 억제 수용체로 상호작용을 통해 무해수용을 중재하는 유일한 수용체이다[5-hydroxytryptamine (5-HT), adrenergic or opioid receptors]. 콜린니코틴과 콜린 콜린뮤스카린 수용기는 후각의 Laminae1 ~4에 위치한다(125-129). TENS는 뮤스카린 수용기의 활동에 통해 부분적인 억제효과를 가져온다.

## 상척수 센터의 활성화에 의한 통증 전달 억제(Inhibition of Pain Tr nsmission by Activation of Suprspinal Centers)

### *하행억제로(Descending Inhibitory Pathways)*

통증전달의 하행조절은 외측교의 피개, 중뇌의 수도회백질 주위, 망상체를 포함한 뇌와 뇌간의 많은 부분의 활동에 의해 가능하다. *관문조절설*에서 제안한 상척수부의 하행통증억제로에 대한 이론은 일찍이 세 가지가 발견되었다. 해부학적으로 수도관(PAG)나와 위복내측연수(RVM)와 외측교뇌피개로 퍼져 척수의 축삭에서 후각통증신경원의 활동의 감소되고, 결국에

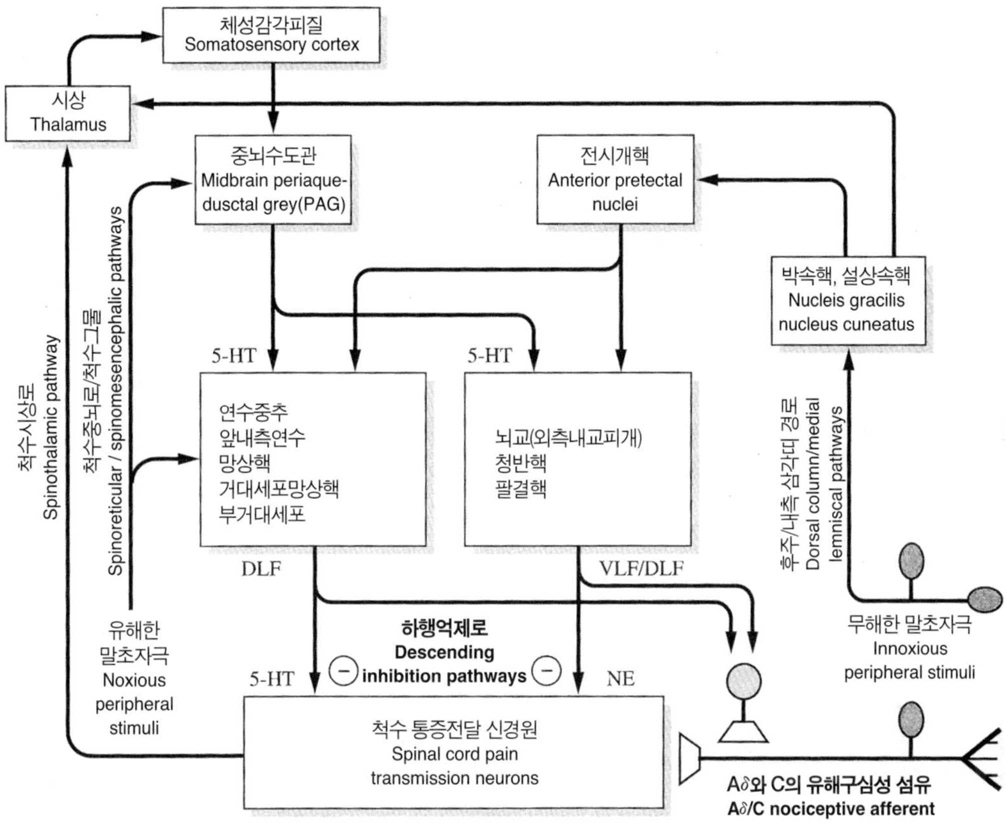


**그림 4.11.** 뇌교와 연수에서 일어나는 하행억제와 관련된 경로. 이러한 하행억제로는 통증전달신경원의 연접후 억제와 유해수용기의 연접전 억제에 의해서 척수 통증전달신경원에서 활동이 감소된다.

는 통증의 지각이 감소된다.

## 수도관-위복내측연수로부터 일어나는 하행억제(DESCENDING INHIBITION ARISING THE PAG-RVM)

통증의 중앙억제조절은 쥐의 실험에 의한 중뇌에서 진통을 생산하는 수도회백질의 전기자극을 발견한 Reynolds (130)에 의해 처음으로 발견되었다. 이는 일련의 엔돌핀 이론으로 확대되었다. [Fields와 Ba baum(131) 참고]. 이는 중뇌의 수도관과 복측 연수, 봉선핵의 두 곳에서 작용한다. 계속적인 연구에서 척수수준의 통증전달의 하행조절(그림 4.11)은 위복내측연수핵, 거대세포 부위와 망상체핵의 알파 거대세포핵을 포함한다[Fields와 Basbaum (131), Heinricher (132) 참고]. 위복내측연수는 후외측 섬유단에서 섬유소를 거쳐 척수로 퍼져간다. 수도관의 전기자극은 위복내측연수를 활성화시키고, 위복내측연수의 직접적인 자극은 쥐, 고양이, 사람에게서 진통효과가 있다(133-135).

위복내측연수의 전기 또는 화학적 자극은 유해성자극에 대한 반사나 행동반응을 억제하고 유해성 자극이 입력되는 척수후각에서 신경원들을 억제한다(141). 세로토닌은 수도관에서 위복내측연수 척수로 퍼져나가는 신경원의 위복내측연수에서 신경원들의 신경전달물질이다(142,143). 세로토닌 수용기의 척수차단 또한 진통을 방지한다. 게다가 척수의 세로토닌 적용은 척수후각 신경원의 활동을 감소시키고 연접후 척수시상 신경원과 1차 통증 구심성 말단에 양쪽에 위치하는 수용기를 통해 진통을 일으킨다(144). 척수에는 3개군의 세로토닌 수용기가 있다. 그것은 5-HT1(아류형 5-HT1A와 5-HT1B), 5HT-2, 그리고 5HT-3수용기이다(145,146). 유해성 전달에 있어 각각 세로토닌 수용기의 역할은 논쟁의 여지가 있다.그리고 세로토닌 수용기들은 유해성의 촉진과 억제에 대해 관련이 있다. 5HT-3수용기는 일차구심성 통증 섬유에 위치하고 후각통증 신경원으로 방출(145)하고 망상체의 자극으로부터 하행을 억제한다(147-149). 5HT-1A 수용기는 반대로 일차 구심성 섬유에서는 볼 수 없고, 억제뿐만 아니라 하행촉진을 중계한다(152,153). 많은 아류를 가지는 5HT-2수용기는 유해성 반응의 억제 시에 나타난다(151).

### 후외측교로부터 나타나는 하행억제 (DESCENDING INHIBITION ARISING FROM DORSOLATERAL PONS)

두 번째 통로는 교의 부상완핵과 청색핵하, 청반안의 신경으로부터 나타나는 뇌간의 중재이다(그림 4.11). 이러한 교신경핵의 축삭은 복외측속을 통해 척수의 후각으로 퍼져나간다. 이러한 핵의 화학적이거나 전기 자극은 무해한 감각, 통각과민의 감소를 일으키며 척수 통증전달 신경원들의 활동성을 감소시킨다(154-158). 노어에피네프린은 교의 신경핵으로부터 하행억제에 관계되는 신경전달 물질이다(159,160). 노어아드레날린은 $\alpha_2$-Adrenergic 수용기의 활성화를 통해 통증 전달을 억제한다(161-164). $\alpha_2$-Adrenergic 수용기는 일차통증전달 구심성의 중심분지, 특히 유해수용기와 연접후 후각신경원에 위치한다[Stone. (165) 참고]. 이러한 수용기의 활성화는 1차구심성 유해수용기로부터 글루타메이트 유리의 감소와 후각에 대한 흥분성 연접 전달의 감소를 가져온다(166,167). $\alpha_2$-Adrenergic 수용기는 또한 유해수용기와 염증 세포의 종단 부위에 위치한다[King (168) 참고]. 이는 고위중추에 대한 통증전달의 감소와 후각신경원의 연접후 억제가 같이 일어난다. 그러나 감각레벨보다 낮거나 높은 TENS는 노어아드레날린이나 척수의 활성화나 상척수의 $\alpha_2$-Adrenergic 수용기 유리가 되지 않는다(168,169). TENS의 진통효과는 말초의 $\alpha_2$-Adrenergic에 의해서 중계된다(168).

### *뇌와 뇌간 영역에 의한 하행 억제 통로의 활성화(Activation of Descending Inhibitory Pathways by Brain and Brainstem Areas)*

내재적 통증억제부의 존재는 이러한 경로의 활성화시키는 뇌나 뇌간에 대한 연구가 중요하는 것이다. 이미 토론했듯이 중뇌의 수도회백질의 신경원은 교와 연수핵에서 퍼져나가며 하행억제로가 된다. 수도회백질의 화학적 전기적 활성화는 연수와 교의 핵에서 신경원들을 흥분시키며 이것은 유해성 반응들의 억제 결과 이다. 수도회백질은 시상, 시상하부, 변연계, 전두피질에 의해 활성화 되어질 수 있고 입력된다. 뇌간의 다른 부위는 유사한 연결이 덮개앞핵이다. 하행억제로의 활성화에 덮개앞핵의 역할의 중요성에 많은 증거들이 있다(170).

첫째로, 전덮개앞핵의 자극은 수도관의 자극에서 볼 수 있는 부수적인 기분 나쁜 효과가 아닌 오래 지속되는 항침해성 효과가 있다(171,172). 둘째로, 위복내측연수의 병변이나 국소적인 차단은 전덮개앞핵 항침해성이 부분적인 감소가 된다(173,174). 아편성, 아드레닌, 세레토닌 수용기의 차단은 전덮개앞핵의 전기적 자극에 의해 진통효과가 감소된다(172,173).전기치료의 뚜렷한 현상은 박핵으로부터의 전덮개앞핵 입력이 감소되는 것이다(170,176).박핵은 후주-내측 러미나를 구성하는 요소이며 운동감각, 고유수용감각, 촉각을 대뇌의 체성피질에 중계한다. 큰 구심성섬유를 활성화시키는 강도로 후주에 대한 전기자극은 전덮개앞핵에서 세포를 흥분시키고 자극부위에 후주축삭 회복 차단에 의해 없어지는 후주의 자극에 의해 진통효과가 생긴다(177). 통증이 없는 체성감각계에서 상행감각로의 자극으로 인한 억제하행로의 활동성은 이러한 경로에 의해 중계되는 무해한 감각-수준 자극을 통해 통증조절을 가능하다는 가설을 뒷받침한다. 하행억제로에서 무해한 자극을 할지라도, 수도관, 위복내측연수의 활성화 방법이나 척수중뇌로나 척수그물체 전도로를 통한 척수의 입력이 가장 믿을 수 있다(178). 이러한 시스템의 활성화는 시상과 대뇌피질 그리고 변연계에서 일어날 수 있다.

*대뇌척수로를 경유하는 체성감각대뇌피질로부터 일어나는 하행억제*
*(Descending Inhibition Arising from the Somatosensory Cortex via Corticospinal Tract)*

부수적으로 유해성 정보가 입력되면 체성감각대뇌피질에서 통증이 판단을 위해서 억제유해성 전달이 대뇌척수로를 통해 직접적으로 척수에 섬유소를 보낸다(179). 체성피질은 더욱이 1차구심성의 탈분극과 연접전 억제의 조절을 일으킨다(180). 반대로 뇌척수로 병변은 체성신경대뇌피질의 자극에 의해서 생산된 1차 구심성 탈분극이 제거된다(180). 체성감각대뇌피질의 자극으로부터 척수레벨에서의 통증전달이나 억제를 보여주는 것은 1차 구심성유해수요기와 중앙분지의 연접전 억제와 STT신경원의 연접후 억제 양쪽에 의해서 중계된다. 그러므로 대뇌척수로의 활성화(수의적 운동과 같은)는 척수 동통-전달 신경원의 하행 연접후 억제나 연접전 1차-구심성 동통 섬유소를 유해성 입력이 감소될 수 있다.

## 내재적 아편계와 통증의 억제(Endogeous Opioid System and Pain Inhibition)

아편에서 추출하거나 아편이나 이 같은 물질들은 진통을 위하여 수 백년 동안 사용되어 왔다. 1970년도 초기에 진통을 일으키는 "외부적 아편" 기전에 대해 다시 연구가 되었다. 그 당시에는 중추신경계의 많은 부위에서 아편성 물질이 있다고 했다. 아편수용기가 있는 많은 곳이 위에서 언급한 자극-발생 진통 관계가 같다고 했다. 중뇌의 수도관, 위복내측연수LC를 포함한 이 같은 곳에서 통증의 하행억제가 일어나고 척수 후각에서 통증전달의 연접 전후 억제가 일어난다. 신경계를 통한 아편성 수용기의 발견은 중추신경계는 자연적이거나 합성된 진통성질의 "아편성 물질"을 가지고 있다는 가설을 이끌었다. 그것은 내재적 몰핀1, 2 그리고 다이노핀A, B이다[Field와 Basbaum 참고(131)]. 각각의 합성물들은 뚜렷한 해부학적 분포와 수용기의 특이성을 갖는다. β-엔돌핀은 시상하부 신경원과 뇌하수체의 전엽과 중간 안에서 발견된다(131). 시상하부에 있는 신경원을 중뇌의 수도관에 β-엔돌핀을 보내서 하행억제로를 활성화시킨다(181). 뇌하수체로부터 β-엔돌핀은 활발한 운동, 스트레스를 받을 때 유리되며 이때에는 혈압이 생각하지 못할 만큼 수준으로 올라간다(182-185). β-엔돌핀은 혈관-뇌 방해벽(BBB)을 쉽게 지나지 못하고 스트레스나 운동 시에 진통효과를 갖는다(178).염증 후에 1차 구심성 섬유의 말초분지에서 아편성 수용기의 증가하며 β-엔돌핀의 혈장 집중의 증가는 말초에 통증-억제 효과와 같다. 엔케팔린, 엔도몰핀과 다이노핀들은 척수의 후각과 중뇌의 수도관, 위복내측연수에서 진통과 관련된 부위를 포함한 후각과 뇌의 신경원에서 발견된다(131). 척수나 중뇌의 수도관이나 위복내측연수에서 전체적, 부분적으로 선택석인 작용과 함께 아편성 수용기의 활성화는 염증반응, 젖산증가로 인한 근육통, 신경통 등 다양한 형태의 통증에서 통각과민을 감소, 진통을 시킨다(186,187). 후각신경원은 1차구시성 유해수용기의 연접전 억제와 연접후 억제 양쪽에 엔케팔린이라는 신경전달물질을 가지고 있다.

## 통증조절을 위한 TENS의 활동기전
## MECHANISMS OF ACTION OF TRANSCUTANEOUS ELECTRICAL NERVE STIMULATION FOR PAIN CONTROL

TENS는 40년 이상 통증조절을 위해 실험적으로 사용되었다. TENS는 비침습적이고 다양한 형태와 재질의 전극을 말초분지와 축삭의 활성화를 위해 사용된다. TENS는 자극의 간격과 빈도를 조절한다. 말초축삭에 동원의 조절되는 자극의 강도는 3장에서 토론하였다.

자극의 빈도는 초당 10회보다 약간 적거나 100이상 150까지 이른다. 주파수대의 가장 낮은 곳에서 큰 직경의 감각 구심성 섬유의 활성화; 이러한 자극 형태는 감각-수준의 자극이다. 근수축의 유도가 가능한 진폭에 따른 자극을 증가; 이러한 자극의 형태를 운동-수준 자극이라 부른다. 자극의 강도를 증가시키면 상당히 많은 운동축삭들이 활성화되고, 계속 증가시키면 수축이 유발된다. 자극의 강도를 높은 수준까지 증가시키면 통증감지를 일으키는 1차 구심성 유해수용기의 활성화; 이를 유해성-수준 자극이라고 부른다. 이때 전극의 위치와 말초축삭의 위치, 유해성-수준 자극정도에 따라서 근수축의 유무와 동원되는 운동축삭이 달라진다. 모든 TENS의 조절은 같지는 않다. TENS 조절은 전체적인 자극시간 뿐만 아니라 자극의 빈도나 강도가 다르다. 이러한 가변적인 특징을 현재 임상에서는 TENS는 "양(dosage)"이라고 사용한다. TENS의 "양"은 치료에 사용되는 전극의 위치와 크기가 중요하므로 조절의 효율뿐만 아니라, 조절에 근본이 되는 기전의 실험적 연구나 임상에서 자세히 설명된다. 임상적으로 적용되는 TENS자극과 빈도에 관계된 방법이 아닌 강도에 관계를 강조하더라도, 기초과학연구의 자료들을 통해 TENS의 효과는 빈도와 관계된 것이 강력한 감각 강도라는 것이 증명되었다. 운동역치 두 배로 강도를 올리더라도 진통효과는 증가되지 않고 같은 기전을 사용하는 것이 나타난다(아래를 참조). 그러므로 여기서는 적용 가능하고 10회보다 낮고 50회보다 높은 자극의 빈도와 더 나아가 강도를 보충할 수 있는 것을 알아본다. 일련의 동물실험에서 유해한 수준의 자극 또한 진통효과가 있다는 것을 보여주지만 다른 장에서 언급하겠다. 앞에서 TENS의 활동기전에 대한 설명이 있었다. 통증의 관문조절설은 TENS에 의해 통증억제에 가장 많이 사용하는 것이다. 통증의 관문조절설에 따르면, 큰-직경 섬유소의 자극, 1차구심성 섬유소는 후각에서 유해성-유발을 억제한다(10). 부수적으로 이 이론의 처음에는 하행억제로가 존재할 수 있으며 척수의 유해성 전달은 이러한 하행의 영향에 의해 억제될 수도 있다고 하였다. 그 당시에는 신경전달물질의 특이성이나 그들의 수용기에 대해서는 언급되지 않았는데 그 이유는 신경계의 약리적인 기전이 명확하지 않았다. 지금은 TENS의 활동 기전과 해부학적 경로, 신경전달물질과 그들의 수용기 그리고 척수후각에서 통증전달을 억제하는 신경원의 종류 대한 자세하고 많은 자료들이 있다. 내재적 아편성 물질의 유리는 TENS 의 활동, 특히 저-빈도 자극을 설명하는데 사용된다. 최근에는 저-빈도 뿐만 아니라 고빈도의 경피신경전기자극을 뒷받침하는 자료들이 있다(188).

## 급성기 통증적용과 통각과민에 있어서 TENS의 효과(Effect of Transcutaneous Electrical Nerve Stimulation on Acute Pain Measures and Hyperalgesia)

TENS의 활동 기전에 대한 초기연구에서는 부상을 입지 않은 동물이나 사람들에게 실행되었다. 이러한 연구들은 TENS의 역할의 광범위한 기전에 대한 소중한 정보를 제공해 주었다. 최근연구에서는 통증이 있는 동물을 상대로 TENS의 활동기전을 실험하는 범위를 넓혔다.통증동물연구에 조사한 TENS 조절에 기초가 되는 기전들은 표 4.6에 있다. 이 연구들은 TENS에 의해 통증의 동물실험에서 이루어 졌다(189).

## TENS에 있어서 감각-강도, 고빈도의 효과(Effects of High-Frequency, Sensory-Intensity Transcutaneous Electrical Nerve Stimulation)

TENS에 있어서 정중신경에서 기록, 100회 정도의 고빈도, 감각-강도(감각역치의 세배)를 인간과 동물을 대상으로 한 실험에서 단지 큰 직경과 A$\beta$ 섬유만이 활성화 되었다(190,191). A$\beta$ 섬유가 활성화되는 강도나 역치의 세배되는 자극에서 척수시상로에서 기록은 자발적인 감작율에 대한 효과는 없었다(104). 반대로 후각신경원의 억제와 꼬집는 것에 대한 반응은 감각자극범위내의 강도 고빈도에서 일어났다(105,106). 감각역치 두 배되는 강도에서 고빈도의 TENS는 C섬유의 자극에 의해 일어나는 복측반사가 감소되었다(192). 그리고 Garrison과 Foreman(105,106), Sjolund(192)의 연구는 강도를 증가하면 억제가 증가되었다(아래 참조).

관절염증의 동물실험에서 고빈도, 감각-강도의 TENS는 1차, 2차 열적, 기계적 통각과민에 오래 지속되는 효과가 있었다(193-195). 사실은 이러한 연구들은 고빈도, 감각-강도 TENS는 1차 통각과민이 부분적으로,2차 통각과민은 24시간동안 카라게닌과 관련되어 완전히 바뀌었

**표 4.6 통증기전연구와 통증조절에 TENS 중재의 효과에 동물실험**

| 통증유형 | 중재/인자 | 유사함 |
|---|---|---|
| 근골격계통증 | 허혈 | 말초혈관질환 |
| | Repeated acid injections | 비염증성 만성질환 |
| | Carrageenan | 염증성 급성과 만성통증 |
| | Freund adjuvant | 만성 염증성 통증 |
| | Capsaicin | 급성 염증성 통증 |
| | Formalin | 급성 염증성 통증 |
| 신경통증 | 좌골신경결찰 | 신경병적 통증 |
| | 척수신경결찰 | 신경병적 통증 |
| 피부통증 | Capsaicin | 급성피부염증성 통증 |
| | Turpentine Oil | 급성피부염증성 통증 |
| | Formalin | 급성피부염증성 통증 |
| | 유해한 열 | 급성통증 |
| | 유해한 기계적 자극 | 급성통증 |
| | 유해한 전기자극 | 급성통증 |

다. 빈도(4회와 100회), 강도(감각과 운동)이나 펄스(100 $\mu$s와 250 $\mu$s)의 조절은 강도나 펄스-시간-의존이 아니라 빈도-의존을 나타내었고 카라게닌 발의 염증을 가진 동물에서 기계적, 열적 자극에 대한 1차 통각과민에 효과가 있었다(194). 염증 후에 일어나는 무해하거나 유해한 기계적 자극에 대한 후각 신경원의 반응증가는 고빈도, 감각-강도의 TENS 치료 후에 완전히 감소되었다(196). 광역대 후각신경원과 고역치의 민감도에서 이 같은 감소는 2차 통각과민에서 TENS의 효과와 같다. 신경병적 통증의 좌골신경 묶음술(결찰법)의 사용에서 Somers와 Clemante(197)는 척추주위 근육에 고빈도, 감가-강도 TENS는 보통 여기서 사용하는 기계적 통각과민의 모델이 아닌 열적인 것에서의 감소를 보여 주었다.열적과민의 이러한 억제는 손상 후 첫날 TENS의 고빈도와 감각-수준에서만 일어나고, 손상 후 삼일 후에는 일어나지 않는다. 고빈도와 감각-수준 TENS가 중계하는 아편성 펩티드의 역할에는 몇 개의 증거가 있다. 고빈도와 감각-강도 TENS 후에는 건강한 사람에게서 뇌척수액과 혈류량에서 증가가 $\beta$-엔돌핀의 집중을 가져온다(198,199). 고빈도와 감기-강도 TENS를 실시한 환자의 치료 후에 요추의 뇌척수액을 관찰하여보면 $\delta$-아편성 길항제, 엔케팔린의 집중이 증가되었다(200).

척수나 위복내측연수에서 $\delta$-아편성 수용기의 차단은 카라게닌의 무릎관절 염증을 가진 동물에서 고빈도와 감각-강도 카라게닌의 무릎관절 염증을 가진 동물에서 진통효과가 역전된다(193,201). 고빈도, 감각-수준 TENS의 중계에 나타나는 2차 신경전달물질은 아세틸콜린이다. 무스카린 수용기의 차단은 척수의 아세틸콜린에 의해서 활성화되며 고빈도, 감각-수준 TENS에 의해 부분적으로 통각과민의 저하가 거꾸로 된다(202).

**표 4.7 통증조절을 위한 TENS의 중재 기초가 되는 생리적 기전**

| TENS 유형 | 척수 관문기전 | 하행억제 기전 | 내재적 아편성기전 | 세레토닌 수용기 | 노르아드레날린 수용기 | 무스카린 수용기 |
|---|---|---|---|---|---|---|
| 고빈도/운동 | + | + | + | + | + | ? |
| 고빈도/감각 | + | + | + | − | − | + |
| 저빈도/운동 | + | ? | + | ? | ? | ? |
| 저빈도/감각 | + | + | + | + | − | + |
| 고빈도/유해 | ? | + | + | + | + | ? |
| 저빈도/유해 | ? | + | + | + | + | ? |

중요성 : (+), TENS의 특이성 형태로 활성화 증거 : (-), TENS의 특이성 형태로 효과가 없음 : (?). TENS의 특이성 형태로 활성화를 위한 증거는 애매하거나 알려지지 않았다.

## TENS의 고빈도, 운동-강도에 대한 효과 (Effects of High-Frequency, Motor-Intensity Transcutaneous Electrical Nerve Stimulation)

급성 통증에 대한 초기의 연구들은 고빈도, 운동-강도 TENS가 열에 대한 잠복기의 끝을 증가시킨다고 했다(203,204). 강도나 주파수의 증가와 유사한 후각에서 기록은 자발적인 활동과 꼬집기 같은 유해한 자극에 대한 반응을 상당히 감소시킨다(105,106). 그러므로 운동 강도의 TENS는 무통증이며, 유해한 정보를 전달하는 신경원의 활동을 감소시킨다.

척추에서 하행억제로를 제거한 동물의 경우에서도 마찬가지로 고빈도, 운동-수준 TENS에 의한 짧은 억제가 있지만 50% 정도 감소한다(204). 따라서 이러한 연구들은 척추와 하행억제 둘 다 고빈도, 운동-수준의 TENS에 의해 발생한 무통증과 관련이 있음을 보여준다. 카라게닌(carrageenan)의 무릎 관절 염증의 연구에서 고빈도, 운동-수준의 TENS에 의해서 $\delta$-아편성 수용기의 활동되는 것이 보여주었다. 특히, 고빈도, 운동-강도 TENS의 반복된 적용은 통각과민의 진정효과에 대한 내성을 야기한다. 이 내성은 내막에서 SNC80($\delta$-opioid agonist)의 효과가 감소하기 때문에 척추의 아편성 수용기들에서 발생한다. 약학적으로는 고빈도, 운동-강도 TE S는 낼럭손(naloxone)과 세레토닌의 감소에 의한 아편성 수용기의 봉쇄에 의해 차단이 발생한다고 한다(203,204).

## TENS의 저빈도, 감각-강도에 대한 효과 (Effects of Low-Frequency, Sensory-Intensity Transcutaneous Electrical Stimulation)

조직 부상이 없는 영장류에게 긴장 상태에서 A$\beta$ 섬유를 활성화 시키는 저빈도의 TENS(3 b rst/초 and 7심박/burst, 85Hz)는 자발적인 활동 또는 척수시상로 세포들의 유해한 자극에 대한 반응에 별 다른 영향을 주지 못한다(104). 강도와는 관계없이, 저빈도 TENS는 카라그난 염증에 의해 발생하는 기계적이나 열적 통각과민에 별 다른 영향을 주지 못한다(194). 그러나 저빈도, 감각-강도 TENS는 이차적 열적 통각과민을 크게 바꾸지만, 이차적 기계적 통각과민은 부분적인 영향을 준다(193,195). 이러한 연구들에서 운동역치의 2배로 강도를 증가시키면 이차적 기계적 통각과민은 감소하지 않는다. 물리적 hyperalgesia가 감소하지 않는다(195). 염증 후에 발생하는 무해/유해한 자극에 반응하는 후각신경원의 반응성의 증가는 염증의 손을 저빈도, 감각-강도의 TENS 치료 후에 같이 감소한다(201). 이런 감작에서의 감소는 고역치와 감작의 완전한 바뀜을 가진 광역대 후각 신경원들에서 일어난다.저빈도, 감각-강도 TENS의 통각과민에 작용은 척수나 위복내측연수(RVM)에 낼럭슨을 운반하는 $\mu$-opioid 수용체의 차단에 의해 방해를 받는다(193,201). 저빈도, 감각-강도 TENS는 또한 척수에서 5-TH2A와 5-HT3과 세레토닌의 차단에 의해서 감소된다.

무스카린 수용기도 또한 저빈도, 감각-강도 TENS에 의해 통각과민의 역전에 관계가 있다(202). 척수에서 아편성, 세레토닌, 무스카린 수용기의 역할과 저빈도, 감각-강도 TENS의 활동에서 상척수부의 기전에 대한 연구가 병행되어야 한다.

## 저빈도, 운동-강도 TENS의 효과(Effects of Low-Frequency, Motor-Intensity Transcutaneous Electrical Nerve Stimulation)

저빈도, 운동-강도의 TENS는 통증의 가진 동물실험에서 통각과민과 후각신경원들의 감작을 감소시킨다. 저빈도, 운동-강도의 효과 TENS는 척수 후각 신경의 예민도를 감소시키고 동물 모델들의 통각 과민증 또한 경감시킨다. Leem(206)과 연구자들은 척수 신경을 결찰한 후에 조직손상이 없는 동물들을 대상으로 저빈도, 운동-강도 TENS의 적용 전후를 비교하여 척수 후각 신경의 반응을 기록하였다. TENS는 정상적인과 신경병적인 동물 양쪽의 후각 신경원들의 유해한 기계적 자극에 반응이 감소한다. 하지만, 척수신경원들의 반응은 신경병증을 가진 동물들에 있어서는 무해한 기계적 자극에 대해 TENS에 의하여 억제된다(206). 신경손상을 가진 쥐의 실험에서 저빈도, 운동-강도 TENS는 기계적 통각과민과 차가운 감각을 감소시킨다(207). 카라기닌 무릎 관절 염증을 이용한 연구들은 $\sigma$-opioid 수용기가 저빈도, 운동-강도 TENS에 의해 활성화된다. 특히, 반복적인 운동-수준 TENS의 적용은 통각과민 완화 효과에 대한 내성(효과의 감소)을 갖게 한다. 모르핀이 내막에 투입하였을 때 약효 감소를 보였듯이 이러한 내성은 $\sigma$-opioid 수용기에서 발생하는데 몰핀을 내막에 주입하면 효과가 감소하는 것에 의한 것이다(205). 기계적 통각 과민증이 아닌 차가운 감각에 대한 저빈도, 운동-강도TENS의 효과는 TENS의 효과에 의해 중계되는 자율성 노르아드레날린 수용기의 활동인 $\alpha$-아드레날린 차단의 펜톨아민에 의해 감소된다(207).

## 유해한-강도 TENS의 효과 (Effects of Noxious-Intensity Transcutaneous Electrical Stimulation)

유해한-강도 TENS는 A$\delta$ 위해 수용기를 활성화시키고 고통스러울 수도 있을 것으로 생각된다. 동물 연구는 운동 역치의 자극 강도 증가는 다만 A$\alpha$와 A$\beta$ 섬유를 활성화 시키는 것을 보여준다. 운동역치 두 배의 강도 빈도에 관계없이 A$\sigma$를 활성화시킨다(191). 따라서 A$\delta$ 유해 수용기의 활성화는 운동 역치를 넘는 정도에서 일어나며 A$\beta$ 섬유 단독의 활성화와 비교하여 통증감소에 대하여 다른 기전이 이용될 수 있다. 척수시상로 신경원에서 기록은 A$\beta$ 1차 구심성 섬유를 포함한 A$\delta$ 수용기를 활성화 시키는 정도의 강도에서 저빈도, 고빈도 TENS는 자발적인 활동의 감소와 유해한 열적자극이나 꼬집는 자극과 유해한 자극에 굴전반사 반응이 감소를 보여준다(192). A$\delta$ 위해 수용기와 더불어 A$\beta$ 주요 구심 섬유를 활성화 시키는 고저주파 TENS가 자발적 활동과 위해한 열과 고통에의 반응을 감소시키고 유해 자극에의 굴곡적 반사 적용 또한 감소시킨다고 말한다. 유해한-강도 TENS는 진통완화를 위해 짧은 시간(<1 minute)동안 실시된다. 동물의 발에 단시간(3 minute) 동안의 유해한 자극의 진통효과에 대하여 폭넓은 조사를 통한 다양한 연구가 실시되어 왔다.

앞발이나 뒷발에 단시간(60 Hz, continuous for 1.5 to 3 minutes)의 유해한 자극 적용은 자극의 바깥쪽인 꼬리에서 진통효과가 일어난다(208-211). 1분 30초에서 3분 동안 지속되는 단시간 앞, 뒷발의 유해 자극은 자극 외곽부 즉, 꼬리 쪽에 마취 효과를 일으킨다. 다양하고 뚜렷한 경로로 유해한 자극에 의한 진통이 일어난다. 앞발의 짧은 시간의 자극을 가하면 척수에서 낼럭손에 의해 역전 된다(211). 반대로 뒷발에 짧은 시간의 자극은 낼럭슨으로 역전되지는 않지만 좀더 긴 시간(30 minutes)동안 적용하면, 낼럭슨에 의하여 역전된다(208-211). 더욱이 앞발에 시행된 자극은 척수에 존재하는 세로토닌과 노르아드레날린을 사용하고(212), 위복내측연수(RVM)를 활성화시킨다(213). 이와는 대조적으로 뒷발에 시행된 유해성 자극은 상척수의 무스카린 수용기를 사용한다(214). 따라서 앞발의 짧은 시간의 유해한 전기자극은 자극 부위에 따르는 아편성-중계 진통과 비아편성-중계 진통을 일으킨다. 유해한 자극을 발에 작용하는 것은 통증완화를 위한 인간에게 적용하는 것은 분명히 다를 수 있으며 이는 스트레스-유발효과일 것이다. 게다가, 조직손상이 없는 동물의 실험은 끝났고, 조직의 손상을 가진 동물에서는 효과와 기전이 분명히 다를 수 있다. 비슷하게도 척수의 후각신경원들은 신체외부 수용부 다른 곳에서 유해한 자극이 전해지면 강력하게 억제되는데 이것을 확산유해성억제조절이라 부른다(DNIC)[LeBars (215) 참고]. 확산유해성억제조절은 비아편성 중재에 의한 것이라 생각되고 전통적인 활동경로가 아니다. 오히려 연수꼬리에서 그물막하핵 억제를 중계하여 확산유해성억제조절(DNIC)을 야기한다.

## TENS에서의 전극의 위치

### ELECTRODE PLACEMENT IN TRANSCUTANEOUS ELECTRICAL NERVE STIMULATION INTERVENTIONS)

한 연구에서, 전극위치의 효과는 반대 측 같은 시절 신경원의 수용부에서 바깥이나 척수시상로 신경원의 수용부안에서 전극위치에 의하여 평가된다(104). STT 세포들의 가장 큰 억제는 뉴런의 수용부내에 전극이 위치할 때 발생하며 또한, 전극이 수용부 바깥쪽 후면에 전극이 위치할 때 최소한의 억제가 일어나다. 이러한 자료들은 전극의 위치가 중요하고 감작된 신경원들의 수용부인 부상 부위에 전극이 위치할 때 가장 큰 효과내고 낼 것임을 나타낸다.

## TENS의 중재하는 동안의 순응
## ACCOMMODATION DURING TRANSCUTANEOUS ELECTRICAL NERVE STIMULATION INTERVENTIONS

통증 조절을 위한 흔히 적용하는 TENS의 사용은 같은 자극을 위하여 순응하면 자극 강도를 증가시키는 것이다. Janko와 Trontelj(216)는 미세신경그래프를 이용하여 유발활동전위반응의 변화 없이 환자 지각에 측정된 TENS에 대한 지각적응 효과를 기록하였다. 비록 환자의 지각에 의해 측정되는 것에 TENS를 사용하더라도 유발전위의 반응은 변화하지 않는다.

같은 지각을 주기위해 자극의 강도를 증가시키면 신경반응의 진폭은 증가된다. 이것은 TENS 자극의 지각을 다시 얻기 위해 강도를 증가시킬 필요가 없음을 제안하고 강도의 증가는 적응이 실제로 처음 자극강도를 증가한 것을 설명한다.

## TENS에 의해 활성화되는 구심성 섬유
## AFFERENT FIBERS ACTIVATED BY TRANSCUTANEOUS ELECTRICAL NERVE STIMULATION

일반적으로 TENS는 환자가 피부에서 자극을 감지하는 것으로 인하여 경피 구심성 섬유의 활동을 통해 과민증과 통증을 감소시킨다고 가정한다. 최근의 연구는 이러한 주장과 상반된 의견을 내놓았다. 무릎관절염증이 있는 동물에게 전극아래 피부에 리도카인으로 국소마취를 하거나 TENS를 적용 전에 주입하는 실험을 했다(TENS는 감각강도에서 저빈도나 고빈도). TENS는 플라세보와 비교하여보면 리도카인 크림으로 국소마취를 한 동물에서 효과가 같게 나타났지만 무릎관절의 구심성에 리도카인으로 국소마취하면 TENS의 효과는 떨어졌다(191).

## TENS와 약리적 요소들의 혼합 사용
## COMBINED USE OF PHARMACOLOGICAL AGENTS AND TRANSCUTANEOUS ELECTRICAL NERVE STIMULATION

통증을 다루는 임상 의학자(특히 만성 통증)는 운동과 기능적 트레이닝을 처방한다. 만성 통증은 또한 전형적으로 약물 처방에 의해 조절되며, 따라서 환자는 약물 처방과 비약물 처방을 병용하여 치료될 것이다. 그 기전을 이해하는 것은 임상 의학자가 보다 나은 통증 조절 방법의 선택에 도움을 준다. 자극요소들은 기초지식에 근거하며 전기자극과 같은 특정한 방법은 좀더 교육적인 수단으로 사용된다. 특정한 예들을 아래에서 살펴본다. 환자에게 진통제를 투여했으면, 고빈도 TENS가 보다 더 적당한 치료가 된다. 반복된 아편성 진통제의 투여는 같은 효과를 내는데 필요 것보다 강한 진통제에 대한 내성을 생기게 한다. 이 사실에 기초해서 고빈도가 아닌 저빈도 감각-강도 TENS는 몰핀에 내성이 있는 동물에게서 효과가 없다는 사실이다(217). 더욱이 TENS의 동일한 주파수의 반복적 치료는 진통효과에 대한 내성을 생기게 한다. 무릎에 염증을 가진 동물의 저빈도나 고빈도의 TENS를 매일 치료하면 TENS에 대한 내성과 $\mu$아편성이나 $\delta$아편성 약물을 각각 적용하면 교차내성이 생긴다(205). 그러므로 TENS는 몰핀 내성이 있으면, 효과적이지 않고 반복된 사용으로 아편성 내성을 야기한다. 임상적으로 TENS의 효과는 어떤 주작용과 길항작용의 혼합하여 사용하면 향상이 가능하다. 고빈도 TENS는 단지 부분적으로 1차적 통각과민을 감소시키며, 저빈도 TENS는 차적 통각과민에 효과적이지 않다(194). 그러므로 고빈도나 저빈도 TENS를 몰핀이나 클로니딘요법을 혼합하면 통각과민증의 감소에 효과적이다(219). 이것은 TENS과 $\alpha_2$ 클로니딘 길항에 의해 내재성 아편성 유리 사이 상승작용의 결과인 것 같다.몰핀이나 클로니딘을 혼합한 TENS의 사용은 통각과민 감소에 필요로 용량을 감소시키며 진통을 증가시키는 몰핀의 부작용을 감소시킨다.

## 요 약

본 장의 한 목적은 통증전달과 지각, 통증의 다차원적인 성질의 이해를 위한 기초와 통증과 관련한 많은 임상적 현상에 대한 최신 지식을 제공하는 것이다. 그 두 번째 목적은 내재적의 통증조절 시스템을 토론하고 통증 감소에 통증경로의 요소들이 어떻게 이들 시스템에 경향을 미치는 지를 보여주는 증거를 제고하는 것이다. 마지막으로 본 장에서는 통증조절을 위해 다양한 TENS의 중재로 내재적 진통시스템의 활성화를 보여주는 과학적 증거들을 제고하는 것이다. 통증조절위한 TENS의 실제적인 임상효과에 관한 주제는 5장에서 설명하겠다. 저주파의 TENS(감각 및 운동)가 척수에서 세로토닌, 아세틸콜린 아편성 수용체에 의해 진통이 일어나는 위복내측연수에서 척수에 이르는 하행 억제전달로를 활성화시키는 이론을 뒷받침한다. 반대로 고빈도 척수에서 아세틸콜린과 $\delta$-아편성 수용체의 활동에 의해 진통이 일어나는 위복내측연수로부터 척수에 이르는 하행 억제전달로를 활성화시킨다. 유해성 강도의 TENS는 아편성, 세레토닌이나 척수의 비아드레닌 수용체의 억제를 일으키는 뇌간, 위복내측연수, 수도관, subnucleus reticularis dorsalis로부터의 하행억제경로를 포함하는 다양한 기전(아편계, 비아편계)을 가지고 있다. 통증에 대한 동물실험에서 감각 및 운동뿐만 아니라, 고빈도와 저빈도 유해한 강도의 TENS는 진통을 일으키며 유해한 자극에 대하여 후각신경원의 반응을 감소시킨다.

## 자가 학습 문제 (SELF-STUDY QUESTIONS)

부록 B를 보고 답하시오.

1. 다음 용어를 정의하라: 통증, 통각과민, 무해자극통증 및 연관통.
2. 급성통증과 만성통증을 비교 대조하라.
3. 3개의 신경원 경로를 그리고 특징과 이 개념의 한계를 설명하시오.
4. 통증의 특징들과 각각의 특징이 나타나는 신경해부학적 경로를 설명하시오.
5. 신경원의 유형, 신경세포체의 위치, 말초과정의 시작의 위치 그리고 돌기의 발생부위 및 중추과정의 구성에서 1차 통증 구심성의 특징을 설명하시오.
6. 1차 유해성 수용기가 활성화되는 조직 염증의 부위에서 화학적 물질을 알아보시오.
7. 피부, 근육, 관절을 지배하는 1차구심성 섬유들 사이에서 통증 반응의 차이점에 대해 토론하시오.
8. 1차 구심성 유해수용기의 중앙분지에서 발견되는 신경전달물질과 척수통증전달신경원에서 그들 수용체의 이름을 쓰시오.
9. 척수의 통증-전달 신경원들 형태를 비교/대조하시오.
10. 말초 유해성 수용기로부터 연관통을 설명할 수 있는 척수의 통증 신경원에 어떻게 입력되는 지를 설명하시오.
11. 1차 유해성 구심성 섬유소들의 감각특징과 감각이 생산하여 나타나는 물질의 성격을 쓰시오.
12. 척수의 통증 전달 신경원의 감작을 일으키는 3개의 과정은 무엇인가?
13. 통증에 대한 관문조절술을 말하시오.
14. 1차 통증섬유소와 척수 통증-전달 신경원의 사이에서 통증전달 감소가 나타나는 2개의 과정을 쓰시오.
15. 척수로부터 상척수 중추까지 상행통증전달로를 설명하시오.
16. 통증 전달의 하행억제에서 포함된 경로는 무엇인가?
17. 내재적 아편 시스템과 통증전달에서 그들의 역할을 쓰시오.
18. 고빈도 TENS의 활동전위의 기전, 감각과 운동 강도를 쓰고 이들 사이의 유사점과 차이점을 쓰시오.
19. TENS의 유해한 수준에 활동전위의 기전을 쓰시오.

20. 저빈도 TENS(감각 또는 운동 강도)의 약리학적 기초를 서술하고, TENS와 병용한 약물 치료로 효과를 향상시킬 수 있는 것은 무엇인가?

## 참고문헌


1. Willis WD, Coggeshall RE. *Sensory Mechanisms of the Spinal Cord*. Kluwer Academic, New York; 2004.
2. McMahon SB, Koltzenberg M. *Textbook of Pain*. 5th ed. Edinburgh: Churchill Livingstone; 2006.
3. Loeser JD, Butler SHC, Chapman R, et al. *Bonica's Management of Pain*. Philadelphia: Lippincott Williams & Wilkins; 2001.
4. Merskey H, Bogduk N. *Classification of Chronic Pain: Description of Chronic Pain Syndromes and Definition of Pain Terms*. Seattle: IASP Press; 1994.
5. Melzack R, Casey KL. Sensory, motivational, and central control determinants of pain: a new conceptual model. In Kenshalo D, ed. *The Skin Senses* Springfield, IL: Charles C. Thomas; 1968:423–443.
6. Cervero F, Laird JM. Mechanisms of touch-evoked pain (allodynia): a new model. *Pain*. 1996; 68:13–23.
7. Head H. On disturbances of sensation with especial reference to the pain of visceral disease. *Brain*. 1893;16:1–132.
8. IASP Task Force on Taxonomy. Available at: http://www.iasp-pain.org/dict_toc.html. Accessed May 2007. [Adapted from Merskey H, Bogduk N. *Classification of Chronic Pain: Descriptions of Chronic Pain Syndromes and Definitions of Pain Terms*. 2nd ed. Seattle, Wash: IASP Press; 1994.]
9. Robinson AJ. Central nervous system pathways for pain transmission and pain control. *J. Hand Ther.* 1997;10:64–77.
10. Melzack R, Wall PD. Pain mechanisms: a new theory. *Science*. 1965;150:971–978.
11. Lloyd DPC, Chang HT. Afferent fibers in muscle nerves. *J Neurophysiol*. 1948;11:199–207.
12. Gasser HS, Grundfest H. Average diameters in relation to spike dimensions and conduction velocity in mammalian fibers. *Am J Physio*. 1939;127:393.
13. Schaible H-G, Schmidt RF. Effects of an experimental arthritis on the sensory properties of fine articular afferent units. *J Neurophysiol*. 1985;54:1109–1122.
14. Schaible H-G, Schmidt RF. Time course of mechanosensitivity changes in articular afferents during a developing experimental arthritis. *J Neurophysiol*. 1988;60:2180–2194.
15. Berberich P, Hoheisel U, Mense S. Effects of a carrageenan induced myositis on the discharge properties of group III and IV muscle receptors in the cat. *J Neurophysiol*. 1988;59:1395–1409.
16. Diehl B, Hoheisel U, Mense S. Histological and neurophysiological changes induced by carrageenan in skeletal muscle of cat and rat. *Agents Actions*. 1988;25:210–213.
17. Mense S, Stahnke M. Responses in muscle afferent fibres of slow conduction velocity to contraction and ischaemia in the cat. *J Physiol*. 1983;342:383–387.
18. Marchettini P. Muscle pain: animal and human experimental and clinical studies. *Muscle Nerve*, 1993;16:1033–1039.
19. Mense S. Nociception from skeletal muscle in relation to clinical muscle pain. *Pain*. 1993; 54:241–289.
20. Schaible H-G, Grubb BD. Afferent and spinal mechanisms of joint pain. *Pain*. 1993;55:5–54.
21. Kellgren JH. Observations on referred pain arising from muscle. *Clin Sci*. 1938;3:175–190.
22. Simone DA, Marchettini P, Caputi G, et al. Identification of muscle afferents subserving sensation of deep pain in humans. *J Neurophysiol*. 1994;72:883–889.
23. Marchettini P, Cline M, Ochoa J. Innervation territories for touch and pain afferents of single fascicles of the human ulnar nerve. *Brain*. 1990;113:1491–1500.

24. Svensson P, Beydoun A, Morrow TJ, et al. Human intramuscular and cutaneous pain: psychophysical comparisons. *Exp Brain Res.* 1997;114:390–392.
25. Witting N, Svensson P, Gottrup H, et al. Intramuscular and intradermal injection of capsaicin: a comparison of local and referred pain. *Pain.* 2000;84:407–412.
26. Schneider SP, Perl ER. Selective excitation of neurons in the mammalian spinal dorsal horn by aspartate and glutamate *in vitro*: correlation with location and synaptic input. *Brain Res.* 1985;360:339–343.
27. Schneider SP, Perl ER. Comparison of primary afferent and glutamate excitation of neurons in the mammalian spinal dorsal horn. *J Neurosci.* 1988;8:2062–2073.
28. Hollmann M, Hartley M, Heinemann S. Ca2+ permeability of KA-AMPA–gated glutamate receptor channels depends on subunit composition. *Science.* 1991;252:851–853.
29. Mao J, Price DD, Hayes RL, et al. Differential roles of NMDA and non-NMDA receptor activation in induction and maintenance of thermal hyperalgesia in rats with painful peripheral mononeuropathy. *Brain Res.* 1992;598:271–288.
30. Sorkin LS, Yaksh TL, Doom CM. Pain models display differential sensitivity to Ca2+-permeable non-NMDA glutamate receptor antagonists. *Anesthesiology.* 2001;95:965–973.
31. Zahn PK, Brennan TJ. Lack of effect of intrathecally administered N-methyl-D-aspartate receptor antagonists in a rat model for postoperative pain. *Anesthesiology.* 1998;88:143–156.
32. Zahn PK, Umali E, Brennan TJ. Intrathecal non-NMDA excitatory amino acid receptor antagonists inhibit pain behaviors in a rat model of postoperative pain. *Pain.* 1998;74:213–223.
33. Millan MJ. The induction of pain: an integrative review. *Prog Neurobiol.* 1999;57:1–164.
34. Zubrzycka M, Janecka A. Substance P: transmitter of nociception minireview). *Endocr Regul.* 2000;34:195–201.
35. Wilcox GL. Pharmacological studies of grooming and scratching behavior elicited by spinal substance P and excitatory amino acids. *Ann NY Acad Sci.* 1988;525:228–236.
36. Radhakrishnan V, Henry JL. Novel substance P antagonist, CP-96345, blocks responses of cat spinal dorsal horn neurons to noxious cutaneous stimulation and substance P. *Neurosci Lett.* 1991;132:39–43.
37. Sluka KA, Milton MA, Westlund KN, et al. Differential roles of neurokinin 1 and neurokinin 2 receptors in the development and maintenance of heat hyperalgesia induced by acute inflammation. *Br J Pharmacol.* 1997;120:1263–1273.
38. Fleetwood-Walker SM, Mitchell R, Hope PJ, et al. The involvement of neurokinin receptor subtypes in somatosensory processing in the superficial dorsal horn of the cat. *Brain Res.* 1990;519:169–182.
39. Yashpal K, Radhakrishnan V, Coderre TJ, et al. CP-96,345, but not its stereoisomer, CP,96,344, blocks the nociceptive responses to intrathecally administered substance P and to noxious thermal and chemical stimuli in the rat. *Neuroscience.* 1993;52:1039–1047.
40. Radhakrishnan V, Henry JL. Antagonism of nociceptive responses of cat spinal dorsal horn neurons *in vivo* by the NK-1 receptor antagonists CP-96,345 and CP-99,994, but not by CP-96,344. *Neuroscience.* 1995;64:943–958.
41. Neugebauer V, Weiretter F, Schaible H-G. Involvement of substance P and neurokinin-1 receptors in the hyperexcitability of dorsal horn neurons during development of acute arthritis in rat's knee joint. *JJ Neurophysiol.* 1995;73:1574–1583.
42. Suzuki R, Morcuende S, Webber M, et al. Superficial NK1-expressing neurons control spinal excitability through activation of descending pathways. *Nature Neurosci.* 2002;5:1319–1326.
43. Khasabov SG, Rogers SD, Ghilardi JR, et al. Spinal neurons that possess the substance P receptor are required for the development of central sensitization. *J Neurosci.* 2002;22:9086–9098.
44. Sun RQ, Tu YJ, Lawand NB, et al. Calcitonin gene-related peptide receptor activation produces PKA- and PKC-dependent mechanical hyperalgesia and central sensitization. *J. Neurophysiol.* 2004;92:2859–2866.
45. Neugebauer V, Ruemenapp P, Schaible, H-G. Calcitonin gene-related peptide is involved in the spinal processing of mechanosensory input from the rat's knee joint and in the generation and maintenance of hyperexcitability of dorsal horn neurons during development of acute inflammation. *Neuroscience.* 1996;71:1095–1109.

46. Sun RQ, Lawand NB, Willis WD. The role of calcitonin gene-related peptide (CGRP) in the generation and maintenance of mechanical allodynia and hyperalgesia in rats after intradermal injection of capsaicin. *Pain.* 2003;104:201–208.

47. Schaible H-G, Hope PJ, Lang CW, et al. Calcitonin gene-related peptide causes intraspinal spreading of substance P released by peripheral terminals. *Eur J Neurosci.* 1992;4:750–757.

48. Woolf CJ, Wiesenfeld-Hallin Z. Substance P and calcitonin gene-related peptide synergistically modulate the gain of the nociceptive flexor withdrawal reflex in the rat. *Neurosci Lett.* 1986;66:226–230.

49. Hylden JLK, Nahin RL, Traub RJ, Dubner R. Expansion of receptive fields of spinal lamina I projection neurons in rats with unilateral adjuvant-induced inflammation: the contribution of dorsal horn mechanisms. *Pain.* 1989;37:229–243.

50. Schaible H-G, Schmidt RF, Willis WD. Enhancement of the responses of ascending tract cells in the cat spinal cord by acute inflammation of the knee joint. *Exp Brain Res.* 1987;66:489–499.

51. Hoheisel U, Mense S, Simons DG, et al. Appearance of new receptive fields in rat dorsal horn neurons following noxious stimulation of skeletal muscle: a model for referral of muscle pain? *Neurosci Lett.* 1993;153:9–12.

52. Palecek J, Dougherty PM, Kim SH, et al. Responses of spinothalamic tract neurons to mechanical and thermal stimuli in an experimental model of peripheral neuropathy in primates. *JJ Neurophysiol.* 1992;68:1951–1965.

53. Davies SN, Lodge D. Evidence for involvement of N-methylaspartate receptors in 'wind- up' of class 2 neurons in the dorsal horn of the rat. *Brain Res.* 1987;424:402–406.

54. Dickenson AH, Sullivan AF. Subcutaneous formalin-induced activity of dorsal horn neurones in the rat: differential response to an intrathecal opiate administered pre or post formalin. *Pain.* 1987;30:349–360.

55. Woolf CJ, Thompson SW. The induction and maintenance of central sensitization is dependent on N-methyl-D-aspartic acid receptor activation; implications for the treatment of post injury pain hypersensitivity. *Pain.* 1991;44:293–299.

56. Sluka KA, Westlund KN. An experimental arthritis in rats: dorsal horn aspartate and glutamate increases. *Neurosci Lett.* 1992;145:141–144.

57. Malmberg AB,Yaksh TL. Hyperalgesia mediated by spinal glutamate or substance P receptor blocked by spinal cyclooxygenase inhibition. *Science.* 1992;257:1276–1279.

58. Skyba DA, Lisi TL, Sluka KA. Excitatory amino acid concentrations increase in the spinal cord dorsal horn after repeated intramuscular injection of acidic saline. *Pain.* 2005;119:142–149.

59. Dougherty PM, Palecek J, Paleckova V, et al. The role of NMDA and non-NMDA excitatory amino-acid receptors in the excitation of primate spinothalamic tract neurons by mechanical, chemical, thermal, and electrical stimuli. *J Neurosci.* 1992;12:3025–3041.

60. Chapman V, Dickenson AH. Time-related roles of excitatory amino acid receptors during persistent noxiously evoked responses of rat dorsal horn neurones. *Brain Res.* 1995;703:45–50.

61. Neugebauer V, Lucke T, Schaible HG. N-Methyl-D-aspartate NMDA) and non-NMDA receptor antagonists block the hyper excitability of dorsal horn neurons during development of acute arthritis in rats knee joint. *JJ Neurophysiol.* 1993;70:1365–1377.

62. Ren K, Hylden JL, Williams GM, et al. The effects of a non-competitive NMDA receptor antagonist, MK-801, on behavioral hyperalgesia and dorsal horn neuronal activity in rats with unilateral inflammation. *Pain.* 1992;50:331–344.

63. Sluka KA, Westlund KN. Centrally administered non-NMDA but not NMDA receptor antagonists block peripheral knee joint inflammation. *Pain.* 1993;55:217–225.

64. Skyba DA, King EW, Sluka KA. Effects of NMDA and non-NMDA inotropic glutamate receptor antagonists on the development and maintenance of hyperalgesia induced by repeated intramuscular injection of acidic saline. *Pain.* 2002;98:69–78.

65. Coderre TJ, Fisher K, Fundytus ME. The role of inotropic and metabotropic glutamate receptors in persistent nociception. In Jensen TJ, Turner JA, Wiesenfeld-Hallin Z, eds. *Proceedings of the 8th World Congress on Pain.* Seattle, Wash: IASP Press; 1997:259–275.

66. Calcutt NA, Chaplan SR. Spinal pharmacology of tactile allodynia in diabetic rats. *Br J Pharmacol.* 1997;122:1478–1482.

67. Mao J, Price DD, Hayes RL, et al. Differential roles of NMDA and non-NMDA receptor activation in induction and maintenance of thermal hyperalgesia in rats with painful peripheral mononeuropathy. *Brain Res.* 1992;598:271–288.

68. Moore KA, Kohno T, Karchewski LA, et al. Partial peripheral nerve injury promotes a selective loss of GABAergic inhibition in the superficial dorsal horn of the spinal cord. *J Neurosci.* 2002;22:6724–6731.

69. Ibuki T, Hama AT, Wang X-T, et al. Loss of GABA-immunoreactivity in the spinal dorsal horn of rats with peripheral nerve injury and promotion of recovery by adrenal medullary grafts. *Neuroscience.* 1997;76:845–858.

70. Eaton MJ, Plunkett JA, Karmally S, et al. Changes in GAD- and GABA-immunoreactivity in the spinal dorsal horn after peripheral nerve injury and promotion of recovery by lumbar transplants of immortalized serotonergic precursors. *J Chem Neuroanat.* 1998;16:57–72.

71. Ralston DD, Behbehani M, Sehlhorst SC, et al. Decreased GABA immunoreactivity in rat dorsal horn is correlated with pain behavior: a light and electron microscopic study. In: Jensen TS, Turner JA, Wiesenfeld-Hallin Z, eds. *Proceedings of the Eighth World Congress on Pain.* Seattle, Wash: IASP Press; 1997:547–560.

72. Somers DL, Clemente FR. Dorsal horn synaptosomal content of aspartate, glutamate, glycine and GABA are differentially altered following chronic constriction injury to the rat sciatic nerve. *Neurosci Lett.* 2002;323:171–174.

73. Satoh O, Omote K. Roles of monoaminergic, glycinergic and GABAergic inhibitory systems in the spinal cord in rats with peripheral mononeuropathy. *Brain Res.* 1996;728:27–36.

74. Polgar E, Hughes DI, Riddell JS, et al. Selective loss of spinal GABAergic or glycinergic neurons is not necessary for development of thermal hyperalgesia in the chronic constriction injury model of neuropathic pain. *Pain.* 2003;104:229–239.

75. Lin Q, Peng YB, Willis WD. Inhibition of primate spinothalamic tract neurons by spinal glycine and GABA is reduced during central sensitization. *JJ Neurophysiol.* 1996;76:1005–1014.

76. Garrison CJ, Dougherty PM, Kajander KC, et al. Staining of glial fibrillary acidic protein GFAP) in lumbar spinal cord increases following a sciatic nerve constriction injury. *Brain Res.* 1991;565:1–7.

77. Sweitzer SM, Colburn RW, Rutowski M, et al. Acute peripheral inflammation induces moderate glial activation and spinal IL-1 beta expression that correlates with pain behavior in the rat. *Brain Res.* 1999;829:209–221.

78. Fu Y, Light AR, Matsushma GK, et al. Microglial reactions after subcutaneous formalin injection into the rat hindpaw. *Brain Res.* 1999;825:59–67.

79. DeLeo JA, Colburn RW, Nichols M, et al. Interleukin IL)-6 mediated hyperalgesia/allodynia and increased spinal IL-6 in a rat mononeuropathy model. *J Interferon Cytokine Res.,* 1996;16, 695–700.

80. Reeve AJ, Patel S, Fox A, et al. Intrathecally administered endotoxin or cytokines produce allodynia, hyperalgesia and changes in spinal cord neuronal responses to nociceptive stimuli in the rat. *Eur J Pain.* 2000;4:247–257.

81. Watkins LR, Milligan ED, Maier SF. Glial activation: a driving force for pathological pain. *Trends Neurosci.* 2001;24:450–455.

82. Willis WD, Westlund KN. Neuroanatomy of the pain system and of the pathways that modulate pain. *J Clin Neurophysiol.* 1997;14:2–31.

83. Ralston HJ III, Ralston DD. Medial lemniscal and spinal projections to the macaque thalamus: an electron microscopic study of differing GABAergic circuitry serving thalamic somatosensory mechanisms. *J Neurosci.* 2001;14:2485–2502.

84. Jones SL, Light AR. Serotoninergic medullary raphespinal projection to the lumbar spinal cord in the rat: a retrograde immunohistochemical study. *J Comp Neurol.* 1992;322:599–610.

85. Kenshalo DR, Iwata K, Sholas M, et al. Response properties and organization of nociceptive neurons in area 1 of monkey primary somatosensory cortex. *JJ Neurophysiol.* 2000;84:719–729.

86. Garber JE, Hassenbusch SJ. Neurosurgical operations on the spinal cord. InLoeser JD, Butler SH, Chapman CR, Turk DC, eds. *Bonica's Management of Pain.* 3rd ed. – New York: Lippincott Williams & Wilkins; 1999:2023–2037.

87. Craig AD, Bushnell MC, Zhang ET, et al. A thalamic nucleus specific for pain and temperature sensation. *Nature.* 1994;372:770–773.

88. McMahon SB, Wall PD. Descending excitation and inhibition of spinal cord lamina I projection neurons. *JJ Neurophysiol.* 1988;59:1204–1219.

89. Wall PD. The biological function and dysfunction of different pain mechanisms. In: Sicuteri F, ed. *Advances in Pain Research and Therapy.* Vol 20. New York: Raven Press; 1992:19–28.

90. Rees H, Roberts MHT. The anterior pretectal nucleus: a proposed role in sensory processing. *Pain.* 1993;53:121–135.

91. Willis WD, Zhang X, Honda CN, et al. A critical review of the role of the proposed VMpo nucleus in pain . *J Pain.* 2002;3:79–94.

92. Wang CC, Willis WD, Westlund KN. Ascending projections from the area around the spinal cord central canal: a *Phaseolus vulgaris* leucoagglutinin study in rats. *J Comp Neurol.* 1999;415:341–367.

93. Lu GW, Bennett GJ, Nishikawa N, et al. Extra- and intracellular recordings from dorsal column postsynaptic spinomedullary neurons in the cat. *Exp Neurol.* 1983;82: 456–477.

94. Al Chaer ED, Westlund KN, Willis WD. Sensitization of postsynaptic dorsal column neuronal responses by colon inflammation. *Neuro Report.* 1997;8:3267–3273.

95. Cliffer KD, Giesler GJ Jr. Postsynaptic dorsal column pathway of the rat. III. Distribution of ascending afferent fibers. *J Neuorsci.* 1989;9:3146–3168.

96. Gildenberg PL, Hirshberg RM. Limited myelotomy for the treatment of intractable cancer pain. *J Neurol Neurosurg Psychiatry.* 1984;47:94–96.

97. Lenz FA, Lee JI, Garonzik IM, et al. Plasticity of pain-related neuronal activity in the human thalamus. *Prog Brain Res.* 2000;129:259–273.

98. Treede RD. Transduction and transmission properties of primary nociceptive afferents. *Ross Fiziol Zh Im I M Sechenova.* 1999;85; 205–211.

99. Guilbaud G. 15 Years of explorations in some supraspinal structures in rat inflammatory pain models, some information, but further questions. *Pain Forum.* 1994;3:168–179.

100. Coghill RC, Talbot JD, Evans AC, et al. Distributed processing of pain and vibration by the human brain. *J Neurosci.* 1994;14:4095–4108.

101. Jones BE, Holmes CJ, Rodrignez-Veiga E, et al. GABA-synthesizing neurons in the medulla: their relationship to serotonin-containing and spinally projecting neurons in the rat. *J Comp Neurol.* 1991;313:349–367.

102. Rainville P, Duncan GH, Price DD, et al. Pain affect encoded in human anterior cingulate but not somaotosensory cortex. *Science.* 1997;277:968–971.

103. Wall PD, Sweet WH. Temporary abolition of pain in man. *Science.* 1967;155:108–109.

104. Lee KH, Chung JM, Willis WD. Inhibition of primate spinothalamic tract cells by TENS. *J Neurosurg.* 1985;62:276–287.

105. Garrison DW, Foreman RD. Decreased activity of spontaneous and noxiously evoked dorsal horn cells during transcutaneous electrical nerve stimulation TENS *Pain.* 1994;58:309–315.

106. Garrison DW, Foreman RD. Effects of prolonged transcutaneous electrical nerve stimulation TENS) and variation of stimulation variables on dorsal horn cell activity. *Eur J Phys Med Rehab.* 1997;6:87–94.

107. Foreman RD, Applebaum AE, Beall JE, et al. Responses of primate spinothalamic tract neurons to electrical stimulation of hindlimb peripheral nerves. *JJ Neurophysiol.* 1975;38:132–145.

108. Foreman RD, Beall JE, Applebaum AE, et al. Effects of dorsal column stimulation on primate spinothalamic tract neurons. *JJ Neurophysiol.* 1976;39:534–546.

109. Linderoth B, Stiller CO, Gunasekera L, et al. Gamma-aminobutyric acid is released in the dorsal horn by electrical spinal cord stimulation: an in vivo microdialysis study in the rat. *Neurosurgery.* 1994;34:484–488 [discussion, 488–489].

110a. Maeda Y, Lisi TL, Vance CG, Sluka KA. Release of GABA and activation of GABA (A) in the spinal cord mediates effects of TENS in rats. *Brain Res.* 2007;1136:43–50.

110b. Sluka KA, Vance CG, Lisi TL. High frequency, but not low frequency, transcutaneous electrical nerve stimulation reduces aspartate and glutamate release in spinal cord dorsal horn. *J Neurochem.* 2005;95:1794–1801.

111. Sawynok J. Adenosine receptor activation and nociception. *Eur J Pharmacol.* 1998;317:1–11.

112. Sawynok J, Reid A, Nance D. Spinal antinociception by adenosine analogs and morphine after intrathecal administration of the neurotoxins capsaicin, 6-hydroxydopamine and 5,7-dihydroxytryptamine. *J Pharmacol Exp Ther.* 1991;258:370–380.

113. Sawynok J, Sweeney MI, White TD. Classification of adenosine receptors mediating antinociception in the rat spinal cord. *BrJ Pharmacol.* 1986;88:923–930.

114. Pan HL, Xu Z, Leung E, et al. Allosteric adenosine modulation to reduce allodynia. *Anesthesiology.* 2001;95:416–420.

115. Li X, Conklin D, Pan HL, et al. Allosteric adenosine receptor modulation reduces hypersensitivity following peripheral inflammation by a central mechanism. *J Pharmacol Exp Ther.* 2003; 305:950–955.

116. Jarvis MF, Mikusa J, Chu KL, et al. Comparison of the ability of adenosine kinase inhibitors and adenosine receptor agonists to attenuate thermal hyperalgesia and reduce motor performance in rats. *Pharmacol Biochem Behav.* 2002;73:573–581.

117. Eisenach JC, Curry R, Hood DD. Dose response of intrathecal adenosine in experimental pain and allodynia. *Anesthesiology.* 2002;97:938–942.

118. Marchand S, Li J, Charest J. Effects of caffeine on analgesia from transcutaneous electrical nerve stimulation. *N Engl J Med.* 1995;333:325–326.

119. Chiang CY, Zhuo M. Evidence for the involvement of a descending cholinergic pathway in systemic morphine analgesia. *Brain Res.* 1989;478:293–300.

120. Gordh T, Jansson I, Hartvig P, et al. Interactions between noradrenergic and cholinergic mechanisms involved in spinal nociceptive processing. *Acta Anaesthesiol Scand.* 1989;33:39–47.

121. Li YJ, Zhang ZH, Chen JY, et al. Effects of intrathecal naloxone and atropine on the nociceptive suppression induced by norepinephrine and serotonin at the spinal level in rats. *Brain Res.* 1994;666:113–116.

122. Obata H, Saito S, Sasaki M, et al. Possible involvement of a muscarinic receptor in the anti-allodynic action of a 5-HT2 receptor agonist in rats with nerve ligation injury. *Brain Res.* 2002;932:124–128.

123. Chen SR, Pan HL. Spinal endogenous acetylcholine contributes to the analgesic effect of systemic morphinein rats. *Anesthesiology.* 2001;95:525–530.

124. Honda K, Koga K, Moriyama T, et al. Intrathecal alpha2 adrenoceptor agonist clonidine inhibits mechanical transmission in mouse spinal cord via activation of muscarinic M1 receptors. *Neurosci. Lett.* 2002;322:161–164.

125. Arimatsu Y, Seto A, Amano T. An atlas of alpha-bungarotoxin binding sites and structures containing acetylcholinesterase in the mouse central nervous system. *J Comp Neurol.* 1981;198:603–631.

126. Ninkovic M, Hunt SP. Alpha-bungarotoxin binding sites on sensory neurons and their axonal transport in sensory afferents. *Brain Res.* 1983;272:57–69.

127. Kayaalp SO, Neff NH. Regional distribution of cholinergic muscarinic receptors in spinal cord. *Brain Res.* 1980;196:429–436.

128. Coggeshall RE, Carlton SM. Receptor localization in the mammalian dorsal horn and primary afferent neurons. *Brain Res Rev.* 1997;24:28–66.

129. Eisenach JC. Muscarinic-mediated analgesia. *Life Sci.* 1999;64:549–554.

130. Reynolds DV. Surgery in the rat during electrical analgesia induced by focal brain stimulation. *Science.* 1969;164:444–445.

131. Fields HL, Basbaum AI. Central nervous system mechanisms of pain modulation. In Wall PD, Melzack R, eds. *Textbook of Pain.* 3rd ed. New York: Churchill Livingstone; 1999:243–257.

132. Heinricher MM. Organizational characteristics of supraspinally mediated responses to nociceptive input. In Yaksh TL, ed. *Anesthesia: Biologic Foundations.* Philadelphia: Lippincott-Raven Publishers; 1998, 643–661.

133. Mayer DJ, Wolfe TL, Akil H, et al. Analgesia from electrical stimulation in the brainstem of the rat. *Science.* 1971;174:1351–1354.

134. Liebeskind JC, Guilbaud G, Besson JM, et al. Analgesia from electrical stimulation of periaqueductal grey matter in the cat: Behavioral observations and inhibitory effects on spinal cord interneurons. *Brain Res.* 1973;50:441–446.

135. Dubuisson D, Melzack R. Analgesic brain stimulation in the cat: effect of intraventricular serotonin, norepinephrine, and dopamine. *Exp Neurol.* 1977;57:1059–1066.

136. Zorman G, Belcher G, Adams JE, et al. Lumbar intrathecal naloxone blocks analgesia produced by microstimulation of the ventromedial medulla in the rat. *Brain Res.* 1982;236:77–84.

137. Aimone LD, Gebhart GF. Stimulation-produced spinal inhibition from the midbrain in the rat is mediated by an excitatory amino acid neurotransmitter in the medial medulla. *J Neurosci.* 1986;6:1803–1813.

138. Aimone LD, Jones SL, Gebhart GF. Stimulation-produced descending inhibition from the periaquaductal gray and nucleus raphe magnus in the rat: mediation by spinal monoamines but not opioids. *Pain.* 1987;31:123–136.

139. Dickenson AH, Oliveras JL, Besson JM. Role of the nucleus raphe magnus in opiate analgesia as studied by the microinjection technique in the rat. *Brain Res.* 1979;170:95–111.

140. Rossi GC, Pasternak GW, Bodnar RJ. Mu and delta opioid synergy between the periaqueductal gray and the rostro-ventral medulla. *Brain Res.* 1994;665:85–93.

141. Ness TJ, Gebhart GF. Quantitative comparison of inhibition of visceral and cutaneous spinal nociceptive transmission from the midbrain and medulla in the rat. *J Neurophysiol.* 1987; 58:850–865.

142. Bowker RM, Westlund KN, Coulter JD. Origins of serotonergic projections to the lumbar spinal cord in the monkey using a combined retrograde transport and immunocytochemical technique. *Brain Res Bull.* 1982;9:271–278.

143. Beitz AJ. The sites of origin of brainstem neurotensin and serotonin projections to the rodent nucleus raphe magnus. *J Neurosci.* 1982;2:829–842.

144. Headley PM, Duggan AW, Griersmith BT. Selective reduction of noradrenaline and 5-hydroxytryptamine of nociceptive responses of cat dorsal horn neurones. *Brain Res.* 1978;145:185–189.

145. Hamon M, Gallisot MC, Menard F, et al. 5-$HT_3$ receptor binding sites are on capsaicin-sensitive fibers in the rat spinal cord. *Eur J Pharmacology.* 1989;164:315–322.

146. Marlier L, Teilhac J-R, Cerruti C, et al. Autoradiographic mapping of 5-$HT_1$, 5-$HT_{1A}$, 5-$HT_{1B}$ and 5-$HT_2$ receptors in the rat spinal cord. *Brain Res.* 1991;550:15–23.

147. Calejesan AA, Ch'ang, MHC Zhuo M. Spinal serotonergic receptors mediate facilitation of a nociceptive reflex by subcutaneous formalin injection into the hindpaw in rats. *Brain Res.* 1998;798:46–54.

148. Glaum SR, Proudfit HK, Anderson EG. 5-$HT_3$ receptors modulate spinal nociceptive reflexes. *Brain Res.* 1990;510,12–16.

149. Alhaider AA, Lei SZ, Wilcox GL. Spinal 5$HT_3$ receptor-mediated antinociception: possible release of GABA. *J Neurosci.* 1991;11:1881–1888.

150. Chen CC, England S, Akopian AN, et al. A sensory neuron-specific, proton-gated ion channel. *Proc Natl Acad Sci USA.* 1998;95:10240–10245.

151. Solomon RE, Gebhart GF. Mechanisms of effects of intrathecal serotonin on nociception and blood pressure in rats. *J Pharmacol Exp Ther.* 1988;245:905–912.

152. Alhaider AA, Wilcox GL. Differential roles of 5-hydroxytryptamine$_{1A}$ and 5- hydroxytryptamine$_{1B}$ receptor subtypes in modulating spinal nociceptive transmission in mice. *J Pharmacol Exp Ther.* 1993;265:378–385.

153. Eide PK, Joly NM, Hole K. The role of spinal cord5-$HT_{1A}$ and 5-$HT_{1B}$ receptors in the modulation of a spinal nociceptive reflex. *Brain Res.* 1990;536:195–200.

154. Holden JE, Schwartz EJ, Proudfit, HK. Microinjection of morphine in the A7 catecholamine cell group produces opposing effects on nociception that are mediated by al. *Neuroscience.* 1999;91:979–990.

155. Tsuruoka M, Willis WD. Descending modulation from the region of the locus coeruleus on nociceptive sensitivity in a rat model of inflammatory hyperalgesia. *Brain Res.* 1996;743:86–92.

156. Li W, Zhao ZQ. Yohimbine reduces inhibition of lamina X neurones by stimulation of the locus coeruleus. *Neuroreport.* 1993;4:751–753.

157. Zhao, Z-Q, Duggan AW. Idazoxan blocks the action of noradrenaline but not spinal inhibition from electrical stimulation of the locus coeruleus and nucleus Kolliker-fuse of the cat. *Neuroscience.* 1988;25:997–1005.

158. Jones SL, Gebhart GF. Spinal pathways mediating tonic, coeruleospinal, and raphe-spinal descending inhibition in the rat. *JJ Neurophysiol.* 1987;58:138–159.

159. Westlund KN, Bowker RM, Ziegler MG, et al. Descending noradrenergic projections and their spinal terminations. *Progress in Brain Res.* 1983;57:219–238.

160. Clark FM, Proudfit HK. The projection of locus coeruleus neurons to the spinal cord in the rat determined by anterograde tracing combined with immunocytochemistry. *Brain Res.* 1991;538:231–245.

161. Yaksh TL. Pharmacology of spinal adrenergic systems which modulate spinal nociceptive processing. *Pharmacol Biochem Behav.* 1985;22:845–858.

162. Proudfit HK. Pharmacologic evidence for the modulation of nociception by noradrenergic neurons. *Prog Brain Res.* 1988;77:357–370.

163. Kuraishi Y, Hirota N, Sato Y, et al. Noradrenergic inhibition of the release of substance P from primary afferents in the rabbit spinal cord dorsal horn. *Brain Res.* 1985;359:177–182.

164. Sato A, Sato YSRF. *Impact of Somatosensory Input on Autonomic Functions.* Heidelberg: Springer; 1997.

165. Stone LS, Fairbanks CA, Wilcox GL. Moxonidine, a mixed $\alpha_2$-adrenergic and imidazoline receptor agonist, identifies a novel adrenergic target for spinal analgesia. *Ann N Y Acad Sci.* 2003;1009:1–8.

166. Li X, Eishenach JC. $\alpha_2$A-adrenoreceptor stimulation reduces capsaicin-induced glutamate release from spinal cord synaptosomes. *J Pharmacol Exp Ther.* 2001;299:939–944.

167. Pan YZ, Li DP, Pan HL. Inhibition of glutamatergic synaptic input to spinal lamina $II_o$ neurons by presynaptic $\alpha_2$ adrenergic receptors. *J Neurophysiol.* 2002;87:1938–1947.

168. King EW, Audette K, Athman GA, et al. Transcutaneous electrical nerve stimulation activates peripherally located alpha-2A adrenergic receptors. *Pain.* 2005;115:364–373.

169. Radhakrishnan R, King EW, Dickman J, et al. Blockade of spinal 5-HT receptor subtypes prevents low, but not high, frequency TENS-induced antihyperalgesia in rats. *Pain.* 2003;5:205–213.

170. Roberts MHT, Rees H. 1986 The antinociceptive effects of stimulating the pretectal nucleus of the rat. *Pain.* 25:83–93.

171. Prado WA, Roberts MHT. An assessment of the antinociceptive and aversive effects of stimulating identified sites in the rat brain. *Brain Res.* 1985;340:219–228.

172. Rees H, Roberts MHT. Anterior pretectal stimulation alters the responses of spinal dorsal horn neurones to cutaneous stimulation in the rat. *J Physiol.* 1987;385:415–436.

173. Terenzi MG, Rees H, Morgan SJ, et al. The antinociception evoked by anterior pretectal nucleus stimulation is partially dependent upon ventrolateral medullary neurones. *Pain.* 1991;47:231–239.

174. Chiang CY, Dostrovsky JO, Sessle BJ. Periaqueductal gray matter and nucleus raphe magnus involvement in anterior pretectal nucleus-induced inhibition of jaw-opening reflex in rats *Brain Res.* 1991;544:71–78.

175. Mamede Rosa ML, Prado WA. Antinociception induced by opioid or 5-HT agonists microinjected into the anterior pretectal nucleus of the rat. *Brain Res.* 1997;757:133–138.

176. Wiberg M, Blomqvist A. The spinomesencephalic tract in the cat: its cells of origin and termination pattern as demonstrated by the intra-axonal transport method. *Brain Res.* 1984;291:1–28.

177. Rees H, Roberts MHT. Antinociceptive effects of dorsal column stimulation in the rat: involvement of the anterior pretectal nucleus. *J Physiol.* 1989;417:375–388.

178. Basbaum AI, Fields HL. Endogenous pain control systems: Brainstem spinal pathways and endorphin circuitry. *Annu Rev Neurosci.* 1984;7:309–338.

179. Yezierski RP, Gerhard KD, Shrock BJ, et al. A further examination of effects of cortical stimulation on primate spinothalamic tract cells. *JJ Neurophysiol.* 1983;49:424–441.

180. Carpenter D, Lundberg A, Norrsell U. Primary afferent depolarization evoked from the sensorimotor cortex. *Acta Physiol Scand.* 1963;59:126–142.

181. Watson SJ, Akil H. Alpha-MSH in rat brain: occurrence within and outside of beta-endorphin neurons. *Brain Res.* 1980;182:217–223.

182. degli Uberti EC, Petraglia F, Bondanelli M, et al. Involvement of mu-opioid receptors in the modulation of pituitary- adrenal axis in normal and stressed rats. *J EndocrinolInvest.* 1995;18:1–7.

183. Harte JL, Eifert GH, Smith R. The effects of running and meditation on beta-endorphin, corticotropin- releasing hormone and cortisol in plasma, and on mood. *Biol Psychol.* 1995;40:251–265.

184. Schedlowski M, Fluge T, Richter S, et al. Beta-endorphin, but not substance-P, is increased by acute stress in humans. *Psychoneuroendocrinology* 1995;20:103–110.

185. Schwarz L, Kindermann W. Changes in beta-endorphin levels in response to aerobic and anaerobic exercise. *Sports Med.* 1992;13:25–36.

186. Yaksh TL. Central pharmacology of nociceptive transmission. In: Wall PD, Melzack R, eds. *Textbook of Pain.* 4th ed. New York: Churchill Livingstone; 1999:253–308.

187. Sluka KA, Rohlwing JJ, Bussey RA, et al. Chronic muscle pain induced by repeated acid injection is reversed by spinally administered μ and δ but not κ, opioid receptor agonists. *J Pharmacol Exp Ther.* 2002;302:1146–1150.

188. Sluka KA, Deacon M, Stibal A, et al. Spinal blockade of opioid receptors prevents the analgesia produced by TENS in arthritic rats. *J Pharmacol Exp Ther.* 1999;289:840–846.

189. Sluka KA, Walsh DM. TENS: basic science mechanisms and clinical effectiveness. *J Pain.* 2003;4:109–121.

190. Levin MF, Hui-Chan CW. Conventional and acupuncture-like transcutaneous electrical nerve stimulation excite similar afferent fibers. *Arch PhysMed Rehabil.* 1993;74:54–60.

191. Radhakrishnan R, Sluka KA. Deep tissue afferents, but not cutaneous afferents, mediate TENS-induced antihyperalgesia. *J Pain.* 2005;6:673–680.

192. Sjolund BH. Peripheral nerve stimulation suppression of C-fiber evoked flexion reflex in rats. Part 1: Parameters of continuous stimulation. *J Neurosurg.* 1985;63:612–616.

193. Sluka KA, Bailey K, Bogush J, et al. Treatment with either high or low frequency TENS reduces the secondary hyperalgesia observed after injection of kaolin and carrageenan into the knee joint. *Pain.* 1998;77:97–102.

194. Gopalkrishnan P, Sluka KA. Effect of varying frequency, intensity and pulse duration of TENS on primary hyperalgesia in inflamed rats. *Arch Phys Med Rehabil.* 2000;81:984–990.

195. King EW, Sluka KA. The effect of varying frequency and intensity of transcutaneous electrical nerve stimulation on secondary mechanical hyperalgesia in an animal model of inflammation. *J Pain.* 2001;2:128–133.

196. Ma YT, Sluka KA. Reduction in inflammation-induced sensitization of dorsal horn neurons by transcutaneous electrical nerve stimulation in anesthetized rats. *Exp Brain Res.* 2001;137:94–102.

197. Somers DL, Clemente FR. High-frequency transcutaneous electrical nerve stimulation alters thermal but not mechanical allodynia following chronic constriction injury of the rat sciatic nerve. *Arch Phys Med Rehabil.* 1998;79:1370–1376.

198. Hughes GS, Lichstein PR, Whitlock D, et al. Response of plasma beta-endorphins to transcutaneous electrical nerve stimulation in healthy subjects. *Phys Ther.* 1984;64:1062–1066.

199. Salar G, Job I, Mingrino S, et al. Effect of transcutaneous electrotherapy on CSF β-endorphin content in patients without pain problems. *Pain.* 1981;10:169–172.

200. Han JS, Chen XH, Sun SL, et al. Effect of low and high frequency TENS on met-enkephalin-arg-phe and dynorphin A immunoreactivity in human lumbar CSF. *Pain.* 1991;47:295–298.

201. Kalra A, Urban MO, Sluka KA. Blockade of opioid receptors in rostral ventral medulla prevents antihyperalgesia produced by transcutaneous electrical nerve stimulation TENS *J Pharmacol Exp Ther.* 2001;298:257–263.

202. Radhakrishnan R, Sluka KA. Blockade of knee joint but not cutaneous afferents prevents TENS-induced antihyperalgesia. *J Pain.* 2003;4:48.

203. Woolf CJ, Barrett GD, Mitchell D, et al. Naloxone-reversible peripheral electroanalgesia in intact and spinal rats. *Eur J Pharmacol.* 1977;45:311–314.

204. Woolf CJ, Mitchell D, Barrett GD. Antinociceptive effect of peripheral segmental electrical stimulation in the rat. *Pain.* 1980;8:237–252.

205. Chandran P, Sluka KA. Development of opioid tolerance with repeated TENS administration. *Pain.* 2003;102:195–201.

206. Leem JW, Park ES, Paik KS. Electrophysiological evidence for the antinociceptive effect of transcutaneous electrical nerve stimulation on mechanically evoked responsiveness of dorsal horn neurons in neuropathic rats. *Neurosci Lett.* 1995;192:197–200.

207. Nam TS, Choi Y, Yeon DS, et al. Differential antinociceptive effect of transcutaneous electrical stimulation on pain behavior sensitive or insensitive to phentolamine in neuropathic rats. *Neurosci Lett.* 2001;301:17–20.

208. Hayes RL, Price DD, Bennett GJ, et al. Differential effects of spinal cord lesions on narcotic and non-narcotic suppression of nociceptive reflexes: further evidence for the physiologic multiplicity of pain modulation. *Brain Res.* 1978;155:91–101.

209. Hayes RL, Bennett GJ, Newlon PG, et al. Behavioral and physiological studies on non-narcotic analgesia in the rat elicited by certain environmental stimuli. *Brain Res.* 1978;155:69–90.

210. Lewis JW, Cannon JT, Liebeskind JC. Opioid and nonopioid mechanisms of stress analgesia. *Science.* 1980;208:623–625.

211. Watkins LR, Cobelli DA, Faris P, et al. Opiate vs. Non-opiate footshock-induced analgesia: the body region shocked is a critical factor. *Brain Res.* 1982;242:299–308.

212. Watkins LR, Johannessen JN, Kinscheck IB, et al. The neurochemical basis of footshock analgesia: the role of spinal cord serotonin and norepinephrine. *Brain Res.* 1984;290:107–117.

213. Watkins LR, Cobelli DA, Mayer DJ. Opiate vs. non-opiate footshock induced analgesia FSIA): descending and intraspinal components. *Brain Res.* 1982;245:97–106.

214. Watkins LR, Katayama Y, Kinscheck IB, et al. Muscarinic cholinergic mediation of opiate and nonopiate environmentally induced analgesias. *Brain Res.* 1984;300:231–242.

215. LeBars D. The whole body receptive field of dorsal horn multireceptive neurones. *Brain Res Rev.* 2002;40:29–44.

216. Janko M, Trontelj JV. Transcutaneous electrical nerve stimulation a microneurographic and perceptual study. *Pain.* 1980;9:219–230.

217. Sluka KA, Judge MA, McColley MM, et al. Low frequency TENS is less effective than high frequency TENS at reducing inflammation induced hyperalgesia in morphine tolerant rats. *Eur J Pain.* 2000;4:185–193.

218. Sluka KA. Systemic morphine in combination with TENS produces an increased analgesia in rats with acute inflammation. *J Pain.* 2000;1:204–211.

219. Sluka KA, Chandran P. Systemic administration of clonidine in combination with TENS produces an increased antihyperalgesia in rats. *Pain.* 2002;100:183–190.

## 감 사

I thank the Arthritis Foundation and the National Institutes of Health (grants K02 AR02201 and R01 NS39734) for financial support. I also thank all my colleagues (graduate students, postdoctoral fellows, and collaborators) who contributed much of the work presented in this chapter: Drs. Westlund, Willis, Ma, Radhakrishnan, Hoeger Bement, and Ms. Gopalkrishnan, Kalra, and Mr. Chandran.

5장

# 통증조절을 위한 전기 자극

## Electrical Stimulation for Pain Modulation

통증의 퍼즐(the Puzzle of pain)에서 Ronald Melzack은 환자들은 선천적으로 감각통에 무능하다고 하였다. 29세로 요절하기까지 그녀는 3° 화상, 골절, 관절염, 그리고 다른 문제들을 경험하였다. 그녀는 통증으로부터의 자유를 원하는 환자들을 위해 임상적으로 연구하였다. 그리고 통증이 그녀를 죽게한 본질적인 원인이다. 이 장의 대부분이 통증의 개선을 제안하고 있고, 통증이 기능 보호를 제공하는 것을 기억하고, 실질적으로 상태의 약화와 통증 조절을 위한 전기적 자극이 잠재적인 병리의 치료와 같이 부수적으로 익숙해져 있다.

전기진통(elactroanalgesia)은 Melzack와 Wall(1965)에 의한 통증 전달에 있어서 관문조절 이론 증거모형이 된다. 이것이 현재의 임상적 실행에서의 적용은 Shealy's와 Long 등에 의해서 척수 후근 자극기를 이식하는 방법으로 통증 조절을 위한 동등한 효과를 나타내는 경피성 자극을 우연히 발견한 것으로 시작되었다. 그 결과로서 통증 조절을 위한 전기적 자극을 사용하는 치료는 급격하게 증가되었다. 이 장의 목적은 (i) 일반적인 방법을 사용하여 통증을 평가하고 측정하며 (ii) 전기적 자극 방법이 통증 조절에 유용한가, (iii) 기대되는 중요성과 함께 연구의 재검토, 무작위성 임상적 실험 그리고 (iv) 표본 케이스를 예증을 통하여 연구하는데 있다.

## 통증의 임상적 평가
## CLNICAL ASSESSMENT OF PAIN

통증평가의 대부분의 형태는 "당신의 통증에 관해서 말하시오"라는 질문에 대한 환자의 반응을 정량화하고 객관화하려고 한다. 통증 평가의 연구는 환자 자신만의 훈련이며, 그리고 이 부분에서는 통증의 복잡성을 간단하게 언급할 수 있다. 통증 평가에 대해 간략하게 논의하기 위해서는 전기적 자극과 함께 개인의 평가에 대한 치료적 중재로 전기적 자극의 평가와 통증 조절에 관해 언급한 문헌에 대한 고찰은 필수적이다.

통증지각은 *감각-식별*(sensory-discriminative)과 *정서적-동기부여*(affective-motivational) 요소로 구성되어 있다. 이것은, 환자는 통증 강도/위치(감각-식별)와 불쾌감(정서적-동기부여)을 묘사할 수 있다. 통증은 다차원적이고, 통증평가는 오직 생리적인 또는 치료시기를 놓친 "실제적" 통증인가에 대한 논의를 포함한 감각 요소에 초점을 맞추고 있다. 통증을 야기하는 실험의 연구는 통증의 감각 영역에 초점을 맞추고 임상적 통증의 완전한 기록은 불가능하다. 통증지각은 많은 요소들에 의해 영향을 받게 되고 이들 요인들을 위한 평가는 치료적 중재의 유효성을 평가하는데 유용하게 사용되어 질 수 있다.

## 통증 치료 시기(When to Treat Pain)

*급성통증*(acute pain)은 현재 또는 임박한 조직 손상 또는 손상의 반응이고 선천성 방어 기능을 제공한다. 최근에 발목 염좌를 가진 환자는 체중부하와 함께 통증을 일으키고, 부하를 적게하려 하며, 치료동안 비-체중-부하 자세를 취한다. 통증이 조기에 사라진다면, 이것은 차후 손상 또는 치료 지연의 위험을 무릅쓰고 치료과정에서 움직임을 실행하도록 환자에게 허락할 것이다. 통증 감소는 유리한 보호 반응을 방해하지 않아야 한다. 통증을 호소할 때 조직 치유를 위해 스트레스에 점진적으로 노출되는 것이 효과적이라 할지라도, 통증은 더 이상 보호 체계가 아니고 회복을 억제한다. *만성통증*(chronic pain)은 방어물도 아니고, 조직치료보다 오래가며 또는 조직손상의 정도를 벗어날 수 있다(이 지속적인 통증에 기여하는 구성은 4장에서 약술하였다). 통증은 더 이상 보호반응을 제공하지 않고 대신에 비정상 자세와 치료적 진전을 유지시키는데 기여하며, 통증은 성공적 결과를 보증하기 위해서 반드시 관리되어야 한다. 과사용 증후군에서, 통증은 부족한 근력 또는 지구력에도 불구하고 반복적인 활동에 의한 장기간의 결과이다. 이런 상황에서, 근육 훈련은 통증상태의 발병을 이끄는 불안정을 완화시킬 수 있다(예를 들면, 건염). 그러나. 통증이 근수축을 방해하고 조절할 수 없다면, 근 회복은 불량하게 일으날 것이다. 이런 경우에, 통증은 치료 실패에 강력한 원인이므로 즉시 관리되어야 한다.

## 환자 면담과 병력(Patient Interview and History)

통증은 면담 과정에서 평가할 수 있고 연속된 질문으로 통증력을 도출하며, 유도질문 또는 너무 광범위한 질문은 피한다. 질문은 "요통이 당신의 다리 뒤쪽 아래로 내려오는가"처럼 제안한다. "당신의 통증에 관하여 말하세요"는 검사자에게 직접적인 도움을 주지 않는다. 왜냐하면 이것은 대답을 강요하지 않기 때문이다. 전문적 질문은 유도하지 않고 문제를 포함하는데 초점을 맞추어 검사자에게 도움을 준다.

통증이 시작되거나 악화시키는 동작은 무엇인가?
통증의 발생은 갑자기인가 또는 점진적인가?
어떻게 통증을 완화시키는가?
어디에 통증이 있는가?
언제 통증이 시작되었는가?

시작 이래로 통증은 어떻게 변화되었는가?

통증 면담의 신뢰도와 정당성은 분명하게 확립되어 있지 않다 하더라도, 면담은 증명하고, 확인하고, 그리고 통증패턴에 관한 정보를 거절하는 의미를 제공한다. 통증 평가의 다른 방법들은, 통증 그림, 설문지, 언어 평가 척도, 시각 상사 척도(VAS) 그리고 진통제 사용의 평가 또는 활동 단계와 관계있는 것과 같은 간접적인 방법을 포함한다.

## 통증 그림(Pain Drawings)

통증 그림은 환자 통증의 분포와 질을 시각적으로 설명한 것이다(그림 5.1). 통증 그림은 임상의, 환자 또는 둘 다에 의해 완성될 수 있다. 환자와 임상의는 통증 그림을 보는 관점은 다를 수 있음을 암시한다. 통증그림이 해부학적 구조를 넘어서 연장되거나 몸을 급속히 벗어나서 회향적으로 묘사할 때, 임상의는 통증의 정서적-동기부여 요소가 환자의 불만에 의해서인지 인식하여야 한다(5). 정신적 치료서비스가 강한 정서적 요소를 가진 통증의 관리에 포함되지 않았을 땐 성공적 치료 결과는 얻을 수 없다. 그러나 통증그림은, 통증의 위치를 나타내어 임상적 도움을 줄 수 있고, 치료사가 잠재적인 구조에서 병리를 위한 더 나아간 평가를 하도록 촉진한다. 약간의 통증패턴은 잠재적인 구조적 병리의 암시이다. 예를 들면, 어깨의 견봉하 충돌은 중부 삼각근 영역에서 조회된다. 이 패턴이 통증 그림으로 정의된다면, 어깨 충돌 환자를 일차적으로 선별할 수 있다. 통증 패턴은 그림에서 보여지거나 또는 환자에 의해 묘사되어지며 또한 경부 또는 요부 말초 신경근 신경근병증(7), 통증유발점 구분(8), 피부 신경 포착, 또는 내장의 기시의 통증과 연관(예를 들면, 심장의 곤란과 연관된 턱 통증과 팔 통증)등을 나타낼 수 있다. 통증 그림의 비교, 환자 불만, 그리고 평가의 결과는 효과적 환자 회복을 직접적으로 치료사가 인도할 수 있게 해준다(9).

## 통증 평가 척도(Pain Rating Scales)

*통증 평가 척도*(pain rating scales)는 표준 통증 단계를 기록하는데 사용되어지고, 시간이 지남에 따라 통증의 변화를 나타내는데 사용된다. 통증 관리에서 중요한 것은, 치료적 중재에 대한 반응을 얻기 위해서 다양한 측정법을 이용하는 것이다. 통증 평가 척도는 보편적이다. 왜냐하면 이것은, 관리하기 쉽고, 환자 불만에서 작은 변화 조차도 설명할 수 있기 때문이다. 이 척도는 환자가 최초로 물리치료평가를 받는 동안에 주어지고, 그 후의 방문 또는 주기적인 재-평가 동안에 반복된다.

시각 상사 척도(visual analog scales)(VAS)는 일반적으로 1 cm 길이의 선에, 1에서 10의 숫자로 되어있고(거의 대부분), 1에서 100, 또는 숫자가 없는 경우도 있다. 이들 척도는 다소 세밀한 것부터 매우 산재한 것까지 다양하다. 숫자적 VAS의 다양성은 선상에서 동등한 공간을 차지하는 그래픽 평가척도(GRS)이다. 이들 척도는 수직 또는 수평이고, 왼쪽(상부) 또는

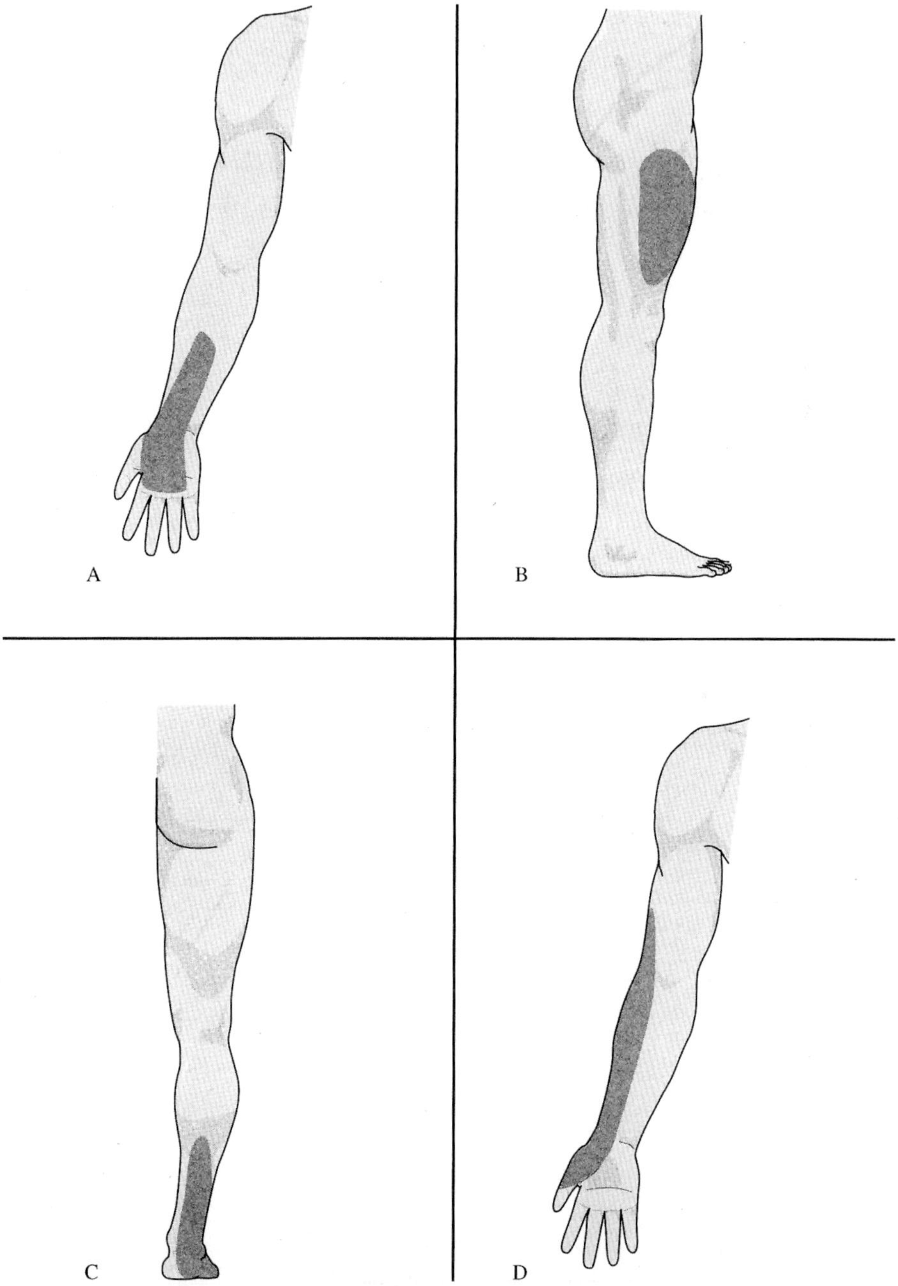


**그림 5.1.** 표본 통증 그림. **A:** 상지, 수근관 증후군의 통증, **B:** 대퇴신경통 이상감각의 전측면 대퇴 통증. **C:** S1신경근 압박에 의한 하지 통증, **D:** C6신경근 압박에 의한 상지 통증.

오른쪽(바닥)한계는 최대 통증 강도를 나타낸다(그림 5.2). VAS와 GRS는 수평선을 사용할 때 신뢰성이 높은 도구이다(10). 왜냐하면, 통증평가는 통증 지각에서 개인차이를 반영하기 때문이며, 임상의는 통증 평가 데이터가 의미를 그리고자 할 때 신중함을 필요로 한다(확실성). 잠재된 병리보다 높은 점수를 가지고 있거나 또는 보다 작은 점수를 가지고 있는 이들 환자들은, 통증 평가에서 개인변화(즉, 최초의 통증 평가 - 현재의 통증 평가 = 통증 감소)는 보다 임상적으로 유용한 자료이다.

*언어 평가 척도*(verbal rating scales)(VRS)는 환자가 그들의 통증을 최고로 분류할 수 있는 단어를 선택하는, 기술적인 언어를 사용한다. 임상적으로 종종 사용되어지는 언어 평가 척도는 통증을 1에서 10으로 언어적 평가로 환자에게 질문한다. VAS의 신뢰성은 VRS보다 높다(11,12).

시각적 아날로그와 시각적 평가 척도 둘다는 기술자의 선택 또는 평가를 위한 고정장치가 중요하다. 평가는 고정장치를 통해 "무통"과 "상상할 수 있는 최악의 통증"을 사용하여 감각의 구분과 통증의 정서적 요소를 허락하지 않는다. 앵커의 사용은 "무통", "최대 강도 통증" 또는 "유쾌한", "극단의 불쾌감"처럼 임상의 중요성과 실험적인 암시를 가지는 구분을 허락한다(그림 5.2).

## 통증 설문지(Pain Questionnaires)

통증 설문지(pain questionnaires)는 환자가 신뢰성 있게 통증을 설명하도록 돕고 재생하는

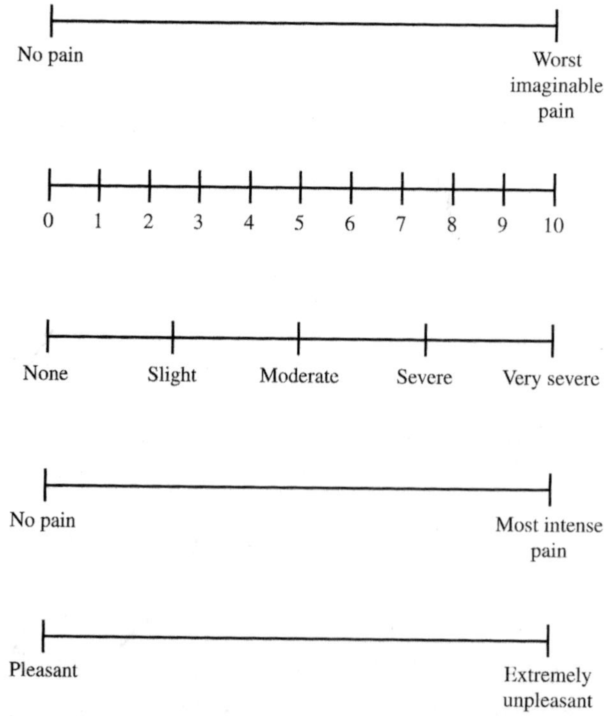


**그림 5.2.** 통증의 크기와 불유쾌의 평가를 위한 시각 아날로그 평가의 다른 형태의 표본.

방법이며 그리고 통증 호소의 다른 특성을 세분화하여 평가한다. 많은 설문지들은 감각-식별 요소로부터 통증의 정서적-동기 부여 요소를 분리하려고 시도하고, 통증 요소에 의해 기능적 제한을 일으키는 것을 기록하려고 많은 시도를 한다. 기능적-상태 질문들은 통증과 만성적 통증 상태와 연관된 불능의 측정에 사용되어진다. Sickness Impact Profile(SIP)와 Oswestry Low Back Pain Questionnaire(표 5.1)은 많은 연구와 임상적 장치 둘 다에서 사용되어질 것이다. 이들 설문지는 통증과 연관된 불능이 영향을 받았는지 아닌지의 결과를 알려준다. 설문지는 일상생활에서 가지는 격렬한 통증을 결정하고, 치료적 목표에 기초가 될 수 있는 기능적 손실을 설명하고, 그리고 치료적 변화 — 치료 사이 — 치료 동안의 환자 불만을 관찰하는데 임상의에게 유용하게 활용되어진다. 또 다른 일반적으로 사용되어지는 설문지는 양쪽 짧은(15 항목)과 긴 버전(20 항목)에서 이용할 수 있는 McGill 통증 설문지이다(14,15). McGill 설문지는 선 그리기, 통증 기술, 시간이 지남에 따른 통증 변화에 항목들, 그리고 통증 강도에 앞서서 언급한 도구의 편차를 이용하는 국제적 평가 도구이다. McGill 설문지의 양쪽 버전은 환자의 통증 특징을 정량하는 기술을 분류하는데 사용한다. 이들 설문지의 신뢰성은 Melzack와 다른 이들에 의해 증명되어지고, 그리고 짧은 형태는 긴 형태의 통증 평가 표시들과 높은 연관성을 가진다. 설문지의 이들 형태는 만성 통증을 가진 환자의 인기에서 높은 확실성을 가지고 있음을 나타낸다(18).

### 통증평가의 양자택일법(Alternative Methods of Pain Assessment)

연구자는 통증의 상대적인 강도를 평가하기 위해 진통제 섭취량을 관찰한다(19). 통증 강도가 낮다면, 환자는 소수의 약물(진통제의 소량 투여)을 섭취할 것이다. 그러나, 약물의 다른 종류들은 문제가 될 수 있다. 몇몇의 연구원들은 진통제를 동등한 양의 아스피린으로 전환하기도 하였으나, 확실성은 의심스럽다. 환자의 약물 섭취를 기록하는 것은, 평가의 본질적인 요소이다. 그리고 환자가 사용하는 통증 약물의 빈도와 양의 변화는 그들 상태의 변화를 반영하는데 도움이 된다. 이 정보는 다른 약물을 복용한 다른 환자에게서 나타나는 변화에 있어서의 변이를 비교했을 때, 유용한 정보로는 사용될 수 없다. 임상의는 자극-생산 진통과 약리학 진통으로 만들어진 것 사이에 교차-내성을 위해 고려한 환자 통증 관리에 사용되는 약리학 방법에 관한 정보 또한 모아야 한다. 이것은 오피오이드 약물과 연관된 특수한 문제를 포함하며 저주파 TENS보다 고주파 경피신경자극치료기(TENS)의 사용을 후원하게 된다. 모르핀 내성의 경우에는, TENS의 사용이 금기시된다(4장 참조).

일상생활동작의 평가와 활동의 단계 또한 유용하게 쓰인다. 환자는 통증이 적을 때 좀더 활동적일 것으로 생각하나, 환자의 활동단계를 정확하게 평가할 수 없기 때문에 증거를 제시해야 한다. 임상적으로 치료사는 활동과 통증 발생과 강도를 기록함으로써 효과를 볼 수 있다. 과민성(irritability)은 증상의 심각성과 지속성을 포함한 통증 자극 경감에 관한 정보를 가지고 있다. 증상이 쉽게 자극받지만 증상이 빨리 감소하는 환자와 비교하여 더 쉽게 자극받고 증

표 5.1

| Identification Number | | | | | | | | | | |
|---|---|---|---|---|---|---|---|---|---|---|
| ○ | ○ | ○ | 0 | ○ | ○ | 0 | ○ | ○ | ○ | ○ |
| ○ | ○ | ○ | 1 | ○ | ○ | 1 | ○ | ○ | ○ | ○ |
| ○ | ○ | ○ | 2 | ○ | ○ | 2 | ○ | ○ | ○ | ○ |
| ○ | ○ | ○ | 3 | ○ | ○ | 3 | ○ | ○ | ○ | ○ |
| ○ | ○ | ○ | 4 | ○ | ○ | 4 | ○ | ○ | ○ | ○ |
| ○ | ○ | ○ | 5 | ○ | ○ | 5 | ○ | ○ | ○ | ○ |
| ○ | ○ | ○ | 6 | ○ | ○ | 6 | ○ | ○ | ○ | ○ |
| ○ | ○ | ○ | 7 | ○ | ○ | 7 | ○ | ○ | ○ | ○ |
| ○ | ○ | ○ | 8 | ○ | ○ | 8 | ○ | ○ | ○ | ○ |
| ○ | ○ | ○ | 9 | ○ | ○ | 9 | ○ | ○ | ○ | ○ |

## OSWESTRY LOW BAK 통증 질문사항

이 질문사항들은 물리치료사에게 그들의 통증이 어떻게 영향받게 되어지는가에 대한 정보를 주기 위해서 설계되어 졌다. 일상적 삶을 관리하기 위한 당신의 능력. 모든 섹션에 완전히 답하시오. 각 당신에게 적용된 각 섹션에 하나의 서클만을 기입하세요. 우리는 당신이 아마 두 개 또는 그이상 써클이 당신에 적용되는 것을 고려 할 것이라는 것을 알고 있습니다. 그러나 가장 정확히 당신의 문제를 설명하는 하나의 써클에 기입하세요.

**Section 1— 통증 강도**

○통증이 없다.
○내가 어떤 방향으로 움직일 때 빼고는 통증을 가지고 있지 않다
○거의 대부분의 시간에 작은 통증을 가지고 있다.
○거의 대부부의 시간에 중간정도의 통증을 가지고 있다.
○거의 모든 시간 심한 통증을 가지고 있다.
○거의 모든 시간 격렬하고/견디기 힘든 통증을 가진다.

**Section 2— 개인적인 보호**

○추가되는 통증의 유발 없이 일상적으로 내 자신을 돌 볼 수 있다.
○내 자신을 돌 볼 수 있다. 그러나 그것은 추가적인 통증을 유발한다.
○내 자신을 돌보는 것이 힘들고 그리고 매우 느리고 주의스럽다.
○몇 가지 도움이 필요하나, 대부분의 개인적 돌보기는 가능하다.
○모든 스스로 돌보기의 모든 측면에서 매일 도움이 필요하다.
○옷 입기, 씻기를 못하고 어렵다. 그리고 침대에 머문다.

**Section 6—서기**

○내가 원하는 만큼 통증 없이 서 있을 수 있다.
○내가 원하는 만큼 서 있을 수 있다. 그러나 추가적 통증이 있다.
○통증으로 인해 1 시간 이상 서 있기가 힘들다.
○통증으로 인해 30분 이상 서 있기가 힘들다.
○통증으로 인해 15분 이상 서 있기가 힘들다.
○통증으로 인해 전혀 서 있기가 힘들다.

**Section 7—잠자기**

○통증으로 인해 잠을 못자는 일은 없다.
○단지 약 복용으로 인해 잠을 잘 잘 수 있다.
○통증으로 인해 6시간 이하로 잠을 잘 수 있다
○통으로 인해 4시간 이하로 잠을 잔다.
○통증으로 인해 2시간 이하로 잠을 잔 다.
○통증으로 인해 잠을 전혀 잘 수 없다.

**Section 3— 들기**

ㅇ통증 없이 무거운 것들을 들 수 있다.
ㅇ무거운 것들을 들 수 있다. 그러나 추가적인 통증이 유발된다.
ㅇ통증으로 인해  땅에서 무거운 것을 땅으로부터 못들어 올린다. 그러나 나는 그들이 손쉽게 테이블 위에 놓여 있으면 그것을 들어 올리수 있다.
ㅇ통증 땜에 무거운 것을 틀어 올릴 수 없지만, 그러나 가볍거나 중간정도의 무게가 탁자 위에 손쉽게 놓여 있으면 가능하다.
ㅇ단지 가벼운 것만 들어 올릴 수 있다.
ㅇ어떤 것도 들어 올리거나 움직일 수가 전혀 없다.

**Section 4— 걷기**

ㅇ통증으로 인해 먼 거리 걷기를 하지는 못하지는 않는다.
ㅇ통증으로 인해 1mile 이상 걷기가 힘들다.
ㅇ통증으로 인해 1/2 mile 이상 걷기가 힘들다.
ㅇ통증으로 인해 1/4 mile 이상 걷기가 힘들다.
ㅇ단지 지팡이나 목발을 사용해서만 걷기가 가능하다.
ㅇ거의 모든 시간 침상에 있다.

**Section 5—앉기**

ㅇ내가 앉아 있고 싶을 만큼 의자에 앉아 있을수 있다.
ㅇ단지 내가 앉고 싶을 만큼 편안한 의자에 앉아 있을수 있다
ㅇ통증으로 인해 한시간 이상 앉아 있기가 힘들다.
ㅇ통증으로 인해 30분 이상 앉아 있기가 힘들다.
ㅇ통증으로 인해 10분 이상 앉아 있기가 힘들다.
ㅇ통증으로 인해 전혀 앉아 있을 수 없다.

**Section 8—성생활**

ㅇ성생활이 정상이고, 어떤 추가 통증도 없다.
ㅇ성생활이 정상이나, 추가적 통증이 유발 된다.
ㅇ성생활이 거의 정상이나, 매우 심한 통증이 있다.
ㅇ통증 땜에 성생활이 심하게 제약적이다.
ㅇ통증 땜에 성생활이 거의 없다.
ㅇ통증 땜에 성생활이 전혀 없다.

**Section 9—사회생활**

ㅇ사회생활이 거의 정상 적이고 , 아무런 통증도 없다.
ㅇ사회생활이 거의 정상이나, 추가적인 통증이 유발된다.
ㅇ댄스 같은 활력적 관심들 빼고는, 통증때문에 사회생활에 지장이 없다.
ㅇ통증 땜에 사회생활에 제약이 있고, 거의 밖에 나가지 못한다.
ㅇ통증으로 인해 집에서만 사회생활이 가능하다.
ㅇ통증 땜에 사회생활이 없다.

**Section 10—여행**

ㅇ통증 유발 없이 어디든지 갈 수 있다.
ㅇ어디든지 갈수 있다, 그러나 통증 유발이 있다.
ㅇ통증이 나쁘고, 2시간 지날 동안 여행 할수 있다.
ㅇ통증 땜에 1시간 이하의 여행이 가능하다.
ㅇ통증 땜에 30분 이하의 여행이 가능하다.
ㅇ의사나. 병원에 가는 것 빼고는 통증 땜에 여행할수 없다.

상이 더 오래간다면, 이 환자는 보다 더 과민하다. 과민성 자료는 그들 세가지 실재의 변화를 관찰하는데 유용할뿐만 아니라, 어떠한 적극적인 치료 중재를 결정하는데도 유용하다. 예를 들면, 한 시간 이상 달리기를 하면 무릎에 통증을 일으키는 환자가 있다면 이것은 통증을 증가시키거나 환자의 상태를 악화시키는 치료적 운동프로그램은 좋지 않다는 것이다. 이런 경우에, 통증은 직접적인 치료 없이도 치료되고, 강도와 유연성의 잠재적인 원인들의 수정이 통증을 치료할 것이다. 반대로 말하면, 환자가 중립자세의 범위를 넘어서 척추의 어떠한 움직임에도 극심한 통증(8 out of 10 point scale)을 가진다면, 보다 천천히 그리고 보다 통증-조절-방향 접근을 필요로 할 것이다. 이 경우에, 운동성에 기초를 둔 치료 평가 또는 프로그램을 도입하기 전에 긴장시키는 부동과 통증 조절을 위한 직접적 치료가 필요하다. 이 경우 환자의 통증은 높은 과민성이고, 통증의 직접적 조절에 대응하는 치료적 요구의 단계가 높다.

크기 평가(magnitude estimation)는 표준에 반대하여 통증을 평가하는 기술이다(정서적-동기부여나 감각-식별 요소 또는 둘다), 강도 또는 불쾌감의 점수에서 최고값을 나타낸다. Delitto 등은(21), 전기적 자극을 포함한 불안의 연구에서 최대 강도/불쾌감을 위한 대조로 20-mA DC을 사용하였다. 이 연구에서 20-mA 강도는 강도 또는 불쾌감을 위한 100의 점수에서 동등한 값이라는 것에 근거한 것이다(22). 전류의 다른 단계가 적용될 때는 연구자들은 "100" 참조 전류와 연관된 인자들을 연관시켜서 설명한다. 크기 평가는 높은 신뢰성을 가진 비율-척도 측정법을 산출하였다(22). 이 과정은 반드시 깊이 생각하여야 하고 전류의 지각시에는 반드시 피실험자 안에서 보다는 차라리 피실험자를 가로질러서 비교하여 사용하여야 한다. 통증 평가의 방법은 실험적-권유와 임상적 통증의 조절을 위한 대리인의 유효성을 평가하는데 사용되어진다는 것을 넘어서 설명한다. 임상적 실행에서 이들 대리인의 사용은 넓은 만성적 통증 집단을 가진다. 이들 측정의 예상 값은 알 수가 없다, 일차적으로 왜냐하면 매일의 임상적 실행에서 비조직적이고 산재적으로 사용하기 때문이다. 하나 또는 하나 이상의 확실한 통증 평가 측정의 사용, 완전한 연관성, 치료 절차의 정확한 문서조사는 통증 조절 치료의 평가에 많은 도움을 줄 수 있다.

## 통증 조절을 위한 자극의 방법들
## MODES OF STIMULATION FOR PAIN CONTROL

전기적 자극은 한 세기 이상 동안 통증 조절을 위해 사용되어져 왔다. 장비 디자인에 섬세함은 수십년 동안 통증 조절을 쉽게 접근하도록 만들어졌다. 새로운 방출체계까지 포함해서 네가지 방법 중 하나로 특징지워지는 전기치료에 의해 통증조절을 시도한다; 감각 하-수준 자극, 감각 수준 자극, 운동 수준 자극, 그리고 유해 자극 수준 자극(그림 5.3; 표 5.2). 몇몇의 자극체의 실행적 특징이 오직 한 단계의 자극에 보다 적합할지라도 많은 상업적으로 이용할 수 있는 자극체는 자극을 각 단계별로 생산할 수 있다. 자극의 각각의 방법은 아래에 설명되어

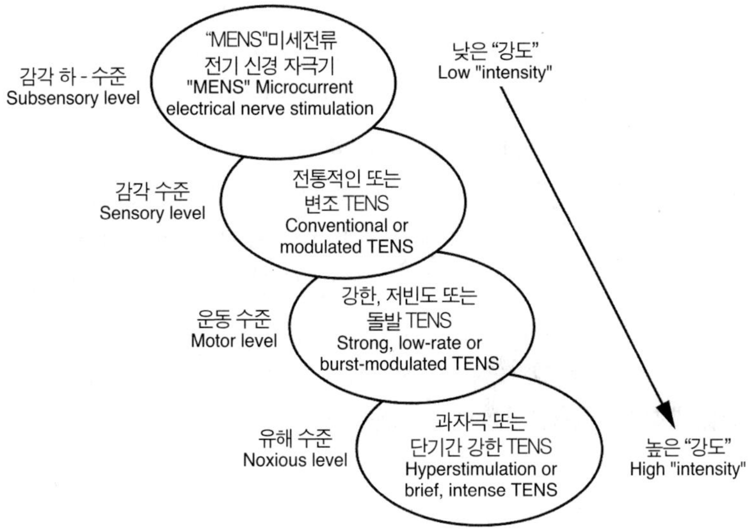


**그림 5.3.** 자극에 대한 이 중재들과 상대적 강렬함에 대한 전통적 호칭들과 상호 관련되어진 통증 억제를 위해서 사용 되어진 전기 자극의 임상적 레벨.

지고 있는 것처럼, 특이한 반응과 조건을 가진다. 경피신경자극(transcutaneous electrical nerve stimulation)(TENS)는 표면 전기를 피부에 적용하는 통증 조절을 위한 전기적 자극의 다양한 형태를 모두 표현하는데 사용되어지는 용어이다.

## 감각 하–수준 자극(Subsensory–level Stimulation)

자극체는 말초신경섬유를 흥분시키고, 감각 역치에 도달하기에 충분한 값을 생산하지는 않는 단계로 시판되어져 왔다. 앞서 말한 장치는 미세전류 전기 신경 자극기(microcurrent electrical

**표 5.2** 통증 억제를 위한 전기 자극의 4 임상적 레벨들과 관련되어진 일반적으로 사용되어지는 자극 형태들.

| 자극의 방법 | 진폭 | 위상/펄스 간격 | 주파수(pps, bps) | 치료 간격 | 통각상실의 간격 |
|---|---|---|---|---|---|
| 감각 하 - 수준 | 자극의 지각 없음 | 명시하지 않음 | < 3 | 명시하지 않음 | 알려지지 않음 |
| 감각 수준 | 쑤시는 지각 ("따끔 따끔") | 2~50 μs | 50-100 | 20~60 min | Short:몇분 아님 |
| 운동 수준 | 강한 가시적 근 수축 | >150 μs | 2-4 | 30~45 min | Long:시간 |
| 유해 자극 수준 | 통증 감각 | ≤1 ms | 1~5 또는 <100 | Seconds to few minutes | Long:시간 |

무감각의 발생 시간과 무감각의 기간은 TENS 중재로 관리되는 통증 증후군에 대한 대다수 연구에서 명확하게 확정되지 않았다.

nerve stimulators, MENS)라고 부른다. 왜냐하면 그들 피크 전류 진폭들은 매우 낮고(1 mA 아래) 펄스 간격은 매우 짧기 때문이다. 이들 장치는 신경 또는 근육을 활성화시키지 않는다. 간행물 또는 의학적 세미나는 상태의 범위내에서 MENS의 유효성에 대해 권유하고 있지만, 자료에 의하면 허위 자극보다 효과를 증명할 수 있는 자극의 방법으로 임상적 유효성에 대한 연구는 이루어지지 않았다(23,25). Zizic 등은, 무릎에 골관절염을 가진 환자들에게 감각 하 수준의 효과를 평가하였다. 저자는 78명의 환자를 TENS그룹과 허위TENS 그룹으로 무작위로 지정하여 저-전압 자극, 초당 100펄스(pps)로 8주 동안의 실험을 통하여 비교하였다. 전극은 무릎 주위에 놓고, 자극 진폭은 따끔거림을 느끼기 전까지 증가시킨다. 진폭은 TENS그룹은 감각경계 아래로 낮추고 허위 TENS그룹에서는 상치를 끈다. 양쪽 그룹은 4주 동안 하루에 6에서 10시간 동안 아픈 무릎에 장치를 사용하였다. 그들은 2주 기준선 기간에 활동 TENS그룹에서 보다 많은 피실험자(24%)가 실험 평가전 이후에 결과가 허위 TENS그룹(6%)에 비교하여 VAS, 무릎기능의 자가 평가, 무릎평가의 의사국제평가에서 향상됨을 증명하였다. 이 자극의 강도는 감각 신경 탈분극을 발생시키기에는 부족하다. 의뢰인은 그들 결과의 해석을 통해 세포의 활동에서 미세전류의 영향을 예증한다, 그러나 4장에 설명하고 있는 기준에 바탕을 둔 이것은 통증 조절을 위한 감각 경계 아래의 전기 자극의 효과를 위한 증거로는 부족하다.

## 감각-수준 자극(Sensory-level Stimulation)

통증 조절을 위한 고-주파 감각-수준 자극은 통증조절을 위한 어떠한 전기치료적 방법 중에서도 가장 많이 연구되어졌다. 감각-수준 자극은 자극 또는 감각 경계 위와 운동 경계 아래로 한정한다. 감각-수준 자극은 50에서 100 pps 범위 안에 주파수를 사용, 상대적으로 짧은 펄스 또는 위상기간(2에서 50μs)과 상대적으로 낮은 강도에 의해 가장 뛰어나다. 짧은 펄스 기간은 불쾌감, 강직경련성의 근육 수축 생산의 기회를 최소화시키는데 사용되어지고, 보다 긴 펄스 기간을 적용한다면, 감각반응을 발생시킴에도 불구하고, 치료적 효과는 근수축의 결과로 인해 혼동될 수 있다. 근수축은 아마도 그들이 만들어낼 수 있는 걱정, 관절을 압박하거나, 또는 아픈 관절의 움직임을 통한 불쾌감이다. 일반적으로 감각 TENS 사용 시, 근육의 움직임은 불필요하고 불쾌하므로 관리되어져야 한다.

자극의 이런 형태(그림 5.4A, 표 5.2)는 또한 전통적인(conventional) TENS라고 부르기도 한다. 진폭은 일반적으로 환자 지각에 기초를 둔 환자 피드백 반응에서 조절된다. 다른말로, 전류 진폭은 전극 아래서 환자가 지각하는 안전한 이상감각(paresthesia)(윙윙거리는, 따끔거리는 또는 쑤시는 감각)까지 증가시킨다. 임상의는 근수축을 보거나 촉지할 수는 없다. 자극의 이 단계에서는 큰 직경, 표면 근피 신경 섬유는 우선적으로 활성화된다. 통증 조절의 기전은 전도의 직접적 말초 차단(27)이거나 큰-직경 섬유 자극에 의한 통증 전도의 중심 억제 기전의 활성화이다(관문조절이론에 기초한 아날로그: 4장). 감각-수준 자극은 환자에 의해 매우 안전하게 지각되고, 종종 통증 조절을 위한 전기 치료적 중재로서 가장 먼저 선택되어진다. 환

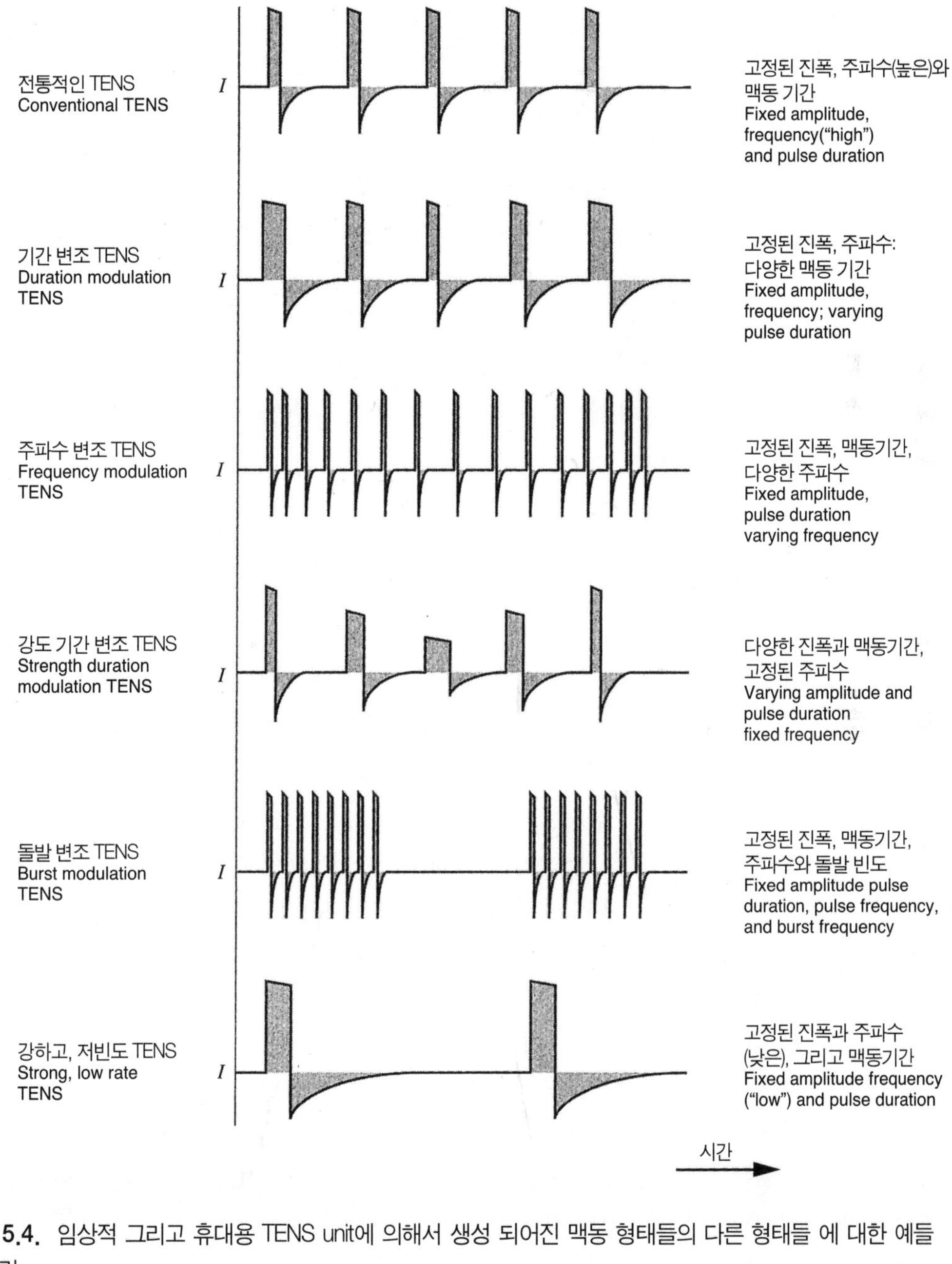


**그림 5.4.** 임상적 그리고 휴대용 TENS unit에 의해서 생성 되어진 맥동 형태들의 다른 형태들 에 대한 예들의 그림

자는 전기의 사용에 관해 놀라거나 예민해질 것이고, 감각-수준 자극은 전기치료에서 부드럽게 안내되어져야 한다. 자극의 이런 방법이 성공적으로 통증이나 기능을 개선시킨다면, 운동 또는 유해한 자극은 불필요할 것이다. 감각-수준 자극에서 환자 반응은 통증의 지각을 즉시 감소시킬 것이다. 그러나 몇몇의 보다 긴 지속된 무통각증이 동물 모델에서 보여졌다 하더라

도(4장), 통증 감소는 자극이 멈춘 후에는 일반적으로 지속되지 않는다(28).

왜냐하면 환자 통증의 개선은 오직 장치가 켜 있는 동안에만 기대할 수 있기 때문이다. 전통적인 TENS는 매일 필요에 의해 가장 많이 사용된다. 환자가 일 수행 또는 잠자는 동안에 통증을 호소한다면, 장치의 사용이 가장 효과적일 것이다. 활동적 통증 조절 전류의 사용에서 가장 중요한 고려 사항은 통증 완화가 환자의 상태를 악화 시키거나, 부상을 심화 시키는 위험 상황에 두지 않는 확신이 있어야 한다는 것이다. 통증이 기능을 억제할 경우에 활동 감각-수준 TENS의 사용은 기능 회복을 증진시킬 수 있다. 컴퓨터 작업 동안 목 통증을 가지고 있는 비서의 경우, TENS의 적용이 그녀의 통증 발병 시간을 증가시킬 수 있는데, 이것은 아픈 부위가 회복될 동안, 작업 기능을 수행할 수 있게끔 그녀의 몸을 견디게 할 것이다. 통증 발병, 또는 강도가 쉬어야 되는 환자에게 위험을 알리면, 감작 수준 TENS가 오히려 활동시 보다는 휴식 증가와 통각과민(hyperalgesia)을 줄이기 위해 활동 후에 적용된다면 보다 효과적일 것이다.

감각 수준 TENS의 반응은 환자의 문제기간, 활동 수준, 고통 수준에 따라 틀리다. 환자들은 이런 종류의 자극에 쉽게 적응하고, 지각 자극은 치료과정 동안 줄 수 있다. 사람들은 외부자극이 조절되어질 것을 원하지만(예, 도시의 야간 교통소음) 사람들은 지속적인 자극에 적응할 수 있다. 이것은 만성적 문제에서 감각 수준 자극이 항상 사용되는 첫 번째 방법이자 완전 치료를 위해서는 충분하지 않다는 것을 증명한다.이런 이유에서 전통적 TENS 조절(일반적으로 진폭 또는 조절기간)(그림 5.4B–D)은 적응을 감소시키고 자극 인지 효과를 향상시키기 위해 사용되어진다. 조절들은 자극들이 제공하는 "무시"로부터 환자를 보호 하게끔 고안되었다. 자극들이 시간이 지남에 따라 감소되어지는 것처럼 느껴진다면, 증가하는 강도는 재빨리 이 지각을 바꾸어 놓을 수 있다. 제4장에서 얘기했듯이, 환자는 TENS 강도가 시간이 지남에 따라 감소 되는 것을 알지만, 유발 전위 반응은 안정적이며 변함이 없다. 그 때문에 강도가 환자의 지각을 따끔따끔한 강도로 되돌리기 위해서 증가되어졌을 때, 유발 전위 순수 증가량이 생성된다. 이 실험에서 부정적 결과는 없고, 강도는 일상적으로 환자의 지각 회복을 위해 증가된다. 전류의 조절은 환자에 의해 인지되어지는 순응을 피하기 위해 필요할 것이다.

자극기들은 전류 조절 프로그램과 함께 고안되어진다. 지속된 상태에서 일정하고 변화하지 않는 진폭과 빈도를 제공하면서 맥동은 선택되어진 변수를 바탕으로 방해 혹은 변화없이 전달되어진다. 돌발 방법은 일반적으로 강도를 일시적으로 조절한다.

맥동진폭은 파장을 만들고, 피크인 최고점에 도달되고 나서 다시 기준선으로 되돌아가는 분리된 시간 간격을 통해서 증가 · 감소되어진다. 몇가지 개체서 파동이 올라가고, 격하할 동안 돌발 변조는 종종 마사지 작용을 가진다. 그리고 환자들에게 편안함을 줄 수 있다. 다른 환자들에게서 최고 진폭자극에 도달하는 동안 돌발 변조는 혼란을 주거나, 불안감을 줄 수 있다. 임상의학자는 환자 편안함, 선호, 치료 효과 평가에 근거를 둔 주파수 선택을 할 수 있다. 환자의 통증이 바라던 바를 설명하지 못한다면, 적응을 피하기 위한 주파수가 고려되고 바꾸어져야 한다.

많은 임상의학자, 투자자, 특히 Mannheimer과 Lampe는 전극 배치가 이러한 종류의 자극체의 효과에 결정적인 것으로 여겼다. 임상의학자들은 각 환자를 위해 조심스럽게 전극 배치 부위를 조사해야 된다. 전극 배치는 개별적으로 각 환자의 독특한 몸매 상황에 반드시 맞쳐져야 한다. 예를 들어, 최적의 요부 통증 배치는 없다. 오히려 체계적으로 시행되어지고, 인정되어 지거나, 조절되어지는 선택들에 의한 배치가 환자 반응에 대한 토대가 된다. 어떠한 전극 배치에 대한 기계적인 접근 방법도 해부학, 신경 해부학, 병리학의 올바른 지식을 대처할 수는 없다.

감각 수준 자극이 선택되어졌을 때, 전극들은 가장 일반적으로 통증 부위에 놓여지게 된다. 원거리 배치법(예, 침술점, 통증유발점)(8) 또한 통증 향상의 결과를 낳을 것이라는 몇가지 증거가 있다. 그러나 효과에 대한 보다 우월한 증거는 통증 부위에 직접 배치법 또는 해부학적으로 가장 가까운, 전극을 사용하여 통증 원인을 억제하는 것이다. 이것은 통증의 원인이 되는 예민해진 신경들의 수용기에 대한 자극을 허용한다(4장). 패드는 환자들에 제공되는 자극의 반응에 근거하여 조절된다. 직접자극에서 통증 원인들이 전극들에 의해 억제된다는 것이 중요하다. 전극들이 적용되어졌을 때, 진폭증가가 되서 환자들은 그 작용이 통증이 일어나는 부위를 감싸고 있다고 느낀다. 느낌이 느껴지지 않는다면, 자극기들은 치료가 시작되기 전에, 끄고 패드의 위치를 조정한다. 이 과정은 통증 원인을 둘러싸고, 근육 반응을 최소화 하거나 피할 수도 있고, 강하고 저린 감각으로 환자가 알려준 위치를 알아 낼 때까지 반복되어진다.

전류 진폭의 넓은 폭은 감각 수준 자극을 통해서 전극무통증을 생산한다. 전통적인 TENS에서 설명되어진 것들보다 높는 주파수(100 pps 보다 큰), 보다 긴 맥동파기간(50 pps 보다 큰) 에서의 감각 수준 자극들은 몇 가지 특별한 처치를 하기 위해 사용되어질 수 있다. 이러한 자극 형식은 가까운 전극 배치와 결합되어 순간적 상호전극 진통의 원인이 된다. 보다 작은 전극들을 근접한 접근 상태로 사용하는 것은 그 부위의 전류 강도를 증가시킬 수 있다. 전류 강도는 자극이 되는 전극들의 아래에 있는 전류의 집중(mA per $cm^2$)으로 정의한다. 강도가 높고 전극들의 범위가 작을 때, 넓게 떨어져 배치된 큰 전극들과 비교해 볼 때, 더 높은 전류 감소를 얻을 수 있다. 자극 적용의 목표가 국소 진통 반응을 얻기 위한 것일 때는, 선택된 부위는 자극되어질 전극들 가까이에 부착되고 강도는 허용되는 최고 수준까지 높힌다. 다시 말하면, 진통을 유발하는 자극은 임상의학자가 환자들을 위해 극심한 통증을 완화시켜 줄 수 있는 단기간 치료법을 가능하도록 한다. 이 처치들의 예로는 횡 마찰 마사지, 상처 괴사조직제거, 봉합제거, 관절운동화를 포함한다. 전기 자극 치료의 기간은 처치 길이에 따라 틀리다. 왜냐하면 그 반응들은 단지 자극의 휴지기간 동안과, 가능한 짧은 자극 휴지기 후에 기대되어지기 때문이다.

다른 통증 처치에 대한 부가물로써 상호전극 진통을 사용하는 임상적 결정은 도전적이다. 이 중재는 시간 낭비다. 왜냐하면, 자극에 대한 안정성을 평가해야 하고, 장치가 맞추어져야 되고, 통증처치가 적용 되기 전에 최대 진통 반응이 측정되어져야 되고, 전기적 설비가 반드시 제거되어야 하기 때문이다. 일부 치료들은 불쾌감을 만들고, 환자들은 이들 의원성 영향력들에 대해 놀랄 만한 내성을 가진다. 몇가지 상황에서, 환자의 통증 내성은 사람들이 필요한 처치를 가능하게 하고, 그것의 효과를 확보하기 위한 처치의 적절한 강도를 대항케 하는 사람들의 능력을 방해한다. 아래 상황에서 전기적 유발 진통에 대한 추가적 이득은 정해진 시간에 더 효과적이다. 임상의학자는 그 결과가 치료되는 시간의 사용에 적합한가를 결정하기 위해 그 치료과정의 부가적 이득을 평가해야 된다. 상처 괴사 조직 제거, 봉합 제거와 관련된 치료 과정을 수행하는데 필요한 것은 측정하기에 쉽게 변형 할 수 있다. 다른 상황에서, 결과 척도들은 그 자극이 유용한지를 결정하는데 치료사들을 도울 수 있다. 관절 운동이 적용되었을 때, 치료 적용 후 얻게 되는 운동 범위와 자극이 제공되지 않았을 때와 비교해 볼 수 있다. 자극을 추가했을 때가 아무런 자극이 적용되지 않았을 때 얻게 되는 범위보다 더 효과적이라면 그 치료는 계속되어져야 한다. 전기적 유도 진통의 추가적인 이득이 더 이상 나타나지 않는다면, 그 치료는 중지되어야 한다.

## 운동 수준 자극(Motor-level Stimulation)

통증 조절을 위한 운동 수준 자극은 무엇보다 만성 통증 조절에 사용된다. 정의에 의하면, 운동 수준 자극은 눈에 보이는 근육 수축을 만든다. 이 자극의 효과는 자극이 해부학적, 생리학적으로 통증부위와 관련된 부위에 적용하였을 때 최대가 된다(27). 통증 조절을 위한 운동 수준 자극은 주파수(2~4 pps) 또는 돌발(per second, bps) 범위, 비교적 긴 위상 지속 시간(>150$\mu$s)의 지속적 자극과 강하고 눈에 띄는 근육 수축을 생산하는 충분한 진폭들이 거의 자주 관련된다. 이 자극의 형식은 강하고, 저-비율(주파수)운동 TENS(그림 5.4 ; 표 5.2)라고도 불린다. 더 높은 주파수들과 더 짧은 맥동기간들(높은 주파수 운동 TENS)의 지속적 방법이 사용된다. 공통 요소는 규칙적 근육 수축의 생산이다. 게다가 맥동들의 짧은 맥놀이들은 근육 수축을 이끌어 내는 단계들에 있는 통증 조절을 위해 적용되어져 왔다. 이 자극 형태(그림 5.4E)를 burst-modulated TENS라고 불러져 왔다.

유발되는 근수축의 중요성은 거의 인지할 수 없었던 것을 극도로 강하게 변화시키는 것이다. 증거는 더 강한 수축들은 더 큰 진통을 가져온다는 주장을 뒷받침하고 있다. 통증 섬유들이 운동 자극의 더 낮은 단계에서는 활동이 일어나지 않는다는 가정은 합리적이다. 통증없는 수축이 유발되고, 자극은 감각 수준 자극(말초차단 또는 중추 억제의 활성화)과 같은 많은 점에서 통증 완화에 간단히 영향을 줄 것이다. 운동 수준 자극에 대한 환자들의 반응은 일반적으로 즉시 나타나지 않는다. 그러나 오랫동안 지속된다(29,30). 2차 역학적 통각과민에 대한 조절과 혈액 순환 증가에 대한 증거가 있다(4장 참고). 지속적 수축을 생산하는 운동 수준 TENS는 또한 진통의 내성 진정의 구조를 활성화 시킬 것이다(31) 자극에 의해 생산된 근육의 수축은 자극이 운동 수준에 도달했다는 것을 치료사에게 암시한다. 운동 수준 TENS를 받은 환자들은 운동 수준 자극에 의해 생성되는 불수의적 수축을 대비해 훈련시키기 때문에 근육 활성화는 이 자극에 대해 기대되어진 반응이라고 알고 있다. 자신들이 동작 조절 을 하지 않은 상태에서, 그들의 근육이 반응하는 것을 보고, 느끼는 것이 환자들에게 있어서 혼동이 될 수 있다. 예견된 동작과 이론적 근거에 대한 설명은 두려움을 줄이기에 충분하다. 임상의는 억제되지 않는 동작에 대비해 환자의 몸 또한 준비시켜야 한다. 요추, 대퇴사두근과 같은 큰 근육에서, 경련이 눈에 보이기는 하나 의미있는 동작을 만들지는 않는다. 그러나 전완, 심지어 삼각근에서 자극은 말초의 움직임을 생성할 수 있다. 환자들의 비정상적 움직임을 최소화하기 위해서는 휴식을 취하는 자세, 지지되어지는(예, 베개) 자세로 놓여져야 된다. 목표 근육이 짧아진 자세로 놓여지면, 신장된 자세에서의 수축과 비교하여, 더 낮은 움직임이 일어날 것이다. 예를 들어, 목표 근육이 가자미근이면, 환자를 지지 되어지는 약간의 무릎 굴곡과 발목 저측 굴곡 상태로 놓는 것은 발목 배측굴곡과 함께 무릎 신전 상태인 같은 적용에 비교해 볼 때, 움직임이 거의 없는 강한 근육 수축을 허락한다. 왜냐하면, 더 강한 수축들이 더 바람직하기 때문에 (23,24) 환자 자세는 임상의 학자들이 이 절차로부터 최고의 바람직한 결과를 획득하는데 도움을 줄 것이다.

운동 수준 자극은 실험으로 유발되고 임상적 통증의 조절에 효과적이라고 알려져 있다. 그것은 임상적으로 깊고, 흥분성 만성통증을 호소하는 환자들에게 자주 이용되어진다. 이 자극 방법은 비침습적 전기 침술과 TENS와 같은 침술(acupuncture)이라고 불린다. 왜냐면 그것은 침술 지점과 일치 되어지는 부분에 자주 적용되기 때문이다. 운동 수준 자극은 눈에 보이는 근육 수축을 일으킨다. 특히 통증 부위에서의 강한 근육 수축은 환자들은 견딜 수가 없을 것이다. 이것 때문에 전극들은 통증부위에서 먼 지역에 배치된다. 침술 지점이 사용되어져 왔지만, 해부학 생리학적으로 통점 부위와 관련된 지점에 적용되는 것이 바람직하다. 예를 들면, $C_5$ 자극을 위한 배치는 삼각근 뒤에 놓여질 수 있다. 전극 배치를 위한 운동점, 침술점 기록에 대한 신뢰성은 없다. 왜냐하면 각각의 환자는 해부학적으로 다르고, 특별한 문제를 가지고 있기 때문이다. 그 기록들은 표준이고 적합한 모든 사람의 범위까지 쓰인다. 그러나 완전한 사람은 없다. 다시 말해, 좋은 전극배치법을 위해 해부학상, 신경해부학상 토대는 필요하다. 여기에서, 피부분절과 근절 분포도들의 숙지할뿐만 아니라 뼈의 신경분포(scleratomal)도 도움이 된다.

종종, 점 자극기들이 이런 종류의 자극을 작은 침 전극들을 통해 전달하기 위해 사용되어진다. 점 자극기들은 일반적으로 큰 전극들(분산시키는)과 겹쳐진 작은 지름의 기구들을 일반적으로 가지고 있다. 이 상대적 배치는 작아진 자극기구들 아래에 큰 전류 밀집을 형성하고 더 낮고 보이지 않는 미세한 밀집도를 더 큰 전극에 형성한다. 임상학적으로, 이 적용은 압통점(8,33) 침술과 관련된 부위 같은 작은 목표 부위를 위해 사용되어져 있다. 환자에게서 활동 압통점의 촉진은 특정한 부위에 통증을 유발할 수 있다. 생성되어진 외부통증이 환자가 치료를 찾게끔 만들었을 때, 압통점은 환자의 문제에 대한 공헌자와 같다. 임상의학자는 치료시간에 통점 부위에 직접 자극이 환자들의 통증 호소를 재현할 수 있음을 예상할 수 있다. 통증 자극에 대한 기록들 또는 치료 사이에 환자의 통증 호소를 줄이는 자극은 치료성공의 지표들이다. 통증 부위에서 환자 반응은 운동 자극의 유용성에 대한 중요한 결정 요소이다. 이런 이유 때문에 치료시간들이 감각 수준 자극들(45분 또는 길게 vs 20~30분) 보다 길다. 이것은 치료가 끝나기 전에 진통 효과를 나타낸다. 치료가 집에서 행해질 때는 대개 하루에 2~3회씩이다. 이러한 치료 방법은 또한 임상에서 일주일에 여러 번 행해진다.

## 유해 수준 자극(Noxious-level stimulation)

통증 개설을 위한 유해 수준 자극은 통증부로부터, 안쪽이나 먼 부분에 통증 자극을 생성하기 위한 전기치료 적용이다. 유해 수준 자극은 낮은 주파수(1~5 pps)이거나 높은 주파수(80~100 pps)을 1~2초의 긴 맥동기간과 근육수축이 있건 없건 전극들 아래에 통증을 생성하는 진폭들을 함께 사용해서 유해 수준 자극이 생성되어진다. 운동 신경의 활성화가 통증 섬유의 활성화 전에 일반적으로 일어나지만, 근육 수축을 생산할 수 있는 잠재력을 최소화하기 때문에 유해 수준 자극은 종종 운동 신경 섬유들이 없는 지역에 적용되어진다. 맥동기간 과 위에서 설명한 주파수 특징들은 흔히 사용되는 것들이다. 그러나 유일하게 요구되어지는 것은 환자가 자극들을 통증으로서 인지하는 것이다.

유해 수준 자극은 조절되어진 엔돌핀 역학에 의해 통증 향상에 영향을 미치는 것으로 믿어져 왔다. 관련된 부위 또는 관련되지 않은 부위에서 통증 생산은 내성 진정제의 조직 방출의 결과를 낳는다고 생각되어져 왔다. 그것은 환자의 통증 역치를 상승시킨다. 유해 수준 자극은 '자극 진통'이라 불리는 빠른 발병 통증 조절을 일으킨다. 그것은 Nabe(34)의해 설명되어진 만들어진 통증 반사 회로를 방해 한다고 가설되어져 왔다. 유해 수준 자극은 임상적으로 실험에서 유도되어진 통증 완화에 영향을 미친다고 할 수 있다. 그것의 고유한 불쾌감 때문에 임상에서 첫 번째 접근으로서 사용되는 것은 드물다. 그것은 감각 수준 자극에 적응한 후에 가장 자주 사용되어지거나 감각 수준 또는 운동 수준 자극이 효력이 없어 본 경우에 가장 자주 사용되어진다. 유해 수준 자극을 만성 통증 상황에서 가장 자주 사용된다. 예민해진 신경들의 수용기에 대한 직접 자극은 최고의 반응을 일으킬 것이다. 관련된 침술점, 운동점, 압통점 그리고 관련되지 않은 부분들 또한 사용되어지며, 비슷한 효력을 가진다. 신체부위 어디든 적용된 유해 수준 자극은 그 통증의(35,36) 개선에서 그 통증 부위와 연관된 해부학, 생리학적 부위에 적용되어진 자극과 같은 효과를 가질 것이다.

## 통증 조절을 위한 신경축 이식물(Neuraxial Implants for Pain Control)

몇몇의 경우에는 넓게 분포된 지역으로부터 TENS에의 통증 무반응, 또는 부상에서 신경조직 때문에 생기는 통증은 신경축(척수 그리고 깊은 뇌) 자극기들에 의한 요인일 수 있다. 이 경우, 척수 억제 자극은 배측(후측)기둥에서 신경 돌기, 맥관주변, 심실회백질 주변과 같은 안쪽 대뇌 지역들을 활성화시키기 위해 이식되어져 있는 전극들의 사용에 의해서 얻어진다. 척수 자극기 들은 조직 손상을 일으키는 통증치료보다 신경병 통증 치료에 대해 더욱 성공적이다. 그리고 거미막염, 손상된 경부, 하부요통 증후군, 복합 지역 통증 증후군, 말초신경 부상, 다리절단 통증 증후군, 다리 포진 신경통, 다른 만성 통증, 다루기 힘든 통증과 같이 다양한 상태를 위해 사용되어져 왔다. 위에서 나열되어진 것들과 같은 요인을 가지고 있는 통증 증후군이 발견되어지고 정신 병리학은 제외되어졌을 때, 환자통증 부위가 이상 감각으로 덮혀 있을 때, 자극에 이식의 시도가 고려되어질 수 있다(44.46.47). 전극들은 경피이거나 금속판 종류가 될 수 있다. 그것은 직접 눈으로 보면서 이식되어져야 한다. 다극의 시스템들은 단극 설계들보다 우수하다(37,40). 자극기들은 '모두 내부' 접근법이 될 수 있다. 이 의미는 전극들과 맥동 발생기가 피부 아래에 놓여져 있고, 원격 컴퓨터를 통해서 프로그램화 되어져 있다는 것이다. 이 자극기들은 3~5년마다 건전지를 교체해야 한다. 그러나 이 자극기들은 환자들의 관리없이 움직이고, 단지 외부의 자석을 통해서 켜지고, 꺼질 수 있다. 부분적으로 이식되어져 있는 시스템에서는, 이식되어져 있는 전극이 라디오 주파수 수신기와 연결되어져 있고, 두 개가 다른 하나에 접촉되었을 때 이 라디오 주파수 변압기는 이식되어진 수신기 안에서 자극을 시작한다. 이 시스템은 내부 건전지 조정을 요구하지 않지만 변수들은 조정에 위해 환자 통제 범위내에 있다. 변수들은 일반적으로 환자가 선택한 40~120 pps, 100~25 ms 맥동기간, 유해한 저린 감각의 진폭 조정이다. 환자 반응과 임상 경험에 근거하여, 변수들이 조절되어진다. 그러나 필요할 때 라디오 주파수 장치는 1,400 HZ을 수용할 수 있다(ON/OFF times vary).

통증 조절를 위한 척수 자극의 효과에 대한 많은 데이터들이 지난 연속 강의와 복습에서 소개 되었다. 더 많고 정확한 연구가 이 중재의 성공을 정확히 확인하기 위해 필요하다. 연구들은 손상된 요부 증후군을 가지고 있는 환자들에게서 척수 자극기들이 25~50% 성공률을 증명하고 있다. 성공적인 결과들은 심지어 이식 후(50,51) 2년 후에도 환자의 통증 수준에서 최소 50% 감소된다고 기술되어졌다. 비슷한 발견들이 복합 부위 통증 증후군, 말초 도관병, 그리고 다루기 어려운 급성 통증을 가지고 있는 환자들과의 연구에서 보여졌다. 국소 말초의 마비 장애가 통증을 완화시켰을 때, 이식되어진 전극들과 함께, 말초 신경 자극기들은 또한 국소 말초 마취 차단 시 특징을 감소시키기 위해 사용되어진다. 이 치료 과정은 복합 부위 통증 증후군, 신경 총손상, 신경증, 신경병을 가지는 환자에게 적절하다. 이식 신경의 외과적 노출이 요구되어지고, 전극은 신경(44)을 둘러싸고 있는 결합 조직과 단단히 고정되어져야 한다. 한번 실험 후에, 통증에 50% 감소가 획득되어지면, 맥동 발전기가 이식되어진다. 50% 또는 이상의 통증 완화가 말초 신경 부상, 만증 통증 증후군을 가진 환자에게서 보여졌다.

통증 조절을 위한 운동 피질 자극이 1950년에(58) 소개되어졌고, 최고의 자극 변수들이 알려져 있지만(59-61), 충분히 발전되지 못했다. 초기의 연구들이 중추신경 통증, 삼각 신경 병리를 가지는 환자들에게서 몇가지 성공 사례들을 증명해 왔다.

컴퓨터 단층 사진 촬영법(CT) 또는 자기공명 가시화에 도움을 받는 이식의 기술적 요구는 복합 증상들 운동 피질 자극이 도움을 주는데 최고로 적절할 것이다라는 만큼이나 어렵다. 이러한 형식의 자극에 대한 계속되는 조사가 있을 것이다.(43)

이식된 전극들을 통한 자극 성공 기준은 높다. 임상의학자나 환자들이 이 중재를 통한 성공적 결과로 통증 수준이 50% 미만으로 낮아질 것으로 기대하고 싶지만, 이 치료가 위험이 없는 것은 아니다. 많은 의학 상태들 예를 들면, 혈관 손상과 같은 이식되어진 심장 요구-맥박 조정기, 세동기와 같은 장치 사용 또는 치료 이해에 대한 환자의 의문들은 이 통증관리 형식의 사용에 대한 금기들이다. 위험은 이식 과정 동안이나 후에 존재한다. 최고 중대한 위험은 외과수술 과정동안 신경학상의 손상 또는 척수내의 응괴로부터 오는 압박증이다. 다른 위험들은 감염, 뇌척수액 누설, 장비이동, 하드웨어 고장들이 포함된다. 환자가 치료 방사선 또는 MRI에 노출되면 초소형 회로가 기능적으로 완전한 지에 대한 염려가 된다. 그 때문에 환자의 행동에서 중요한 기능적 향상이 치료 효과(46)를 지속시키는 기준이 될 것이다.

## 통증 조절을 위한 전기 자극의 효과에 대한 연구
## LITERATURE ON EFFECTIVENESS OF ELECTRICAL STIMULATION FOR PAIN CONTROL

전기 자극과 통증치료에 대한 이 연구의 재검토에서는, 우리는 이들의 사용을 위한 합리적인 원리를 제공하기 위하여 통증 전달의 다양한 이론과 함께한 자극 통증들과 억제는 서로 관련시켜 볼 수 있다. 연구의 뛰어남은 휴대 TENS 장치의 사용에 대해 보고되어진다. 통증억제를 위한 간섭 전류의 사용에 대한 무작이로 행해진 임상 실험은 위약 효과(62)를 넘어서는 전기 자극의 효과가 없음을 증명하여 왔다. 문헌 연구에서 통증조절에 대해 높은 전압 맥동 전류의 효과에 대한 비슷한 연구들은 없다.

통증 조절을 위한 전기 자극의 사용에 대한 최근 조사에서, 오랫동안(64, P16) 급성 통증 치료에서 다른 형식의 TENS에 대한 상대적인 연구들이 없다고 진술한다. 그럼에도 불구하고, 일반적으로 전기자극은 급성과 수술 후의 통증을 위한 가장 효과적인 치료로 생각되어진다.

### 경피 전기 신경 자극기와 만성 통증 조절
### (Transcutaneous Electrical Nerve Stimulation and Chronic Pain Control)

TENS의 효과에 대한 연구들은 가장 쉽게 낮은 주파수(LFTENS)와 높은 주파수(HFTENS) 나누어진다. 2002년 Cochrane Review on TENS for Chronic pain에서 주관적 임의 추출, 객관적 결과 변성들, 적절한 TENS 변수에 대해 설명하는 드문 연구들이 만성 통증(66)을 위한 TENS의 효과에 대해 정확한 결론을 내리기 위해 있었다(만성 통증 상태들은, 류마토이드, 골 관절염, 췌장염, 근막 통증, 당뇨,, 요통을 포함하며, 시각과 지각 평가 척도를포함한 통증 척도들로 평가되어진다).

### *만성 통증 조절을 위한 고주파 경피 신경자극 (High-frequency Transcutaneous Electrical Nerve Stimulation for Chronic Pain Control)*

재조사에서, 8개 연구들이 허위 TENS에 비교되어진 HFTENS의 진통 효능에 대해 실험하기 위해서 정밀한 검사가 이루어졌다. 인정된 8개의 연구 중의 5개가 진통 효능을 위한 즉각적인 양성 반응을 증명하여, 통증에 대해(67-73) 긍정적 효과가 없다고 한 두 개의 실험과 대조를 이루었다. Ableson 등은 연구(67)에서 손목에 류마티스 관절염을 가지고 있는 32명의 환자들을 무작위로 선발하여 직접 통증 부위에 HFTENS(70 pps)와 허위 TENS를 15분간 3주 동안 적용하였다. 치료는 HFTENS 치료를 받은 후, 휴식기간 동안 VAS와 잡기 활동에서 긍정적 효과를 가졌다. 그러나 장시간 연구가 실행되지 못했다. Vinterberg 등은(71) 연구에서 HFTENS(70~100 pps)에 통증 부위를 가지고 류마토이드 관절염이 있는 14명의 환자의 손목에 대해 비슷한 반응을 얻었다. 그들은 휴식시간 전 · 후 비교에서 VAS에서 향상이 있었음을 증명했고, 자극에 대해 60분 섹션을 따랐다. 그러나 통계적으로 유익한 통증에 대한 영향을 발견하지는 못했다.

Moystad 등은(69) 교차 디자인을 사용했는데, 악관절에 류마토이드 관절염을 가지고 있는 19명의 환자의 각각에게 두 번의 분리된 실험에서 통증 부위에 HFTENS(100 pps)와 허위 TENS 받게 하였다. 1회 30분 치료 후 즉시, 24시간 후, HFTENS는 움직임에 대한 VAS평가에서 허위 TENS보다 기능이 좋아졌다.

Hseuh 등은(68) 연구에서 상부 승모근의 통증유발점으로부터 오는 가볍고, 보통의 통증을 가지고 있는 60명의 환자들에게 통증유발점에 직접적으로 1회 20분 동안 HFTENS(60pps)를 적용하였다. 허위 TENS와 HFTENS(10pps) 그룹들의 비교에서 HFTENS 그룹에서 즉각적인 향상이 통증 강도를 나타내는 VAS에서 보여졌다. 그러나 장기간 데이터가 모아지지 않았고 다양한 사전 검사에서 통증 수준은 대조하기 어려웠다.

Smiths 등은(70) 4주 이상 1주에 2번 20분 섹션동안 치료되어진 무릎 관절염을 가지고 있는 무작위로 선발되어진 32명 환자를 상대로 HFTENS의 장점을 가짜 TENS와 대조 비교했다. 치료는 국소 건 지점들과 침술 지점들 사이에서 다양화되었다. HFTENS를 가지고 치료받은 환자들과 허위 TENS를 가지고 한 사람들은 그 치료 이후 즉시 50% 통증 향상 또는 그 이상을 가졌고, HFTENS를 가지고 치료한 것은 허위 TENS그룹 다 우수했고, 4주(67% vs 27%) 8주(46% vs 27%)에 통증 반응에서 50% 보다 큰 향상을 가졌다. 장기간 효과를 본 환자들의 수가 지난 2달 동안 추적하는 과정에서 줄어들었고, 허위 TENS를 받은 1/4 이상은 활동 TENS unit에 접촉되지 않은 전극을 가지고 한 치료로부터 얻은 장 · 단기간 치료들을 입증하였다.

무릎 골관절 염을 가지고 있는 환자들의 대한 침술 지점 자극의 또 다른 연구에서, Lewis 등은(74)는 27명의 환자들을 HFTENS(70 pps)의 교차디자인과 가짜 TENS에 무작위로 선발하였다. 그 환자들은 3주 동안 하루에 30~60분의 3섹션을 받았다. 3주 후에 HFTENS 그룹의 46%, 허위 TENS 그룹에서 43%가 그들의 통증수준보다 50% 이상의 감소를 보였다고 보고하였다. 그 연구 후에, 허위 TENS 그룹에서의 14%와 HFTENS 그룹의 43%는 TENS 사용을 계속하려는 의지가 있었다. Grimmer 등은(72) HFTENS, LFTENS(80pps, 3 burst per second) 그리고 허위 TENS 그룹들에 무작위로 선발된 무릎 골관절염을 가지고 있는 60명 환자들에게서 HFTENS(80 pps)를 가지고 침술 부위에 1회 30분 치료 후 어떤 향상도 보지 못했다. 즉각적인 반응은 어떤 활동 TENS 그룹에서도 없었고, 그리고 단지 LFTENS 그룹에서 24시간에 짧은 기간 반응이 있었다. Lewis 등은(75)에 의한 또다른 연구에서는, 무릎 골관절을 가진 대상자들에게 3주 동안 하루에 3번 30~60분 동안 비장, 위장의 침술 지점에 HFTENS (70 pps, 100 ms)를 적용하도록 주어졌고, 이 연구는 비스테로이드성 소염제 약물들과 허위 TENS를 비교하였다. 환자 통증 정도에 대한 TENS의 의미있는 효과는 없었다. 그러나 최근에 사용한 치료가 그들의 통증에 효과적인지 물었을 때 허위 TENS 36%와 비교했을 때 54%가 HITENS가 효과적이라 느꼈었다. 그 연구가 끝난 뒤에 그 환자들의 24%가 HFTENS가 계속 사용되어져야 한다고 말했고, 14%는 허위 TENS 치료를 계속하고 싶다고 말했다. 위약 효과는 증명되었고 연구자들은 그들이 기록한 통증 측정에서, 이 효과는 무능력에 대한 반응이 통계상으로 중대한 변화를 가진다고 했다. Moore 등은(73)에 의한 연구인, HFTENS(100 pps)와 허위 TENS를 비교하는 교차 디자인에서 치료된 요통환자 28명에서 각 자극의 5시간에 대한 2섹션 후에, 활동자극 그룹에서 중간 수준의 통계상으로 중대한 치료 후 반응은 없었다. 그러나 자극, 허위 자극 그룹 둘 다에서 환자들은 연구 후에도 치료를 계속 할 계획이었다.

이들 연구들에서 대조는 도전적이다. 그 연구에서 인용한 변수는 매우 변화기 쉽다. 그리고 그것은 치료주파수, 기간. 위치들, 그리고 섹션들을 포함하고 있다. 이 연구들의 몇몇은 통증 부위에서 치료를 관리하고, 다른 것은 침술과 관련된 것과 압통점들을 사용하였으며, 치료량의 범위들은 매우 다양하였다. 정확한 임상 결론들을 내리기에는 데이타가 불충분하였다.

### *만성 통증 조절을 위한 저주파 경피 신경 자극(Low-frequency Transcutaneous Electrical Nerve Stimulation for Chronic Pain Control)*

만성 통증 완화를 위한 운동 수준 전기 자극에 대한 최근의 연구들은 통증 억제를 위한 감각 수준 자극의 효과에 대한 최근의 연구에서 얻어진 것들과 비슷한 긍정적 결과들을 가지고 있었다. 또한, 연구들의 대부분이 사례 기록들, 차트 재검토, 조작, 교차디자인과 관련이 있었다. 임의적으로 추출된 임상 시도들은 거의 행하여지지 못해 왔다. Melzack 등은(76)은 만성 요통을 가지고 있는 환자들 치료에서, 운동 수준 전기 자극(4~8 HZ와 요통부위에 놓여진 전극들)을 흡입-컵 마사지와 비교했었다. 41명의 환자들이 이중-맹검법 연구에 무작위로 배정되어졌다. McGill Pain Question naire 통증 평가 목록과 present pain index plus straight-leg raise measurements 가 결과를 평가하기 위해 사용되어졌다. 전기 자극 그룹이 모든 측면에서 마시지 그룹보다 통계상으로 좋은 효과를 나타냈다(4,76)

2002년 만성 통증을 위한 TENS의 Cochrane Review에서 LFTENS와 허위 TENS의 치료 후 진통효과를 비교하기 위해 5개의 연구가 이루어졌다. 그 전반적인 결과는 3개의 연구에서는 긍정적인 반응을 증명했고, 다른 두 개의 연구는 하지 못하였다.(68,69,72,77) 앞서 Grimmer 연구(72)에서 언급 했듯이, 허위 TENS와 비교해서, 즉각적인 치료 후 향상이 보여지지는 않았지만, LFTENS(80 pps, 3bursts per second)는 무릎의 골관절염을 가지고 있는 환자들에게서 치료 후 24시간의 통증 기록에서 HFTENS와 허위 TENS보다는 우수하였다. 상부 승모근 근육에 압통점을 가지고 있는 환자들에 대한 Hseuh 등의 연구에서, 직접적인 압통점에 LFTENS (10 pps)와 HFENS(60 pps)에 의해 통증강도의 즉각 치료 후 VAS 측정에서 허위 자극보다 우수하였다. Kumar 등은(77) 당뇨 신경병의 결과로 오는 통증을 가지고 있는 31명 환자들에서 LFTENS(70pps, 2 bursts per second)를 연구했다. 30분 매일 가정에서 치료 섹션들을 4주 이상 다리의 4부분에 수행되어졌다. 치료 후 즉각적인 평가없이 수행이 이루어졌다. 그러나 허위 TENS를 받은 그룹과 비교했을 때, VAS에서 향상이 4주 치료기간 마지막에 LFTENS 그룹에서 보여졌다. Moystad 등은(69) HFTENS(100 pps)에서 효과를 변경한 후, 단순 30분 LFTENS(2 pps)를 허위 TENS와 비교하였다. LETENS 치료에 대해 즉각적인 반응이 없었고, 더 이상의 평가가 이루어지지 않았다.

HFTENS와 LFTENS를 또 다른 하나와 비교했을 때, 4개 연구들은 이 두 종류의 자극에서 다른점을 발견하지 못했고, 하나는 HFTENS 우수한 차이점을 보고하였고, 2개는 LFTENS (68,72,78,82) 우수한 차이점을 보고하였다. Jensen 등은(78) 무릎 골관절염이 있는 20명의 환자를 무작위로 LFTENS(2 pps) 또는 HFTENS(80 pps) 그룹으로 선발하였다. 각 30분 중에, 5개 치료 섹션들은 치료 주의 마지막과 3주 연구에서 HFTENS, LFTENS 동안 통증 향상을 위해 긍정적 반응을 가져왔다. HFTENS나 LFTENS 어떤 것도 다른 것보다 우수하지 않았고, 어떤 허위 TENS 그룹도 이 계획안 안에 포함되지 않았다. Nash 등은(79) 여러 만성 통증을 가진 환자 200명을 평가하고 2년 이상의 기간동안 TENS와 4개의 차이를 비교했었다. 이 연구는 지속적으로, 진동되어지는 HFTENS(100 pps)에 대해 비교했다. 임상학자가 특정한 환자들에 대해 그 과정을 재현하도록 허락하기 위해서 제공되어졌는 정보들이 드물었지만, 모든 자극 형태들은 통증에 대한 긍정적 효과를 증명하였다. 실제 효과를 가져오는자극의 한 형태는 없고, 허위 치료와 대조하지도 않았지만, 치료 1년에 24%와 47% 사이의 피실험자들에게서 통증율이 50% 감소되었다고 보고하였다. Grimmer 등은(72) 무릎에 골관절염을 가진 환자들에게서 HFTENS(80 pps) 또는 LFTENS(80 pps-3brust per second)를 비교했을 때 즉각적인 반응을 보지는 못했다. 지연된 향상은 30분 치료 관리 후 단지 LEFTENS 돌발 그룹에서 보여졌다. 이 연구에서 이러한 반응은 LFTENS를 지지하였다. 그러나 연구는 장기간 행해지지 못하였다. Mannheimer와 Carlsson(80)는 교차 디자인에서 수근관절에 류마토이드 관절염을 가진 환자 20명에 대해 3개 자극 형태를 평가했다. HITENS(70 pps)와 LFTENS(3 pps)는 10분 단일 치료, 또는 주파수가 조절되어진 TENS(70 pps-3burst per second)가 손목 위에 행해졌다. 향상은 15 작아도 수근근관에서 변화를 관찰되었다. 몇명의 환자들이 이 자극 형태에서 향상을 얻었음을 증명하지만, 일반적으로 LETENS는 다른 두 개의 자극 타입들보다 효과가 낮았다.

Tulgar 등은(81,82) 다양한 만성 통증을 가진 환자들 대상으로 HFTENS와 LFTENS의 차이를 평가하였다. 치료 섹션들의 횟수는 20~30회 자극 패턴 범위였다. 환자들이 그 다음 시도를 3달 동안 사용함으로써 자극의 형식은 성공이라고 생각되어졌다. 전기적 자극의 3가지 방법들이 적용되었었다. 일정한 맥동 감각 수준 자극(70 pps); 조절되어진 돌발 감각 수준 자극(90 ms trains of 100pps ; 10trains at 2hz ; 그리고 조정되어진 주파수 감각 수준 자극 90으로부터 55 hz, 90 ms 이상 범위의 지속적 맥동파). 일반적으로, 조절된 돌발과 HFTENS는 지속적으로 조정되어진 맥동 TENS보다 더욱 효과적이었다. 14명 중에 8명의 환자에게 자기들이 선호하는 자극을 3개월 동안 지속적으로 적응하여 2명의 피실험자는 장기적으로 통증의 50%가 감소되었다. 일반적으로, 자극 변수들에 대한 이론적 근거가 만들어질 수 있다면, 그 반응은 긍정적이다. 자극의 한 형태가 요구되어지는 반응을 만들지 못한다면, 다른 형태들로의 변화가 고려되어져야 한다.

### *경피 전기자극 신경과 만성 요통의 억제(Transcutaneous Electrical Never Stimulation and Control of Chronic Low-back Pain)*

Deyo 등의 연구(83)에서 무작위로 만성 요통을 가진 환자 145명을 전기 자극〔HFTENS (80-100 pps) 2주 동안 뒤이어 LFTENS(2-4 pps), 좋아하는 것에 제3차 주실험〕,허위 전기자극, 전기 자극, 그리고 운동 또는 전기 자극과 운동을 시도하였다. HFTENS는 하루에 3번 45분 섹션 또는 2주 동안 관리되어졌다. 그때 LFTENS는 2주 동안의 실험으로 환자들에게 소개되어졌고, 환자들은 남은 2주 동안 그들이 선호하는 방법을 선택하도록 허락되어졌다. 전극들은 통증 부위에 놓여졌다. 3개월 재조사에서 기준점으로 돌아왔지만, 모든 대상자들은 연구기간 동안 좋아졌다. 수정된 SIP, VAS 활성화 평가 척도들이 치료의 효과를 결정하기 위해 사용되어졌다. 운동이 전기 자극보다 더욱 효과적이었고, 전기 자극은 위약 효과 이상의효과는 없었다. 활성 TENS를 사용한 이들의 68%, 허위 TENS를 사용한 이들의 56%가 연구 종료 후에도 TENS 치료를 계속하기를 희망했다.

이 연구자들은 만성 통증에 대한 이러한 자극의 형식이 요통(83)을 가지고 있는 몇명의 환자들에게는 부적절할 것이라고 인정하였다. 평균 4.1년 가량 요통환자들에게는 HFTENS의 효과가 현저하게 나타나지 않을 것으로 예상되는데 그 이유는 문헌에서도 지적했듯이 적극적인 치료, 직업적 요소 그리고 심지어 회피하고 싶은 마음들이 요통 후의 회복에 영향을 미치는 요소로 작용하였기 때문이다. HFTENS는 자극이 진행되는 동안 통증완화를 위해 유일하게 이론화되어진 것이다. 매일 45분간 3섹션은 하루 지나서 지속된 통증완화를 가지지는 못할 것이다. 그리고 심지어는 반응의 감소는 중단된 후 1주일 후에 기대되어질 것이다. 이 연구는 요통을 가진 환자들에 대한 TENS을 위한 상황에 강한 영향을 미쳤다. 비평은, 활동치료와 이전의 수술과 관련한 임의 추출의 뚜렷한 결합에 있지 않은 환자들의 포함에서 전류 특성과 자극의 타이밍에 관하여 불일치였다. 많은 제안들이 이 연구에서(83) 밝혀진 결함을 바로 잡기 위하여 만들어 졌다.

1997년 Moore과 Sharman 연구(79)에서도 HFTENS의 2회 5시간 세션(시간) 후에, 만성 허리 통증에서 아무런 변화가 없음이 증명됐다. Herman 등은(86) 급성, 직업상, 요통을 가진 환자들에게서 새로운 TENS의 사용을 평가하기 위한 연구를 계획하였다. 그들의 TENS 단위는 통증 근원 또는 위치와 관계 없이 6개 미리 정해진 높의 부분에 HFTENS와 LFTENS 사이에서 전환되었다. 그자극은 운동전 30분에 행해졌고, 허위 TENS 맥동 운동 그룹과 비교되어 졌다. 장애 설문지와 하루 3회 VAS를 포함하여 회복의 변화를 평가하고 일터로 돌아가는 비율을 수집하였다. 그러나, 이 연구에서 허위 그룹에서 10%보다 감소한 것과 비교하여 치료그룹에서 통계상으로 감소와 그 그룹에서(거의 50%) 이상이 통증의 의미있는 감소가 있었다. 전통적 TENS에 대한 데이타는 이 보고로부터 추정할 수 없었고, 다양한 부위 자극에 대한 이 혁신적인 접근은 더 많은 연구들을 요구한다.

Marchand 등은(87) 비슷한 임의 추출 기술을(성별, 무게, 진단, 통증의 조절을 위해) HFTENS, 허위 TENS, 대조군에 사용했다. 통증 심각성의 평가는 VAS를 이용하여 실행하였다. 진성과 허위자극의 사용하기 위한 준비 기간 동안, 전자는 허위 치료군을 포함하여 모든 환자들의 기록되어진 감각을 정리하였다. 환자들은 10주 동안 매 2시간, VAS에 격렬함과 불쾌감에 대한 통증호소를 기록하였다. 대상자들은 치료 후 11주, 22주, 34주에 3일간 평가를 받았다. HFTENS 그룹은 허위 TENS 그룹에서의 17%와 비교하였을 때 보다 큰 40%의 치료 전후 통증 평가에서 통계상으로 유의한 감소를 보였다. 매주 2회 30분 치료에 대한 10주 치료 기간을 넘어서, 사전 치료 통증 호소가 유일하게 HFTENS 그룹에서 사전 통증치료 불만이 감소하였다. 그 TENS 치료의 효능이 실제로 TENS 치료의 중단 이후 11주에도 이어 졌다. TENS와 허위 TENS 그룹들은 22~34주에 째에 대조군보다 큰 통증 완화가 있음을 증명했다. 저자들은 그들 발견에서 두 가지 TENS 상태에 따른 통증 감소의 결과를 위약 효과와 잠재적 증가를 인용하여 설명하였다. 이 결과들을 해석하기 위해서 이 연구들은 무작위, 활성화 수준들의 측정, 보조 약물투여들과 함께 다시 재현 되어질 필요가 있었다.

회귀 분석은 TENS 장치(가장 흔한 헤르니아 디스크, 좌골 신경통, 요추 수술을 가진 환자)를 가지고 6개월 또는 그 이상(88)의 기간을 사용해서 376의 환자들에 대해 행해졌다. 저자들은 사전 TENS 상태와 후 TENS 수행에 대한 보고를 신뢰했음에도, 그들은 활동, 줄어든 치료의 사용, 줄어든 통증의 사용, 항 염증성의 약물치료들을 가지고, 통증 중재에서 중대한 향상을 보고하였다. 저자들은 이런 형태의 보고에서 있을 오류의 가능성과 관련된 논쟁들을 인정하였다. 그러나 이런 결과가 과장되었을 지라도, 그 결과들은 지속적인 사용과 함께 만성 통증 억제를 위한 TENS의 단기 뿐만 아니라 장기 효과에 대해 통찰력을 제공한다.

Johnson 등은(28) 휴대용 TENS 장비 들의 장기 사용자들을 연구하였다. 약 50%의 환자들은 TENS가 50% 이상의 통증을 완화한다고 보고했다. 전기적 무통증은 빠르게 시작되었고, 그 장비가 꺼진 후에는 오래 지속되지 않았다. 환자들의 1/3이 주에 61시간 이상 TENS를 사용했다. 약 1/2의 환자들은 돌발 변조로부터 통증감소를 보고하였고, 대부분 1~70 pps 사이 자극 주파수를 사용하였다. 매일 그 자극기들을 사용함에도 불구하고, 전기적 무통증을 느끼지 못한다고 보고한 2/3의 환자들이 흥미롭다.

## 경피 신경 자극과 급성 통증 조절 (Transcutaneous Electrical Nerve Stimulation and Acute Pain Control)

이 부분에서 포함된 모든 연구들은 급성 통증 관리에서 고주파수 TENS의 효력을 실험하였다. 전통적 TENS 장치의 범위 안에 자극 변수들이 있다. 변수들을 설명하기엔 적절하지 않다. 몇몇 연구들은 급성 통증 조절을 위한 전기 자극의 효과를 증명해 왔다. 초기의 보고들과 연구 사례들과 회고적인 재검토들은 수술 후, 급성통증 치료를 위해 전기 자극이 꽤 효과가 있었다고 제안하였다(89-91). 요통(89), 췌장염(90), 수술 후 신경통(91)과 같은 다양한 문제들에서 전기 자극은 급성 통증에 대해 효과적 치료법으로 알려져 왔다. 최근 연구들에서, 만성 통증 억제를 위한 TENS의 효과는 초기의 연구들에게서 발견된 것보다 낮다. 보고되어진 수술 후 전기 진통의 효과는 줄어든 정지기간, 줄어든 폐합병증, 줄어든 마취제 사용들이 포함되어져 있다.

Schomburg과 Carter-Baker(92)는 복부 절개 수술을 한 150명의 환자, 중에서 75명이 수술 후에 칼로 벤것 같은 감각 수준 자극을 받은 그들의 회귀표 검토에 관한 보고를 하였다. 비교군에서 75명 환자들은 수술후 전기자극 프로 그램의 적용 전에 수술하였다. 정지기간, 약물 치료 사용이 두 그룹들 사이의 유일한 비교이다. 그러나 통증의 심각성, 불쾌감 들은 전기 자극 그룹에서 VAS를 사용해서 측정되어졌다. 저자들은 통계상으로 그 비교군보다 낮은 약물 치료 사용을 전기자극 그룹에서 발견하였다. 그러나 정지 기간에서는 아무런 차이가 없었다. Issesenman 등은(93) 척추 융합후의 20명의 환자들을 Harrington rods와 비교하였다. 10명의 환자들은 수술 후 수술 부위 주위에 감각 수준 자극을 받았다. 나이가 일치하는 10명의 환자들 또한 연구되어졌다. 정지 기간, 약물 투여 사용은 전지 자극 그룹에서 더 낮게 나타났다. 결과들은 통계분석 없이 발표되었다.

Haragreavrs과 Lander(94)는 무작위로 75명의 복부 수술 환자들을 전기자극(100 pps, 0.4 ms), 허위 전기자극, 그리고 대조군들에 배정하였다. 전통 TENS가 수술 2일 후 소독 전이나 소독하는 동안에 적용하였다. 통증의 심각성을 피하기 위해 VAS가 사용되었다. 전기 자극 그룹에서 큰 통증 완화가 있었고, 허위 전기 자극과 대조군에서는 차이가 없었다. Benenetti 등은(95) 흉부 수술과정 이후 환자 324명을 3개의 그룹 중 하나에 무작위로 배정하였다. HFTENS(100 pps, 200 ms 맥동기간), 위약-TENS, 일반적인 수술 후 약 투입. TENS는 심한 통증 관리에는 효과가 없었고, 중간 통증을 위한 일반적 통증약 투입에서 효과가 증가하였고, 약한 통증 상태에 약투입을 대신하는데는 성공적이었다.

이 연구들은 효과를 증명하는 한 부분이다. Caroll 등은(96) 수술 후 통증에 대한 TENS의 효과들을 평가하는데 관해 무작위가 아닌 충격에 대한 재검토를 수행했다. 저자들의 포함기준은 충족시킨 증거에 기반을 둔 전체적인 결론은 수술후 기간에서 TENS의 이득은 과장 되어 있다는 것이었다. 복부 수술, 관상동맥 형성수술, 위장접합술, 흉강 절개술 등을 포함한 수술 후 통증 관리에 사용된 TENS는 많은 상태들에서 평가되어져 왔다(97-101)

급성 수술후 통증에 관한 전기 자극의 효과에 대한 무작위로 선발된 연구들의 결과는 전통 학설에서 기대했던 만큼의 긍정적이지 않다. Reuss 등은(102) 급성이 아닌 담낭 절제 수술을 한 64명 환자들을 두 그룹 중 한 그룹에 무작위로 배정하였다: 전지 자극(50 pps, 170 ms 맥동기간)과 전기 자극 없는 그룹. 일반적으로 유용한 TENS 장비 감각 수준 자극을 전달하기 위해 설치되었고, 전극은 수술 절개 부위 2 cm 위에 놓았다. 두 그룹 간에 정지 기간, 마취 사용, 폐의 합병증에서는 통계상으로 유효한 차이는 없었다.(102)

Carman과 Roach(103)은 척수 수술을 한 11~21세의 어린이들을 연구하였다. 환자들은 무작위적으로 3개 그룹 중의 한 개 그룹에(각 그룹에 15명씩) 배정했다: 진통과 전기 자극, 진통과 허위 전기자극, 그리고 오직 진통. 60 pps의 지속시간 조절된 감각 수준 자극이 전달되었다. 두 그룹간의 마취제 사용 또는 정지기간의 차이는 없었다.(103) Smedley 등은(104) 탈장 치료를 계획하고 있는 62명 남자를 무작위로 두 그룹에 배정했다; 전기 자극(70 pps) 또는 허위 전기 자극. 감각 수준 자극이 사용되어졌다. 수술 후 최면제 사용, 폐의 기능, 시각 아나로그 통증 척도(104)에서는 중대한 차이가 없었다.

Walker 등은(105) 한쪽 무릎 관절 전치환술 이후에 있는 30명의 환자 치료에서 지속되는 실험을 하였다. 지속적인 수동움직임과 함께 무릎을 따라 적용된 감각 수준 자극(70 pps, 100 ms)과 전기 자극이 없는 지속적 수동 움직임과 비교하였다. 정지기간, 무릎 굴곡 움직임의 범위, 진통 사용(105)을 위한 치료 사이에는 다른 차이가 없었다. 모든 이 연구들은, 심지어 전기 자극이 이론적으로 최고로 효과적일 것 같은 경우에도, 무작위로 선발되어지는 연구 설계의 정밀함이 지켜지게 되었을 시에는 효능이 쉽사리 증명되어지지 않는다.

수술후 TENS에 관한 연구들은 대개 TENS가 심각한 통증에는 효과가 없고 측정되어진 결과들에 대해 변화가 없다고 인정하였다(96). 단기 향상은 24시간 진통제 사용의 감소 또는 회복실에 머무르는 기간이 짧아지는 것과 같이 보여진다. 그러나 통증관리가 임상적 목표일 때는 그들은 실제 유의하지는 않다(106,107). 일반적으로, 수술후 통증에 대한 TENS의 역할은 TENS의 설정을 사용자의 사정에 맞게끔 맞추는 능력, 통증 평가, 약투입 사용, 기능 회복(더 빨리 걷거나 기침하는 능력), 그리고 허위 TENS와 위약 효과 관리를 위한 대조군을 포함하는 변수들을 가지고 보다 큰 임상작 시도들로부터 효과를 발생시킬 수 있다. Vanderak과 McGrath가 1975(109, p340)에 말했듯이, TENS가 명백히 미래의 진통에 대한 모든 해결책

이 아닐지라도, 그것의 역할은 비평적으로 평가되고, 부정되어져서는 안된다.

Dawood와 Ramos(109)는 일차적 생리 장애로 급성 통증의 치료에서 허위 전기적 자극; buprofen을 비교하기 위해 무작위 교차 디자인을 사용하였다. 전기 자극을 가지고 한 치료 기간 동안, 연구에 참여한 여자들은 위약 전기 자극 처치 기간보다 줄어든 약투입을 요구했고, 이브프로펜 처치 기간(109) 동안과 비교되는 통증 완화를 가졌다. Milsom 등은(110) HFTENS를 경구 naproxen과 비교해서 2일 교차 디자인에서 이차적 생리 장애를 가지는 여자들에서 비슷한 반응을 발견했다. 하루는 HFTENS(70～100 pps) 0.2 ms 지속 맥동을 배꼽 또는 상부 치골 부위에 놓여진 전극들을 통해서 적용되었고, 주어진 하루 건너 다음날 강한 자극(40～50ma)이 naproxen 500 mg 경구 투여와 비교되어졌다. 효과들은 시간이 지나면서 줄어들었지만, naproxen은 240분 동안 지속되는 90분 후 관리 시간 후에 자궁내의 압박들과 통증 평가에서 향상이 있음을 증명하였다. HFTENS는 자궁내 압박 측정에는 영향을 미치지 않았고, 첫 번째 15분 기록 되는 간격 후와 240분 동안 지속되어지는 이차적 30분 간격 전의 통증에서 의미있는 감소를 보였다. 두 개 방법 다 효과적이었지만, TENS는 더 빨랐고, 경부 비스테로이드 만큼이나 효과적이었고, 오래 지속되었다. 이것은 증가하는 몸의 작업량을 지지해주고, 그리고 특히 일반적 약제 작용물들이 내성되어지지 않았거나, 원하지 않을 때 TENS는 일차적 생리 작용 통증에 대해 효과적이었다.

## 경피 신경 자극 연구의 결점
## (Transcutaneous Electrical Stimulation Reserch Shortcomings)

Cochrane(67,p2) 연구는 만성 통증에 관한 TENS의 효과에서 "인증된 시도들에서 최적의 통증 완화를 제공하기 위해 가장 근접한 자극 변수들에 관한 정보를 제공하지 않고, 또한 그들은 장기 효과들에 관한 질문에도 답하지 못한다"라고 결론을 내렸다. 임상학자들은 임상적인 목표를 성취할 것 같은 변수를 선택할 수 있을 때는, 반드시 유효한 증거와 통증에 대한 생물학적 이해에 근거한 이론적 접근에 의존해야 한다. 공인된 TENS 연구는 실험적 디자인에서 단점으로 혼란스러웠었다. 일반적으로, 사용되어진 방법들 기록하는 것과 모집되어진 대상자들의 숫자가 적절하지 못하였다. 변수들이 전지자극 단위, 전극수, 크기, 위치, 전류강도, 그리고 자극 주파수 또는 조정의 분명한 묘사를 포함한 변수들이 드물었다.다른 측급방법과 진통결과를 위한 데이타가 자주 빠지고 분명치 않았다. 반응 시간 체제들 또한 변덕스러웠다. 대부분 연구에서 몇가지 빠른 통증 완화 측정을 얻었다, 그러나 시험 시간 체제를 24시간 그리고 넘게 연장하는데, 그것은 치료 효과를 결정하기 위해 필요하다. 어떤 연구는 단지 반응만을 평가하고, 다른 연구는 매우 많은 다양한 조합들의 반응을 평가한다. 만성 통증을 가진 환자들의 모든 사람들에게서 밝혀진 109개의 연구들 중에서, 부적절한 방법론 때문에 Cochran의 연구가 유일하게 19개의 연구를 평가할 수 있었다.(66) 시험들이 포함되어진 19개에서 인용되어진 연구는 메타-분석을 불가능하게 만들었고, 이것은 어느 타입의 TENS의 대한 효과에 관해 확정적이 아닌 결론들로 이끌었다.

연구 계획들은 임의로 추출되어지는 것이 필요하고, 그리고 임상 실습이 반영되는 것이 필요하다. 만성 통증 사람들에게서, TENS는 하루에 6~8시간 이상, 오랫동안 사용되어 질 수 있다. 그리고 단순한 시도들도 설계에서 간단히 잘못 인도되어 질 것이다(28). 자극 변수들은 특이 할 수 있고, 그리고 데이터가 유효한 연구들의 대부분에서, 대상자들을 반응 최대화 시키기 위해 변수들을 조정하는 것을 허락하지 않았다. 평가들, 통증일지를 포함한 장기간 탐구가 Cochrane Report에 의해 제안되어져 왔고, 이 호소들에서 임상적으로 관련된 변화를 반영해 왔다. 요약하면, 임상가들은 치료 상태 또는 자극 타입에 의해 TENS 치료에 대한 정확한 특성들을 제공하는 증거들을 믿을 수 없었다. 지속적이고 장기간의 환자 반응의 평가를 겸한 장비의 숙련된 관리가 개인적 치료 효과를 결정하기 위한 최근에 이용 가능한 최고의 장비일 것이다.

### *통증 억제를 위한 전기 자극에서 1회 반응 배출 (Dose-Response issues in Elecrical Stimulation for Pain Control)*

효과들이 증명되어지지 않은, 전기 자극연구에 대한 큰비난의 하나는 연구자들의 "옳은" 자극 특성들을 사용하지 않았다는 것이다.(111) 다른 자극 특성들에 대해 관련된 효과들을 비교한 몇몇 연구들이 착수되어 지고 있다. John son 등은(112) 전기 자극의 다른 주파수로 저온 유발되어지는 통증 억제를 연구했었다. 그들은 가장 큰 무통증이 감각 수준 자극 동안 20~80 사이의 주파에서 일어 났는 것을 발견했다. 이 범위 이상 그리고 아래에서의 주파들에서는 더 작은 효과가 있었다(112). Tulgar 등은(81) 위에서 인용되어진 만성 통증에 대한 두 연구에서 자극의 형태들을 연구 했었다. 첫 번째 연구에서, 3개 강연 방법들이 시험되어 졌다; 지속적 주파수 감각 수준(70 pps), 돌발 조정되어진 감각 수준 자극(90 ms 이어지는 100 pps; 10,2 hz), 조정되어지는 주파수 감각 수준 자극(90-55 hz에서 90 msec 이상 범의 지속적인 맥동들) 그 환자들의 모두가 만성 통증을 가지고 있었고, 그들은 지속적 주파수 방법(80)보다 조정된 방법들을 선호했었다. 두 번째 연구에서는 지속적 주파수 고비율 조정되어지는 주파수(55-90 pps), 조정되어지는 저비율 주파수(20-60 pps), 조정되어지는 돌발 감각 수준 자극들로 다양한 통증 상태를 가진 14명의 환자들을 대상으로 통증 강도는 VAS로 측정하였고,만성 통증 이완을 위해 실험하였다. 14명의 환자들 중의 6명이 그들의 통증에 대해 어떤 자극도 효과가 없었다고 보고하였다. 나머지 환자들 중에서는 고비율, 조정된 주파수, 조정된 돌발 방법들을 선호하였다. 이 연구들은 주파수 조정에 관한 1회 반응 효과들을 검토하기 시작하고 있다. 그러나 다른 특성들(전류강도, 맥동기간)은 아직 통계상으로 연구되어지지 않는다.

### *통증을 위한 전기 자극의 위약 효과(Placebo Effects of Electrical Stimulation for pain)*

전기 자극은 많은 연구 들과, 이 장을 통해서, 강조되어진 강한 위약 효과를 가진다. Petrie and Hazleman(113)은 허위 전기자극이 강한 위약이 될 수 있다는 것을 증명했었다. Langley

등은(114), 만성 통증을 가지는 환자들이 무작위로 선발된 이중 맹검법에서, 감각 수준 전기 자극의 정확한 위약 효과를 증명하였다. 어떤 명확한 TENS의 이득이, 위약 효과에 의해 설명되어 질 수 있는 것을 제외하고는, 무작위로 선발되어진 예상된 연구들에서는 설득력있게 보여지진 못해 왔다.

## 통증 관리를 위한 경피 전기 자극에서의 예방, 금기사항, 반대 효과
## PRECAUTIONS, CONTRAINDICATIONS, AND ADVERSE EFFECTS OF TRANSCUTANEOUS ELECRICAL STIMULATION FOR PAIN CONTROL

표 5.3은 통증억제를 위한 전기 자극의 사용에 대해서 금기증과 예방, 주위점들을 나열한다. 몇몇 문헌은 실제로 나열되어진 예방들의 이론적 설명을 논박하였다. 예를 들면, 요구-억제된 (동위상) 맥박 조정기 들은 전자석의 간섭에 민감하다. 오늘날 사용되는 대부분의 맥박조정기는 종류이다. 맥박 조정기의 범위 안에서 전기 신호는, 어떤 것도 일어나지 않을 때, 정상적 심장 리듬의 적응에 의한 보조를 맞출 수 있다. TENS 시도 동안 근전도를 행하는 것이 정상적 맥박조정기 기능을 확실이 하기 위해 제안되어져 왔다. 만성 통증억제를 위해 TENS를 사용한 Chen 등은(115) 동위상의 맥박 조정기를 가지는 환자 두 명에 관해 보고하였다. 근전도 기록들은 무간섭을 보였고, 늘어선 심장의 모니터 링은(holter) TENS 장비에 의한 맥박조정기 기능의 억제를 보여 주었다. 한 환자는 등과 다리에 전극을 가진 자극기들을 사용했고, 나머지는 목과 어깨에 전극을 사용하였다. 이들의 사례에서, 맥동조정기들이 그들의 민감함을 바꾸기 위해 재프로그램화되어졌고, 그리고 더 이상의 보측 금지는 일어나지 않았다. 이 연구는 동위상의 맥박조정기를 가진 환자를 위한 늘어선 심장 모니터링에 대한 경고는 분별있어 보인다.

일반적으로 TENS 사용에서 인용되어지는 다른 많은 금기들을 뒷바쳐 주는 이론적 근거의 밑바탕이 되는 증거들이 부족하다. TENS 장비의 제품들은 금속이식 위에 TENS의 사용을 금기 사항으로 간주한다. 이것은 티타늄같은 어떤 금속물에 대한 낮은 전기 전도성이 고려되지 않아 실패할 것이다. 음식과 약물(the food and drug administration)은 전기 자극은 임신한 여성의 복부 위에는 사용되지 말아야 한다. 그러나 출산 분만 동안 전기적 자극의 사용에 대한 많은 기록들이 있는데, 아무런 역효과가 증명 되지 않고 있다(116,117) 태아 모니터링을 가지는 간섭들이 기록 되어 진다(118) 복부 또는 등 위에 연장되며 반복되는 자극에 대한 9주 이후의 태아에 대한 안정성이 결정되지 않았다. 환자의 통증이 보호하거나, 유효한 기능을 제공했을지라도, 통증 억제를 위한 전기 자극이 주의깊게 사용되어져야 한다. 예를 들어, 통증이 체중부하 또는 관절 범위의 규제로서 사용되어지는 것이라면, 통증을 줄이기 위해 전기 자극을 사용하는 것은 적절하지 않을 수 있다. 전기자극의 통증조절의 전기적 자극과 나머지 다른 전기적 자극을 적용하는 사용자들은 이들 장비의 사용과 관련된 금기, 예방, 주의의 이해를 새

| 표 5.3 | TENS 적용에서 금기, 예방, 주위, 반대작용들. |
|---|---|
| 금기 사항들 | TENS는 사용되지 않는다:<br>위 또는 근처의 의학 자극기들, 모니터 또는 리드; 예를 들면, 요청-심장 맥박 조정기 타입; 수면무호흡 모니터, Cardioverer difibillators;<br>횡경막 신경 자극기, 소변자극기, ECG모니터, 혼랍스럽거나 비협조적 환자들<br>TENS 적용되지 않는다;<br>손상된 피부 또는 피하에 있는 조직들<br>손상된 감각을 가진 피부<br>악성 종양<br>동맥 또는 정맥 혈전(예를 들면, 혈전 정맥염)<br>경동맥의 자극을 피하기위한 앞쪽 목<br>시누, 후두 인두의 근육<br>횡경막 신경 또는 미주 신경 |
| 예방/주의 | 임신동안 TENS 사용의 안전성이 수립되지 않았다;<br>임신한 여성에서의 TENS 사용은 산부인과 의사의 상담과 승인에 의해서만 행해진다. TENS 사용이 머리를(두개골) 교차해서 지나거나 몸(흉관)을 통해서 지날 때 환자들을 가까이에서 감시해야 한다.<br>중요한 증상의 모니터링 (예, 혈압)은 심장 발작, 고혈압 또는 저혈압 같은 이상을 가진 환자들에게서 행해져야 한다.<br>주의가 진찰되어 졌거나, 간질이 의심되는 환자들에게서는 연습이 이루어져야 한다.<br>TENS는 자격이 있는 건강 전문가의 지속적, 규칙적인 감독아래서만 사용되어져야 한다<br>건강 전문가에게서 확인되어진 특별한 통증 문제를 위해서만 사용.<br>아이들로부터 멀리 떨어진곳에 TENS 장비를 둔다.<br>TENS는 기계장치나, 차량 작동 시에는 주의하여 사용되어진다.<br>적용, 조절, 표면전극들 제거 전에 자극기를 꺼라.<br>같은 전극 부위에 장기간 자극은 피부 염증의 이유일 것이다.<br>전극들 아래의 피부 반응은 치료후에 관찰되어져야 한다. |
| TENS 치료에 대한 잠재적 반대 효과 | 테이프, 전극들, 또는 젤에 대한 알레르기 반응<br>피부염증 또는 전극들 아래의 화상.<br>어지러움, 졸도(희미해짐)<br>구역질, 구토<br>통증증가 |

롭게 하고, 최신의 것으로 개정하기 위하여 자극기의 제조업자들에게 제공되어진 지시 조작법들을 규칙적으로 참고해야 한다. 휴대 자극기들 사용으로부터 가장 일반적 합병증은 대부분 전극들 근처나 아래의 피부 수포들이다(18). 일반적으로 TENS 사용에 대해 보고된 역효과들은 심각한 것이 아니다. 물안의 범위는 피부 발적에서 화상감각, 그리고 피부 수포들이다(67,70,77,79) 합병증은 대부분이 전극 중간면의 기능과 같다. 합성 물질들로 구성되어진 자체-접착(self-adhesive) 전극들의 사용은 이러한 반응을 경감시킬 것이다.

## 임상적 사례 연구 (CLINICAL CASE STUDIES)

다음의 사례 연구들은 전기 자극으로 치료가 쉬운 환자 통증 문제들의 형태에 대한 예들이다. 다른치료 목표에 상관없이 통증 조절이 전부인게 일반적이다. 그리고 통증 조절을 위한 전기 자극이 각 치료 계획의 요소이다. 간결하게 하기 위해, 오직 필수적이고 부가적인 치료만이 포함된다(예를 들면, 조합된 치료에서 초음파 또는 전극 진통 아래 행해지는 치료 과정). 통증에 대한 전기치료가 성공적인 결과를 가져다주는 다른 결정적인 치료에 대한 주된 보조임을 기억해야 한다. 사례 5와 6은 문제들이 전통적인 물리치료 범위 안에 있지 않는 환자들이 전기 치료에 의해 도움을 받게되는 몇가지 특별한 상황을 설명한다.

### 사례 1.

36세 항만 노동자가 2주 전에 일터에서 무거운 짐을 들어올리는 중에 하부 허리를 다쳤다. 의학적 병력은 도움되지 않는다; 척수의 X-rays 판독결과는 음성이다.

#### 목적(objective)

검사를 위해 모든 움직임에서 언어 평가 척도에서 10/10으로 나타낸 통증을 포함하여 모든 요부 움직임에 제한을 나타냈다. 검사 증상의 말초화 또는 중추화를 일으키지는 않았다. 그러나 완전한 검사는 통증에 의해 불가능하였다.

#### 평가(assessment)

주목할 만한 합성 통증과 근육의 부드러움이 완벽한 실험을 방해한다. 근방호와 통증은 시험이 완벽하게 이루어지기 위해 감소될 필요가 있다.

#### 계획(plan)

열의 작용물
통증억제를 위한 전기자극
일상생활 동작 지시와 저장
통증이 움직임 테스터를 대비 하기 위해 충분히 감소되었을 때 검사를 완성한다.

#### 자세한 전극치료 계획(detailed electrotherapeutic plan)

자극 방법 : 감각 수준 자극
자극기의 종류 : 이동, 2회 순환 가능
전극과 배치 : 통증부위에 배치된 4개 큰 전극들(그림 5.5)
치료기간 : 20~30분

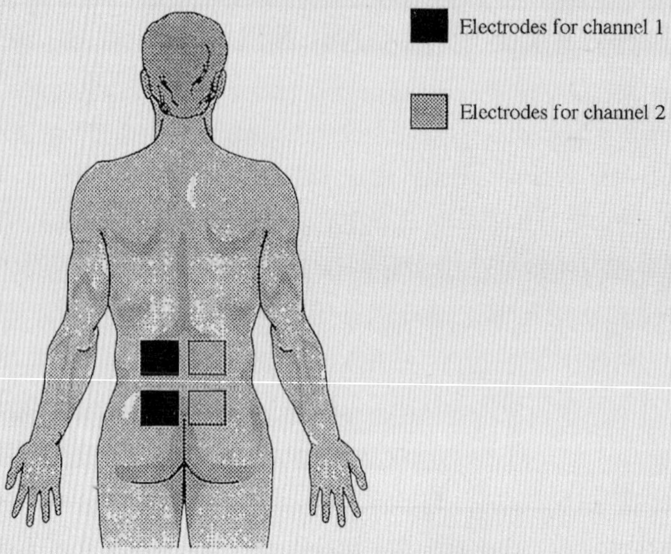


**그림 5.5.** 사례 1을 위한 전극 배치법의 실례.

### *이론적 근거(rationale)*

높은 주파수의 감각 수준 자극은 환자가 잘 견디고 효과적이기 때문에 급성 통증을 다루기 위한 시작점으로 사용된다. HFTENS는 첫 번째, 두 번째 통각과민증 관리에 도움을 줄 것이라고 기대되어진다(4장 참고)

휴대용 자극기가 급성상황이 해결될 때까지, 일상 생활 동작과 함께하는 통증을 줄여서 환자를 돕기 위한 것을 시도로 선택되어졌다.

왜냐하면 그 통증부위는 약간 크고, 더 큰 전극들이 선택되어지고, 1회이거나 2회 순환으로부터 4개 전극들이 사용되어진다.

목표 지역이 그 부위 위에 배치하기에 너무 크다면, 전극들은 더 낮은 요추 근절에 배치될 것이다. 치료 기간에는 가장 강하나 편안한 감각 수준 자극을 가지고 전기진동을 충분히 생산해 낼 것이다. 4장에서 설명했듯이 더 큰 강도가 이 상태에 대한 급성 염증 반응때문에 결과될 수 있는 더 큰 억제를 만든다. 이 환자는 모든 활동에서 통증을 가지고, 이러한 불쾌감으로부터 오는 이완으로부터 도움을 얻을 것이다. 그러나 그 환자는 약화될 수 있는 자세를 피하는 법을 반드시 배워야 할 것이다. TENS 치료는 보고 되어진 통증의 어떤 레벨로부터 이완을 제공할 것이라고 기대되어진다. 그러나 그것은 환자들에게 잘못된 활동 능력의 개념을 줄 것이다. 환자들은 TENS 치료를 완성하기 위한 활동억제, 움직임 제한, 그리고 유리한 자세 취하는 것에 관한 충고로부터 효과를 얻을 것이다.

## 사례 2

62세 여성은 8주 전에 왼쪽 손목에 colles 골절을 입었다. X-rays는 완벽한 치료를 보여주었고, 그녀의 캐스터는 오늘 아침에 제거되었다.

### 목표(objective)

실험은 텅빈 끝느낌을 가진 손목 신전과 굴곡에서 똑같은 제한을 나타내고, 근육 끝느낌을 가진 약간의 제한적인 회내를 나타냈다. 손목과 손가락에 약간의 부종이 있다. 그녀의 원위에 있는 상지 근육은 적어도 "양호(fair)" 이상의 등급을 가지고 있다. 그러나 그녀는 2차적인 통증에 대해 어떠한 저항도 할 수 없다. 그녀는 촉진하기에 지나치게 유연하고, 어떠한 수동적 움직임이 수행되어지는 것을 허락하지 않는다.

### 평가(assessment)

중수골과 요수근 관절에서 관절 제한과 아마도 고정으로 인한 2차적 근육 쇠약, 통증이 전체 평가와 치료를 방해한다.

### 계획(plan)

월풀
요수근, 중수근, 요척 관절의 가동성
교정 운동
가동성과 운동의 수행을 위한 전기 자극

### 자세한 전기 치료 계획(detailed electrotherapeutic plan)

자극 방법 : 수동과 능동 ROM과 관절 가동 기술을 가능하게 하기 위한 높은 주파수 단계 자극
자극기 종류 : 임상적 또는 휴대용
전극과 배치 : 작고 손목관절(그러나 덮고있지는 않음)을 둘러 싸고 있는 손바닥과 배측면에 놓여짐(그림 5.6)
치료기간 : 치료 진행의 기간에 의존

### 이론적 근거(rationale)

고정 후 제한되어진 관절 움직임은 극심한 통증의 원인이 된다. 그 관절이 이동중에 의해 이차적으로 움직여 질 수가 없다면, 그것은 계속 지속될 것이다. 이런 순환은 전기자극에 의해 깨어질 수 있다. 높은 강도 감각 수준 자극과 함께 높은 주파수는 전기 사이 진통을 일으켜 가동술과 운동을 가능하게 한다. 임상적이거나 휴대용의 모든 종류의 자극기들이 사용되어 질 수 있을 것이다. 작은 전극들이 필요하다 왜냐면 손목 부분이 작기 때문이다. 전극 배치는 움직임을 방해하지 않기 위해서 관절 위보다는 오히려 주위가 낫다. 자극은 진행과정을 통하여 적용되어 질 것이고, 가동술 후 통증을 최소화하기 위해 단기간 후를 위해 남겨둘 것이다.

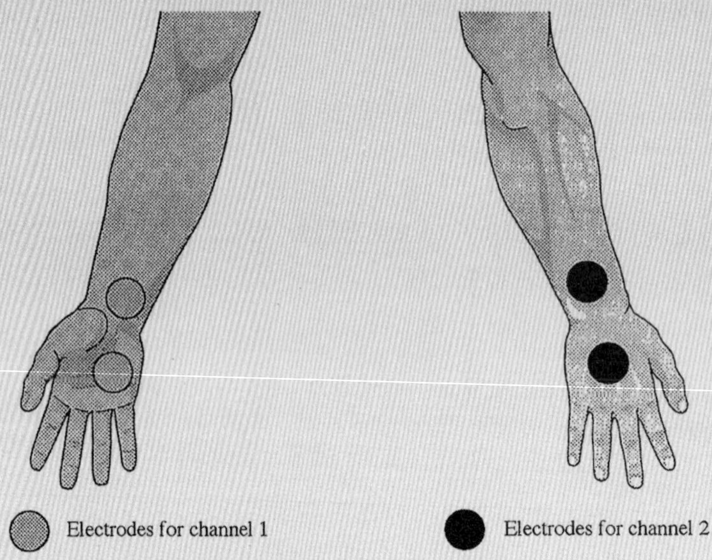


**그림 5.6.** 사례 2을 위한 전극 배치의 실례.

## 사례 3

오래 서 있기, 지속적, 좌측 L4-5 척추궁 절제술(laminectomy)과 디스크절제술(discectomy) 이후 2년 되었으며, 좌측 둔부와 후부 대퇴 안으로 약간의 방사통과 함께 좌측 요통을 호소하는 45세 남자 환자.

### *목적(objective)*

검사는 요추 전만의 약간의 감소와 오른쪽으로의 측방기울기를 나타낸다.이들 범위의 끝에서 "신장" 통증을 포함한 요천추 굴곡의 25% 감소, 신전 50% 감소, 측방 좌측 굴곡 50% 감소, 우측회전 감소가 있다. 끝에서 "stretching" 통증과 함께 있다. 운동테스트는 "신장" 증상들을 다시 재발시킬 것이다.그러나 환자의 증상에 대한 말초화 또는 중추화는 생산하지 않는다. 환자는 좌측 측방굴곡(신장통증을 생산하는)과 짝을 이룬 신경 그리고 우측 측방굴곡과 함께하는 신전을 비교하면 더 작은 움직임을 가진다. 하지직거상 그리고 sitting root 테스트들은 양측에서 음성이다. 건반사와 감각검사는 정상이다. L2-S1 굴절의 운동기능은 정상이다. 요천추 비틀기, 압박, 견인 테스트는 음성이다. Oswestry 평가는 54/100이다.

### *평가(assessment)*

만성 요부 통증을 동반한 역학적 요추 기능장애

### *계획(plan)*

촉진

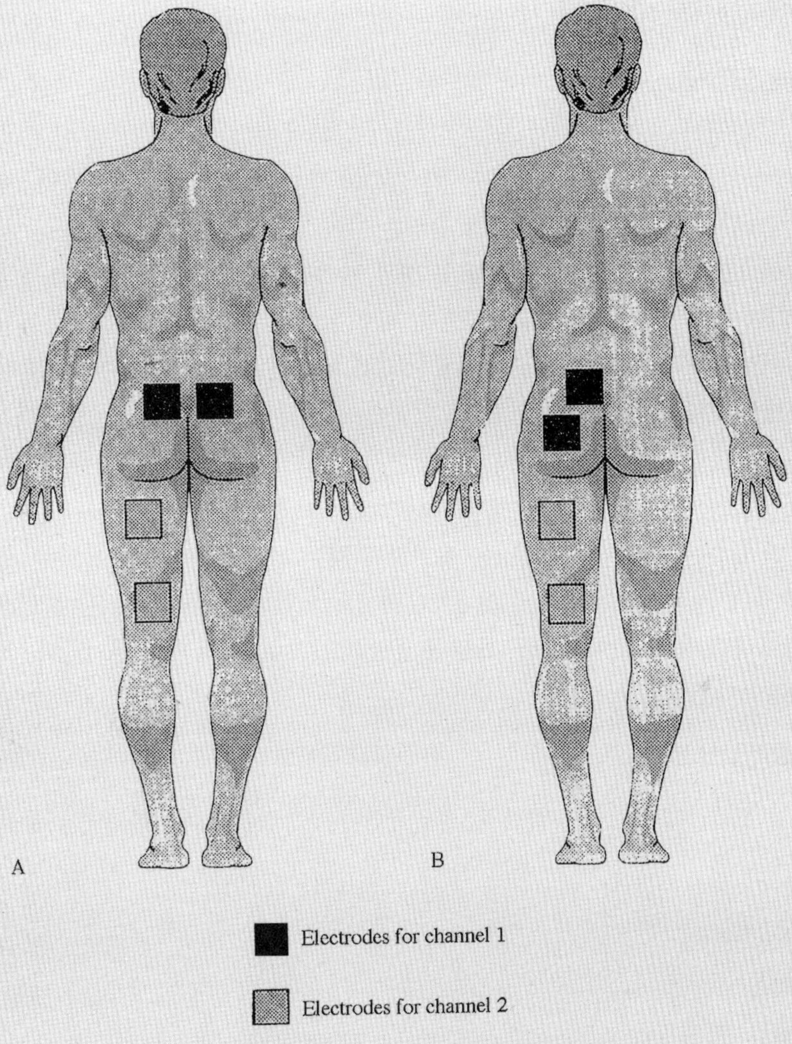


**그림 5.7.** 사례 4을 위한 전극 배치의 사례.

교정운동
열 치료
통증 조절을 위한 전기자극

### *자세한 전기치료 계획(detailed electrotherapeutic plan)*

자극의 방법 : 운동 수준 자극
자극의종류 : 휴대용 그리고/또는 임상적
전극들과 배치 : 통증의 원거리 넓이에 L4-5 척추 옆에 두 개 전극, 그리고 통증이 확장된 원위부 2개 또는 슬괵근과 둔부근의 통증유발점에 전극을 배치(그림 5.7)

치료 기간 : 적어도 30~45분

*이론적 근거(rationale)*

이 환자는 만성적 문제를 가지고 있다. 그리고 감각 수준 자극은 완전히 이 문제들을 치료하기에는 충분지 않을 것이다. 운동 수준 자극은 더 길고 지속적인 진통을 준다. 휴대용 자극기가 바람직하다. 왜냐하면, 환자통증의 성향은 아마 간헐성의, 임상-기초를 둔 치료보다 더 많은 것을 필요로 하기 때문이다. 이 치료는 병원 안에서 치료하기 위한 임상적 자극의 사용과 함께 결합되어질 수 있다. 전극들은 목표부위 바로 위에 놓여지거나, 그것이 허용되지 않는다면, 관련되어지는 근절 위에 놓여진다. 치료 기간은 엔돌핀 조정 메커니즘에 의한 진통이 유발되기 위해 반드시 충분해야 된다.

## 사례 4

35세 대학 교수는 신체적 고통호소는 동반하지 않는 심한 두통의 호소를 주기적으로 가지고 있다. 그 두통은 본래 일차적으로 하후두부에 집중되었다 그러나 결국은 머리 전체와 관계된다. 그는 통증이 목, 어깨에 "tight" 느낌을 동반하고, "stress"에 의해 생겨났다. 의학적 평가는 음성 반응이다.

*목표(objective)*

양쪽 상부 승모근에 촉진에서 약간의 근육 경련과 부드러움을 제외하고는 근골격계의 평가는 양성이다.

*평가(assessment)*

근수축 두통

**계획(plan)**

이완 운동

통증 조절을 위한 전기 자극

*자세한 전기치료 계획(detailed electrotherapeutic plan)*

자극의 방법 : 유해와 운동-단계 자극

자극기의 형태 : 유해 수준를 위한 임상적; 운동 수준를 위해 휴대용

전극 그리고 배치 : 유해 수준를 위해 양측으로 후두 protuberances 위에 자극 위해 탐침 전극, 운동 수준(그림 5.8)를 위한 양측으로 상부 승모근의 운동점 위.

치료 기간: 유해 수준를 위한 부위에 초당 30~60 자극, 적어도 운동 수준를 위해 30~45분

*이론적 근거(rationale)*

운동 수준와 유해 수준 자극 둘다 길고, 지속된 통증 완화를 나타내고, 이런 형태의 문제를

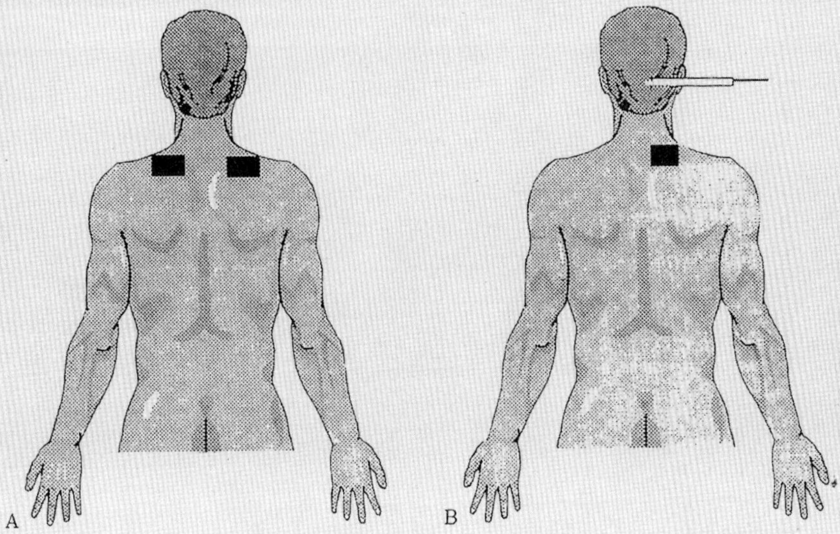


**그림 5.8.** 사례 4을 위한 전극 배치의 사례.

문제를 위해 필요한 것으로 여겨진다. 환자는 병원에 근거한 치료가 쉬울 것이다. 그러나 그의 통증호소가 단지 그가 두통을 가졌을 때로 명확해진다면, 전기 치료는 집에서 행해지는 것이 필요하다. 탕침 전극은 유해 수준 자극을 위해 선택되어졌다. 왜냐하면, 후두 융기에 전통 전극들이 쉽게 붙지 않기 때문이다. 이 자극 방법에 대한 환자 인내력이 낮기 때문에, 유해 자극을 위한 기간은 짧다.

## 사례 5

회선근개 치료 후 12주 된, 40세 여성으로 어깨 움직임에서 심한 하부 승모근 통증을 가지고 있고, 의사는 지속되는 증상들을 설명할 수 없었다. 평가는 C8 분포부인 상지에서 radicular 증상들과 함께 하부 승모근 부분에 통증을 나타낸다. 통증은 수평 내전에서 증가되고, 촉진은 환자의 통증호소의 재현과 함께 소원근에서 촉진할 수 있는 통증유발점을 나타낸다.

### *계획(plan)*

운동, 통증유발점의 통증 조절을 위한 "침술 TENS"

### *자세한 전기치료 계획(detailed electrotherapeutic plan)*

자극 방법 : 통증유발점에 저주파 TENS

자극기의 형태 : line powered

선극과 배치 : 크고, 등에 분산적, 소원근(그림 5.9)의 통증유발점에 점자극 적용을 위한 작은 점 자극기 사용

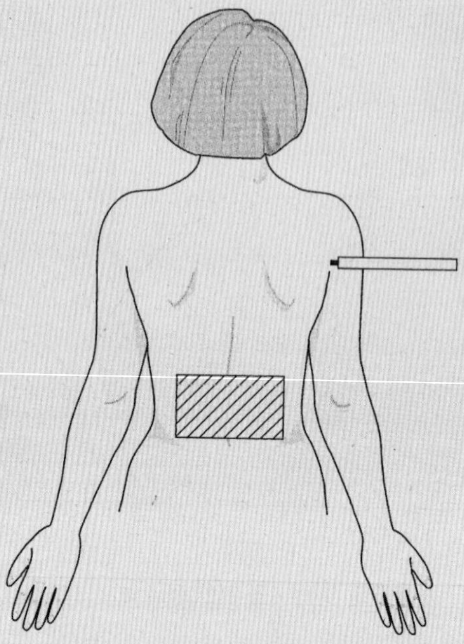

**그림 5.9.** 사례 5를 위한 전극 배치 실례.

치료 기간 : 10분 휴식과 함께

*이론적 근거(rationale)*

TENS는 직접운동 자극을 통해서 국소 통증유발점으로부터 약간의 통증 완화를 제공할 것이다. 그 자극은 최대로 견딜 수 있고, 침범된 사지의 움직임을 생각하여 환자는 편암함이 고려된 자세로 놓여져야 할 것이다.

## 사례 6

오른쪽 상부 1/4 구역 통증에 대한 2주 병력을 가지고 있는 44세 중간 정도의 살찐 여성이 수술후 통증 관리를 위해 TENS의 사용 교육을 위해 보내져 왔다. 그녀는 내일 담낭절재술을 위한 스케줄이 잡혀져 있다. 그녀는 금기사항 과거 병력을 가지고 마약에 대한 병력은 없다.

*계획(plan)*

수술 후 통증을 위한 전기 자극

*자세한 전기치료 계획(detailed electrotherapeutic plan)*

자극의 방법:감각 수준 자극
자극기 종류:휴대용
전극배치:수술팀(그림 5.10)에 의해 수술실에서 배치되어진 절재부 주위의 무균의 수술 후

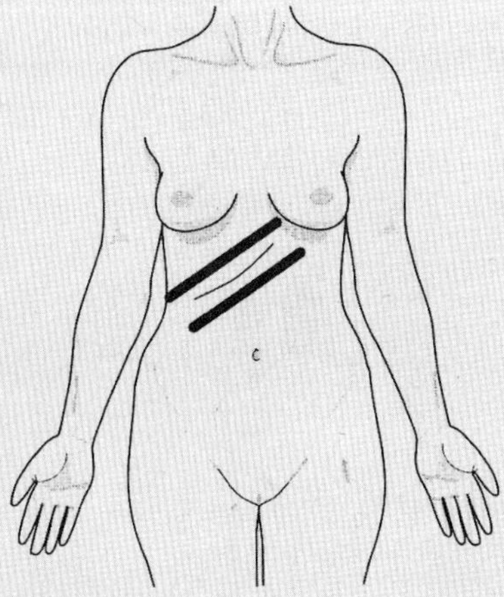

**그림 5.10.** 사례 5를 위한 전극 배치 실례.

전극

치료기간:절개적 통증을 위해 필요한 만큼.

### *이론적 근거(rationale)*

감각 수준 자극이 사용되어 지는데 왜냐하면, 운동 역치 위에 있는 자극은 절개를 방해할 것이기 때문이다. 휴대용 자극기들이 사용되어지는데 왜냐하면 환자는 수술실에서 회복실, 그녀의 방으로 이동되어 질 것이기 때문이다. 모든 공간은 작은 여유공간을 가진다. 전극들은 절개부주위에 놓여져 있고 붕대들이 제거될 때 함께 제거될 것이다. 치료는 환자에 의해 조정되어 질 것이나, 그녀가 병원에 머무르는 동안 계속 되어질 것이다.

## 사례 7

21세 여성은 6개월 전에 자전거 국토횡단 투어 참가 이후 만성 양측 슬개 건염(patellar tendnonitis)을 가지게 되었다. 그녀의 슬개건은 두꺼워지고 붉어졌다. 그녀는 건의 깊은 촉진을 참지 못하였다. 그녀는 90° 지난 무릎굴곡, 저항 무릎굴곡, 하부 슬개건 활주에서 통증을 가지고 있다. 그녀는 통증을 휴식에서 7/10으로 그리고 활동에서 10/10으로 평가하였다.

### *계획(plan)*

증가되어지는 체중 부하 활동과 횡 마찰 마사지를 대비하기 위한 전기자극

### *자세한 전기 치료 계획(detailed electrotherapeutic plan)*

자극의 방법 : 감각 수준 자극, 높은 강도

자극기의 종류 : 임상적

전극배치 : 작은(1 inch × 1 inch), 슬개건 양측(그림 5.11)

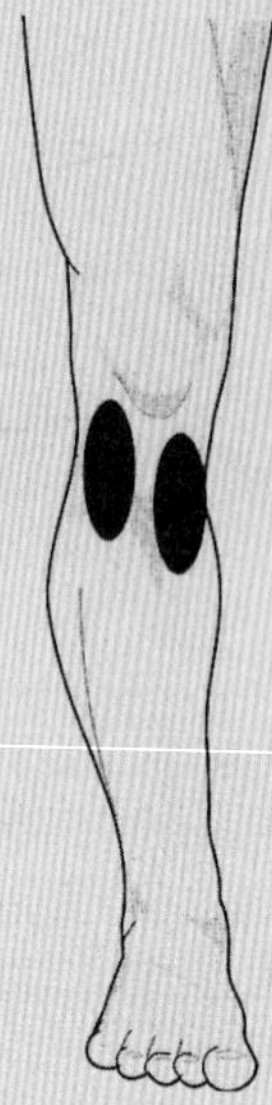

**그림 5.11.** 사례 7을 위한 전극배치 실례.

치료기간 : 각 치료의 시작에서 10분

*이론적 근거(rationale)*

높은 주파수 감각 수준 자극은 수기치료와 체중부하 활동을 허락하기 위해 슬개건의 진통을 유발하기 위해 사용되어진다. 임상적 자극기는 매우 높은 강도 자극 제공을 위해서 사용되어진다. 그리고 왜냐하면 짧은 기간, 병원 안에서의 치료가 계획되어지기 때문이다. 전극들은 건에 전류가 집중되게 배치되어진다. 치료사는 최고 높이 허용되는 단계로 강도를 조절할 것이다.

## 사례 8

12세 여자애는 한달 전에 1등급 발목 염좌를 입었었다. 그 달이 지나서, 그녀는 진전되어진 심각한 반사 교감신경 이영양증을 가지게 되었다. 그녀는 감각과민과 근 긴장성을 표현한다. 그녀는 왼쪽 하지로 어떤 무게도 견뎌낼 수가 없다. 그녀의 왼쪽 발과 발목은 윤기가 있고, 붓고, 붉다. 그녀는 교감신경 신경절 차단 치료를 받았는데, 그것은 그녀의 증상들을 단기간 감소시키는 결과를 냈었다. 그녀의 통증 수준은 시각적 아날로그 통증 평가 척도를 사용해서 90/100으로 평가되어 졌다.

*계획(plan)*

자극 왼쪽 발목과 발에 점진적 체중부하활동을 촉진하기 위한 감각 수준 자극

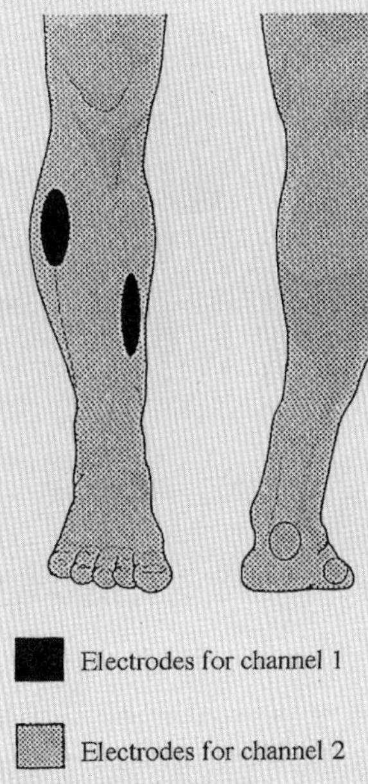


**그림 5.12.** 사례 8을 위한 전극배치 실례.

*자세한 전기치료 계획(detailed electrotherapeutic plan)*

전극방법 : 감각 수준 자극

자극기종류 : 휴대용

전극배치 : 발목과 발을 지배하는 말초 감각신경 위(그림 5.12)

치료기간 : 병원에서 체중 부하 활동 기간동안 집에서(처음에는 앉아서 시작하고, 베개 위의 그녀 발도 작은 양의 체중을 견뎌보도록 시도하게 한다)

*이론적 근거(Rationale)*

감각 수준 자극은 환자의 감각과민과 운동 수준 자극이 활동을 억제할수도 있다는 것 때문에 사용되어진다. 휴대용 자극기들이 사용되어지는데 왜냐하면, 그녀가 억압되어 수행할 수 없었던 보다 활기찬 활동으로 진보일 수 있기 때문이다.

## 사례 9

55세 비즈니스 여성은 2주 전에 운전을 하고 네거리에 정지해 있는 동안 차 뒤에서 누군가가 추돌했다. 그녀는 벨트를 하고 있었고, 응급실로 옮겨졌고 그곳에서 경추 X-rays를 찍었고 양성으로 나타났다. 그녀는 목보호대와 진통을 위해 처방전을 받고 집에 가서 쉬라고 들었다. 그녀는 지속적인 목통증을 가시고 있었고 그래서 어제 물리치료 받기를 조언한 의사를 만났다.

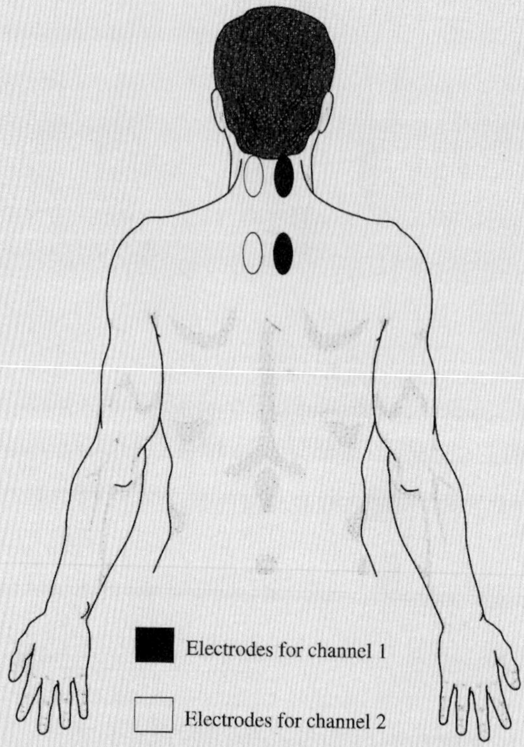


**그림 5.13.** 사례 9를 위한 전극배치 실례.

### *진찰(examination)*

환자는 목뒤와 어깨 사이에 통증을 가지고 있었다. 그것은 체중 부하와 활동에 의해 심해지고 휴식과 함께 나아졌다. 상지로 가는 방사통은 없고 지각이상 또는 마비의 호소도 없다. 자세 평가는 전방두부, 감소된 경추전만 그리고 증가된 흉추 후만을 나타냈다. 수동 운동 범위(ROM)은 완전하고, 완전 굴곡에서 "stretching" 통증을 제외하고는 통증이 없다. 등척성 저항과 능동적 ROM은 신전에서 통증을 나타낸다. 압박은 음성이다; 견인은 같은 "stretching" 통증을 생산한다. 심부 건 반사는 2+이고, 양측이 같다. 감각테스트는 정상이다. 상지 근절 심사는 음성이다. 환자는 후두부에서 약 T5까지 촉진이 부드럽다. 근방호와 통증유발점들의 증거는 없다.

### *평가(assessment)*

경부와 흉부 신근들의 아급성 염좌

### *계획(plan)*

교정운동
통증 조절을 위한 전기치료

*자세한 전기치료 방법(detailed electrotherapeutic plan)*

자극 방법 : 감각 수준
자극기의종류 : 임상적
전극 과 배치 : C2에서 T5까지 척추 부근에 배치되어진 4개 전극(그림 5.13)
자극기간 : 20~30분

*이론적 근거(rationale)*

참고 사례 1. 약 10분 후, 환자는 그녀의 증상에서 아무런 변화가 없다고 보고한다.

*조치(Action)*

순환이 교차 될수 있게 전극배치를 바꾼다(전류교차).

*이론적 근거(rationale)*

치료방법 또는 자극종류를 바꾸기 전에, 전극 배치를 변화시키는 시도가 이루어진다. 왜냐하면, 이것이 종종 향상된 결과를 낳기 때문이다.

환자들은 이 치료에 반응을 잘하고, 2주일 지나서 눈에 띄는 향상을 보여준다. 그녀는 일터로 돌아갈 준비가 되었다고 결심하지만, 당신은 증가된 활동은 치료의 유효성을 제한하고 더 강한 통증 조절이 필요하다는 두 가지 사실을 염려해야 된다. 당신은 그녀의 진료 시간은 운동을 위해 쓰여져야 한다고 결정한다.

*조치(action)*

휴대용 자극기 변화와 감각 수준 자극과 운동 수준 자극 제공을 위한 사용을 그녀에게 교육시킨다. 운동 수준 자극을 위해 올바른 전극배치법을 그녀에게 가르친다.

*이론적 근거(rationale)*

집과 직장에서 휴대용 자극기의 사용은 진료시간을 운동을 위해 사용되어지는 것을 허락할 것이고, 그녀가 직장으로 돌아가는 것이 촉진될 것이다. 운동 수준 자극의 적용은 짧은 치료로 더 길고 지속적인 진통을 얻는 것을 허락할 것이다. 환자는 점진적으로 그녀가 병에 걸리기 전의 움직임 수준으로 돌아갈 것이고, 2달이 지나서는 치료와 자극기들이 필요 없을 것이다.

## 요약
## SUMMARY

이 장에서는 통증조절에 대한 전기 자극에서 사용되어지는 접근법들에 대해서 검토해 왔다. 이 분야에 대한 임상실습에서 연구되어져야 하는 많은 남아 있다. Lewis Thomas의 말중에서, "실제로, 내가 생각할수 있는 과학분야의 모든 부분이 불완전하다. 그리고 그들의 대부분이 여전히 초기 단계들이다. 그 다음 주의 어떤 과학 잡지의 논쟁이 전체분야를 뒤집어 놓을 수 있다(from Late Night Thoughts on Listening to Mahler' s Ninth Symphony p.148) 이 장을 시작으로, 다양한 자극기들, 자극 방법, 전극배치들이 전기진통의 효과에 사용되어질 수 있는 방법들에 대한 임상적 안내자이다. 이 정보를 가지고 당신의 실습의 범위를 확장하고 환자치료를 강화하는데 사용하라.

## 자가 학습 문제 (SELF-STUDY QUESTIONS)

답을 위해 부록 B를 보시오.

1. 어떤 상황에서 임상의 들은 환자의 통증을 낮추거나 감소시키는 중재로 전기자극 사용을 선택하는가?
2. 임상의가 통증에서 환자에게 주장하는 근본적인 이론을 수립하는데 도움을 주고, 통증조절을 위해 가장 적당한 전기 자극의 형태를 결정하는 질문의 형태를 설명하라.
3. 증명된 도구를 이용하여 통증의 환자 지각을 평가하다.
4. 통증 조절을 위한 감각-수준(전통적 TENS), 운동-단계(강한 저 비율), 그리고 유해한 단계(침술 같은) 전기 자극에서 자극의 매개변수를 비교하고 대조하다.
5. 감각-수준 자극에서 자극 매개변수의 조정의 목적은 무엇인가, 그리고 조절을 위한 자극의 매개변수는 무엇인가?
6. 통증 조절을 위한 감각-수준 자극이 TENS의 형태 중에 통증을 가진 환자에게 일반적으로 처음으로 선택된 이유는 무엇인가?
7. 통증 조절을 위한 감각-수준 전기 자극에서 일반적으로 전극을 배치하는 위치는 어디인가, 그리고 이런 전극 배치를 위한 이론은 무엇인가?
8. 통증 조절을 위해 사용 되어졌던 신경축 이식물을 위한 6가지 상태를 확인하라.
9. 통증 조절을 위해 전기 자극의 사용이 금기 시 되는 상태 또는 상황을 확인하라.
10. 통증 조절을 위한 전기 자극에서 잠재되어 있는 반대 효과를 확인하라.

**11**. TENS의 한 형태가 통증 조절을 위해 적절하지 않을 때 임상의에게 유용한 대안은 무엇인가?

**12**. 감각하 극초단파 전기 신경 자극의 유효성에 관해서 제안되어진 문헌은 어떤 것이 있는가?

**13**. 만성 통증의 조절에서 TENS의 유효성에 관한 2002년 Cochrane 연구의 중요한 결론은 무엇인가?

**14**. 고주파 감각-수준 자극이 통증조절을 위해 효과적이라고 제안되어진 연구를 위한 심한 만성 통증 상태를 확인하라.

**15**. 저주파 운동-단계 자극이 통증조절을 위해 효과적이라고 제안되어진 연구를 위한 심한 만성 통증 상태를 확인하라.

**16**. 위약 효과는 무엇이고, 이 효과와 상응하는 통증 조절을 위한 전기 자극은 무엇인가?

**17**. 만성 요통을 위한 전기 자극에 대한 Deyo 등의(84) 연구에서 사용되어진 치료법은 무엇이고, 결과로 기록된 것은 무엇인가?

**18**. 만성 요통을 위한 전기 자극에 대한 Marchand 등의(88) 연구에서 사용되어진 치료법은 무엇이고, 결과로 기록된 것은 무엇인가?

**19**. 통증 조절을 위한 TENS의 효과에 관해 기록되어졌던 많은 연구의 단점은 무엇인가?

**20**. 근본적인 월경곤란에서 통증의 조절에 관한 연구는 무엇인가?

## 참고문헌


1. Melzack R. *The Puzzle of Pain*. New York: Basic Books; 1973.
2. Melzack R, Wall PD. Pain mechanisms: a new theory. *Science*. 1965;150:971–976.
3. Shealy CN. Six years experience with electrical stimulation for control of pain. *Congr Neurol Surg*. 1974;4:775–782.
4. Mannheimer J, Lampe G, Long DM, et al. Transcutaneous electrical stimulation for relief of chronic pain. *Clinical transcutaneous electrical nerve stimulation*. Philadelphia: FA Davis 1983.
5. Robinson J, Turk D, Loeser J. Pain evaluation: fifth edition approaches. *The Guides* [newsletter of the American Medical Association]. 2002;Jan/Feb.: 1–5, 9–11.
6. Cummings GS, Routan JL. Validity of unassisted pain drawings by patients with chronic pain [abstract]. *Phys Ther.* 1985;65:668.
7. Rothstein J, Roy S, Wolf S. *The Rehabilitation Specialist's Handbook*. Philadelphia: FA Davis; 1991:207–210.
8. Travell JG, Simons DG. Myofascial pain and dysfunction. *The Trigger Point Manual*. Vols 1 and 2. Baltimore, Md: Williams and Wilkins; 1983.
9. Lo Y, Pavanni R. Electrophysiological features in the management of meraligia paraesthetica. *Anna Acta Med Singapore*. 1998;27:530–532.

10. Scott J, Huskisson EC. Graphic representation of pain. *Pain*. 1976;2:175–185.
11. Agnew B, Mersky H. Words of chronic pain. *Pain*. 1976;2:43–81.
12. Ohnhaus EE, Adler R. Methodological problems in the measurement of pain: a comparison between the VRS and the VAS. *Pain*. 1975;1:379–384.
13. Melzack R. The short-form McGill pain questionnaire. *Pain*. 1987;30:191–197.
14. Melzack R. The McGill pain questionnaire: major properties and scoring methods. *Pain*. 1975;1: 277–299.
15. Graham C, Bond SS, Gerkovich MM, et al. Use of the MPQ in the assessment of cancer pain: replicability and consistency. *Pain*. 1982;8:377–387.
16. Melzack R. The McGill pain questionnaire: from description to measurement. *Anesthesiology*. 2005;103:199–202.
17. Mystakidou K, Parpa E, Tsilika E, et al. Greek McGill pain questionnaire: validation and utility in cancer patients. *J Pain Symptom Manage*. 2002;24:379–387.
18. Deyo RA, Diehl AK. Measuring physical and psychosocial function in patients with low-back pain. *Spine*. 1983;8:635–642.
19. Elton D, Burrows GD, Stanley GV. A multidimensional approach to the assessment of pain. *Aust J Physiother*. 1979;25:33–37.
20. Kremer EF, Block A, Gaylor M. Behavioral approaches to treatment of chronic pain: the inaccuracy of patient self-report measure. *Arch Phys Med Rehabil*. 1981;62:188–191.
21. Delitto A, Strube MJ, Shulman AD, et al. A study of discomfort with electrical stimulation. *Phys Ther*. 1992;72:410–412.
22. Lodge M. Magnitude scaling: quantitative measurement of opinion. In: Sullivan JL, ed. *Quantitative Applications in the Social Sciences*. Beverly Hills, Calif: Sage Publications; 1981:24–41.
23. Picker RI. Current trends: low-volt pulsed microamp stimulation, part I. *Clin Manage Phys Ther*. 1988;9:10–14.
24. Picker RI. Current trends: low-volt pulsed microamp stimulation, part II. *Clin Manage Phys Ther*. 1989;9:28–33.
25. Becker RO, Selden G. *The Body Electric: Electromagnetism and the Foundation of Life*. New York: William Morrow; 1985.
26. Zizic TM, Hoffman KC, Holt PA, et al. The treatment of osteoarthritis of the knee with pulsed electrical stimulation. *J Rheumatol*. 1995;22:1757–1761.
27. Ignelzi R, Nyquist J. Direct effect of electrical stimulation on peripheral nerve evoked stimulation on peripheral nerve evoked activity: implications in pain relief. *J Neurosurg*. 1976;45:159–165.
28. Johnson MI, Ashton CH, Thompson JW. An in-depth study of long-term users of transcutaneous electrical nerve stimulation: implications for clinical use or TENS. *Pain*. 1991;44:221–229.
29. Sjolund B, Ternis L, Eriksson M. Increased CSF of endorphins after electro-acupuncture *Acta Physiol Scand*. 1977;100:382–384.
30. Duranti R, Pantealeo T, Bellini F. Increase in muscular pain threshold following low frequency-high intensity peripheral conditioning stimulation in humans. *Brain Res*. 1988;452:66–72.
31. Sjolund B, Eriksson M. The influence of naloxone on analgesia produced by peripheral conditioning stimulation. *Brain Res*. 1979;173:295–301.
32. Johnson MI. The analgesic effects and clinical use of acupuncture-like TENS. *Phys Ther Rev*. 1998;3:73–93.
33. Travell J, Rinzler S. The myofascial genesis of pain. *Postgrad Med*. 1952;11:425–434.
34. Nabe JB. A quantitative theory of feeling. *J Gen Psychol*. 1929;2:199–204.
35. Chapman CR, Wilson ME, Gehrig JD. Comparative effects of acupuncture and TCS on the perception of painful dental stimuli. *Pain*. 1976;2:265–291.
36. Chapman CR, Chen AC, Bonica JJ. Effects of intrasymental electrical acupuncture on central pain: evaluation of threshold estimation and sensory decision theory. *Pain*. 1977;3:213–224.

37. Rushton D. Electrical stimulation and the treatment of pain. *Disability Rehabil.* 2002;24:407–415.
38. Long DM. The current status of electrical stimulation of the nervous system for the relief of chronic pain. *Pain.* 1998;49:142–144.
39. Kay AD, Mcintyre MD, Macrae WA, et al. Spinal cord stimulation—a long term evaluation in patients with chronic pain. *Br J Neurosurg.* 2001;15:335–341.
40. Holsheimer J. Effectiveness of spinal cord stimulation in the management of chronic pain: analysis of technical drawbacks and solutions. *Neurosugery.* 1997;40:990–999.
41. Tseng SH. Treatment of chronic pain by spinal cord stimulation. *J Formos Med Assoc.* 2000;99:267–271.
42. Stanton-Hicks M, Salamon J. Stimulation of the central and peripheral nervous system for the control of pain. *J Clin Neurophysiol.* 1997;14:46–62.
43. Myerson BA. Neurosurgical approaches to pain treatment. *Acta Anaesthesiol Scand.* 2001;45: 1108–1113.
44. Day M. Neuromodulation: spinal cord and peripheral nerve stimulation. *Curr Rev Pain.* 2000; 4:374–382.
45. Barolat G. Spinal cord stimulation for chronic pain management. *Arch Med Res.* 2000;31:258–262.
46. May R, Volder S. Chronic pain management and spinal cord stimulation; patient-screening guidelines to improve outcome. *Pain Digest.* 1999;9:353–363.
47. Segal R, Stacey B, Rudy T. Spinal cord stimulation revisited. *Neurol Res.* 1998;20:391–396.
48. Kumar K, Toth C, Nath R. Spinal cord stimulation for chronic pain in peripheral neuropathy. *Surg Neurol.* 1996;46:363–369.
49. Turner J, Loeser J, Bell K. Spinal cord stimulator for chronic low back pain; a systematic literature synthesis. *Neurosugery.* 1995;37:1088–1095.
50. De LaPorte C, Van de Kelft E. Spinal cord stimulation in failed low back syndrome. *Pain.* 1993;52:55–61.
51. Burchiel K, Anderson V, Brown E, et al. Prospective, multicenter study of spinal cord stimulation for relief of chronic low back and extremity pain. *Spine.* 1993;18:191–194.
52. Calvillo O, Racz G, Dedie J, et al. Neuroaugmentation in the treatment of complex regional pain syndrome of the upper extremity. *Acta Orthop Belg.* 1998;64:57–63.
53. Kemler M, Barendse G, Van Kleef M, et al. Electrical spinal cord stimulation in reflex sympathetic dystrophy: retrospective analysis of 23 patients. *J Neurosurg.* 1999;90:79–83.
54. Broseta J, Barbera j, De Vera J, et al. Spinal cord stimulation in peripheral arterial disease. *J Neurosurg.* 1986;64:71–80.
55. Eliasson T, Augustinsson I, Mannheimer C. Spinal cord stimulation in severe angina pectoris—presentation of current studies, indications and clinical experience. *Pain.* 1996;65:169–179.
56. Law J, Swett J, Kirsch W. Retrospective analysis of 22 patients with chronic pain treated by peripheral nerve stimulation. *J Neurosurg.* 1980;52:482–485.
57. Nashold B, Goldner J, Mullen J, et al. Long-term pain control by direct peripheral nerve stimulation. *J Bone J Surg.* 1982;64A:1–10.
58. Tsubokawa T, Katayama Y, Yamamoto T. Chronic motor cortex stimulation in patients with thalamic pain. *J Neurosurg.* 1993;78:393–401.
59. Nguyen JP, Lefaucherur JP, Decq P, et al. Chronic motor cortex stimulation in the treatment of central and neuropathic pain. Correlations between clinical, electrophysiological and anatomical data. *Pain.* 1999;82:245–251.
60. Meyerson BA, Lindblom U, Linderoth B, et al. Motor cortex stimulation as treatment of trigeminal neuropathic pain. Acta Neurochir Suppl(Wien) Vol 58. Wien: Springer-Verlag; 1993:150–153.
61. Katayama Y, Fukaya C, Yamamoto T. Poststroke pain control by chronic motor cortex stimulation: neurological characteristics predicting a favorable response. *J Neurosurg.* 1998;89:585–591.

62. Taylor K, Newton RA, Personius WJ, et al. Effects of interferential current stimulation for treatments of subjects with recurrent jaw pain. *Phys Ther*. 1987;67:346–349.

63. Long D. Fifteen years of transcutaneous electrical stimulation for pain control. *Stereotact Funct Neurosurg*. 1991;56:2–19.

64. Schomburg FL, Carter-Baker SA. Transcutaneous electrical nerve stimulation for post laparotomy pain. In: *Electrical Stimulation: Management of Pain*. Vol 2. Alexandria: APTA (American Physical Therapy Assoc); 1983:191–196.

65. Issenman J, Nolan MF, Rowley J, et al. Transcutaneous electrical nerve stimulation for pain control after spinal fusion with Harrington rods. In: *Electrical Stimulation: Management of Pain*. Vol 2. Alexandria: APTA (American Physical Therapy Assoc); 1983:197–200..

66. Carroll D, Moore RA, McQuay HJ, et al. Trancutaneous electrical stimulation (TENS) for chronic pain (Cochrane Review). In: *The Cochrane Library*, Issue 3. New York: Wiley Interscience; 2002:1–58.

67. Abelson K, Langley GB, Sheppeard H, et al. Transcutaneous electrical nerve stimulation in rheumatoid arthritis. *N Z Med J*. 1983;96:156–158.

68. Hseuh T, Cheng P, Kuan T, et al. The immediate effectiveness of electrical nerve stimulation and electrical muscle stimulation on myofascial trigger points. *Am J Phys Med Rehabil*. 1997; 76:471–476.

69. Moystad A, Drogstad BS, Larheim TA. Transcutaneous nerve stimulation in a group of patients with rheumatic disease involving the temporomandibular joint. *J Prosthet Dent*. 1990;64:596–600.

70. Smith CR, Lewith GT, Machin D. Preliminary study to establish a controlled method of assessing transcutaneous nerve stimulation as treatment for the pain caused by osteo-arthritis of the knee. *Physiotherapy*. 1983;69:266–268..

71. Vinterberg H, Donde R, Andersen RB. Transcutaneous nerve stimulation for relief of pain in patients with rheumatoid arthritis. *Ugeskr Laeger*. 1978;140:1149–1150..

72. Grimmer K. A controlled double blind study comparing the effects of strong burst mode TENS and high rate TENS on painful osteoarthritic knees. *Austral J Physiother*. 1992;48:49–56..

73. Moore SR, Shurman J. Combined neuromuscular electrical nerve stimulation and transcutaneous electrical nerve stimulation for treatment of chronic back pain: a double blind, repeated measures comparison. *Arch Phys Med Rehabil*. 1997;78:55–60.

74. Lewis D, Lewis B, Sturrock RD. Transcutaneous electrical stimulation in osteoarthrosis: a therapeutic alternative? *Ann Rheum Dis*. 1984;43:47–49.

75. Lewis B, Lewis D, Cumming G. The comparative analgesic efficacy of transcutaneous electrical nerve stimulation and a non-steroidal anti-inflammatory drug for painful osteoarthritis. *Br J Rheumatol*. 1994;33:455–460.

76. Melzack R, Vetere P, Finch L. Transcutaneous electrical nerve stimulation for low back pain: a comparison of TENS and massage for pain and range of motion. *Phys Ther*. 1983;63:489–492.

77. Kumar D, Marshall HJ. Diabetic peripheral neuropathy: amelioration of pain with transcutaneous electrostimulation. *Diabetes Care*. 1997;20:1702–1705.

78. Jensen H, Zesler R, Christensen T. Transcutaneous electrical nerve stimulation (TNS) for painful osteoarthritis of the knee. *Intl J Rehabil Res*. 1991;14:356–358.

79. Nash TP, Williams JD, Machin D. TENS: does the type of stimulus really matter? *Pain Clinic*. 1990;3:161–168.

80. Tulgar M, McGlone F, Bowsher D, et al. Comparative effectiveness of different stimulation modes in relieving pain. Part 1, a pilot study. *Pain*. 1991;47:151–155.

81. Tulgar M, McGlone F, Bowsher D, et al. Comparative effectiveness of different stimulation modes in relieving pain. Part 2, a double-blind controlled long-term clinical trial. *Pain*. 1991;47:157–162.

82. Mannheimer C, Carlsson C. The analgesic effect of transcutaneous electrical nerve stimulation (TNS) in patients with rheumatoid arthritis. A comparative study of different pulse patterns. *Pain*. 1979;6:329–334.

83. Deyo R, Walsh NE, Martin DC, et al. A controlled trial of transcutaneous electrical nerve stimulation and exercise for chronic low back pain. *N Engl J Med*. 1990;322:1627–1634.

84. George SZ, Fritz JM, Erhard RE. A comparison of fear avoidance beliefs in patients with lumbar spine and cervical spine pain. *Spine*. 2001;26:2139–2145.

85. Fritz JM, Wainner R, Hicks G. The use of nonorganic signs and symptoms as a screening tool for return to work in patients with acute low back pain. *Spine*. 2000;25:1925–1932.

86. Herman E, Williams R, Stratford P, et al. A randomized controlled trial of TENS (Codetron) to determine its benefits in a rehabilitation program for acute occupational low back pain. *Spine*. 1994;19:561–568.

87. Marchand S, Charest J, Li J, et al. Is TENS purely a placebo effect? A controlled study on low back pain. *Pain*. 1993;54:99–106.

88. Fishbain DA, Chabal C, Abbott A, et al. TENS treatment outcome in long-term users. *Clin J Pain*. 1996;12:201–214.

89. Ersek RA. LBP: prompt relief with transcut neurostimulation. A report of 35 consecutive pts. *Orthoped Rev*. 1976;5:27–31.

90. Roberts HJ. TENS in the management of pancreatitis pain. *South Med J*. 1978;71:396–399.

91. Nathan PW, Wall PD. Treatment of post-herpetic neuralgia by prolonged electrical stimulation. *Br Med J*. 1974;3:645–647.

92. Schomburg FL, Carter-Baker SA. Transcutaneous electrical nerve stimulation for postlaparotomy pain. In: *Electrical Stimulation: Management of Pain*. Vol 2. Alexandria: American Physical Therapy Assoc; 1983;191–196.

93. Issenman J, Nolan MF, Rowley J, et al. Transcutaneous electrical nerve stimulation for pain control after spinal fusion with Harrington rods. In: Electrical Stimulation: Management of Pain. Vol. 2. CITY: PUBLISHER; 1983:197–200.

94. Hargreaves A, Lander J. Use of transcutaneous electrical nerve stimulation for postoperative pain. *Nursing Res*. 1989;38:159–161.

95. Benedetti F, Amanzio M, Casadio C, et al. Control of postoperative pain by TENS after thoracic operations. *Ann Thorac Surg*. 1997;63:773–776.

96. Caroll D, Tramer M, McQuay H, et al. Randomization is important in studies with pain outcomes: systematic review of TENS in acute postoperative pain. *Br J Anesthes*. 1996;77:798–803.

97. Cooperman AM, Hall B, Mikalacki K, et al. Use of TENS in the control of postoperative pain: Reults of a prospective, randiomized, control study. *Am J Surg*. 1977;133:185–187.

98. Forster EL, Kramer JF, Lucy D, et al. Effect of TENS on pain, medications and pulmonary function following coronary artery bypass graft surgery. *Chest*. 1994;106:1343–1348.

99. Klin B, Uretzky G, Magora F. TENS after open heart surgery. *J Cardiovasc Surg*. 1984;25:445–448.

100. Strayhorn G. TENS and postoperative use of narcotic analgesics. *J Natl Med Assoc*. 1983;75:811–816.

101. Rooney S-M, Jain S, Goldiner PL. Effect of TENS on postoperative pain after thoracotomy. *Anesth Analg*. 1983;62:1010–1012.

102. Reuss R, Cronen P, Abplanalp L. Transcutaneous electrical nerve stimulation for pain control after cholecystectomy: lack of expected benefits. *South Med J*. 1988;81:1361–1363.

103. Carman D, Roach JW. Transcutaneous electrical nerve stimulation for the relief of postoperative pain in children. *Spine*. 1988;13:109–110.

104. Smedley F, Taube M, Wastell C. Transcutaneous electrical nerve stimulation for pain relief following inguinal hernia repair: a controlled trial. *Eur Surg Res*. 1988;20:233–237.

105. Walker RH, Morris BA, Angulo DL, et al. Postoperative use of continuous passive motion, transcutaneous electrical nerve stimulation, and continuous cooling pad following total knee arthroplasty. *J Arthroplasty*. 1991;6:151–156.

106. Conn IG, Marshall AH, Yadav S, Daly JC, Jaffer M: TENS following appendectomy: the placebo effect. *Ann R Coll Surg*. 1986;68:191–192.

107. Warfield CA, Stein JM, Frank HA. The effect of TENS on pain after thoracotomy. *Ann Thorac Surg.* 1985;39:462–465.
108. VanderArk GD, McGrath KA. TENS in treatment of postoperative pain. *Am J Surg*. 1975; 130:338–340.
109. Dawood MY, Ramos J. Transcutaneous electrical nerve stimulation for the treatment of primary dysmenorrhea: a randomized crossover comparison with placebo TENS and ibuprofen. *Obstet Gynecol.* 1990;75:656–660.
110. Milsom I, Hedner N, Mannheimer C. A comparative study of the effects of high-intensity TENS and oral naproxen on intrauterine pressure and mestrural pain in patients with primary dymenorrhea. *Am J Obstet Gynecol*. 1994;170:125–132.
111. Barr JO, Winter A, Conwill DE, et al. Letter to the editor. *N Engl J Med.* 1990;323:1423–1425.
112. Johnson MI, Ashton CH, Bousfield DR, et al. Analgesic effects of different frequencies of transcutaneous electrical nerve stimulation on cold-induced pain in normal subjects. *Pain.* 1989;39:231–236.
113. Petrie I, Hazleman B. Credibility of placebo transcutaneous nerve stimulation and acupuncture. *Clin Exp Rheumatol*. 1985;6:936–939.
114. Langley BG, Sheppard H, Johnson M, et al. The analgesic effects of transcutaneous electrical nerve stimulation and placebo in chronic pain patients: a double-blind non-crossover comparison. *Rheumatol Intl*. 1984;4:119–123.
115. Chen D, Philip M, Philip PA, et al. Cardiac pacemaker inhibition by transcutaneous electrical nerve stimulation. *Arch Phys Med Rehabil*. 1990;7:27–30.
116. Van der Ploeg J, Vervest H, Liem A. Transcutaneous nerve stimulation (TENS) during the first stage of labour: a randomized clinical trial. *Clin Exp Obstet Gynaecol.*1996;9:95–97.
117. Harrison R, Woods T, Shore M, et al. Pain relief in labour using transcutaneous electrical nerve stimulation (TENS). *Br J Obstet Gynaecol*. 1986;93:739–746.
118. Grim LC, Morey SH. Transcutaneous electrical nerve stimulation for relief of parturition pain. *Phys Ther*. 1985;65:337–340.

## 독서 제안

Mannheimer J, Lampe G. Clinical transcutaneous electrical nerve stimulation. Philadelphia: FA Davis; 1983.

Melzack R, Wall PD. Pain mechanisms: a new theory. *Science*. 1965;150:971–976.

Nolan, MF. A chronological indexing of the clinical and basic science literature concerning TENS, 1967–1987. Alexandria, Va: American Physical Therapy Association; 1987.

Section on Clinical Electrophysiology. Electrotherapeutic terminology in physical therapy. Alexandria, Va: Section on Clinical Electrophysiology of the American Physical Therapy Association; 1990.

Thomas, L. *Late Night Thoughts on Listening to Mahler's Ninth Symphony, penguin, New York;1983.*

Wolf SL, Gersh MR, Rao VR. Examination of electrode placement and stimulating parameters in treating chronic pain with conventional electrical nerve stimulation (TENS). *Pain*. 1981;11:37–47.

# 6장

# 근육의 전기적 자극: 기술과 적용

## Electrical Stimulation of Muscle: Techniques and Applications

근육의 전기적 자극은 일반적으로 근력강화에 있어서 치료적 중재로 사용되어졌다. 신경근육 전기적 자극기는 새롭고 다양한 자극기들의 발달로 보다 더 쉽게 입수되어 만들어져 왔다. 1970년대에 선발된 운동선수와 건강한 사람을 대상으로 근력의 발달을 증진시키기 위한 신경근육 전기적 자극 훈련계획의 효과에 대한 보고서와 함께 근력강화를 위한 신경근육 전기적 자극에 새로운 흥미를 가지기 시작했다. 러시아의 과학자인 야코브 코츠는 조절된 자극이 근육의 힘을 증가시킨다고 주장하였으며 선발된 운동선수의 50% 이상에서 최대수의적 수축력이 증가할 수 있다고 하였다(1). 코츠는 근육의 피로가 최소한으로 유지되는 동안 신경근육 전기적 자극을 통한 최대한의 근력강화를 위한 최선의 계획안을 연구하였다. 최근에도 약한 근육의 관리를 위한 근력강화도구로서의 유용성과 또한 건강한 근육에서의 효과에도 근본적으로 초점이 맞춰져 골격근에서 신경근육 전기적 자극의 효과를 계속 연구한다.

이장의 목적은 1) 골격근에서 활성화되는 형태를 변화시키기 위한 일반적인 적응을 서술하고; 2) 신경근육 전기적 자극을 이용하여 근력, 활성도 그리고 지구력을 평가하는 절차를 기술하며; 3) 건강한 근육과 약한 근육에서 신경근육 전기적 자극을 통한 근력강화에서의 효율성을 실험한 연구들을 재검토하고; 4) 임상에서 사용하는 신경근육 전기적 자극에서의 최근 증거들의 윤곽을 나타내며; 5) 신경근육 전기적 자극으로 근육을 강화함에 있어 일반적인 임상적 고려점과 절차를 나타내고; 6) 신경근육 전기적 자극장치의 일반적인 특징과 한정요소를 기술하며; 7) 신경근육 전기적 자극의 사용에 있어 주의점 혹은 금기증이 고려되어져야 할 상태를 설명하고 부가적으로 이 장의 끝부분에서의 사례연구에서는 신경근육 전기적 자극을 통한 근력강화가 어떻게 근육 약증을 가진 사람에게 포괄적인 치료 계획에 통합되어지는가 설명되어져 있다.

## 전기적 자극으로 인한 골격근의 변화
## SKELETAL MUSCLE CHANGES IN RESPONSE TO ELECTRICAL STIMULATION

골격근의 특성들은 불변이 아니다(2). 근육사용 시의 변화에 반응하여 근육의 구조적, 생화학적, 생리학적 특성들은 부과된 요구에 보다 적절하게 충족시켜 적응한다.

### 지연된 적응, 낮은-힘-수준 활동
### (Adaptations to Prolonged, Low-force-level Activity)

반복적인 근육의 수축 시 에너지 저장고로부터의 ATP를 제공하기 위한 능력을 높이는 매일 매일의 지연된 기간에서의 낮은-힘 수준의 활동 수행이 근육에서 요구되어진다. 이 근육을 소위 지구력 근육이라 하는데 근육지방, 탄수화물, 단백질 등을 산화적으로 대사시키는 능력을 높여준다. 골격근의 낮은 수준의 빈번한 사용은 근육내의 산화적 대사 효소를 증가시키고 이들 효소가 위치하는 미토콘드리아 수를 증가시키는 것과 관련이 있다. 사용함으로 인한 근육의 산화적 효소의 증가는 마이오글로빈 함량, 산소이동 단백질 그리고 산소를 근섬유로 이동시키는 모세혈관 수의 증가가 수반되어 나타난다. 이러한 변화들은 적응성 근육반응과 수의적인 지구력 훈련 프로그램 뿐만아니라 근육의 만성적인 낮은 수준의 전기적 자극의 사용에 있어서의 변화들을 특징짓는다(3).

### 간헐적 적응, 높은-힘-수준 활동
### (Adaptations to Intermittent, High-force-level Activity)

근육이 활성화되면, 근섬유의 대부분은 동원되어지고 높은 힘이 발생한다. 이들 수축의 힘은 높은 에너지를 요구한다. 결과적으로 이들 수축에 연료를 공급하기 위해 사용되는 에너지 저장소는 빠르게 고갈된다. 따라서 이런 수축의 형태는 피로가 발생하기 이전에 단지 짧은 기간 동안 유지되어 질 수 있다. 피로의 빠른 발생에도 불구하고 이런 수축의 형태는 근력의 증가를 이끌어내는 근육의 변화와 관련되어져 있다.

조직화학적, 생화학적, 생리학적인 연구들에서 높은 힘의 수축단계를 위한 근육의 중요한 적응은 근육의 수축성 단백질인 액틴과 미오신의 함유량에서 증가이다. 근섬유의 수축성 단백질의 양이 증가되면 횡교의 수도 증가되어져 나타날 것이다. 근수축에 의해 생성된 힘은 형성된 횡교의 수와 비례하고 높은 수준의 활성화에 의하여 긴장을 발생시키기 위한 근육 능력의 명백한 증가를 나타낸다. 이 두 가지 의지적인 활성화와 전기적인 자극은 근섬유의 수축성 단백질의 양을 높일 수 있다.

## 수의적 근육의 근력, 활성도, 지구력 평가
## ASSESSMENT OF VOLUNTARY MUSCLE STRENGTH, ACTIVATION, AND ENDURANCE

신경근육 전기적 자극은 손상된 근육과 건강한 근육 둘 다에서 힘을 증가시키기 위해 사용되어질 수 있다. 힘은 최대 힘 또는 근 회전력 또는 지정된 속도를 발생시킬 수 있는 근육 집단

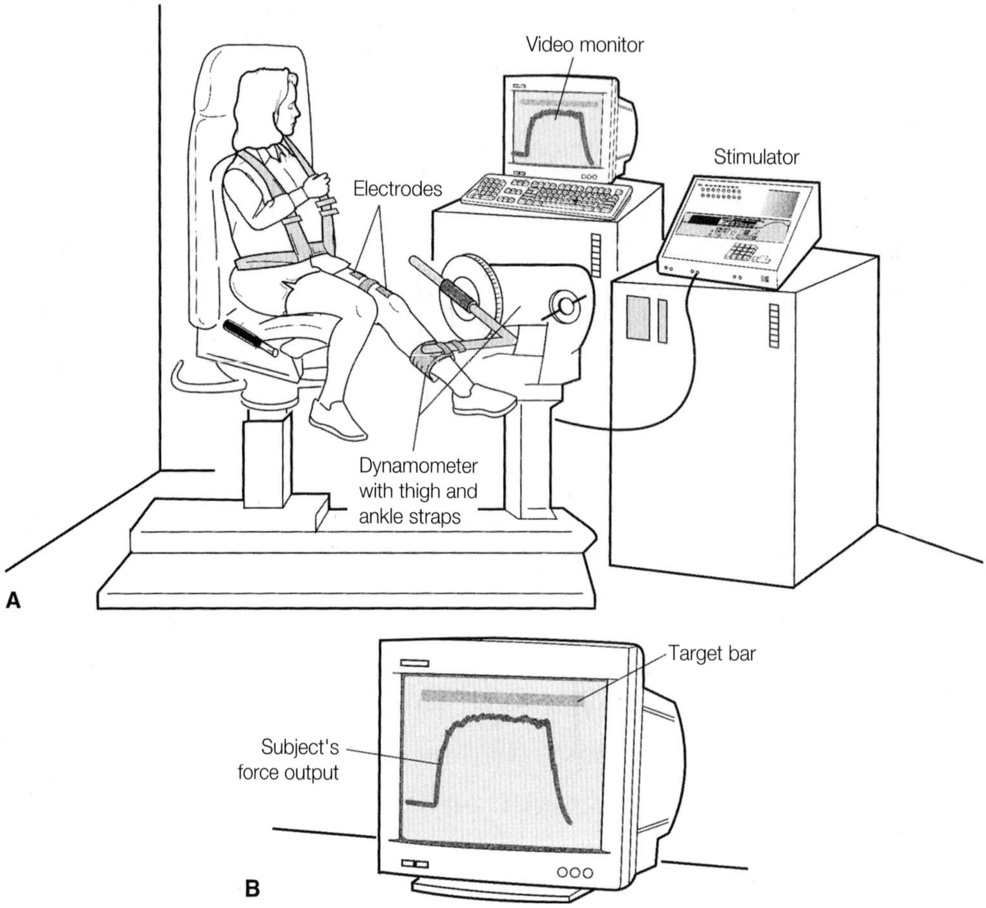


**그림 6.1. A:** Kin-Com 다이나모메타에 앉아있는 사람. **B:** 목표 화면의 다른 장면을 보임.

이라 정의된다(4). 근육 피로는 최근의 활성화 후 힘이 발생시키는 능력의 감소로 정의되어져 왔다(5,6). 근육 지구력은 근육 피로와 역관계를 가진다. 이 단락에서 우리는 근력, 활성도, 지구력 그리고 실험적 연구의 결과 (1) 신경근육 전기적 자극으로 인한 근육에서 생성되는 힘의 수준; (2) 근육의 활성도 수준; (3) 편안함; (4) 건강한 사람과 환자에게서 신경근육 전기적 자극 훈련의 강화효과; 그리고(5) 신경근육 전기적 자극에서의 근육 피로를 평가하는 전기적 검사를 재조명한다.

## 근력과 활성도의 결정 (Determining Muscle Strength and Activation)

근력은 일반적으로 최대의 수의적 수축력이나 회전력으로 평가되어진다. 등척성, 등장성, 등속성, 원심성 혹은 구심성 수축이 측정될 수 있다. 근육의 힘을 나타내는 시각적 표적물인 대상을 제공함으로써 최대의 수의적 수축의 결정이 가장 잘 이루어진다(그림 6.1A와 B). 표적화는

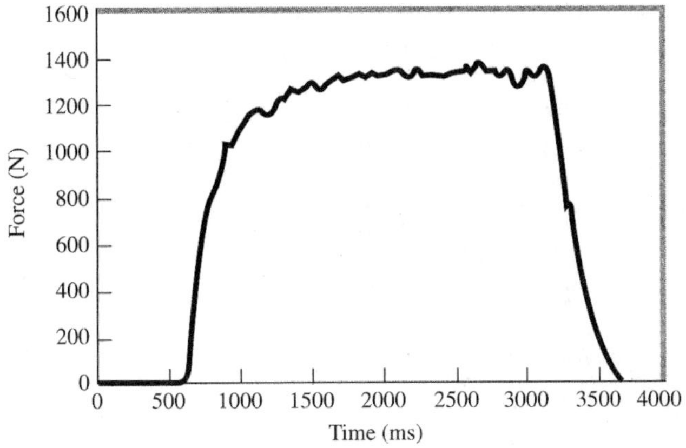


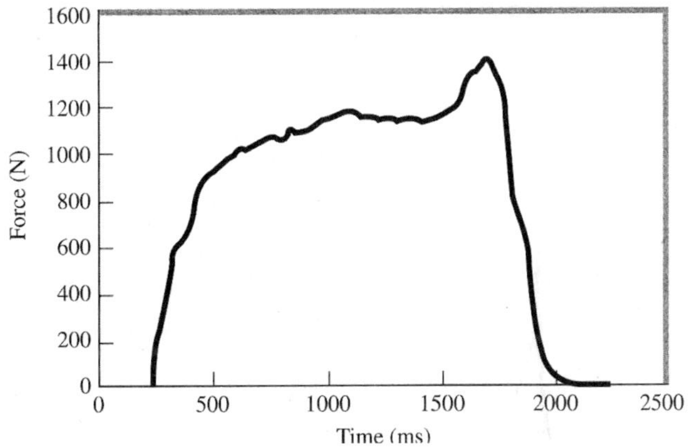


**그림 6.2.** 위의 도형은 돌발전류에 의한 수의적인 힘의 증가 없이 완전한 활성도를 보여준다. 아래의 도형은 대퇴사두근에 돌발전류가 적용되었을 때 힘이 증가되었음을 보여준다 (Chmielewski TL 등으로부터 허가: 완전한 급성 전십자인대 파열인 100명의 연속적인 표본 환자에서 대퇴사두근의 억제의 격렬함과 범위가 예상되는 분석. Orthop Res. 2004;22:925-930).

더해진 전기적 자극이 결합되어져 가장 잘 만들어진 대상을 생산하게 된다. 겹쳐진 펄스 혹은 돌발적인 극대의 전기적 자극은 오랫동안 조사 도구로 근육이 힘을 발생하는 능력을 평가하기 위하여 사용되어져 왔다. 환자가 수의적으로나 극대의 자극(초당 100맥동(pps), 600$\mu$s 기간)으로 수축하는 것은 수축위에 덧붙여진다. 환자가 완전하게 근육을 활성화시키지 못하면 기록된 자극의 결과로서의 힘이 증가한다(그림 6.2). 환자가 근육을 완전히 수축하면 자극으로 인한 힘의 증가가 나타나지 않거나 약간 감소한다(7) (그림 6.2). 이 기법은 수의적인 활성화의 결핍이나 반사 억제와 같은 중대한 중추신경계 구성요소로 인한 근육의 약화를 평가하기 위해 사용되어져 왔다(8-10). 반사 억제나 활성화 부족의 양은 단순비율에 의해 결정되어지며 최대의 수의적 수축의 힘은 만들어내는 갑작스런 증가로 대상 근육의 활성화를 같게 하는 힘에 의해 나누어진다. 이 기술은 유용한 임상적 정보를 제공하기 위해 제시되었다. 사실 이 기술의 사용에 있어

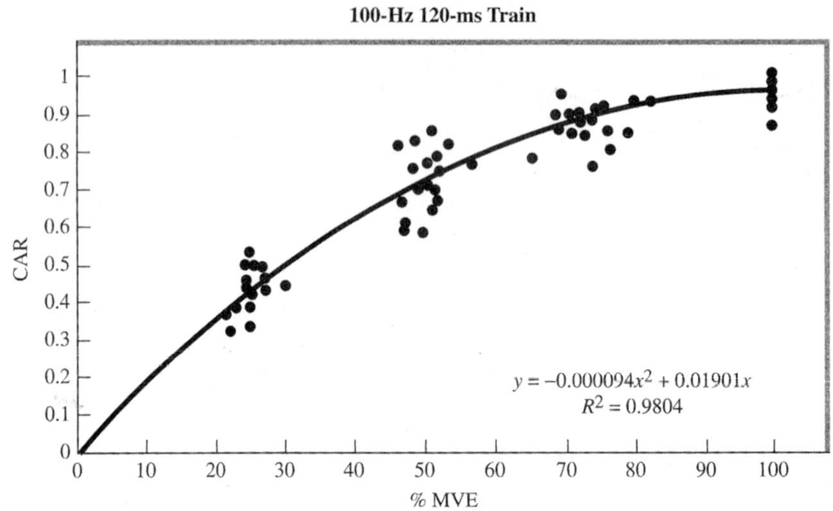


**그림 6.3.** 최대 수의적 노력의 백분율과 중추 활성화율 사이의 상관관계는 곡선을 이룬다.(Stackhouse SK 등으로부터 허가: 대퇴직근의 중추 활성도 부족의 측정. Muscle Nerve. 2000;23:1706-1712.)

실패는 근육의 회전력을 발생하는 능력을 굉장히 과소평가한 것이다(11,12).

첫 번째 수리적인 모형은 두 번째 명령의 다항식에 기초한 곡선인 대퇴사두근의 최대 수의적 수축력과 활성화 수준 사이의 관계를 나타낸다(12)(그림 6.3). 이 모형은 건강한 사람(12), 노인(13) 그리고 전십자인대 파열된 사람을 대상으로 평가하였다(14,15). 70% 이하의 낮은 수준의 활성화를 가진 대상에서는 갑작스런 첨가 검사의 결과에서 보다 더 정확하게 보여 이 수준에서는 근육의 활성도가 실제보다 낮게 평가되었다. 그러나 70% 이상의 높은 수준의 활성도에서는 갑작스런 첨가 검사의 결과가 정확하여 이 모형의 사용이 불필요 했다. 임상적 판단에서의 오류는 힘의 정확한 측정 실패의 결과로서 생길 수 있다. 활성도의 수준이 검사되어지지 않으면, 아마 힘의 출력은 잘못 해석되어 질 것이다. 환자가 부족한 활성도를 가진다면 단지 수의적인 운동은 완전한 회복을 이루지 못할 것이다.

관련되지 않은 사지 또한 활성도의 결핍을 보일 것이다(14-17). 대퇴사두근의 약증이 있는 환자를 회복시킬 때 종종 관련되지 않은 사지는 정상적인 힘을 가진다고 가정하고 한쪽과 다른 한쪽의 힘은 비교되어 진다. 근육 활성도의 수준이 검사되어지지 않으면 관련되지 않은 사지나 한쪽과 다른 한쪽의 힘의 비율은 아마 실제보다 낮게 측정되어 질 것이다. 그릇된 임상적 전략은 잘못된 정보의 결과로 인하여 이행되어 질 것이다.

단지 수의적인 힘의 검사는 측정이 근육 위축, 자극 인자들 혹은 모든 운동 단위의 활성화를 시킬 수 없음을 반영하였는지 평가하지 못한다. 이들 낮은 힘을 출력하는 각각의 원인을 치료하기위한 적절한 임상적 전략들은 본질적으로 다르다(표 6.1). 위축의 경우에는 대부분 수의적인 강화 운동 프로그램이 일반적이다. 자극은 단지 순수한 약증 혹은 억제가 없는 완전하

**표 6.1 근육 약화의 원인과 관리**

| 근육 약화의 원인 | 관리 전략 |
|---|---|
| 근육 위축 | 활성이 완전하다면, 수의적인 운동은 효과적일 것이다. |
| 근육의 불완전한 신경적 활성 | NMES와 biofeedback를 사용하여 근육을 완전하게 활성화시키기 위한 훈련 |
| 동기 감소 | 근육을 수의적으로 완전하게 활성화시키기 위한 운동 훈련의 능력 |

게 활성화하는 훈련을 요구한다. 그것은 연습과 훈련에서 나타났듯이 환자는 그들의 실행을 향상시킬 수 있고 갑작스런 첨가 검사기간 동안의 대퇴사두근 활성화를 증가시킨다. 반사 억제의 경우에서는 단지 수의적인 연습이 도움이 되지 않을 것이다; 또 다른 전략으로는 근전도 바이오피드백 혹은 신경근육 전기적 자극이 보다 더 적합하다.

Snyder-Mackler 등은 전십자인대 파열(8), 골관절염(18) 그리고 슬관절 성형술(19) 이후의 환자의 반사 억제의 존재를 평가하기 위해 갑작스런 첨가 기법을 사용하여 조사해 왔다. 갑작스런 첨가 기법은 각각의 그룹에서 더 높은 회전 값의 결과로 나타났다. 훈련하고 있는 환자들이 최대 수의적 수축을 만드는 것은 어렵지 않았고 모든 연구에서도 모든 환자들은 단일 검사 기간 내에 훈련되어졌다. 4번의 시도보다 더 요구된 환자는 없었고 거의 최대로 대퇴사두근을 활성화시키기 위해 단지 두 번의 시도가 요구되었다. Snyder-Mackler 등은 전십자인대 파열이후, 골관절염(18) 그리고 수술 후[전십자인대 재건술, 슬관절 성형술(8,20)]의 몇몇 환자는 수의적 활성화의 부족을 나타내었다. 갑작스런 첨가 기법이 사용되어지지 않았다면 약증은 잘못되어 아마 불완전한 활성화보다는 위축에 기인하였을 것이다. 불완전한 활성도를 가진 환자는 전형적인 약증의 치료법으로 수의적인 운동 프로그램에 잘 반응하지 않을 것이다.

노인들은 연축-삽입 기법을 사용하여 검사할 때 그들의 상완 이두근을 활성화하기 위한 능력이 감소되어 있다는 것을 보여준다(20). 14세 이하(30.6 ± 4.3세)와 14세 보다 많은 (71 ± 6.1세) 성인이 참여하였다. 검사는 100 pps, 160 V, 0.1∼0.3 맥동기간 그리고 옆의 대상자들을 토대로 하여 힘이 만들어내는 각각의 맥동기간에 의해 결정된 활성도에서 시행되어 졌다. 연하인 집단에서는 연상의 집단보다 의미있는 높은 힘이 발생되었다. 연상인 집단에서 활성도 수준의 평균은 93.7%± 2.9%로 연하인 집단의 활성도 96.8%± 3.7%인 수준보다 유의하게 낮게 나타났다. 나이가 듦에 따라 신경원과 축삭의 수초의 수가 감소하여 나타난다. 근육을 활성화하는 능력의 감소와 근육 위축의 결과로 수의적인 힘의 상실이 나타난다고 저자는 시사한다(20).

### 근육피루와 지구력의 평가 (Assessing Muscle Fatigue and Endurance)

수의적으로 그리고 전기적으로 유도된 피로 검사는 근육 지구력을 양적으로 측정하기 위해 사용되어져 왔다. 피로의 양을 평가하기 위해 수의적인 수축력은 사용되어지는데 피로 부위에서의 분리가 가능하지 못하다는 것이 이 검사의 잠재적 손실이다. 대상자가 잘 자극되어지지 못하거나 중추 장치를 침범하는 장애를 가진다면, 근육 내 수축의 실제적인 결핍을 반영하지 못해 힘의 발생에서 손실로 측정되어진다. 그러나 임상적으로 수의적인 효과는 이전부터 평가되어 왔던 가장 대표적인 임상적 존재이다.

많은 조사자들은 반복적인 수축을 통한 힘의 출력을 입증하기 위한 임상적인 도구로 전기적으로 유도된 피로 검사를 시도하였다(21,22). 이 문헌의 특성을 재검토하기 전에 이들 결과에 기초하여 만들어질 수 있는 임상적 피로 검사와 임상적 결정의 한계점을 지적하는 것이 중요하다. 조작상으로 정의하는 피로와 지구력은 전기적으로 유도하거나 수의적인 수축을 사용한 알기 어려운 과제이다. 생리학적으로 피로는 근육에 있어서의 산화적 용량과 관계되어 매우 정밀한 정의를 가지며 호기성 용적($VO_2$)을 증가시킨다. 임상가들은 치료에 대한 반응으로 지구력의 변화를 평가하기 위해 수의적 혹은 전기적인 검사를 사용한다; 그러나 그들은 생리학적인 피로보다 다른 어떤 것의 양을 측정하기위해 시도하고 있다. 임상적인 관찰에서 근육이 피로가 나타나는 것이 보다 빨리 보이면 침범된 근육은 정말로 지구력이 감소했는지 혹은 단지 근육 약증에 기인하는 것일까? 왜냐하면 침범된 근육들이 더 약해져서 보행과 같은 전형적인 기능적 과제를 수행하기 위해 그들 능력의 높은 비율에서 수축되어짐이 틀림없다. 그러므로 침범되거나 침범되지 않더라도 같은 정도의 근육피로는 더 약한 근육이 짧은 기간 동안 기능적인 힘의 수준을 유지하는 것이 가능하고 실험자들이 쉽게 지쳐 보일 것이다.

전기적으로 유도된 피로검사는 근육 생리학에서 새로운 통찰로 제공되어져 왔다. 이들 검사에는 관심을 끄는 두 가지 논거가 있다: 전기적과 수의적인 활성화 간의 생리학적인 차이점은 근육으로의 자극은 표준화되어질 수 있고 동기나 노력과 같은 중추신경계의 인자들에 의해 영향을 받지 않는다는 것이다. Burke 등(23)에 의해 최초로 기술되었으며 Binder-Mcleod and Snyder-Mackler (21)는 피로 검사를 수정하여 고양이의 단일 운동 단위에서 피로의 특성을 기술하고 전십자인대 수술 회복 후의 환자에게서 근육 지구력을 평가하기 위해 사용하였다. 600$\mu s$의 단상성 맥동은 3분 동안 1/3초당 100 pps의 연속 주파수로 통전되어진다(21). Binder-Mcleod and Snyder-Mackler는 전기적 자극의 적용이 수의적 수축에서 나타나는 피로율 보다 더 크다는 것을 발견했다.

McDonnell 등(22)은 일반적으로 이용할 수 있는 전기적 자극기를 사용하여 근육의 피로 특성을 평가하기 위한 전기적 자극의 사용에 대해 연구하였다. 이들 연구자들은 건강한 대상자들에게 2500 Hz의 교대전류를 초당 50 bps로 5초 통전: 2초 비통전의 충격 계수로 간섭시켜 50번 이상 대퇴직근에 전기적으로 유도된 수축의 회전력 감소량을 측정하였다. 최대의 수의적 등척성 회전력의 60%의 최초값으로부터 65% 정도 감소한 것으로 나타났다. 이 전기적으로 유도된 피로의 측정은 건강한 사람을 대상으로 하여 반복된 검사로 재현되었다. 이들 연구들은 수축성 특성과 근섬유의 성분과 같이 생리학적인 통찰을 제공한다. 임상적으로 그들은 피로율에 대한 정보를 제공하고 잠재적으로 측정하는 근육 피로의 평균을 제공한다.

이 문헌은 나이든 성인에서의 활성 수준의 다른 결과를 나타낸다. 이것의 한 가지 전제는 이 기법이 근육의 힘과 활성도를 검사하기 위해 자주 사용되었다. Stevens 등(13)은 갑작스런 첨가 기법을 사용한 힘과 활성도에서 작은 차이를 발견하였다. Stackhouse 등(12)의 수리적인 모형이 데이터에 적용되질 때 같은 노인에서 보다 훨씬 적게 활성화 되는 것이 보여진다. 갑작스런 첨가 검사에서의 중추 활성화비율(CAR)은 수리적인 모형에 의해 계산된 중추 활성화 비율보다 유의하게 낮게 나타났다. 노인에게서의 활성도 결핍은 다시 한번 신경근육 전기적 자극을 통한 수의적인 근력 증강 프로그램 증대의 필요성이 두드러진다.

## 신경근육 전기적 자극으로 인해 만들어지는 근수축력
## STRENGTH OF CONTRACTIONS PRODUCED BY NEUROMUSCULAR ELECTRICAL STIMULATION

힘을 증가시키기 위한 수의적인 운동은 과부하의 원리에 기초한다. 훈련이 적은 수로(대개 10번 이하) 반복하는 동안 높은 수축 수준으로 처리되어지면 강화가 이루어질 것이다. 신경근육 전기적 자극을 통한 근력 훈련의 유사한 범주의 확립을 위한 노력에서 조사자들은 최대의 전기적으로 유도된 회전력과 최대의 수의적 등척성 회전력(MVIT)을 비교하여 왔다.

Kramer 등(24)은 (표 6.2)자극에서 세 가지 형태의 회전력-발생능력을 비교하였고, 수의적인 힘이 전기적인 자극에 의해 만들어지는 힘보다 크지 못하다는 것을 발견하였다. 그들은 또한 수의적 등척성 수축에 신경근육 전기적 자극의 첨가는 회전력의 뚜렷한 증가를 나타내지 못한 것을 알아냈다. 최대 수의적 등척성 수축(MVIC)은 75% 이상 도달할 수 있으나, 모든 신경근육 전기적 자극의 자극 프로그램에 있어서 반드시 그런 것은 아니다.

Walmsley 등(25)은 대퇴사두근에 네 가지의 다른 자극기를 사용하여 회전력-발생능력을 비교하는 비슷한 연구를 하였다(표 6.2). 신경근육 전기적 자극을 통한 수축에서 수의적 수축의 첨가는 모든 자극기에서 회전력 수준을 증가시켰으나, 최대 수의적 등척성 회전력을 초과하진 못했다. Snyder-Mackler 등(26)은 대퇴사두근에서의 세 가지 자극기의 등척성 회전력-발생능력을 비교하였다(표 6.2). 또한 이들 조사자들은 서로 간의 대단한 편차를 알아냈다.

Locicero (27)는 서로 다른 속도(초당 0, 60, 240°)의 50 bps로 변조된 2500 Hz의 교대전류로 등장성 회전력-발생능력을 연구하였다. 자극기는 여자 20명, 남자 10명의 대퇴사두근에서 평균적으로 93%에서 104%의 최대 수의적 수축(MVC)을 발생시킬 수 있었다(27).

Delitto 등(28)은 건강한 대학생들이 불편한 자극과 함께 공부하는 동안 75 bps로 교란된 2500 Hz의 전류로 회전력-생성능력을 평가하였다(28). 이와 유사하게 Snyder-Mackler 등(26)은 잠가한 대상자들에게서 평균적으로 그들의 최대 수의적 등척성 수축의 70%를 발생시킬 수 있었다(26).

이들 연구나 다른 연구에서 유발된 수축의 수준으로부터 여러 가지 형태의 신경근육 전기적 자극이 반복적인 적응을 통해 근력강화를 이끌어내는 수의적인 수축수준과 비교하여 회전력 생산이 가능하다는 것을 결론지을 수 있다. 그러나 근육들이 최대의 수의적 수축보다 활성화되어질 수 있을까? Delitto 등(29)은 최대 수의적 등척성 수축의 100%를 초과하는 훈련 수축 강도를 알기위한 연구로 정예의 무게를 들어 올리는 사람의 단일 대상 연구로 대퇴사두근의 최대 수의적 등척성 회전력의 112%의 훈련 수축 강도의 평균을 보고하였다. 그러나 엄밀히 말하자면 이 대상은 코트에 의해 대상자의 유형이 기술됨에 의해 알려졌다. 코트는 1977년 회의에서 선발된 운동선수에게서 최대의 수의적 수축의 40% 이상까지 증가시킬 수 있었다고 보고하였다; 그러나 짧은 회의일정으로 상세하게 알리지는 못했다[Ward와 Shkuratova (1)].

Enoka 등(30,31)은 최대 수의적 수축은 근육이 발휘할 수 있는 최대의 힘을 나타내지 못한다고 논의하였다. 물론 최대 수의적 수축은 검사의 한정된 조건에서 성취되어질 수 있어 비교적 최대를 나타낸다. 거의 모든 연구에서 높은-힘의 수축 동안 운동단위의 방전을 조사하였고 그것이 동시에 일어나지도 않았고 평균 방전율이 전기적으로 최대의 힘을 이끌어내기 위한 주파수에 근접하지도 않았다(30,31). 이 논의는 Kots코트(1)와 Delitto델리토 등(29)에 의한 활성의 본질에 대한 가능성을 지지한다.

요약하면, 임상적으로 유용한 선택은 높은 수준의 전기적으로 유도된 수축을 일으킬 것이다(표 6.2). 전기적인 자극을 사용함에 있어서의 요인은 요구되는 최대의 힘을 일으키기 위해 수정되어 질 것이다. 요인의 수정은 또한 환자가 편안하게 자극을 받아들일 수 있도록 영향을 줄 것이다(아래 참고).

## 골격근 강화를 위한 자극수축
## STIMULATION CONTRACTION REQUIRED TO STRENGTHEN SKELETAL MUSCLE

회전력-발생능력 연구에서의 암시적인 한 가설에서 보다 강한 자극이 보다 큰 강화 효과를 나타낼 것이라 하였다. Snyder-Mackler 등(32)은 최근 연구에서 전십자인대 재건술 이후의 52명의 환자를 대상으로 신경근육 전기적 자극을 통한 운동량과 반응의 관계를 기술하였다. 그들은 전기적으로 유도된 훈련 수축력이 커지면 전십자인대 재건술 후 대퇴직근의 회복이 더 좋아진다는 것을 발견했다. 훈련 수축 강도는 대퇴직근의 근력강화를 위해 단지 최대 수의적 수축력에 영향을 미치지 않는 10% 이상의 훈련 수축강도에서 직접적으로 연관되어진다. 이것은 이 기법을 사용하여 대퇴직근 근육집단을 강화시키는 동안 훈련 수축 강도의 역치를 시사한다.

## 근력강화를 위한 신경근육 전기적 자극동안의 환자의 편안함을 결정하는 요인들
## FACTORS DETERMINING PATIENT COMFORT DURING NEUROMUSCULAR ELECTRICAL STIMULATION FOR STRENGTHENING

**표 6.2 최대 전기적으로 유도된 회전력과 최대 수의적 등척성 회전력의 비교**

| 연구 | 전기적 자극의 변수들 | | 백분율 = 전기적 회전력 / 수의적 회전력 |
|---|---|---|---|
| Kramer 등 | ES1 | 1-μs 맥동기간<br>100 Hz에서의 비대칭적 교류 | 93% |
| | ES2 | 200-μs 맥동기간<br>100 Hz에서의 비대칭적 교류 | 67% |
| | ES3 | 2-μs 맥동기간<br>100 Hz에서의 단상성 맥동 | 53% |
| Walmsley 등 | ES1 | 10ms로 간섭한 2500 Hz 교류<br>50 bps의 간격 | 87% |
| | ES2 | 250-μs 맥동기간<br>75 bpm, 4000 Hz 교류 | 46% |
| | ES3 | 400-μs 맥동기간<br>비대칭, 50 pps에서의 양상성 맥동전류 | 84% |
| | ES4 | 200-μs 맥동기간<br>60 pps에서 단상성 맥동전류 | 68%<br>68% |
| Snyder-Mackler 등 | ES1 | 10 ms로 간섭한 2500 Hz 교류<br>50 bps의 간격 | |
| | ES2 | 250-μs 맥동기간<br>50 bpm, 4000 Hz 교류 | 45% |
| | ES3 | 400-μs 맥동기간<br>대칭, 50 pps에서의 양상성 맥동전류 | 61% |

실험적인 통증 방법론을 공부하는데 있어서 전통적인 접근 중 하나는 전기적 자극의 사용이다. 환자의 불편함은 임상적인 환경에서 전기적 자극을 사용함에 있어 종종 이를 제한하는 요인이며, 특히 강화-훈련 요법시의 높은 수축성 있는 힘이 요구되어지는 때에 나타난다. 많은 연구에서 임상적으로 전기적 자극이 가해짐과 연관되어 나타나는 불편함을 조사해왔다(28,33-37). 이들 연구에서 사용된 방법론들은 시각 상사 척도, 절대 척도, 힘-선택 기법, 진도 평가 등이 있다.

대부분의 연구에서 다양한 전류의 특성에서 대상자의 선호에 초점을 맞추어 왔고 불편함을 통해 전기적 자극을 연구하는 것은 단지 전류의 형태(파형, 맥동기간, 주파수)에 따른 기능이었다. Delitto와 Rose 등(34)은 세 가지 다른 맥동(삼각파, 사인-곡선파, 사각파)으로 2500 Hz로 10 ms 간격으로 변조한 50 bps의 전류를 통전하여 연관된 편안함을 평가하였고, 각각의 전류 형태에서 개인적인 선호도가 존재한다는 것을 발견했다. Bowman과 Baker(33)는 2500 Hz의 전류를 10 ms 돌발 50 bps로 “단일 맥동” 사인-곡선파의 형태로 통전시켰을 때(대칭적인 양상 전류, 300 s 맥동 기간)와 힘-선택 범례를 사용할 때 모두 유사한 결론에 도달했다. 동일한 전류의 형태인 고빈도와 저빈도의 사인 맥동을 비교한 연구에서 Grimby와 Wigerstad-Lossing(35)은 회전력이 발생시킨 전류의 형태에서 차이를 발견하지 못했다. 그들은 또한 자극하는 사람과 받는 사람 사이의 질적 혹은 양적 차이는 없었다고 보고했다.

이전 연구들에서 두 가지 제한점은 명백해졌다. 첫 번째로 Delitto와 Rose(34)에 의해 유도된 수축력은 최대 수의적 수축의 60%를 초과하여 나타났고, Bowman과 Baker(33)는 20피트 파운드(1파운드 무게의 물체를 1피트 들어 올리는 양) 정도로 작게 나타났으며 최근에는 거의 최대 수의적 수축의 10%보다 작게 나타나 수축력은 대체로 다르게 나타났다. 두 번째가 보다 중요한데 전기적 자극과 관련된 불편함은 단지 전류 형태의 기능에 대해 연구되어져 마치 하나의 특정 전류가 많은 수의 운동신경과 적은 수의 유해수용기를 자극할 것이라 하였다. 이것은 모든 통증 이론과 일관성이 없어 불편함과 통증은 단지 유해수용기 입력의 기능이 아니며 각 개인의 인지적이며 행동에 관한 요인들에 의해 조절되는 것이 명백하다.

Delitto 등(28)은 훈련 효과(근력강화)로 보고된 수축력에서 전기적으로 유도된 수축을 하는 대상자의 인내에 인지행동적인 영향이 미치는 연구를 함으로써 이들 제한점을 설명하려 하였다. 이 연구의 결과는 전기적 자극 시에 불편함에 고려해야할 중요한 세 가지 변수가 있다: 대상자의 치료받는 방식, 자극이 근수축을 일으키는지 아닌지, 대상자가 자극의 강도 혹은 불쾌감을 판단하고 있는지 아닌지. 그 결과로 Delitto 등은 환자가 감시하거나(정보-감지) 무시하는(정보-회피) 행동과 같이 유해한 환경에 직면했을 때 임상가들은 선호하며 치료받는 방식에서 개인의 차이가 존재함을 유의해야 한다고 하였다. 임상가는 환자들의 치료받는 방식에 환경을 조화시켜야 한다. 예를 들어, 환자가 둔감한 방식을 좋아하면 음악의 적용을 통해 주의를 딴 곳으로 돌림으로 하여 조용한 환경을 제공해 줌으로서 전기적 자극에 의한 그 혹은 그녀의 인내를 향상시킬 것이다. 환자가 감지하는 방식을 선호하면 전기적 자극과 그 효과에 대한 교육이 전기적 자극에 의한 환자의 지구력을 향상시킬 것이다. 또한 임상가들은 전기적으로 유도된 수축력이 전기적 자극과 연관된 불편함에 기여하므로 유해자극의 입력에 유의해야 한다; 보다 큰 힘, 증가한 불편감, 부주의한 전류강도.

Miller 등(37)은 자극 요소와 편안함의 증례 보고와 연관된 자극의 효과 두 가지를 조사하였다. 실험의 한 부분에서 대상자들은 100 Hz, 150 V, 50 ms 연속맥동, 0.2 ms 맥동기간의 단상성 직각맥동의 네 가지 최대하 최대 수의적 수축과 100 Hz, 150 V, 100 ms 연속맥동, 0.2ms 맥동기간의 단상성 직각 맥동의 네 가지 수축을 수용하였다. 실험의 두 번째 부분에서 100 Hz, 150 V, 100 ms, 0.1 ms 맥동기간의 네 가지 연속 맥동과 그 후 0.2 ms 맥동기간을 바꿔 대상자들은 자극을 수용하였다. 대상자들은 각각의 시도 후에 시각상사척도를 사용하여 통증의 수준을 평가하였다. 저자는 100 ms의 맥동기간이 50 ms의 맥동기간 보다 더 높은 회전력을 생성하는 것을 발견했다; 그러나 불편감은 100 ms 맥동기간에서 50 ms의 맥동기간 보다 높게 보고되었다. 대상자들은 불편감에서 0.2 ms 맥동기간 보다 0.1 ms 맥동기간이 유의하게 낮게 보고되었다; 이 변수의 변화는 회전력 증가량에 영향을 주지 못했다(37).

맥동을 발생시키는 전자기 분야의 치료는 신경근육전기자극의 단일 적용보다 신경근육 전기적 자극을 결합하였을 때 보다 더 편안하다; 그러나 그것은 만들거나 사용하기가 매우 어렵다(36). 근육을 강화함에 있어 맥동을 발생시키는 전자기 분야의 사용에 관하여는 연구가 적다. Currier 등(36)은 신경근육전기자극과 맥동을 발생시키는 전자기 분야와 결합한 신경근육 전기적 자극을 수의적으로 무릎을 완전 신전한 상태의 대퇴사두근과 슬괵근 위에 놓아 비교하였다. 환자들은 신경근육전기자극의 단일 적용이 신경근육전기자극과 맥동을 발생시키는 전자기 분야를 결합한 것보다 두 배로 통증을 느꼈다고 보고했다. 현재 Currier 등의 발견을 증명하기 위한 연구가 진행되고 있다.

## 근력강화를 위한 신경근육 전기적 자극의 지지증거
## EVIDENCE SUPPORTING NEUROMUSCULAR ELECTRICAL STIMULATION FOR STRENGTHENING

신경근육 전기적 자극의 강화효과와 연관된 문헌을 재검토할 때 두 가지 논쟁은 반드시 기억해야 할 것이다: 대상자 선정(환자들 혹은 건강한 대학생들)과 사용된 자극의 유형(전지동력 혹은 전선 전류 조절) 수의적인 운동에서 전기적 자극을 비교하기 위한 전형적인 목적의 수많은 연구가 있다. 전체적으로 볼 때 어느 것이 효과적인지에 관해서는 이들 연구의 결과들이 서로 다르다. 각각의 얻어진 실례들의 집단 간의 특징에 따라 연구들이 분리되어질 때 상황은 보다 더 뚜렷해 질 것이다.

### 신경근육 전기적 자극은 건강한 대상자에서 근력강화를 일으킨다 (Neuromusclar Electrical Stimulation-induced Strengthening in Healthy Subjects)

Massey 등(38)은 United States Marine Corps recruits의 네 집단에서 신경근육 전기적 자극을 통한 강화 효과를 연구하였다: 집단 A (전기적 자극군), 집단 B (점진적 저항 운동군), 집단 C (등척성 운동군), 집단 D (운동을 하지 않는 대조군). 특정지어 지지 않은 맥동기간의 단상성의 맥동전류가 1000 pps로 통전되었다. 집단 A에 양측으로 최대한으로 견딜 수 있는 수축(MTC)수준에서 삼각근 중부, 대흉근, 승모근, 이두근, 삼두근, 손목 굴근, 손목 신전 근육들이 자극되어졌다. 모든 그룹은 1주에 3번씩 9주 동안 훈련하였다. 등척성의 어깨, 팔꿈치, 잡기의 힘이 측정에 사용되어졌다. 신경근육 전기적 자극을 통한 훈련에서는 수의적인 운동(집단 B, 집단 C)에서와 같은 힘을 획득하였다. 세 가지 모든 실험군에서 운동을 하지 않은 대조군에 비해 힘이 증가한 것으로 나타났다. 이 연구는 신경근육 전기적 자극과 수의적인 운동 프로그램에 의해 힘이 증가되는 것을 보여준 소수의 연구 중 하나이다.

Halbach 와 Straus(39)는 6명의 대상자들에게서 근력강화에 있어 신경근육 전기적 자극과 등속성 운동을 비교하였다. 훈련에서 최대한 견딜 수 있는 등척성 수축을 유도하기 위해 500 s

기간의 단상성 맥동전류는 50 pps로 대퇴직근에 통전되어졌다. 수의적인 운동 집단은 등속성으로 3주 동안 1주에 5번씩 훈련하였다. 신경근육 전기적 자극은 등속성 운동이 근력을 증가시키는 것에 미치지 못한다는 것을 발견했다. 그러나 모든 집단을 검사했을 때 같은 방식으로 훈련되어진 수의적인 운동 집단에서는 등척성으로 훈련된 신경근육 전기적 자극 집단에 반하여 종속된 정도의 타당도에 영향을 미쳤을 것이다.

Eriksson 등(40)은 8명의 대상자들의 대퇴사두근에서 신경근육 전기적 자극과(500 ps의 단상성 맥동을 사용하여 200 pps로 15초 통전시키고 15초 비통전시킨다) 등척성 운동을 적용하여 비교하였다. 최대한 견딜 수 있는 등척성 수축과 등척성 수축훈련을 4주 동안 1주에 3~4 실시하였다. 등척성 근력의 증가는 두 집단 모두 동일하였다. 몇 번의 t-검사를 사용하여 연구자들은 자극 후 강렬한 수의적 운동에서 보여준 것과 유사하게 생화학적인 변화를 보고하였다.

신경근육 전기적 자극이 사용하는 2500 Hz, 10 ms 동안 사인-곡선의 10 ms 간격으로 간섭된 교대전류는 1977년에 많은 관심의 초점이 되기 시작하였다. 이들 전류의 특성은 신경근육 전기적 자극 토론회에서 소련의 연구자인 Yakov Kots(1,41)에 의해 기술되어졌는데 정예의 운동선수에게서 강렬한 근수축을(최대 수의적 등척성 수축의 110%~130%) 발생시키고 불편감도 없었다고 주장하였다. 들리는 바에 의하면 훈련 3~4주에서 30~40%의 근력 뿐만아니라 기능적인 이익(수직 뛰기, 다른 척도)도 나타났다고 하였다. 지구력은 훈련 6~8주 후에 증가하였다고 보고되었다. 제출된 자료는 없었다[Kramer 와 Mendryk (42)].

이들 보고서에 박차를 가하여 Kramer와 Semple(43)은 대퇴직근의 근육자극과 등척성 운동이 미치는 효과에 대해 연구하였다. 위에 서술된 전류의 특성을 나타내는 기계 능력의 불확실성 때문에 이들 조사자들은 대칭적이고 특정지어지지 않은 맥동기간의 교대성 직사각파형 전류와 최대로 견딜 수 있는 등척성 수축을 하는 근육을 자극하기 위한 주파수를 사용한다. 이와 유사한 훈련 요법을 사용하여 단지 신경근육 전기적 자극으로 훈련받거나 신경근육 전기적 자극과 등척성 운동을 덧붙인 대상자들, 등척성 운동만 적용한 대상자들을 운동을 시키지 않은 대상자들과 비교하였다. 모든 실험집단은 대조군과 비교했을 때 등척성 강화에서 유의한 증가가 나타났으나 실험집단 사이에서는 차이가 없었다.

1970년대 후반 자극기가 개발되어 코프에 의해 전류의 특성이 기술되었다. 이 장치는 10초 수축에 이은 50초의 휴식으로 10분 동안의 훈련 기간을 제공하기 위해 사용되어졌다(1). 이 장치를 사용하여 Currier and Mann(44)은 대상자의 대퇴직근에 등척성 운동과 신경근육 전기적 자극집단 그리고 신경근육 전기적 자극과 운동을 시키지 않은 대조군을 비교하였다. 이들 저자들은 처음으로 자극으로 인한 수축의 진폭을 최대 수의적 등척성 회전력의 비율로 보고하였고 제시한 표준 치수는 유사한 수의적인 운동과 근력강화 문헌에 사용되었다. 이 연구에서 전류의 진폭은 최대 수의적 등척성 회전력 예비검사의 60%까지 증가되었다. 훈련은 1주에 3번씩 5주 동안 시행되었다. 자극은 대조군과 비교했을 때 대퇴사두근의 등척성 강화에서 유의한 증가가 나타났으나 등척성 운동 집단과는 그렇지 않았다. 신경근육 전기적 자극과 등척성 운동을 동시에 적용하는 것은 부가적인 이익이 없음을 나타낸다. 게다가, 등속성 회전력 발생능력은 어떤 집단에서도 증가를 발견하지 못했다.

Selkowitz (45)는 신경근육 전기적 자극 집단과 운동하지 않은 집단을 비교하고 계속적으로 훈련강도를 측정하였는데 최대 수의적 등척성 회전력 예비검사의 91%로 평균되었다. 훈련은 1주에 7번으로 4주 동안 시행되었다. 신경근육 전기적 자극집단은 대퇴사두근의 최대 수의적 등척성 회전력이 18%가까이 증가하여 최대 수의적 등척성 회전력의 예비검사는 부자연스럽게 낮았는지도 모른다. 실험 집단에서의 훈련강도와 근력증가는 확실히 중요하게 연관되어져 있다.

Mohr 등(46)은 20 s 맥동기간, 50 pps 단상성 맥동 전류를 사용하여 신경근육 전기적 자극 집단과 등척성 운동으로 적용한 집단을 운동을 하지 않은 집단과 비교하였다. 대상자들은 1주에 5일씩 3주 동안 훈련하였다. 운동하지 않은 집단과 비교하였을 때 신경근육 전기적 자극집단의 대퇴직근에서 최대 수의적 등척성 회전력은 유의한 증가가 나타나지 않았다. 이 전류의 형태는 매우 짧은 맥동기간 때문에 근력강화를 이끌어 내기 위한 충분한 크기의 수축을 만들지 못하였을 것이다.

Stefanovska와 Vodovnik(47)는 300s에서 초당 25번 돌발 변조된 25 pps로 2500 Hz의 교대 전류로 치료한 집단과 25 pps에서 단상성 맥동전류를 통전한 운동을 하지 않은 대조 집단과 비교하였다. 대퇴사두근의 훈련강도는 단지 최대 수의적 등척성 회전력의 5%였다. 대상자들은 1주일에 5번씩 3주 동안 훈련했다. 그들 훈련방법은 신경근육 전기적 자극 집단의 각각의 훈련기간 전과 후의 최대 수의적 등척성 회전력 측정도 포함하였다. 운동을 하지 않은 집단과 비교했을 때 두 신경근육 전기적 자극 집단은 최대 수의적 등척성 회전력이 증가하여 나타났음에도 불구하고 일상에서의 최대 수의적 등척성 수축이 만드는 많은 수의 높은 진폭과 비교하여 상대적으로 신경근육 전기적 자극 훈련강도가 낮은 것은 신경근육 전기적 자극 집단에서 최대 수의적 등척성 회전력의 증가가 수의적 운동에 기인하는 최대 수의적 등척성 회전력 측정이라는 것을 나타낸다.

Wolf 등(48)은 운동집단, 신경근육 전기적 자극과 운동을 같이한 집단 그리고 운동을 하지 않은 대조집단을 비교하였다. 이 연구에서 자극은 300 s, 75 pps로 단상성 맥동을 통전하여 사용했다. 강도는 양측성으로 대퇴사두근이 최대로 견딜 수 있는 등척성 수축 정도로 조정되었다. 충분한 신체 쪼그리기가 훈련에서의 운동이다. 의존적인 측정법은 컴퓨터로 처리된 쪼그리기 기계장치와 25야드 뛰는 시간과 수직 뛰기의 두 가지 기능적 측정법을 포함한다. 다시 대퇴사두근을 강화함에 있어 신경근육 전기적 자극과 운동은 단지 운동만 적용하는 것과 비교된다. 이 연구에서 특히 흥미로운 것은 힘의 증가가 기능적인 과제로의 전이가 되는 것이다. 두 실험집단에서 수직 뛰기는 증가하였고 25야드 뛰는 시간은 감소하였다.

Alon 등(49)은 신경근육 전기적 자극을 단일 적용하거나 수의적인 운동과 결합하여 복근의 힘에 미치는 효과를 조사하였다. 대상자들은 4주 동안 1주에 3번씩 신경근육 전기적 자극 혹은 수의적 훈련에 참여하였다. 복부 근력의 측정은 연구가 진행되면서 1주 간격으로 이루어졌다. 복부근육으로의 신경근육 전기적 자극의 적용은 최초 5초 통전시키고 5초 비통전의 최대로 견딜 수 있는 강도에서 대칭적 이상성 파형으로 제공되어졌다. 수축/이완 주기는 훈련기간 동안 7.5, 10, 12.5초로 증가되어 졌다. 수축 반복의 수는 측정 예비 검사로 부터 결정된 수의적 반복수준의 기준에서 매주 20% 가까이 증가되어 졌다. 자극을 겸한 신경근육 전기적 자극은 근력에 있어서 탁월한 증가를 산출한다.

## 환자집단에서의 신경근육 전기적 자극으로 인한 근력강화의 증거 (Evidence for Neuromuscular Electrical Stimulation-induced Strengthening in Patient Populations)

### *대퇴사두근 강화 (Quadriceps Strengthening)*

이 문헌은 대퇴사두근 강화에 있어서 신경근육 전기적 자극의 효과를 조사하는 연구들로 가득 차 있다. 여러 종류의 자극 요법이 사용되어짐과 동시에 여러 치료적 시간, 주파수 그리고 전극의 수와 배치가 다양하다. 여기에서 소개되는 정보는 문헌의 견본 추출이다. 그것은 신경근육 전기적 자극과 운동을 적용하는 집단에서 일어나는 근력의 증가와 신경근육 전기적 자극 요법과 운동 원안의 특성을 알기위해 중요하다. 거의 모든 연구들에서 신경근육 전기적 자극이 오직 운동의 적용보다 더 효과적으로 나타났지만(32,41,42,49-53) 모두가 그런 것은 아니다(24,54,55).

William and Street(56)는 대퇴직근의 위축을 가진 20명의 환자에서의 연구에서 신경근육 전기적 자극을 13회기 동안 1회기에 20분씩 사용하였고 사례의 대부분에서 정상적인 대퇴사두근 기능의 회복을 발견했다. 전류의 특성은 기술되어지지 않았고 대조 집단은 없었다. Johnson 등(57)은 40명의 슬개골연골연화증 환자의 대퇴사두근 최대 수의적 등척성 회전력에 전기적 자극의 효과를 연구하였다. 특징지어지지 않은 전류의 특성을 가진 신경근육 전기적 자극은 65 Hz로 6주 동안 1주에 3번씩 통전되었다. 최대 수의적 등척성 회전력에서 36%의 증가가 나타났다. 대조 집단은 사용되지 않았다.

Eriksson과 Haggmark(54)는 건강한 대상자는 미리 소집하였고 무릎 인대수술을 받은 적이 있는 8명의 환자에게 동일한 요법을 사용하여 신경근육 전기적 자극과 등척성 운동을 비교하였다. 그들은 대퇴부가 눈에 띄게 위축이 감소한 것과 두드러지는 기능적 향상(순서 비율 척도를 사용하여), 등척성 운동 집단과 비교하여 신경근육 전기적 자극 집단에서의 산화적 활동의 증가를 보고했다.

Godfrey 등(51)은 최근에 무릎 수술을 받거나 무릎 손상이 확인된 근력강화를 위한 35명의 환자에서 등척성 운동과 신경근육 전기적 자극을 비교하였다. 60 Hz의 교대전류가 대퇴직근에 최대로 견딜 수 있는 등척성 수축을 만들기 위해 사용되었다. 등척성 운동 집단은 최대 수의적 등척성 회전력의 75%로 훈련했다. 환자는 3주 동안 1주에 5번씩, 하루에 10~15분 훈련했다. 의존적 측정은 각각의 속도에서 등속성 회전력의 최고점으로 측정되었다. 가장 느린 등속성 속도(3 rpm)에서의 회전력 최고점의 증가는 운동 집단에서보다 신경근육 전기적 자극 집단에서 유의하게 높게 나타났다. 세 가지 속도(3, 10, 그리고 25 rpm)로 검사한 등속성 측정에서의 합계 점수 또한 운동 집단에서보다 신경근육 전기적 자극 집단에서 높았다.

Gould 등(52)은 관절반월연골절제술을 받은 20명의 환자에게서 신경근육 전기적 자극과 등척성 운동을 비교하였다. 손상된 대퇴직근의 최대로 견딜 수 있는 등척성 수축을 만들기 위해 100s의 단상성 맥동전류를 35 pps로 통전하였다. 훈련은 2주 동안 매일 실시하였다. 최대 수의적 등척성 회전력의 비율(수술하지 않은 지절과 비교하여)은 신경근육 전기적 자극집단에서 유의하게 컸다.

Morrissey 등(58)은 전십자인대 재건술 후 신경근육 전기적 자극을 적용한 환자와 운동을 하지 않은 환자를 비교하였다. 이 연구에서는 휴대용 자극기가 사용됐는데 350s의 단상성 맥동전류를 50 pps로 통전하였고 10초 통전시키고 50초 껐다. 훈련은 1일에 6시간의 순환된, 최대로 견디는 근육 자극으로 구성된다. 그 결과는 6주의 고정기간 마지막에 대퇴사두근 최대 수의적 등척성 회전력과 대퇴부 둘레에서 근육 자극집단이 운동을 하지 않은 집단보다 작은 감소를 나타냈다. 6주 후(수술 후 12주, 고정과 신경근육 전기적 자극을 멈춘 6주 후) 집단 간의 모든 차이는 사라졌다.

Singer 등(59)은 장기간 무릎 질환과 대퇴사두근 위축을 가진 환자에게 세 가지 다른 자극기의 효과에 대해 연구하였다. 자극은 75~350 s의 맥동기간과 50과 100 pps의 주파수의 맥동전류를 통전하였다. 환자들은 하루에 최대로 견딜 수 있는 등척성 수축을 4주 동안 1주에 7번, 하루에 15분씩 자극되어 졌다. 15명의 대상자에서 예비실험 값에서보다 22% 이상으로 최대로 견딜 수 있는 등척성 수축에서 합계의 증가가 있었다.

Delitto 등(60)은 전십자인대 수술을 받은 환자의 수술 후 초기에서 높은 강도의 전기적인 자극과 수의적인 운동을 비교하였다. 20명의 환자들이 자유롭게 무작위로 신경근육 전기적 자극 집단과 수의적인 운동집단으로 선정하였다. 무릎에서 전방으로의 이동력에 반대하기 위해 모든 대퇴사두근 활동은 슬괵근 수축과 동시에 수반되어져야 한다. 그들의 검사 후 계획은 수술 후 4~6주에서 65°의 굴곡에서 등척성 근력을 측정하는 의존적 수단을 사용하였다. 이 연구의 결과는 수술 후 초기의 수의적인 운동보다 높은 강도의 전기적 자극이 보다 나은 반응을 명백하게 보여준다(그림 6.4).

Snyder-Mackler 등(53)도 유사한 연구를 하였는데 전십자인대 재건술 후의 환자를 무작위로 운동집단과 전기적 자극집단으로 선정하고 검사 후 계획이 사용되었다. 75 bps로 돌발-변조된 2500 Hz의 교대전류 한 회기동안 15번의 수축에 통전되어 사용되었다. 그들의 종속적 측정은 등속성 근력(초당 90과 270°) 뿐만아니라, 보다 더 그들이 서 있을 때의 무릎의 편위와 같은 기능적인 대퇴사두근 힘의 측정이다. 대퇴직근의 등속성 결과는 그림 6.5에 설명되어 졌다. 또 높은 강도의 자극은 동시수축이 사용되었을 때 수의적인 훈련에서 분명한 증가를 나타냈다. 게다가 이 연구는 높은 강도의 신경근육 전기적 자극을 적용한 환자에서 시간적인 보

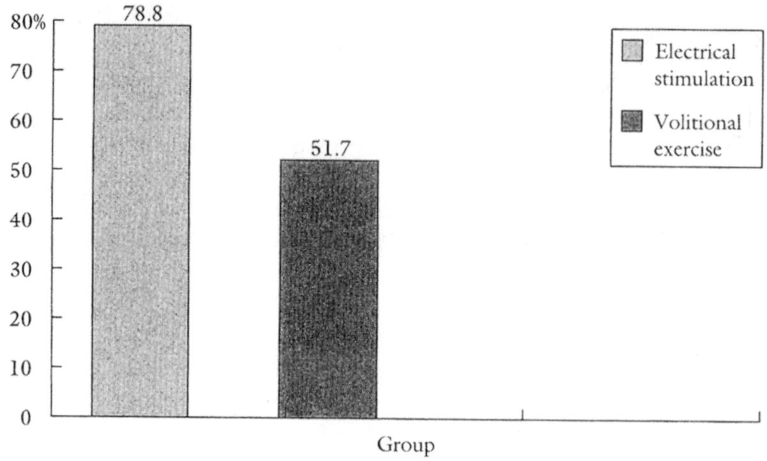


**그림 6.4.** 등척성 대퇴직근 회전력이 전기적 자극집단과 수의적인 운동집단에서 영향을 받지 않은 대퇴사두근의 최대 수의적 등척성 수축비율을 비교하여 표시하였다.

행측정에서 유의하게 나아졌다 하였다. 결과적으로 이 연구는 대퇴사두근의 힘과 입각기 동안의 무릎 굴곡 편위의 중요한 상호관계를 나타낸다.

Snyder-Mackler 등(61)은 전십자인대 재건술 후 즉시 110명의 대상자를 무작위로 네 집단 중 한 집단으로 선정하였다: (1)높은 수준의 전기적 자극,(2)높은 수준의 수의적 운동, (3)낮은 수준의 전기적 자극, (4) 높은 수준과 낮은 수준이 결합한 전기적 자극 4주 후에 대퇴직근의 근력과 입각기의 무릎 운동학이 평가되어진다. 대퇴사두근 근력은 영향을 받지 않은 대퇴사두근과 비교하여 평균적으로 두 높은 수준의 전기적 자극 집단(높은 수준 전기적 자극집단과 결합된 집단)에서 70%이상, 높은 수준의 수의적인 운동집단에서 57%, 낮은 수준의 전기적 자극 집단에서는 51%로 나타났다.

Lieber 등(62)은 전십자인대 재건술 후의 환자(40명; 15~44세)에게 신경근육 전기적 자극과 수의적 운동만 적용했을 때를 비교하였다. 자극이나 수의적인 의지에서 각각의 수축 주기는 30분 동안 10초 적용에 따른 20초의 휴식이다. 신경근육 전기적 자극집단에서의 자극 범위는 최대로 견딜수 있는 강도로 비대칭적, 이상성, 50 Hz 주파수, 250 s 맥동기간이었다.

휴대용 자극기는 임상적인 환경에서 사용되었다. 두 집단은 4주 동안 1주에 5일씩 치료하였다. 수의적인 수축 집단은 각각의 첫 주, 첫 회기의 최대 수의적 등척성 수축에 기초하여 점진적으로 더 높은 힘의 목표가 주어졌다. 두 집단은 임상가가 측정하는 수축 원인에 따른 자가 운동 프로그램에 참여하였다. 이들 연구자들은 수의적인 운동집단이 신경근육 전기적 자극에서 보다 유의하게 높은 수준으로 수행된 것을 발견했다. 1년 후 그룹들 간의 통계학적 차이는 없었다. 이 연구는 오랜 기간 두 가지 방식이 동일한 결과를 나타내는 것을 보여준다. 저자는 강도가 증가하는 유사한 계획을 가진 두 집단은 두 기법도 아마 동등하게 효과적일 것이라 추

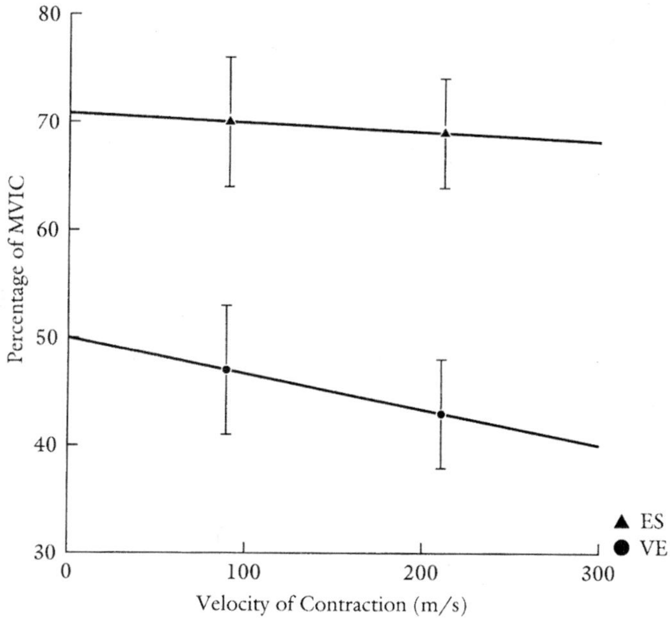


**그림 6.5.** 수축속도의 작용에 따른 대퇴직근의 등속성 회전력. ES, 전기적 자극집단; VE, 수의적 운동집단. Snyder-Mackler 등으로부터의 허가됨. 전십자인대 재건술 후 대퇴 근육의 전기적 자극. 보행과 대퇴부 근육의 강화 시에 대퇴직근과 슬괵근에서 전기적으로 유도된 수축의 효과. J Bone Joint Surg Am. 99 1;73:1025-1036.)

측한다.

Sisk 등(55)과 Lamb 등(63)의 연구에서처럼 신경근육 전기적 자극이 몇 시간의 오랜 치료 기간동안 적용되어 연구들이 있다. Sisk 등은 전십자인대 재건술 후 고정시킨 22명의 환자 집단에서 신경근육 전기적 자극에 등척성 운동을 더하여 적용시키는 것과 등척성 운동만으로 적용하여 그 효과를 조사하였다. 자극은 300 s 맥동기간, 균형적, 대칭적, 40 pps의 이상성 맥동 전류로 10초 통전시키고 30초 비통전시키는 시간 주기를 사용하였다. 훈련은 최대로 견딜 수 있는 등척성 수축으로 6주 동안, 1주에 7번, 하루에 8시간 실시하였다. 집단 간 최대 수의적 등척성 회전력에서는 유의한 차이가 없었다.

Lamb 등(63)은 고관절 골절 후의 24명의 나이가 많은 대상자(83.9 ± 2.9세)들의 대퇴사두근에 신경근육 전기적 자극을 적용하여 조사하였다. 환자들은 두 집단으로 무작위로 선정되었다: 한 집단은 양식화된 신경근육 강화(PNMS) 혹은 위약 자극을 적용하였다. 휴대용 자극기의 양식화된 신경근육 강화 요법은 300 s의 맥동기간을 가진 균형적이며 대칭적인 이상성 맥동전류로 30초 통전시키고 15초 비통전시키는 시간주기를 가진다. 자극은 6주 동안 매일, 1일에 3시간씩 사용되었다. 두 집단은 입원 시 물리치료를 받았고 퇴원 후에도 계속해서 자가 운동 프로그램이 부여되었다. 그들의 결과에서 치료 후 양식화된 신경근육 강화 집단에서 자세

안정성과 보행 속도에서 두드러진 향상이 있었다. 이들 결과들은 낮은 수준의 자극이 이 환자 집단 내에서 효과적이라는 것을 보여준다; 손상되지 않은 다리의 강화에 의해 그들은 영향을 받지 않은 사지와 향상된 보행속도에 신뢰가 감소한다.

Currier 등(36)은 무릎을 완전 신전시킨 상태에서의 수의적인 대퇴사두근과 슬괵근의 수축에 신경근육 전기적 자극과 신경근육 전기적 자극에 맥동을 발생시키는 전자기 분야의 치료를 결합하여 적용시켜 비교하였다. 그들은 수술 전과 한 회기에 10번 수축하며 1주에 3번씩 치료하여 6주 후의 대퇴의 둘레를 비교하였다. 맥동을 발생시키는 전자기 분야의 치료를 사용하는 것이 강화훈련에 있어서 흥미로운 접근임에도 불구하고, 이 연구는 커리어 등에 의해 이 기법을 환자에게 적용한 단 하나의 연구이다. 이 복잡한 절차는 이 치료의 선택을 전기적인 자극보다 덜 매력적이게 한다.

Karmel-Ross 등(64)은 척추 분리증을 가진 환자들의 사례를 연속적으로 보고하였다. 대퇴직근은 매일 30분 동안 서거나 걷는 동안 자극되어졌다. 전지를 사용한 자극기는 347 s의 맥동 기간과 35 pps의 주파수로 사용되었다. 통전: 비통전 시간은 연구를 시작할 때 8초 통전시키고: 24초 비통전시킴으로부터 연구의 만료인 8초 통전시키고: 8초 비통전시키기까지이다. 종속적 측정은 대퇴사두근 회전력과 일정시간의 기능적 과제들(보행 수준, 계단 오르기, 계단 내려가기)을 포함한다. 5명 대상자 중 4명은 치료기간 후에 기능적인 과제에서 향상을 보였고 단지 2명에서(가장 나이 많은 대상자) 대퇴사두근의 회전력의 산출이 증가하였다. Karmel-Ross 등은 나이가 어린 대상자들에서의 근육검사는 신빙성이 없다고 시사했다.

### *신경근육 전기적 자극을 이용한 요부 부척추근 강화 (Lumbar Paraspinal Strengthening with Neuromuscular Electrical Stimulation)*

Starring 등(65)은 고질적인 요통을 가진 환자의 사례 보고를 발표하였다. 75 bps의 돌발주파수의 2500 Hz 교대전류와 15초: 50초 통전: 비통전이 사용되었다. 전극은 요추 부위의 척추기립근 위에 양측성으로 부착되었다. 치료 6주 후 환자는 자각 증상이 없어졌다. 요부 신전근의 근력이 측정되어지진 않았지만 골반의 전방경사를 방지하기 위해 골반 위에 끈으로 매어 안정성을 유도하여 실질적인 전기적으로 유도된 수축은 나타났다.

Kahanovitz 등(66)은 요통을 가진 환자들의 척추 기립근의 연구에서 신경근육 전기적 자극 집단과 운동을 한 집단 그리고 운동을 하지 않은 대조집단과 비교하였다. 자극은 425 s의 맥동 기간으로 대칭적으로 이상성 맥동전류를 제공하였다. 훈련은 4주 동안 매일 20분씩 운동이나 최대로 견딜 수 있는 전기적 자극으로 구성되었다. 등속성 근력에서 신경근육 전기적 자극집단이 운동 혹은 운동을 하지 않은 대조집단보다 유의하게 증가한 것으로 나타났다.

### *다른 집단에서의 신경근육 전기적 자극에 의한 강화 (Neuromuscular Electrical Stimulation Stregthening in Other Populations)*

6개월 동안에 걸쳐 척추근의 위축(9.9± 3.36세)을 가진 13명의 어린이에게 연속적으로 낮은 강도의 치료적 전기 자극을 삼각근과 이두근에 적용하여 평가하였다(67). 자극 요법은 300 s 맥동 폭, 35~45 Hz의 맥동주파수, 단지 10 mA의 최고점 강도와 1회기 당 15분 동안 1:1 통전: 비통전 주기로 적용되었다. 이 계획은 효과적으로 근수축을 향상시키지 못했다. 이 결과는 신경근육 전기적 자극과는 상이하다. 그러나 이 낮은 강도의 전류는 적은 수의 운동단위의 근본적인 이상을 극복하는데 있어 충분치 못했는지도 모른다.

무작위로 추출되어 조절된 임상적 시도는 만성 폐색성 폐질환을 가진 환자에서의 신경근육 전기적 자극효과를 나타내었다(68). 15명의 중등도의 환기 장애와 부수적인 신경학적 상태가 아닌 숨의 헐떡임이 힘든 환자들이 포함되었다. 자극은 양쪽 다리의 대퇴직근에 적용되었다. 환자들은 무작위로 선정되어 처음으로 6주의 신경근육 전기적 자극치료를 받는 집단 1(n = 9), 6주의 조절기간 이후에 같은 신경근육 전기적 자극치료를 받는 집단 2로 배치되었다. 신경근육 전기적 자극요법은 50 Hz의 대칭적인 이상성 사각 맥동전류, 300~400 s, 가장 높게 견딜 수 있는 진폭(환자들은 10 mA에서 시작하여 100 mA까지 증가한다), 충격 계수는 2초 통전시키고: 18초 비통전에서 시작하여 10초 통전: 30초 비통전으로 증가한다. 치료 회기는 첫 주에는 15분이고 그 후에는 30분이다. 신경근육 전기적 자극의 적용 계획에 따라 환자들은 통계학적으로 최대 산소요구량, 지구력, 근력 그리고 근피로 지수에서 중대한 향상이 있었다. 환자들은 또한 호흡 곤란이 감소되었다고 보고했다. 신경근육 전기적 자극의 사용은 피로나 환기적 장애 없이 본질적으로 수동운동 계획을 거친 근력강화의 가능성을 제공하고 운동을 견딜 수 없음과 헐떡임과 같은 그 자체가 드러나는 상태를 가진 환자들에게 제공한다.

## 근력강화를 위한 신경근육 전기적 자극의 사용에 있어서의 제한점 (Limitations to the Use of Neuromuscular Electrical Stimulation for Strengthening)

근육강화를 위한 신경근육 전기적 자극은 일반적으로 팔, 어깨 부위, 다리 그리고 요부의 천부 근육에 사용되어진다. 가장 일반적인 손상인 대퇴사두근 약화 혹은 요부 부척추근 약화와 같은 특정 근육의 힘에 있어서의 결손을 가진 분리된 손상은 근력강화를 위해 신경근육 전기적 자극으로 치료한다. 근육강화를 위한 신경근육 전기적 자극은 약화가 조금 약해진 근육에 제한되어질 때 적합하다. 일반화된 약화의 존재에 있어서 근육강화를 위한 신경근육 전기적 자극은 목표가 된 적절한 근육집단인지 아닌지에 의해 이롭게 되고 기능적 전기 자극의 사용과 결합된다(7장을 보라). 그러나 일반화된 약화는 아마 다른 중재가 요구될 것이다.

## 근육강화를 위한 신경근육 전기적 자극의 요약 (Summary of Neuromuscular Electrical Stimulation for Strengthening)

근육강화를 위한 신경근육 전기적 자극에서 이 연구의 초점은 주로 대퇴직근이며 다른 근육집단에서의 근육강화를 위한 신경근육 전기적 자극을 적은 연구들이 있다. 그러나 대퇴직근에서의 적용절차는 이론상으로 다른 근육집단에 유사한 방식으로 유효하게 사용되어질 수 있다. 근육강화를 위한 신경근육 전기적 자극의 연구들은 신경이 단절된 근육들의 강화를 위한 신경근육 전기적 자극을 포함하지 않으며 이 정보는 아래에 언급된다. 이 문헌은 뇌졸중이나 척수손상과 같은 중추의 손상을 가진 환자에서의 기능적 전기 자극의 사용에 대한 많은 연구들이 있다. 기능적 전기 자극 사용의 증거와 논문은 7장에 수록되었다.

## 근력강화에 있어 휴대용 자극기와 임상의 자극기의 효과
## EFFECTIVENESS OF PORTABLE VERSUS CLINICAL STIMULATORS FOR STRENGTHENING

최근까지 연구들은 재활에서 요구되는 회전력을 발생함에 있어 휴대용 자극기가 임상에서의 자극기(32,50,55,58,69,70) 보다 효과적이지 못하다는 것을 시사한다. 최근의 연구(71,72)는 휴대용 자극기가 대퇴사두근의 수축을 만들어내는 능력이 충분하다고 하였다. Laufer 등(71)은 서로 다른 파형의 사용에 의한 힘의 발생과 이들 파형에 의하여 반복되는 수축으로 인한 근 피로를 조사하였다. 그들은 이들 파형을 사용하여 남자와 여자에 있어 피로나 근력에 있어서의 차이를 조사하였다. 그들은 두 개의 휴대용 자극기와 한 대의 임상에서의 자극기를 사용하였다. 15명의 대상자들(평균, 28.2세; 범위, 22~35)이 각각의 세 가지 자극기를 검사하기 위해 3번의 검사에 참여하였다(표 6.3). 피로 검사는 48번의 수축이 만들어 질 때까지나 회전력이 0이 될 때까지 7초: 2초의 통전: 비통전의 시간주기로 하였다. Laufer 등은 최대로 견디는 근수축은 이상성이거나 단상성 파형을 가진 휴대용 자극기보다 약한 전선으로 공급하는 자극기에 의해 만들어진다는 것을 발견했다. 그들은 또한 2500 Hz의 교대전류 파형은 피로를 가장 많이 발생시킨다 하였다. 그 때 남자와 여자 사이의 피로율에 있어서는 차이가 없었다. 이들 결과는 전지로 작동하는 자극기가 집이나 병원에서 환자의 재활에 있어서 효과적인 도구라는 것을 시사한다.

Lyons 등(72)은 휴대용 자극기나 임상의 자극기의 사용에 있어서의 힘의 발생 뿐만아니라 두 가지 형태의 자극기로부터의 신경근육 전기적 자극동안의 자가 보고된 통증에 대해서도 조사하였다. 대상자들은 무릎을 60° 굴곡하여 안정된 상태로 검력계 위에 앉는다. 대상자들의 최대 수의적 등척성 수축이 결정(표 6.3)되고 그 후 주입 단계는 그들의 최대 수의적 등척성 수축이 25%에서 50%에 이르기까지 각각의 대상자들의 최대 진폭을 결정하는 것으로 완성된다. 휴식기 후 검사 강도에서 10번의 등척성 수축의 검사단계가 시작된다. 두 번째 검사는 1주 이내에 수행되고 두 번째 자극기를 사용하여 검사 절차를 반복한다. 휴대용 자극기와 임상의 자극기 사이의 회전력의 최고점과 통증에서의 차이는 없었다. 검사단계의 진행에 있어서 임상의 자극기보다 휴대용 자극기가 보다 큰 전체 회전력의 평균을 나타냈다(그림 6.6). 각각의 기계에 있어서의 전기용량은 휴대용 자극기가 그 용량에 있어서 임상의 자극기와 비교하여 보다 큰 용량을 사용하였고, 회전력을 산출하는데 필적하긴 하지만 훈련을 통한 근육의 회전력이

**표 6.3** 휴대용자극기와 임상자극기의 비교에서 사용된 자극변수들

| | Lyons 등.(2005) | | Laufer 등.(2001) | | |
|---|---|---|---|---|---|
| | 임상의 자극기 | 휴대용 자극기 | 휴대용 자극기 | 휴대용 자극기 | 임상의 자극기 |
| 맥동 비율 | 2500Hz carrier frequency at 75 bps | 75pps | 50Hz | 50Hz | 50Hz bursts |
| 맥동 기간 | 400 $\mu s$ | 250 $\mu s$ | 200 $\mu s$ | 200 $\mu s$ | 200 $\mu s$ |
| 돌발 기간 | 6.7 ms | N/A | | | 10 ms bursts, 10ms burst intervals, with 25 alternating pulse per burst |
| 통전 시간 | 10s(2s ramp up, with 8s at dose intensity) | 10s (2s ramp up, 6s at dose intensity, 2s ramp down) | 3s | 3s | 3s |
| 비통전 시간 | 50s | 50s | 57s | 57s | 57s |
| 진폭 | Subject tolerance | Subject tolerance | 150mA maximum | 150mA maximum | 100mA maximum |
| 파형 | Symetrical, bipasic, triangular | Symetrical, bipasic, square | Monophasic | Biphasic | Polyphasic |

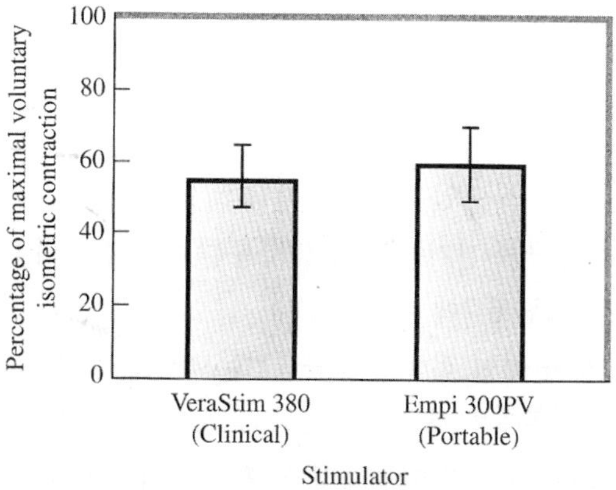


**그림 6.6.** 임상의 versastlm 380과 휴대용 자극기(Empi 300PV) 간의 회전평균.(Lyons CL, Robb JB, Irrgang JJ, Fitzgerald JI.로부터의 허가됨; 임상의 전기적 자극기 대 휴대용 자극기를 사용하였을 때 대퇴직근 회전력에서의 차이. Phys Ther 2005;85:44-5 1.)

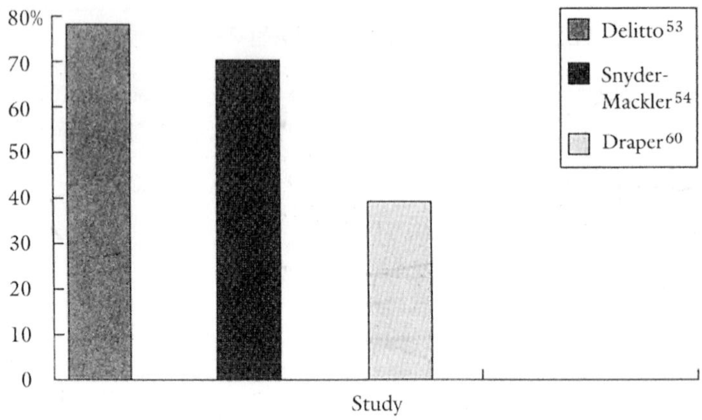


**그림 6.7.** 세 개의 인용된 연구들에서 대퇴직근의 회전력이 전기적 자극집단의 영향을 받지 않은 대퇴사두근의 최대 수의적 등척성 수축비율로 비교되어 표기되었다: Delitto 등(50), Snyder-Mackler 등(53), 그리고 Draper와 Ballard (69).

증가하는 것처럼 휴대용 자극기는 충분한 회전력을 유지하기 위한 예비전기용량을 가지지 못하였다.

몇몇 연구들은 휴대용(전지로 조절) 전기적 자극기의 사용이 근육에서 힘의 증가시키는데 임상의 자극기(60Hz, 교류조절)에서 보다 효과적이지 못하다고 말하였다. Sisk 등(55)은 재건의 무릎수술 이후 대퇴사두근의 강화에서 신경근육 전기적 자극과 운동을 같이 하는 것과 운동만하는 것 사이에 차이가 없음을 발견하였다. Morrissey 등(58)은 고정 기간 동안에 대퇴사두근 강화를 위하여 휴대용 자극기를 사용한 신경근육 전기적 자극이 운동을 하지 않은 것보다 나으나 이 외견상의 효과는 단지 일시적이라 하였다.

Draper 등(69)은 대퇴사두근 등척성 고정과 다리 뻗어 올리기 운동에 근전도 바이오피드백과 휴대용 근육신경 전기적 자극을 적용하여 4주 동안 1회기에 30분씩, 1일 3번 실시하여 비교하였다. 거기에는 단지 수의적인 운동만 하는 대조 집단이나 비교 집단은 없었다. 모든 대상자는 최근에 전십자인대 재건술을 받았다. 바이오피드백 집단은 반대쪽 대퇴사두근의 최대 수의적 등척성 수축의 46%로 회복되었음에 반하여 휴대용 전기적 자극집단은 38%로 회복되었다. 전선으로 공급하는 신경근육 전기적 자극을 사용한 이들 결과와 Delitto 등(50)과 Snyder-Mackler 등(53)의 비교는 그림 6.7에 설명되었다.

그래프에서 보여지는 것과 같이 전선으로 공급되는 신경근육 전기적 자극을 이용한 연구들에서의 실험적 효과의 양은 휴대용 자극을 사용한 것 보다 매우 크다.

Snyder-Mackler 등(32)은 전십자인대 재건술 후의 환자의 대퇴직근의 회복을 향상시키기 위해 전기적 자극요법의 용량-효과 곡선을 확립하였다. 그들은 무작위로 선출된 임상적 시도로 대퇴직근의 회복을 향상시키기 위해 설계된 치료전략을 연구하고 전기적 자극을 받는 큰 표본(110) 내의 환자의 부 표본(52명) 자료를 분석하였다. 훈련 수축력은 전기적으로 유도된

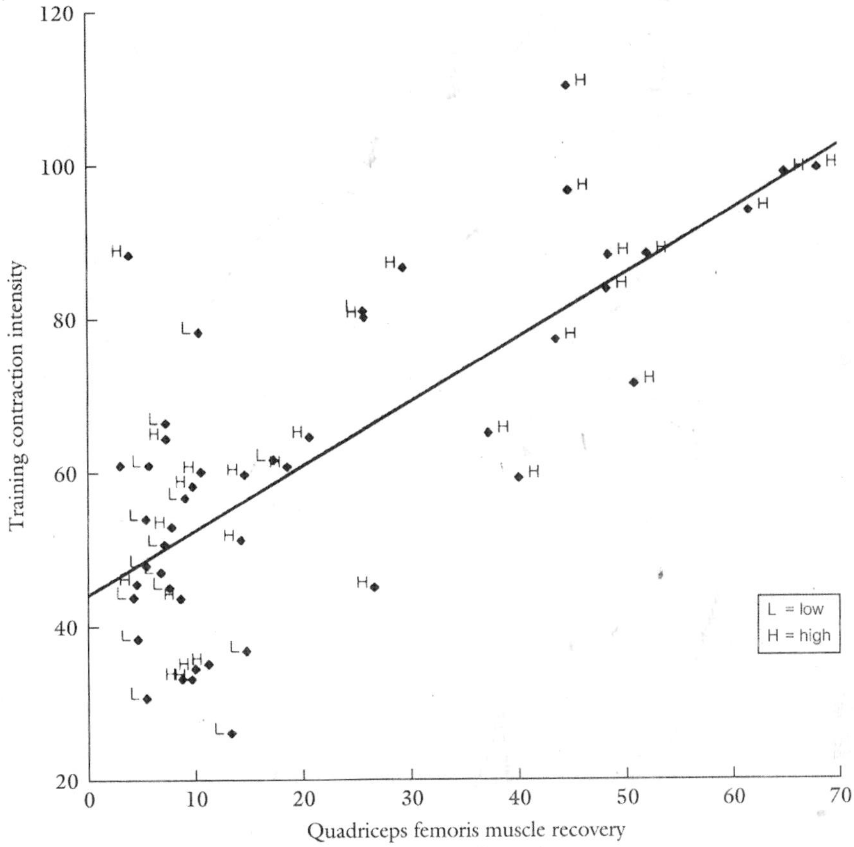


**그림 6.8.** 훈련수축강도(전기적으로 발생된 대퇴사두근의 힘)와 대퇴직근 회전력이 영향을 받지 않은 대퇴사두근의 최대 수의적 등척성 수축비율로 표기되었다.

무릎신전 회전력의 입력에 의해 측정되었고 침범되지 않은 대퇴사두근의 최대 수의적 수축력의 비율로 표시된다. 훈련 4주 후 등척성 근육 수행이 평가되어지고 용량-효과 곡선이 형성되어진다. 의미있는 선형의 상호관계가 훈련 수축력과 대퇴사두근 회복 사이에서 발견되었다. 콘솔-형태의 임상적 발생기를 사용한 대상자 훈련은 전지로 작동하는 휴대용 발생기에서 보다 더 높은 수축력에서 훈련한다; 이와 같은 훈련은 더 빠른 대퇴직근의 회복과 보행의 향상의 결과를 낳는다. 용량-효과 곡선은 그림 6.8에 설명된다. 이들 결과는 전십자인대 재건술 후 재활의 초기단계에서 대퇴직근의 회복이 목표일 때 임상에서의 높은 출력의 전기적 자극의 사용을 지지하고 낮은 출력이나 전지로 공급되는 자극의 사용은 지지되지 않는다.

Paternostro-Sluga 등(73)은 전십자인대 재건술(25명)이나 회복(25명) 후 신경근육 전기적 자극의 효과를 평가하기 위해 이중맹검으로 무작위로 추출한 조절된 시도를 시행하였다. 신경근육 전기적 자극은 운동요법에 더하여 주어지고 운동요법만 사용했을 때와 비교하였다. 대상자들은 무작위로 집단 1(신경근육 전기적 자극에 더하여 운동치료), 집단 2(경피신경 전기적 자극에 더하여 운동치료) 혹은 집단 3(운동 치료)으로 선정되었다. 그들 신경근육 전기적 자극집단(16명)은 대퇴사두근 위에 6개의 전극을 사용한 휴대용 자극기에 의해 매일 자극을 받았다. 0.2 m 단상성 직각파가 첫 번째 회기 동안 3 Hz로 5초 통전시키고: 15초 비통전 시간주기를 사용하여 최대한 견딜 수 있는 전류량으로 12번 수축 동안 적용되었다. 6분의 쉬는 시간이 주어진 후 두 번째 회기가 50 Hz로 10초 통전시키고: 50초 비통전의 시간주기로 12번의 수축 동안 시행되었다. 감각 수준에서 경피신경 전기적 자극집단(14명)은 100 Hz로 220s 맥동기간의 이상성 직각맥동을 지각 역치에 강도를 조정하여 30분 치료 회기 동안 적용되었다. 대상자들은 경피신경 전기적 자극(TENS)을 느낄 수 있었지만 근수축이 유도되지는 않았다. 세 치료집단 간의 통계학적으로 유의한 차이는 없었다. 저자는 그들의 자극계획과 운동계획이 다른 보고된 연구들에 비해 보다 과감하지 못했다고 제안한다(36,53,70).

Laufer 등(71)과 Lyons 등(72)의 결과는 휴대용 자극기가 휴대용 자극기의 전류발생을 사용하여 임상의 자극기에서와 유사한 회전력 발생능력의 출력을 생산할 수 있다고 설명하였다. 이런 대립은 일찍부터 Snyder-Mackler의 연구에서도 있었다(32). 과학 기술의 새로운 진보가 근육강화를 위한 신경근육 전기적 자극의 적용에 있어서 전지로 작동하는 휴대용 자극기가 보다 적절한 선택으로 만들어지게 한다.

## 신경근육 전기적 자극에 의한 근력강화가 근지구력과 피로에 미치는 효과
## EFFECT OF NEUROMUSCULAR ELECTRICAL STIMULATION FOR STRENGTHENING ON MUSCLE ENDURANCE AND FATIGUE

소수의 연구에서 반복되거나 유지된 수의적 수축과 함께 힘을 시간동안 유지시키기 위한 근육의 능력에 신경근육 전기적 자극이 미치는 효과에 대하여 조사하여 기록하여 왔다. Alon 등(49)은 근력을 향상시키기 위해 복부근육 자극훈련을 설계하였으나, 이들 근육의 지구력의 특성에 중요한 영향을 주지 못했다.

Hartsell (74)은 정상적인 대상자에서 대퇴사두근의 수의적인 지구력 특성에서의 신경근육 전기적 자극훈련의 효과를 조사하였다. 신경근육 전기적 자극훈련은 6주 동안 매주 5일씩, 1일에 10번씩 최대로 견딜 수 있는 수축(각각 10초 수축과 50초 휴식)으로 구성된다. 2 ms의 맥동기간을 가진 사각맥동이 65 pps의 주파수로 적용되었다. 대퇴사두근의 지구력은 자극 프로그램 이후에 증가되었지만 작은 증가는 단지 운동만을 통해 성취보다 유의하게 크지 못했다. 이 발견은 놀랍지도 않고 여기서의 신경근육 전기적 자극훈련은 수의적인 지구력 훈련 프로그램에 기초하였고 수의적인 지구력 훈련 프로그램과 다른 어떤 특징도 없었다.

근육 피로에 있어 신경근육 전기적 자극의 효과를 결정하는 하나의 중요한 문제점은 신경근육 전기적 자극훈련 프로그램이 수의적인 강화훈련 프로그램에 기초하여온 것이 사실이다. 수의적인 지구력 훈련(낮은 진폭의 수축, 많은 수의 반복)의 원리를 근육 지구력의 향상을 위한 신경근육 전기적 자극훈련에 적용해온 임상적이지 않은 연구들도 유용하다.

이런 신경근육 전기적 자극이 근육 피로를 유발시킬 수 있다는 것은 잘 알려져 있다. 피로와 자극 수축기간과 휴식기간 사이의 정확한 관계가 대부분의 근육에서 명백하게 밝혀지지 않고 있다. Packman-Braun(75)은 편부전마비 환자를 대상으로 손목신전근육에서 1:2, 1:4 그리고 1:6(5초 통전시키고 5초 비통전시키고, 5초 통전시키고: 15초 비통전시키고, 5초 통전시키고 25초 비통전시키고의 시간 주기로 반복적으로)의 충격 계수가 피로의 발전에 미치는 효과를 조사하여 연구하였다. 그녀는 1:2, 1:4 그리고 1:6의 시간주기가 점진적으로 피로를 감소시키는 것을 발견했다. 이들 발견은 1980년대 초 Benton 등(76)이 제시한 결과와도 대체로 일치한다.

Binder-Macleod(77)는 수축력과 주파수는 직접적으로 피로에 영향을 미치나 그 효과는 서로 독립적임을 증명했다. 근력강화 하는데 필요한 높은 힘의 수준을 성취하기 위하여 임계 융합 주파수(테타니)보다 더 큰 주파수가 요구된다. 더 높은 주파수는 수축을 더 힘들게 한다. 또한 높은 수축 강도는 피로를 일으킨다. 기능적 전기 자극에서의 피로를 최소화하기 위한 이들 변수의 조작은 비판적이다. 근력을 증가시키기 위한 전기적 자극의 사용은 근력의 증가를 최대로 하기위해 높은 주파수와 수축력을 사용하는 동안에 피로를 최소화하기 위해 통전: 비통전 시간조작에서의 보다 많은 유연성을 허락한다.

## 전기적 자극이 신경지배가 단절된 근육에서의 근력회복의 효과
## EFFECTIVENESS OF ELECTRICAL STIMULATION IN RESTORING STRENGTH TO DENERVATED MUSCLES

골격근 신경지배의 단절은 말초 신경에서 근육으로의 공급 붕괴로 수의적인 조절을 하지 못하고 심한 구조적이고 생리적인 변화를 일으킨다(78). 전기적 자극을 이용한 신경지배가 단절된 근육의 치료는 논쟁의 여지가 있다. 인간에서 목표가 된 근육에 다양한 자극의 특성이 사용되고 치료 계획은 비교가 어렵게 만든다.

이 분야에서 연구자들은 침범된 근육의 비활동의 결과와 정상적으로 근육을 지배하는 신경섬유에 의해 제공되는 신경 영양성 물질의 작용 감소 혹은 그들 두 가지 요인이 조합되어 신경지배가 단절된 근육에서 형태학적이고 기능적인 변화가 나타난다고 가정해 왔다(표 6.4). 많은 사람들이 정상적인 방식의 근육의 사용이 방해됨으로 인해 신경지배가 단절된 근육에서 퇴행성 변화가 생긴다고 믿으며 전기적 근육 자극을 신경지배가 단절된 근육에 적용하여 근육 활성도를 증가시키기 위한 노력은 실험실과 임상의 연구들에서 연구되어져 왔다.

1841년 Reid(79)는 처음으로 신경지배가 단절된 근육에 전기적 자극을 주어 운동신경지배의 상실을 수반하는 구조적 변화를 조절할 수 있었다고 말했다. 그 이후로 이 치료적 절차에 흥미를 가지고 지지하여 관심이 증대되었다가 감소되었다. Gutmann의 연구(80)는 신경지배가 단절된 근육에 전기적 근육자극을 사용하여 1950년대에 걸쳐서 계속적으로 실험적 발견의 종합과 재조명이 이루어졌다. 모든 보고서는 전기적 근육자극이 신경지배 단절의 영향을 방지하거나 속도를 늦추며(80-92), 다른 한 면에는 전기적 근육자극이 신경지배가 단절된 근육의 유지나 회복에 효과가 없거나(91,92) 유해(93-96)하다고 나타낸 것을 발견 할 수 있었다.

신경이 단절된 후에 근위부와 원위부는 변화를 겪는다. 원위부는 축삭종말의 변성과 신경의 축삭과 수초에서의 탈락을 보인다(왈러리안 변성). 재생과 함께 축삭의 끝에 있는 성장 원뿔 모양의 싹을 내보낸다. 이들 싹은 개척자 역할을 하며 목표물을 인식한다. 그 싹의 전방 움직임에 의해 축삭의 연장이 생긴다. 신경지배가 단절된 근섬유에 접촉되어지면, 근육기능의 회복에 따른 연접발생이 시작된다. 재생율은 운동신경세포체로부터 대략 하루에 1~2 mm 정도로 느리게 진행된다. 연구들은 전기적 자극이 싹의 발아를 감소시키거나 억제시킬 수 있다고 밝혔다(97,98).

일반적으로 전기적 근육자극은 재신경지배의 가능성이 있다면 사용되어질 것이다. 그러나 신경지배가 단절된 근육에서의 운동축삭의 신경지배가 회복되기 위해서는 시간이 많이 걸린다. 성장률이 느려지고 병소 부위가 멀다면 근육이 재신경지배 하는데 있어서 1년 혹은 그 이상 걸릴 수도 있다(78). 자극을 시작하기 위한 적당한 시간은 신경지배의 단절 바로 직후부터이다. 쥐를 사용한 한 연구에서는 신경절단 1일 후에 자극을 시작하여 위축을 방지했다(99). 매우 늦은 시간의 방식에서 전기적 근육자극을 시작한 연구들에서도 역시 효과적이었다(82,88,100).

문헌의 재조명에 있어서 전기적 근육자극의 효과의 논쟁이 존재함을 시사한다(101,102). 동물 연구들로부터의 증거는 신경지배가 단절된 근육의 전기적 근육자극이 그 근육의 특성을 보전하거나 회복할 수 있다고 하였다. 직류는 전기적 근육자극에 있어 전통적인 치료법이다; 그러나 최근에는 교류로 대체되었다. 직류의 사용은 신경성장과 근육 재신경지배(78)의 효과, 치료적 이익(82)의 결손에 대한 논쟁 이후에 그 인기가 떨어졌다. 재활 수단(82,84,88,89,100,103,104)인 전기적 근육자극에서의 몇몇 연구들에서는 그들의 목적을 성취하기 위해 다른 근육을 연구하였고 다른 변수(표 6.5)들을 사용했다.

자극 계획서는 신경지배 단절효과의 지연은 공통적으로 몇몇 특징으로 나타난다. 전기적 근육자극을 사용한 긍정적인 치료결과를 얻기 위한 중요한 고려점은:

1. 최대하 자극강도의 사용: 모든 신경지배가 단절된 근섬유들은 틀림없이 활성화되어져야 한다. 전기적 근육자극이 큰 근육들에서는 보다 성공적이지 못한 데에는 모든 근섬유를 활성화하기 위한 자극강도는 환자에 의해 견디어 지지 못할 것이기 때문이다. 소수의 저자(95)들은 단지 삽입전극을 사용한 자극만이 모든 근섬유가 활성화 되어진다고 믿는다.
2. 자극에 의한 등척성 수축: 자극기간 동안 신경지배가 단절된 근육의 등장성 수축은 효과적으로 나타나지 않았다.

**표 6.4 신경지배가 단절된 골격근에서의 형태학과 생리학적 변화들**

근육 위축(적근 위축〉 백근 위축)
- 근육무게 감소
- 근육의 수축성 단백질(근원섬유)의 감소
- 근형질의 감소
- 근섬유 수의 감소

지방과 섬유조직에 의한 근육의 대치

근육 흥분성에서의 변화들
- 안정막 전압에서의 변동
- 섬유성 연축 전위
- 아세틸콜린 수용체의 분산
- 시치(chronaxie)와 기전류(rheobase)의 증가

3. 자극치료의 시작은 되도록이면 신경지배가 단절된 직후에 해야 하고, 그렇지 않으면 축삭의 발아를 억제하게 된다.
4. 양극성 전극배치의 사용: 신경지배가 단절된 근육위에 단일전극배치의 자극회로 보다 이 기법이 더 높고 큰 수축이 획득되어진다. 양극성 배치의 잠재적인 불이익은 인접된 지배하는 근육이나 감각 구조들로 전류가 분산되어 통증이나 불편함에 원인이 된다.
5. 긴 맥동 기간의 이상성 맥동전류: 현재에는 운동 신경원의 정상적인 활동을 닮은 자극 양식이 가장 적당하다고 믿는다(78).

전기적 근육자극 계획의 다른 중요한 변수들의 적정 값은 확립되지 않았다. 연구자들은 대부분의 효과적인 전기적 근육자극, 얼마나 자주 전기적 근육자극을 받았거나 전기적 근육자극을 받은 전체 시간에 대하여는 동의하지 않는다. 자극의 효과는 자극의 변수에 의해 결정된다. 신경지배가 단절에 의한 위축의 원인에 대하여 자극이 영향을 주는 기작은 알려져 있지 않지만 변수의 선택에 있어서는 다양하기 때문이다. 전기적 근육자극을 기록하기 위한 연구는 수많은 치료적 변수에서의 적정 값을 명백하게 확립하지 못했다:

1. 단일 자극기간에서의 수축의 수
2. 1일이나 1주당 자극회기의 수
3. 자극의 빈도 (pps or Hz).
4. 신경지배 단절에 따른 훈련에서의 자극의 통전 시간: 비통전 시간

수많은 연구들에도 불구하고 인간에 있어서 신경지배가 단절된 근육의 전기적 자극은 미해결로 남아있는 근본적인 문제인 전기치료의 한 영역이다. 전기적 근육치료는 신경지배가 단절된 근육의 근력을 보존하거나 회복하는데 있어 효과적일 수 있다. 연구들은 자극양식이 정상적인 운동신경원의 활동과 유사하다면 최고의 결과를 얻을 수 있다고 증명하였다. 전기적 근

**표 6.5 신경지배가 단절된 근육의 전기적 자극: 변수들의 비교**

| 연구 | 신경지배가 단절된 근육(들) | 변수들 | 결과 측정 |
|---|---|---|---|
| Schmitt 등 | 장무지 굴근 | 교류 1.5 KHz<br>75 bps<br>사인 파동 | 근력생산 |
| Woodcock 등 | 다양한 근육 | 범위는 연구에서 보고되었다.<br>0.05~200 Hz 범위<br>40㎲~16 s 맥동기간 | 보고되지 않음 |
| Kern 등 | 대퇴직근 | AC 20 Hz<br>40 ms 맥동 | 횡단면, 근력생산 |
| Valecic 등 | 전경골근 | 20 ms 사각 파동 at<br>25 Hz 20분 동안<br>2 x 일, 5일/주 | 능동적인 배측<br>굴곡 가동범위 |
| Boonstra 등 | 다양한 근육 | 1 KHz 연축을 유도하기<br>위한 사각 파동 | |
| Modlin 등 | 대퇴직근 | 교류 2 Hz<br>5초 on 2초 duty | 횡단면, 생검, 근력생산 |

육자극을 시작하기 위한 최적의 시간은 손상된 직후이다; 그러나 손상된지 한달 후의 전기적 근육자극의 시작은 퇴행성 진행으로 역전될 가능성도 있다. 전기적 근육자극은 재생이나 근육 재신경지배를 방해하지 않는다. 그러나 전기적 근육자극의 많은 연구가 동물연구들로 시행되었고 인간에게 사용하기에 적당한 자극변수로는 문제가 남아있다.

## 근육강화를 위한 신경근육 전기적 자극의 사용에 대한 결론
### CONCLUSIONS ABOUT THE USE OF NEUROMUSCULAR ELECTRICAL STIMLATION FOR STRENGTHENING

근육자극의 문헌에서 근본적인 문제는 신경근육 전기적 자극의 근육적용이 수의적인 운동 혹은 신경근육 전기적 자극과 겸한 것과 비교하여 근육의 성능을 바꾸기 위한 능력에서 어떻게 작용되는가? 건강하고 뚜렷한 근육 약화가 없는 대상자들과 근육 약화가 있는 대상자들에게 신경근육 전기적 자극을 사용한 문헌의 재조명 후 그에 따르는 결과는 아래와 같다:

1. 일반적으로 신경근육 전기적 자극집단이 신경근육 전기적 자극을 받지 않은 대조집단과 비교하여 힘의 증가가 나타난다.

**2**. 신경근육 전기적 자극은 전십자인대 손상과 같은 무릎손상이 있는 환자들의 대퇴사두근의 강화에서 수의적인 운동보다 더 효과적인 것으로 발견되었다. 그 이유는 모든 근섬유가 신경근육 전기적 자극의 외부자극에 의해 동원되어짐에 반해 수의적인 운동에서는 모든 근섬유들이 동원되어지지 않는다.

**3**. 대퇴직근 근섬유의 95%미만에서의 활성은 수의적인 활성결핍의 표시로 일반적으로 무릎손상에서 보여진다. 갑작스런 첨가는 약화가 위축 때문인지 혹은 불완전한 활성 때문인지에 관한 정보를 제공한다.

**4**. 건강한 개인에서는 신경근육 전기적 자극과 수의적 운동을 동시에 하는 것이 각각 단일적용보다 이익이 더해지지는 않는다.

**5**. 건강한 개인에서 최대 수의적 등척성 회전력(MVIT)의 80~100% 범위에서 대퇴직근의 전기적으로 유도된 수축은 가능하다; 몇몇 경우에서 최대 수의적 등척성 회전력의 100% 이상으로 가능하다.

**6**. 특정 근육자극요법은 명백한 약화가 있는 환자집단의 연구들에서 보다 큰 힘의 증가를 산출한다는 증거가 존재한다.

**7**. 근육 약화가 있는 사람에게서 훈련수축강도와 힘의 증가 사이에는 긍정적인 상호관계가 존재한다. 이것은 근육강화를 위한 신경근육 전기적 자극은 가장 높은 가능성의 신경근육 전기적 자극으로 유발된 수축을 사용하여 수행되어짐을 시사한다.

**8**. 환자에서 상의 충전과 회전력을 발생시키는 능력 간에는 긍정적인 상호관계가 존재한다. 상의 충전은 근력강화를 위한 신경근육 전기적 자극을 사용할 때 되도록 높은 힘의 출력을 발생시키기 위한 노력을 바꿀 수 있다.

**9**. 신경근육 전기적 자극이 한 대상자의 운동단위를 활성화하는 것은 수의적 활성화는 불가능하고, 따라서 근육의 활성과 힘을 향상시킨다.

**10**. 신경근육 전기적 자극연구의 초점은 근본적으로 대퇴직근이다. 다른 근육집단에서의 신경근육 전기적 자극의 근력강화 효과에 있어서 증거는 미미하다. 그러나 대퇴직근에서 사용되는 적용절차들은 다른 근육에서도 유사한 방식으로 사용되어질 수 있다.

## 근력강화를 위한 신경근육 전기적 자극에서의 방법론적 중요성
## METHODILOGICAL CONCERNS WITH STUDIES OF NEUROMUSCULAR ELECTRICAL STIMULATION FOR STRENGTHENING

근력강화를 위한 신경근육 전기적 자극과 수의적인 운동을 비교하는 연구들을 읽고 해석함에 있어 신중해야 한다. 많은 연구들이 억지 이론 설계, 자료추출, 분석 혹은 기록에 있어서 부족하다. 근력강화를 위한 신경근육 전기적 자극의 사용에서 논설을 재조사할 때 몇몇 중요한 결점이 주의되어져야 한다.

1. 변화 점수의 사용: 이전 빼기 이후 측정은 신뢰성이 떨어진다(105).
2. 방법을 정확하게 기술하는 것에 대한 실패: 많은 연구들이 완전하게 훈련변수나 전류 특성과 같은 실험적 상세를 보고하지 못한다.
3. 부당한 통계학적 분석: a 수준에서의 적절한 조정 없이 한 연구의 복잡한 t-검사의 사용. 예를 들면, 한 연구에서는 20개에 이르는 독립 t-검사를 사용하여 재조명하였다. 0.05의 a 수준과 함께 20개 중 1개의 독립 t-검사가 단독으로 우연히 유의하게 나타날 것이다.
4. 결과의 일반화 가능도: 기능적 상태에서의 향상은 등척성 혹은 등속성 강화에서의 향상으로부터 추론할 수 없다.
5. 결과의 특이성: 한 개체의 결과는 다른 집단에 영향을 줄 수 없을 것이다(건강한 대 환자, 젊은 대 늙은). 게다가 한 근육(대퇴직근)에서 신경근육 전기적 자극실험으로부터 얻어진 결과는 다른 근육들에서는 근거가 확실하지 못하다.

이 연구의 결과는 나타나는 어떤 결함도 자동적으로 해결되지 않는다. 임상적인 연구는 몇몇의 방법론적 규칙을 깨지 않고서는 수행하기가 어렵다. 일어날 수 있는 방법론적 결점의 자각은 보다 더 식별력 있는 재조사를 촉진한다.

## 신경근육 전기적 자극을 통한 근력강화의 임상적 지침들
## CLINICAL GUIDELINES FOR NEUROMUSCULAR ELECTRICAL STIMULATION FOR STRENGTHENING

신경근육 전기적 자극을 이용한 근력강화와 토크 발생과 관련된 문헌들을 고찰에서 임상적 적용을 위한 일반적인 지침들을 볼 수 있다(표 6.5). 신경근육 전기적 자극 근육강화 절차들은 근육강화를 위한 여러 가지 유사한 자의적인 운동프로그램들에 그 기초를 두고 있다. 자발적인 운동프로그램들에서 강축은 상대적으로 높은 퍼센티지의 최대 자발적 토크 수준들(과부하 원칙)에서 발생된다. 근육강화를 위한 신경근육 전기적 자극에서 최대한 참을 수 있을 토크수준에서 강축이 일어나도록 자극해야 한다. 일반적으로 대퇴사두근들을 위한 정점 수축 토크의 범위들은 MVIT의 60%를 초과하는 것이다. 다른 하지 근육들을 위한 최대 토크 수준들과 하지와 체간의 근육을 위한 최대 토크 수준들과의 비교에 대해서는 잘 알려져 있다.

Snyder-Mackle등은 사두근 강화를 위한 수축강도의 역치를 보여주었다(32). 다른 근육들에 대한 역치들에 대한 설명은 없음에도 불구하고 임상가들은 자극기를 고를 때 이와 관련하여 2가지 요소들을 고려해야 한다. 자극기는 근육을 강화할 수 있는 충분한 강도의 수축을 일으킬 수 있어야 한다. 이는 전기적으로 유발된 수축 강도의 측정을 위해 필수적이며, 전류 진폭이나 맥동 전하를 측정하기 위한 것은 아니다. 추가적으로는 근육이 강해짐에 따라 이에 맞추어 훈련 자극을 유지할 수 있을 정도로 충분한 전류 진폭을 가지고 있어야 한다.

## 자극기의 특징과 관리에서의 권장사항 (Recommended Stimulator Features and Controls)

근육강화를 위한 신경근육 전기적 자극의 자극기는 높은 수준의 자유도로 전류 특징을 조정할 수 있도록 디자인되어야 한다. 미리 설정된 파라메터들 또는 프로그램들을 이용한 자극은 어느 정도 제한을 있을 수 있으며, 각 개인의 따라 전류 특징들을 따로 조정할 수 없다. 상당한 유연성을 지닌 자극기는 근육강화를 위한 이상적인 자극 특징들에 대한 학습을 하기 위한 좋은 투자가 될 것이다. 자극조정의 유연성은 안전하고 효과적인 치료를 제공하기 위해 각 자극기의 설정을 변화하고자 하는 사용자들에게 추가적인 신뢰감을 주게 된다. 진보 의료장비 연맹(Association for the Advancement of Medical Instrumentation, AAMI)에서는 신경근육 전기적 자극의 적용을 위해서 의도된 자극기들의 디자인과 수행 특징들에 대해서 추천한 것이 있다.

### *출력 채널들과 진폭 조절기 (Output Channels and Amplitude Controls)*

신경근육 전기적 자극 적용을 위한 자극기는 일반적으로 자극을 위해 최소한 2개 이상의 채널들을 가지고 있어야 한다. 두 개 이상의 채널들을 가진 자극기에서는 두 채널들로부터의 동시적인 자극이나, 동시에 양쪽 채널들의 교차적인 자극을 설정하기 위한 조절기가 있어야 한다. 예를 들어, 두 관절 움직임을 만들기 위한 두 협력근군들의 동시적인 활성 동안 또는 등척성 수축(동시수축)으로 관절 움직임을 최소화시키는 두 길항근군들의 동시 활성에서 이것은 매우 중요하다.

대조적으로 두 채널간의 상호 또는 교차자극은 능동 움직임의 교차패턴을 제공한다(신전 후의 굴곡과 같은). 신경근육 전기적 자극 장비들의 각 채널들은 개별적인 진폭 조절을 되어야 한다. 조절기들로 자극 주기 또는 위상 기간, 자극 주파수, 램프 조절, 작동 시간을 조절할 수 있어야 한다. 아날로그 디자인의 진폭조절기들로 최대 수축을 유발시킬 때 조심스럽게 자극을 조정해야 한다.

### *맥동진폭과 맥동/위상기간 조절기 (Pulse Amplitude and Pulse/Phase Duration Controls)*

맥동진폭 조절과 위상(맥동)기간 조절은 각 맥동의 전하를 조절하는 것이고, 따라서 각 자극으로 동원될 말초신경섬유들의 수를 결정할 수 있다. 유용한 범위 이상의 지속적인 진폭조절이 가능한 아날로그 진폭조절기들이 증가된 진폭 조절을 위해 신경근육 전기적 자극에서 선호된다. 아날로그 진폭조절기들은 매우 작은 조정도 할 수 있으며 따라서 유발된 근수축의 수준보다 높은 미세한 조절도 가능하다. 맥상기간이나 맥동기간 조절기는 제조회사의 제품에 따라 있을 수도 있고 없을 수도 있다. 신경근육 전기적 자극을 위한 이상적인 맥동기간에 대한 정의는 아직까지 내려지지 않았다. 조사자들은 이상적은 맥동기간을 50~1,000초로 제시하고 있다. 이상직인 맥동기간 의문에 대한 납이 없기 때문에 농시대의 이상적인 자극기는 20~1,000초의 범위의 맥동 기간조절을 제공한다. 신경근육 전기적 자극 장비의 각 출력채널은 채널을 통해 자극이 가해질 때 사용자가 알 수 있도록 채널 출력계를 가지고 갖추고 있어야 한다.

### *주파수 조절기 (Frequency Controls)*

초당 1 pps에서 80~100 pps의 지속적인 조정은 근육의 활성비를 촘촘히 조절할 수 있게 한다. 50 pps 이상의 주파수로 자극하면 정상적으로 활성된 근육은 부드러운 근 강축을 보이게 된다. 이 주파수로 자극하면 빠르게 수축하는 운동단위들에서도 부드러운 수축을 유발할 수 있다. 50 pps 자극이 부드러운 강축을 만든다는 확인이 되어 있지만, 일부 임상가들은 낮은 주파수(예를 들어, 30~35 pps)로도 양성 결과들을 얻었다고 기록했다.

이론적으로 자극 주파수가 증가함에 따라 조직 저항은 떨어진다. 이는 2,000~4,000 Hz 범위의 주파수를 이용한 맥놀이들의 자극기들의 발달을 이끌어 냈다. 이 장비들은 기존의 자극기들에서 사용되었던 1~100 pps 자극에 비해 환자가 불쾌함을 덜 느끼면서 더 높은 수준의 근수축을 만들 수 있다. 지금까지도 실험 결과들은 신경근육 전기적 자극에서 2,000~4,000 Hz 맥동조절 AC가 저주파(예를 들어, 50 pps)보다 우수하다는 것을 밝혀주지는 못하고 있다.

### *동작시간 조절기 (On Time : Off Time Controls)*

지속적이고 끊임없는 골격근 수축은 근피로나 근력 저하를 만들기 때문에 신경근육 전기적 자극기들에서 동작시간 조절들은 꼭 필요하다. 많은 경우에 있어서 10 또는 15초 동안의 근자극 동작시간을 가진다. 꺼지는 시간은 대략 1~2분까지 조정할 수 있다.

### *경사 조절기 (Ramp Modulation Controls)*

신경근육 전기자극기에서 경사 조절기는 각 자극들의 위상이나 맥동 전하들을 2~3초 동안 점진적으로 증가 또는 감소시킬 수 있도록 하는 것이다. 수 초 동안 자극 전하의 점진적인 상승은 신경섬유들의 전진적인 동원을 이끌며 대상자가 수축초기에 더 편하게 느끼도록 해준다. 이 형태의 조절은 또한 신경학적인 손상을 받은 환자들에 대한 신경근육 전기적 자극의 이용을 더 효과적이게 한다. 수축 말기의 경사 감쇄는 "근육에 의해 발생된 힘"을 부드럽게 점차적으로 떨어지게 한다.

### *치료기간 조절기 (Treatment Duration Controls)*

신경근육 전기적 자극의 치료기간 조절기는 전체 자극 기간과 원하는 시간의 자동 정지를 조절할 수 있게 한다. 일반적으로 치료기간은 60분까지 설정할 수 있다. 많은 자극기들은 환자가 불쾌감을 느끼면 환자 스스로 자극을 정지시킬 수 있는 안전 스위치를 갖추고 있다. 이 같은 안전 스위치는 치료 시간 조절기보다 우선적으로 작동한다.

강축을 만들기 위해 30~80 pps 주파수의 맥놀이 교류전류들을 가장 일반적으로 사용하고 있다. 모든 근육들에 있어서 낮은 자극 주파수들로는 부드러운 강축을 얻지 못할 수 있다. 피로 효과들을 완화시키기 위해서는 자극기들의 작동시간 범위 조절이 반드시 가능해야 한다.

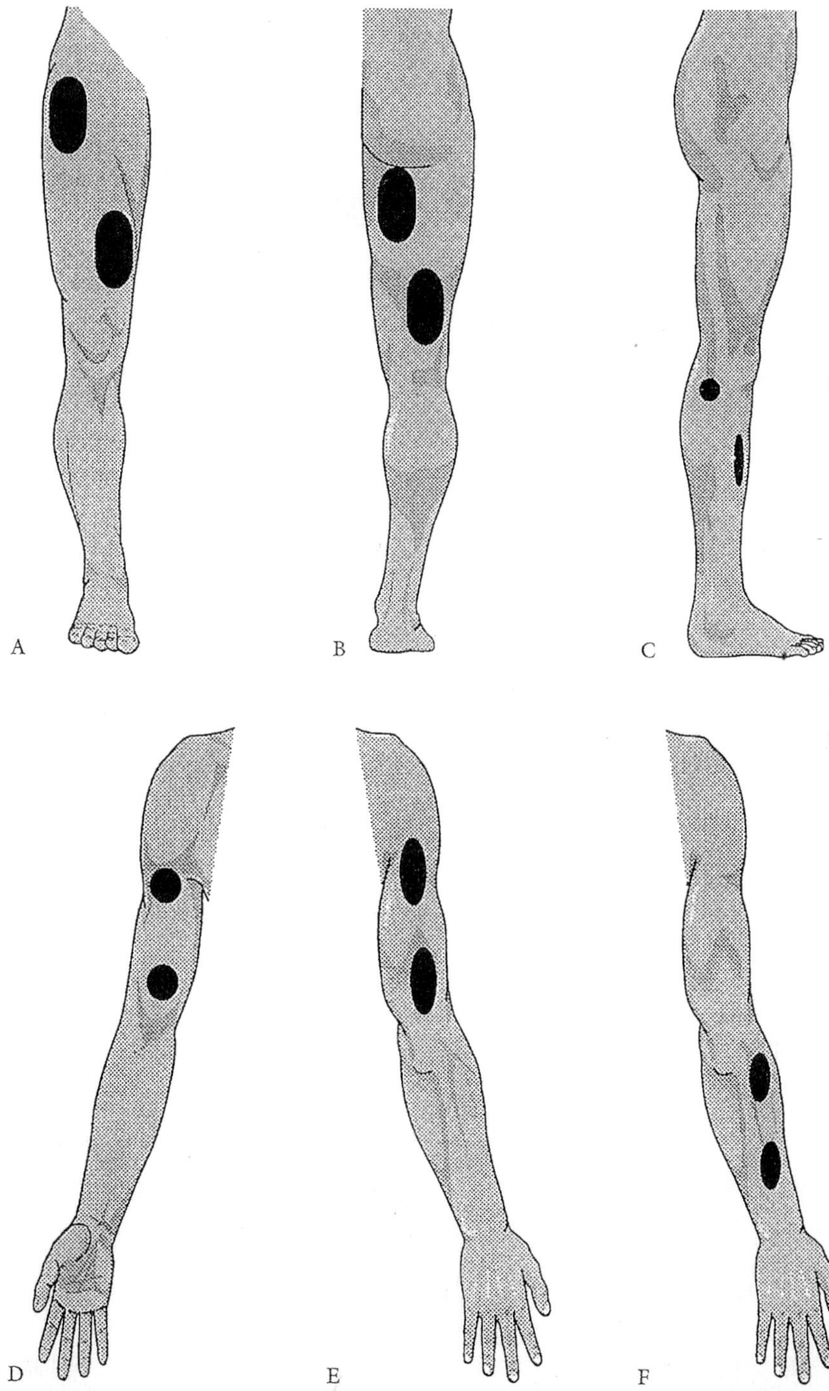


**그림 6.9.** 사두근(A), 슬괵근(B), 전경골근과 비골근(C), 상완이두근(D), 상완삼두근(E), 손목신전근들(F), 요추신전근들(G)의 신경근육 전기적 자극을 위한 일반적인 전극배치 지점들

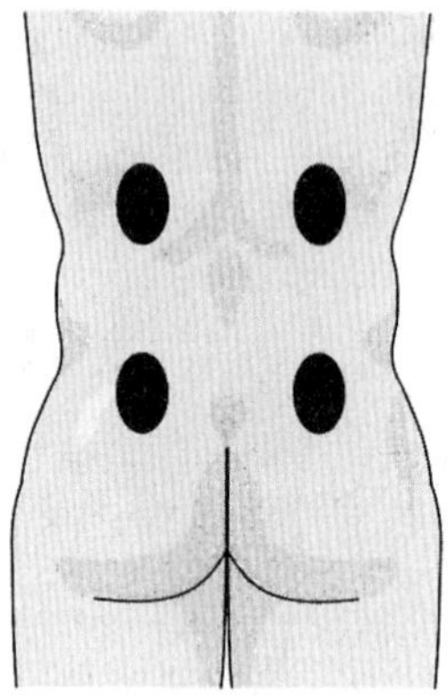


**그림 6.9.** *계속*

## 전극사용 시 고려해야 할 점 (Electrode Considerations)

전극들을 선택과 적용은 신경근육 전기적 자극에 대한 반응으로 유발되는 수축의 수준에 영향을 미칠 수 있다. 전극 크기는 근육을 활성시킬 수 있는 정도여야 한다. 전극들이 너무 크다면, 전류가 길항근군에까지 퍼질 수 있다. 전극들이 너무 작다면, 전류 밀도가 너무 높아서 근육강화를 위해 필요한 충분한 수축 수준들에 도달하기 전에 대상자들이 전류를 참지 못할 것이다. 근육강화를 위해 상용으로 사용되는 전극이나 전도용 겔 등에 대한 유용한 근거는 제시되어 있지 않다.

적당한 전극배치는 신경근육 전기적 자극에서 가장 중요한 것이다. 그림 6.9는 일반적인 전극배치들을 그려 놓은 것이다. 일반적으로 단일 자극회로의 두 전극들을 활성시킬 근육 위에 둔다. 일부 경우에서는 충분한 근 강화를 위한 수축수준을 만들기 위해 분리된 두 자극 채널들로부터 4개의 전극들을 붙이기도 한다. 일반적으로 활성될 근육의 운동점들에 먼저 붙인다. 근육강화를 위한 신경근육 전기적 자극의 초점은 대퇴사두근이다. 대퇴사두근의 전극배치(그림 6.9A)는 외측광근 위의 근위부와 내측광근 위의 원위부이다(53).

치료사는 근육강화를 해야 하는 근복 위로 전극을 두어야 하며, 이상적인 자극 지점에 운동역치 수준의 자극을 가하기 위해 조심스럽게 그 위치를 조정한다. 전극 위치가 결정되면 피부에 대한 전극 접촉을 확실히 하고 자극 동안의 전극 움직임을 최소화하기 위해 모든 전극들을 신축성을 주어야 한다.

## 적용 원리들 (Application Principles)

처음 자극을 시작하기 전에 치료사는 신경근육 전기적 자극동안 환자가 무엇을 경험하게 될지를 설명해 주어야 한다. 환자는 두 전극들간에서 전기를 느끼면서 강한 근 수축을 경험할 것이다. 환자는 하나의 핀으로 찌르는 듯한 감각을 느껴서는 안된다. 이러한 형태의 감각을 기록했다면 전기의 통합과 접촉을 재평가해야 한다. 참을 수 없는 정도로 강한 자극이면, 자극을 중지시킬 수 있는 안전차단 스위치도 필요하다. 부가적으로 확실하고 적당한 안정화도 제공되어야 한다. 자극에 의한 수축의 영향으로 신체 분절들의 근위와 원위에서 최소한의 동작이 발생되어야 한다. 많은 상용 근력측정기들과 부착물들은 신경근육 전기적 자극을 훌륭하게 부착시키고 안정시킬 수 있게 한다.

대부분의 자극 파라메터들이 선택되면, 전극을 안전하게 대상자에게 고정시켜주고 초기 자극을 시작한다. 근육강화를 위한 목적으로 하고 있으면 환자가 참을 수 있는 만큼 최대한 자극한다. 치료가 시작됨에 따라 자극의 강도는 운동 역치에 도달하여 넘을 때까지 점진적으로 증가시켜준다. 최초 자극에서 자극의 진폭은 환자가 참을 수 있는 정도에 따라서 수축을 한다. 초기 치료 동안 일부 환자들은 근육강화를 위한 강도의 자극을 참지 못할 수도 있다. 이와 같은 환자들에게는 천천히 내성을 증가시키는 5~7일 정도의 프로그램을 적용한다. 이 치료 동안에는 낮은 자극강도로 10초 이하의 역치수축(살짝 보이는)을 만든다.

이렇게 함으로서 환자들은 전류의 느낌에 적응해 가게 된다. 10~20초의 휴식 후에는 다시 10초 동안 좀 더 높은 강도로 자극한다. 이 같은 방법에서 전류강도는 원하는 수준의 수축이 획득될 때까지 천천히 증가시켜주어야 한다. 이 과정을 통한 임상가의 자신감과 재확신은 근육강화를 만들기 위한 충분한 자극 수준을 성취하기 위해서 필수적인 것이다. 특정 전류 파라메터를 이용한 신경근육 전기적 자극에 대한 반응에서 적당한 토크 수준이 만들어지지 않는다면, 신경근육 전기적 자극의 토크반응을 증진시키기 위해서 임상가는 다른 조합의 자극 파라메터들을 시도해야 한다.

## 신경근육 전기적 자극에 있어서 주의점과 금기증
## PRECAUTIONS AND CONTRAINDICATIONS FOR NEUROMUSCULAR ELECTRICAL STIMULATION

근육강화와 지구력훈련을 위해서 신경근육 전기적 자극을 적용하기 위해서는 다음의 것들을 주의해야 한다:

1. 저혈압이나 고혈압 환자들에 있어서 신경근육 전기적 자극에 대한 자율반응이 혈압조절을 악화시킬 수 있다. 치료과정동안 환자를 주의 깊이 관찰하면서 근육강화를 위한 신경근육 전기적 자극을 사용해야 한다. 고혈압이 의학적으로 조절되지 않거나 주기적으로 의사가 관리하지 않는 상태라면, 신경근육 전기적 자극을 사용해서는 안된다.
2. 비만환자에서처럼 과도한 지방조직이 있는 영역에서는 근육을 활성 시키기에 필요한 자극 수준이 자율반응을 악화시킬 수 있다. 치료동안 환자를 주의 깊이 관찰하면서 근육강화를 위한 신경근육 전기적 자극을 사용해야 한다. MVIC의 60% 등척성 수축은 안전하지 않을 수 있다.

근육강화와 지구력훈련을 위한 신경근육 전기적 자극 금기증들은 다음과 같다:

1. 흉부 위의 신경근육 전기적 자극 전류는 심장과 같은 내부 생명 장기의 기능을 방해할 수 있다.
2. 심장박동기를 가슴에 부착한 환자들에게 신경근육 전기적 자극을 적용하면, 박동기에 영향을 주어서 무수축 또는 심실세동을 만들 수도 있다.
3. 회음신경이나 방광자극기기가 있을 때 신경근육 전기적 자극 전류로 자극하게 되면, 이 장비들의 정상 작동이 방해를 받는다.
4. 경동맥위로 신경근육 전기적 자극 전류를 보내면, 정상 혈압조절과 심장수축이 방해를 받을 수 있으며, 이는 심장 서맥이나 부정맥을 만들기도 한다.
5. 정맥혈전증 또는 혈전정맥염과 같은 말초혈관장애가 있으면, 신경근육 전기적 자극은 색전 방출의 위험을 증가시킨다.
6. 종양이나 감염이 있으면, 신경근육 전기적 자극은 근육이나 혈행에서 그 증상을 악화시킨다.
7. 임신부의 체간에 대한 신경근육 전기적 자극은 자궁경부 수축을 일으킬 수 있기 때문에 태아의 발달에 영향을 미칠 수 있다. 환자가 원위 지절 근육의 강화를 필요로 하더라도 임산부에게는 주의해야 하며, 만약 한다면, 가능한 한 태아가 있는 곳을 피해야 한다. 임상분의 척추다열근에 대한 신경근육 전기적 자극은 금기증이지만, 손목과 같은 곳은 금기증이 아니다.
8. 심부투열장비가 너무 가까이 있으면, 신경근육 전기적 자극 파라메터 조절이 어려울 수도 있다,
9. 영아나 노쇠한 대상자들, 또는 정신 장애가 있는 사람들과 같이 자극수준에 대한 피드백을 할 수 없는 환자들에게는 신경근육 전기적 자극을 사용하면 안된다.
10. 전극을 절대로 눈 위로 두면 안된다.
11. 피부가 잘려 있거나, 긁히거나, 무른 상태의 손상이 환자들은 쉽게 상처가 벌어지거나 화상을 입을 수 있기 때문에 신경근육 전기적 자극을 사용하면 안된다.

모든 전기자극 적용에서 치료사의 주의 깊은 관찰이 필요하다. 자극에 대한 유해반응들은 대게 빠르게 발생하므로 심각한 손상을 피하기 위해서는 빠른 반응을 필요로 한다. 치료사가 장비의 안전한 사용에 대해 적당히 훈련되었다는 확신과 부작용들에 대한 인식이 설 때까지는 환자들에게 혼자서 신경근육 전기적 자극을 사용해서는 안된다.

### *근육강화를 위한 신경근육 전기적 자극이 적절하지 않은 환자들 (Patients That May not be Appropriate for Neuromuscular Electrical Stimulation for Strengthening)*

전기자극의 강도와 감각에 대한 명확한 피드백을 할 수 없는 영아들이나 노쇠한 환자들, 그리고 노인들에게는 신경근육 전기적 자극을 적용하지 않는다. 고도 비만 환자들은 과도하게

두터운 연부조직을 통과하여 근수축을 유발시키기 위한 강도의 전류에서 피부화상이 초래될 수 있기 때문에 신경근육 전기적 자극 치료를 받지 않도록 해야 한다. 임산부도 태아에게 근접한 신경근육 전기적 자극을 받지 않도록 해야 한다; 하지만 원위 위치에서는 신경근육 전기적 자극이 가능하다.

*신경근육 전기적 자극의 사용이 배제되는 부위의 상태들 (Conditions of the Area Proposed Neuromuscular Electrical Stimulation that Preclude its Use)*

절단이나 긁힘, 또는 무른 피부와 같은 피부손상이 있는 곳 위에서는 피부상처가 쉽게 벌어질 수 있기 때문에 신경근육 전기적 자극을 사용하지 말아야 한다. 정맥혈전증이나 혈전정맥염과 같은 말초혈관 장애들이 있는 영역에는 색전 방출의 위험 때문에 신경근육 전기적 자극을 사용하지 않아야 한다. 신경근육 전기적 자극은 근육이나 혈관 효과들이 증상을 악화시킬 수 있기 때문에 종양이나 감염이 있는 부위들에는 사용하지 않는다.

*근육강화를 위한 신경근육 전기자극의 악화 반응들*
*(Adverse Reactions to Neuromuscular Electrical Stimulation for Strengthening)*

피부화상(Skin burns)

피부화상은 신경근육 전기적 자극의 적용에서 쉽게 일어날 수 있다. 피부화상의 원인은 결함이 있는 전극들이나 치료동안 전극 부착이 제대로 되지 않은 것과 연관이 있다. 이러한 잠재적인 화상들을 줄여주기 위해 일회용 전극들이 주로 사용된다. 재활용 전극들도 주기적으로 교체해야 한다. 결함이 있는 전극들임을 알 수 있는 것은 전극 아래에서 작은 영역에서 환자가 부분적인 전기 자극이나 불쾌한 자극의 인식이다. 위에서 말했듯이, 원하는 전극 부착부위의 피부가 무르거나 손상되어 있다면 근육강화를 위한 신경근육 전기적 자극을 해서는 안된다. 피부손상의 국소영역은 전류에 대한 저항이 낮고, 전류는 저항이 가장 낮은 경로를 따라 통전되게 된다. 저항이 낮은 영역에 전류가 집중되면 피부화상이 일어난다.

자율신경반사장애 (Autonomic dysreflexia)

자율신경반사장애의 특징으로는 조절되지 않는 교감신경에 의한 과도하게 상승된 혈압, 강직 증가, 서맥, 그리고 종종 보여진 홍건한 땀이 있다. 이는 6번 흉추위로 손상 받은 척수손상 환자들에서 주로 볼 수 있다. 이것은 잠재적으로 일상을 위협하며, 의료적으로 응급상황으로 간주된다. 병변아래 수준의 유해성 자극은 이 증후군을 촉진시킨다. 척수환자에 대한 전기자극에 대한 더 많은 정보를 원한다면 7장을 보라.

## 임상적 사례 연구 (CLINICAL CASE STUDIES)

다음의 사례 연구들은 신경근육 전기적 자극의 방식으로 근육강화를 하는 예들을 보여준 것이다. 전기치료적 치료 계획은 상세하게 묘사했지만, 다른 부가적인 치료는 간략하게만 언급했다.

### 사례 1

24세 된 여성이 그녀의 좌측 전십자인대 재건술을 받고 1주일 후 물리치료실로 의뢰되었다.

#### *검사*

환자는 좌측 다리에 수술후 슬관절 보조기를 착용하고 있었으며, 보조기는 완전 신전상태로 잠근 채 보행하고 있었다. 슬관절 검사에서 염증과 관련된 어떠한 증세들도 없었으며, 수술부위는 잘 아물고 있었다. 왼쪽 대퇴 둘레는 우측에 비해 6 cm 정도 가늘었다. 좌측과 우측 슬관절 신전근들과 굴곡근들의 MVIT와의 비교에서 burst superimposition technique을 이용하여 좌측에서 유의한 근약화를 볼 수 있었다.

#### *측정*

반대측 다리에 비해서 수술측 슬관절에서 위축과 근약화가 보여졌다.

#### *계획*

치료에는 대퇴사두근과 슬괵근 모두의 상호수축, 슬관절 신전토크 관찰, 또는 45° 이상의 슬관절 굴곡으로 고정된 상태에서의 사두근에 대한 신경근육 전기적 자극과 같은 자발적 등척성 운동과 대퇴의 근력을 측정하기 위한 신경근육 전기적 자극이 포함되어 있어야 한다.

#### *세부적인 전기치료적 계획*

자극 모드: cycled NMES

자극기 형태: 임상용(선으로 전원공급이 되는)

전극들의 부착 위치들: 사두근에 동일한 크기의 두 전극들(그림 6.9A); 슬관절 신전은 45~65°로 막혀 있음.

치료시간과 주파수: 주당 3회, 회기마다 MVIC의 60% 이상으로 10회 수축. 전류강도는 각 수축마다 대퇴사두근의 MVIC의 60% 이상으로 환자가 참을 수 있는 최대 수축으로 증가시킴.

#### *이론적 해석*

ACL 병변을 가진 환자들의 대퇴사두근 운동과 전기자극동안 치료사는 일반적으로 인대 보호에 대한 인식을 가지고 있어야 한다. 45° 굴곡에서 완전 신전까지의 강력한 슬관절 신전은 재건된 ACL과 슬관절의 이차적인 지지조직들을 악화시킬 수 있는 전방 전단력들과 동반된다. 치료사는 위에서 나열했던 방식으로 대퇴사두근을 안전하게 자극할 수 있다. ACL 수술 후 재활기 동안 신경근육 전기적 자극은 어느 때든 사용할 수 있지만, 슬관절 신전근들의 등척성 근력을 증가시키는 자발적 운동이 더 우선시 되어야 한다.

전극위치는 슬개대퇴관절의 압박력을 최소화하는 동시에 다른 하지 근육이 자극받을 가능성을 줄여주기 위해 디자인 되었다.

휴대용 자극기는 이러한 형태의 신경근육 전기적 자극의 효과를 보이지 않기 때문에 임상 자극기의 사용을 권유한다. 프로그램 효과는 주마다 재측정한다. 자극 전에 슬관절 60° 굴곡에서의 등척성 슬관절 신전과 굴곡 토크들을 측정해야 한다.

## 사례 2

요추 불안정과 우측 하지 통증이라는 최근 병력으로 45세 남성이 물리치료실에 의뢰되었다.

### *검사*

검사에서 요추전만이 약간 감소되어 있었고, 외측 shift는 없었다. 움직임 검사에서 신전과 우측 골반 이동이 환자의 증상들을 중심화 시켜 주었다; 굴곡하면 증상들이 말초에서 나타남. 그는 굴곡상태에서 허리를 펴기 위해서는 손을 대퇴위에 짚어야만 했다. 천정 비틀림, 압박, 그리고 신연검사는 음성이었다. Oswestry 점수는 45/100이었다. 환자는 체위변경에서 증상이 쉽게 유발된다고 했다. 가끔씩은 앉을 때 그의 다리에서 통증이 유발되며, 어떨 때는 서 있거나 걸을 때도 통증이 유발되었다. 그가 좌측에서 우측으로 외측 shift의 변화를 보일 때 수차례의 검사와 치료에서 증상이 사라졌다.

### *측정*

이 환자는 Dellito 등(106)이 묘사한 고정 원칙 카테고리에서의 증상을 가지고 있었다.

### *계획*

**1**. 다열근 강화를 위한 안정화 운동
**2**. 보조기로 고정
**3**. 다열근 강화를 위한 신경근육 전기적 자극

### *세부적인 전기치료적 계획*

환자 위치: 환자는 치료대 위에 엎드려 있고, 벨트로 환자의 골반을 고정시켜 둔다. 이것은 환자의 등 근력 측정에서 환자에게 근력측정기를 고정시키기가 어렵기 때문에 등척성 수축을 배제하고 주요한 수축력만을 측정한다.

전극 배치: 전극은 그림 6.9와 같이 다열근 위로 양쪽으로 붙인다.

자극기 형태와 맥놀이 주파수, 작동시간들: 임상 신경근육 전기적 자극, burst-modulated 2,500 Hz AC; 맥놀이 주파수 50~75 bps; 켜진 시간 10초, 꺼진 시간 50초.

근 수축력: 참을 수 있는 정도이며, 적어도 골반전방경사를 만들기에 충분한 정도.

치료기간: 각 회기마다 10~15회 수축; 주당 2~3회

## 이론적 해석

전기적으로 유발된 간헐적이고 높은 힘의 수축들이 증대된 근육에서 보여졌다. 심부 요추 신전근들 위로 작은 전극들(2×2 인치 직경)을 사용하면, 좀 더 이 근육들의 개별적인 근육강화를 할 수 있다.

## 요 약

이 장에서는 신경근육 전기적 자극기의 필수적인 측면들과 신경근육 전기적 자극의 임상적 적용, 신경근육 전기적 자극에서 사용하는 자극 파라메터들과 기법들, 신경근육 전기적 자극 적용의 주의점과 금기증에 대해서 고찰해 보았다. 신경근육 전기적 자극 적용과 기법의 진보는 과거보다 더 빠르게 이루어지고 있다.

신경근육 전기적 자극과 다른 전기 기법들을 사용하는 치료사들은 이 분야의 새로운 발전을 위해서 경쟁해야 한다. 능동적인 치료사들은 임상조사 연구의 주의깊은 디자인과 이행을 통해 신경근육 전기적 자극에 대한 기본적인 지식을 추가해야 한다. 실험실과 임상 연구자들의 협응된 노력으로 이해와 실행에 대한 폭과 깊이가 증가될 것이다. 우리의 치료를 받는 환자들은 이러한 노력으로 인해 상당한 혜택을 입을 것이다.

## 자가 학습 문제 (SELF-STUDY QUESTIONS)

답변은 부록 B에 있다.

**1**. 장기간의 석고고정으로 인해 우측 슬관절 신전이 약해진 환자의 신경근 자극을 위해 직사각형의 대칭적인 이상맥동전류를 적용하기위한 자극 파라메터들과 근육강화를 위한 훈련프로그램을 서술하라.

자극 특징:

진폭:

맥동/위상 기간:

자극주파수:

작동시간과 꺼짐시간:

신경근육 전기적 자극 훈련 프로그램의 특징들:

훈련 회기 당 수축 횟수:

주당 훈련 회기의 횟수:

**2**. 다음의 반응으로 골격근에서 주로 어떤 적응이 일어나는가:

(a) 높은 진폭 (> 30% MVIC), 낮은 반복(10~15회 수축)의 신경근육 전기적 자극을 매일 실시?

(b) 낮은 진폭 (< 30% MVIC), 높은 반복(각 10회 수축을 5세트)의 신경근육 전기적 자극을 매일 실시?

**3**. 소련의 연구자 Kots가 개발한 신경근육 전기적 자극의 한 패턴은 근육강화를 위한 신경근육 전기적 자극을 반영하기 위해 광범위하게 연구되고 있다. Kots가 개발한 자극 파라

메터들을 완벽하게 서술하고, 전문 운동선수들의 근력을 강화시키기 위해서 그가 사용한 훈련에 설명하라.

Carrier 주파수:

맥놀이 주파수:

자극기의 작동과 꺼짐 시간:

4. 근육강화를 위한 전기자극에서 쓰이는 자극 주파수의 범위가 어떻게 되는가?

5. 왜 질문 4에서 사용한 주파수보다 높거나 낮은 주파수를 쓰지 않는가?

6. 근육강화를 위한 신경근육 전기적 자극동안 ____________를 줄이기 위한 좋은 전략으로 신경근육 전기적 자극의 차단주기를 늘리면 된다.

7. 근육의 근력과 활성을 검사하기위해서 신경근육 전기적 자극을 어떻게 사용해야 하는가?

8. 신경근육 전기적 자극을 위해 사용하는 전기자극기의 필수적인 특징들은 무엇인가?

맥동기간:

주파수:

진폭:

9. 전기적으로 야기된 훈련에 위한 수축력은 근력강화를 위한 ____________이다.

10. 위상전하는 전기적으로 유발된 근육의 수축력 ____________이다.

11. 신경근육 전기적 자극을 적용해서는 안 될 여러 지점들을 규명하고, 각 금기증에 대한 이론적인 설명을 하라.

12. 척수손상환자에서 볼 수 있는 자율신경반사장애에 대해 서술하시오.

13. 신경근육 전기적 자극의 잠재적인 역효과에 대해 규명하시오.

14. 신경근육 전기적 자극의 이용에 앞서 환자에게 고려해야 할 점에 대해 규명하시오.

15. Burst superimposition testing으로 환자 재활 프로그램의 발달에 대한 어떤 유용한 정보를 확인할 수 있는가?

16. 근육의 순수한 힘 발생능력을 알아보기 위해 왜 자발적인 수축을 중요하게 고려해야 하는가?

17. 근육강화를 위해 환자에게 신경근육 전기적 자극을 적용했는데 환자가 신경근육 전기적 자극을 견디기 힘들어 하였다. 어떤 파라메터를 바꾸어 줌으로써 환자가 편안함을 호전

시킬 수 있는가?

**18**. 재활을 위한 적당한 토크 수준을 만들 수 있는 임상 자극기로써 휴대용 자극기가 효과적인가?

**19**. 탈신경화된 환자의 근육을 자극하기 위한 자극 파라메터는 어떻게 되는가?

진폭:

주파수: 맥동/위상 기간:

자극 작동과 꺼짐 시간

**20**. 왜 탈신경지배된 근육에 19번과 같은 자극 파라메터를 사용하는가?

**21**. 탈신경지배된 근육을 위한 신경근육 전기적 자극의 이점은 무엇인가?

**22**. 근육을 자극하기위한 적당한 강도로 지속적인 자극을 하는 동안 신경근육 전기적 자극에 의한 피로를 예방할 수 있는 방법은 무엇인가?

**23**. 신경근육 전기적 자극 이용에 대한 주의점들을 나열하시오.

**24**. (a) 신경근육 전기적 자극을 받는 환자를 준비시킬 때 환자들에게 무엇을 말해주어야 하는가? (b) 환자들이 경험하지 않아야 하는 것이 무엇인가?

**25**. 신경근육 전기적 자극 장비를 구입함에 있어서 고려해야 할 장비적 특성은 어떤 것들이 있는가?

## 참고문헌


1. Ward AR, Shkuratova N. Russian electrical stimulation: the early experiments. *Phys Ther.* 2002;82:1019–1030.
2. Rose SJ, Rothstein JM. Muscle mutability. Part 1. General concepts and adaptations to altered patterns of use. *Phys Ther.* 1982;62:1751–1830.
3. Salmons SJ, Henriksson J. The adaptive response of skeletal muscle to increased use. *Muscle Nerve.* 1981;4(2):94–105.
4. Knuttgen HG, Kraemer KW. Terminology and measurement in exercise performance. *J Appl Sport Sci Res.* 1987;1:1–10.
5. Bigland-Ritchie B, Woods JJ. Changes in muscle contractile properties and neural control during human muscular fatigue. *Muscle Nerve.* 1984;7:691–699.
6. Vollstad NK, Segersted SO. Biochemical correlates of fatigue. A brief review. *Eur J Appl Physiol.* 1988;57:336–347.
7. Snyder-Mackler L, Binder-Macleod SA, Williams PR. Fatigability of human quadriceps femoris muscle following anterior cruciate ligament reconstruction. *Med Sci Sports Exerc.* 1993;25: 783–789.
8. Snyder-Mackler L, Deluca PF, Williams PR, et al. Reflex inhibition of the quadriceps femoris muscle after injury or reconstruction of the anterior cruciate ligament. *J Bone Joint Surg Am.* 1994;764.555–560.

9. Newham DJ, Hurley HM, Jones DJ. Ligamentous knee injury and muscle inhibition. *J Orthop Rheumatol.* 1989;2:163–173.
10. Jones DW, Jones DA, Newham DJ. Chronic knee effusion and aspiration: the effect on quadriceps inhibition. *Br J Rheumatol.* 1987;26:370–374.
11. Shih Y-F. *Can Burst Superinposition Predict Maximal Voluntary Force?* [Masters Thesys]. University of Pittsburgh; 1994.
12. Stackhouse SK, Dean JC, Lee SCK, et al. Measurement of central activation failure of the quadriceps femoris in healthy adults. *Muscle Nerve.* 2000;2311:1706–1712.
13. Stevens JE, Stackhouse SK, Binder-Macleod SA, et al. Are voluntary muscle activation deficits in older adults meaningful? *Muscle Nerve.* 2003;27:99–101.
14. Chmielewski TL, Stackhouse SK, Axe MJ, et al. A prospective analysis of incidence and severity of quadriceps inhibition in a consecutive sample of 100 patients with complete acute anterior cruciate ligament rupture. *J Orthop Res.* 2004;22:925–930.
15. Farquhar SJ, Chmielewski T, Snyder-Mackler L. Accuracy of predicting maximal quadriceps force from submaximal effort contractions after anterior cruciate ligament surgery. *Muscle Nerve,* 2005;32:500–505.
16. Urbach D, Awiszus F. Impaired ability of voluntary quadriceps activation bilaterally interferes with function testing after knee injuries. A twitch interpolation study. *Int J Sports Med.* 2002;23:231–236.
17. Konishi Y, Konishi H, Fukubayashi T. Gamma loop dysfunction in quadriceps on the contralateral side in patients with ruptured ACL. *Med Sci Sports Exerc.* 2003;35:897–900.
18. Lewek MD, Rudolph KS, Snyder-Mackler L. Quadriceps femoris muscle weakness and activation failure in patients with symptomatic knee osteoarthritis. *J Orthop Res.* 2004;22:110–115.
19. Stevens, JE, Mizner RL, Snyder-Mackler L. Quadriceps strength and volitional activation before and after total knee arthroplasty for osteoarthritis. *J Orthop Res.* 2003;21:775–779.
20. Yue GH, Ranganathan VK, Siemionow V, et al. Older adults exhibit a reduced ability to fully activate their biceps brachii muscle. *J Gerontol A Biol Sci Med Sci.* 1999;54:M249–253.
21. Binder-Macleod SA, Snyder-Mackler L. Muscle fatigue: clinical implications for fatigue assessment and neuromuscular electrical stimulation. *Phys Ther.* 1993;73:902–910.
22. McDonnell MK, Delitto A, Sinacore DR, et al. Electrically elicited fatigue test of the quadriceps femoris muscle. Description and reliability. *Phys Ther.* 1987;67:941–945.
23. Burke RE, Levine DN, Tsairis P, et al. Physiological types and histochemical profiles in motor units of the cat gastrocnemius. *J Physiol.* 1973;234:723–748.
24. Kramer J, Lindsay D, Magee D, et al. Comparison of voluntary and electrical stimulation contraction torques. *J Orthop Sports Phys Ther.* 1984;5:324–331.
25. Walmsley RP, Letts G, Vooys J. A comparison of torque generated by knee extension with a maximal voluntary muscle contraction vis-a-vis electrical stimulation. *J Orthop Sports Phys Ther.* 1984;6:10–17.
26. Snyder-Mackler L, Garrett M, Roberts M. A comparison of torque generating capabilities of three different electrical stimulating currents. *J Orthop Sports Phys Ther.* 1989;11:297–301.
27. Locicero R. The effect of electrical stimulation on isometric and isokinetic knee extension torque: interaction of the Kinestim electrical stimulator and the Cybex II+. *J Orthop Sports Phys Ther.* 1991;13:143–148.
28. Delitto A, Strube MJ, Shulman AD, et al. A study of discomfort with electrical stimulation. *Phys Ther.* 1992;72:410–421 [discussion, 421–424].
29. Delitto A, Brown M, Strube MJ, et al. Electrical stimulation of quadriceps femoris in an elite weight lifter: a single subject experiment. *Int J Sports Med.* 1989;10:187–191.
30. Enoka RM, Fuglevand AJ. Neuromuscular basis of the maximum force capacity of a muscle. In: Grabiner M, ed. *Current Issues in Biomechanics.* Champaign, IL: Human Kinetics;1993:215–235.
31. Enoka RM, Stuart DG. Neurobiology of muscle fatigue. *J Appl Physiol.* 1992;72:1637–1648.

32. Snyder-Mackler L, Delitto A, Stralka SW, et al. Use of electrical stimulation to enhance recovery of quadriceps femoris muscle force production in patients following anterior cruciate ligament reconstruction. *Phys Ther.* 1994;74:901–907.

33. Bowman BR, Baker LL. Effects of waveform parameters on comfort during transcutaneous neuromuscular electrical stimulation. *Ann Biomed Eng.* 1985;13:59–74.

34. Delitto A. Rose SJ. Comparative comfort of three waveforms used in electrically eliciting quadriceps femoris muscle contractions. *Phys Ther.* 1986;66:1704–1707.

35. Grimby G, Wigerstad-Lossing I. Comparison of high- and low-frequency muscle stimulators. *Arch Phys Med Rehabil.* 1989;70:835–838.

36. Currier DP, Ray JM, Nyland J. Effects of electrical and electromagnetic stimulation after anterior cruciate ligament reconstruction. *J Orthop Sports Phys Ther.* 1993;17:177–184.

37. Miller M, Downham D, Lexell J. Effects of superimposed electrical stimulation on perceived discomfort and torque increment size and variability. *Muscle Nerve.* 2003;27:90–98.

38. Massey BH, Nelson RC, Sharkey BC, et al. Effects of high frequency electrical stimulation on the size and strength of skeletal muscle. *J Sports Med Phys Fitness.* 1965;5:136–144.

39. Halbach JW, Strauss D. Comparison of electro-myo stimulation to isokinetic power of the knee extensor mechanism. *J Orthop Sports Phys Ther.* 1980;2:20–24.

40. Eriksson E, Haggmark T, Kiessling KH, et al. Effect of electrical stimulation on human skeletal muscle. *Int J Sports Med.* 1981;2:18–22.

41. Kots Y. 1977. [as referenced in Ward AR, Shkuratova N. Russian Electrical stimulation: the early experiments. *Phys Ther.* 2002;82:1019–1030]

42. Kramer JF, Mendryk SW. Electrical stimulation as a strength improvement technique: a review. *J Orthop Sports Phys Ther.* 1982;4:91–98.

43. Kramer JF, Semple JE. Comparison of selected strengthening techniques for normal quadriceps. *Physiother Can.* 1983;35:300–304.

44. Currier DP, Mann R. Muscular strength development by electrical stimulation in healthy individuals. *Phys Ther.* 1983;63:915–921.

45. Selkowitz DM. Improvement in isometric strength of the quadriceps femoris muscle after training with electrical stimulation. *Phys Ther.* 1985;65:186–196.

46. Mohr T, Carlson B, Sulentic C, et al. Comparison of isometric exercise and high volt galvanic stimulation on quadriceps femoris muscle strength. *Phys Ther.* 1985;65:606–612.

47. Stefanovska A. Vodovnik L. Change in muscle force following electrical stimulation. Dependence on stimulation waveform and frequency. *Scand J Rehabil Med.* 1985;17:141–146.

48. Wolf SL, Ariel GB, Saar D, et al. The effect of muscle stimulation during resistive training on performance parameters. *Am J Sports Med.* 1986;14:18–23.

49. Alon G, McCombe SA, Koutsantonis S, et al. Comparison of the effects of electrical stimulation and exercise on abdominal musculature. *J Orthop Sports Phys Ther.* 1987;8:567–573.

50. Delitto A, Rose SJ, McKowen JM, et al. Electrical stimulation versus voluntary exercise in strengthening thigh musculature after anterior cruciate ligament surgery. *Phys Ther.* 1988;68(5):660–663.

51. Godfrey CM, Jayawardena H, Quance TA, et al. Comparison of electrostimulation and isometric exercise in strengthening the quadriceps muscle. *Physiother Can.* 1979;31:265–267.

52. Gould N, Donnermeyer D, Gammon GG, et al. Transcutaneous muscle stimulation to retard disuse atrophy after open meniscectomy. *Clin Orthop.* 1983;178:190–197.

53. Snyder-Mackler L, Ladin Z, Schepsis AA, et al. Electrical stimulation of the thigh muscles after reconstruction of the anterior cruciate ligament. Effects of electrically elicited contraction of the quadriceps femoris and hamstring muscles on gait and on strength of the thigh muscles. *J Bone Joint Surg Am.* 1991; 73:1025–1036.

54. Eriksson E, Haggmark T. Comparison of isometric muscle training and electrical stimulation supplementing isometric muscle training in the recovery after major knee ligament surgery. A preliminary report. *Am J Sports Med.* 1979;7:169–71.

55. Sisk TD, Stralka SW, Deering MB, et al. Effect of electrical stimulation on quadriceps strength after reconstructive surgery of the anterior cruciate ligament. *Am J Sports Med.* 1987;15:215–220.
56. William JC, Street PM. Sequential faradism in quadriceps rehabilitation. *Physiotherapy.* 1976; 62:252–254.
57. Johnson DH, Thurston P, Ashcroft P. The Russian technique of faradism in the treatment of chondromalacia patellae. *Physiother Can.* 1977;29:169–171.
58. Morrissey MC, Brewster CE, Shields CL, Jr., et al. The effects of electrical stimulation on the quadriceps during postoperative knee immobilization. *Am J Sports Med.* 1985;13:40–45.
59. Singer KP, Gow PJ, Otway WF, et al. A comparison of electrical muscle stimulation isometric, isotonic, and isokinetic strength training programmes. *N Z J Sports Med.* 1983;11:61–63.
60. Delitto A, McKowen JM, McCarthy JA, et al. Electrically elicited co-contraction of thigh musculature after anterior cruciate ligament surgery. A description and single-case experiment. *Phys Ther.* 1988;68:45–50.
61. Snyder-Mackler L, Delitto A, Bailey SL, et al. Strength of the quadriceps femoris muscle and functional recovery after reconstruction of the anterior cruciate ligament. A prospective, randomized clinical trial of electrical stimulation. *J Bone Joint Surg Am.* 1995;77:1166–1173.
62. Lieber RL, Silva PD, Daniel DM. Equal effectiveness of electrical and volitional strength training for quadriceps femoris muscles after anterior cruciate ligament surgery. J Orthop Res. 1996; 14:131–138.
63. Lamb SE, Oldham JA, Morse RE, et al. Neuromuscular stimulation of the quadriceps muscle after hip fracture: a randomized controlled trial. *Arch Phys Med Rehabil.* 2002;83:1087–1092.
64. Karmel-Ross K, Cooperman DR, Van Doren CL. The effect of electrical stimulation on quadriceps femoris muscle torque in children with spina bifida. *Phys Ther.* 1992;72:723–730.
65. Starring DT, Gossman MR, Nicholson GG, Jr., et al. Comparison of cyclic and sustained passive stretching using a mechanical device to increase resting length of hamstring muscles. *Phys Ther.* 1988;68:314–320.
66. Kahanovitz N, Nordin M, Verderame R, et al. Normal trunk muscle strength and endurance in women and the effect of exercises and electrical stimulation. Part 2: Comparative analysis of electrical stimulation and exercises to increase trunk muscle strength and endurance. *Spine.* 1987;12:112–118.
67. Fehlings DL, Kirsch S, McComas A, et al. Evaluation of therapeutic electrical stimulation to improve muscle strength and function in children with types II/III spinal muscular atrophy. *Dev Med Child Neurol.* 2002; 44:741–744.
68. Neder JA, Sword D, Ward SA, et al. Home based neuromuscular electrical stimulation as a new rehabilitative strategy for severely disabled patients with chronic obstructive pulmonary disease (COPD). *Thorax.* 2002; 57:333–337.
69. Draper V. Ballard L. Electrical stimulation versus electromyographic biofeedback in the recovery of quadriceps femoris muscle function following anterior cruciate ligament surgery. *Phys Ther.* 1991;71:455–461 [discussion, 461–464].
70. Wigerstad-Lossing I, Grimby G, Jonsson T, et al. Effects of electrical muscle stimulation combined with voluntary contractions after knee ligament surgery. *Med Sci Sports Exerc.* 1988;20:93–98.
71. Laufer Y, Ries JD, Leininger DM, et al. Quadriceps femoris muscle torques and fatigue generated by neuromuscular electrical stimulation with three different waveforms. *Phys Ther.* 2001;81:1307–1316.
72. Lyons CL, Robb JB, Irrgang JJ, et al. Differences in quadriceps femoris muscle torque when using a clinical electrical stimulator versus a portable electrical stimulator. *Phys Ther.* 2005;85:44–51.
73. Paternostro-Sluga T, Fialka C, Alacamliogliu Y, et al. Neuromuscular electrical stimulation after anterior cruciate ligament surgery. *Clin Orthop.* 1999;368:166–75.
74. Hartsell WF, Sarin P, Recine DC, et al. Long-term results of curative irradiation in pathologically staged IA and IIA Hodgkin disease. *Radiology.* 1993;186:565–568.
75. Packman-Braun R. Relationship between functional electrical stimulation duty cycle and fatigue in wrist extensor muscles of patients with hemiparesis. *Phys Ther.* 1988;68:51–56.

76. Benton LA, Baker LL, Bowman B, et al. Functional electrical stimulation: a practical clinical guide. Downey, CA: Professional Staff Association of the Rancho Los Amigos Hospital; 1981:65–71.
77. Binder-Macleod SA, Halden EE, Jungles KA. Effects of stimulation intensity on the physiological responses of human motor units. *Med Sci Sports Exerc.* 1995;274:556–565.
78. Eberstein A, Eberstein S. Electrical stimulation of denervated muscle: is it worthwhile? *Med Sci Sports Exerc.* 1996;28(12):1463–1469.
79. Reid J. On the relation between muscular contractility and the nervous system. *Lond Edinb Month J Med Sci.* 1841;1:320–329.
80. Gutmann E, ed. *The Denervated Muscle.* Prague: Publishing House of the Czechoslovak Academy of Sciences; 1962.
81. Al-Amood WS, Lewis DM. The role of frequency in the effects of long-term intermittent stimulation of denervated slow-twitch muscle in the rat. *J Physiol.* 1987;392:377–395.
82. Boonstra AM, Van Weerden JW, Eisma WH, et al. The effect of low-frequency electrical stimulation on denervation atrophy in man. *Scand J Rehabil Med.* 1987;19:127–134.
83. Carraro U, Catani C, Saggin L, et al. Isomyosin changes after functional electrostimulation of denervated sheep muscle. *Muscle Nerve.* 1988;11:1016–1028.
84. Kern H, Salmons S, Mayr W, et al. Recovery of long-term denervated human muscles induced by electrical stimulation. *Muscle Nerve.* 2005;31:98–101.
85. Nemeth PM. Electrical stimulation of denervated muscle prevents decreases in oxidative enzymes. *Muscle Nerve.* 1982;5:134–139.
86. Nemoto K, Williams HB, Nemoto K, et al. The effects of electrical stimulation on denervated muscle using implantable electrodes. *J Reconstr Microsurg.* 1988;4:251–255, 257.
87. Pachnter B, Ebersteint A, Goodgold J. Electrical stimulation effect on denervated skeletal myofibers in rats: a light and electron microscopic study. *Arch Phys Med Rehabil.* 1982;63:427–430.
88. Schmitt LC, Schmitt LA, Rudolph KS. Management of a patient with a forearm fracture and median nerve injury. *J Orthop Sports Phys Ther.* 2004;34:47–56.
89. Valencic V, Vodovnik L, Stefancic M, et al. Improved motor response due to chronic electrical stimulation of denervated tibialis anterior muscle in humans. *Muscle Nerve.* 1986; 9:612–617.
90. Yanai A, Harii K, Okabe K. Preventing denervation atrophy of a grafted muscle. *J Reconstr Microsurg.* 1991;7:85–92.
91. Herbison GJ, Teng CS, Gordon EE. Electrical stimulation of reinnervating rat muscle. *Arch Phys Med Rehabil.* 1973;54:156–160.
92. Nix WA. Effects of intermittent high frequency electrical stimulation on denervated EDL muscle of rabbit. *Muscle Nerve.* 1990;13:580–585.
93. Girlanda P, Dattola R, Vita G, et al. Effect of electrotherapy on denervated muscles in rabbits: an electrophysiological and morphological study. *Exp Neurol.* 1982;77:483–491.
94. Merletti R. Pinelli P. A critical appraisal of neuromuscular stimulation and electrotherapy in neurorehabilitation. *Eur Neurol.* 1980;19:30–32.
95. Nix WA, Dahm M. The effect of isometric short-term electrical stimulation on denervated muscle. *Muscle Nerve.* 1987;10:136–143.
96. Schmirigk K, McLaughlin J, Gruninger W. The effect of electrical stimuation on the experimentally denervated rat muscle. *Scand J Rehabil Med.* 1977;9:55–60.
97. Hennig R. Late reinnervation of the rat soleus muscle is differentially suppressed by chronic stimulation and by ectopic innervation. *Acta Physiol Scand.* 1987;130(1):153–160.
98. Hennig R, Lomo T. Effects of chronic stimulation on the size and speed of long-term denervated and innervated rat fast and slow skeletal muscles. *Acta Physiol Scand.* 1987;130:115–131.
99. Westgaard RH, Lomo T. Control of contractile properties within adaptive ranges by patterns of impulse activity in the rat. *J Neurosci.* 1988;8:4415–4426.
100. Woodcock AH, Taylor PN, Ewins DJ. Long pulse biphasic electrical stimulation of denervated muscle. *Artif Organs.* 1999;23:457–459.

101. Davis H. Is electrostimulation beneficial to denervated muscle? A review of results from basic research. *Physiother Can.* 1983;35:306–310.

102. Hayes K. Electrical stimulation and denervation: proposed program and equipment limitations. *Top Acute Care Trauma Rehabil.* 1988;3:27–37.

103. Kern H, Boncompagni S, Rossini K, et al. Long-term denervation in humans causes degeneration of both contractile and excitation-contraction coupling apparatus, which is reversible by functional electrical stimulation (FES): a role for myofiber regeneration? *J Neuropathol Exp Neurol.* 2004;63:919–931.

104. Kern H, Hofer C, Modlin M, et al. Denervated muscles in humans: limitations and problems of currently used functional electrical stimulation training protocols. *Artif Organs.* 2002;26:216–218.

105. Cohen J, Cohen P. *Applied Multiple Regression Correlation for the Behavioral Sciences.* 2nd ed., Hillsdale, NJ: Lawrence Erlbaum Associates; 1983:72–73, 413–423.

106. Delitto A, Erhard RE, Bowling RW. A treatment based classification approach to low-back syndrome: identifying and staging patients for conservative treatment. *Phys Ther.* 1995;95:470–485.

# 7장

# 움직임과 자세조절을 위한 근육의 전기적 자극

## Electrical Stimulation of Muscle for Control of Movement and Posture

전기 자극은 움직임과 관련된 근육의 경피적 전기 자극을 통해 골격근의 움직임을 보조와 조절하고, 사지와 체간의 자세를 유지한다. 1960년도 초부터 물리치료 분야에서는 전기 자극을 통해 움직임을 조절하는 연구가 이루어 졌다. 1961년 Liberson 등(1)은 전기적으로 근육의 수축을 통해 기능적 움직임을 유발하는, 기능적 전기 자극[functional electrical stimulation(FES)]이라는 새로운 문구를 만들었다. FES에 대한 첫 사례의 시리즈로, 편마비 환자 보행의 유각기에서 발목의 배측 굴곡을 활성화시키기 위해 단-채널 자극기를 사용하였다. 공교롭게도, 편마비 환자의 배측 굴곡에 대한 FES의 효과에 대한 연구는 임상적으로 30년 이상이라는 시간을 통해 체계적으로 연구 되었다. 지난 10년간은, 기술 발전으로 인해 중추신경 장애 환자에 대한 FES의 사용과 연구가 새롭게 연구되었다.

움직임 또는 자세조절에 대한 전기 자극의 최초의 이론적 기초는 전지 자극이 손상된 신경계를 복원 시켜 근 수축을 자극하고, 정형술과(orthosis) 같이 사용하는 것이었다. Liberson 등(1)의 초기 연구에서는, 유각기의 발 떼기 능력이 향상되는 기대하지 않은 기능 향상이 보행 시 나타났으며, 전기 자극이 제거된 후에도 유지하였다. 이 시기로부터, FES는 보조기 이상으로 치료적 효과가 있음을 증명하였다. 전기 자극 없이 발 떼기가 향상된 편마비 환자는 아마도 주위 근육의 작용(예, 근력 비대 때문일 것이다), 예비 피질척수로의 활동 향상, 중복성 경로의 활동 향상, 또는 간접적 경로의 활성화의 결과일 것이다.

지난 10~20년간, 과학자들은 중추신경계의 가소성에 대하여 연구하기 시작하였다. 동물실험에서 반복되는 훈련은 피질의 기능적 재조직에 영향을 준다는 것을 증명하였다(2,3). 인간의 경우, 뇌졸중 후 강압적으로 사용하거나 반복적인 작업 수행할 경우 운동회복이 되는 약간의 증거가 있다(4,5). 이러한 증거는 네 발을 가진 포유류(6)와 인간(7)의 척수 회로에서도(중추 유형 발생기) 나타났으며, 체중지지 트레드밀을 이용한 이동 훈련에서의 중추신경계 손상환자에서도(7a) 증가하는 것을 볼 수 있다. 중추신경계 재훈련을 위한 전기 자극은 현재의 운동조절이론과 융합한다. 감각운동 통합이론은 전기적 자극을 통해 중추신경 장애 환자의 운동기능을 재훈련하여 움직임을 향상 시키는 것을 포함한다. 아마 기능적인 상황에서 전기적 자극을 사용한 감각운동 통합과 동적 체계(지절 간 협응)같은 운동조절 이론은 더욱 건강한 운동회복을 이끌어 낼 것이다(8).

근육에 대한 전기적 자극을 통한 움직임과 자세조절은 척수손상, 뇌졸중, 뇌성마비, 다발성 경화증, 외상성 뇌손상과 같은 중추신경계 손상환자의 기능 향상을 위해 사용된다. 최근, 배우이며 감독이었던 Christopher Reeve는 근 위축 방지, 정맥 혈전증 방지, 심혈관계 증진, 척수손상 후 대퇴의 골-미네랄 밀도 증가를 위한 FES-cycle이 언론의 관심을 받았다.

최근 판으로 이 책이 출판될 때 FES의 임상적 효과에 대해서 비약적인 발전이 있었다. 현재 재활과학에서 최근의 전망을 반영하기 위한 노력에서, 이번 장은 적절한 자극 장비와 환자를 선택할 수 있도록 임상가들을 안내해 줄 것이다. 이 장에서는 전기적 자극을 통한 자세 움직임 조절과 자세조절에 대한 증거의 새로운 재조사를 제공한다. 이 장의 내용은 다음과 같다.

1. 임상가들은 전기적 자극을 통한 움직임 조절과 자세조절을 적용할 수 있는 적절한 장비를 찾을 수 있을 것이다.
2. 임상가들은 전기적 자극을 통한 움직임 조절과 자세조절을 적용할 수 있는 적절한 환자를 식별할 수 있을 것이다.
3. 임상가들은 전기적 자극을 통한 움직임 조절과 자세조절을 적용할 수 있는 적절한 증거들은 찾을 수 있을 것이다.

## 움직임과 자세조절에서 전기적 자극의 적용원리
## APPLICATION PRINCIPLES OF ELECTRICAL STIMULATION FOR CONTROL OF MOVEMENT AND POSTURE

움직임 조절을 위해 NMES를 사용할 경우, 먼저 적절한 자극기가 병원에 배치되어야 한다. 임상가는 기계 구입에 있어 많은 선택권이 있으며, 사용하기에 가장 적합한 자극기를 구할 수 있다. NMES를 사용하여 움직임을 조절하기 위해서는 파형, 맥동 기간, 맥동 주파수의 기능이 조절되는 자극기가 필요하다. 그에 더하여, 자극기의 진폭이 100 mA까지의 진폭이 가능한 것을 권유한다. 자극기의 조절 변수로부터의 제동체계가 있는지, 예를 들어, 손 또는 발 스위치가 있는지 고려해야 한다.

**표 7.1 움직임 조절을 위한 NMES사용 시 알아야할 주의점**

- NMES는 혈전을 만들 수 있는 정맥 혈전증과 같은 말초 혈관장애가 있을 경우 사용을 금지해야한다.
- NMES는 자극에 대해 충분한 반응을 보이지 못하는 인지장애가 있는 사람에게는 사용을 금지해야 한다.
- NMES는 감각이 떨어지는 사람에게 적용할 수 있지만, 치료 전 후에 검사가 필요하다.
- 심장의 전기 전도기능을 방해할 수 있으므로 흉부에 대한 사용을 피해야 한다.
- Pacemaker를 착용한 환자에게는 흉부에 대한 사용을 피해야 한다.
- 경동맥동에는 사용 시 혈압과 심장 수축에 전류가 영향을 줄 수 있으므로 피해야 한다.
- 횡경막, 방광, 척수 자극기 주위에는 전류가 영향을 줄 수 있으므로 피해야 한다.
- 조절되지 않는 고혈압 또는 저혈압 환자의 혈압조절에 영향을 줄 수 있으므로 피해야 한다.
- 암이나 감염 시, 이를 악화 시킬 수 있으므로 사용을 피해야 한다.
- 임신 중 자궁 수축을 유발하여 태아발달에 영향을 줄 수 있으므로 임산부는 사용을 피해야 한다.
- 지방이 많은 부위 자극 시 과도한 자극으로 인해 자율신경 이상이 올 수 있으므로 사용을 피해야 한다.
- 척수손상 환자에게 사용할 수 있으나, 자율신경성 반사부전증이 나타날 수 있으므로 옆에서 계속 지켜봐야 한다.

Rebinson Aj. Neuromuscular electrical stimulation for control of posture and movement. In: Robbinson Aj Snyder-Mackler L (eds) *Clinical Electrophysiology Electrotherapy and Electrophysiologic Testing*. 2nd ed. Baltimore. Williams Wilkins; 1995.

다음으로, 전기적 자극을 적용하기 위해 정확한 임상적 문제를 찾아 식별해야 한다. 대부분의 자극기는 동시에 두 개의 채널만 사용되어, 임상가는 움직임 조절을 위해 NMES를 사용할 경우 2개의 근육군에서만 적용할 수 있다. 추가적으로, 보조요원이 몇 명이냐에 따라, 환자를 고르는데 영향을 준다. 예를 들어, FES를 사용하여 보행-재교육을 실시할 때 다수의 보조 요원이 필요한지, 치료실이 이러한 환경이 갖추어졌는 지를 결정해야 한다.

NMES의 사용여부를 결정하는데 영향을 주는 정보는 아마도 환자의 현재 상태에 따라 좌우 될 것이다. NMES를 사용한 움직임 조절은 운동의 한 형태로 치료를 위해 충분한 심폐기능이 환자로부터 요구된다. 그러므로 NMES를 사용하기 이전에 충분한 건강검진이 평가의 일부분으로 꼭 포함되어야 한다. 표 7.1에 NMES 사용 시, 지켜야 할 일반적인 경고분이 적혀 있다. 환자의 근력과 운동범위에서의 특정한 결함은 또한 움직임의 조절에서 NMES를 사용하는 능력에 영향을 준다. 논리적으로 환자가 움직임을 수행함에 있어 불충분한 전기적으로 유도된 근력이나 운동범위의 결손을 가진다면 이들 장애를 움직임 조절에서 NMES를 적용하기 이전에 알 필요가 있을 것이다. 다른 환자의 특이한 고려점은 동기, 가정 환경, 가족/보호자 지지, 치료에 따른 지불을 위한 보험 적용범위 등을 포함할 것이다.

## 움직임의 조절에서 전기적 자극의 사용을 지지하는 증거 EVIDENCE THAT SUPPORT THE USE OF ELECTRICAL STIMULATION FOR CONTROL OF MOVEMENT

여기에서는 전기적 자극을 통한 움직임 조절과 자세조절이 다양한 상하지 장애를 가진 사람에게 얼마나 효과적인지 설명한다.

### 측만증 관리에서의 신경근육 전기적 자극 (Neuromuscular Electrical Stimulation for Scoliosis Management)

*특발성 측만증*은 알 수 없는 병인에 의해 척추가 외측으로 휘는 현상이다. 이 증상은 어린 아이들에게 일반적으로 나타나며, 만약 치료되지 않을 경우 심각한 자세 변형으로 인해 신체 기능 손상, 척추관절이상, 허리통증과 일상생활에 있어 제한이 발생된다. 이 책의 이전 판에서는, 특발성 측만증 관리를 위해 보조기 사용에 대해서 논의되었다. 1980대에 Brown 등(9)과 McCullough 등(10)은 NMES를 통해 특발성 측만증의 진행을 70%에서 90%까지 멈출 수 있다고 하였다. Brown 등(9)은 20에서 45° 커브를 치료하였으며, McCullough 등(10)은 30° 이하의 커브를 치료하였다. NMES는 흉부, 액와의 정중선을 따라 볼록면의 커브에 적용한다. Brown 등(9)은 220$\mu$s의 맥동기간으로 직사각형의 연속전류, 25 pps의 주파수를 사용하였다. On:Off는 6초 간격이며, "직선" 방향으로 척주가 움직이도록 파형 진폭을 조절하였다. NMES의 지속시간은 8시간 동안 점진적으로 증가시켰으며, 환자는 골격이 정상적으로 될 때

까지 매일 밤 착용한다.

최근 연구에서는, NMES의 효과와 정형외과적 보조기를 "Full-time" 또는 "Part-time"으로 착용한 것에 대한 효과의 비교가 이루지고 있다. 이 연구의 비교로 봐서 NMES 사용은 연구 목적 그 이상은 아니다(11,12). 실제로, 두 연구에서 "full-time"(23시간) 또는 "Part-time"(16시간) 사용한 보조기가 NMES보다 월등하다고 하였다. 더욱이, 치료적으로 긍정적 또는 부정적인 결과를 보인 연구들 간에 방법론적으로 명확한 차이가 없었다. 위에서 언급한 연구와 다른 연구를 참조할 경우 특발성 측만증에서 NMES가 보조기 보다 효과가 적다는 충분한 증거가 있다.

## 상지 적용(Upper Extremity Applications)

### NMES사용에 의한 견관절 아탈구의 재정복 또는 예방

뇌졸중 후 이차적 합병증으로 발생하는 것이 관절와상완관절의 하방 아탈구이다. 뇌졸중 발생 직후, 90%의 환자에서 관련된 근육이 이완성으로 변한다(19). 이차적으로 발생하는 견관절 아탈구의 발병률은 17%에서 81%의 범위 내에서 발생한다(20-23). 관절와상완관절은 근육 지지에 의해 안정화가 되며, Basmajian(24,25)은 극상근과 삼각근 후부섬유에 의해 견관절의 하방 아탈구가 예방된다고 증명하였다. 뇌졸중 초기의 이완성 단계일 때, 중력에 의해 손상 받은 상지의 인대와 낭의 수동적 지지시스템이 하방 아탈구에 잠재적으로 노출되어진다. 일반적인 견관절의 하방 아탈구의 치료 방법으로는 슬링을 사용하여 중력에 의해 당겨지는 힘을 완화시켜 주는 방법이 있다. 슬링 사용에 있어서는 크게 두 가지 결점이 있다: 첫째, 대부분의 슬링 사용은 예방 또는 아탈구의 감소에 영향이 없으며(26), 둘째, 손상 받은 상지에 주관절 굴곡자세를 유지하기 때문에 구축의 가능성이 존재함으로 사용을 하지 않도록 한다.

극상근과 삼각근 후방섬유에 적절하게 전기적 자극을 적용할 경우 견관절의 하방 아탈구를 감소와 예방시킬 수 있는 잠재력이 있다. 1986년, Baker 와 Parker(27)는 손상측에 5 mm 이상의 하방 아탈구를 가지고 있는 63명의 편마비 환자의 극상근과 삼각근 후방 섬유에 대하여 손상 받지 않은 쪽과 비교하여 전통적인 슬링과 전기적 자극 효과를 연구를 하였다(그림 7.1). 맥동 기간은 기록되지 않았지만 맥동 주파수는 12에서 25 pps 사이의 범위와 강직성 경련을 산출하기 위해 정해졌다.

자극의 강도는 하루에 3시간 30분 정도에서 6~7시간으로 점진적으로 늘렸으며, on:off 시간은 1:3초에서 24:2초로 아탈구를 감소시킬 수 있는 능력 내에서 실행되었다. 이러한 절차는 6주간 일주일에 5번 시 실행되었다. 전기적 자극을 받은 실험 참가자들은 아탈구가 14.8 mm에서 8.6 mm 정도로 줄어든 반면에, 전기적 자극을 받지 않은 실험 참가자들에서는 변화가 발생하지 않았다(13.3 mm). 3달간의 추적 조사에서 각각의 대상자들, 대조집단에서는 아탈구의 변화가 없었으며, 전기적 자극을 받은 집단에서는 1~2 mm 정도의 아탈구 감소가 나타났다. 따라서 치료기간에는 약간의 감소가 나타남을 알 수 있다.

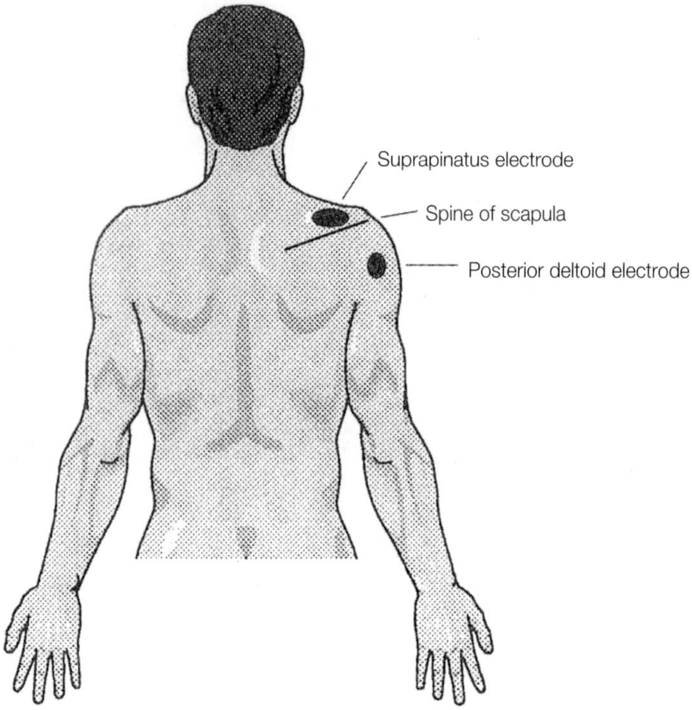


**그림 7.1.** 견관절 아탈구 시 전기적 자극을 위한 극상근과 삼각근 후부 근육 위의 전극 배치.

Baker와 Parker(27) 실험 이전에 이미 아탈구가(≥ 5 mm) 진행된 사람들로서 급성기가 지난 상태에서 재활치료를 받고 있었으며, 이완성 기간을 지난 상태이다(뇌졸중 후 45~50일). Faghri 등(28)은 견관절 아탈구에 대한 전기적 자극, 상지의 기능회복, 뇌졸중 16~17일 사이에 견관절 통증을 나타내는 대상에 전기적 자극의 효과 대한 연구를 하였다. 26명의 상지 이완성 마비를 나타내는 참가자들 중 대조집단 또는 전기적 자극 집단에 무작위로 나누었다. 두 집단 모두 물리치료를 받았으며(어떠한 연구인지는 설명 없음), 전기적 자극은 받는 집단은 추가적으로 극상근과 삼각근 후방에 대한 치료를 받았다. 자극 맥동 주파수는 35 pps로 주어졌으나, 맥동 기간은 기록되지 않았다. 전기적 자극은 6주간 매일 진행되었다. 자극의 지속시간과 on:off 시간은 아탈구가 완전 정복 될 때까지 점진적으로 증가시켰다. 치료시간은 1시간 30분에서 6시간으로 진행되었으며, on:off 시간은 10:12초에서 30:2초 비율로 진행되었다. 자극이 6시간 주어지면, 2초 간격으로 on-time 과 off-time이 증가되고 감소된다. 6주간 치료를 받은 전기적 자극집단에서는 각각 아탈구가 6.00 mm에서 2.46 mm로 감소되었으며, 6주 후 중지 단계에서는 3.46 mm까지 감소되었다. 대조집단에서는 아탈구가 4.0 mm에서 9.85 mm로 증가되었으며 6주 후 중지 단계에도 변화가 나타나지 않았다(9.35 mm). 추가적으로, 아탈구의 재정복을 경험한 집단에서는 상지 기능의 향상, 통증 발생 시보다 견관절 외회전과 근전도상에 삼각근 후방섬유의 활동 증가가 대조집단에 비해 향상되었음을 알 수 있다.

극상근과 삼각근 후부섬유의 전기적 자극치료에 대한 Faghri 등(28)의 이전 연구에서는 Baker와 Parker(27)에서 보다 중재 후 아탈구가 더 작게 나타났다. 손상측 견관절의 빠른 전기 자극치료는 궁극적으로 견관절의 아탈구를 초기에 예방하는데 중요한 역할을 한다. Chantraine 등(29)은 견관절 아탈구를 감소시키기 위해 급성기의 2주에서 4주 사이에 전기적 자극을 적용하는 대규모 실험을 하였다. 120명의 참가자가 대조집단과 실험집단으로 나뉘어 뇌졸중 5주간에서부터 24개월에 이르기까지 주기적으로 연구가 이루어졌다. 모든 참여자는 보바스 개념에 따라 재활치료를 받았다. 전기 자극은 350$\mu$ 맥동기간이 사용되었다. 그리고 on:off는 1:5라고 하였지만, 저자는 그것이 초(sec)를 나타내는지 비율을 나타내는지는 설명하지 않았다. 추가적으로 저자는 전극의 부착부위를 설명하지 않았다. 자극 프로그램은 3번 연달아 수행되었다: 처음으로는 8 pps의 맥동 주파수를 90분 간 지속, 두 번째로 40 pps의 맥동 주파수를 30분간 지속, 마지막으로 1 pps의 맥동 주파수를 10분간 지속시켰다. 이러한 자극의 매개 변수(parameters)를 적용한 이론적 배경은 없다. 실험은 5주간 지속되었으며 둘째와 넷째 주에 프로그램 1과 2에 자극 시간을 5분간 늘렸다. 공교롭게도, 일주일에 몇 번, 하루에 몇 번 자극이 주어졌는지에 대해서는 보고서에 누락되어 있다. Chantraine의 결과는 전기 자극을 받은 집단에서 견관절 재정복과 뇌졸중 후 6, 12, 24개월 후에도 재정복이 계속 유지되는 것으로 "Baker와 Parker" (27), Faghri의 결과를 지지한다. 이에 더하여, 대조집단에 비해 전기적 자극을 받은 집단에서 관절가동 시 통증을 적게 호소하였고, 능동적 전방 굴곡, 외전 시 더 많은 관절 가동 범위를 나타내었다.

최근 전기적 자극으로 아탈구 예방을 위한 더 많은 실험이 진행되었다. Linn 등(30)은 전기적 자극에 대한 효과에 관하여 단순 맹검집단, 대조집단, 무작위집단으로 나누어 연구하였다. 초기 평가와 치료는 뇌졸중 급성기인 48시간 이내에 시작되었으며, 참가자들은 4주 간격으로 4주와 8주 후에 평가되었다. 전기적 자극은 극상근과 삼각근 후부에 매일 4번씩(2~4시간) 30 pps 맥동전류, 300 pps 맥동기간과 15:15초 on:off 시간으로 적용되었다. 전기 자극을 받은 집단에서 아탈구 간격이 적게 발생하였다; 그러나 8주후 평가에서는 이러한 결과의 차이가 유지되지 않았다. Baker와 Parker(27), Faghri(28) 등의 연구와 차이는 일일치료시간이 더 길었으며(4시간과 6~7시간), 치료기간도 길었다(4주와 6주). Linn 등(30)의 연구에서 치료기간의 더 짧은 지속시간은 병원에 입원한 48시간 이내의 치료시작과 결부시켜 생각하고 아탈구에서 정복유지의 부족은 극상근과 삼각근에서의 어떤 기능적인 조절을 획득하고 근육에서 적응이 나타나기 이전에 치료가 종료되어지기 때문이다. Linn 등(30)의 연구의 아탈구 재정복과 운동 평가 척도와의 충분한 상관관계를 찾는 것은 충분한 가치가 있는 연구이다. 마지막으로, MAS점수가 운동 평가 척도와의 충분한 상관관계를 찾는 것은 ≥ 2인 참가자 중에서는 아탈구가 발생하지 않았다. 이러한 정보는 임상에서 적절한 치료를 받을 수 있는 환자를 선택하는 데 있어 중요한 연구이다.

Kobayashi 등(31)은 만성 편마비(≥ 1세) 환자에 대하여 전기 자극 집단과 대조집단으로 나누어 실험하였다. 전기 자극 집단은 극상근만 활성화하였고, 다른 집단은 삼각근 중부만 활성화 시켰다. 전기적 자극은 하루에 15분간 6주 동안(일주일에 5번) 20 pps 맥동 주파수로 적용되었으며, on : off 시간은 15:15로 하였다. 6주 후 아무런 압박없이 아탈구에 변화가 없었으나, 3.5 kg의 압박을 가한 손상된 팔에 전기적 자극을 받은 삼각근 집단에서는 아탈구의 재정복이 충분하게 나타났다. 추가적으로 전기적 자극을 받은 두 집단에서 충분한 견관절 외전력이 치료받기 전에 비해 향상되었다.

Wang 등(32)은 급성(<21일)과 만성(>365일)환자에 대한 전기적 자극 후 아탈구 감소에 대한 비교를 하였다. 전기 자극은 하루에 5번씩 6주간 극상근과 삼각근 후부에 적용되었다.

첫 주에 3번의 30분 회기부터 1:3의 on : off 비율로 단일 6시간 회기까지 매일 지속되는 치료가 진행되어 졌다(정확하지 않은 on 혹은 off 시간이 주어진다). 다음 5주간, 자극시간은 매일 또는 이틀간으로 24초가 될 때까지 2초식 증가 시켜 "on" 타임이 24초에 도달했을 때, "off" 타임은 점진적으로 감소시켜 매일 또는 이틀간 2초식 감소 시켰다. 전기적 자극 맥동 주파수는 퓨즈 강축을 유발하기 위해 설정되었다(10~24 pps). 전기적 자극을 받은 급성 편마비 환자에서 견관절 아탈구 재정복이 6주간 조금 나타났으나 그 이후에는 이전처럼 되지는 않았다.

Wang 등(32)의 결과는 Kobayashi 등(31)의 결과에서 부하를 주지 않은 방사선 결과에서 비슷하게 나타났다. Kobayashi 등은 아탈구에 부하를 줄였으며, 이는 만약 편마비 환자가 물건을 드는데 있어 관절과 주위 조직을 보호하기 위해 중요하다. 6주간 지속적으로 치료를 받을 경우 견관절 구조를 단축 시켜주고 근육조직을 재활시켜, 만성 편마비 환자의 견관절 아탈구를 감소시킨다. 앞으로 만성 편마비 환자의 아탈구 감소에 대해서 더 많은 연구가 이루어 져야 한다.

### *편마비로 인한 관절상완관절 아탈구를 가진 사람을 훈련하기 위한 문헌에 근거한 지침서*

1. 상완견관절 아탈구를 예방하기 위해서는 이완성 시기인 급성기에 빨리 시작해야 한다.
2. 치료는 최소 6주가 지속되어야 한다.
3. 전기적 자극은 극상근과, 삼각근 후부, 가능하면 삼각근 중간섬유에 적용되어야 한다.
4. 전기적 자극은 강한 강직성 경련이 발생하여 아탈구를 감소시킬 수 있는 충분한 진폭과 주파수가 적용되어야 한다.
5. 전기 자극은 4~7시간 정도의 충분한 치료시간이 주어져야 한다.

### *손목과 손의 움직임 향상시키기 위한 신경근육 전기 자극*

#### 뇌졸중 후 편마비

전기 자극을 통해 손목 기능 향상과 관절 운동범위 증가를 위한 연구 역시 적절하게 진행되어왔다. 1960년대 초와 1970년대 중반부에 약간의 연구가 보고되어 있으나; 이 연구들(33-35)은 주로 장치의 개발에 집중되었다. 1970년대 후반에 들어서야, 란쵸 로스 아미고 병원의 연구팀에서 손목 신전근에 대한 전기 자극 효과와 환자가 얻을 수 있는 이익이 무엇인지 연구되었다. 편마비 환자에 대한 첫 연구로, NMES를 사용하여 triggered "수동적"으로 손목 신전을 적용하였다(36). 두 번째 연구에서, EMG로 유발된 NMES를 통해 "능동적"으로 편마비 환자를 교육하였다(37). 이 부분에서는, 수동적; 능동적 전기 자극에 대해서 거론될 것이다.

***수동적 적용***. Baker 등은(36) 16명의 편마비 환자의(9명 아급성기, 7명 만성기) 손목 신전근에 전기 자극을 적용하여 손가락, 손목의 감각, 경직(spasticity), 수동적 관절 가동범위(PROM)와 손목 신전근의 근력에 대한 전기 자극 효과를 연구하였다. 손목 신전근의 NMES는 가장 편안한 수축 유발을 위해 주파수 33 pps의 맥동기간으로 200 μs의 맥동전류가 사용되었다. 자극 주기는 3초간의 ramp-up 시간을 포함한 7초의 자극시간과 10초간의 휴식기를 포함하였다. 치료 회기는 하루에 두 번 15분으로 시작되어, 하루 3시간 30분 4주간 치료되는 프로그램 이였다. 자극은 아급성기 환자의 중수지절관절(MP) 구축을 효과적으로 막았으며, 만성 뇌졸중 환자집단에 비해 수동적 관절 가동범위가 극적으로 증가되었다. 만성기 집단의 평균 손목 신전근 각도는 36°이며, 중수지절관절은 27°이다. 이번 연구에서 흥미로운 발견은 수의적인 손목 조절을 나태는 참가자들 가운데 손목 신전근력이 1.55에서 2.46 Nm로 증가하였다. 수의적인 조절을 가진 대상에서 손목 신전근력이 향상한다는 전제하에, Baker 등은 EMG-trigger 전기 자극 실험을 계획하였다(아래의 다음 부분을 보라).

Baker 등(36)의 초기 연구에서는 편마비 환자의 손목 신전근에서 NMES에 대한 두 무작위 집단과, 대조집단에 대해 연구하였다(38,39). 두 연구에서 전기 자극 치료기간 이후 운동 기능이 증가되었다. Chae 등(38)은 입원환자 대상으로 재활을 계획하여, 치료집단은 하루에 한 시간식 15회기 치료를 받았다. 전기적 자극의 변수들은 300 μs의 맥동기간, 20~50 pps의 주파수, 손목과 손가락의 완전 신전을 만들기 위한 충분한 진폭, 10:10초의 on:off 시간주기이다. Fugl-Meyer Motor Assessment로 각각의 참가자들의 운동회복점수를 계산하였고, Functional Independence Measure (FIM)로 자가-관리부분을 계산하였다; 상지의 장애를 측정하였다. 15회기의 치료가 끝난 후, Fugl-Meyer scores에서 충분한 점수의 증가가 보여졌으나, 이러한 운동기능의 증가는 상지의 기능장애에 있어서 감소를 이끌어 내지 못했다. 운동회복을 기능적 사용으로 이어 가기에는 자극시간이 너무 짧기(~2주) 때문일 것이다.

Powell 등(39)은 등척성 손목 신전근력에 대한 연장된 전기자극 프로그램과 Action Research Arm Test(ARAT)를 사용해 상지 장애에 대한 효과에 대해 연구하였다. 참가자에서 무작위 전기 자극집단은 전기 자극을 매일 3번, 30분간, 8주 동안 받았다. 전기 자극 변수는 300 μs 맥동기간, 20 pps 주파수와 진폭으로 완전한 손목신전에 도달하였다. 자극은 5:20초의 on:off 시간을 주기로, 본 연구에서는 5:5초의 on:off시간으로 점진적으로 감소시켰다. 0°의 등척성 손목 신전근력은 8주간 증가하였고, 끝나가는 24주에서는 근력이 유지되었다. ARAT의 두 구성요소(잡기와 쥐기 부점수)는 치료 기간 중에 증가하였다; 그러나 끝나가는 24주까지 힘이 유지되지는 못하였다. 연구 시작부터 손목 회전력을 만들었던 참가자의 소집단은, 대조집단과 비교하여 전기적 자극을 받은 8주 후 ARAT점수가 증가하였다. 역시, 그 차이는 끝나가는 24주(withdraw phase)까지 유지되지 못하였다.

***능동적 적용.*** Baker(36), Chae,(38), Powell등(39)은 손목 신전근에 대한 전기적 자극을 통해 뇌졸중 환자의 수·능동적 관절가동범위, 근력, 운동기능 등이 향상되는 양상을 증명하였다. 위 연구에서는 상지장애를 감소시키는 것에는 성공적이지 못했다. 환자가 전기 자극 시에 충분한 능동적 참여가 부족하여 기능적으로 이어가지 못할 가능성이 있다. 다음 논문은 움직임의 경험을 통한 뇌졸중 환자의 관절 위치 또는 근육 활동 되먹임의 향상에 관한 것이다. 이는 "감각운동 통합"이론을 기초로 한 접근법이다. 이번 이론에서는 관절과 사지의 움직임 시 감각 입력은 운동 출력에 직접적으로 영향을 준다는 것이다(40).

Bowman 등은(37) 손목에 약간의 수의적 움직임이 존재하는 환자에게 자세되먹임과 손목 신전근의 전기 자극의 결합에 대하여 연구하였다. 뇌졸중 후, 30명을 무작위로 두 집단을(전기자극과 자세 되먹임, 무 자극) 주 5회, 4주간 치료하였다. 각각의 집단은 손과 손목에 기준이 되는(표준) 수동적 관절가동범위, 능동저항운동, 신경근 촉진, 일상생활훈련을 주 5회간 하였다. 전기자극과 자세 되먹임 집단은 하루 2번씩 30분 동안 저항 반복운동을 20~100번 수행하였다. 전기적 자극은 35 pps, 6~8:20초의 on:off 시간주기로 자극주기를 200 μs의 맥동기간을 사용하였다. 환자 스스로 손목 신전근을 움직일 수 있는 역치에 도달할 경우 시작하였다. 이러한 역치는 개인마다 매일 설정되었다. 자세 되먹임은 시각과 청각 신호를 통해 손목의 관절자세를 순간적으로 나타내었다. 참가자들은 또한 전기적 자극의 시작에서 역치수준에 도달했을 때 성공적인 반복횟수에 대한 유지가 가능하다. 되먹임과 전기적 자극집단에서는 신전 회전력이 0°의 0.43 Nm에서 1.6 Nm 이상으로 증가하였으며(280% 증가), 대조집단에서는 25% 증가되었다. 시너지 패턴에서 벗어난 능동적 관절가동범위에서의 "전기자극과 자세 되먹임" 집단에서는 손목 신전이 30° 증가하였고, 대조집단에서는 8° 정도 증가하는 비슷한 양상이 나타났다. 공교롭게도, 이 연구에서는 일상생활동작에서의 기능향상과 장애감소에 대해서는 보고 하지 않았다.

최근 실험연구에서는 FIM을 사용하여 기능과 장애에 관련된 점수를 보고하였다.

Francisco 등(41)은 발병일로부터 18일 이내의 급성기 뇌졸중 환자 9명을 실험에 참여시켰다. 무작위로 4명은 EMG로 유도된 NMES 집단, 5명은 대조집단으로 나뉘었다. EMG로 유도된 NMES 집단은 주 5일 동안 하루에 두 번, 30분씩 치료를 받았다. EMG의 역치는 매일 설정 되었으며, 요측 수근 신근의 유도된 NMES는 200 μs의 맥동기간, 환자가 안락함을 느끼는 20~100 pps의 설정된 주파수로 적용되었다. 운동은 5:5초의 on:off 주기로 되어있다. 추가적으로, 두 집단은 표준화된 재활치료인 신경근 재교육, 관절가동범위운동, 근력운동, 신경근 촉진, 기능적 훈련을 받았다. EMG-NMES 집단은 대조집단에 비해 Fugl-Meyer와 FIM에서 많은 점수를 받았다. 머무르는 기간을 조절한 후, Fugl-Meyer는 증가하였고, FIM점수는 감소하였다. 이 연구는 EMG로 유도된 NMES의 전이효과를 설명하는 첫 연구이다.

EMG로 유도된 NMES로 만성기 편마비 환자의 손목 운동기능을 향상시키는 연구 역시 이루어졌다. 그들의 첫 연구에서, Cauraugh 등(8)은 7명의 참가자들을 EMG-NMES로 훈련하였고, 4명의 참가자들은 손목과 손가락의 신전 운동을 수의적으로 훈련하였다. 모든 참가자는 약간의 손목기능이 남아 있었으며, 손목/손가락 신전 운동 30번씩 두 회기로 2주간 일주일에 3번씩 실시하였다. 대조집단의 참가자는 수의적 수축을 수행하였고, 실험집단은 EMG 역치에서(역치에 도달 시) 손목/손가락 신전 움직임을 시작하여 NMES로 움직임을 마무리하였다. 전기적 자극은 1초씩 램프를(ramp) 업 다운하는 것을 포함하여, 7:25초 on:off 시간으로 50 pps로 통전되었다. 짧은 치료 기간 후(2주간 총 360 수축), 대조집단에 비해 EMG-NMES 집단에서는 등척성 손목 신전수축 시 힘을 유지하는 능력이 향상되었다. 추가적으로, EMG-NMES 집단은 "Box and Block" 검사에서 많은 상자를 옮김(9)으로써 기능적 과제에까지 전이 효과를 나타내었다.

Cauraugh와 Kim(42)은 영향을 받는 손목/손가락 신전근의 EMG로 유도된 NMES의 적용과 영향을 받지 않는 손목/손가락 신전근의 수의적인 수행을 동시에 결부시켜 계속적인 실험을 하였다. 이 훈련 계획서(protocol)는 두 가지 운동조절이론에 기초를 둔다: 감각운동 통합과 동적체계. 이 연구의 목적은 만약 두 재활훈련 계획서를 합쳤을 경우, 손목/손가락 신전근들의 운동기능의 재생이 더욱 증가 하는지를 알기 위함이다. 25명의 연구 참가자는 무작위로 세 집단중 제약이 있는 한 집단에  배정되었으며, 그 중 20명은 두 중재집단으로 배정되었다. 대조집단은 수의적 손목/손가락 신전을 행하였고, 편측성 집단에서는 EMG로 유도된 NMES를 행하였으며 양측성 집단에서는 침범 받지 않은 쪽의 손목/손가락에 수의적 신전을, 침범받은 쪽은 EMG로 유도된 NEMS를 행하였다. EMG로 유도된 NMES는, 하루 3번씩 주 2회 수행된 것 이외에는 위에서 설명한 것과 같이 행하였다. 운동재생 향상을 위해 편측과 양측성 집단에서 EMG로 유도된 NMES를 사용하였다; 그러나 양측성 집단에서 반응속도의 감소, 유지력의 증가, "Box and Block" 검사에서 더 많은 상자를 옮기며 더 많은 발전을 보였다.

기계학적으로, NMES 사용 후 손목/손가락 운동기능이 증가하는 것을 이해하는 데는 어려움이 있다. 최근, Han등(43)은 NMES로 인한 손목 신전 근육조직은 일차 감각 영역의 양측성 피질 활동의 생성과, 보충 운동 피질 활동을 기능적 MRI로 증명하였다. NMES로부터 나타는 피질의 활성화는 피질 가소성을 촉진시켜 운동기능을 증가 시킬 수 있으나, 피질의 활성화와 가소성의 관계에 대해서는 아직 밝혀내지 못하였다. 두 연구에서 능동적 손목/손가락 움직임이 향상되었다고 보고하였으나, 어느 연구도 무작위로 조절된 시도는(RCT) 아니었다.(무작위-대조집단 실험) 앞으로 어떤 식으로 연구를 계획하고 나아가야 할 방향을 제공하였다.

논문에 기초를 둔 뇌졸중 반신마비 환자의 손목/손가락 신전 향상을 위한 전기적 자극 지침서

1. Cyclic NMES와 EMG로 유도된 NMES는 아 급성기와 뇌졸중후 편마비환자의 손목 신전근 운동재생을 향상시킨다.
2. EMG로 유도된 NMES를 사용하여 능동적으로 움직인 아급성기와 만성 뇌졸중 편마비

환자의 손목 신전근 기능이 역시 향상 된다.

3. 200~300$\mu s$ 맥동기간은, 20~100 pps의 맥동주파수 범위(< 50 pps. 한 연구 빼고 모든 연구에서) 자극의 진폭은 관절가동범위의 완전한 움직임을 만들어 낸다.
4. 5~10까지의 on time 범위, 5~25까지의 off time 범위
5. 자극의 목표는 손목/손가락의 완전한 신전이다.
6. 기능적 전이효과는 2주간 360EMG로 유도된 NEMS로 수축을 유발했을 경우; 그래서 대부분의 재활 치료에서 수행이 가능하다(입원, 외래환자, 또는 간병인이 정확하게 훈련시킬 경우 집에서도 가능하다).

## 척수손상에서의 손의 기능을 향상시키기 위한 신경근육 전기적 자극 (Neuromuscular Electrical stimulation for Improved Hand Fuctional in Spinal Cord Injury)

Hanson과 Fanklin(46)은 척수 손상환자에 사지마비이거나, 척수 손상정도에 따른 기능 손실을 가진 사람들을 대상으로 연구하였다. 이 연구에서는 상지와 손의 기능 손실이 96%로서 대 · 소변, 하지장애, 성기능 장애보다 높은 비율을 나타내었다. 운동수준의 손상환자를 대상으로 사물을 조작하는 기능적 집기의 향상을 위해 사용된다. C5와 C6의 운동수준에서의 척수손상환자는 약간의 견관절 굴곡, 주관절 굴곡, 손목 신전(C6에서만 적용)기능이 있으나, 의식적 손가락 기능에 한계가 있으므로 손의 기능에 제한이 있다. 척수 손상환자의 상지기능 향상을 위하여 체내 삽입식과 표면 전기 자극 장치를 이용한 몇몇 연구가 있다.

### *삽입식 장치의 사용*

1980년 초, 재활 연구자들은 C5와 C6 운동수준의 손상환자에 대한 쥐기 기능 향상을 위한 체내 삽입식 전기 자극 시스템(neuroprosthesis)을 개발하고 실험하였다. 이러한 신경보조기는 외장형, 체내 삽입형으로 구성되었다 (그림 7.2). 외장형 제어장치는 라디오 주파수 코일을 통해 체내삽입 자극기와 통신(교통)된다. 자극기는 8개의 채널로서, 희망하는 팔꿈치, 전완과 손의 근육 조직에 희망 근육의 근외막에 전극을 부착하여 자극한다. 이 전극들은 수술을 통해 부착되어 정확한 움직임을 제공한다. 손의 쥐기 움직임은 반대쪽 어깨의 움직임에 의해 조절된다. 어깨의 거상-하강, 전인-후인은 "shoulder position sensor"에 의해 감지되며, 어깨의 움직임이 다양한 손의 쥐기 움직임을 만들며 자세와 쥐는 힘(악력)을 조절한다(47). 신경보조기(neuroprothesis)는 두 종류의 쥐기를 제공한다: lateral pinch와 palmar grip. Lateral pinch는 검지의 외측면에 대한 엄지의 굴곡에 의해 만들어지며, palmar grip은 손가락을 굴곡시켜 엄지를 만났을 때 나타난다.

Peckham등은(47) 환자의 손 쥐기 기능을 신경 보조기의 체내 삽입 전 · 후와 신경보조기의 활성 · 비활성에 대한 연구를 다기관 시도로(여러 센터에서) 수행하였다. 그들은 최초 삽입 된지 3년이 지난 환자(평균 5.4년) 51명을 대상으로, lateral pinch force, palmar grasp force,

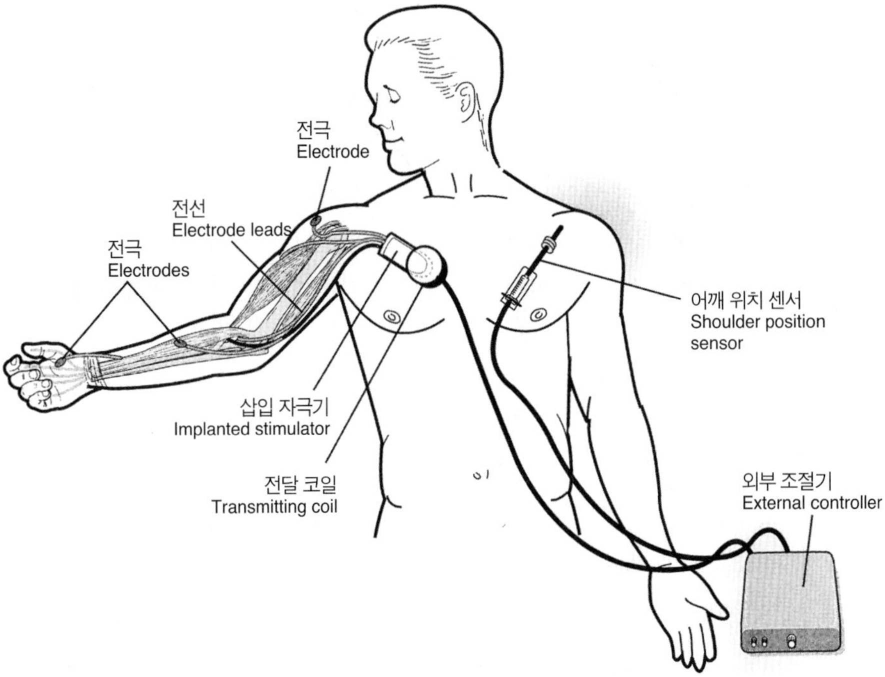


**그림 7.2.** 신경보조기를 삽입한 상지의 도해는 C5, C6 운동수준의 척수손상을 가진 사람에게 palmar grasp와 pinch grip을 제공한다.

grasp function, 일상생활동작의 독립성, 신경보조기에 대한 만족감을 조사하여 자료를 수집하였다. 신경보조기는 대부분의 실험대상에서 lateral pinch와 palmar force가 증가하였다. 모든 대상 중에서 한명만 잡기(grasp) 기능이 향상되었고, 모든 대상이 최소 하나의 일상생활동작기능이 향상되었다.

또한 대부분 신경보조기에 대하여 만족하였으며, 90% 이상의 대상자가 신경보조기가 삶의 질을 높였으며 다른 사람들에게도 추천할 의향이 있다고 하였다. 이 집단에서 이루어진 관련 연구에서(48), 신경보조기의 체내 삽입에 대한 경제적 중요성에 대해서 연구되었다. Creasey 등(48)은 만일 그들의 출근 치료시간이 단지 하루에 2시간으로 감소되어짐으로 인해 사용자의 일생에 걸쳐 상지 신경보조기의 장치 비용은 확정된다; 그러나 이런 분석은 직장으로 복귀하는 것과 같은 다른 이점들을 고려하지 않아 이 장치의 경제적 이점을 과소평가한 것이다.

체내 삽입식 신경 보조기의 단점으로는 수술, 장비, 그리고 관련된 재활 비용이 고가란 것이다. 높은 가격에 맞서, 체외(표면) 신경보조기가 C5와 C7 척수손상환자들의 쥐기 기능을 보조하기 위해 개발되었다. 하나의 시스템으로 "Bionic Glove"으로 손목의 변환기로부터 조절 신호가 송출되어, 3개의 채널로 손가락 굴곡 · 신전과 엄지 굴곡을 활성화시킨다(49). 장치는 palmar grasp을 위해 정확한 운동점을 자극할 수 있도록 정확한 위치에 있어야 하므로 전완 아래에 수용되어 손 소매처럼 딱 맞게 제작되었다. Popovoc 등(49)은 12명의 척수손상 환자에 대한 기능적 결과물에 대하여 보고하였다. 기능적 독립 측정 검사(FIM test)와 사지마비 점수표에서 정상에 근접한 점수를 받거나 또는 Brown-Sequared 증후군 대상자는 배재되었으며, 8명중 남은 6명은 6개월간의 "Bionic Glove" 착용 결과 기능적으로 향상된 것을 두 기능적 점수를 통해 증명하였다. 본 연구의 대상은, 시스템을 탈 부착하는 어려움에 대해 불만을 호소하였고, 전극이 부착부에서 조금이라도 벗어나면 기능적으로 많은 변화가 발생한다고 보고되었으며; 손목에서의 좋은 통제력은 기계를 기능적으로 사용하기에 꼭 필요하며(C6 또는 lower motor level); 그리고 손에서의 간격은 작은 물체를 다루는 것을 방해한다.

또 다른 Handmaster라는 표면 "Grasp-release" 시스템으로 손목의 안정성과 전기적 자극을 통해 lateral pinch, palmar grasp과 static hand-open posture를 만들어 낸다(그림 7.3). 이 기계는 작은 조절 유닛과 연결되어 있으며, 사용자에 의해 3가지 기능과 3가지 운동을 활성화시킨다. "Bionic Glove"와 유사하게, Handmaster는 근육들을 고려하여, 사용자에게 전극의 부착 부위와 크기가 맞게 제작된다. Alon과 McBride(50)은 5명의 C5환자와 2명의 C6 운동수준 손상환자를 3주간의 훈련기간으로 연구하였다. 짧은 훈련기간 동안 신경 보조기를 사용하여 일상생활동작, grasp&release 검사에서 향상됨을 증명하였다; 3주간의 훈련 후 신경 보조기를 착용하였을 경우 100% 비율로 기능이 향상되었다. 그에 더하여, 신경보조기 없이는 0.57N, 보조기 착용 시 16.5N으로 악력(grasp strength)이 향상되었다(50). Alon과 McBride(50)은 체내 삽입 시에는 완전한 시스템 조절을 위해 6에서 8개월이 필요하지만, 이번 실험에서는 1에서 2주만 필요로 하였다. 그들은 Handmaster 신경보조기는 가격이 저렴하고 빠른 시간 내 적응이 가능하여 상지에 체내 삽입식 보조기를 고려하는 사람들에게 권유한다.

### *논문에 기초를 둔 척수손상 후 환자들에서 전기적 자극을 사용하여 손의 쥐기와 펴기 기능을 향상시키기 위한 지침서*

이번 본문에서는 C5에서 C7 운동수준의 척수손상환자의 손의 기능향상에 관해 상업적으로 접근 가능한 시스템에 대해 연구되었고, 모든 임상가들은 환자들에게 이와 같은 장비를 제공하기는 어렵다. 그러나 다음과 같은 순서를 임상가들은 기대 할 수 있다:

1. 손목/손이 전기 자극에 의해 활성화 되는지 평가할 수 있다.
2. 신경보조기가 이 환자에게 적합한지 고려 할 수 있다.
3. 다양한 신경 보조기 장비의 장점과 단점을 환자에게 설명할 수 있다.
4. 환자가 신경보조기 시스템을 사용하고 한다면 적절한 연구기관과 배급체에 대해 설명할 수 있다.

## 하지움직임의 조절에서 신경근육 전기적 자극 (Neuromuscular Electrical Stimulation for Control of Lower Extremity Movement)

편마비 환자들에게 전기 자극을 통한 움직임을 일으키는 것은 상지에서 설명한 것과 유사

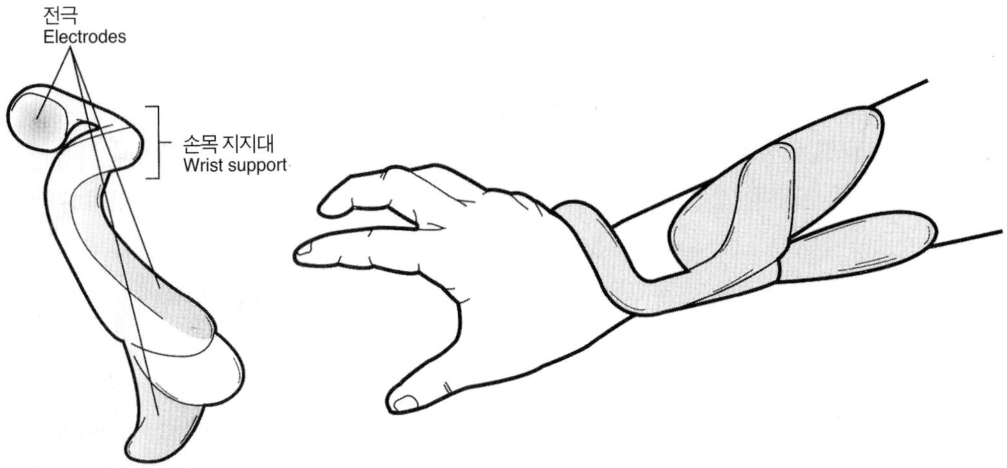


**그림 7.3.** 핸드마스터는 hand grip과 opening에서의 전기적 자극과 손목 안정화를 결합한다.

한 방식이다. 전기 자극을 통해 유각기 동안 배측 굴곡을 보조하는 연구가 이전에 보고되었다 (1), "수동적으로" 기능이 없는 환경에 NMES를 통해 힘을 일으키는 연구가 있었으며, 전기 자극을 조금 더 "능동적으로" 사용하여 특정 움직임을 유도하거나 또는 EMG 수준에서 연구가 이루어졌다.

### *수동적 적용 (Passive Applications)*

Merletti등(51)은 재활병원에 있는 뇌졸중 후의 편마비 환자에게 전경골근과 비골근에 전기적 자극을 사용하였다고 보고하였다. 그들은 49명의 환자를 "전기적 자극에 물리치료를 더한" 집단 또는 "물리치료만 적용"한 집단으로 나누었다. 대부분의 환자에게는 앉아있는 동안 전기적 자극을 적용하였고, 어떤 이들에게는 보행시만 전기 자극을 적용하였다. 전극은 전경골근과 비골근에 직접적으로 부착하거나, 슬와부의 비골신경과 비골두에 부착하였다. 자극 변수는 300 ㎲의 맥동기간과 30 ㎲의 맥동 주파수이다. 수축을 유발하기 위해 1.5초의 지속과 3초의 휴식기를, 하루에 20분씩 1주에 6번, 4주간 적용하였다. "Custom leg brace-strain gauge device"를 통해 등척성 배측 굴곡력을 측정하였다. "물리치료만 적용(6.29%)"한 집단에 비해서 전기 자극을 함께 받은 집단에서 더 많은 회복력을(비마비측 비율:17.00%) 나타냈다.

### *능동적 적용 (Active Applications)*

Winchester와 Colleagues(52)는 처음으로 하지에 전기 자극을 통한 자세 되먹임 연구한 사람들 중 하나이다. 그들은 뇌졸중 환자 중 최소한으로 무릎 신전이 되는 40명의 환자를 대상으로 하여 "자세 되먹임 훈련" 집단 또는 대조집단으로 나뉘었다. 두 집단은 4주간 주5일씩 물리치료를 받았다. "자세 되먹임 훈련" 집단은 각각의 환자 피로 수준에 따라 하루에 20에서 50번의 수축을 행하였다. 200 ㎲의 맥동기간과 맥동 주파수는 30 pps로 지정되었다. 수축은 8에서 10초 사이로 2초의 ramp-up 시간과 휴식기를(off time) 20초로 하였다. 대상자들은 청각과 시각 되먹임을 통해 수의적인 무릎 신전을 시작하고, 최대신전에서 -5°까지 자세를 유지할 수 있게 되었다. 위의 자세까지 도달한 경우, 전기 자극을 통해 가능한 범위 내에서 무릎 신전을 시작하고 끝 범위까지 갔다. 대상자들이 능동적 신전으로 150°까지 도달하거나 가능한 범위에서 -30°까지 도달할 경우, 0.45 kg씩 무게를 증가시키며 자세되먹임 훈련을 하였다. 자세되먹임 자극에 추가적으로, 실험 대상자들은 하루에 2시간씩 무릎을 최대신전으로 유지한 상태로 침범된 대퇴사두근에(휠체어 앉은 상태에서 또는 평행봉에 서있는 상태에서 체중 이동을 하는 가운데) 주기적으로 자극을 받았다. 이번 연구의 주된 결과로는 최대 등척성 토크 생성과 선택적 그리고 상호 의존적인 능동 관절가동범위를 측정한 것에 있다. 대조집단에 비해 "자세 되먹임 자극"과 주기적 자극을 받은 집단에서 더 많은 무릎 신전 토크가 생성되었다(38 Nm vs 19.4 Nm). 또한 "자세 되먹임" 대상자들은 무릎 신전의 상호 의존적인 능동 관절가동범위에서 충분히 더 많은 증가를 나타내었다(33 vs 19°). 그러나 선택적 또는 독립적 무릎 신전 관절가동범위에 있어서는 두 집단 간 충분한 차이점을 발견하지 못하였다. "자세 되먹임" 집단이 선택적 능동 관절가동범위에서 많은 차이를 나타 내지 못한 이유는 협력 작용의 움직임이 아닌 수의적 무릎 신전 운동에 대해 교육받지 못해서다. 공교롭게도, 이번 연구에서는 기능적 데이터 또는 보행 특성에 있어 근력변화에 따른 기능의 관계에 대해 자료를 수집하지 못하였다.

## 보행 시 발목 배측굴곡의 보조에서 신경근육 전기적 자극 (Neuromuscular Electrical Stimulation for Dorsiflexion Assist During Gait)

### *뇌졸중 이후 편마비(Hemiplegia After Storke)*

뇌졸중후 편마비 환자들에게 보행 시 전기적 자극을 통해 굴곡을 보조하는 실험을 무작위, 대조집단으로 하였다(53). 이번 연구의 대상자들은 최소 6개월간 편마비여야 하며, 족하수의 증거로 손상측의 발이 끌리거나 고관절을 들어올려 휘돌려져야 하며, 정신적인 손상이 없고, 보조 없이 10분간 보행이 가능해야 한다. 전기적 자극은 표면 전극으로 비골경의 총비골신경에 부착하여, 전경골근의 운동점이나, 비골두 원위부의 총비골신경에 부착한다(그림 7.4.). 압력에 민감한 Foot-Switch는 뒤꿈치 밑에 있어 유각기 시 개시되어 자극 할 수 있도록 하였다. Foot-Switch는 두 가지 방법으로 사용된다: 자극은 (i) 손상측의 발뒤꿈치가 들어 올려지거나 (ii) 비손상측의 발뒤꿈치가 닿을 때 개시된다. 자극기는 400 pps의 주파수에서 기간 내에 300 μs의 맥동을 방출한다. 대상자들은 두 그룹으로 나누어진다: (i) 10번의 물리치료를 겸한 FES(FES집단)와 (ii)10번의 물리치료(대조집단). 이들 치료는 첫 4주에 시행된다. 불행이도, 저자는 집과 일상생활에서 전기적 자극사용 시 기간과 주파수를 기록하지 않았다.

10 m 걷기속도 평가와 생리학적 소비지수[(heart rate while walking-resting heart rate)/walking speed]는 4~5주차, 12~13주차에 기준선으로 만들어졌다. 자극을 사용한 대

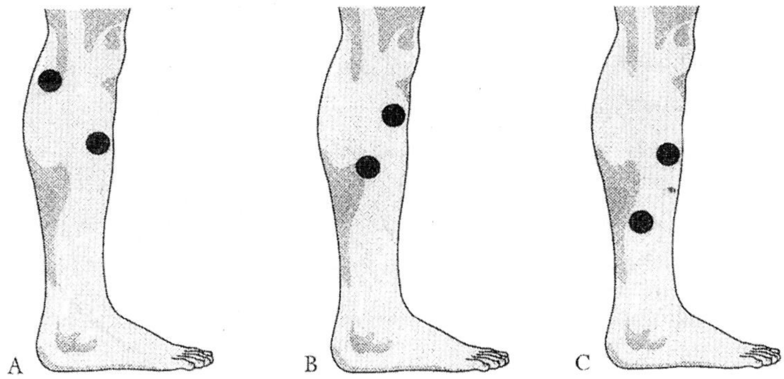

**그림 7.4.** 보행의 유각기 시 발목의 배측굴곡을 유도할 수 있는 전극배치.

상자들에게서 걷는 속도와 생리학적 소비지수가 측정되었고 자극 없이도 측정되었다. 실험의 마지막 시점에서 시작 시 자극이 없이 걷는 것과 비교하여 16명중 14명에서 걷는 속도에서의 증가가 관찰되었다. 생리학적인 소비지수는 실험시작 시 자극을 받지 않았을 때와 비교하여 자극을 동반한 실험의 마지막 시점에서 16명중 11명의 대상자들이 보다 낮은 지수를 나타내 변화에서는 유사한 형태임을 증명하였다. 10번의 치료에서 물리치료를 받은 대조집단에서는 보행속도 또는 생리학적 소비지수에서 충분한 변화를 경험하지 못하였다(53). Liberson 등과 같이, 사례(1)에서 몇몇의 대상자만(16명중 3명), 12주의 훈련 후 자극 없이도 전이효과가 나타났다. 자극 받을 시 활동에 대하여 대상자들을 모니터링 하지 못해서(예, the amount of continuous walking) FES 집단의 향상이 장비 사용과 관계가 있는 지에 대해 알지 못한다. 그래서 FES 대상자들에게 20분간의 보행을 포함한, 매일 자극을 주는 표준이 되는 프로그램을 적용했다면, 더 많은 발전을 보였을 가능성이 있다.

### *다발성 경화증 (Multiple Sclerosis)*

무작위의 시도에서 다발성 경화증 환자들의 보행 시 배측굴곡을 보조하기 위해 전기적 자극을 사용한다. Taylor 등(54)은 다발성 경화증이 있는 21명을 대상으로 발목 배측굴곡 자극의 임상적 사용에 대해 보고하였다. 그들은 뇌졸중 환자에게 자극을 적용한 것과 같이 이번 연구도 실행하였다(53). 앞서 설명한 것과 같이, 하루에 얼마만큼의 자극이 대상자들에 주어졌는지에 대한 중요한 정보가 빠져있다. 어떻든 간에 이 대상자들의 실험에서 18주간의 훈련 후 자극 없이 보행을 실시하여, 발목 배측굴곡 자극을 통해 보행 속도를 16% 증가 시켰으며 생리학적 소비지수를 24% 줄였다. 그래서 이번 연구에서는 발목 배측굴곡에 대한 더 많은 연구의 필요성과 임상적 사용의 필요성을 증명하였다.

### *불완전한 척수손상 (Incomplete Spinal Cord Injury)*

불완전 척수손상 환자에게도 전기적 자극에 의한 배측굴곡에 대해 임상적 연구가 이루어졌다(54-56). 통제되지 않은 이전 연구인 전-후 훈련 연구들에서, 발목 배측굴곡은 뇌졸중과 다발성 경화증에서 자극되었으나, 어떠한 대상자들은 대퇴사두근 집단의 대퇴/경골신경, 슬괵근, 또는 중둔근을 추가적으로 자극하여 입각기 시 무릎 신전, 유각기 시 무릎 굴곡, 또는 선자세에서 골반 안정화를 제공하였다. Wieler(55) 등은 31명의 대상자들과 평균 51주간 여러 기관(여러 센터)에서 연구를 하였다. 모든 대상자는 서기가 가능하며 한명을 제외하고는 모든 대상자들은 FES 없이 조금의 거리를 걸을 수 있었다. 저자는 FES를 사용하지 않은 시기까지 계속해서 보행 속도를 측정하였다. 공교롭게도, 뇌졸중과 다발성 경화증처럼 일일 전기 자극 사용량에 대해서는 설명하지 않았다. 초당 0.46 m의 처음 걷는 속도는 훈련 기간 동안 초당 0.14 m씩 두드러지게 증가했다. 초당 대략 0.5 m 또는 그 이하로 가장 느린 보행을 하는 대상자는 걷는 속도에서 가장 큰 변화율(70%)을 나타내었다. 초당 대략 1.0 m 또는 그 이상으로 빠른 보행을 하는 대상자는 걷는 속도에서 약간의 변화율(20%)을 나타내었고, 연구의 말미에서는, 최대 훈련 효과(possible training effect) 때문에 전기 자극은 더 이상의 보행 속도를 향상시키지 못했다. 보행 속도의 증가는 보행주기의 변화가 아닌 보폭의 증가에 의해 나타났다.

Taylor 등(54)은 8명의 대상자의 보행속도에서 유사한 증가율을 발견하였으며, 보행에서 1m당 1.06에서 0.84로 생리학적 소비지수의 감소를 나타내었다. 이번 연구에서 불완전 척수손상환자에게 발목 배측굴곡근과 다른 하지의 근육들을 자극할 경우 충분히 기능회복(보조가)이 된다는 것을 보행속도의 증가에 의해서 증명하였으나, 보행속도가 더 빠른 대상자들에게는 효과가 적었다( 〉1.0 m per second).

### *뇌성 마비 (Cerebral Palsy)*

뇌성마비 아동의 보행 개선을 위해 하지에 전기적 자극을 주는 많은 연구가 시행되었었다. Carmick (57,58)은 3명의 강직성 편마비를 나타내는 뇌성마비 아동의 보행기능개선과 운동훈련을 위해 NMES를 하퇴 삼두근에 적용한 일련의 사례연구를 보고하였다. 아이들 중 한명은 21개월이였으며 생후 7개월부터 신경계 발달 치료(NDT)를 사용한 물리치료를 받았다. 21개월의 나이에, 이 아동은 좌측 하지의 과도한 외회전을 사용하여 걸었으며 발가락 걷기를 하였다. 5개월간 전경골근에 NMES를 통한 치료를 보행 시 적용하였으며(유각기 시 자극되었다); 자극은 30~35 pps의 주파수와 300 ㎲의 맥동간격을 사용하였다. 눈에 보일 정도로 자극진폭을 주었고, 근육수축을 유발하였다. 5개월간의 전경골근 자극 후, 아동은 중간 입각기시 간헐 적으로 heel strike와 foot-flat을 하였고, NMES 없이는 보행 시 전이가 이루어지지 않았다.

26개월의 나이에, Carmick(27)은 추가적으로 소형 자극 개폐기를 사용하여 보행자세의 적합한 단계에서 하퇴 삼두근에 자극을 하였다. 그녀는 두 번째 치료 시간에 하퇴 삼두근이 자극되는 것을 관찰 하였다. 아동의 발은 서있는 동안 척행성 자세를 달성하였다. 이러한 효과는 간헐적으로만 나타났으며 몇 달간의 시행착오를 겪은 후, 하퇴 삼두근만 자극되는 것을 관찰하였다. 이 아동은 서있는 동안 척행성 자세를 유지하였고, 좌측 하지로의 체중이동을 할 수 있는 결과를 달성하였다. 몇 주간의 치료 후에 이러한 효과에 대해보고 되었다(서 있기와 보행 시 15분간 자극). 이번 사례연구에서 흥미로운 개념으로 보행의 입각기 시 하퇴삼두근의 자극은 이전 연구에 반대되는 유각기시 전경골근의 자극보다 더욱 정상적인 발의 자세를 제공한다는 것을 증명하였다.

Initial contact시 heel strike와 서 있는 자세의 척행성 발 자세를 증가시키기 위해 하퇴삼두근을 자극하는 개념은 Comeaux(59)에 의해 확증되었다. 이번 연구에서는 뇌성 마비 아동 14명을 4주의 치료기간 동안 4단계로 모니터링 하였다: 치료 전 단계, 하퇴삼두근에 NMES, 전경골근과 하퇴삼두근에 NMES, 치료 후 단계. 각각의 치료 단계 있는 3번의 시점에, 보행시 initial contact에서 발목 배측굴곡의 정도를 측정하였다. 두 단계 자극시기 사이의 영향력을 최소화하기 위해, 아이들의 반은 하퇴삼두근에 먼저 자극을 받았으며 나머지 반은 하퇴삼두근과 전경골근에 먼저 자극을 받았다. 32 pps의 맥동주파수, 0.5초의 ramp-on 시간, 시각적으로 수축이 관찰되는 자극을 포함한 자극변수를 보고하였으며, 전기적 자극은 소형 자극 개폐기를 통해 전달되었다. 자료 분석은 각각의 치료에서(전경골근을 포함한 또는 포함하지 않은 하퇴삼두근 자극) heel-strike시 배측굴곡의 양이 동등하게 증가하였다고 보고하였다. 추가적으로, 전이효과는 치료가 끝난 4주 후에 나타났다.

Carmick(57,58)의 결과와 Comeauz 등(59)에서는 하퇴삼두근 자극은 보행 시 initial contact의 배측굴곡을 증가시킨다고 하였으며 그와 반대로 Pierce 등은(60) 하퇴삼두근 자극은 두 명의 대상자에게 사용한 3D 동작 분석기의 사례연구에서 initial contact 시 발목 위치를 증가시키지 못하였다는 것을 증명하였다. 양자택일로, 전경골근의 자극이나 전경골근과 하퇴삼두근의 자극은 intial contact 시 배측굴곡을 증가시킨다는 것을 발견하였다. 분명하게도, 뇌성마비 아동의 보행에 대한 더 많은 연구가 필요하다; 그렇지만, 뇌성마비 아동의 보행치료 시 전기적 자극의 역할이 필요한 것으로 나타났다.

## 기능적 전기 자극과 이동훈련
## (Functional Electrical Stimulation and Locomotor Training)

선행 연구에서 보행교정을 위한 FES 사용이 새로운 연구 분야로 떠올랐다. 뇌졸중 후와 불완전 척수손상 환자의 보행(gait) 훈련에 FES와 이동(locomotion)훈련을 합친 효과에 대하여 이번 연구는 초점이 맞추어졌다. Bogataj 등(61)은 다채널 FES와 전통적 보행 재활훈련을 몇몇의 편마비 환자에게(보행 시 체중이동을 보조할만한, 두 사람이 필요) 사용한 것을 보고하였다. 대상자들은 두 집단으로 나뉘었다. FES와 전통적 재활을 3주간 받고 이어서 전통적 재활만 3주간 받는 집단. 두 번째 집단은 같은 치료를 역순으로 받았다. 적합한 단계를 만들기 위해 발목 배측/저측 굴곡근, 무릎 굴곡/신전근, 고관절 신전근과 골반 안정화, 주관절 신전근(굴곡 시너지 패턴이 나타나면, 깨기 위해)과 같은 6개의 근육 군에 FES를 적용하였다. 단상성 직각파형을 사용하여 30 pps의 맥동주파수와 200 μs 맥동간격을 자극변수로 고정하였다.

각각의 채널에서 자극의 시작을 촉진하기 위해 각각의 발 개폐기가 있다. FES 치료 시, 치료사의 도움으로 대상자는 100 m 보행로를 걸었으며 각각의 치료 시간은 30~60분 간격이다. 이번 연구의 결과로는 전통적 재활치료만 한 집단에 비해 FES와 전통적 재활치료를 함께할 경우 보행속도, 보폭, Fugl-Meyer 점수에서 보다 더 많은 점수를 받은 것으로 보고되었다.

약간의 다른 치료의 예에서는, Hess 등은(62) 부분체중지지 트레드밀 이동과 다채널 FES를 통한 치료와 전통적 치료를 비독립적 보행을 하는 편마비 환자들에게 적용하여 비교하였다. 7명의 대상자들이 하나의 사례연구에 참여하였다(A1-B-A2). A1은 15분 트레드밀/FES 치료, B는 15분 전통적 재활치료, A2는 또 다른 트레드밀/FES치료. 모든 대상자는 3달 전 뇌졸중을 진단받았다(13~41주 범위). 발목 배측굴곡근, 무릎 굴곡/신전근, 고관절 신전/외전근/ 복근 또는 견관절/주관절 신전근을 활성화시키기 위해 4~6개의 채널과 3개의 다른 발 개폐기에 의해(heel, lateral metatarsals, medial metatarsals) 자극되었다. 각각의 대상자들의 모든 근육들이 자극되지는 않았다. 100~500㎲ 맥동간격의 자극범위와 맥동 주파수는 20~30 pps이다. 기능적 보행 부문과 10 m의 지상에서의 걷기 속도가 최종 측정 결과이다. 기능적 보행 부문은 A1과 A2에서(트레드밀/FES) 증가하였으며, B시기에서는(전통적 물리치료) 안정되게 유지되었다. 이번 연구가 시작될 당시에 대상자들은 기능적 보행 부문으로 지속적으로 걷지 못하며 균형과 협응을 위해 한 사람이 지속적인 또는 간헐적인 지지를 해야 하는 것으로 범위를 지었다. 연구의 마지막에서는, 완전 독립 보행을 위해 구두로 관리하는 기능적 보행 부문의 범위를 만들었다. 추가적으로, 지면 위의 보행 속도에서 A1시기 후 85%, B시기 후 1%, A2시기 후 77%로 증가하였다. 이러한 결과들은 비독립적 보행을 하는 편마비 환자들에게 FES와 전통적 재활훈련이 즐거운 가능성으로 이번 연구에서는 나타난다. 그러나 두 치료 모두 무작위와 통제된 시도이기 때문에 확대해석 되는 것에 대해 주의를 해야 한다. 마지막으로, 이러한 다채널 시스템을 사용하기 위해서, 능숙하고 숙련된 기술이 필요하므로 이러한 기술이 멀리 퍼질 수 있는 제한 점이 된다.

불완전 척추 손상환자에게도 부분체중지지 트레드밀 이동과 FES를 함께 적용한다. Field-Fote(63)는 ASIA C(손상수준 이하의 감각과 운동기능의 존재)수준의 만성 불완전 척수손상(>12개월)환자에 대해 연구하였다. 또한, 이 대상자들은 비대칭적인 하지근력과 기능을 가지고 있어 비교적 더 강한 하지로 첫 걸음을 나아간다. 8명의 대상자들은 FES 보조하에 트레드밀 이동훈련을 36번의 치료 프로그램으로 완료하였다. 한 번의 치료는 최대 1.5시간 동안 지속하였으며, 대상자의 수준에 맞게 운동시간을 걷기/쉬기로 차례대로 하였다. 상대적으로 약한 하지의 걸음을 보조하기위해 terminal stance의 굴곡 도피 반응 시 전기적 자극을 총비골신경에 적용하였다. 자극 주파수는 50 pps, 맥동기간은 1 ms, 각각의 연속맥동은 500 ms였다. 훈련 이전에, 지면 위를 걷는 속도는 초당 0.12 m이었으며, 18명 중 6명의 대상자는 더 나은 보행을 위해 도수 보조를 필요로 하였다. 치료 후, 지면 위의 보행속도는 초당 0.21 m로 단지 18명 중 2명만 더 나은 보행을 위해 도수 보조를 필요로 하였다. 대상자들 중 4명은 이번 연구지 근교에 거주하며 2달에서 1년간 교육 후 지속적이고 오랜 기간 치료를 받았다. 대상자들 중 3명은 지면 위를 걷는 속도가 유지되거나 증가하였다. 걷는 속도를 유지하지 못한 대상자들은 경추감압수술에 의해 더 이상 걸을 수 없는 상태였다.

Field-Fote(63)의 연구에서 FES는 부분체중지지 트레드밀 이동과 함께 사용하여 지면 위의 보행 속도를 증가시키는 것을 증명하였다; 그러나 대조집단이 없고 둘 중 하나의 치료만 적용하였어도 같은 결과를 가져올 수 있다. 전기적 자극을 통해 임상가들에 두 가지 진보적인 굴곡 도피 반응을 제공한다: 도수적인 보조가 필요 없어 보조자들의 수를 줄일 수 있으며, 하나의 자극 채널을 통해 반응을 유발할 수 있다. 급성 불완전 척수손상(64) 환자에서 유사한 결과를 가져온다고 보고되었다. 연구자들은 기능 향상을 위해 FES와 다른 특별한 과제훈련을(예, 트레드밀에서 이동 훈련) 연구하기 시작하였다. 가까운 미래에 뇌졸중과 척수손상환자에 대하여 연합치료를 사용한 연구를 더 많이 찾을 수 있을 것이다.

## 기능적 전기 자극과 완전 척수손상 (Functional Electrical Stimulation and Complete Spinal Cord Injury)

완전 척수손상 환자에게 실험적으로 FES를 하지기능을 대신하기 위해 적용하였다. 서기와 보행을 위해 두 가지 시스템으로 하지에 자극을 적용하였다; 표면 전극과 체내 삽입식 전극 시스템(65,66). 보행기(walker) 또는 다른 보조장치 그리고 ankle-foot 보조기와 2개와 8개 채널의 자극을 통해서 흉추 수준의 척수손상 환자들이 서있거나 기본적인 이동이 회복되었다. 장기적으로 사용하기 위해서는 표면 전극 시스템보다 체내 삽입식 시스템이 더 편하고, 감출 수 있으며, 그리고 신뢰도에 있어서 더 권유한다(65). 실제로, 완전 척수손상을 입은 아동이 훈련을 받은 후 시스템에 익숙해지면, knee-ankle-foot 보조기(KAFOs)(67)에 비해 시스템을 완전하게 사용하여 서기, 집기, 이동이 용이하고 화장실 이동이 더 빠르며 의존도가 낮아진다. 비록 체내 삽입식 시스템이 뛰어날 지라도, 표면 전극과 체내 삽입식 전극 시스템의 장기간의 비용과 하지기능에 있어서 조절된 시도에서의 직접적인 비교는 되지 않았다.

현재는 하나의 시스템, Parastep I 시스템만이 (Sigmedics, Inc., Fairborn, Ohio), FDA(Food and Drug Administration)로부터 허가를 받았다. Parastep I 시스템은 6개의 표면 전극과 함께 보조 장치나 AFO를 사용하여 서고 걷기를 보조한다. 이 시스템은 마이크로프로세스에 기반을 둔 NMES 장치이다, belt-clipped battery pack, 근육수축을 유발하는 특별한 제어장치가 보행을 보조한다(그림 7.5). 이 자극기는(그림 7.6A) 6개의 출력 채널과 150 ㎲폭의 맥동과 300 mA 진폭, 24 pps의 주파수를 가지고 있다. 보행기 개폐 장치(walker switch modules)(그림. 7.6B, C)는 사용자가 서있는 시기, 앉기, 한발 내기(sepping) 시 자극의 시작과 진폭를 조절할 수 있다. 서있기는 양측 대퇴직근과 대둔근이 동시에 수축하여 만들어 진다. 어떤 사용자들에게는 척추기립근에도 자극하여 체간 안정화를 가져온다(66). 표면 전극은 사용자에 의해 부착되어지면 14일 정도 재사용이 가능하다(66). 한발 내기는 한쪽 다리의 대퇴

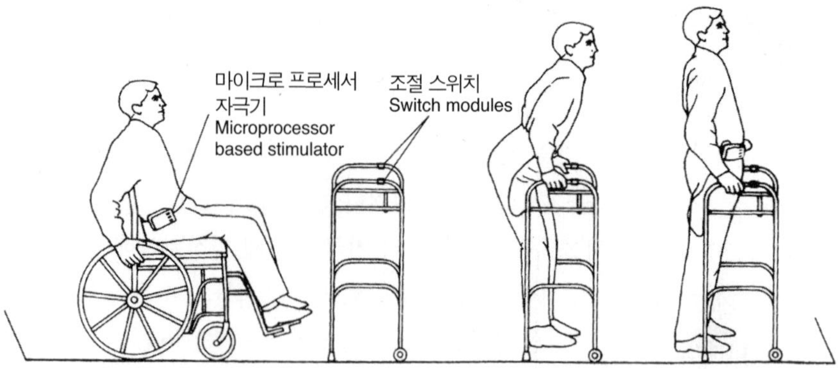


**그림 7.5.** 척수손상환자의 서기와 이동에서의 Parastep Ⅰ 시스템. Microprocessor에 기초한 자극기는 벨트에 장착되고 개폐장치는 보행기의 손잡이에 위치한다.

사두근이 활성화 되고, 반대측 다리의 굴곡 도피 반사가 시작될 때 만들어 진다. 유각기는 heel-strike를 위해 대퇴사두근이 활성화 되어 무릎이 신전되면 완성된다.

Klose 등(68)의 Miami Project to Cure Paralysis의 연구에서는, 15명의 완전 척수손상 환자를 대상으로 115 m를 평균 5 m의 속도로 Parastep 시스템으로 11주간 주3회 훈련하였다. 비슷한 연구가 이탈리아에서도 있었으며, 평균적으로 하루에 90분씩 4개월간 85회의 치료시간을 가졌으며 분당 14.5 m의 속도로 444 m를 걸었다(66). 이것은 어쩌면 훈련의 빈도와 그 강도는 거리와 속도의 이동결과에 영향을 미칠지도 모른다는 것을 시사한다. 2003년 4월, Medicare 센터와 Medicaid Service는 검정을 마친 환자에 대해 대략 80% 가격에 대해 비용을 부담하고 구입비, 치료비 보행훈련(32시간)에 대한 비용을 지불한다고 공지하였다. Parastep I과의 훈련은 미국에서 많은 척수손상 재활병원에서 사용된다(목록은 Sigmedics website 참조(68a). 게다가 서기와 이동에서 FES 사용영역의 개발은 즉, 움직임 조절을 위한 closed-loop 되먹임과 장기간의 신뢰성과 같은 구성요소의 개발에 크게 의존할 것이다. 체내 삽입식 장비는 미적 선호의 증가와, on/off 시간을 줄여주고, 선택적 근육활동을 증가시켜주지만, 많은 환자에게 상업적으로 적용하기 이전에 기능적, 생리학적, 심리학적인 이득에 대한 연구를 선행해야 한다.

***뇌졸중, 척수손상, 뇌성마비 아동에 대한 전기적 자극의 사용에 있어 문헌에 기초를 둔 가이드라인.***

1. 전기 자극은 뇌졸중 환자의 관절가동범위와 근력 생산 증진을 위해 사용할 수 있다. 자극 변수는 200~300 ㎲의 맥동간격과 30 pps의 맥동주파수를 사용한다. on:off 비율은 1:2비율로서 치료시간은 최대 20분이다. 치료는 4주간 주 5~6일간 적용하였다.
2. 뇌졸중, 척수손상, 다발성 경화증 환자의 발목 배측굴곡을 증가시켜 보행 속도를 올리는 보조기 역할로 전기 자극을 사용할 수 있다. 유각기에서 발 개폐기에 의해 자극되어 전경골근과 비골근이 활성화된다. 300 ㎲의 맥동간격은 40 pps로 전달된다. 대상자들

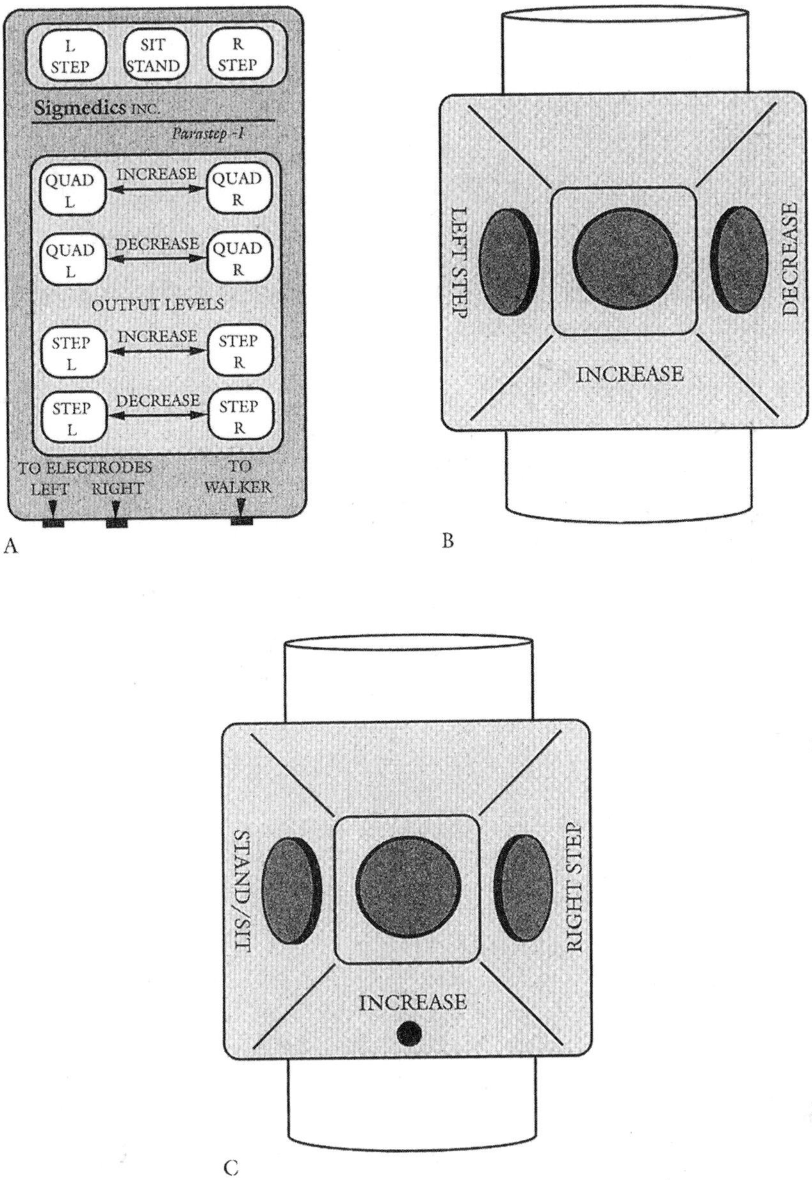


**그림 7.6.** Parastep Ⅰ 시스템. **A:** Parastep Ⅰ 시스템 자극기의 조절 계기판. **B:** 왼쪽으로 발을 내딛는 동안에 자극시간의 도수조절 시 보행기에 장착된 Parastep Ⅰ 시스템 좌측 개폐기 장치. **C:** 오른쪽으로 발을 내딛는 동안에 자극시간의 도수조절과 앉기나 서기에서 자극을 조절하는 보행기에 장착된 Parastep Ⅰ 시스템 우측 개폐기 장치.

은 일상생활에서 자극이 적용된다.

3. 뇌졸중과 불완전 척수손상환자의 지면 위의 걷는 속도증가를 위해 하지에 전기자극과 이동 훈련을 사용할 수 있다. 이동 훈련은 지면 위를 걷는 훈련과 부분적 체중 지지상

태의 트레드밀에서의 훈련을 포함한다. 어떤 연구에서는 6개의 근육들을 자극하고, 다른 연구에서는 간단하고, 고강도의 자극을 통해 굴곡 도피 반응을 만들어 유각기의 limb clearance를 만들어 낸다.

## 강직의 감소를 위한 신경근육 전기적 자극 (Neuromuscular Electrical Stimulation for Reduction of Spasticity)

근육 강직은 중추신경계 파괴 이후에 공통된 임상 현상이다. 강직은 수동적인 신장에서 저항이 속도 의존적으로 증가한다고 정의되었지만, 많은 임상가들과 과학자들 또한 굴곡과 신전 강직 그리고 자세를 기술하기 위해서 이러한 용어를 사용한다. 이 현상의 근본적인 신경생리학적인 기전은 완전히 기술되지 않았지만 강직은 실제 효과가 흥분성을 증가시키는 결과처럼 알파 운동신경원에서 흥분성과 억제성 입력에 있어 불균형의 결과라고 생각된다. 전기 자극으로 강직을 치료하는 대부분의 연구에 대해서 한 가지 문제점은 강직의 단계를 측정하기 위한 양적인 방법을 사용에 있어서의 부족이다. 이 장의 단락에서는 강직을 측정하기 위해서 양적인 방법을 이용한 연구를 선정하였다.

여러 가지 그럴듯한 기전이 있더라도, NMES가 강직을 감소시키는 방법을 설명할 것이고 정확한 기전은 연구원들이 회피했다. 한 가지 가능한 기전은 그 당시에 알파 운동신경원이 억제하도록 척추 억제성 사이신경원을 흥분성으로 되돌리는 구심성 넓은 직경 Ia 근방추가 강직성 근육에 길항근의 자극에 의해서 흥분하는 것이다(그림 7.7).

강직성 근육의 자극은 또한 재발하는 측부 축삭 쪽으로 이동할지라도, 단순히 근육을 피로하게 하거나 자극된 활동 전위의 역방향 전달을 통해서 강직을 감소시키기 위해서 제시되었

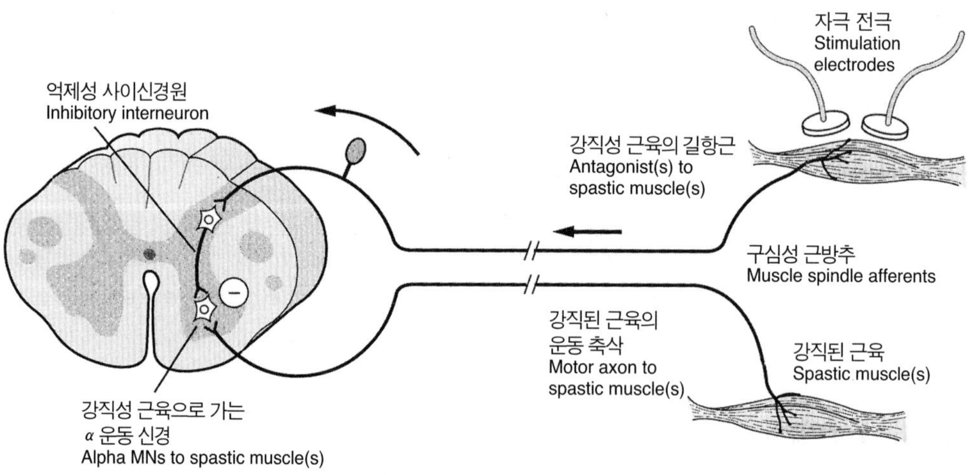


**그림 7.7.** 강직을 조절하는 길항근 자극의 활동이 제시된 기전. 길항근 Ia 구심성 자극은 강직성 근육의 운동신경을 상호적으로 억제시킨다.

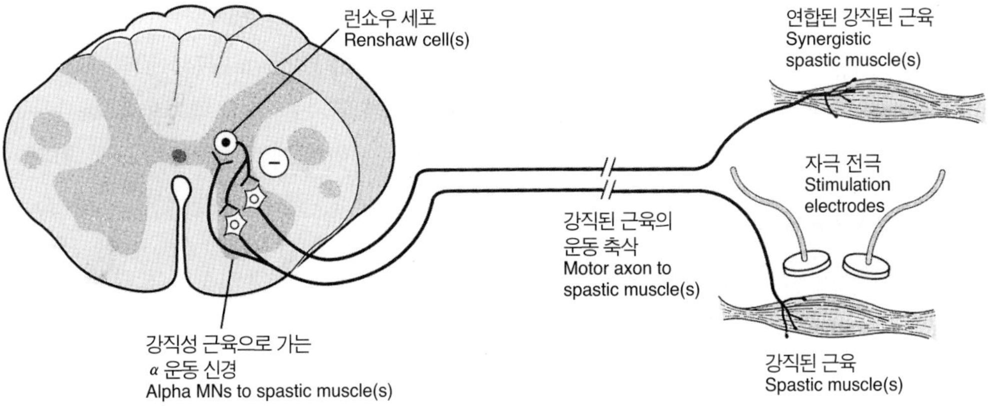


**그림 7.8.** 강직을 조절하는 주동근 자극의 활동에 제시된 기전. 강직성 근육 위의 자극은 강직성 근육에 운동신경원을 역방향으로 활성화시킨다. 척수를 향해서 전파된 활동 전위는 억제성 사이신경원(렌쇼우 세포)을 활동시키고 강직성 근육에 알파 운동신경원을 억제시킨다.

고, 알파 운동신경원을 억제하는 척추 억제성 사이신경원(렌쇼우 세포)의 시냅스라고 생각된다(그림 7-8 참조).

### *주동근의 강직을 감소시키는 길항근의 신경근육 전기 자극*

길항근의 NMES는 주동근 그룹에 있는 강직을 감소시킬지 어떠할 지를 시험하는 강직의 객관적인 측정을 사용한 몇몇의 연구가 있다. 연구의 대부분은 경골 저측굴곡근에 있는 강직을 감소시키기 위한 시험에서 전경골근을 자극했다(69-72).

Carnstam과 colleagues(69)는 매 초(500 μs 맥동 간격, 30 pps 주파수) 300 ms로 전경골근을 10분 동안 자극했다. 그들은 자극 이전과 이후에 즉시 아킬레스 건 반사의 힘을 측정하였고 몇명의 대상자에서 반사의 힘이 자극 이후에 감소되었다는 것을 발견하였다. Mirbagheri 등(72)은 불완전한 척추손상을 가진 사람들에서 강직의 족하수에 대한 기능적 전기자극의 장기적인 효과에 대한 연구를 수행하였다. 그들은 내재성을 확인하기 위한 분류법(수동적인 조직과 근섬유의 점탄성 성질)과 족관절에 대한 동적인 뻣뻣함에 기여하는 반사를 개발하였다. 대상자들은 보행을 위한 기능적 전기 자극시스템을 그들이 재검사되기 전 최소한 16개월을 이용했다. 기능적 전기 자극으로 보조된 보행을 위해서 전경골근 또는 대퇴사두근은 유각기와 입각기 동안에 각각 활성화되었다. Mirbagheri 등은 16개월보다 오랫동안 기능적 전기 자극을 사용한 모든 4명의 대상자들에서 내재성(45%)과 반사(55%)의 동적인 뻣뻣함이 양쪽에서 감소함을 관찰하였다.

### *강직을 감소시키는 강직성 근육의 신경근육 전기적 자극*

몇몇 연구에서 강직을 감소시키는 강직성 근육자극의 효과를 양적으로 측정했다. Robinson

등(73)은 척추손상 대상자들의 대퇴사두근을 20분 동안 2.5초 켜지고 꺼지게 자극하였다(500 μs 맥동 간격, 20 pps 주파수, 100 mA 진폭). 강직은 Bajd 와 Vodovnik(74)에 의해서 개발된 진자 검사를 사용하여 양을 표시하였다(74). 진자 검사의 결과는 자극 직후의 대퇴사두근의 감소된 강직을 보여주었으나 이 효과는 24시간 이후에 측정했을 때는 지속되지 못하였다.

### 강직을 감소시키는 감각수준 자극

몇몇 연구에서 감각수준의 전기적 자극을 사용하였고 강직에 대한 이것의 효과를 양적으로 측정하였다. Levin 과 Hui-Chan(75)은 편마비를 가진 사람들에게 3주 동안에 15~60분 지속 시간에 걸쳐서 공통된 비골신경을 자극하였다. 그들은 99 pps 주파수의 연속적인 맥락에서 125 μs 맥동간격을 사용했다. 자극 3주 이후에 가자미근 H-반사의 억제, 배측굴곡의 수의적인 힘에서의 증가 그리고 하퇴삼두근의 신장반사가 관찰되었다.

Dewald 등(76)은 뇌졸중 후 편마비를 가진 대상자 9명에서 수동적인 굴곡과 신전에서의 회전력 반응을 상완이두근 위에서 감각 자극의 효과를 통해 연구하였다. 감각 자극은 20 pps 주파수와 100 μs의 맥동간격에서 10~15분 동안 실행되었다. 9명 대상자 중에서 7명에서 강직성 근육 위에 피부의 자극은 굴곡근과 신전근의 수동적인 신장으로부터 최고 회전력를 감소시키고, 자극 이후에 적어도 30분의 반사 반응을 시작하는데 필요한 신장의 정도를 증가시켰다.

### *강직을 감소시키는 전기 자극의 사용을 위한 문헌에 근거한 지침서*

몇몇 연구들에서 강직의 양을 정하는 객관적인 방법을 사용했기 때문에 자극변수는 연구들 사이에 때때로 매우 다양하게 변화했다. 이 지침서는 아래에 설명된다. 따라서 대부분 일반적인 자극변수만을 포함한다.

1. 길항근의 자극은 주동근의 강직을 감소시키기 위해서 이용될 수 있다. 전형적인 맥동간격(200~600 μs)과 운동 수준 자극을 위한 주파수(20~50 pps)가 사용되었다. 자극은 주기적으로 적용될 수 있거나 기능적인 방법에서 사용될 수 있다(예를 들면, 보행 동안에)
2. 강직성 근육의 자극은 대퇴사두근에서 강직을 감소시키기 위해서 이용될 수 있다. 맥동 간격은 500 μs, 맥동 주파수는 20 pps, 1:1 배율로 켜지고 꺼짐(각각 2.5초), 그리고 회기의 간격은 20분이다.
3. 길항근 또는 주동근(강직성) 위의 구심성 감각수준의 자극은 강직을 감소시키는데 사용될 수 있다. 감각자극은 10~60분 지속적인 기간에서 적용되고, 20~99 pps 맥동주파수가 사용되며 그리고 100~125 μs 맥동간격 이다.
4. 상기의 자극특징은 마지막 몇 분에서 몇 시간까지 강직이 즉시 감소를 일으키는 것을 보였다. 장기간 기능적 전기 자극의 사용자(16개월 이상)는 강직(71)에서 오랫동안 영구적인 감소가 있을지도 모른다.

# 임상적 사례 연구 (CLINICAL CASE STUDIES)

## 사례 1

54살 된 여자는 높은 감정압박의 결과로 일주일 전에 출혈성 뇌졸중이 있었다. 그녀는 좌측 편마비가 나타났다. 그녀의 좌측 상지에서 그녀는 손가락, 손목 그리고 주관절 굴곡과 신전에서 2+/s 근력이 있었지만, 삼각근과 견갑골 근육에서는 단지 trace 수축력(1/5)만 있다. 앉을 때 그녀의 좌측 어깨는 상완관절 아탈구가 있다는 것을 표시하는 양성 고랑징후를 보였다. 분명히 방사선 사진 필름은 우측과 비교해서 좌측의 상완관절 아탈구에서 10 mm 증가한 양을 표시하였다. 당시의 검사에서 그녀의 삼각근과 극상근에서의 약화가 상완관절의 수동적인 인대 구조에 비정상적인 긴장을 제공하여 아탈구를 일으키는 원인이 되고 있다고 결론을 내렸다. 뇌졸중 이후의 부분적인 회복에 뒤따르는 이완성 마비가 공통적이다. 임상가로서 당신의 몇 가지 목표는 적당한 자세와 부목을 확보해서 상완관절의 수동적인 인대 구조를 그 이상의 스트레인으로부터 예방하고, 상완관절 주위의 근육지지 시스템을 활성화시키기 위한 능력을 증가시키기 위한 것이다.

### *중재*

1. 상지의 관절가동범위와 근력에서의 치료적 운동
2. 일상생활동작을 통한 재훈련
3. 상지에서의 과제 지향적 운동훈련
4. 보호자에게 더 이상의 아탈구를 예방하는 적당한 자세와 부목을 제공하고 사용법을 가르치시오.
5. 상완관절 주변근육의 수의적인 활성화를 향상시키는 신경근육 촉진기술
6. 상완관절 아탈구를 감소시키는 중삼각근, 삼각근 후부 그리고 극상근의 NMES

### *세부적인 전기치료적 중재*

자극 방법: 강직 근수축; 맥동 주파수는 약 30~40 pps; 맥동 간격은 200~600 μs; 상완관절 아탈구의 명백한 감소를 일으키기에 충분한 전류진폭

자극 간격: 자극 회기의 간격과 시간의 켜짐과 꺼짐은 아탈구의 완전한 감소가 각 회기의 마지막에 달성된다는 것에 근거해서 점차적으로 증가될 것이다. 한 회기의 간격은 1.5 시간에서 시작해서 6시간까지 증가할 것이고, 시간이 켜지고 꺼짐은 10:12초에 시작해서 30:2초로 점진적으로 진행된다. NMES는 약 6주 동안 주당 7일 수행해야 한다.

자극기 유형 : NMES가 아탈구를 감소시키므로 휴대용 신경근육 전기적 자극을 받는 환자는 다른 치료와 활동을 수반할 수 있다.

전극 배치: 채널 1 — 두 개의 작은 전극은 삼각근 중부의 길이에 따라서 두고; 채널 2 — 두 개의 작은 전극은 삼각근 후부와 극상근의 운동점 위에 둔다.

### *원리*

이 NMES 프로그램은 한 개의 수정된 Faghri 등(28)에 연구에 기초를 두고 고안되었다: 중부 삼각근(31)에 NMES의 추가. 영향을 받은 근육에서 NMES는 수의적인 활동을 향상시키고 그 결과로 상완관절 아탈구의 양을 감소시킬 것이다. 게다가, NMES는 보장구에 이득을 제공하고 수동적인 지지가 되는 구조에 어떤 긴장도 감소시키며 따라서 아탈구의 점진적인 증가를 방지할 것이다.

### *결과*

1. 상완관절 탈구에 있는 좌우측 차이의 양을 정하는 명백한 필름 방사선 사진
2. 상지 기능을 위한 Fugl-Meyer 검사
3. Wolf 운동 기능 테스트
4. 견관절 통증이 발생하기 이전 견관절 외회전의 양
5. 도수근력 테스트
6. 완전한 능력은 상지를 위한 일상생활 과제의 활동을 선택한다.

## 사례 2

사례는 상기에 제공했다. 이 환자는 또한 좌측 하지 손상이 있다. 그녀의 좌측 하지에서의 도수근력 테스트는 다음에 말하는 것을 나타낸다: 고관절 굴곡 3/5, 고관절 신전 3+/5, 무릎관절 굴곡 2+/5, 무릎관절 신전 4/5, 족관절 저측굴곡 2/5, 족관절 배측굴곡 2-/5. 그녀는 기저면이 넓은 4점 지팡이의 도움으로 접촉해서 보호하는 보행을 할 수 있다. 그러나 그녀는 손상된 발 제거를 위한 보상으로 유각기 동안에 좌측의 다리 회선이 나타났고, 걷는 속도가 매우 감소되었다. 임상적인 검사에서 하지 근육을 조절하는 몇 가지 약화와 손상된 능력이 그녀의 보행을 손상시키는 원인이 된다고 결론 내렸다. 임상인으로 몇 가지 목표는 걷기와 같은 과제 동안에 손상된 근육을 수의적으로 활성화시키는 환자의 근력과 능력을 향상시키기 위한 것이다.

### *중재*

1. 관절가동범위와 근력에서의 치료적 운동
2. 하지를 포함하는 일상생활 과제 활동의 재훈련
3. 하지의 과제 지향적 운동 훈련
4. 선택된 근육의 수의적인 활동을 강화하는 신경근육 촉진 기술
5. 선택된 하지 근육의 근력강화를 위한 NMES

6. 유각기 동안에 발 제거를 증가시키기 위하여 발목 배측굴곡을 조절하는 근육에 보행하는 동안에 NMES적용

*배측굴곡 보조를 위한 신경근육 전기적 자극의 상세한 전기치료적 중재*

자극 방법 : 강직성 근육 수축; 맥동 주파수는 약 30~50 pps; 맥동 간격은 200~600 pps; 내번과 외번의 균형 잡힌 양의 배측굴곡을 일으키기에 충분히 높은 전류 진폭

자극 간격: 트레드밀 이동 동안에 전체의 최소한 20분의 자극 그리고 환자 재활시에 주당 5~7일 지면 위에서 이동을 수행하는 동안에 자극을 20분 추가하고: 환자 또는 보호자는 가능하면 퇴원 이후에 종일 모든 보행 활동 도중에 자극을 허용하는 켜기와 끄기 시스템을 훈련할지도 모른다. 자극기 유형: 외부의 자극 시스템을 가진 휴대용 NMES(손에 들거나 발 개폐기)

전극 배치: 전경골근과 장비골근의 운동점 위에 두는 두 개의 작은 전극을 가진 단일 채널

*원리*

주요한 원리는 보행하는 도중에 배측굴곡을 보조하기 위해서 NMES를 사용하기 위한 것이다. 트레드밀과 지면 위에서 이동의 집중적인 연습은 일차적인 운동피질 내에서 손상된 사지의 표현을 증가시키고 따라서 이것의 움직임 가능성이 증가할 지도 모른다. 배측굴곡 보조를 위해서 NMES의 사용을 위한 기초는 Burridge(53)에서 일부분 오고, 주된 목표는 자극이 나타나지 않을 때 보행이 증가되도록 전이효과를 달성하는 것이다. Burridge(53)의 연구에서 어떤 정보도 전기적인 자극의 실제적인 사용에서 보고되지 않았으며 조절된 훈련 상태의 부족은 16명 대상자 중에서 단지 3명만 전이효과를 증명하는 결과를 발생시킬지도 모른다.

*결과*

1. 걷는 속도
2. 생리학적인 소비 지수
3. 하지 기능을 위한 Fugl-Meyer 테스트

## 사례 3

29세 된 남자는 경추 이하에서의 후방외상의 결과로 경수 손상을 입었다.

초기의 환자는 사지마비지만 염증성 반응이 가라앉으면 거의 모든 상지 기능과 좌측 하지 기능은 되돌아온다(ASIA Q). 초기 손상 이후부터 12주가 지나고 환자는 좌측 하지의 한 걸음 시작할 수 있지만, 불충분한 고관절, 슬관절 그리고 족관절 굴곡으로 인하여 우측에서는 최소한의 능력을 가진다. 그는 우측 ankle-foot 보조기를 착용하고 보행기를 사용해서 10분 83초(초당~0.12 m) 보행할 수 있다. 당신의 환자의 주된 목표는 기능적으로 합리적인 시간대의 주거환경에서 짧은 거리를 독립적으로 보행할 수 있는 것이다.

### *중재*

1. 우측 하지의 관절가동범위와 근력에 중점을 두는 치료적 운동
2. 과제 지향적 운동 훈련/ 체중지지를 사용한 트레드밀과 지면에서 이동 훈련
3. 선택된 하지 근육의 근력강화를 위한 NMES
4. 트레드밀 또는 지면 위에서 이동 훈련을 수행하는 동안에 보행의 terminal stance 동안에 하지의 굴곡 도피 반응의 원인이 되는 비복 또는 공통된 비골신경에서 전기적 자극

### *배측굴곡 보조를 위한 신경근육 전기적 자극의 상세한 전기 치료적 중재*

자극 형태: 단시간의 감각 자극; 맥동 주파수 50~100 pps; 맥동 간격 200~1000 s; 굴곡 도피 반응을 이끌어내는 충분히 높은 전류진폭

자극 간격: 시간에 맞춰 짧고(1초 보다 작다) 외부의 자극이 자세에서 얼마나 오랫동안 유지되는지 결정된다.

자극기 형태: 외부 자극 시스템을 가진 휴대용 NMES

전극 배치: 뒤꿈치와 발 외측면의 비복신경 위에 배치해 두는 두 개의 작은 전극을 가진 단일 채널; 공통된 비골신경 위에 두는 두 개의 작은 전극을 가진 단일 채널

### *원리*

유각기 동안에 사지의 전진을 보조하기 위해서 굴곡 회피 반응을 이끌어내는 자극의 단일 채널의 사용은 다중 채널에서 자극의 복합성을 감소시키기 때문에 유용하고, 고관절 굴곡근 활동을 위해서 단일채널을 허용하고, 만일 그렇지 않으면 NMES에서 표면적으로 접근하기 어렵다. 이 치료는 과제 지향적 운동 훈련 접근법을 사용하고 Field-Fote(63)에 의해서 이 특정한 집단에서 사용자 지면 보행 속도를 증가시키기 위해서 제시되었다.

### *결과*

1. 보행 속도
2. 하지 도수근력 검사 점수
3. 6분 걷기 검사
4. Berg 균형 척도

## 요 약

이 장은 중추신경계 기능장애를 가진 사람들에서 움직임과 자세를 조절하기 위해서 NMES를 사용하기 위한 이론적인 개념, 그리고 일반적인 적용 원리와 증거를 검토했다. 움직임과 자세를 조절하기 위하여 NMES를 사용한다는 문헌이 계속적으로 크게 성장하고 있다. 책의 발행 최종판에 때를 맞춰 움직임과 자세를 조절하기 위한 NMES가 일정한 환자 집단에서 기능적인 결과를 증가시킬 수 있다는 더 많은 증거를 준비했다. 이 증거 기초는 지속적으로 성장하고 있고 증거가 서서히 발전하는 것처럼 임상가들은 변화와 계속적으로 접촉하는 것이 장려되어져야 한다. 인터넷의 보편적인 접근은 과거보다는 과제를 보다 쉽게 만든다. 임상인과 연구자들의 지속적인 노력을 통해서 NMES로 중추신경계 기능장애를 치료하는 방법에 대한 우리의 지식은 우리 환자들의 기능적인 가능성을 보다 회복시키기 위하여 계속해서 성장해야 한다.

## 실험실 운동

### 운동 1

균형이 잡힌 내번과 외번을 위한 배측굴곡 운동적 자극

목표

단일 자극 채널을 사용한 과도한 내번과 외번 없이 족관절 배측굴곡을 얻기 위해서 적당한 전극 배치를 찾아내십시오.

#### 도구

맥동 주파수와 맥동 간격의 조절을 허용하는 전기 자극기 ; 약한 2~4. 자가 접착 전극(2.5 ×2.5 cm 또는 5×5 cm)

#### 설명

1. 비골두 주변을 따라서 공통된 비골신경을 촉진하십시오. 이 위치에서 공통된 비골신경 위에 한 개의 전극을 두십시오.
2. 두 번째 전극은 전경골근 위의 운동점에 두십시오. 운동점 위치를 정하기 위해서 운동점 차트 또는 전기 자극을 사용하십시오.
3. 전극을 자극기에 연결하고 300㎲의 맥동 간격, 맥동 주파수는 30 pps, 5초 켜진 시간에 2초 ramp up 그리고 20초의 꺼진 시간을 준다.
4. 운동 반응을 유발하기 위해서 전류 진폭을 세게 한다.
5. 당신은 균형이 잡힌 내번과 외번을 얻을 수 있는가?
6. 내번이 너무 많으면 장비골근의 운동점을 정하고, 장비골근 운동점에서 공통된 비골신경 위에 전극을 이동시킨다. 당신이 균형 잡힌 배측굴곡을 얻는지 보기 위해서 자극을 테스트한다.
7. 당신은 균형 잡힌 배측굴곡을 일으키는 최적의 배치를 찾아내기 위해서 몇 번의 전극 이동이 필요할 수도 있다.

### 운동 2

아탈구를 위한 극상근과 후삼각근의 전기적 자극

#### 목표

자극의 단일 채널을 사용해서 상부 승모근의 활동없이 극상근과 후삼각근의 활성화를 얻기 위해서 적당한 전극 배치를 찾아내십시오.

**도구**

맥동 주파수와 맥동 간격의 조절을 허용하는 전기적인 자극기; 약한 2~4, 자가 접착 전극 (5×5 cm); 가위

**설명**

1. 견봉돌기가 견갑극을 가로질러 어디에 있는지 촉진에 의하여 위치를 알아내십시오.
2. 견봉돌기로부터 약 5~10 cm인 견갑극의 점을 찾아내십시오. 이것은 극상와 운동점의 대략적인 위치이다. 이 운동점의 자극에서 위치를 확인하고 이 점 위에 전극을 두십시오.
3. 후삼각근 운동점의 위치를 정하기 위해서 전기적인 자극 또는 운동점 차트를 사용하고 이 점 위에 전극을 두십시오.
4. 전극을 자극기에 연결하고 300 $\mu$s로 맥동 간격을 정하고, 맥동 주파수는 25 pps, 10초 시간을 맞춰서 2초 끌어올리고 그리고 20초의 일시적 중단.
5. 운동 반응을 유발하기 위해서 전류 진폭을 세게 한다.
6. 상부 승모근의 활성화를 얻었는가? 상완관절 아탈구를 가진 사람에서 견갑골의 상방과 하방 회전이 더 나아가서 상완관절의 아탈구를 일으키는 원인이 될 지도 모르기 때문에 상부 승모근을 활성화 시키고 싶지 않다.
7. 상부 승모근의 활동을 감소시키기 위해서는 2.5×5 cm 전극으로 극상근 운동점 위에 있는 5×5 cm 전극을 자르시오(전극 내 납선은 자르지 않는 것이 확실하다).
8. 전극의 긴 부분이 견갑극 위에 있어야지만, 전극을 배치하시오. 이 약한 전극은 아직도 극상근이 활동하는 동안에 상부 승모근을 자극하는 것을 피해야 한다.
9. 당신의 조정이 정확했는지 보기 원한다면, 운동 반응을 되살리기 위해서 전류 진폭을 세게 하시오.

## 자가 학습 문제 (SELF-STUDY QUESTIONS)

*답변을 위해 부록 B를 보시오.*

1. 기능적인 전기 자극의 일반적인 정의는 무엇인가?
2. 어떤 2가지 운동 조절 이론이 FES와 관련되어 치료효과의 근거로 사용될 수 있는가?
3. 치료 프로그램으로 움직임의 조절을 위한 NMES를 통합하기 전에 검사되어져야 하는 환자에 있어서 필요한 몇가지 중요한 고려사항은 무엇인가?
4. 어떤 5가지 의학적 상태가 FES로 가장 일반적으로 치료할 수 있는가?
5. 어떤 손상이 움직임의 조절을 위해서 NMES를 사용하기 이전에 제시될 필요가 있는가?
6. 어떤 자극기의 조절적 특징이 FES 적용을 위해서 이상적인가?
7. 어떤 중재가 20~45° 사이에 특발성 측만증 만곡 정지에 NMES보다는 더욱 효과적인가?
8. 상완관절이 하방 상완골두 아탈구를 방지하기 위해서 어떤 2개의 근육에 가장 의지하는가?
9. 상완관절 아탈구를 조절하고 예방하기 위해서 슬링을 사용하는데 2가지 주된 결점은 무엇인가?
10. 어떤 교대적인 근육 집단이 상완관절 아탈구를 줄이기 위해 자극이 될 수 있는가?
11. 상완관절 아탈구를 위한 NMES가 얼마나 오래 매일 적용되어야 하는가?
12. 두 가지 치료 중 어느 것이 뇌졸중 후 편마비 사람들에서 손 기능 회복에 상호 의존적인 협력 효과를 일으켰는가?
13. 손목과 손가락 신전의 NMES를 EMG 자극에서 보여주는 증거는 임상적으로 가능한 시간대에서 손 기능을 증가시키기 위해서 수행할 수 있는가?
14. Peckham 등(47)에 의한 연구에서 두 가지 잡기 중 어떤 것이 삽입형 신경이식을 일으킬 수 있는가?
15. 척수 손상의 어떤 운동 수준이 잡기의 회복을 위한 삽입형 신경이식을 사용하기 위해서 적합한가?
16. 잡기 기능을 위한 Bionic Glove 표면 자극 시스템과 관련된 몇 가지 문제점은 무엇인가?
17. 뇌졸중 후 편마비 사람들에게 족하수의 교정을 위해서 단지 무작위로 고른 임상적인 시험에서 Burridge 등(53)이 보고한 FES의 2가지 주된 효과는 무엇인가?
18. Burridge 등(53)의 연구에서의 주요한 약점은 무엇인가?
19. 뇌졸중 후 편마비 사람들의 기능적이지 못한 보행에서 FES 다중채널을 사용하는데 2가지 주요한 제한은 무엇인가?
20. 목록의 2가지 요소는 불완전한 척수손상 또는 뇌졸중 후 편마비 환자들에게 훈련 기술로 FES를 사용이 가능하게 만들 수 있었다.

**21**. ParaStep I 시스템 기능이 어떻게 서기와 한발 내기를 일으키는지 기술하시오.

**22**. 강직을 감소시키는데 사용될 수 있는 전극 배치의 2가지 형태를 기술하시오.

---

## 참고문헌


1. Liberson W, Holmquest H, Scott M. Functional electrotherapy: stimulation of the common peroneal nerve synchronized with the swing phase of gait in hemiplegic subjects. *Arch Phys Med Rehabil.* 1961;42:202–205.
2. Nudo RJ, Milliken GW, Jenkins WM, et al. Use-dependent alterations of movement representations in primary motor cortex of adult squirrel monkeys. *J Neurosci.* 1996;16:785–807.
3. Biernaskie J, Chernenko G, Corbett D. Efficacy of rehabilitative experience declines with time after focal ischemic brain injury. *J Neurosci.* 2004;24:1245–1254.
4. Wolf SL, Blanton S, Baer H, et al. Repetitive task practice: s critical review of constraint-induced therapy in stroke. *Neurologist.* 2002:8:325–338.
5. Winstein CJ, Rose DK, Tan SM, et al. A randomized controlled comparison of upper-extremity rehabilitation strategies in acute stroke: a pilot study of immediate and long-term outcomes. *Arch Phys Med Rehabil.* 2004:85:620–628.
6. Lovely RG, Gregor R, Roy RR, et al. Effects of training on the recovery of full-weight bearing stepping in the adult spinal cat. *Exp Neurol.* 1986;92:421–435.
7. Wernig A, Müller S, Nanassy A, et al. Laufband locomotion with body weight support improved walking in persons with severe spinal cord injuries. *Paraplegia.* 1992;30:229–238.

7a. Sullivan KJ, Knowlton BJ, Dobkin BH. Step training with body weight support: effect of treadmill speed and practice paradigms on poststroke locomotor recovery. *Arch Phys Med Rehabil.* 2002;83:683–691.

8. Cauraugh J, Light K, Sangbum K, et al. Chronic motor dysfunction after stroke recovering wrist and finger extension by electromyography-triggered neuromuscular stimulation. *Stroke.* 2000: 31:1360–1364.
9. Brown JC, Axelgaard J, Howson DC. Multicenter trial of a noninvasive stimulation method for idiopathic scoliosis. *Spine.* 1984;9:382–387.
10. McCullough NC. Nonoperative treatment of idiopathic scoliosis using surface electrical stimulation. *Spine.* 1986;11:802–804.
11. Nachemson AL, Peterson LE. Effectiveness of treatment with a brace in girls who have adolescent idiopathic scoliosis: a prospective, controlled study based on data from the brace study of the scoliosis research society. *J Bone Joint Surg Am.* 1995;77-A:815–822.
12. Allington NJ, Bowen JR. Adolescent idiopathic scoliosis: treatment with the Wilmington Brace: a comparison of full-time and part-time use. *J Bone Joint Surg Am.* 1996;78-A:1056–1062.
13. Bradford DS, Tanguy A, Vanselow J. Surface electrical stimulation in the treatment of idiopathic scoliosis: preliminary results in 30 patients. *Spine.* 1983;8:757–764.
14. Swank SM, Brown JC, Jennings MV, et al. Lateral electrical surface stimulation in idiopathic scoliosis—experience in two private practices. *Spine.* 1989;14:1293–1295.
15. Fisher DA, Rapp GF, Emkes M. Idiopathic scoliosis: transcutaneous muscle stimulation versus the Milwaukee brace. *Spine.* 1987;12:987–991.
16. Goldberg C, Dowling FE, Fogarty EE, et al. Electro-spinal stimulation in children with adolescent and juvenile scoliosis. *Spine.* 1988;13:482–484.
17. O'Donnell CS, Bunnell WP, Betz RR, et al. Electrical stimulation in the treatment of idiopathic scoliosis. *Clin Orthop Relat Res.* 1988;229:107–113.
18. Durham JW, Moskowitz A, Whitney J. Surface electrical stimulation versus brace in treatment of idiopathic scoliosis. *Spine.* 1990;15:888–891.

19. Poulin de Courval L, Barsauskas A, Berenbaum B, et al. Painful shoulder in the hemiplegic and unilateral neglect. *Arch Phys Med Rehabil.* 1990;71:673–676.
20. Fitzgerald-Finch OP, Gibson IIJM. Subluxation of the shoulder in hemiplegia. *Age Aging.* 1975;4:16–18.
21. Najenson T, Pikielny SS. Malalignment of the glenohumeral joint following hemiplegia: a review of 500 cases. *Ann Phys Med.* 1965;8:96–99.
22. Taktoni Y. Observation of the subluxation shoulder in hemiplegia. *Phys Ther.* 1975;55:39–40.
23. Smith RG, Cruikshank JG, Shelagh D, et al. Malalignment of the shoulder after stroke. *Br Med J.* 1982;284:1224–1226.
24. Basmajian JV, Bazant FJ. Factors preventing downward dislocation of the adducted shoulder joint: an electromyographic and morphological study. *J Bone Joint Surg Am.* 1959;41:1182–1186.
25. Basmajian JV, Deluca CJ. *Muscles Alive: Their Function Revealed by Electromyography.* 5th ed. Baltimore, Md: William & Wilkins; 1985:239–276.
26. Brooke MM, de Lateur BJ, Diana-Rigby GC, et al. Shoulder subluxation in hemiplegia: effects of three different supports. *Arch Phys Med Rehabil.* 1991;72:583–586.
27. Baker LL, Parker K. Neuromuscular electrical stimulation of the muscles surrounding the shoulder. *Phys Ther.* 1986;66:78–85.
28. Faghri PD, Rodgers MM, Glaser RM, et al. The effects of functional electrical stimulation on shoulder subluxation, arm function recovery, and shoulder pain in hemiplegic stroke patients. *Arch Phys Med Rehabil.* 1994:75:73–79.
29. Chantraine A, Baribeault A, Uebelhart D. Gremion G. Shoulder pain and dysfunction in hemiplegia: effects of functional electrical stimulation. *Arch Phys Med Rehabil.* 1999:80:328–331.
30. Linn SL, Granat MH, Lees KR. Prevention of shoulder subluxation after stroke with electrical stimulation. *Stroke.* 1999:30:963–968.
31. Kobayashi H, Onishi H, Ihashi K, et al. Reduction in subluxation and improved muscle function of the hemiplegic shoulder joint after therapeutic electrical stimulation. *J Electromyogr Kinesiol.* 1999:9:327–336.
32. Wang RY, Chan RC, Tsai MW. Functional electrical simulation on chronic and acute hemiplegic shoulder subluxation. *Am J Phys Med Rehabil.* 2000:79:385–390.
33. Long C, Masciarelli V. An electrophysiological splint for the hand. *Arch Phys Med Rehabil.* 1963;44:499–503.
34. Rebersek S, Vodovnik L. Proportionally controlled functional electrical stimulation of the hand. *Arch Phys Med Rehabil.* 1973;54:378–382.
35. Merletti R, Acimovic R, Grobelnik S, et al. Electrophysiological orthosis for upper extremity in hemiplegia: feasibility study. *Arch Phys Med Rehabil.* 1975;56:507–513.
36. Baker LL, Yeh C, Wilson D, et al. Electrical stimulation of wrist and fingers for hemiplegic patients. *Phys Ther.* 1979:59:1495–1499.
37. Bowman BR, Baker LL, Waters RL. Positional feedback and electrical stimulation: an automated treatment for the hemiplegic wrist. *Arch Phys Med Rehabil.* 1979:60:497–502.
38. Chae J, Bethoux F, Bohine T, et al. Neuromuscular stimulation for upper extremity motor and functional recovery in acute hemiplegia. *Stroke.* 1998:29:975–979.
39. Powell J, Pandyan D, Granat M, et al. Electrical stimulation of wrist extensors in post stroke hemiplegia. *Stroke.* 1999:30:1384–1389.
40. Roby-Brami A, Fuchs S, Mokhtari M, et al. Reaching and grasping strategies in hemiparetic patients. *Motor Control.* 1997;1:72–91.
41. Francisco G, Chae J, Chawla H, et al. Electrogram-triggered neuromuscular stimulation for improving the arm function of acute stroke survivors: a randomized pilot study. *Arch Phys Med Rehabil.* 1998:79:570–575.
42. Cauraugh JH, Kim S. Two coupled motor recovery protocols are better than one: electromyogram-triggered neuromuscular stimulation and bilateral movements. *Stroke.* 2002;33:1589–1594.

43. Han BS, Jang SH, Chang Y, et al. Functional magnetic resonance image finding of cortical activation by neuromuscular electrical stimulation on wrist extensor muscles. *Am J Phys Med Rehabil.* 2003:82:17–20.

44. Scheker LR, Chesher SP, Ramirez S. Neuromuscular electrical stimulation and dynamic bracing as a treatment for upper-extremity spasticity in children with cerebral palsy. *J Hand Surg.* 1999:24B:226–232.

45. Wright PA, Granat MH. Therapeutic effects of functional electrical stimulation of the upper limb of eight children with cerebral palsy. *Dev Med Child Neurol.* 2000:42:724–727.

46. Hanson RW, Franklin MR. Sexual loss in relation to other functional losses for spinal cord injured males. *Arch Phys Med Rehabil.* 1976;57:291–293.

47. Peckham PH, Keight MW, Kilgore K, et al. Efficacy of an implanted neuroprosthesis for restoring hand grasp in tetraplegia: a mulitcenter study. *Arch Phys Med Rehabil.* 2001:82:1380–1388.

48. Creasey GH, Kilgore KL, Brown-Triolo DL, et al. Reduction of costs of disability using neuroprostheses. *Assist Technol.* 2000:12:67–75.

49. Popovic D, Stojanovic A, Pjanovic A, et al. Clinical evaluation of the bionic glove. *Arch Phys Med Rehabil.* 1999;80:299–304.

50. Alon G, McBride K. Persons with C5 or C6 tetraplegia achieve selected functional gains using a neuroprosthesis. *Arch Phys Med Rehabil.* 2003;84:119–124.

51. Merletti R, Zelaschi F, Latella D, et al. A control study of muscle force recovery in hemiparetic patients during treatment with functional electrical stimulation. *Scand J Rehab Med.* 1978; 10:147–154.

52. Winchester P, Montgomery J, Bowman, Hislop H. Effects of feedback stimulation training and cyclical electrical stimulation on knee extension in hemiparetic patients. *Phys Ther.* 1983;63:1096–1103.

53. Burridge JH, Taylor PN, Hagan SA, et al. The effects of common peroneal stimulation on the effort and speed of walking: a randomized controlled trial with chronic hemiplegic patients. *Clin Rehabil.* 1997;11:201–210.

54. Taylor PN, Burridge JH, Dunkerley AL, et al. Clinical use of the Odstock dropped foot stimulator: its effect on the speed and effort off walking. *Arch Phys Med Rehabil.* 1999;80:1577–1583.

55. Wieler M, Stein RB, Ladouceur M, et al. Multicenter evaluation of electrical stimulation systems for walking. *Arch Phys Med Rehabil.* 1999;80:495–500.

56. Ladouceur M, Barbeau H. Functional electrical stimulation-assisted walking for persons with incomplete spinal injuries: longitudinal changes in maximal over ground walking speed. *Scand J Rehabil Med.* 2000;32:28–36.

57. Carmick J. Clinical use of neuromuscular electrical stimulation for children with cerebral palsy, part 1: lower extremity. *Phys Ther.* 1993;73:505–513.

58. Carmick J. Managing equinus in children with cerebral palsy: electrical stimulation to strengthen the triceps surae muscle. *Dev Med Child Neurol.* 1995;37:965–975.

59. Comeaux P, Patterson N, Rubin M, et al. Effect of neuromuscular electrical stimulation during gait in children with cerebral palsy. *Pediatr Phys Ther.* 1997;9:103–109.

60. Pierce SR, Laughton CA, Smith BT, et al. Direct effect of percutaneous electric stimulation during gait in children with hemiplegic cerebral palsy: a report of 2 cases. *Arch Phys Med Rehabil.* 2004;85:339–343.

61. Bogataj U, Gros N, Kljajic M, et al. The rehabilitation of gait in patients with hemiplegia: a comparison between conventional therapy and multichannel functional electrical stimulation therapy. *Phys Ther.* 1995;75:490–502.

62. Hesse S, Malezic M, Schaffrin A, et al. Restoration of gait my combined treadmill training and multichannel electrical stimulation in non-ambulatory hemiparetic patients. *Scand J Rehabil. Med.* 1995;27:199–204.

63. Field-Fote EC. Combined use of body weight support, functional electric stimulation, and treadmill training to improve walking ability in individuals with chronic incomplete spinal cord injury. *Arch Phys Med Rehabil.* 2001;82:818–824.

64. Postans NJ, Hasler JP, Granat MH, et al. Functional electric stimulation to augment partial weight-bearing supported treadmill training for patients with acute incomplete spinal cord injury: a pilot study. *Arch Phys Med Rehabil*. 2004;85:604–610.
65. Creasey GH, Ho CH, Triolo RJ, et al. Clinical applications of electrical stimulation after spinal cord injury. *J Spinal Cord Med*. 2004;27:365–375.
66. Graupe D. An overview of the state of the art of noninvasive FES for independent ambulation by thoracic level paraplegics. *Neurol Res*. 2002;24:431–442.
67. Johnston TE, Betz RR, Smith BT, et al. Implanted functional electrical stimulation: an alternative for standing and walking in pediatric spinal cord injury. *Spinal Cord*. 2003;41:144–152.
68. Klose KJ, Jacobs PL, Bronton JG, et al. Evaluation of a training program for persons with SCI paraplegia using the Parastep-I ambulation system, Part 1: ambulation performance and anthropmetric measures. *Arch Phys Med Rehabil*. 1997;78:789–793.
68a. Sigmedics. Parastep I Clinical Programs http://www.sigmedics.com/Clinics/clinics.html. Accessed May 13, 2007.
69. Carnstam B, Larsson LE, Prevec TS. Improvement of gait following functional electrical stimulation. 1. Investigations on changes in voluntary strength and proprioceptive reflexes. *Scand J Rehabil Med*. 1977;9:7–13.
70. Peterson T, Klemar KB. Electrical stimulation as a treatment of lower limb spasticity. *J Neuro Rehabil*. 1988;2:103–108.
71. Apkarian JA, Naumann S. Stretch reflex inhibition using electrical stimulation in normal subjects and subjects with spasticity. *J Biomed Eng*. 1991;13:67–73.
72. Mirbagheri MM, Ladouceur M, Barbeau H, et al. The effects of long-term FES-assisted walking on intrinsic and reflex dynamic stiffness in spastic spinal-cord-injured subjects. *IEEE Trans Neural Syst Rehabil Eng*. 2002;10:280–289.
73. Robinson CJ, Kett NA, Bolam JM. Spasticity in spinal cord injured patients. 1. Short-term effects of electrical stimulation. *Arch Phys Med Rehabil*. 1988;69:598–604.
74. Bajd T, Vodovnik L. Pendulum testing of spasticity. *J Biomed Eng*. 1984;6:9–16.
75. Levin MF, Hui-Chan CWY. Relief of hemiparetic spasticity by TENS is associated with improvement in reflex and voluntary motor functions. *Electroencephalogr Clin Neurophysiol*. 1992;85:131–142.
76. Dewald JP, Given JD, Rymer WZ. Long-lasting reductions of spasticity induced by skin electrical stimulation. *IEEE Trans Rehabil Eng*. 1996;4:231–242.

# 8장

# 만성상처의 치유 증대를 위한 전기 자극

## Electrical Stimulation to Augment Healing of Chronic Wounds

**상처치유 과정의 개요**
- 정상 상처 치유 단계
- 상처치유 방해 요소
- 만성상처의 분류

**만성상처의 평가**
- 만성상처의 형태

**상처치유에 적절한 전기자극의 생리학적 효과**
- Galvanotaxis
- 교원질 합성과 섬유아세포의 증식기 증대
- Angiogenesis 그리고 상처 Microperfusion의 자극
- 상처에서 박테리아의 성장을 지연 또는 죽임
- 표피화 비율의 강화
- 상처에 혈류 흐름의 강화

**상처치료를 위한 전기자극의 원리와 순서**
- 상처 조직표본
- 상처치유를 위해 현재 사용되는 전기자극 전류의 형태

**만성상처 치료를 위한 전지자극의 유효성의 근거**
- 만성상처를 위한 저강도 직류
- 조직 치유와 회복을 위한 전기자극 연구의 메타-분석

**만성상처치유의 증대에 전기자극사용의 금기와 예방조치**

**임상적 연구 사례**

만성 지연상처(nonhealing wound)는 질병, 상해(손상), 노화의 합병증으로 흔하다. 하지의 만성 혈관궤양은 일반적으로 인구의 약 1% 정도, 그리고 대략 건강관리기관 사람의 10% 정도에서 발견된다(1,2). 만성 상처를 발생시키는 수많은 요소는 순환계 질환을 포함한, 물질대사 질환, 영양상 결핍, 조직외상, 불충분한 조직관류, 과도한 염증 그리고 치유구성 요소의 결핍 또는 지연이다. 중장년층 그리고 신경학적 손상을 가진 개개인들은 지연상처로 발전되는 경향이 있다. 왜냐하면, 고정과 감각손상이 만성상처를 만드는 가장 중요한 두 가지 요소이기 때문이다. 지연상처는 입원기간을 연장시키고, 재활치료를 지체시키고, 절단 위험, 독립된 삶을 방해하고, 몇몇의 경우 삶을 위협할 우려가 있다.

지연상처는 만성상처와 관련이 있다. 만성상처는 근본원인을 치유하여 시간내에 치유가 실패한 상처를 말한다(3). 다른 사람들은 외관상, 그리고 즉각적인 반응 그리고 적절한 치료가 회복기간 내에 기대한 결과로 치유되지 않는 상처를 만성상처로 정의하였다(4). 만성상처의 치료와 예방은 좌절감을 느끼게하거나, 값비싼 비용을 들이고 고생시킬 수 있다. 그러나 전기자극(ES)을 이용한 만성상처의 치료는 많은 개개인들을 위한 안전하고, 효과적이고, 유효한 해결방법임을 보여주었다. 임상적으로 사용하는 직접 또는 간접적 조직치유에 충분한 전기자극은 ESTHR(조직치유와 회복을 위한 전기자극)과 관련된다. 상처 치료에 전기자극의 사용은 새로운 것이 아니다. 전기자극을 사용한 연구는 17세기부터였다(5). 그러나 상처 관리를 위한 ES 사용은 20세기 처음으로 80세 사람에게 적용했을 정도로 의학적으로 흔히 사용되지 않았다. 전기치료의 재유행과 함께 조직치유의 더 많은 생리학적 이해 그리고 조직에서의 전류의 효과, 상처치유에 ES적용과 흥미로운 연구는 1970년대 새로 부활하였다. 오랫동안 임상실험을 통해 발표된 ESTHR의 설명된 효능은 만성상처 관리 중재로 더 많이 널리 이용하도록 하고 있다.

장기간의 관점에서, 2002년 미연방에서 하지의 압박궤양, 혈관불충분 궤양, 그리고 당뇨성 궤양의 치료로 ESTHR 사용 허가를 긍정적으로 받아들였다(6).

이 장에서 객관적인 ESTHR의 명확한 평가는, 1) 정의 그리고 만성 상처의 형태 묘사, 2) 상처 치유 과정의 관점에서 공급과 상처치유를 방해하는 요소, 3) 임상적 상처 평가의 기초적 묘사, 4) 상처치유에 관련된 ES의 생리학적 효과 토의, 5) 흔히 사용되는 만성 상처 치유를 위한 자극의 파라미터와 자극순서 개요, 6) 만성 상처에서 ESTHR의 효과를 문헌에서 재검토, 7) ESTHR의 예방책과 금기의 개요 그리고, 8) 최신 실행하는 ESTHR의 사용을 설명하고 사례연구를 제시하였다.

# 상처 치유 과정의 개요
# OVERVIEW OF WOUND HEALING PROCESS

## 정상 상처 치유 단계(Phases of Normal Wound Healing)

상처치유의 정상과정은 일반적으로 3단계 그리고 중복기로 보여진다(그림 8.1). 염증기, 증식기, 그리고 재형성기(또는 성숙기). 치유의 각각의 단계의 세부설명은 이 장의 영역을 벗어난다. 따라서 일부는 만성 지연상처 관리에 전기적 자극의 효과와 특별히 관련된 치유기를 각각의 몇몇 주요 요소의 개괄(개요)로 제시하였다. 상처치유 단계 동안 taking place 과정의 상세한 내용은 Kloth와 McCulloch의 상처치유의 포괄적인 내용에서 살펴볼 수 있다(Kirsner and Bogensberger(7)를 참고).

### *염증기(Inflammatory Phase)*

정상적인 상처치유의 염증기는 몸에서 상처의 초기 반응에 의해 결정된다. 상처 반응에서 처음으로 발생하는 과정은 지혈(출혈정지), 자가분해(손상된 세포 파편의 제거), 그리고 탐식작용(박테리아의 탐식)이다. 이 반응은 손상 초기에 시작되고 정상적인 경우 부분적으로 심한 상처, 손상 초기로부터 2~7일 기간 이상 일어난다. 지혈은 혈소판 활성에 의해 중재된다. 혈소판은 혈액을 감소시키거나 막기 위해 작은 혈관을 막는 방법으로 상처에 콜라겐을 부착 또는 접착시킨다. 염증기에 혈소판의 다른 중요한 역할은 상처 세포를 공격하는 것과 관련 있다(화학주성 영향). 활성화된 다수의 혈소판 방출은 대식세포, 단핵구, 호중구가 포함된 다수의 세포들을 공격하는 성장인자(예; transforming growth factor-beta, platelet-derived frowth factor)와 관련하여 넓게 화학주성 물질과 다르다. 이 세포들은 그들이 세포 파편과 감염된 상처에서 병원체를 파괴하고 둘러싸는 동안 자가분해와 식작용하는 능력이 있다. 주화성 인자와 성장 인자 방출에 의해 혈소판과 대식세포들은 섬유아세포에 의해 결합조직 형성을 자극한다. 그리고 상처 치유 시 내피세포에 의해 새로운 혈관 형성을 자극한다.

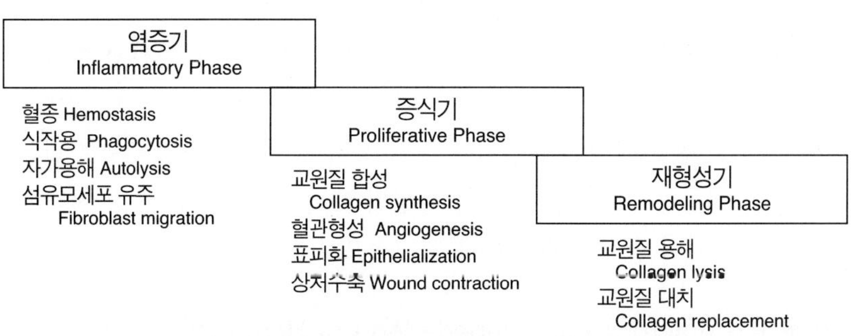


**그림 8.1.** 상처치유 단계와 상처 재생시 각 단계에서 발생하는 과정.

### *증식기(Proliferative Phase)*

증식기 상처치유는 일반적으로 상처 초기 이후 2~3일에서 3주 정도 걸린다. 증식기 상처치유는 육아조직(섬유증식), 새로운 상피층(재상피화), 새로운 혈관 공급의 발달(신혈관생성 또는 혈관형성), 그리고 상처 단축에 이르기까지 세포의 활성에 의해 특징지어진다. 육아조직은 정상적으론 외관상 연분홍색 또는 붉은 색이고 상처 내에서 섬유아세포를 진피로 이동시켜 형성된다. 섬유아세포는 콜라겐 섬유, 탄력섬유, 프로테오글라이칸 그리고 바탕질을 생산한다. 기질에서 콜라겐은 상처에 장력강도를 증가시키는데 반하여 탄력섬유는 상처에서 신장에 저항하고 상처의 모양을 유지하는데 돕는 탄성성질을 가진다. 프로테오글라이칸은 상처 내에 있는 물에서 섬유모세포의 증식 그리고 이동 그리고 유지 자극을 포함하여 몇 가지 역할에 도움을 준다. 바탕질은 겔 같고 상처에 기계적 스트레스가 계속될 때 콜라겐 섬유사이에서 마찰을 줄인다. 섬유모세포는 또한 근육의 수축하는 성질을 갖는 근아세포로 분화시킨다. 근아세포는 근본적으로 상처를 수축시키는 능력이 있다.

상처내의 혈관 재형성은 상처 가장자리로부터 내피세포로 이동하게 된다. 새로운 맥관 구조는 상처내의 증식세포에 영양과 산소를 공급한다.

상처의 표피화는 상처의 가장자리로부터 표피세포의 이동 결과이다. 단층 상피세포는 세포가 스트레스나 스트레인으로부터 보호된다면 며칠 정도면 상처는 완전히 싸이게 될 것이다. 얇은 상피층은 봉합되고, 상피세포는 피부 두께가 증가되면서 증식되기 시작한다. 재표피화의 목적은 상처 치유 시 외부 병원균과 물질로부터 그것을 보호하는 상처 피부를 싸는 기능적인 장벽의 재성립이다.

### *재형성기(Remodeling Phase)*

상처치유의 재형성기는 3주에서 2년 이상으로 확대될 수 있다. 이 치유기는 새로운 교원질의 증식 그리고 대치와 함께 치유 초기 두 단계에서 형성된 콜라겐의 강도에 의해 특징지어진다. 상처 치유의 초기에 태아조직(type 3)과 비슷한 콜라겐이 형성된다. 재형성기 type 3 콜라겐은 교원질 용해(collagenlysis)라 불리는 과정에서 collagenase라 불리는 효소의 활동에 의해 파괴된다. 이 치유 과정은 초기에 형성된 태아 교원질이 대치되어 성인 교원질(type 1)으로 형성되는 것과 일치한다. 성인 교원질은 태아 콜라겐보다 강력한 장력강도를 가진다. 그러므로 type 3 교원질이 대치되지 않은 상처보다 치유된 상처가 더 강력하게 형성된다. 반흔조직은 성인 교원질의 증식에 의해 형성된다. 그러나 일반적으로 손상 전 이 조직의 교원질은 일반적으로 강하지 않다. 새로운 성인 교원질은 매일 상처에 주어지는 압박으로 인한 가장 적절한 저항과 장력으로 재형성 할 수 있다. 새로 형성된 교원질의 혈관은 점점 시간에 따라 줄어들고 정상 피부에 둘러싸여 잘 발달된 반흔은 일반적으로 얇아지게 된다.

## 상처치유 방해 요소(Factors That Impede Wound Healing)

상처치유는 항상 위에서 말한것과 같이 정상적인 방법으로 진행되지 않는다. 이러한 경우,

**표 8.1** Selected condition 또는 상처치유 방해 요소

| 상태/ 요인 | 예/ 효과 |
|---|---|
| 몇몇 전신 약물치료 | 예: 코티코스테로이드, 아스피린, indomethacin<br>염증억제기 반응 |
| 몇몇 국소 약물치료 | 예: iodine<br>치유세포를 죽일 수 있다 |
| 영양부족 | 상처치유에 영양공급 감소 |
| 장시간의 압력과 신장 | 조직에 모세혈관에 혈액공급 감소 |
| 감염 | 치유과정을 방해하다 |
| 면역부전 | 감염으로 염증반응 결손 |
| 흡연 | 영양소와 산소 공급 결손과 carbon dioxide 제거 그리고 상처에 모세혈관 순환 감소로 인한 약화 |
| 건조 또는 괴사조직 | 치유의 염증기와 증식기내 세포의 이동 방해 |

상처치유는 현저하게 늦어지거나 또는 만성상처에 이르게 된다. 표 8.1의 다양한 상태의 목록은 상처치유를 방해할 것이다. 상처 치유에 있어 임상의가 신뢰할만한, 특히 중요한 점은 상처치유를 촉진하는 바꾸고, 최소화하고, 제거할 수 있는 상태이다. 가장 중요한 요소라고 말할 수 있는 것은 상처 감염, 상처로 약화된 혈액 관류, 그리고 건조한 상처이다. 상처 감염 결과 박테리아는 세포에 필요한 영양소와 산소를 소비한다. 덧붙여, 몇몇 박테리아는 치유 반응에 포함되는 세포의 독성 생성물에 의해 대사작용할 수 있다. 상처에 순환하는 혈액 양의 감소는 또한 치유의 염증기, 증식기 그리고 재형성기에 세포 활성 지지에 필요한 영양소와 산소의 공급을 방해한다. 덧붙여 상처치유동안 불충분한 혈액은 이산화탄소와 세포 대사산물로 약해지고, 그러므로 조직치유의 원인이 되는 세포의 활성이 감소하게 된다.

건성 개방상처는 치유를 방해하는 몇 가지 결과를 가진다. 상처 내 수분은 각각의 상처 치유기 동안 상처 내로 세포의 이동에 필수적이다. 상처 내 수분은 치유 반응을 만들어내는 세포와 모세혈관 사이에서 경계면을 만들고 산소와 영양소 그리고 세포대사의 생산에 의한 교환을 허용한다. 상처 내에서 체액은 성장요인과 치유시 세포 기능과 세포 이동을 증진시키는 효소을 포함한다. 상처 내의 수분은 효과적인 세포이동에 중요하다. 만성상처 치료에 지침이 되는 몇 가지 기본적인 원리는 토의에서 살펴볼 것이다: 감염조절, 자극 또는 순환회복, 그리고 수분이 있는 환경 상처 지키기

## 만성상처의 분류(Categorization of Chronic Wounds)

다양한 분류시스템은 만성상처의 다양한 형태를 구별하여 임상실습에 사용된다. CMMS에서는 30일 이내에 치유되지 않는 상처를 만성상처로 분류하였다. 상처의 예로 동맥혈공급부

족, 정맥혈공급부족, 신경병증당뇨병, 그리고 만성조직압력(chronic tissue pressure)을 포함한 궤양을 포함하여 병인학으로 분류하였다. CMMS의 범위에 포함된 만성상처의 형태이다.

## 만성상처의 평가
## ASSESSMENT OF CHRONIC WOUNDS

상처평가결과는 만성상처 치료 접근법을 결정하는 방향으로서 귀중한 정보를 제공한다. 상처범위 평가는 많은 훈련을 받은 사람에 의해 관리될 수 있는 기술로 광범위한 성장을 포함할 수 있다. 상처 평가는 동시대의 다양한 수치를 열거하였고, 연구자(reader)는 더 광범위한 연구가 필요하다. 이 장에서 특히 중요한 주제는 상처치유에 ES의 효과 중재와 관련하여 반영된 양적 그리고 질적 척도이다. 이 척도에는 상처크기, 상처 기저면(base)과 범위의 서술(discription), 상처의 배출을 특정짓는 것, 그리고 둘러싸는 조직을 묘사하는 것을 포함한다.

상처크기는 몇 가지 방법으로 양을 표시하였다. 상처결손 부분을 가장 흔하게 측정한다. 가장 쉬운 단계로, 임상의는 최대 길이 그리고 상처의 넓이(크기)를 측정 기록하여 사용한다.

다른 방법으로, 상처표면에 선을 긋거나 사진을 찍을 수 있고, 손으로 면적을 측정하거나 컴퓨터 보조 방법으로 결정할 수 있다. 덧붙여 표면, 상처 깊이를 흔히 측정한다. 이것은 일반적으로 상처 기저부에 마른 면봉을 놓고 개방성 표면에 가져간 면봉의 길이로 측정한다. 면봉은 터널의 깊이, 조직 밑 또는 상처의 누관(fistulas)을 또한 문서에서 사용하였다. 상처 표면과 깊이의 인식은 상처의 용량을 의미한다.

상처용량의 정확한 평가는 더 발전되어져야만 한다. 상처 크기의 부피 측정은 상처를 채우

**표 8.2 만성상처의 흔한 형태(8)**

| 만성상처의 형태 | 정의 | 상처의 일반적인 위치 | 병인학 |
|---|---|---|---|
| 압박 상처 | 뼈 돌출부위와 바깥면 사이 압력으로 연장된 조직에 국소조직의 부위 | 천골, 뒷꿈치, 좌골결절위, 대결절위, 외과위 | 조직의 압박<br>조직의 혈액 감소 관류와 조직 괴사 진행 |
| 동맥혈 공급부족 궤양 | 동맥 혈액 공급 부족후 국소 조직 감소 구역 | 발, 외과 위, 발가락 관절 위, 발외측연 | 동맥경화, 동맥폐쇄(예: 혈전), 동맥의 방해(disruption) |
| 정맥혈 공급부족 궤양 | 정맥의 배농 부족 후 국소조직 손실 부위 | 족관절 위, 하지 내측 | 고혈압이 유지된 정맥, 판막 기능장애 정맥 |
| 당뇨병적 궤양 | 감각신경병증과 동맥혈 공급 부족 후 국소조직 손상 부위 | 발바닥, 뒷꿈치 위, 발외측연, 발바닥면의 중족골위 | 감각이 둔한 부위의 조직 외상, 말초혈관 질환 |

**표 8.3 압박 궤양 단계(14)**

| 압박 궤양 단계 | 정의 |
|---|---|
| 1단계 | 온전한 피부를 희게만들 수 없는 홍반, 피부궤양, 거무스름한 피부를 가진 개개인, 피부의 변색, 열기, 부종이 병변을 알린다. |
| 2단계 | 표피 또는 진피 또는 둘다를 포함하는 피부의 부분적 비후. 궤양은 표층(천층) 그리고 찰과상, 수포 또는 얕은 구멍과 같은 임상적인 문제들이다 |
| 3단계 | 피하조직의 손상 또는 괴사를 포함한 피부두께 소실, 넓게 퍼져 있으나 근막아래는 통하지 않는다. 궤양은 깊은 구멍 같은 임상적 문제 또는 조직의 접근성이 없다 |
| 4단계 | 광범위한 파괴, 조직 괴사, 또는 근육, 뼈, 또는 구조적으로 지지하는 구조물 그리고 누관과 관련될 수 있는 피부 두께 소실 |

는 식염수 또는 하이드로겔 중 하나의 양에 의해 수행되어진다. 상처 용적은 또한 양성 곰팡이에 의해 결정되는데 염수에서 알긴산 하이드로코르티졸을 사용하여 상처에 붓고 단단한 겔로 만든다.

이 형태는 상처에서 제거되고 그것의 용적은 물의 이동으로 결정된다.

상처 기저면과 조직 주위에 나타난 변화에 대한 문헌은 상처가 치료에 양성적으로 반응하는지 어떤지 보여줄 수 있다. 상처의 관찰 결과 활동성 감염, 괴사조직, 그리고 상처치유를 방해할 수 있는 괴사딱지(eschar)의 존재로 나타낸다. 다른 방법으로, 관찰은 상처 진행결과 육아조직(붉은색 또는 핑크의 젖은 조직) 또는 상피조직(육아조직을 덮고 있는 반투명 또는 흰색의 얇은판)의 증식기로 나타난다.

상처주변 조직의 평가는 피부의 수화작용(건조 또는 극도의 수분), 규칙성 그리고 상처 가장자리의 형태, 색깔 그리고 피부 조직, 그리고 부종의 유무로 결정한다. 외관, 견고함, 용량, 그리고 상처배농의 냄새로 평가할 수 있다.

냄새가 없는 투명하거나 핑크색의 물기 많은 배농은 치유의 염증기 또는 증식기에 나타난다. 반대로, 노랗고 녹색의 탁한 배농은 자주 치유를 방해하는 중요한 상처 감염과 관계있다.

몇몇 도구들은 상처치유과정에서 건강관리지침으로 개발되어졌다. 이 도구들은 압박 점수 상태 도구(Pressure Score Status Tool)(10), Sussman 상처 치유 도구(Sussman Wound Healing Tool)(11), 상처의 압박 궤양 척도(Pressure Ulcer Scale Healing(12), 그리고 상처 치유 척도(Wound Healing Scale)(13)이다.

이것들의 타당성, 신뢰성 그리고 민감도 그리고 다른 도구들은 아직 만성상처의 다양한 형태에서 치유 관점과 함께 설립된 결정적인 것을 가지고 있지 않다.

만성상처의 광범위한 평가는 하나의 상처 관찰과 측정보다 훨씬 많은 것을 포함한다. 과거와 현재의 의료 역사를 포함한 광범위한 평가, 현재 약물치료, 영양공급상태, 동일한 위험요소, 순환상태(동맥과 정맥 둘 다)의 평가, 그리고 만성상처를 가지고 있는 개개인의 심리적 상태까지 포함한다.

### 만성상처의 형태(Types of Chronic Wounds)

만성상처의 평가를 통해 성취하려는 것은 평가가 의심되는 병인학과 심각함에 관하여 상처를 분류하는 것이다.

만성상처에서 가장 널리 보급된 형태는 압박 상처, 동맥혈 공급부족 궤양, 정맥혈 공급부족 궤양, 그리고 당뇨병적 궤양이다. 궤양은 피부 표피 심부조직을 포함한다.

만성상처의 각각의 형태의 정의는 표 8-2에 제시하였다. 압박 상처(pressure sore)는 전형적으로 궤양의 깊이에 근거를 두고 그것의 외관을 이용하여 national pressure ulcer advisory panel(14)에서 1989년에 개발하였다.

압박 궤양의 단계 확립(표 8.3)은 CMMS가 궤양 3,4단계의 관리에 ES만 사용을 허용하였기 때문에 특히 관리에 ES 이용이 중요하게 고려된다. 단계는 동맥혈 공급부족, 정맥혈 공급부족, 또는 당뇨성 만성 상처에 대해 아직 발전되지 않았다.

## 상처치유에 적절한 전기자극의 생리학적 효과 PHYSIOLOGICAL EFFECTS OF ELECTRICAL STIMULATION RELEVANT TO WOUND HEALING

### Galvanotaxis

DC를 이용한 전기자극 또는 단상 맥동 전류(monophasic pulsed current)는 치료를 증대시키는 세포를 끌어당기는 능력이 있다. 이 과정을 Galvanotaxis라 부르고 이것은 반대쪽 극성의 전기적 도체쪽 세포에 전기적 전하를 끌어당김으로(양성 또는 음성적 전하) 정의된다. DC의 Galvanotaxic 효과 또는 단상 맥동 전류는 치료 시 각각의 대부분 단계에 중요할 것이다(표 8-4를 보시오). 많은 연구자들이 상처치유와 관련된 세포를 반대쪽 극성의 전극 쪽으로 이동하게 만든다고 설명하였지만(15,16), ES 반응에 대한 사람의 만성상처에서 galvanotaxia 증가를 위한 근거는 제한적이다. 이 연구에서는 피부 삼출물에 대한 세포 이동으로 ES의 효과를 평가하였다. Eberhardt 등은 10명의 남자어린이의 전완에 작고(0.5 $cm^2$) 부분적으로 두꺼운 상처를 만들었다. 각각의 대상자들은 10일에 매일 3개의 상처를 만들었다. 상처 삼출물은 상처 생성 후 2,4,6,9 그리고 12시간에 검사하였다. 연속으로 두 번째 상처는 삼출물을 수집하기 전 약간의 지각할 수 있을 정도의 이상감각을 만들어 진폭을 조절하여 직각파형전류를 사용한 ES에 노출시켰다(빈도, 100 pps; 펄스 지속시간, 1 ms; 치료기간, 30분). 세 번째 상처는 같은 형태의 진폭과 전류에 단지 통증 이하만 자극하였다.

**표 8.4 상처치유의 3단계 동안 세포의 Galvanotaxis**

| 치유단계 | 체포: 세포 극성 | 치유의 역할 |
|---|---|---|
| 염증 | microphage 음성<br>호중구 양성 | 식작용<br>자가분해 |
| 증식기 | 섬유아세포 양성 | 콜라겐형성 |
| 재형기(maturation) | 근아세포 양성<br>keratinocytes 양성 | 상처수축<br>표피화 |

adapted with permission Kloth LC Electrical stimulation for wound healing a review of evidence from in vitro studies animal experiment and clinical trials Lower Extrimity Wounds 2005,4,23-44

대상자들은 더 높은 자극수준을 나타냈다. 연구가들은 자극된 상처의 삼출물에서 조절된 상처 삼출물과 최소로 자극된 상처 삼출물 비교하였을 때 과립성백혈구(호중구)의 수(34%) 증가를 발견하였다. 이것은 치료 후 12시간 동안 최대로 자극된 상처에 호중구 증가와 관련하여 상처의 순환 개선, 추화성 진행의 활성 공헌과 관련이 있다고 생각된다. 명확하게, 만성 상처의 치료와 관련하여 나타난 결과의 중요성에 대한 이 연구의 제한점은 실시한 급성상처에 부분적으로 두꺼워진 것이다.

## 교원질 합성과 섬유아세포의 증식기 증대 (Augmentation of Collagen Synthesis and Proliferation of Fibroblasts)

특히 증식기 동안 정상적으로 섬유모세포는 상처 치유시 이동된다(유주한다). 문헌에서는 섬유모세포의 활성은 정전계의 노출에 의해 영향을 받을 수 있다고 설명하였다. 정전계에 노출된 섬유모세포는 DNA 합성과 교원질 합성 둘 다의 증가에 반응한다.

Bourguignon과 Bourguignon(18)은 고전압맥동전류(HVPC)를 20분 사용하여 다양한 전압과 맥동 주파수, 섬유모세포에 음극을 적용하여 인간의 섬유모세포에 자극하였다. 자극 2시간 후 단백질 합성 비율은 견본에서 160%의 섬유모세포가 증대되었다. 최대 합성은 초마다 50~70V 그리고 150 펄스가 일어났다(pps). 섬유모세포는 양극에서 활성화되었고, 단백질 합성의 최대 비율은 150V의 자극을 사용하는 견본에서 120%로 자극되지 않았다. 자극 후 2시간 그리고 24시간 사이에서 DNA 생산이 중요하게 증대되었다. 최대 합성은 75 V 그리고 100 pps의 음극 가까이에서 일어난다. 이것은 HVPC 자극, 콜라겐 합성 그리고 섬유모세포 증식에 대한 증가 또한 단백질과 DNA 합성의 증가 결과로 지적된다.

차후의 실험에서 단상 맥동 전류 반응에 섬유모세포의 활성 증가가 드러났다. 칼슘이온 흡수 그리고 섬유모세포에 인슐린 수용기의 증가와 관련하여 일어났다(19). 인슐린을 묶어두는 능력의 증가는 충분한 단백질 효과 그리고 DNA 합성 충분한 글루코스 그리고 섬유모세포의 아미노산 흡수를 가진다. 덧붙여, 다른 연구자들은 변형 성장인자 베타(TGF-$\beta$) 수용기 수의 증가로 묘사하여 ES 설명하였다(20). TGF-β 최대 범위는 결합조직 성장인자 촉진, 섬유모세포에서 충분한 교원질 합성, 마지막으로 반흔조직 형성에 이르게 된다. 덧붙여, TGF-β는 또한 충분한 세포 증식, 세포 구분, 그리고 기질 생산에서 나타난다(21).

## Angiogenesis 그리고 상처 Microperfusion의 자극

성공적인 상처 치유, 치유과정에 포함되는 세포는 감염, 괴사조직의 제거, 결합조직의 증식 그리고 상처에 새로운 표피를 둘러싸는 그들의 역할 요구되어 산소와 영양소를 제공받아야만 한다. 상처로 이동(유주)하는 치유 과정에 포함된 세포에서의 맥관구조(혈관)는 세포가 또한 상처에서 재성장하기 위한 영양소와 산소를 공급한다. 이것은 Angiogenesis 과정이다. 한 연구에서 ES 반응으로 만성 상처에 충분한 미세순환의 근거를 제시하였다. 이 연구는 단상 맥동전류(맥동 기간, 140 ㎲; 주파수, 128 또는 64 pps; 치료시간, 30분, 38일 동안 매일) 형태를 이용한 15 개개인의 만성 정맥 궤양을 다루었다(평균기간, 79달). 상처에 음극을 적용한 초기 치료(7~14 치료), 상처 위에 양극 치료(3~10일), 그리고 마지막 치료 음극을 상처위에 놓았다. Junger 등(22)은 모세혈관 밀도(44%) 증가는 상처 가장자리를 둘러싸는 조직에 부분적 압박으로 경피를 통한 산소 증가(82%)에 의해 동반되었다고 보고하였다. 측정된 전하는 상처 내에서 모세혈관 재성장의 자극 결과로 생각된다.

## 상처에서 박테리아의 성장을 지연 또는 죽임 (Killing or Impeding the Growth of Bacteria in the Wound)

만성상처는 상처치유 지연 또는 조직 손상의 원인이라 할 수 있는 박테리아의 성장으로 감염될 것이다. 만성상처치유 초기에 초점이 되는 박테리아 감염의 조절 이유는 상처의 어떤 징후나 증상이 반드시 명백하기 때문이다. 많은 연구들은 실험실에서 박테리아를 성장시키는 전기자극의 효과를 검사하고 실행하였다.

Kloth의 문헌을 요약하면(23), 대부분의 이 연구들은 ES는 저강도 맥동 직류 또는 고전압 맥동직류(HVPC, 단상 맥동 전류) 둘 중 하나로 박테리아의 성장을 억제하는데 사용하나 박테리아를 격리시켜 죽이는데 필요하진 않다고 설명되어진다. LIDC와 HVPC 둘은 대장균(escherichia coli), 박테리아(pseudomonas aerugionsa), 그리고 황색구균과 균류(staphylococcus aureus)의 세균발육저지제 효과를 보여준다. 덧붙여 LIDC는 음극에 놓았을 때 박테리아 gram-양성 세균발육저지제 효과를 보여주고 양극에 놓았을 때 박테리아 gram-음성 살균 효과를 보여준다. 시험관 내의 박테리아에 이상맥동전류 또는 교대전류의 효과 검사를 디자인한 연구들은 일반적으로 세균발육저지제나 대장균 살균 둘 중 하나를 발견하는데 실패 할 수 있다(24). 동물 또는 인간(25) 내에 생존하는 박테리아 성장에 전기전류의 효과를 평가하는 연구는 제한적이다.

수 년동안 그것은 DC 회로의 양극 또는 단상 맥동전류 회로의 양극은 박테리아 성장을 억제는 한편 이 회로의 음극에서는 박테리아에 영향을 미치지 못한다고 하였다. DC 효과, 맥동 전류, 그리고 시험관 안에서 황색구균에서 AC에 대한 최근 연구는 믿을만 하다고 한다. Merriman 등은(26) 하루 한 시간 3일동안 LIDC와 HVPC 둘다를 음극과 양극 둘다에 전기를 통과시켜 박테리아 억제를 설명하였다.

## 표피화 비율의 강화 (Enhancing the Rate of Epithelialization)

표피화 비율에 ES의 효과를 실험하는 이 연구는 Mertz 등은(27) 부분적으로 두꺼워진 상처에 단상 맥동 전류(전류 밀도, $cm^2$ 당 0.513 mA ; 정점진폭(peak amplitude), 30 mA ; 맥동 기간, 140㎲ ; 7일 동안 하루에 두 번 30분 128 pps)를 돼지에 변형된 electrokeratome와 함께 적용하였다. 7일 후에 양극에 처치된 상처(양극), 또는 하루 동안 음극에 처치한 상처 그리고 6일 동안 양극에 두어 처치한 상처에서 재표피화는 6일 동안이 완치되었다. 돼지 상처에는 오로지 상처부위에만 음극을 두거나 62%에서는 매일 교대극으로 처치하였고, 상처의 29%는 6일 이내에 완전히 재표피화되었다. 사실 단지 음극 또는 매일 교대극 치료로 처치된 상처는 조절된 동물의 상처보다 더 나쁜 상처에는 전기적인 자극으로 치료되지 않는다. 만성상처에서 재표피화의 비율에 대한 전기적 자극 효과 연구는 아직 드물게 진행된다.

## 상처에 혈류 흐름의 강화 (Enhancing Blood Flow to Wounds)

Petrofsky 등(28)에 의해 발표된 최근 연구에서는 상처 가까이에 제공된 ES의 사용에 의해 상처 혈류흐름의 강화에 대한 발행물(논문)을 제출하였다. 원인, 위치 그리고 참여된 기간에 따라 혼합된 상처를 가진 7명 환자. 이 연구는 30 pps의 주파수와 250㎲ 맥동 기간을 가진 이상 맥동전류, 균형, 직사각형을 단지 5분 동안 사용하였다. 자극의 진폭은 감각이 정상적인대상자는 대략 감각 역치를 적용하였고, 또는 피부 감각이 손상되었다면 15 mV를 적용하였다. 전극은 자극이 상처를 가로질러 적용되는 것과 같이 놓았다. 자극 전과 후의 혈류 흐름은 상처 내와 밖 둘 다를 Doppler 흐름 이미지 레이저로 측정하였다. 결과 자극전보다 평균 약 50% 더 많이 증가된 혈류 흐름을 나타냈고, 혈류의 증가는 자극 후 짧은 기간 유지되고 멈췄다. 짧은 기간이든지 아니든지 간에 상처에서 혈류의 증가는 치료 비율의 강화에 기여 정도가 아직 결정되지 않은 ES 효과에 중요하다.

요약하면, 저진폭 직류 또는 단상 맥동전류를 이용한 ES에 실제적으로 존재하는 근본적인 근거는 상처치유의 각 단계에서 활성화된 세포의 강화일 것이다(29). 염증기에서 이 세포의 활성은 항박테리아 효과 그리고 초기 상처치유 세포의 인력(흡인)의 결과이다. 증식기에서, ES는 유주(이주)와 섬유모세포, 내피세포 그리고 상처 막과 치유의 표피세포의 활성을 증가시킨다. 성숙기에서 ES는 정상조직의 특징인 성인아교질에서 새로운 결합조직 상처의 전환을 촉진시킨다. 상처치유과정에 ES의 효과의 궁극적 결과는 교원질조직의 빠른 침전, 상처조직의 증가된 혈관재형성, 빠른 봉합비율(close rates), 그리고 증가된 상처 장력이다.

## 상처치료를 위한 전기자극의 원리와 순서
## PRINCIPLES AND PROCEDURES OF ELECTRICAL STIMULATION FOR WOUND HEALING

### 상처 조직표본(Preparation of the Wound)

상처치유를 촉진시키는 전기자극을 초기에 사용하기 전, 만성상처는 정확하게 표준 상처 관리 순서를 이용하여 관리 되어져야 한다(30). 상처 주위와 안의 상태는 괴사 조직, 감염, 그리고 부종의 관리를 포함하여 만성상처에 ES를 사용하기 전 정해져야 한다. 괴사조직은 육아조직과 재표피화의 형성을 물리적으로 방해하고 박테리아를 성장시키는 매개체로서 역할을 하기 때문에 상처치유를 방해한다.

건성괴사조직은 또한 상처 내 전기적 전류의 통전을 막고, 그러므로 상처치유를 방해하고 상처 반응 전기 전류를 경감시킨다. 괴사조직을 제거하는 것은 상처치유를 하는데 있어 ES의 최대 이득을 얻는데 중요하다. 가장 간단한 수준에서, 괴사조직의 제거는 상처에 수분을 얻을 수 있는 드레싱 사용을 통해 자가용해를 촉진시킨다(세포 효소에 의한 괴사조직의 파괴 그리고 백혈구).

괴사조직의 관리는 자주 또한 기계적인 조직 제거〔예, 상처 관주(씻음)〕, 효소 제거 또는 모양 제거까지 포함한다.

ES가 만성상처에 항균효과를 가지고 있다고 할지라도 다른 감염 관리 접근은 치유 증대를 위해 ES를 동시에 하거나 전에 사용하여야 한다. 상처감염관리에 사용되는 순서는 상처를 깨끗이 하고(생리식염수로 씻는다), 억제하거나 박테리아를 죽이는 국소약품(살균) 그리고 균산(항진균제), 그리고 조직의 항박테리아 약품을 사용한다.

### 상처치유를 위해 사용되는 전기자극 전류의 형태
### (Types of Current Used in Electrical Stimulation for Wound Healing)

상처치유를 촉진시키는 ES는 단상맥동전류, 저진폭과 관련된 직류 또는 이상맥동전류 둘 중 하나가 사용된다. 상처치유를 위한 자극의 적절한 매개변수는 만성상처의 각각의 형태에 따라 자극의 형태를 아직 명확하게 정할 수는 없다. 인간의 상처에 ESTHR을 이용하여 발표된 연구는 자극 매개변수의 범위를 확정하였다. 그것은 상처 관리에 성공적으로 이용되었다.

#### *상처치유를 위한 저강도 직류(Low-Intensity Direct Current for Wound Healing)*

직류는 1초 이상의 전하 입자의 지속적인 단일 방향으로의 흐름이다(31). 직류자극은 만성상처 치료를 위해 처음으로 연구된 전류형태이다. 상처치유를 위해 직류를 사용하는 근본적인 이유는 상처는 정상적인 피부 주위와 비교 시 음성극성을 가지고 있는 것과 관계된다. 극성을 가진 전하는 상처 치유 시 만들어지는 초기 생리학적인 반응의 자극으로 제시된다. 치유에 실패한 상처는 치유된 상처의 정상비율과 비교시 극성이 감소된다고 생각된다. 치유과정에서 직류에 의해 촉진되는 만성상처는 섬유모세포, 표피화, 그리고 치유 후기 상처수축 결과로 염증기에 대식작용과 자가용해작용을 포함한다(23).

상처에 직류를 통전시키는 것은 백혈구, 호중구 그리고 증식기 자극과 상처의 교원질의 접합을 증가시키는 섬유모세포 활성과 같은 세포의 전기적 전하 인력을 촉진시킨다고 생각된다. 현대의 임상적 실험에서 극성은 초기 개방성 상처위에 전극을 두었다. 이것은 명확하게 확립되지는 않았다. 몇몇 저자들은 프로토콜의 윤곽으로 직류에서 음극을 초기 치료동안 상처 위에 직접적으로 위치시켰다(32).

임상실험에서 사용되는 프로토콜과 관련하여 상처치유비율이 현저하게 향상되는 결과를 나타냈다. 다른 저자들은 상처 평가 시 특수하게 발견되는 것을 기초로 초기 상처위에 전극의 극성을 추천하였다(23). 예를 들면, 음극(negative electrode)은 상처가 E. coli과 P. aeruginosa 같이 음의 자극에 민감한 유기체에 감염되었다면 초기에 선택될 수 있을 것이다. 대조적으로 상처가 S. aureus과 같은 박테리아에 감염되었다면, 양극을 적절하게 선택하여야 할 것이다.

Kloth(23)은 상처위에 놓는 전극의 극성은 임상가들이 원하는데로 상처 촉진이 진행되는 형태를 기초로 선택되어야 한다고 제시하였다. 예를 들면, 양극이 대식세포와 호중구를 끌어들여 식작용과 자가용해 작용을 자극한다면 선택되어질 것이다, 대조적으로, 섬유모세포에 의해 중재되는 육아조직의 형성 향상, 근아세포에 의해 상처 수축 향상, 또는 keratinocytes에 의해 재표피화의 비율 증가가 나타난다면, 상처위에 음극을 사용하여야 할 것이다.

때때로 전극 극성의 선택은 직류에 노출된 조직의 전기화학적 반응을 기초로 한다. 예를 들면, 직류의 음극은 상처치유의 염증기 또는 증식기의 분류에서 이차적으로 세포의 유주를 촉진시킬 수 있고, 부드러운 괴사조직 또는 용해도를 높이고 녹일 수 있다. 이때, 임상실험과 문헌고찰은 상처위에 양극 또는 음극 둘 중 하나를 치료에 적절하게 적용하든지 아니든지 명확하게 정의되지 않았다. 이 장의 후반에서 논의 되는 것은 수많은 임상 실험에서 상처 치유에 사용되는 DC 또는 단상맥동전류는 세션에서 어느 정도 음극을 적용하고, 그런 후 양극으로 바꾼다. 상처 위에 전극의 극성을 주기적으로 바꾸는 몇몇 실험에서 상처치유 비율을 절감 또는 안정시키는 것으로 나타났다

상처에 음극을 1~3일 자극 후 DC의 양극을 상처 위에 놓았다. 음성 자극 후 양성 자극은 재표피화를 자극하였다. 이것과 세포유주의 다른 잠재적인 효과 그리고/ 또는 세포활성은 상처치유에 직류의 효과일 것이다. 그러나 중요한 것은, 이 이론들은 근본적으로 조직학적 연구와 박테리아 실험 또는 동물에 상처를 만들어 실험하는 실험 결과를 바탕으로 한 것이다.

만성상처 위에 활성치료전극의 극성은 흔히 치료기간동안 3일마다 바꿔줘야 한다. 이미 언급하였지만, 치료전극의 극성 변화는 때로 만성상처 비율을 안전하게 또는 천천히 나타나게하여 촉진시킨다. DC 자극의 일반적인 매개변수는 표 8.5를 보면 된다.

만성상처 치료에 사용되는 DC 자극 진폭은 1mA(<1000$\mu$A)로 지속적으로 유지된다. 임상실험에서 제시된 자극 진폭은 200~800$\mu$A 범위를 가진다. 세 가지 임상적 실험중 하나로 전류 밀도 관점에서 표현된 자극의 진폭이다(활성치료전극 부분의 평방센티미터당 암페아). 연구에서(33) 전류밀도는 $cm^2$마다 30~110 $\mu$A이다. 그러나 모든 환자는 아니고, 자극의 수준은 약간의 저린 감각을 만들 정도이다. DC 자극 진폭의 자극이 상처에서 출혈을 일으킨다면, 치료과정동안 적게 적용될 것이다.

DC를 사용한 만성상처의 ES 치료기간은 일반적으로 매일 두 치료세션에서 각각 치료세션에 2시간 적용하였다. 몇몇 추천된 프로토콜은 매일 하나의 치료세션에 각각의 세션에서 30~45분 적용하였다. 치료는 일주일에 5~7일 적용하였다.

개방 상처위에 적용한 전극(활성전극과 관련된)은 스텐레스 스틸(stainless steel) 또는 알루미늄 포일 그리고 탄소고무전극을 포함한다. 만성상처의 DC 치료를 이용한 전극은 일반적으로 heavy-duty 알루미늄 포일을 이용하고, 개방상처보다 약간 작은 모양(0.5 cm)으로 자르고 3~4개의 층으로 접는다. 상처 위의 전극에 전류의 전도는 살균된 염수를 적시고 상처에 살균된 거즈를 느슨하게 놓아 일어나게한다. 대조적으로 몇몇 임상가들은 거즈에 수화겔을 적셔 사용하였다. 자극 순회가 완전히 요구되는 DC 순회 전극은(때때로 분산성이라 부름) 상처위의 전극과 같이 만들거나 상업적으로 유용한 자가-부착 전극을 상처 위에 놓지 않는다. 일반적으로 두 번째 전극은 대략 활성전극과 같은 크기이다 그리고 개방상처로부터 15~30 cm 떨어져 위치한다.

만성상처 치료에 DC를 적용시키는데 있어 실험적 제한점은 DC 자극기는 정확한 DC 마이크로암페아 공급 용량을 상업적으로 쉽게 이용할 수 없다는 것이다. 미세전류 수준의 DC의 자극기 용량의 제한점은 단상맥동전류를 이용한 성공적인 실험 결과(아래를 보라), 만성상처 치료를 위해 DC를 이용한 무작위추출이 아닌 임상실험이 1985년 이래로 보고되어졌다. 덧붙여, DC 자극기의 제한점은 만성 상처의 ES 치료 접근이 임상실험에서 흔하다는 것이다.

### *상처치유를 위한 단상 맥동 전류(Monophasic Pulsed Currents for Wound Healing)*

단상 맥동 전류는 짧은 시간에, 장기간 중단된 미립자 전하의 단일방향흐름으로 정의되어진다. 단시간 전류 흐름을 맥동이라 부르고 각각의 맥동은 전형적으로 20~100초 기간을 가

**표 8.5** 만성상처를 위한 직류 사용의 자극 매개변수

| 전류 형태 | 지속적 직류 |
|---|---|
| 전류의 진폭 | 200~800mA; 〈1000mA |
| 치료기간 | 1~2시간 |
| 매일 치료 | 매일 1~3회 |
| 치료 없음/주 | 주에 5~7회 |

진다. 전류의 맥동은 연속적으로 맥동이 전달되는데 그것은 각각 흐름이 없는 미립자전하의 긴 기간에 의해 분리되어진다. 맥동 사이의 간격은 맥동이 전달되어지는 주파수에 의해 결정되어진다.

단상 맥동 전류의 두 가지 형태는 만성상처치료 적용에 규칙적으로 사용되어진다(표 8.6). 단상 맥동 전류의 두 가지 형태는 전류파형의 모양, 스파이크와 같은 또는 직사각형 둘 중 하나로 보통 구분된다. 가장 쉽게 이용할 수 있는 단상 맥동 전류는 고전압 맥동 직류와 관련된다. 전류 형태의 표준화된 기간은 쌍스파이크 또는 한 쌍으로 된 스파이크, 단상 맥동 전류로서 설명되어질 수 있다. 쌍스파이크의 기간은 매우 짧다(전형적으로 10~50㎲은 각각의 스파이크이고 첫 번째 스파이크에서 시작하여 두 번째 스파이크 끝까지 100㎲ 이하이다). 맥동 전류 모양 생성에 적용된 정점전압은 100 V 이상이다. 그러나 임상연구에서 250 V를 초과하지 않는다. 그리고 전형적으로 100~150 V 범위 내에 있다. 자극기에 의해 생산된 비교적 큰 동력(기전력)은 흔히 임상적으로 고정된 “고전압” 단위와 관련하여 이 전류를 보낸다. 자극 진폭의 정점은 흔히 감각수준에서 적용된다. 전극 아래에서 가벼운 저린 감각(이상감각)을 만들어낼 것이다. 상처 치유에 적용되는 쌍스파이크 파형 주파수는, 일반적으로 범위는 초당 쌍스파이크 맥동 30~130이다. 상처치유는 일반적으로 초마다 쌍스파이크 맥동을 30~130 범위로 쌍스파이크 파형을 전달하는 주파수도 적용된다. 치료시간은 하루에 1-2 치료기간, 20~60분 범위로 한다. 전통적으로 상처치료에 쓰이는 직사각형 단상 맥동 전류는 HVPC를 사용하는 것 보다 낮은 진폭을 사용하는 것이 더 낫다. 대조적으로 직사각형 단상 맥동 전류 파형(100~150㎲)의 맥동기간은, 쌍스파이크 파형보다 더 길다. 자극의 다른 파라메타는 HVPC를 사용하는 것과 비슷하다(표 8.6).

HVPC를 사용한 상처치유에 ES 전극 위치 그리고 직사각형 단상 맥동 전류 PC는 일반적으로 하나는 상처 위에 그리고 두 번째는 근위 15~20 cm의 정상조직 위에 둔다. 사용된 전극의 형태는 다양하다 그러나 일반적으로 임상가들은 heavy-duty 알루미늄 포일과 개방상처보다 크기를 크게 자른 전극을 사용한다 . 다른 방법으로, 몇몇 임상가들은 대략 상처 크기만큼

**표 8.6 상처 치료에 고전압 단상 맥동전류(HVPC)와 직각 단상맥동전류(PC)자극 매개변수**

| 전류 형태 | HVPC | 직각 단일 PC |
|---|---|---|
| 맥동 진폭 | 100~200 V 정점 | 30~35 mA 정점 |
| 맥동 기간 | 100 $\mu$s | 150 $\mu$s |
| 맥동 주파수 | 30~130 pps | 64~128 pps |
| 형태 | 지속적 | 지속적 |
| 치료 기간 | 30~60분 | 30분 |
| 치료 없음/날 | 1~2 | 2 |
| 치료 주파수 | 5~7일/주 | 7일/주 |

**표 8.7 상처치유에 이상 맥동전류의 자극 매개변수**

| | |
|---|---|
| 전류 형태 | 직각 대칭<br>이상 맥동전류 |
| 맥동 진폭 | 강한 감각; 단지 운동수준보다 적다 |
| 맥동 기간 | 100 μs |
| 맥동 주파수 | 50 pps |
| 형태 | 지속적 |
| 치료 기간 | 30분 |
| 치료 없음/날 | 3 |
| 치료 주파수 | 5~7일/주 |

잘라낸 상업적으로 제조된 탄소고무전극을 사용한다. 염수가 흠뻑 적셔진 거즈는 상처조직과 상처위의 전극사이에 전류 전도가 되는 상처 내에 느슨하게 놓여진다.

상처 위에 놓여진 전극의 극성은 임상적 연구에서 다양한데, 흔히, 치료는 활동전극인 음극으로 시작한다. 치료 며칠 후 전극의 극성은 양극으로 바꾼다. 그 후, 전극은 상처가 완전히 나을 때까지 언제든지 치유 되는 비율 치료의 남은 동안 완전히 보여질 때까지 다시 바꾸어준다.

***상처치유를 위한 이상 맥동 전류(Biphasic Pulsed Currents for Wound Healing)***

단지 몇몇 연구에서 이상 맥동 전류를 이용하여 실행되어졌다. 임상실험에서 성공적인 두 가지 파형의 모양은 직각, 비대칭, 균형적인 이상전류이다. 만성상처 치유에 사용되는 두 가지 전류의 형태의 자극 파라메타는 표 8.7에 나타나있다.이 전류의 형태는 개방된 상처의 가장자리 근위부 그리고 원위부에 놓인 전극에 적용된다. 사용된 전극은 대량 생산된 카본고무전극이다. 이 전극의 크기는 상세히 기록하지 않겠다.

## 만성상처 치료를 위한 전기자극의 유효성의 근거 EVIDENCE ON THE EFFECTIVENESS OF ELECTRICAL STIMULATION FOR HEALING OF CHRONIC WOUNDS

문헌에서 실질적인 집단은 상처치료의 보조적 치료로서 전기적 자극의 효능과 관련하여 지난 30년 동안 발전되었다. 많은 연구들은 동물과 인간의 상처를 만들어 실험적으로 ES의 효과를 검사하였다. 이러한 경우 상처는 급성이다, 그리고 만성상처에 ES효과 연구들의 결과에 대한 타당성은 의심의 여지가 있다. 급성상처에 ES 효과에 대한 연구들 요약은 몇몇 재검토해야 할 것들을 발견할 수 있다(23,29,34-36). 이 장에서 문헌의 재검토는 인간의 만성 상처에 ES의 효과를 임상적 실험으로 확인하였다.

## 만성상처를 위한 저강도 직류(Low-Intensity Direct Current for Wound Healing)

현대 상처치료를 위한 전기자극연구는 1960년대 후반과 1970년대 초반에 일어났다. 몇몇 초기 연구는 만성상처에 지속적이고, 저주파수 직류의 효과를 실험하였다. 1969년 Wolcott 등(37)은 임상실험을 설명한 다양한 병인론적인 만성상처치료의 LIDC 효과를 보고하였다. 상처 용적(volumes)은 큰 상처 면적을 손으로 측정하거나 가능하다면, 상처에 생리식염수의 측정된 양을 점진적으로 주입하여 평가한다. Wolcott 등은 사용된 자극 진폭은 200~800 mA 범위로 DC를 2시간 매일, 매일 3번 총 매일 6시간 적용하였다. 대상자들은 자극 세션 사이 4시간의 휴식시간이 주어졌다. 자극 진폭은 치료 후나 동안 상처에 출혈이 나타나는 해로운 수준을 피해 각각의 상처에 치료를 적용하였다. 전극(2×2인치)은 링거액을 거즈에 적셔 몇 층으로 접어 사용하였다(물에서 염화나트륨 등장액, 칼륨 염화물, 그리고 칼슘염화물). EC의 음극은 치료 초기 만성상처 위에 직접적으로 놓는다. 양극은 적셔진 거즈 패드위에 상처로부터 근위 15 cm에 놓는다. 상처가 감염되지 않았을 때 극성은 상처 위에 양극으로 바꾼다. 치료가 안정적으로 자라게 되면, 음극성 자극을 상처위에 놓는다. 나중엔 상처의 전극의 극성 치료과정을 매일 바꾼다. 75 궤양에 이 프로토콜 사용시 매주 13.4%의 비율로 평균 치료되었다 완전한 치료는 궤양 치료에 40% 이상 발생하였다. 완전하게 치료되는 궤양의 치료 비율은 주마다 18.4%였다. 이 연구에서 8명의 환자는 양외측에 허혈성 궤양을 가지고 있었다. 이 그룹은, 하나의 궤양그룹은 LIDC 프로토콜로 치료하였고 다른 궤양그룹은 대조군으로 하였다. 평균 치료비율은 치료된 궤양은 주마다 27%, 대조군 치료되지 않은 궤양은 주마다 5%보다 적었다. 이 연구에서 전극의 흥미로운 것은 구리그물, 몇몇 사람들은 구리, 전류를 표출시킨, 상처치료에 독성 효과를 만든다고 믿었다. 이 연구는 상처의 용량을 통계학적으로 예측하지 않고(측정 거리 또는 사용염수량) 상처치료의 정확한 퍼센트를 각각의 환자에게 사용하였다.이와 같은 결론에서 이 연구는 다음 그룹들에서 차후에 적어도 두 가지 연구를 제시하였다.

Gault and Gatens (38)이 1976년 발표한 임상실험에서 다양한 초기 진단명을 가진 76명의 100개의 허혈성 피부 궤양에 LIDC를 적용하였다. 비슷한 프로토콜 윤곽을 사용한 Wolcott 등의 연구(37)에서 100의 궤양이 치료되었다. 치료되지 않는 궤양, 양쪽에 궤양을 가진 6명, 그리고 하나의 궤양을 가진 사람들은 대조군으로 선택되었다. Gault 과 Gatens는 평균 치료된 궤양에 28% 비율로 치료되었고, 치료되지 않은 대조군(n=6) 궤양의 치료비율은 약 15%라고 보고하였다. 완전한 치료는 치료기간 4~5주 이상 치료된 궤양의 반에 적용하였다.

1980년대 중반, Carley과 Wainapel(33)은 무작위 임상실험에 만성궤양에 LIDC를 적용하였다. 만성진피궤양을 가진 30명은 나이, 진단명, 상처 위치 그리고 크기에 따라 짝지었다. 각각의 쌍들은 LIDC와 표준 상처치료를 받도록 무작위로 배정되었고 두 번째 쌍들은 단시 표준 상처 치료만 받았다. LIDC는 일주일에 5일 두 번, 2시간 치료그룹에 적용한다. 자극의 진폭은 300~700 μA 범위, 상처 위에 초기 음극, 치료 며칠 후 상처 위에 양극 자극으로 바꾼다. 주마다 평균 치료비율은 약 18% 그리고 대조군 상처에 약 비율의 반(9%)이다(39).

### *만성 상처를 위한 단상 맥동전류(Monophasic Pulsed Current for Wound Healing)*

이전에 묘사된, 단상맥동전류의 두 가지 형태는 만성상처의 치료로 ES를 사용하였다; 쌍스파이크 단상맥동전류(또한 HVPC 같이 알려진)와 직각 단상맥동전류.

1988년 Moth 와 Feedar는 오랜 기간 치료되지 않은 4단계 궤양을 쌍스파이크 단상 맥동전류를 이용하여 소-척도(small-scale) 실험을 사용한 결과를 보고하였다. 환자는 동전을 던져 자극군(n=9) 또는 가짜로 자극하는 대조군(n=7)으로 지정하였다. 자극 진폭은 상처 주위 근수축을 만들어내는 이하의 수준을 적용하였다. 105 pps의 자극 주파수를 한번, 매일 치료 45분 사용하였다. 자극은 상처에 양극, 정상 피부위에 약 15 cm에 음극을 이용하였다. 치료는 ES 그룹의 상처가 완전히 치료될 때 까지 지속되었다. 상처 위의 전극은 상처치유가 안정기를 나타내면 바꾸어 주었다. 상처크기는 개방성 상처 흔적 그리고 미터 그래프표로 결정되었다. 상처 흔적의 제곱 밀리미터의 수는 수동으로 세었다. 저자들은 그들이 정확한 치료 비율을 설명하지 않은 정확한 방법이 아닐지라도 치료그룹의 45% 비율이 평균 치료되었다고 보고하였다. 이 연구에서 나타난 가장 중요한 결과는 모든 장기간의 만성상처는 치료하지 않은 그룹의 상처가 실제로 평균 크기가 증가된 것에 비해 치료그룹에서는 완전히 치료되었다는 것이다. 이 연구는 만성상처의 치료에 단상 맥동전류의 효율성을 연구하는 촉매제 역할을 하였다.

1991년 Feedar등(41) 만성상처치료에 다중심, 이중맹검, 직각 단상 맥동전류 무작위로 추출된 임상 실험하였다. 그들의 특징으로 선별된 II, III 단계 또는 만성 진피 궤양 IV를 가진 47명의 환자는 ES 치료그룹(n=26) 또는 치료하지 않는 그룹(n=24)중 하나를 무작위로 배정하였다. ES 그룹의 개개인의 상처는 직각 단상 맥동전류를 초기에 상처 위에 음극을 적용하였다. 자극의 진폭은 132 맥동기간 동안 29.2 mA 그리고 주파수는 64 pps 또는 128 pps 중 하나를 30분 치료시간 적용하였다. 치료는 하루 두 번, 매일 4주 동안 이행되었다. 치료 전부터 시작하였고 연구과정 동안 주마다 상처 외형은 모니터 되었고 개방성 상처 크기에 따라 기록되었다 (상처 가장 큰 크기(길이) 직각 상처의 넓이). 주마다 측정된 상처 크기는 치료 전 상처의 크기 퍼센트로 표현되었다. 연구는 매일 치료하여 4주 후를 나타내었다. 평균 치료비율은 치료그룹 14% 그리고 비치료군은 약 8% 이다. 자극군의 상처는 대조군 평균 33%보다 평균 56% 작다. 연구의 첫 시기 완료후, 최초의 대조군의 24 상처 중 14는 4주 동안 ES를 치료하였다. 4주 치료기간의 마지막에 상처는 약 50%가 치료되었다 그리고 최초 치료그룹의 비율(12.8%)과 비슷하였다. 1991년 Griffin 등은 척수손상환자 17명의 임상실험에서 압박궤양의 II, III, 또는 IV단계의 치료에 HVPC 사용결과를 보고하였다. 대상자들은 자극군(n=8) 또는 비자극대조군(n=9) 무작위로 배정하였다. 자극프로그램은 한쪽 다리의 대퇴에 넓은 양극과 상처위에 음극을 배치하여 구성하였다. 음극은 개방성 궤양보다 약간 큰 사이즈로 자른 알루미늄 호일로 만들었다. 궤양은 염수나 링거액을 흠뻑 적신 거즈로 채웠다. 쌍스파이크 단상 맥동전류의 주파수는 100 pps로 하였고, 자극의 진폭은 점진적으로 200 V로 증가시켰다. 자극수준은 치료대상자들의 근수축을 유발하지 않았다 그리고 불쾌감을 주지 않았다. 지속적인 자극은 20일 기간동안 매일 1시간씩 제공되었다. 상처는 5일 동안 매일 사진을 찍었고 각각의 개방성 상처의 크기는 컴퓨터 소프트웨어로 상처를 자동기록장치 측정하는 디지털 기계를 사용하여 측정하였다. 이 연구에서는 비자극군 대조군 상처가 약 50% 감소하는 동안 HVPC로 치료한 궤양 연구는 크기의 80%로 감소하는 것을 발견할 수 있었다. 주마다 비율은 제시된 보고서의 데이터 측정에 보고되지 않았다.

2001년 Peters등은(43) 당뇨병을 가진 개개인의 발 궤양 치료에 쌍스파이크 단상 맥동전류의 효과를 이중맹검, 무작위추출, 위약 통제된 임상실험의 결과를 보고하였다. 건의 관통상처 또는 관절낭 표피 상처에서 심각하게 감염되지 않은 발 궤양을 가진 40명 환자를 ES치료를 받거나 ES치료를 받지 않는 둘중 하나로 무작위로 배정하였다. 이 연구는, HVPC 사용한 자극 50V를 적용하였다(감각하 수준), 맥동기간 100 그리고 10분에 초당 주파수 80 쌍스파이크, 주파수 8 pps에 10분 치료를 적용하였다. 이 치료는 무자극 40분 실시하였다. 자극 형태(20분 통전/40분 단전)는 12주에 각각 밤에 8시간동안 보고되었다. 상처크기는 비디오 사진부터 디지털기술로 측정되었다. 상처 크기 변화 분석은 궤양 치료하거나 하지 않거나 상처 치료 비율의 차이는 유의하지 않았다. 이 부정적(negative) 결과는 저진폭 자극과 비교하여 관련되어 있다(감각하 수준, 외피 전극에 적용된 50V 정점 진폭은 표면적에 만성상처관리에 HVPC의 효과를 평가한 다른 연구보다 현저하게 컸다. Peters 등(43)의 유일한 특징은 전류 방출 방법이다. 활동치료전극은 약176평방인치의 표면적에 Dacron-mesh silver nylon stocking을 사용하였다. stocking 전극은 발과 발목 표면에 전체적인 표면적을 걸쳐 전류를 통과할 수 있도록 직접적으로 명백하게 계획하였다. stocking 전극을 적용하기 전에 천천히 증발시킨 전해질 용액은 발에 전류의 전도를 촉진시키는데 적용하였다. 이전에 연구하여 얻어진 결과보다 낮은 큰 전극을 이용한 저진폭 자극은 전극아래 전류를 밀집시키는 결과를 가져왔다.

2003년 Houghton 등은(2) 42명의 만성하지궤양환자중 27명의 HVPC를 이용한 치료 연구 결과를 발표하였다. 이 환자들의 만성상처는 당뇨병성 궤양, 정맥불충분성 궤양이나 동맥성 궤양 둘 중 하나로 분류하였다. 참가자들은 만성상처 형태를 기초로 그룹 부분군(하위군)으로 구분하였고, 자극군(n=14) 또는 비자극군(n=13)으로 무작위 배정하였다. ES군의 모든 대상자들은 4주 동안 주마다 3번씩 상처에 직접적으로 음극을 놓고 HVPC를 제공하였다. 전극 극성은 치료 4주 과정동안 바꾸지 않았다. 자극 매개변수는 150 V의 진폭, 100 s의 쌍스파이크 맥동기간, 그리고 100 pps의 맥동주파수을 포함하였다. 상처표면적은 개방성상처 자동기록장치에 의해 측정되었고 면적측정은 자동기록장치에 의해 면적을 결정하였다. 상처 표면적은 초기 선별검사 평가, ES 또는 ES 비자극 개시이전 전통적으로 상처치유 1~2주 후 ES 치료 프로그램 4주 후 동안 결정되었고 ES 1달 후 중단하였다.상처 표면적 감소 퍼센트는 각각의 시기에 측정하였다. ES 그룹의 상처 표면적 감소 퍼센트는 비자극군의 상처면적의 감소퍼센트는 22%(주마다 5%)인 것에 비해 약 47%(주마다 12%)이다.

### *상처치유를 위한 이상 맥동전류(Biphasic Pulsed Current for Wound Healing)*

1992년 Lundeberg등은(44) 직각 이상맥동전류를 이용한 정맥 울혈로 인한 당뇨성궤양의 치료 연구결과를 발표하였다(감각이상을 만들어내기 충분한 진폭; 맥동 기간, 1 ms; 주파수, 80 pps). 이 연구에서는 사용된 파형이 대칭 인지 비대칭인지 불분명하다. 64명의 환자는 두 그룹으로 무작위로 구분하였다. 자극군 환자들은 표준치료에 더하여 12주 동안 매일 2번 20분 자극을 받았다. 대조군 환자들은 같은 기간 동안 표준치료에 위약자극을 받았다. 초기 치료 전, 궤양의 개방된 표면을 조사하였고 상처표면은 천층과 심층으로 분류하였다. 각각 상처의 표면적은 컴퓨터 그래픽 프로그램을 이용하여 확정지었다(결정하였다).

이 연구에서 전극은 상처 위에 직접적으로 전극을 놓는 것과는 대조적으로 궤양 표면적 바깥에 위치시켰다. 그리고 두 번째 전극은 정상조직 주위에 두었다. 치료되는 궤양의 주마다 치료 비율은 비치료군의 궤양 치료비율이 3.4%인 것에 비해 주마다 5%이다(39). 이것들의 치료 비율은 LIDC를 사용하거나 또는 상처위에 직접 적용한 단상 맥동 전류보다 현저하게 나타났다, 그리고 환자들을 대상으로 한 많은 연구에서는 이 연구에서 사용된 것보다 더 오랜 기간 치료되었다. 1997년 Baker 등은(45) 80명 환자에서 114 당뇨성 궤양의 치료에 직각, 균형, 비대칭, 이상, 맥동 전류 그리고 직각, 균형, 대칭적 이상 맥동전류 둘 다를 사용하였다고 보고하였다. 환자들은 비대칭성 이상 맥동전류를 받도록 무작위로 배정하거나(평균 65 mA, 운동수준이하의 진폭; 맥동 기간 100 s;주파수 50 pps; 커고끄는 시간 7초:7초); 대칭성 이상 맥동전류(평균 63 mA, 운동수준 이하의 진폭; 맥동 기간 300 s;주파수 50 pps; on:off time 7초:7초); 대칭성 이상 맥동 전류(평균 4 mA 운동수준 이하의 진폭; 맥동기간 10 s 주파수, 1 pps, on:off time 7초:7초) 또는 비자극 대조군으로 배정하였다. 자극군 환자의 전극은 근위부근처 그리고 개방 상처 원위에 두었다. 대상자들은 자극의 three 형태중 하나를 실시하였다 three 30분 치료세션은 각각의 치료세션 사이에 짧은 휴식과 함께 매일 제공되었다. 측정결과 첫 번째는 개방된 상처 부위 주변을 기본적으로 주마다 상처를 추적 측정하였다. 드러난 치료 비율에서 발견된 것은 비대칭성 이상 맥동전류(27%)를 받는 환자그룹이 최대이고 이것은 대조군(17%)과 합한 것 보다 더 유효하였다(초기 대조군 대상자에 더하여 최소 자극 대상자).

대칭성 이상 맥동 전류 자극군 대상자들은 대조군을 더한 개개인의 차이와 유효한 비율로 치료되지 않았다. Lundberg와 비교했을 때 이 연구에서 발견되는 반응은 장기간의 치료(90분 대 40분) 또는 각 연구에서 사용된 다른 파형들 사이에서 알지 못하는 차이 중 하나의 결과이다.

Baker 등은(46) 척수손상을 가진 개개인의 만성 상처 치료에 거의 비슷한 치료 프로토콜을 사용하였다. 자극 프로그램에서 주요한 차이점은 치료기간 동안 매일 45분 치료하였다. 반대로 만성 당뇨병성 궤양의 치료에서는 비율이 주마다 약 30%였고, 이 연구에서는 치료비율이 주마다 64%였다.

Baker(45,46) 등의 두 연구들은 상처에 혈류를 증가시키는 것과 궤양 치료 비율을 증가시키는데 목적이 있다 이 목적의 기전은 Petrofsky 등(28)이 이전에 이야기한 것을 지지한다.

## 조직 치유와 회복을 위한 전기자극 연구의 메타-분석(Meta-Analysis of Studies on Electrical Stimulation for Tissue Healing and Repair)

1999년 Gardner 등은(39) 상처치유 비율에 만성 상처의 전기적 자극 효과를 15개의 연구에서 메타-분석의 결과를 보고하였다. 각각의 연구들은 사람을 대상으로 시행되었고 상처 위에 직접적으로 또는 상처 주위 조직에 즉각적으로 그리고 압박궤양, 정맥성 궤양, 또는 신경병성 궤양으로 분류된 상처를 포함하여 자극을 제공하였다.

덧붙여, 각각의 연구들은 주마다 치료 퍼센트를 표시하여 상처 치료 비율뿐만 아니라 치료 전과 후 상처 크기 데이터를 보고하였다. 연구들은 위약 조절군, 무작위 임상실험(n=8); 임의로 추출되지 않은, 위약 조절군 임상실험(n=1); 임의로 추출된 임상실험(n=5); 그리고 한 연구에서 디자인을 기술하였다. 다양한 전기자극 형태 그리고 LDIC, 지속적인 단상 맥동전류(예, HVPC), 그리고 지속적인 이상 맥동 전류(대칭 또는 비대칭 파형 둘 중 하나)를 포함하였다. 상처 위에 놓는 전극의 극성(LIDC 또는 단상 맥동 전류)과 같은 자극 매개변수, 자극 주파수(PC), 각각의 치료 기간, 그리고 연구들 사이에서 다양한 치료 주파수를 실험하였다. 덧붙여, 몇몇의 연구에서 치료의 강도를 분류하는 정보는 보고되지 않았다. 각각의 연구들에는 주마다 치료되는 평균 퍼센트는 치료군과 대조군 둘 다 결정되었다.

PHW의 평균 분석은 치료하지 않은 상처에 9%그리고 ES로 치료한 상처에 22.5%이었다. 만성상처에 ES의 궁극적인 효과는 평균 PHW 13.5%로 보고되었다 대조군에서 상처 치유비율은 144% 이상으로 증가되었다고 제시하였다. 이것들은 위약 조절군 연구 또는 비위약 조절군 연구들을 보고한 모든 연구들 둘중 하나와 비슷하다. 메타분석은 자극에 사용된 다른 형식의 효과(형식 또는 ES의 자극량은 상처치유에 좋다) 또는 전지자극 치료의 최고 상처 반응 타입과 관련하여 통찰이 제공되지 않는다.

## 만성상처치유의 증대에 전기자극사용의 금기와 예방조치
## CONTRAINDICATIONS AND PRECAUTIONS TO THE USE OF ELECTRICAL STIMULATION TO AUGMENT HEALING OF CHRONIC WOUNDS

많은 전기치료에서 분명하게 금기증과 예방조치를 서술하는 것은 어렵다. 상처치료에 ES 사용을 제한하는 상태는 골수염 또는 악성종양 또는 상처 주위이다. 몇몇 저자들은 심장질환 또는 장치가 삽입된 환자들의 상처에 ES를 사용하지 않는다고 하였다. 다른 사람들은 자극에 의해 선류가 생산된나면, 사극은 삽입된 전극 또는 전류를 생산하는 사극기 근처를 지나지 않아야 한다고 제시하였다.

피부감각의 감소는 ES 사용 금기증이다. 그러나 만성상처로 발전되는 많은 환자들은 적용된 상처에 자극 감지가 감소할 수 있다. 상처 부위에 감각의 감소나 절대적인 소실은 절대적인 금기증이 아니다. 왜냐하면 이 장에서 보여진 임상적 사례가 없기 때문에 임상적 반응의 역으로 보고되어진다. 낮은 수준의 자극, 감각 수준 또는 감각하 수준을 비교 시 생산되는 역행적 조직 반응은 가능성이 낮을 것이다. 치료 하는 동안과 후 모두 환자의 반응을 관찰하는 것이 적당할 것이다.

몇몇 환자들은 자극이 어떤 중요한 변화(증가 또는 감소)를 찾아내는 것은 처음 거의 치료하지 않는 동안의 혈압을 모니터해서 알 수 있을 것이다. 상처 또는 상처 전 조직(정상조직)의 반응은 치료 과정 동안 규칙적으로 모니터 되어 질 것이다. LIDS 적용 시 보여주는 것과 같이 상처내의 초기 출혈은, 차후 치료, 치료 중지시 자극의 폭의 감소라 불리는, 반대 반응의 실례이다.

만성상처의 표준화 치료에 사용될 수 있는 전형적인 약물치료는 이온 전류 치료 시 자기장 전위 효과 때문에 자극 전 약물치료를 중단해야 한다. 약물치료에는 아연, 수은 또는 은과 같은 이온이 포함될 수 있다.

## 임상적 사례 연구 (CLINICAL CASE STUDIES)

### 연구 1

#### *병력*

환자는 8년전 자동차 사고로 척수신경손상을 경험한 35세 남자환자이다. 그는 사고 이후 휠체어 생활을 하였다. 그는 현재 컴퓨터 프로그래머로 일하고, 휠체어에 앉아 오랜시간을 보낸다. 몇 달전 그는 그의 왼쪽 엉덩이에 작은 궤양이 생겼다. 그는 상처가 생긴 후 일반적인 상처 치료를 위해 많은 임상의를 만났다. 드물게 이 상처치유는 압박점수 3단계로 진행되었다.

#### *검사*

지름이 약 3 cm인 개방성 상처는 환자의 왼쪽 좌골결절을 거쳐 나타났다. 상처는 감염되지 않았다. 조직의 훼손은 나타나지 않았다.

#### *평가*

좌측 좌골 3단계 압박궤양

#### *계획*

주기적으로 비체중부하 활동 처방으로 새로운 휠체어 쿠션 그리고 상처치유를 위해 ESTHR, 휠체어에 앉아 있는 한시간 동안 실행되어졌다.

#### *구체적인 전기치료 계획*

자극 방식: 초기 상처위에 감각 수준의 음극 HVPC

자극기 형태: 운반용(베터리사용)

전극과 전극 위치(배치): heavy-duty 알루미늄 포일을 상처를 개방할 크기와 모양으로 자른다; 염수를 흠뻑 적신 거즈를 개방상처에 느슨하게 감쌌다.

치료 기간과 주파수: 30~45분, 집과 직장에서 각각 매일 2~3초

#### *이론적 설명*

환자는 독립적으로 ESTHR을 수행할 수 있는 신체적 능력과 이해력(사고력) 둘 다를 가지고 있다. 그는 입원이나 외래로 치료받기를 원하지 않았다. 베터리로 조작되는 HVPV 자극기는 영리적으로 이용할 수 있고 쉽게 조작할 수 있다. 이 선택은 Kloth 그리고 Feedar 그리고 Griffin 등에 의해 임상적 시도 결과를 기초로 하였다.

## 연구 2

오른쪽 종골 위에 지속되는 궤양(2년)과 당뇨 1형의 과거력을 가진 45세와 65세 여자

### *검사*

적당히 살이 쪄 보이는 여자는 보폭이 넓은 걸음걸이를 가지고 있다. 그녀는 상처가 처음 생기게 된 원인에 대한 어떤 특정한 사건을 생각해내지 못했다. 스타킹 형태로 보이는 단일필라멘트로 감각 검사시 하지 중간 양쪽 바깥에 감각 소실이 있었다. 발목 brachial index는 1.00보다 크다.

환자는 뒤꿈치에 well-circumscribed, erythematous, 고름을 짜고, 냄새나는 만성 궤양, 3×2 cm로 측정되고 가지고 있다. 상처 배양은 포도상구균 양성이다.

### *평가*

동맥 석회화를 가능하게 하는 오른쪽 뒤꿈치에 당뇨성 궤양 감염4단계, 다발성신경병증 그리고 감소된 순환

### *계획*

**1**. 수술용 Water-Pik으로 소독(깨끗이 함)
**2**. 상처 표면 절제 필요
**3**. 상처치유에 HVPC 사용
**4**. 드레싱으로 막는다.
**5**. 몸무게 관리 프로그램과 혈액 글루코스조절을 위해 영양사 보내기

### *세부적인 전기치료 계획*

자극 방식: 감각 수준 HVPC

감각기 형태: 임상적 HVPC 자극기

전극과 배치: heavy-duty 알루미늄 포일을 개방 상처의 크기와 모양으로 자른다; 염수를 흠뻑 적신 거즈를 개방상처에 느슨하게 감쌌다. 초기 배치는 상처에 양극, 상처 근처에 음극을 놓는다. 후에 상처는 감염되지 않았다, 전극의 양극 스위치

치료기간: 1시간, 매일

### *이론적 설명*

HVPC 전류는 상처치유를 증진시킨다. 음극은 항박테리아 효과를 목적으로 초기에 상처위에 놓는다. 상처가 감염된것 처럼 보이지 않을 때 양극은 상처에 증식기 촉진으로 이용된다. 이 환자는 집에서 치료를 시행할 수 없고, 그녀 가족은 치료를 보조할 수 없다. 그녀는 진료소에서 가까운 거리에 살고 매일 외래환자로 올수 있다. 이 치료는 Houghton 등에 의해 연구된 결과를 기초로 선택하였다.

## 요 약

이 장의 목적은 만성 상처의 치료를 증대시키는 전기자극의 사용을 재조사하였다. 전류의 3가지 형태를 보여주는(직류, 단상 맥동 전류, 그리고 비대칭 이상 맥동 전류) 문헌의 재조사는 다양한 병인학의 만성상처 관리에 성공적으로 사용되었다. 만성상처를 치료하는데 있어 전기적 자극의 임상적 이득은 상처에 전통적인(틀에박힌) 또는 일반적인 상처 치료 기술에 ES를 치료프로그램에 덧붙이는 치료로 특히 연구의 결과로 분명하게 된다. 임상적 시도는 전기적 자극으로 증대된 만성상처의 치료 비율에 대해 설명되지만 만성 상처의 치료에 ESTHR에 관여된 많은 중요한 질문은 대답되어지지 못하고 남아있다. 연구는 확인 그리고 적절한 형태 정의 그리고 전기자극 치료의 적량을 필요로 한다. 이 장에서 재검토(재조사)되어지는 많은 연구는 단상 펄스 전류 파형의 최고정점 전압에 의한 진폭 또는 전류(마이크로아페아 또는 미리암페아)의 절대적 크기의 양과 같은 자극의 중요한 파라미터로 표현된다. 단상 펄스 전류를 사용하는 몇몇 보고서에서 전류의 크기는 각각의 펄스 내에서 전기 차에 의하여 표현된다.

드물게 상처치유를 위한 ES 출판물(간행물)을 가지는데 전류의 밀도($cm^2$마다 $\mu$A)에 의하여 전류의 적정량, 개방성 상처에 직접적으로 놓여 있는 전극의 크기에 따른 양 측정에 의해 나타낸다. 그것은 또한 치료(활성)전극의 크기와 관련하여 전하의 적용 비율에 의한 치료의 적정량 표시를 고려하여 앞으로의 연구에 중요하다.

큰 측정 연구(Large-scale studies)는 만성 상처의 특정한 형태의 상처치유에 ES 사용이 필요하다. 많은 임상적 시도에서 상처에 ES의 효과를 검사하는 혼합된 병인학을 이 장에서 제검토 하였고, 상처치유의 비율에 적절하게 생산되는 확인 가능한 제한점 그리고 적절한 자극(전하 밀도, 전류 밀도, 자극의 주파수, 치료의 기간과 주파수)의 파라미터를 정의하여 접근하였다. 더 많은 연구는 만성상처에 ES의 물리적인 효과와 관련하여 요구되어진다. 상처치유과정의 이해는 전기적자극 임상가들의 더 효과적인 지도 제공, 그리고 연구자들의 선택적 치료 파라미터 그리고 치료 형태가 충분히 이루어져야 할것이다(예, 상처의 특정한 분류에 맞는 전류의 가장 적절한 형태, 자극 galvanotaxis에 전극의 가장 적절한 극성).

임상가, 근거의 특성 그리고 데이터의 근거를 모아 제공하는 만성 지연 상처 치유의 포괄적인 계획 통합된 중요한 도구로서 전기자극과 관련된다.

## 자가 학습 문제 (SELF-STUDY QUESTIONS)

질문에 대해서 B 부록을 보라.

**1**. 만성상처의 정의

**2**. 정상 상처 치료의 전통적인 단계 목록과 분류된 각각의 시기에 진행과정의 단기간 묘

사를 제공하였다.

3. 상처치유를 방해하는 요소들과 어떻게 치료에 영향을 주는지 확인해야 할 것이다.
4. 만성상처의 4가지 형태 정의와 확인 그리고 만성상처의 각각의 형태의 병태학을 설명하시오.
5. 압박궤양의 4단계 정의와 확인하시오.
6. 전기자극의 6가지 주장하는 생리학적 효과를 확인하고 만성상처의 치료 비율을 확인하시오.
7. 활성은 자가치유에 전기자극을 적용하기 전 준비된 상처에 책임질 것이다.
8. a. 상처치유을 위해 저강도 직류를 사용한 직류 정의 와 자극 매개변수 분류 b. 상처치유를 위해 전기자극을 임상실험에 사용한 고전압맥동전류와 직각, 단상맥동전류의 자극 매개변수의 비교와 대조하시오.
9. LIDC 또는 단상맥동전류 둘중 하나의 만성상처 치료에 전통적으로 전극의 위치는 어디인가?
10. 직각 대칭성 이상맥동전류와 척수손상을 가진 환자와 당뇨병을 가진 환자의 만성상처 치료에 사용되는 직각 비대칭성 이상맥동전류의 자극 매개변수 확인하시오.
11. 만성상처 치료를 위한 이상 맥동전류의 치료전극의 위치는 어디인가?
12. 만성상처의 임상적 치료에서 왜 LIDC를 흔히 동시에 사용하지 않는가?
13. 만성상처의 치료에서 전기자극의 사용에 금기증과 예방책은 무엇인가?
14. 상처치료에 전기자극의 면적이 연구에서 제시하시오.

## 참고문헌

1. Callum MJ, Ruckley CV, Harper DR, et al. Chronic ulceration of the leg: extent of the problem and provision of care. *BMJ.* 1985;290:1855–1856.
2. Houghton PE, Kincaid CB, Lovell M, et al. Effect of electrical stimulation on chronic ulcer size and appearance. *Phys Ther.* 2003;83:17–28.
3. Lazarus GS, Cooper DM, Knighton DR, et al. Definitions and guidelines for assessment of wounds and evaluation of healing. *Arch Dermatol.* 1994;130(4):489–493.
4. Mulder GD, Jeter KF, Fairchild PA, eds. *Clinicians Guide to Chronic Wound Repair.* Spartanburg, SC: Wound Healing Publications; 1991.
5. Robertson W. Digby's receipts. *Ann Med Hist.* 1925;7:216.
6. Centers for Medicare and Medicaid Services. *National Coverage Determination for Electrical Stimulation (es) and Electromagnetic Therapy for the Treatment of Wounds.* NCD 270.1. Washington, DC: Centers for Medicare and Medicaid Services; 2004.

7. Kirsner RS, Bogensberger G. The normal process of healing. In: Kloth LC, McCulloch JM, eds. *Wound Healing Alternatives in Management*. Philadelphia: F. A. Davis; 2002:3–29.
8. Lampe KE. Methods of wound evaluation. In: Kloth LC, McCulloch JM, eds. *Wound Healing Alternatives in Management*. Philadelphia: F. A. Davis; 2002:151–200.
9. Sussman C. Assessment of skin and wound. In: Sussman C Bates-Jensen BM, eds. *Wound Care: A Collaborative Practice Manual for Physical Therapists and Nurses*. Gaithersburg, Md: Aspen Publishers; 1998:49–82.
10. Bates-Jensen BM. Indices to include in wound healing assessment. *Adv. Wound Care*. 1995; 8:25–33.
11. Sussman C, Swanson G. The utility of the Sussman wound healing tool in predicting wound healing outcomes in physical therapy. *Adv. Wound Care*. 1997;10:74–77.
12. Thomas DR, Rodeheaver GT, Bartolucci AA, et al. Pressure ulcer scale for healing: derivation and validation of the PUSH tool. *Adv. Wound Care*. 1997;10(5):96–101.
13. Krasner D. WHS. Wound healing scale. Version 1.0: A proposal. *Adv. Wound Care*. 1997;10:82.
14. National Pressure Ulcer Advisory Panel. Pressure ulcer prevalence, cost and risk assessment: consensus development conference statement. *Decubitus*. 1989;2:24.
15. Fukushima K, Senda N, Inui et al. Studies of galvanotaxis of leukocytes. *Med J Osaka Univ*. 1953;4:195–208.
16. Orida N, Feldman J. Directional protrusive pseudopodial activity and motility in macrophages induced by extra-cellular electric fields. *Cell Motil*. 1982;2:243–255.
17. Eberhardt, Szczypiorski P, Korytowski G. Effect of transcutaneous electrostimulation on cell composition of skin exudates. *Acta Physiol Pol*. 1986;37:41–46.
18. Bourguignon G, Bourguignon L, Khorshed A, et al. Effect of high voltage pulsed galvanic stimulation on human fibroblasts in cell culture [abstract]. *J Cell Biol*. 1986;103:344a.
19. Bourguignon G, Wenche J, Bourguignon L. Electrical stimulation of human fibroblasts casues an increase in Ca2+ influx and the exposure of additional insulin receptors. *J Cell Phsyiol*. 1989;140(2):379–385.
20. Falanga V, Bourguignon G, Bourguignon L. Electrical stimulation increases the expression of fibroblast receptors for transforming growth factor-beta. *J Invest Dermatol*. 1987;88:488–492.
21. Braddock M, Capbell CJ, Zuder D. Current therapies for wound healing: electrical stimulation, biological therapeutics and the potential for gene therapy. *Int J Dermatol*. 1999;38:806–817.
22. Junger M, Zuder D, Steins A, et al. Treatment of venous ulcers with low frequency pulsed current (Dermapulse): effects on cutaneous microcirculation. *Der Hautarzt*. 1997;48:897–903.
23. Kloth L. Electrical stimulation for wound healing: a review of evidence from in vitro studies, animal experiments and clinical trials. *Lower Extremity Wounds*. 2005;4:23–44.
24. Rowley B. Electrical current effects on *E. coli* growth rates. *Proc Soc Exp Biol*. 1972;139:929–934.
25. Rowley B, McKenna J, Chase G, et al. The influence of electrical current on an infecting microorganism in wounds. *Ann N Y Acad Sci*. 1974;238:543–551.
26. Merriman HL, Hegyi CA, Albright-Overton CR, et al. A comparison of four electrical stimulation types on *Staphylococcus aureus* growth in vitro. *J Rehabil. Res. Dev*. 2004;41(2):139–146.
27. Mertz P, Davis S, Cazzaniga A, et al. Electrical stimulation: acceleration of soft tissue repair by varying the polarity. *Wounds*. 1993;5:153–159.
28. Petrofsky J, Schwab E, Taiken L, et al. Effects of electrical stimulation on skin blood flow in controls and in and around stage III and IV wounds in hairy and non-hairy skin. *Med Sci Monitor*. 2005;11:CR309–316.
29. Houghton PE, Campbell KE. Choosing adjunctive therapy for the treatment of chronic wound. *Ostomy Wound Manage*. 1999;45:43–53.
30. Loehne HB. Wound debridement and irrigation. In: Kloth LC, McCulloch JM, eds. *Wound Healing Alternatives in Management*.) Philadelphia: F.A. Davis; 2002:201–231.

31. American Physical Therapy Association. *Electrotherapeutic Terminology in Physical Therapy*. Alexandria, Va: Section on Clinical Electrophysiology, American Physical Therapy Association; 2000.

32. Unger PG. Update on high-voltage pulsed current research and application. *Top Geriatr Rehabil.* 2000;16:35–46.

33. Carley PJ, Wainapel SF. Electrotherapy for acceleration of wound healing: low intensity direct current. *Arch Phys Med.* 1985;66:443–446.

34. Houghton PE. Effects of therapeutic modalities on wound healing: a conservative approach to the management of chronic wounds. *Phys Ther Rev*. 1999;4:167–182.

35. Markiov MS. Electric current and electromagnetic field effects on soft tissue: implications for wound healing. *Wounds.* 1995;7:94–110.

36. Bogie KM, Reger SI, Levine SP, et al. Electrical stimulation for pressure sore prevention and wound healing. *Assist Technol.* 2000;12:50–66.

37. Wolcott LE, Wheeler PC, Hardwicke HM, et al. Accelerated healing of skin ulcers by electrotherapy. *South Med J*. 1969;62:795–801.

38. Gault WR, Gatens PF. Use of low intensity direct current in management of ischemic skin ulcers. *Phys Ther*. 1976;56:265–269.

39. Gardner SE, Frantz, RA, Schmidt FL. Effect of electrical stimulation on chronic wound healing: a meta-analysis. *Wound Rep. Regul.* 1999;7:495–503.

40. Kloth LC, Feedar JA. Acceleration of wound healing with high voltage pulsed current. *Phys Ther.*1988;68:503–508.

41. Feedar JA, Kloth LC, Gentskow GD. Chronic dermal ulcer healing enhanced with monophasic pulsed electrical stimulation. *Phys Ther*. 1991;71:639–649.

42. Griffin JW, Tooms RE, Mendius RA, et al. Efficacy of high voltage pulsed current for healing of pressure ulcers in patients with spinal cord injury. *Phys Ther*. 1991;71:433–444.

43. Peters EJ, Lavery LA, Armstron DG, et al. Electric stimulation as an adjunct to heal diabetic foot ulcer: a ramdomized clinical trial. *Arch Phys Med Rehabil.* 2001;82:721–725.

44. Lundeberg TCM, Eriksson SV, Malm M. Electrical nerve stimulation improves healing of diabetic ulcers. *Ann Plast Surg*. 1992;29:328–330.

45. Baker LL, Chambers R, DeMuth SK, et al. Effects of electrical stimulation on wound healing in patients with diabetic ulcers. *Diabetes Care*. 1997;20:405–412.

46. Baker LL, Rubayi S, Villar F, et al. Effect of electrical stimulation waveform on healing of ulcers in human beings with spinal cord injury. *Wound Rep Regul.* 1996;4:21–28.

9장

# 비뇨생식기 기능장애에 대한 전기적 자극과 생체 자기 제어

## Electrical Stimulation and Biofeedback for Genitourinary Dysfunction

**임상적 사례 연구**
**요약**
**실험실 운동**
**자가 학습 문제**
**참고문헌**

이 장의 목적은 독자들에게 전기적 자극 그리고 생체자기제어 치료가 특정 골반층 기능장애에 대한 전반적인 보존적 치료 프로그램의 임상적 요소로서 사용되고 있음을 알리는 것이다. 이 장에선 골반층의 신경근육 해부학, 방뇨의 정상과정요약(오줌의 저장 그리고 배출), 골반층 기능장애의 검증 그리고 연합 손상에 대한 간략한 개요를 제시한다. 해부학적 또는 생리학적 기능장애 양식의 개요는 비뇨생식기 손상을 보여줄 수도 있으며, 골반층 기능의 어떤 공통된 손상치료에 사용되어온 전기적 자극 그리고 생체자기제어의 중재를 소개한다. 상황 연구 그리고 임상 실험실 연구는 독자에게 어떻게 기초적 선택중재이론이 비뇨생식기 기능장애 상황에 대한 임상적 실행으로 적용 되는가를 이해하도록 주어진다. 장 그리고 직장기능이상 역시 전기적 자극과 함께 치료 될 것이다. 하지만 장 기능이상 치료의 재검토가 이장의 범위에 들어가진 않는다.

기능장애의 발달에 대한 Nagi의 모델에 기초해 비뇨생식기 기능장애의 공통된 문제는 기능적 제한으로 끝나는데 이는 효과적으로, 예상되거나 충분한 물리적 과제 수행 방법의 인간능력을 제한한다. 이 기능적 제한들은 괄약근의 기능장애 그리고 보조하는 기능으로 나타난다. 요실금(대변 또는 오줌)같은 괄약근 기능장애, 방뇨시작의 장애, 성적기능장애, 기관탈수와 같은 보조하는 기능 기능장애와 같은 기능장애는 병의 진행은 해부학적 구조 또는 생리학적 또는 심리적 기능의 장애에 의한 결과일지 모른다. 비뇨생식기 기능장애로 이어질 수 있는 질병 그리고 기능장애의 총 범위 에 대한 전체적인 토론은 이장의 범위를 넘어선다. 하지만 손상의 예는 골반근육조직의 약화, 골반근육 수축 불일치, 골반층 또는 비뇨관의 경련을 포함하는 공통 비뇨생식기 문제로 이어질 수 있으며 골반통증이 주어질 것이다. 근육약화, 근육경련, 근육불일치 그리고 근골격 기능장애에서의 통증은 전기적 자극 그리고 생체자기제어를 포함하는 보존적, 비수술적 중재로 치료되어왔다. 골반 구조들에서 발견될 때 이와 같은 손상은 역시 이와같은 보전적 중재로 치료될 것이다.

골반층 기능장애의 발병률은 일반적 진단에 의한 통계치를 분석함으로 제일 잘 이해될 것이다. 미국에선 1,300 만명 이상의 성인들이 요실금의 영향을 받고 있다(표 9.1 for definition). 요실금은 남성보다 여성에서 2배로 나타나며 미국인의 65세 이상의 10분의 1이 영향을 받고 있다 (3) 18세에서 50세까지 5,263명을 대상으로 한 미국의 텔레폰 조사는 15%에서 만성적 골반통증의 발병률을 나타냈다 (4) 비교적으로 임상적 표준과 함께 측정된 만성적 골반통증

**표 9.1 요실금의 양식**

| 양식 | 결과 |
|---|---|
| 스트레스 | 불수의적 누출이 노력 또는 분발 또는 재채기 또는 기침 중 발생 |
| 압박 | 불수의적 누출이 오줌 누는 충동에 즉각적으로 선행하여 동반 |
| 혼합 | 불수의적 누출이 긴급 그리고 분발, 노력 재채기 또는 기침과 함께 연합 |
| 넘치는 | 가득 찬 방광으로 인한 소량의 오줌의 예상치 못한 누출 |
| 기능적의 | 물리적 장애, 외부 장애, 또는 화장실에 즉시 닿으려는 사람의 생각 또는 대화를 방해하는 문제로 인한 때맞지 않는 방뇨 |
| 과도현상 | 곧 사라질 상황으로 인한 일시적인 누출의 발생(감염, 약물) |

Adapted from the International Continence Society. Available International Continence Society(ICS) http//www.continet.org/with permission

은 14%로 측정되었다. 성적기능장애에 있어서 질경〔골반층 근육들(PEF)의 경련〕의 발병률은 5%에서 17%까지이다. 공동체를 기반 연구에서의 성교통증(통증관통)의 발병률은 8%에서 23%까지였다.(4)

## 방뇨의 해부학 그리고 생리학
## ANATOMY AND PHYSIOLOGY OF MICTURITION

### 골반층 근육조직의 해부학(Anatomy of the Pelvic Floor Musculature)

여성의 비뇨생식기(GU)는 자궁, 질, 방광, 요도, PFM 그리고 회음부의 외부구조들을 포함한다. 많은 모호한 단어가 골반층 구조물들의 확인을 위해 의학적 서적에서 사용되어지고 있다. 이 부분은 가장 최근 대부분의 의료실 에서 사용되는 전문용어를 요약한다. 여성해부학은 이 장에서 14% 여성 요실금 환자 5% 남성 요실금 환자로 자세히 논의된다(5). 그러나 골반 횡격막 층 그리고 내부골반 둔부 회선근은 양 송에서 기초적으로 같다.

이 장에서, PFM는 그림 9.1에서 보여지는 회음부 근육들의 전체 그룹을 참조한다 (6). 골격구성의 PFM은 천부에서 심부까지 4층으로 나뉘어 질 수 있다(표 9.2 층에 의해 정렬된 근육부착 그리고 신경지배) (6):

1층: 항문 괄약근(그림 9.2)은 내부 항문 괄약근(부드러운 근육) 그리고 외부 항문 괄약근(골격 근육)을 구성하는 가장 천부의 근이다. 이 괄약근은 원위 직장의 폐쇄유지에 의한 배설물 억제를 제공하기 위해 함께 기능한다.

2층: 구해면체 그리고 좌골 해면체을 포함하는 천부 회음부 근육 또는 천부 생식기 근육들(그림 9.3)은 방뇨 그리고 음핵기립 유지의 마지막 단계에서 기능을 가진다. 이 층의 3

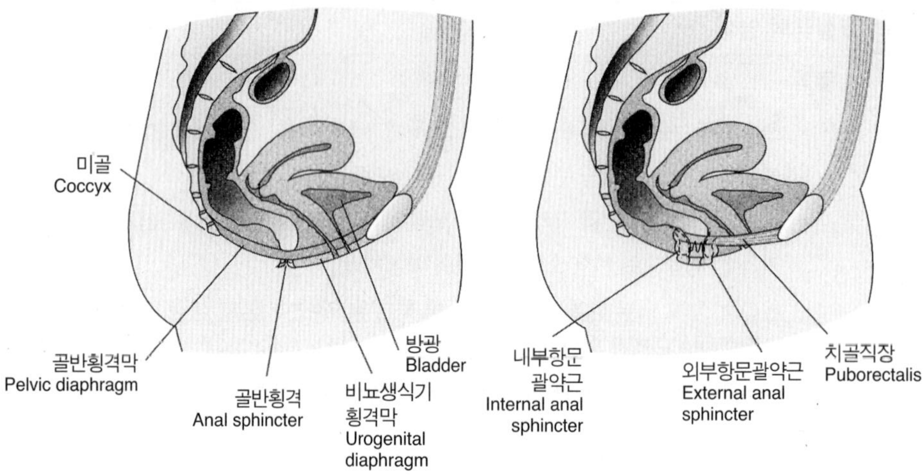


**그림 9.1.** 4층으로 된 골반층의 골격근육 : 항문괄약근, 천부회음부근육, 비뇨생식기횡격막 그리고 골반 횡격막

번째 근육인 천부 회음부 횡단 근육은 회음부체를 지지하는데 이로써 모든 골반층에 지지를 해준다.

층3: 비뇨생식기 횡격막 또는 회음부막은 요도질 괄약근, 요도근 압박근, 그리고 요도 괄약근을 혼합한다(7-9)(그림 9.4). 이것은 방뇨억제를 유지함에 있어 중요한 골격근육이다. 이 근육들은 대부분의 느린-연축(slow-twitch) 근섬유을 구성한다. 이 층에서 요도괄약근은 요도안정긴장의 1/3를 책임진다고 생각되어진다 (5) 최근 연구는 이전보다 요도 횡격막의 중요성을 나타내는데 왜냐하면 나이 그리고 기능장애는 힘과 억제를 감소하는 총 섬유의 감소로 나타나기 때문이다(10).

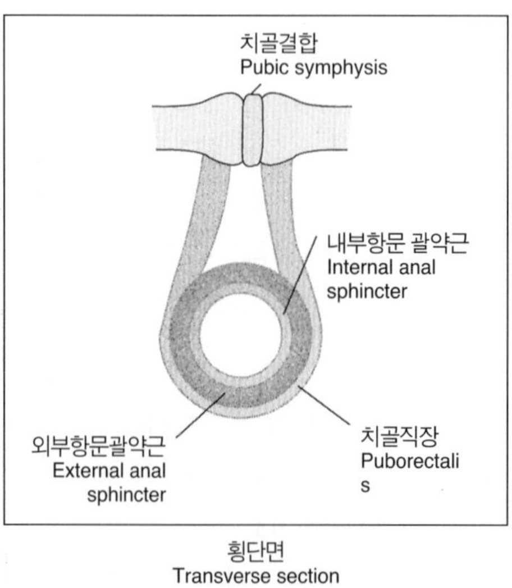


**그림 9.2.** 외부 항문 괄약근 그리고 외부 항문 괄약근을 구성하는 항문 괄약근.

**표 9.2 근육부착 그리고 층에 의한 신경지배**

| 근육 | 기시 | 정지 | 신경분포 | 기능 |
|---|---|---|---|---|
| *1층: 항문 괄약근* | | | | |
| 내부항문괄약근 (부드러운 근육) | 항문직장접합의 원형근육 | 항문 관의 상부 3/4를 둘러쌈 | 외음부 신경의 S4 그리고 아래가지 | 배설 억제 |
| 외부항문괄약근 (골격 근육) | 항문관의 전 길이를 둘러쌈 | 양쪽괄약근이 골반 횡격막근육의 치골직장과 함께 우선적으로 연합한다. | 외음부신경의 S4 그리고 아래가지 | 배설 억제 |
| *2층 : 천부 회음부 근육 역시 천부 Senital 근육으로 알려져 있다* | | | | |
| 구해면체 | 음핵의 해면체 | 회음부 체 | 외음부 S2-S4의 회음부 가지 | 음핵기립 |
| 좌골해면체 | 좌골결절 그리고 치골지 | 음핵의 다리 | 외음부 S2-S4의 회음부 가지 | 음핵기립 |
| 천부 회음부 횡단 | 좌골결절 | 중심 회음부 건 | 외음부 S2-S4의 회음부 가지 | 회음부체 안정 |
| *3층 : 비뇨 생식기 횡격막 역시 회음부 막으로 알려져 있다* | | | | |
| 요도질 괄약근 | 질벽 | 요도 | 외음부 S2-S4의 회음부 가지 | 요도의 압박 |
| 요도 괄약근 | 요도의상부 2/3 | 삼각부 고리 | 외음부 S2-S4의 회음부 가지 | 요도의 압박 |
| 요도 압박근 | 좌골치골지 | 요도 | 외음부 S2-S4의 회음부 가지 | 요도의 압박 |
| *4층 : 골반 횡격막* | | | | |
| 미골근육 | 좌골의 극 | 미골 그리고 S4의 전방부 | 천골신경뿌리 S3-S5 | 미골 굽힘 |
| 항문 거근 | 좌골극, 활모양 건의 치골후방 OS, 내측면 | 회음부체, 질벽 미골 전방부 그리고 외측직장 | 천골신경뿌리 S3-S5 | 직장 그리고 질을 수축함으로써 골반내장억제의 보조 |

Adapted from Shelly B.The pelvic floor.In Hall CM.Brody LT.Therapeutic.Exercise,Moving Toward Functhon.2nd ed. Philadelphia.Lippincott Williams & Wilins;1999.

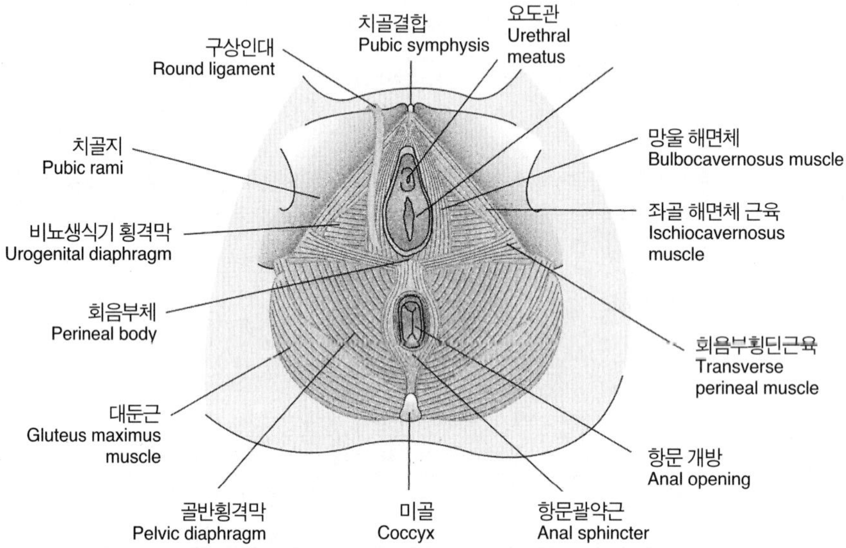


**그림 9.3.** 표면 회음부 근육: 망울 해면체, 좌골 해면체, 그리고 표면 횡단근육.

4층: 골반 횡격막은 골반층에서 가장 큰 근육 그룹이고 억제조절을 돕는데 작용하며 골반층 기관을 보조한다. 이 가장 큰 층은 근육의 두 구분으로 이해된다: 미골 근육 그리고 항문거근근육(그림 9.5). 이것은 항문거근의 신경분포에 대해 다소 논쟁이 있다. 항문거근의 신경분포는 외음부 신경의 아래 직장가지라고 오래전부터 생각되어졌다. 그러나 2002년에 Barber 등에 의해 총체적 해부를 통해 항문거근 신경은 천골신경뿌리 S3-5에서부터 발달되고, 골반 횡격막을 우선적으로 신경 분포한다는 것을 발견하였다. 총체적 해부는 모든 12명의 해부용 시체 외음부 신경에서 골반 횡격막의 신경분포를 찾아내는 것을 할 수 없었다(11).

골반 횡격막 근육은 거의 70%의 느린-연축 근섬유(type 1) 그리고 30%의 빠른-연축 근섬유(type 2)로 이루어진다 (7). 근육타입은 골반층 기능장애에 필요한 생체자기제어의 양식을 결정하는데 중요하며. 이 장의 나중에 언급된다.

섬유타입은 골반층에 있어서 기능의 특수성을 가지며, 전체적인 운동 프로그램은 두 타입의 근섬유를 연습시켜야 한다. 이 근육의 생리학은 다른 골격근육과 비슷하다. PFM은 빠른 스트레치에 작용하며 근 층을 통해 넓은 근막을 가진다(그림 9.1 참조). PFM은 단일체로서 골반보조를 그리고 요도와 항문의 폐쇄를 이루기 위해 수축한다. 손상은 단층 또는 전체 골격근육 층을 통해 한 면 또는 양면에서 일어날 수 있다.

## 방뇨의 생리학 (Physiology of Micturition)

*방뇨*는 오줌의 저장 그리고 방출의 과정이다. 오줌의 저장 그리고 간헐적 방출은 하부 요로을 통해 이루어지며 수의적, 자율적, 그리고 척수 반사 메커니즘을 통해 조절된다. 하부 요로

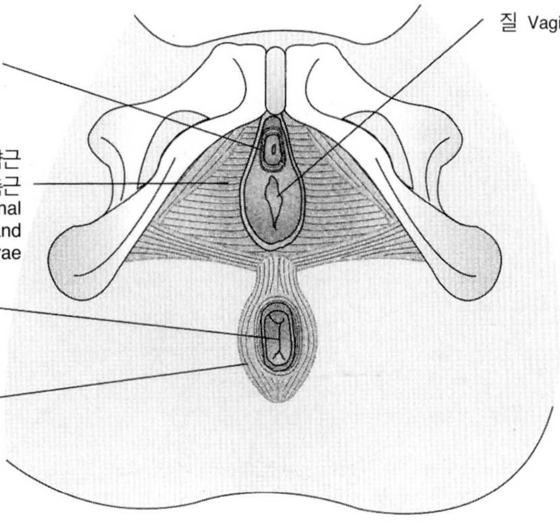


A

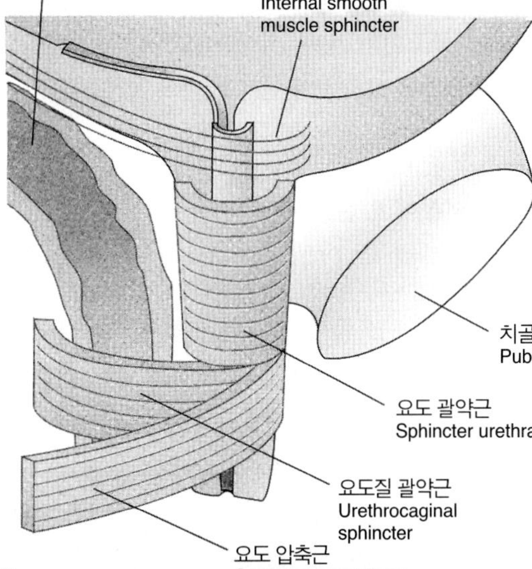


B

**그림 9.4.** 요도질 괄약근, 요도 압축근(이전에는 함께 심 횡단 회음부근으로 알려졌음), 요도 괄약근을 보여주는 비뇨생식기 횡단면

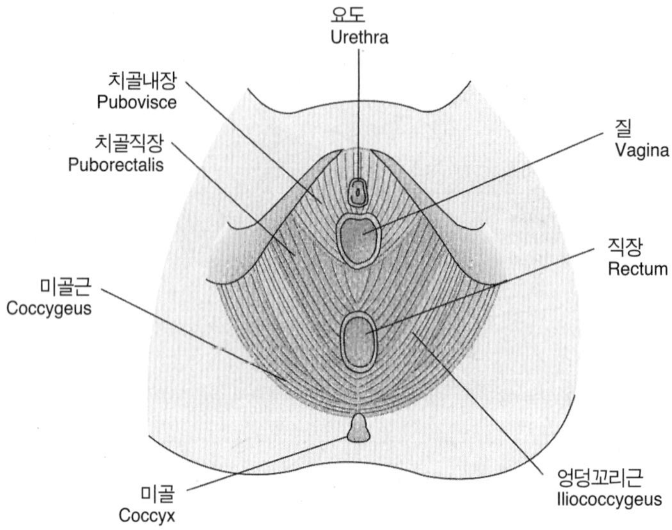


**그림 9.5.** 미골근 그리고 항문거근을 보여주는 골반 횡격막

는 방광, 요도, 그리고 이 구조 안 또는 주변의 근육을 구성한다(그림 9.6 참조)(12).

방광은 오줌에 대한 저장소 역할을 하는데 이는 1분에 15 drops의 속도로 신장에 의해 계속적으로 생산된다. 요도는 관 구조이며 방광 저장으로 부터의 오줌의 방출을 위한 유출경로를 형성한다. 방뇨의 조절과 연합하는 3가지 기초적인 근육들은;

1. 방광의 배뇨근육(부드러운 근육)층
2. 요도가 시작하는 방광 저부에 있는 내부 요도 괄약근(부드러운 근육)
3. 요도 괄약근이 골반층을 통해 지날 때 요도 주위에 위치한 요도 괄약근(줄무늬 근육)

3가지 신경들은 요로의 이러한 근육들에 신경이 통하게 하며 또 다른 방광채우기 또는 방광비우기를 허용하기 위한 이 근육들에 있어서의 수축단계를 조절한다. 하복부 신경은 방광 그리고 내부 요도 괄약근의 양쪽 배뇨근육을 신경지배한다. 이 신경은 요로에 있어서 교감신경분포를 나타내며 그것의 활성은 뇌교방뇨 중심으로부터 올라오는 척수의 T12에서 L2 단계 신경으로 그 신경들의 입력을 통해 우선적으로 조절된다. 하복부 신경들의 활성은 배뇨근육의 이완 그리고 외부 요도 괄약근의 수축을 생산한다. 골반신경은 배뇨근육을 신경지배하고 요로의 부교감신경지배를 나타낸다. 마침내 두 체성신경인 외음부신경 그리고 항문거근 신경은 운동 그리고 감각 입력과 함께 PFM을 신경 지배한다(12).

골반신경에 기여하는 부교감신경들의 활성은 뇌교방뇨중심의 조절아래에 있다. 골반신경 축삭 들의 활성은 배뇨근육수축을 생산한다. 외음부 신경은 비뇨생식기 횡격막을 신경 지배한다. 이것은 체성감각(자율감각에 반하여)이며 그러므로 그것의 활성은 소뇌로 부터의 수의적 조절 아래에 있다. 외음부 축삭들로 부터의 활성은 비뇨생식기 횡격막의 수축을 생성한다.

방뇨의 조절과 관련된 마지막 중요한 신경들은 신장 수용기로부터 올라와 방광벽에 놓이는

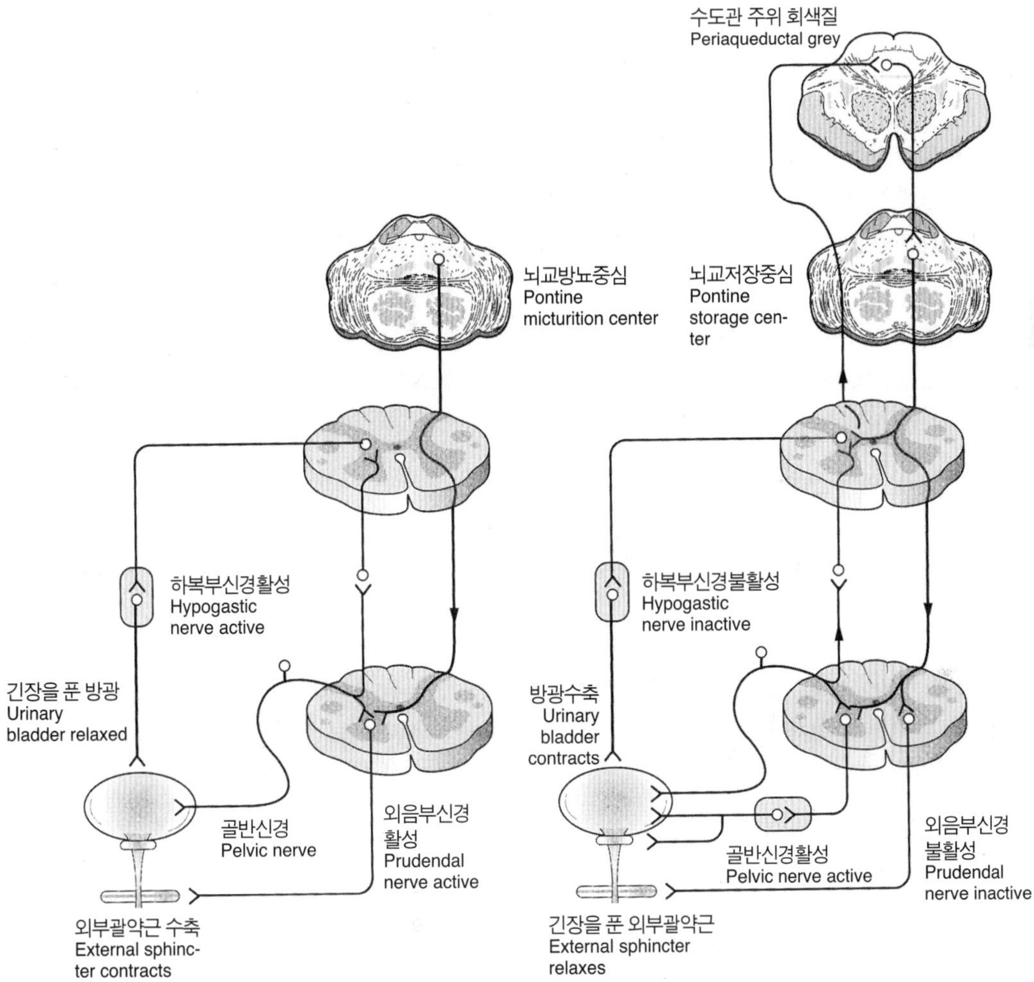


**그림 9.6.** **A:** 오줌의 저장동안 하복부 신경 활성의 억제는 배뇨근육을 억제하는데 이는 방광 채우는 것을 가능케 하며 그리고 오줌배출을 막기 위해 방광출구(내부 괄약근)을 수축한다. 외음부 신경의 활성은 외부 요도 괄약근 그리고 골반층 근육조직을 수축시켜며 역시 오줌배출의 막는다. **B:** 방광으로부터 오줌의 배출은(방출) 골반신경의 활성에 의해 배뇨근을 수축할 때 나타나며 동시에 방광출구의 긴장을 푼다. 덧붙여 외부 요도 괄약근 그리고 골반층 근육의 외음부신경의 활성은 줄어든다.

감각축삭들이다. 이 신경들은 방광의 오줌양이 증가할 때 방광벽이 늘어나면서 활성화된다. 골반 그리고 하복부 신경을 통해 지나가는 이 감각 축삭들은 요부 그리고 천골 단계에서 시냅스 연결을 형성하며 요로로 교감적인 그리고 부교감적인 출력의 반사조절과 연관되이있다(12). 덧붙여 이 신경원은 뇌교방뇨중심 그리고 대뇌피질로 방광채우기와 관련된 정보를 보내는데 방출의 조절 그리고 방광충만의 의식적 지각의 결과로 나타난다.

### *오줌의 저장 (Storage of Urine)*

배뇨근육인 방광벽에 있어 부드러운 근육의 층은 방광층이다. 방뇨의 저장단계 동안 배뇨근육은 일반적으로 이완되며 오줌양이 점진적 증가할 때의 방광확장을 가능하게 한다. 두 원형 근육들은 요도의 근위 그리고 원위끝 부위에서 나타난다. 이들은 각각 내부 요도 괄약근 그리고 요도괄약근으로 알려져 있다. 덧붙여 요도괄약근은 요도의 모든 길이를 둘러싼다. 오줌은 저장되는 동안 이 두 근육들은 보통 긴장성 낮은 단계 수축상태에 있으며 요도를 폐쇄하며 방광으로부터의 오줌의 배출을 방지한다. 배뇨근육 이완은 방광 채우기를 가능하게 하며 내부 요도 괄약근의 수축은 하복부 신경에 있어 교감신경축삭활성의 결과로서 나타난다. 오줌저장 동안의 요도괄약근의 수축은 외음부신경에 있어서 체성감삭축삭활성에 의해 생성된다. 보통 상태에서 방광을 채우는 동안 배뇨근육으로의 부교감 골반신경축삭의 활성은 매우 낮거나 존재하지 않을 수도 있다. 150 mL오줌으로 방광확장이 될 때, 신장 수용기는 방출신호와 함께 뇌를 자극한다. 방광은 비뇨생식기가 경험했던 강한감각 시점인 300 mL까지의 오줌을 유지한다. 400부터 550 mL에선  방출의 격심한 자극이 느껴진다.(9).

### *오줌의 배출: 방출 (Release of Urine: Voiding)*

방출은 방광 그리고 요도 자율신경계 그리고 체성 신경원 활성의 파기의 결과이다(표 9.3)(13). 오줌이 방광에서 축적되고 방광이 확장될 때 방광벽에 위치한 감각신장수용기가 활성화된다. 이러한 신장수용기의 축삭에서 시작되는 작용가능성은 두 주요한 위치,척수 그리고 뇌줄기뇌교로 운반된다. 척수단계에서, 방광-신장구심성 축삭은 반사연결을 형석을 형성하는데 이는 배뇨근육의 방광 부교감신경지배를 흥분시키는 반면, 동시에 방광 그리고 요도괄약근의 교감신경 그리고 체성 감각 양쪽을 억제한다. 이 반사효과가 충분하다면, 네트(net) 효과는 방출로 이어진 방광수축과 함께 하는 요도괄약근의 이완이 될 것이다. 이 반사는 배뇨근 수축을 줄이는 행위 그리고 골격근육활성을 증가시키고, 교대로 반사의 효과를 줄이고 억제를 유지하는 대뇌피질로부터의 활성에 의해 방해될 것이다.

방광 신장 수용기는 뇌교의 단계에 역시 입력을 주고, 뇌교방뇨중심을 활성화시킨다. 이 중심은 척수반사가 증가되는 요천 척수에 교대로 투사된다. 위의 해설에서 보여지는 방출의 조절은 중추신경계의 분리된 단계에서 중재된다. 척수-단계 반사조절은 방뇨 또는 배뇨근 반사

**표 9.3** 방광의 저장 그리고 텅빔에 있어 자율신경계 활성

| 방광 | 배뇨근육 | 부교감신경 | 교감신경 | 골반층근육 |
|---|---|---|---|---|
| 저장 | 이완됨 | 비활성 | 활성 | 수축됨 |
| 텅빔 | 수축됨 | 활성 | 비활성 | 이완됨 |

Adapated from Shelly B,Beginner Gynecological Therapy.Coursework presented for Women's Hospital of Baton Rouge, La; 1998

라 불리어지고, 이는 주로 유아 그리고 뇌교방뇨중심의 상행활성손상을 입은 척수손상환자에게서 작동한다. 뇌교방뇨중심은 아이에서 어린이까지 방출을 수의적으로 조절하는 능력과 가까이 연관된 공간이다.

방뇨는 많은 복잡한 반사에 의해 조절된다. 저장반사는 외음부신경의 하복부 신경 그리고 체성 입력으로의 교감신경출력을 포함한다(외음부에서 하복부). 보통 오줌저장동안, 배뇨근 신장 수용기의 작은 활성은 하복부신경이 활성되도록 신호를 보낸다. 이는 배뇨근의 계속적인 이완 그리고 외부 요도 괄약근의 계속적인 수축의 결과를 나타낸다. 외음부 신경은 역시 골반층 근육에 계속적인 긴장신호를 보내서 오줌의 저장의 결과를 나타낸다. 외음부 반사로의 외음부는 외음부 원심성신경에 의한 근육 신경지배 수축의 결과를 나타내는 외음부 구심성 신경에 의한 조직 신경지배 자극에서의 간단한 체성반사이다. 예를 들어, 음핵압박은 PFM의 수축의 수축 결과를 나타낸다. 이것은 외음부에서 하복부로의 반사를 증가뿐 아니라, 요도의 폐쇄에 의한 억제를 포함하고 있다.

대조적으로 방출반사는 외음부신경의 억제와 함께하는 골반신경에서의 부교감신경출력의 결과이다(외음부에서 골반). 정상방뇨동안 배뇨근신장수용기의 뚜렷한 활성은 방출에 필요한 신호를 보낼 것이다. 적절한 위치에 도달했을 때 대뇌피질경로는 외음부신경을 억제하는데 이는 PFM 이완 결과를 나타낸다. 이는 재빨리 골반신경활성에 따르는데 배뇨근 수축 결과를 나타낸다. 이는 질 또는 직장 전기자극을 사용하는 골반신경의 인공적인 자극이 요구되어지는데 교감신경 억제의 반대 작동의 결과를 나타낸다("방광억제에 대한 전기적 자극 작용의 제안된 메커니즘"에 더 자세한 정보 보기).

기능적 방출의 하나로서 기립자세 또는 앉은 자세 모두에서 골반층 근육은 이완하고 배뇨근육은 수축하고 오줌은 수의적인 노력없이 배출된다(8). 방뇨의 마지막에서 PFM은 안정긴장 으로 돌아간다. 방출후 잔여의 연구는 방광에 오줌이 보통 5에서 50 mL 남겨진 것을 보여준다. 정상방출회수는 24시간 안에서 7번 9번, 2시간에서 5시간마다 발생한다(6)

### *보통방뇨에서의 골반층 근육의 역할 (Role of Pelvic Floor Muscles in Normal Micturition)*

요도괄약근 뿐만 아니라 골반층의 다른 근육들도 방뇨조절에 기여한다. 남성에서의 구해면체는 요도로부터의 오줌방출을 도우며 나중에 방광은 배뇨근 수축에 의해 비어지게 된다. 항문거근은 방광 그리고 요도를 보조하기 위해 작동한다. 상승되고 잘 보조된 요도는 증가된 내복부 압력에 저항할 것이며 줄어든 요실금의 결과가 나타날 것이다. 강한 항문거근수축 또한 방뇨반사억제를 돕는다.

## 보통방뇨의 기능장애
## DYSFUNCTION OF NORMAL MICTURITION

비뇨기 기능장애의 증상은 요실금, 방뇨 뒤 실금, 빈번하고 느린 방출, 방출시작의 어려움,

급박한 느낌, 안정 또는 방출동안의 통증을 포함하지만 제한하지는 않는다. 이러한 문제들은 많은 다른 원인으로 부터 일어날 수 있는데 약품부작용, 요로의 장애 누관 그리고 신경근육 기능장애를 포함한다(예, 종양, 용종, 전립선 비대, 종기). 비뇨생식기 기능을 절충할 수 있는 기능장애 모든 범위의 전반적인 논의는 이 장의 범위를 넘어선다.

비뇨생식기 기능장애에 대한 전기요법 중재의 초점은 신경근육 기능장애로부터 일어나는 효과의 치료이다. 전기적 자극 중재가 신경근육 기능장애로부터 일어나는 문제를 치료하기 위해 적용되기 전에 전체적인 의료적 평가가 원인이 전기요법중재를 받을수 없는지 판정하기 위해 수행되어야 한다.

신경경로 그리고 방뇨조절을 하는 근육구성의 기능장애는 비뇨기 기능이상으로 이어질수도 있다. 방광으로 부터의 구심성 경로 유도와 요도 신장수용기에서 신경기능의 절충은 수의 운동을 그리고/또는 오줌의 저장 또는 배출의 자율적인 조절을 붕괴시킨다. 신경학적 기능이상은 말초신경 또는 척수 손상 또는 질병으로부터 일어날 수 있다(표 9.4) 말초신경 손상(외음부, 하복부, 또는 골반)은 자궁절제술을 한 여성 또는 전립선 절개 수술을 한 남성에서처럼 하복부 수술과 함께 나타날 수 있다.

천골단계의 척수 근위부 손상은 저장 그리고 방출의 뇌교방뇨중심조절을 붕괴 또는 방해할 수 있다. 왜냐하면 자율신경계(하복부 그리고 골반신경) 그리고 체성신계(외음부 신경) 활성은 뇌교방뇨중심에 의해 부분적으로 조절되기 때문이며, 이러한 입력들의 붕괴는 정상단계 그리고 방광근육 그리고 요도괄약근 수축의 조절하는 충돌의 타이밍을 바꿀 수도 있다. 일반적으로 이것은 미완결된 방광의 비움과 요실금의 결과를 나타낼 것이다.

요로근육조직 또는 골반층 근육들로의 충격은 이러한 근육의 일반 수축을 방해할 수 있으며 요실금으로 이어진다. 표 9.1 은 요실금 양식을 요약하였다. 스트레스 요실금은 케이스의 50%를 차지하는 요실금의 가장 흔한 양식이다. 출산은 스트레스 요실금 결과를 보이는 PFM 손상의 결과를 나타내는 것으로 증명되었다. (5) 근육손상은 찢기, 베기(회음절개를 통해),

**표 9.4 방뇨에 영향을 미치는 신경학적 기능장애**

| 신경학적 상태 | 방뇨에 영향 |
|---|---|
| 요추 디스크 탈출 | 급성 오줌 정체 |
| 말총 압박 | 증가된 배뇨근 수축, 증가된 방광 수용량 그리고 요실금 |
| 천골 손상 | 방광 무반사, 탄력성이 낮은 방광, 높은 배뇨근 누출점, 압력 |
| 상위 천골손상 | 방광 과활성, 배뇨괄약근 비협력작용, 탄력성이 맞은 방광, 높은 배뇨근 누출점, 압력 |
| T7위 척수손상 | 과활성 방광 |
| 요추 척수 협착증 | 상승된 후 방출 잔뇨, 줄어든 흐름비율 |
| 다발성 경화증 | 과활성 방광으로 인한 충동, 빈번, 충동성 요실금 |
| 알츠하이머 병 | 과활성 방광 |

PFM의 스트레칭, 그리고/또는 회음부 신경의 스트레칭으로 인해 발생한다. 비만, 만성적 변비 그리고 만성적 기침은 내복근 압력의 증가의 결과를 나타내며 이는 PFM 그리고 결합성조직 보조를 약화시킨다. 사람이 발살바 훈련에서 복부근 그리고 호흡횡격막을 수축시키면, 이는 증가된 내복부 압력 그리고 방광외부에 압력을 일으킨다(아래 "손상일치" 보기).

자궁절제술은 골반신경손상, 에스트로겐 부족, 방광인대의 손상, 수술 후 도관사용으로 인한 스트레스 그리고 요실금압박과 연합한다. 전립선절제술은 남성에서 스트레스 요실금의 가장 흔한 원인이다. 이 절차에서 전립선, 방광경, 그리고 가끔 비뇨생식기 횡격막부분을 포함하는 방광 그리고 요도의 보조적인 구조의 많은 부분이 제거된다. 내부 항문 괄약근 약화는 배설물 실금의 출현에 기여한다. 남성에서 항문 괄약근 그리고 요도괄약근의 약화는 여성 요실금 치료와 같은 방식으로 치료된다.

과활성 방광의 병리생리학은 확정하기 더 어렵다. 그리고 그것은 넓은 신경구성요소를 가진 것처럼 보인다. 그것은 요실금의 두 번째 가장 공통적인 양식이다(20~40%) 그리고 중장년층에서 가장 흔하다. 자율골반신경 그리고 중추신경계의 손상은 증가된 방광의 활성에 대한 병인가능성이다. 배교근 과반사라는 단어는 뇌졸중, 파킨슨병, 또는 다발성경화증과 같은 문서화된 신경학적 사건을 가진 환자에게서 과활성 방광 활동이 일어날 때 사용된다. 습관 역시 원인으로서 지적되었다(예, 불충분한 체액 흡입 그리고 너무 빈번한 방출 또는 방출을 자주 충분히 하지 않음).

## 골반층 근육 손상
## PELVIC FLOOR MUSCLE IMPAIRMENT

PFM을 포함하는 모든 골격근육은 손상모델을 사용하여 분류되어져 있다. 이러한 손상은 독자들에게 이러한 상태에서 전기적 자극의 적용에 대한 더 완전한 이해를 돕기위해 여기에서 간단하게 재검토된다. 이러한 손상의 많은 경우가 근골격 실행패턴C에 들어맞다. 물리치료 실행의 지침에 근거한 손상된 근육수행, (2) PFM손상은 인체의 다른 지역 근육 손상치료에 사용되는 같은 방법으로 치료된다. 이 손상은 약화, 불충분한 인내력, 통증, 그리고 협응력의 분리를 포함한다.

### 약화 손상 (Weakness Impairment)

PFM의 수행은 많은 이유들로 절충되어 질 수있다. 이것들은 질분만 골반통증, 중추신경 또는 말초신경 시스템의 신경학적 기능장애, 수술진행, PFM의식 감소, 폐지, 장기 내복부 압력의 증가, 골반 충혈 또는 부종 그리고 등 또는 골반 통증 동안의 손상을 포함한다.(6) 약화는 보통 보조 기능장애 진단분류에서 제일의 손상이다. 약화근육이 골반기관을 보조하지 않을 때 PFM결과들의 보조적 기능장애이다. 회음부에서의 통증 그리고 압력은 신경 신장의 결과를 나타내는 연장된 근육에 의해 인대보조를 붕괴한 결과이다. 약화의 치료는 골반층 훈련의 활성(14-16), EMG 또는 생체자기제어의 압력, 전기적 자극, 그리고 극도로 약한 PFM에 대한 촉진 그리고 과잉 테크닉을 포함한다.

## 인내력 손상(Endurance Impairment)

인내력 손상은 전문가들이 임상적으로 보는 두 번째로 가장 공통된 PFM손상이다. PFM운는 70%의 느린-연축 근육섬유로 구성되어있다. 그들은 직립자세에서의 중력에 대항하여 시간 그리고 보조적 골반기관의 긴 기간에 대한 기초긴장을 제공한다. 결과적으로 PFM은 자세근육으로서 기능한다. PFM의 불충분한 인내력은 그들이 PFM 기능장애의 증상을 보이기전 많은 여성들에게서 공통적으로 발견된다. 병을 예방하기 위해 골반층 운동(PEE)를 가르쳐 주는 것은 미래의 모든 어른들에게 PFM기능장애를 방지하는데 도움을 될 것이다. 이것은 특히 분만전(10) 그리고 분만 후 여성 그리고 부인과 의학수술 또는 폐경기 전의 여성에게 사실이다. 인내력 손상은 PEE 그리고 전기적자극과 함께 치료된다(7).

## 통증 그리고 과긴장 손상 (Pain and Hyprrtonic Impairment)

통증 그리고 과긴장 손상은 보통 긴장항진 기능장애의 주요한 손상이며 과활성 골반층 근육으로 언급되고 대개 함께 보여진다. 이러한 손상은 요골골반관절 가동, PFM의 긴장유지패턴, 둔부근육의 불균형, 경련, 복부유착 그리고 몸통 그리고 회음부 열구, 누관에서의 유착성 상처에 의한다. PFM 기능장애는 PFM경련을 직접적 또는 간접적으로 일으킨다(6). 결과적으로 근육단축과 함께하거나 함께하지 않는 PFM경련은 많은 상황에서의 반응으로 나타난다. 미골통증은 천골미골관절 가동손상 그리고 또는 언급된 경련으로부터 통증, PFM으로 부터유발점, 사이 폐쇄근, 그리고 이상근 근육의 결과로서 나타난다. 질, 직장, 또는 외부적으로 좌골결절 그리고 미골 주위의 FPM경련의 치료는 손으로 하는 연부조직 촉진을 포함한다. 표면 EMG 생체자기제어 그리고 PEE는 PFM의 일반적 긴장의 저장을 역시 도울수 있다. 어떤 경우에서 PFM은 EMG테스트에 의해 인증된 높은 휴지기 긴장과 연결된다. 그리고 이 근육들은 완전한 반사를 할수 없거나 효율적으로 수축할 수 없다. 전기적 자극, 초음파, 열 그리고 냉과 같은 물리적 중재는 회음부에 경련을 치료하기 위해 사용된다. 물리적 중재를 적용하는데 질에서의 박테리아의 접근 때문에 전문가는 회음부에 적용되는 양식의 기호논리학을 배워야 한다(6).

## 협응력 손상(Coordination Impairment)

PFM의 협응력손상은 적당한 시간에 수축과 이완을 위한 총체적인 PFM의 불능이다. 손 그리고 생체자기제어훈련을 통한 PFM의 평가는 근 수축의 생산과 유지에 대한 환자의 불능을 나타낼수 있다. 이 문제는 보통 감소된 PFM수축의 자각과 관련된다.(6) 신경학상 바탕을 두지 않은 이 상태에서 환자는 어떻게 생체자기제어를 통한 PFM의 적당히 수축 그리고 유지를 할지 배우게 된다(e.g., 표면 EMG, 압력 또는 내적자극).

협응력 손상은 PFM의 적당한 타이밍 그리고 동원과 관련된다(6). 이 손상은 PFM수축, 복부근육수축의 비협응력, 일상생활의 활성동안의 PFM에서의 비협응력, 그리고 복근과 함께하는 PFM의 비협응력 등에 관한 비협응력을 포함한다(18).

일상생활동안 환자는 물건을 들어 올리거나 기침을 하거나 재채기를 할 때 오줌이 새는 것을 알아차릴 것이다. PFM의 약화 그리고/또는 활성시간에서 PFM의 부적당한 수축은 이 방뇨를 일으킬수 있다. 기침, 들어올림, 그리고 재채기때의 증가된 내복부근 압력기전 그리고 동안 PFM 수축하도록 환자를 훈련시키면, 누출을 70%까지 줄이거나 방지할 수 있다(19,20).

주관적으로 대부분의 사람은 복부근육이 바르게 척추 안팎으로 당기어 질 때 ,특히 PFM 약화가 있을 때 강한 PFM수축을 느낀다. PFM 기능장애가 없는 여성에서 행해지는 가느다란-철사 EMG연구는 복부근육이 PFM(21,22)과 함께하는 수축 되는 것을 보여준다. PFM은 복부근육이 팽창되거나, 길어지거나, 압력을 가할 때에서의 발살바 연습과 함께는 효과적으로 수축할 수 없다. PFM훈련동안 복부근에 압력을 가하지 않는 것과 PFM수축과 함께 복부근을 바깥으로 부풀리지 않는 것이 특히 중요하다. 치료의 목표는 PFM 그리고 생체자기제어의 사용을 통한 복부근육 조정을 배우는 환자를 확신시키는 것이다.

장 기능 그리고 기능장애에 대한 완전한 논의는 이 장의 범위를 벗어난다. 배변동안 PFM의 협응력을 이해하는데에는 몇가지 일반적인 고려사항들이 있다. 장의 배설동안, PFM이완은 배설을 마치도록 허용한다. 협응력 손상은 그곳에 배변동안 PFM 수축이 있을시 결과로서 나타난다. 따라서, 변비 그리고 통증을 일으키고 제한된 배변의 결과를 낳는 현재의 배설물에서 어려움이 발생할 수 있다. 과제는 배변에 필요한 복부수축과 연합한 적절당 타이밍과 함께하는 PFM이완을 환자에게 가르치는 것이다.

표 9.5(6)는 병인학, 공통손상, 그리고 기능적 제한에 의한 PFM 기능장애의 위쪽의 임상적 분류를 요약하였다. 치료에 대한 시험 그리고 지시에 관해 전문가가 기술을 습득함에 따라 기능장애의 양식은 분명해 질 것이다.

## 비뇨생식기 기능장애에 대한 전기적 자극
## ELECTRICAL STIMULATION FOR GENITOURINARY DYSFUNCTION

### 골반층 근육조직의 전기적 자극에 대한 일반적인 고려사항(General Considerations for Electrical Stimulation of Pelvic Floor Musculature)

역사의 조기에 쥐늑, 심사질눈늘은 전눈가가 더 진전된 의학적 숭재 그리고 참고에 필요한 방뇨의 기능이상을 확인하는 것에 대해 도움을 주었다. 이러한 질문들은 모든 평가의 시작으로 쉽게 통합될 수 있다. 모든 환자에게 질문을 하는 심사평가는 포함한다(6):

**표 9.5 골반층 근육 기능장애의 임상적 분류**

| 기능장애 | 병인학 | 공동손상 | 기능적 제한 |
|---|---|---|---|
| 보조 기능장애(비활성 PFM으로 알려짐) | 근육/신경 에서의 출산 충격-신장, 신경압박, 근육파열, CNS 또는 PNS 충격<br>골반수술 시 신경손상, 팽팽해진 연결조직<br>늘려지고 증가된 내복부압박<br>기관탈수 | 손상된 근육수행:PFM 약화, 근위축, 연결조직 길이<br>인내력 손상<br>복부근육 수행 : 증가된 약화 그리고 근육길이 | 스트레스 요실금<br>혼합 요실금<br>Organ prolapse<br>실금 두려움으로 인한 제한된 사회적 업무 활동<br>빈번한 소변은 잠지는 능력 또는 활동참여 능력을 감소시킴<br>통증과 함께하는 골반 기간탈수는 레크레이션, 사회적 그리고 업무 활동 선택 제한함 |
| 과긴장 기능장애(PFM의 과 활동으로 역시 알려져 있음) | 요추골반 관절 기능이상, 미골손상, 치골결합긴장<br>통증 또는 스트레스에 반응하는 PFM에 있어 긴장유지패턴<br>질병에서의 연결조직 기능장애(섬유성 근육통)<br>통증상태: 누관, 열구, 외음부 통증, 음행 틈, 자궁 증식증, 회음절개술 유착 | 근 경련과 함께 PFM의 바뀐 긴장, 자극지점과 연합된 둔부 그리고 몸통근육의 바뀐 긴장 그리고 경련, 상처 그리고 연결조직의 가동성 손상, 골반 그리고 요부관절의 가동성손상, 관절 그리고 근육긴장으로의 잘못된 자세유도, 회음부 그리고 몸통의 통증 | 줄어든 앉기, 서기 그리고 들어올리기 능력<br>줄어든 일 그리고 가사일 수행 능력<br>줄어든 바지를 입거나 자전거 타는 능력<br>줄어든 성교 중 삽입을 참는 능력, 부인과 의학적 검사, 탐폰 |
| 비협응 기능장애 | 신경학적 질병, 척수 질병<br>비-신경학적 근육위축: 폐지, 줄어든 PFM 자각, 통증억제 | ADLS와 함께하는 PFM의 비협응 손상, 복부 조절과 함께하는 PFM | 스트레스 요실금<br>차단된 방출 또는 배변<br>실금의 두려움 따른 사회적 그리고 업무활동들의 제한<br>줄어든 수면 또는 활동에 참가하는 능력<br>골반기관탈수와 함께하는 통증으로 인한 레크레이션<br>사회적 그리고 업무 활동선택 제한 |

CNS: 중추신경계 PNS:말초신경계 PFM,골반층 근육 ADLs, 일상생활의 활동들

이전에 오줌 또는 배설물의 실금 경험이 있는가?
이전에 오줌의 실금 때문에 패드를 입은적이 있는가?
침투 동안 그리고/또는 후에 질에 통증을 갖는가?

골반층 강화를 위한 여러 전용 전기적 자극기 유닛은 스트레스 그리고 압박 요실금의 치료를 위해 미국에서 사용될 수 있다. 대부분은 사전 프로그래밍화되어 있으며, 배터리 작동 그리고 사용하기 매우 편리하다. 많은 회사들은 그들의 프로토콜을 발달 그리고 테스트하였으며 많은 환자들은 사전 프로그래밍되고, 일반적인 프로토콜 치료를 통해 효과를 얻었다.

## 요실금에 대한 전기적 자극 그리고 골반층 근육약화에서의 보조적 기능장애 (Electrical Stimulation for Urinary Incontinence and Supportive Dysfunction in Pelvic Floor Muscle Weakness)

요실금 그리고 보조적 기능장애에 대한 그리고 PFM 약화와 함께 비활동성 골반층 근육으로 언급되는 전기적 자극의 제일의 목표는 감각 되임과 요실금 회복을 위한 근력을 증가시키는 것이다.

### *환자의 선택 그리고 징후*

심한 PFM약화(0부터 5- 근육등급체계에서 0/5에서 1/5)와 골반층 자기수용의 감소를 가진 환자는 전기적 자극으로부터 회복을 취할수 있다. 뚜렷한 약화는 종종 환자에 불충분한 수축감각의 결과를 나타낼 수 있다. 전기적 자극은 근육으로의 감각입력증가를 도울수 있다. 매우 약한 PFM을 가진 환자는 요실금, 배설물 실금, 또는 골반 기관 탈수의 증상을 가질 수도 있다. 비협응을 가진 환자 역시 리드미컬한 수축 그리고 이완 그리고 신경조절효과를 낳는 전기적 자극을 통해 효과를 가질 수도 있다. 일부 연구들은 질의 전기적 자극과 함께 증가된 요도폐쇄압박을 보여주었다.(23,24)

전기적 자극은 심한 내측 괄약근 결함, 요도의 과가동성, 그리고 심한 기관탈수의 경우에 효과가 제한될 수도 있다(25). 이 지역에서의 감각 또는 운동 신경의 손상은 줄어든 이상적인 결과를 나타낼 수 있다. 여러 연구들은 골반층 자극 효과를 예언하는 요소들을 확인하기 위한 시도를 해 왔다.(26-28) 하지만 모든 이러한 연구들은 정확한 결과를 예언하는것은 불가능하다는 것을 발견하였다. 전기적 자극의 시도는 환자가 따르는 기준에 만족한다면, 제안되어 진다:

PFM의 최소한 부분적 중재
완전한 반사(완전한 반사를 수반하는 PFM의 완전한 감각 그리고 운동 신경지배)
전기적 자극을 느끼는 환자의 능력
진행을 이해하기 위한 인식능력

전기적 자극을 사용하는 환자에 대한 치료자세는 전극에 따라 바로 눕거나, 기대거나 앉거나 하는 것이다. 자궁탈수를 가진 환자는 그들이 전극으로부터 자궁을 멀어지게 하기 위해 여러 개의 베개 위에 엉덩이를 올려 놓고 바로 누운 자세를 취한다면, 더 나은 결과를 가질 수도 있을 것이다. 전기적 자극에서 금기증은 급성 회음부감염(질, 요도, 방광 또는 직장) 또는 많은 부분이 금속부분인 페서린(요도, 방광, 또는 직장을 대신 보조하기 위한 내부장치)을 가진 환자를 포함한다.

대부분의 환자들은 자극의 적당한 단계를 참을 수 있다. 하지만 위축적 질염을 가진 환자는 변비 그리고/또는 질염증을 불편을 호소할 수 있다. 전기적 자극은 환자가 감각 이상을 감지할 수 없는 환자가 알코올 또는 약품과 같은 물질의 영향 아래에 있다면 사용해서는 안된다. 환자의 감각이 감소된다면, 그땐 전기적강도의 인식이 정확하지 않고 감각조직을 태울 수 있다. 여성에서는 전기적 자극이 월경기 때에 주어지면 안되는데 이는 질 안에 열점이 발생하여 통증이 생기기 때문이다. 덧붙여 전기적 자극은 월경기를 증가 시킬 수 있다.

### *골반층 근육 약화에 대한 전기적 자극의 요인*

PFM약화의 전기적 자극에 대한 최적 자극요인은 아직까지 구체적으로 성립되지 않았다. 일반적으로 받아들여지는 PFM약화, 스트레스 요실금, 그리고 과활성 방광에 대한 질간 또는 항문 내부에 가해지는 전기적 자극의 요인들은 표 9.6에서 요약되어져 있다.

낮은 진폭(< 35 mA)은 구심성(감각성) 자극에 사용되어져야 하며 높은 진폭(> 65 mA)은 원심성(운동성)자극에 사용되야 한다.임상적으로 진폭은 환자의 인내 또는 외부 괄약근의 수축을 나타내는 항문주름이 관찰될 때까지 증가되어진다. 항문거근은 또한 항문주름이 보여질 때 수축하는 것으로 믿어진다. 감각은 보통 저림, 간질거림, 진동으로 묘사된다. 환자가 맥박뛰는 것, 타는듯한 감각, 찌르는 듯한 감각을 느끼면 강도가 너무 높은 것이다. 이 요소를 사용

**표 9.6** 골반층 근육 약화 스트레스 요실금 그리고 방광의 과활성에 대한 질간의 요인 또는 항문내부 전기적 자극의 요인(33)

| 환자 자세 | 기댄 상태 |
|---|---|
| 빈도 | 5~50 Hz약함, 5~20 Hz 배뇨 근육 불안정 |
| 진동지속 | 100~250 us |
| 진폭 | 항문주름까지 |
| 온 오프 시간 | 같은 휴지기 또는 이중 휴지기 |
| 파형 | 균형 또는 불균형 이중진동전류 |
| 전극 | 질간 또는 직장 |
| 치료의 지속 | 15~30분 |
| 치료의 빈도 | 하루에 두 번, 7day a week |
| 치료의 지속 | 6~8 mo |

하여 환자에게 서서히 자극 진폭을 높이고 그러는 동안 당신은 항문열림을 관찰한다. 수축이 보여지면 환자에게 그만하라고 말해라. 환자는 그때 처음으로 인식되는 단계에서의 자극의 강도를 켜기 위한 뒤따르는 과업을 지시받게 된다. 항문주름방법은 줄어든 감각인식 또는 통증에 대한 높은내성을 가진 환자에게 특히 도움이 된다. 임상적 경험으로 매우 높은 강도에서 전기적 자극은 압박 그리고 스트레스 요실금 모두에 대한 증상악화의 결과를 보여주고 있다.

빈도는 방광억제에 대해 5에서 20 Hz까지 그리고 근력강화를 위해 5에서 50까지 되어야 한다. 오줌보유는 200 Hz를 사용하여 치료되고 있다(29). 진동지속에 관해서 Plevnik은 골반층 자극에 대서 200 us가 가장 효과적인 진동 지속인 것을 발견하였다. Ohlsson에 의한 연구 긴 진동지속에 호의적이다(5000 us). PFM 기능장애에 대한 현재 대부분의 산업용 전기자극 유닛은 350 us로 설정되어있다. 단기 진동지속은 운동신경섬유를 활성화 하는 반면, 단기 진동지속은 통증신경섬유를 활성화 한다(31). 전문가는 다양한 진동지속으로 좋은결과를 획득하였다. 파형은 균형 또는 불균형 이중진동이다. 온:오프 시간을 조정할 수 있어야 한다. 적당하 약화에 대해서 자극은 5초 on:5초 off이다. 매우 약한 근육에선 5초 on:10초 off.

치료시간은 길고 다양하다. 긴 기간의 자극(하루 8시간에서 10시간)은 현재 골반층을 치료하기 위해 사용되어 지지 않는다. 치료수행은 보통 10분에서 40분까지 지속되며 환자의 인내력에 달려있다. 짧은 자극시간은 매우 약한 근육을 위해 사용되어진다. 일부 환자는 근 재교육 그리고 감각인식을 얻기 위해 오직 하나 또는 두 개의 전기적 자극치료를 필요로 한다. 배뇨근 불안정 그리고 골반층 약화는 종종 비록 일부 의료인이 4~6주 동안 일주일마다 한 시간에서 세 시간 진료실 치료로 좋은 결과를 가졌다할지라도, 매일 두 번의 치료(두달에서 네달 그리고 4달에서 6달, 각각)의 확장된 기간을 필요로 한다. 환자는 자극과 함께 골반층을 수축하라는 요구를 받을 것이다. 환자가 매우 수축이 약하다면, 수축 할 수 있는 다른 자극과 함께 수의적 수축을 첨가해서 실시하는 것이 그들의 감각인식을 증가시킬 수 있을 것이다. 적당한 골반층 활성운동 프로그램을 전기전 자극치료에 첨가하여 집에서 하도록 한다.

### 골반층 근육약화에 대한 감각-수준 전기자극

빈번히 강도를 바꾸는 것은 신경양식을 활성하게 하며 따라서 구조들이 영향을 받도록 명령한다. 질 또는 직장으로 도입이 된 낮은 진폭(< 35 mA)의 맥동전류는 외음부 신경의 구심성(감각)가지를 자극한다(29). 자극은 척수의 뒤쪽을 지나며(S2에서 S4) 그리고 외음부 원심성 신경들과 시냅스한다. 이것은 그때 원심성 외음부 신경축삭을 따라 비뇨생식기 횡격막의 근섬유를 지나는데, 이는 신경 지배된 근육들에 근육수축을 일으킨다. 비뇨생식기 횡격막 근육의 수축은 압박을 증가시켜 요실금의 발병률을 감소시킨다.

### 감각-수준 자극 행동의 제안된 메커니즘

활성근육은 위에서 설명된 것처럼 감각자극을 통해 수축하는데 운동단위의 반사동원결과를 나타낸다. 이것은 피로를 감소시키고 회복이 덜되는 것과 함께 골반층 근육들이 더 긴 자극

시간을 참을 수 있도록 해준다. 덧붙여 반사자극을 통하여 골반층 근육의 모든 요소들이 단일 지역으로부터 자극 되어질 수 있고 직접 운동신경자극과는 반대로 전극위치는 덜 중요하다.(32)

외음부에서 외음부반사자극은 모든 골반층 근육의 동시적 수축의 결과를 나타낸다(32). 전기적 자극에 의한 생리학적 골반층 근육수축은 치골미골 근육의 감각인식을 늘리는데 이는 더 효과적인 수의적 근육 수축으로 나타난다. 환자에 대한 이상적인 목표는 자극없이 골반층 근육을 적당히 수축시키는 것이다. 이장의 마지막에서 논의된 것처럼 생체자기제어-유발된 전기자극은 아마 능동 그리고 수동 근력강화의 가장 이상적인 혼합일 것이다. 이 치료양식은 전문가가 설정하는 자극의 발생 이전 환자가 반드시 얻어야 하는 활성근육수축의 역치를 가능하게 해준다. 현재 이 유닛양식에 대한 질간 그리고 직장전극은 식품의약품국에 의해 인가되지 않았다.

### 골반층 근육약화에 대한 운동단계 전기적 자극

높은 전류진폭( > 65 mA)은 직접적으로 골반층 근육의 차례적인 수축을 일으키는 원심성 외음부신경을 감극한다(29). 원심성 신경을 감극 시키기 충분한 높은 강도는 아마 마취 없이는 일부 환자들이 참기에 너무 고통스러울 것이다. 과거에 내과의사들은 혼합된 결과로 마취환자에게 높은 강도의 전기자극을 시행하였다. 오늘날 감각 신경지배가 감소되거나 부재인 환자들은 고 강도 원심성 전기자극에 이익을 얻을 수 있을 것이다. 근력강화를 위해 주파수는 매우 넓게 사용된다(5에서 50 Hz). 일부 전문가들은 50 Hz에서 가장 효과를 느끼고 일부는 20 Hz에서 좋은결과를 가진다. (4) 상위 말초신경 전도로는 신경근육 전기자극이 효과적으로 하기 위해 반드시 완전해야 한다. 방광 그리고 요도괄약근과 같이 하위운동신경출력은 상위운동신경입력이 필수적이지 않다(32). 임상적 연구는 혼합되어 있고, 이 영역의 조사는 미흡하다.

### *요실금 그리고 보조 기능장애에 대한 골반층 근육 강화를 위한 전기적 자극의 증거*

Callwell(34)은 비뇨생식기 전기적 자극을 요실금 치료를 위해 1963년에 도입하였다. 그는 직접자극을 위한 요도주위 근육조직 전극고정과 함께하는 삽입가능한 방사성-연접 전기적 자극기를 제안하였다. 이 방법은 기술적으로 너무 복잡하고 불충분한 결과를 가지는 것으로 드러났다(34). 1966에 Hopkinson 그리고 Lightwood(35)는 오늘날 사용되는 전극과 유사한 항문플러그를 사용하는 전기적 자극을 실험하였다. 1968년에 Alexander 그리고 Rowan(36)은 전기 페서리〔대체자궁을 보조하는 내부에서 사용되는 납작한 기구(37)〕를 사용하였으나, 그러나 성공비율이 낮았다. 방광억제는 환자가 일반적인 마취하에 있을 때 매우높은 강도의 자극으로 시도되었다(38). 뒤따르는 무수한 연구들은 장기간 자극에 초점을 두었고(하루 8시간에서 12시간) 적당한 전극을 선택하였다(39-41). Fall(42)등은 방광억제에 대한 전기적 자극의 효과를 보여주는 많은 연구들을 하였다. 그들은 방광억제 그리고 방광억제를 위한 근력강화에 대한 빈도를 구별 지었다.(42)

FPM수축을 보여주는 전기적자극의 효과를 평가한 3가지 논문이 출판되었다. 모든 연구는 요도압력, 비뇨생식기 횡격막 수축의 한도를 측정하였다. 외음부 신경이 비뇨생식기 횡격막만 신경지배 한다면, 아마 전기적 자극은 특별히 그것을 목표로 정하고 항문거근의 수축은 중요하지 않을 것이다. Bernier 등(23) 그리고 Yamanishi 등(24)은 최대의 요도압력이 수의적 PFM수축보다 전기적자극과 함께 더 증가하는 것을 발견하였다. Bo 그리고 Talseth(43)은 최대의 요도압력은 수의적 PFM 수축과 함께 늘어난다는 것을 발견하였다. 많은 전기적 자극 프로토콜은 외부괄약근 또는 항문거근이 수축하고 있다는 확신을 요구한다. 외음부의 전기적 자극은 직장괄약근 수축의 결과를 나타내진 않는다.

과거의 조사를 통해서 보면 요실금의 효과적인 감소증상을 위한 전기적자극에 대한 PFM수축을 획득하는 것이 뚜렷하게는 필요하지 않는 것 같다. 전기적자극 이론에 대한 최근의 조사들은 쓸모가 없었던 배뇨근 수축조절의 구심성 감각 S2, S3에 대한 자극에 초점을 맞추었다. 이러한 연구들은 배뇨근 안정성에서 전기적 자극의 역할을 분류하는데 도움이 되었다. 하지만 PFM 약화의 논쟁에 대한 언급은 하지 않았다. 전문가는 PFM 강화가 억제의 하나뿐인 메커니즘은 아님을 기억해야한다. 많은 환자들은 PFM 강화에 대한 어떠한 변화도 없이 요실금에 있어 뚜렷한 감소를 획득 하였다. 이것은 아마 증가된 감각자극을 통한 결과일 것이다. 억제훈련에 있어 PFM 강화의 역할은 완전히 이해되지 않았다.

현재 골반층 대부분의 신경근육 전기적 자극은 질 또는 직장에서 행하여진다. 외부의 PFM 강화는 이중 또는 간섭 파형을 사용하여 시도되어졌다(44,45). 종종 피부저항이 너무 커서 환자는 극도의 통증을 PFM수축 발생 이전에 경험한다. 외부근력강화자극은 내부전극들에 대안의 가능성을 제공한다. 간섭전류기구는 불충분한 결과 때문에 현재 업무에서 공통적으로 사용되지 않는다. 과활성방광에 대한 외부자극은 아마 효과적일 것이며 이 장의 뒤쪽에서 다루게 된다.

PFM약화에 대한 전기적자극의 조사는 요소들이 다양하고 항상 기록되지 않기 때문에 비교하기 어렵다. 견본의 사이즈는 종종 작고 요소 사용은 전류조사지식에 기초를 두지 않았을 수도 있다. 위약-조절 연구는 위약효과가 매우 높기 때문에 가장 가치있는 것처럼 보인다. Bo(46) 그리고 Yasuda 그리고 Yamanishi(47) 요실금에 대한 전기적 자극의 사용을 다룬 요약된 논문을 출판하였다. Bo(46)은 스트레스 요실금에 대한 아홉 개의 랜덤 형식으로 된 위약-조절 연구 그리고 하나의 요실금충동 연구를 보고 하였다. 스트레스 요실금과 함께하는 전기적 자극의 램덤형으로 조절된 실험은 표 9.7에 요약되어 있다.

## 비뇨생식기 기능장애에 대한 자극에서의 전극결과 (Electrode Issues in Stimulation for Urogenital Disorders)

### *내부전극에 대한 고려사항*

전극은 전기자극 기계사용 환자의 안락감 그리고 비용에 기초를 하여 선택된다. 전극은 화

**표 9.7 스트레스 요실금과 함께하는 전기적 자극의 램덤화되고 조절된 실험의 요약**

| 연구원 | 년도 | 치료요소/자극장소 | 주파수/지속 | 결과 |
|---|---|---|---|---|
| Sand 등 (48) | 1996 | 멀티센터, 15주 동안 7번의 방문 활성골반층 자극기와 모조기구를 비교하는 실험 | 50 Hz 그리고 12.5 Hz 설정사용 처음 2주 동안 5초 온 10초 오프 30분 동안 5초 온 5초 오프까지로의 다양한 예정 | 자극대상 중 62% 회복 모조그룹 중 19% 회복 |
| Luber and Wolde-jsadih (49) | 1997 | 질자극 12주 동안 15분 처방 | 진동넓이 2000 μs 2초일 4초 휴식 주파수 50 Hz 강도는 인내치까지 | 자극통한 목적측정에서 25% 향상: 모조기구를 통한 29% 향상 |
| Yamanshi 등 (24) | 1997 | 남성은 항문전극 여성은 질전극 처방 4주 동안 15분 치료 | 50 Hz, 1000 μs 진동 지속 최대치 인내 강도 | 자극통한 60%의 주관적인 향상; 모조기구를 통한 8%의 주관적인 향상 |
| Brubaker 등 (50) | 1997 | 질전극 처방 8주 동안 20분 | 20 Hz 2초 온 4초 오프. 인내의 100 μs 강도 | 모조기구 그리고 자극그룹 사이 통계적 차이 없음 |

상 그리고 자극에 대한 가능성을 최소화 하기 위해서 조직반응이 적거나 없는 결과를 나타내야 한다. 최대한의 효과를 위해 전극을 치골미골근육 단계의 외음부 구심성신경의 근위부에 배치하는 것이 중요하다. 환자는 전극을 삽입하기 전 반드시 페서리를 제거해야 한다.

탐침이 바르지 않게 위치된다면 통증이 발생할 것이다. 대부분 종종 탐침이 충분히 삽입되지 않는다. 환자 또는 전문가는 치료의 기간 동안 그 장소에 탐침을 유지되어야 한다. 질 감염은 가능하지만, 문서에 거의 기록되어 있지 않다. Sand 등(48)은 11%에서 12%까지의 질 감염 비율 그리고 3%에서 12%까지의 요로감염비율을 보고하였다. 전기적 자극은 감염되기 쉬운 환자에 대해 선택적 치료로 적당하지 않을 수 있다.

### *질 대 직장자극*

Kiesswettwe 그리고 Flamm(28)은 점막 전기감광 역치(MST)를 방광 그리고 질에서 테스트하였다. 그들은 7.5Volta(one 9-V battery)에서 65.8%가 직장감각 그리고 34.1%가 질 감각을 가지고 있는 것을 발견했다. 전문가들은 양성 MST를 가진 환자들은 전기적 자극에 더 나은 결과를 가진다고 생각하였다. 그래서 환자가 질 자극을 느끼지 못한다면, 당신은 항문자극에서 더 나은 결과를 가질 수 있을 것이다. 하지만 항문점막은 전류흐름을 방해할 수 있다(48,49,50). 그래서 자극의 효과를 감소시킬 수 있다. Ohlsson(51) 역시 직장자극이 질보다 더 높다는 것을 발견했다. 하지만 그의 연구에서 대부분의 여성환자는 질 자극이 더 환영받고 편안하다는 것을 발견했다고 명확하게 말하였다. 배터리 순응은 더 편안한 자극과 함께 나타날 수 있다. 항문내부 자극은 직장 그리고 하지통증의 결과를 나타낼 수 있다. 관련통은 질간 자극에서 보고되지 않았다(51). 문서에서는 질 그리고 직장 자극과 비교하는 임상적인 결과연구를 발견하지 못했다.

### *질 또는 직장 전극의 전도성 물질*

전도성물질의 2가지 양식은 금속 또는 탄소-충만 실리콘이다. 금속은 내구력이 있고 부식에 저항적이지만, 딱딱하고 가끔 불편하다. 탄소-충만 실리콘은 부드럽고 유연하다 그리고 더 편할 수 있지만 장기간 사용 시 부러질 수 있다. Sand 등은(48) 탄소-충만 실리콘은 피부저항의 12%에서 14%의 발병률을 보고했다. 전도성물질 양식은 치료 결과에 있어서 뚜렷한 차이를 만들지 못하는 것처럼 보인다.

### *전극디자인 고려사항들*

전극은 평평한 또는 원주의 디자인으로 배열될 수 있다(그림 9.7). 평평한 선은 반드시 신경에서 근위부에 위치되어야 한다. 전극의 약한교대는 수축력의 뚜렷한 차이의 결과를 나타낸다. 일부 전문가는 PFM 근위부로 배치되는 평평한 선 전극이 더 효과적인 수축의 결과를 나타낸다고 생각하였다. 동심고리 역시 반드시 신경근 위에 배치되어야 한다. 이것은 전극이 위치되는 질 또는 직장의 깊이와 관련하여 중요하다. 하지만 환자에게 이러한 것들을 정확히 배치하는 것이 더 안락해 보인다. Perry(44)은 동심고리가 자극에 대해 더 적절하고 평평한 선은 EMG모니터링에 더 좋다고 보고하였다. 이것은 어떤 다른 연구에서는 실질적이진 않다. 전극에서 평평한 선과 원주밴드배열을 비교한 임상적 연구가 없다. Ohlsson(51)는 배가된 전극 구역이 감각역치에 닿기 위해 그래서 환자의 안락에 필요한 전압을 뚜렷히 감소시키는 것을 발견하였다. 이론학적으로 큰 전극표면은 더 작은 가장자리 효과와 함께하는 외음부 구심성신경을 얻기 위해 저강도를 필요로 한다.

### *전극모양 고려사항들*

전극에 두 가지 모양이 있다: 아령 그리고 원통. 질원개는 보통 모래시계 모양처럼 되어있고 PFM은 얇고, 교차된 지역에 위치해 있다. 아령형 전극은 치료에서 치료까지 일관성 있는 장소에서 한정된 시간에 적합하다. PFM이 매우 약할 때 질은 모양에서 더 원주이며 아령모양은 반드시 일치하는 자극을 제공하지 않는다. 원통전극은 원주에서 균일하다. 이 전극은 환자에 대해 외음부신경의 근위부에 일괄되게 배치하기 더 어렵다. 임상에서 전극은 환자가 최대의 수축을 느낄 때까지 질 안팎으로 조금씩 움직인다. 이것은 더 정확한 배치를 제공한다. 넓은 질원개를 가지고 있는 환자는 이 전극이 질벽과 함께 더 나은 수축을 제공할 수 있을 것이다.

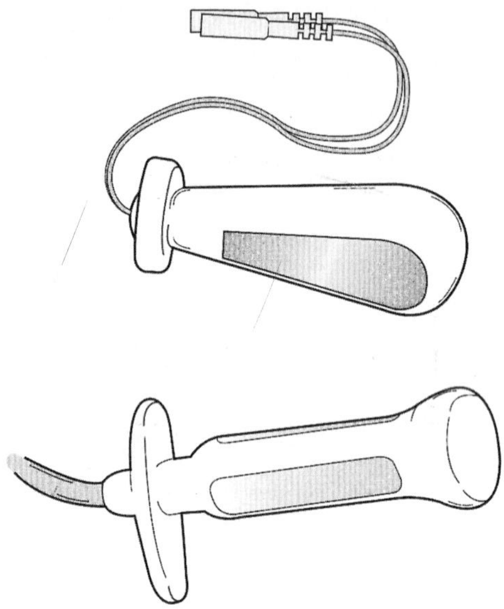

**그림 9.7.** 비교생식기 기능장애에 대한 전기적 자극에 사용되는 전극

### *전극사이즈 고려사항*

매우 작은 질에 대해서, 직장전극은 질 또는 직장에서 사용될 수 있다. 임상의는 질이 통증, 탈수, 위축성 질염, 또는 다른 요인들 때문에 전극을 수용할 수 없다면, 직장전극을 역시 고려해야 한다. 큰 또는 느슨한 질의 경우, 전문가 또는 환자는 치료 또는 큰 원주와 함께하는 전극을 선택하는 동안 전극을 그 위치에서 잡고 있을 수 있다. 일부 전극은 일부가 완전히 내부에 있는 반면, 일부 전극은 관 밖으로 뻗는다. 긴 전극은 약한 골반층 근육에 대하여 각이 질수 있다. 일부 전문가는 이 증가가 불균형 근육에 가해지는 자극에 이로움을 늘린다고 믿는다. 하지만 이 진술에 대해선 아무 생리학적 기초가 없다.

### *다른 고려사항들*

모든 내부 전극은 싱글 유저용이고 환자에서 환자로 전달될 수 없다. 전극은 환자가 사용하기 쉬워야 하며 청소하기 쉬워야 한다. 청소를 위한 제조업체의 조언을 살펴 보시오.

고-볼트 진동전류는 직장 또는 항문에 사용되는 Sohn의 전극을 통해 전달된다.

전극은 다용도 사용이며 환자사이에선 고압 소독된다.

환자는 사용 전 이해를 위해 전극을 살펴보도록 지시되어야 한다.

인도선은 내구력이 있어야 하며, 강하게 저항을 하며 그리고 전극삽입의 쉽게 하기 위해 충분히 길어야 한다.

전극의 윤활제는 물-용해겔, 따뜻한 물 또는 다른 내부에 사용되도록 허용된 산업용 전기전도성 젤과 함께 사용해야 하지만 석유 젤리는 안된다. 제조업체의 조언을 따라라.

## 과활동 방광 그리고 충동 요실금에 대한 전기적 자극 (Electronical Stimulation for Overactive Bladder and Urge Incontinence)

과활동성 방광 그리고 요실금충동에 가해지는 전기적 자극에 대한 전체에서 우선적인 목적은 방광에서의 충동의 증상을 경감하는 것이다.

### *내부 감각-수준 자극*

S2, S3신경원의 구심성감각 자극은 불안정한 방광의 수축을 조절하고 배뇨근으로의 과도한 입력을 폐지하고 그러므로 충동의 감각을 감소시키는 뇌교방뇨중심을 억제한다. 결과적으로 이것은 정상방뇨반사를 회복시키고 하복부 신경의 반사-조정 억제 효과를 나타낸다. 감각적응은 상행교감신경의 흥분성을 감소시킨다. 과활성 방광에 대한 대부분의 전기적 자극은 이중파형 그리고 질 내부 또는 직장 전극과 함께 수행된다.

### *외부 감각-수준 자극*

여러 집중연구는 과활성 방광과 함께 표준 이중 진동전류를 사용하는 외부자극의 사용에 관하여 내용을 출판되었다(52-58). 이 양식은 대중성을 얻었고 추가적인 연구가 기대된다. 외부자극은 S2, S3 신경의 자극을 통해 방광을 조절하기 위해 사용될 수 있다. 가장 공통적인 주파수는 비록 150 Hz 역시 사용되어 왔지만 10 Hz이다. 전극배치는 다양하며 S3 신경뿌리 그리고 S3피절을 포함하는 치골상부를 포함한다. 자극은 하루 1시간에서 4시간으로 2번 사용된다. 특정장도는 보고되지 않았지만 보통 높은 감각수준이 적용되도록 조절한다. 불행하게도 자극은 환자가 그것이 유익한지 결정하기 전 몇일동안 지속될 필요가 있다. 연구는 감소된 충동 그리고 증가된 방광충만을 보여준다(54). Walsh 등(57)은 자극동안 감소된 배뇨근 압력과 함께하는 증가된 방광의 용량을 보고하였다, 이 자극의 양식은 임상물리치료 넓게 사용되는 것이 아니라, 그것이 유익한지 결정하기 위한 조사의 진전을 보증한다.

### *내부 운동-수준 자극*

지금까지는 과활성방광의 치료에 대한 운동-단계 질 또는 직장 전기적 자극의 사용에 관한 증거가 없었다.

### *방광억제에 관한 전기적 자극 활성의 제안된 메커니즘*

이전에 제시한 대로, S2 그리고 S3 천골신경의 구심성감각에 대한 자극은 방광 과활성 조절에 대한 목표이다. 표 9.8은 이러한 신경자극의 제안된 작용의 윤곽을 그렸다. 사실 이러한 작용이 일어나는지는 여전히 조사중이다. 과활동 방광에 대한 전기적 자극은 부교감신경의 중심억제를 보여줄수도 있다. 연구는 또한 PFM의 활성수축은 감소된 배뇨근 수축의 결과를 나타내는 것을 보여주었다. 3번 방뇨반사(Bradley loop)는 배뇨근 억제반사로 가끔씩 언급된다. PFM의 수축은 방광이완의 결과를 나타낸다. 이것은 전기적자극를 통한 방광억제에 대한 하

| 표 9.8 | S2, S3 구심성 감각 자극의 효과 |
|---|---|
| | • 불안정한 방광수축을 조절한다. |
| | • 배뇨근으로의 과도한 입력을 폐지하는 뇌교방뇨중심을 억제한다. |
| | • 일반방뇨반사를 회복시킨다. |
| | • 하복부 신경의 반사중재 억제 |
| | • 상행교감신경의 흥분성을 감소시키는 감각적응 |

Adapted from Wilder E.The Gynecological Manual.2nd ed.Alexandna.Va;Section on Women's Health,American

나의 매커니즘 일 수도 있다.

저-주파수 자극(5에서 20 Hz)은 하복부반사로 외음부를 통하는 방광수축을 억제한다(29, 32) 하복부총은 교감-자율신경을 운반한다. 일부 연구자는 또한 20 Hz는 골반반사로 외음부를 사용하는 방광수축을 억제한다고 믿는다(59). 이 골반신경은 부교감신경섬유를 운반한다. Lindstrong 등(60)은 방광억제에 관한 최적의 주파수를 10 Hz라고 보고하였다. Soomro 등(61)은 배교근 활동의 감소를 이끄는 척수에서의 자극-활성 엔돌핀 경로를 이론화하였다.

높은 강도는 내부 비뇨괄약근 그리고 방광억제의 부드러운 근수축을 일으키는 하복부신경을 직접적으로 감극시킬 수도 있다(32).

연구자들은 전기적 자극 후 신경전달물질 그리고 다른 생물학적 물질에 있어서의 여러 영구적인 변화를 문서화하였다(32). 이 변화는 배뇨근 불안정성에서의 전기적 자극의 장기간 효과에 관한 이유로 생각되어진다(52,62,63,64).

***과활동성 방광에 대한 전기적자극 중재효과의 증거***

과활동성 방광에 관한 전기적 자극에 대한 조사는 즐어든 증상에 관한 양성 효과를 가장 많이 보여준다. Brubaker 등(50)은 자극 그룹에서 50%의 향상 그리고 모조그룹에서의 뚜렷하지 않은 변화를 보여주었다. Yamanish(24)는 모조치료에서의 35%와 반대되게 자극에서의 81% 향상을 보여주었다.

## 골반 통증 그리고 과긴장에 대한 전기적 자극 (Electrical Stimulation for Pelvic Pain and Hypertonus)

과긴장은 근골격 통증 그리고 또는 기능이상을 일으키는 PFM의 증가된 긴장의 결과인 비뇨생식기 체계 기능장애이다(18). 골반통증 그리고 PFM 과긴장은 각각 수반하여 나타나기 때문에, 그들은 여기서 하나의 기능이상으로 고려되었다.

골반 통증 그리고 과긴장 기능이상의 병태생리학은 건강전문가 사이에서 많이 토론되고 논의되는 주제이다. 골반 통증 증후군 발달을 조사한 조사연구는 거의 없다. 골반통증에 대한 가

**표 9.9** 과활성 방광에 가해진 전기적 자극에 관한 조사

| 조사자 | 요실금 | 양식 결과 |
|---|---|---|
| Brubaker 등 (50) | 전체 | 배교근 불안정성 : 활성의 50% 감소, 모조에서의 무변화: 요실금 스트레스에서 무변화; 자극 35%,모조 17%에서의 주관적인 향상 |
| Luber and Wolde Jsadih (49) | 스트레스 | 객관적인 향상 : 자극15%, 모조 12.5% 주관적인 향상 : 자극 25%, 모조 29% |
| Yamanishi 등 (24) | 스트레스 | 주관적인 향상 : 자극 60%, 모조 8% : 치료 자극 45%, 모조 7.7% |
| Geirsson and Fall (64) | 충동 | 주관적인 향상 : 향상 54%, 치료 5% (조절없음) |
| Seigal 등 (65) | 충동 그리고 혼합 | 향상 41%, 치료 29% (조절없음) |

능한 병인학은 관절 기능이상(5), 유발점(5,16,65), 만성근육유지패턴, 심인성 요소, 내장 또는 조직요인들, 골반수술동안 신경죄임, 그리고 다른 부분적 그리고 중심적인 신경학적 사건을 포함한다. 골반 통증 그리고 과긴장에 가하는 전기적 자극에 대한 제일의 목표는 통증감소, PFM의 증가된 근육긴장을 줄이기, 그리고 증상을 제거하는 것이다. PFM의 증가된 긴장은 항문거근 증후군, 질, 직장, 또는 긴장근육통, 질경련, 그리고 일과성 직장통증의 결과를 나타낼 것이다. 오줌보유 그리고 변비는 PFM 과긴장의 결과일 수도 있다. 증가된 긴장을 확인하는 것은 EMG테스트와 함께 가장 잘 얻어질 수 있다. 질 또는 직장 관 안쪽 근육의 촉진은 유발점 그리고 굳은 근육을 확인하는 것을 도울 수 있다. 질 그리고 직장 관 안쪽의 전기적 자극은 이러한 환자들을 치료하는데 있어 효과적일 수 있다. PFM의 과긴장은 다른 골반통증 증후군의 부분일 수도 있고 아닐 수도 있다. 이러한 증상들은 표면자궁내막증, 월경통, 골반염증성 질병, 꼬리뼈 통증, 음문통증, 개재성 방광염, 그리고 그 이상을 포함한다. 전기적자극은 PFM 긴장을 감소시키는 것 또는 전체적인 통증 관리에 직접적이다. 증가된 자궁경련통을 가진 일부 환자는 질자극 악화를 발견할 수 있다.

### 골반통증 그리고 골반층 근육 과긴장에 대한 내부 그리고 외부 감각-수준 자극

골반통증 그리고 과긴장에 대한 전기적 자극은 질 또는 직장을 통하여 외부적 또는 내부적으로 관리될 수 있다. 회음부 그리고 방광에 국한되는 기능이상은 내부치료를 통해 고려되어야 한다. 이전에 설명한 것처럼, 치료주파수는 보통 100 Hz이다; 다른 모든 요소들은 같다. 참가자가 내부전극을 참을 수 없거나 만약 사용될 수 없다면, 외부전극이 사용되어야 한다. 천골 또는 S3피절 위에 배치되는 전극의 "십자패턴"은 임상적 실행에서 회음부 통증 감소를 보여주었다. 직장 주위 자극은 통증 또는 기능이상을 줄이는 만족스러운 결과를 보이지 못한다.

골반의 다른 곳에서 발견되는 통증은 통증관리에 대한 전통적인 치료법을 사용함으로써 치

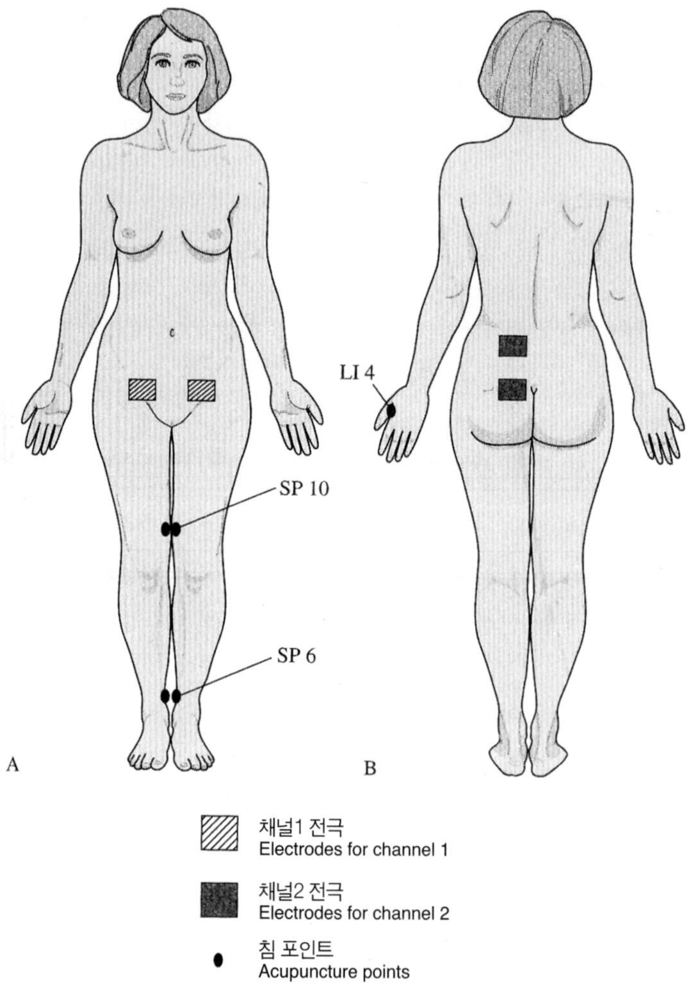


**그림 9.8.** 양측 통증A에서 그리고 단독복부 통증B를 조절하기 위한 전극의 배치(54).

료될 수 있다. 경피 전기자극(TENS)의 다양한 모델에 익숙한 임상의는 환자의 상태, 나이, 그리고 통증정도에 따라 치료의 최적요소를 결정할 것이다. 요소들은 아래 운동감각진폭 그리고 60에서 100 pps까지의 주파수 설정의 전통적 TENS 배치한다. 20분에서 30분, 하루에 한번에서 다섯 번, 100에서 150 us까지의 진동기간이 표준치료이다. 일부환자는 그들의 월경의 처음 2, 3일 동안 거의 연속적인 TENS를 사용하는 경감법을 발견했다. 계속적, 돌발, 또는 모델의 조절 설정은 환자의 선호에 의해 사용되어진다. 저-비율(2에서 4 pps)운동-단계 TENS 역시 효과적일 것이다. 경골의 바로 뒤 끝부분에, 내부 복사뼈 위에 있는 한 손 너비의 지라 6(Sp 6)과 같은 관련 침 포인트는 유용하다. 지라 10(Sp 10)은 2인치인데 무릎뼈의 내측면 위에 있고, 넓은 장 4(LI 4)은 엄지의 거미집공간에 위치해 있다(그림 9.8).

항문거근증후군은 통증. 압력, 또는 직장의 불편함을 포함하는 증상의 집합이며 여성에게서 더 빈번하다. 불편함은 앉거나 종종 미골, 좌둔부 지역, 질 그리고 대퇴로의 방사를 통해서 악화된다(66,67). 이 증후군은 항문 감염과 같은 다른 증상들과 동반할 수 있다. 림프배농에서 근육조직으로의 근접은 근육염 또는 항문거근의 경련반사의 원인이 될 수 있다(68). Thiele(69)는 그가 검사한 항문거근 증후군검사 대상자 324명 환자에서 43.7%의 수치를 나타낸 이상근 연합경련에 주목하였다. 일부 전문가는 모든 단어를 포괄하기 위해 이 증후군을 사용한다. 고-전압 자극(단상 파형)에서 효과를 얻기 위해 환자는 반드시 항문거근 증후군의 정확한 증상을 가져야 한다. 임상적으로 부드러움 그리고 경련은 단일 또는 양쪽 거근의 촉진으로 발견될 수 있다. 좌 거근은 종종 관련장소 이다(67).항문거근증후군은 화장실에서 장기간 앉아 힘주거나 독서를 하는 개인에게서 자주 발생한다. 보통 통증은 장기능과는 관련되어 있다. 하지만, 배변은 통증을 악화시킨다.

여러 연구는 항문거근 증후군을 가진 환자에 고-전압 진동전류를 사용한 것을 문서화하였다. 그것에는 3가지 조사모델이 있다: 질, 직장 또는 Shon 멀티-유저 전극이다. 환자의 안락 그리고 선호가 사용할 하나를 결정한다. 치료는 5가지 치료에 대해 날마다 15분에서 60분까지 다양하며 환자는 재평가되어야 한다(66,67,70). Shon은 음극이 사용되었다고 보고하였지만 이론적 설명은 제시하지는 않았다. 진동주파수는 보통 80 Hz이고 환자가 경미한 불편을 경험 할때까지 점점 진폭은 증가하였다. 진폭은 환자가 안락함을 느끼는 단계에서 줄어든다(71a). 보통 진폭은 환자의 인내에 따라 250 V에서 400 V까지 점진적으로 증가될 수 있다(66,70). 진폭은 심한근육경련에 대해선 증가되었으며 연속적인 치료에 따라 환자가 회복되거나 경련이 감소 되었을 때 감소되었다. Morris는 60분 치료시간 그리고 120 Hz까지의 증가된 주파수가 만성적 통증 에 대하여 경감의 효과를 더 준다는 결과를 발견했다(67). 따르는 치료는 법은 임상의의 평가 그리고 증상의 심함에 기초하여 만들어질 필요가 있다.

### *골반 통증 그리고 과 긴장에 적용되는 전기적 자극활성에 대해 제안된 메커니즘*

지금까지 골반통증 또는 과긴장에 대한 전기적 자극의 매커니즘을 조사한 연구는 없었다. 전문가들은 이어지는 요인중 적어도 하나 또는 그 이상에 대한 전기적 자극이 도움이 되는 결과를 요구하여 왔다: 근피로, 운동신경 압박 그리고/또는 적응, 그리고 중추신경계 경로의 적응(내부신경 그리고/또는 운동신경 네트워크 또는 신경 화학적 전도)(70). Scott 그리고 Hsuek(67)은 근육에 적용되는 저-주파 전류가 다발형성 그리고 피로를 유도하여 근육경련을 무너뜨리고 추가적으로 국소 조직 순환에 도움이 되고, 부종을 감소시키는 것에 대해 저술하였다(70). 하지만 많은 전문가들은 요즘 이 이론을 받아들이지 않는다. 4장에 포함된 통증 조절에 대한 전기적 자극의 사용에 기초한 매케니즘은 이 부분에서 역시 적용된다.

### *골반층 통중 조절에 대한 전기적 자극의 증거*

전기적 자극의 사용과 골반통증에 관한 조사는 거의 수행되지 않았다. 월경통(월경 통증)으로 인해 1년에 1억4천 만명 이상이 근무시간을 빼앗기고 임신기 여성의 50%에게 영향을 미친다.

월경통 그리고 자궁내막증은 TENS로 효과적으로 치료될 수 있다. 1990년 연구에서 Daywood 그리고 Ramos(71)은 TENS만으로도 문제의 40% 가까이에서 통증경감을 제공한다는 것을 발견하였다. 이부프로펜과 함께한 TENS는 문제의 75%에서 통증경감을 나타내었다. 책은 고-전압 진동전류와 함께한 항문거근증후군의 치료가 뚜렷한 부작용 없이 눈에 띄는 결과를 나타내며 25%에서 90%까지의 증상 향상에 주목하였다(66,67,70). 상위치골통증은 해결되었고, 질간 전기적 자극을 사용한 개재성 방광염을 가진 환자의 53%에서 방광의 기능이 정상적으로 되었다(72).

## 비뇨생식기 기능이상의 보전적 치료에 있어서 최근의 발달 (Recent Developments in Conservative Management of Genitourinary Disorders)

1990년 이후 모든 양식의 전기적 자극치료가 조사 그리고 발달된 재유행이 있어왔다. 자극의 양식은 여기서 각각 간략한 해설과 함께 포함되어 있다. 자극의 새로운 양식은 포함한다:

피부주위 말초 구심성신경의 자극(제작자, SANS)
천골신경자극(제작자, Interstim)
자기를 띈 자극(제작자, Neotonus)
음핵신경자극

### *피부주위 말초 구심성신경의 자극*

피부주위 말초 구심성신경의 자극에 있어 후경골신경 뒤쪽 외측 복사뼈 뒤로의 침전극 삽입은 자극을 전달한다(73-75). 이것은 S3 신경뿌리로 직접적인 자극의 결과를 나타내며 그래서 쓸모없는 방광수축을 조절한다. 치료는 내과의사의 진료실에서 12주 동안 1주일에 한번 제공된다. SANS(73)기구는 최근 미국에서 인증된 유일한 기구이다. 그것은 요역동학자료를 사용하여 저-전압, 저-진폭전류를 전달한다. Vandoninck 등(75)은 63%의 주관적인 성공을 보여주었다.

### *천골신경자극*

천골신경자극은 배설물 그리고 난치의 요줌충동 실금을 성공적으로 줄였다(76-80). Interstim은 삽입형 자극기로 S3 신경뿌리에 0.1에서 7.9 Vdml 진폭변화와 함께 10에서 21 Hz, 210 us의 자극을 직접적으로 제공한다. 자극은 S3 소공으로의 침전극 외부배치로 테스트 되었다. 3일에서 7일 동안의 테스트자극은 최소한으로 증상의 50%의 감소를 제공하였고 환자는 수술적 주입에 대해 적절해진다.

수술은 S3 소공으로의 침전극 개방삽입을 포함한다. 자극유닛은 옆구리주머니 피부아래 배치된다. 외부기구(심장박동메이커와 유사하게 사용됨)은 요소를 활성 수정하기 위해 사용되어진다. 환자는 자극강도를 수정하는 작은 조절기와 조작스위치를 가진다. 이 치료는 보전적 치료가 실패했을 경우, 심한 긴급, 빈번, 또는 보유에 대해서만 사용된다. 장치의 오작동은 가능하므로 자극배터리수명은 수정이 필요하기 전까지 10년까지 변경이 가능하다. 연구에 적절히 선택된 환자는 좋은 결과를 가지는 것을 보여준다(78).

### *자기를 띈 자극*

Neotonus의자는 여성에서 스트레스, 충동, 그리고 혼합된 요실금에 대한 치료에 비수술적 치료를 제공한다(81-84). 이것은 의자좌석에 삽입된 자기장을 보내는 몸통을 가지고 있다. 자기장은 인접한 조직에 신경활성과 함께 이온의 흐름을 생산한다. 환자는 치료동안 완전한 복장을 입어야 한다; 직접적인 피부접촉은 필요하지 않다. 진동너비는 275 us에서 720 us사이에 설정되어있고, 5에서 50 Hz까지의 다양한 주파수를 사용한다. 치료는 16작업시간 동안 일주일에 한번에서 세 번까지 주어진다. 임상적연구는 환자의 66%가 뚜렷한 향상을 가졌음을 보여준다(84). 이 페센트는 만약 환자가 자극을 받기 전 골반층 근육운동을 배우게 된다면 늘어날 수 있다. 대부분의 환자는 둔부 그리고 대퇴 뒷쪽 근육의 수축에 주목하였다. 일부는 더욱이 골반층 근수축을 확실히 할 수 있다. 골반층 근육수축이 치료의 성공 필요한지는 명확하지 않다. 이 치료의 보험상환은 다양하며 기구는 비싸다(81-84).

등쪽 또는 음핵신경자극은 과활성 방광에 대한 다른 형태의 외부 자극이다. 두 은/은 염화물 전극은 음경 또는 음핵의 저면에서 1 cm떨어져 배치된다. Oliver 등(85)은 방광내압측정법에서 전체적방광수용량이 늘어난 57%의 환자를 보여주었다. 이것은 방광의 신경조절 결과를 나타내는 S2, S3신경 활성의 다른방법을 제시한다(86).

## 비뇨생식기 기능장애에 대한 생체자기제어
## BIOFEEDBACK FOR UROGENITAL DISORDERS

### 생체자기제어 중재의 사용에 대한 일반적인 고려사항
### (General Consideration for Use of Biofeedback Interventions)

#### *생체자기제어의 양식*

PFM기능의 평가 그리고 치료는 근육이 골반 깊은 안쪽에 있기 때문에 어렵다. 생체자기제어 많은 형식을 가질 수 있으며 운동진행을 향상시키기 위해 근육에 관한 정보를 제공하는 점에서 도움이 된다. 간단한 생체자기제어는 내부로 시각화시키는 거울을 사용하는 것과 PFM 수축동안 회음부체의 움직임을 향상시키는 것을 포함한다. 또한 외부에서 회음부체로의 촉진은 바른수축 또는 이완에 관한 피드백을 준다. 환자 또는 임상의에 의한 질 또는 직장 내부촉진은 부가적인 정보와 PFM수축하는 성질의 정밀도를 제공한다. 기계화된 PFM의 생체자기제어는 질 무게(87), 생체자기제어 또는 계측검사 압력(88), EMG 생체자기제어를 포함한다.

Kegel (88)은 PFM수축동안 회음부의 내부로 들어올기를 처음으로 기술했다. PFM수축동안 이 들어올리기의 외부관찰은 평가의 형식이며 다른 평가도구와 함께 결합하여 가장 많이 사용되었다(89). 환자들은 PFM수축동안 빈번하게 불충분한 회음부 편위운동을 가진다. 거울관찰 그리고 촉직은 수축의 부정확한 방법을 확실히 확인할 수 있다. 비록 거울관찰 그리고 외부촉진 생체자기제어의 간단한 형식이지만 그들의 신뢰성은 아직까지 증명되지 않았다.

질 또는 항문 내부 촉진은 환자가 PFM 수축을 바르게 수행하고 있는지 확인할 수 있게 한다(89). Van kampen 등(90)은 질 PFM 수축의 25가지의 다른 방법을 발견하였다. 많은 전문가는 근력 그리고 수축의 인내력을 확인하기 위해 질 촉진을 사용한다. 환자는 PFM수축에 대한 자기-생체제어의 형식으로서 외부촉진을 사용할 수 있다. 직립자세의 적당한 위치에서 질무게는 PFM바로 위에 올려진다.

근육의 저-단계 수축은 위치 안에 무게를 유지해야 할 필요가 있다. PFM의 이완은 무게를 떨어뜨리는 효과를 나타내어 PFM수축을 증가시키기 위한 요구의 신호를 보낸다. 많은 임상의는 여성에게 있어 상대적으로 작은 질 그리고 좋은 근력과 함께하는 질의 무게가 도움이 된다는 것을 발견하였다. 연구자들은 단독 PFM 운동보다 질무게가 더 효과적인 것을 보여주지 못하고 있다(87).

Kegel(91)은 회음부미터압력 생체자기제어 기구를 가진 상태에서 89%의 주관적인 향상을 보고하였다. 이 간단한 압력기구는 PFM수축의 압력해석을 등록하는데 이는 힘측정으로서 해석되어진다(89). 압력 생체자기제어 기구는 넓게 사용되어진다. 모든 압력 생체자기제어 기구는 질 또는 직장 안쪽에 배치되는 압력감지기를 가진다. 이 감지기는 배관을 통해 압력계 기구에 연결이 되며 압력의 변화를 측정한다. 압력해석은 눈금판, 바 그래픽, 형광색 또는 LCD영상으로 나타내어진다. 이 기구들은 약간의 제한을 가지고 있고 과긴장을 가진 환자의 경우, 그들이 안정기 기간을 정확히 측정하지 않기 때문에 사용이 추천되지는 않는다(92). 환자들은 반드시 바른 수축을 수행하기 위해서 신중히 지시를 받아야 하는데 이는 참는 것은 증가된 압력해석의 결과를 나타내며 바른 PFM수축에 대해 실수가 나타날 수 있기 때문이다.

EMG근육 훈련은 PFM의 보조적 기능장애, 과긴장 기능장애, 그리고 비협응 기능장애에 효과를 가진다. 이것은 넓고 다양한 진단에 대해 많은 임상의들이 치료로서 사용하고 이 장 남은 부분의 초점이 될 것이다.

### *비뇨생식기 기능장애에 대한 EMG생체자기제어 감지기*

PFM활성의 임상적 EMG측정은 표면전극과 함께 가장 잘 얻어질 수 있다. Kieswetter(93) 그리고 Siroky(94) 모두 질 전극이 PFM의 침 EMG로 얻어진 것과 비교할 수 있는 EMG패턴을 나타낸다고 보고하였다. PFM의 표면 EMG는 질 감지기, 직장 감지기, 또는 외부 직장괄약근 위 피부에 붙는 피부-안대 전극을 사용하여 얻어질 수 있다. Barrett (95)는 표면 심전도 전극이 400개의 임상적 평가중에서 선 또는 압력 감지기 만큼이나 믿을 수 있다는 것을 발견하였다.

질 내부 감지기는 항문거근그룹의 근위부에 배치되어진다. 직장 감지기는 항문거근의 외부 괄약근 그리고 직장부분을 측정하기 위해 좀 더 표면에 배치되어진다. 피부-안대 전극은 내부 감지기사용에 대한 금기와 함께 환자에 있어서 더 나은 선택이다("비뇨생식기 기능이상에 대한 전기적 자극"을 보라), 내부 감지기 사용 금기는 삽입에 있어 심한 질 또는 직장 통증, 기관이 차지하는 저장소에서의 뚜렷한 탈수, 질 확장근이 훈련을 위해 사용되는 유아 EKG전극은 전형적으로 PFM의 피부-안대 전극이 사용되어진다. 그들은 외부 괄약근 위 피부에 배치된다(96). 이러한 전극은 많은 환자에 있어 임상적 EMG에 대한 정확한 정보를 제공하는 것으로 보고되었다.

대부분의 상업적으로 사용되는 전극은 은-은 염화물로 만들어진다. 빈번히 이 감지기는 한 기계에 특징적이고 서로 교환할수 없다. 그들은 작은 종축밴드 또는 넓은 원주 감지기 위주이다. BINNIE(97)은 종축밴드와 원형밴드를 비교하였고 더 나은 임상적 자료 그리고 종축밴드를 사용하는 가는-실 전극과 함께하는 더 나은 상관관계를 발견하였다. 일반적으로 근육의 특수성측정은 작은 EMG전극(종축밴드는 보통 원형밴드보다 작다)을 사용하는 것이 제일이다. 대조적으로 전기적 자극은 큰 표면 지역전극으로 제공되는 것이 좋다. 많은 질 그리고 직장 감지기는 전기자극 그리고 EMG치료 모두에 사용될 수 있다. Binnie에 의해 제공되는 자료에도 불구하고(97), 많은 임상의는 전극적응이 임상적 EMG 또는 전기적 자극 치료에 미치는 뚜렷한 영향을 믿지 않는다. 감지기 양식은 EMG기계의 선택에서 작은 역할을 한다.

### *골반층 근육 기능이상의 EMG평가*

기초 EMG평가는 1 또는 2분의 안정기준선 그리고 5에서 10초까지의 유지세트가 10번의 수축동안의 반복으로 구성된다. 많은 경우 단-채널 측정만으로 충분하지만 이중-채널 측정은 PFM수축과 함께 하는 복부근육의 동시적 활동을 모니터하기 위해 가끔씩 사용된다, 지방층의 증가는 복부의 정확한 EMG측정을 방해한다. 복부 그리고 둔부 근육의 촉진은 이 근육들에서 과다수축의 발생에 대한 귀중한 정보를 제공할 수 있다.

추가적인 측정은 빠른 수축, Valsalva 테스트, 그리고 긴-인내 수축테스트 동안 만들어질 수 있다. 임상의는 가끔 환자의 표현에 근거하여 테스트를 선택할 수 있다. 빠른 수축은 환자에게 빨리 그리고 최대한 PFM를 보충하게 그리고 유지없이 빨리 근육을 이완하라고 요구함으로써 수행될 수 있다. 이 기술의 숙달은 스트레스 요실금의 출현을 감소시키기 위해 특별히 중요하다(특별히, 재채기와 함께 요실금의 발생).

Valsava 테스트는 변비를 가진 환자에게 효과적이다. 힘을 주고 있는 동안 PFM은 휴지기 긴장 아래로 이완된다. 방해적인 배변은 힘쓰는 동안 PFM활성이 증가하였을 때 문서화되어 있다. 장기간 인내력 테스트는 30초 간격을 두거나 또는 최대수축의 50%로 2분까지 수행되어질 수 있다(98). 이 테스트의 가치는 조사연구에서 아직까지는 검증되지 않았다.

청각 그리고 시각 피드백표시의 범위는 다양하다. 나이가 많은 환자는 뚜렷한 선과 색깔을 필요할 수 있고, 반면에 아이들은 재미있는 영상 또는 게임과 함께 더 동기유발이 될 수 있다. 높은감각과 함께하는 표시는 매우 약한 환자에게서 작은 미세볼트단계를 표시하기 위해서 필요하다. 청각 피드백은 특히 시각손상환자와 함께하는 경우에 더 효과적이다. 목표는 학습 그리고 동기유발을 늘리기 위해 사용되어질 수 있다.

EMG평가에 대한 효과적인 계산은 미세볼트에서 측정되어진 평균 일 그리고 평균 휴식이다. 어떠한 조사도 기대 또는 평균절정 그리고 억제에 대한 미세볼트단계유지에 근거하여 발견되진 않았다. Cram 그리고 Kasman(99)은 자료의 참조없이 "강한 수축"에 대한 17.5 uV의 기준을 문서화하였다. 그들은 또한 근력과 밀접하게 연관된 EMG 진폭을 나타내었다(99). 미세볼트단계들은 피부임피던스, 지방조직의 양, 전극배치, 근육피로, 길이-긴장 관계, 그리고 수축속도와 같은 많은 변수에 의존하는 PFM 수축동안 기록된다. PFM의 휴지기안정은 거의 편평하고(94), 많은 전문가들이 < 2 uV단계에 대해 분쟁을 벌이고 있다. 하지만 이것의 기초에 대한 조사는 없다. 평균 일 그리고 나머지 평가는 치료가 진행될 때 추적할 수 있으며 그들은 종종 증가한다. 더 중요한 것은 환자는 근육의 유지능력(이차유지의 수), 그것의 협응력(복근과 함께 그리고 일상생활 동안), 그리고 EMG추적의 질을 반드시 향상시켜야 한다(표 9.10 보기).

일부 기구는 각 개인의 일 그리고 휴지기 그리고 절정 그리고 최소한의 값 등의 다른 계산을 표시한다. 개인의 일 그리고 휴지기값은 환자수축의 강도를 문서화 하는데 도움이 된다. 표준이탈은 신호변화의 정도이며 과긴장 환자의 휴지기 동안 뚜렷할 수 있다. Glazer(100)는 음문통증 향상을 모니터 하는데에 표준이탈을 사용하였다. 그는 줄어든 통증과 함께 휴지기 동안 근육안정성의 향상이 있었음을 보여주었다. 상승시간(수축신호에서 절정 동원까지 시간) 그리고 하락시간(이완신호에서 제일낮은 이완기)는 치료동안 추적을 할수 있는 객관적인 정도를 줄 수 있다(그림 9.9).

부정확한 기술은 정밀한 모니터를 하지 않는다면, 적절한 PFM EMG 추적으로 잘못 받아들여 줄 수 있다. 평가 그리고 훈련기술의 혼합은 가장 좋다(89,94). 복부, 둔부 그리고 내전

**표 9.10 골반층 근육에서 평가된 특성**

- 빠른 동원
- 꾸준한 유지 능력
- 부드럽고 빠른 이완
- 각각의 수축 사이에서 일반 기준선으로 복귀
- 수축의 반복성
- 과다한 근육의 최소한의 사용(복부, 둔근 그리고 다리)
- 수축동안 일반호흡

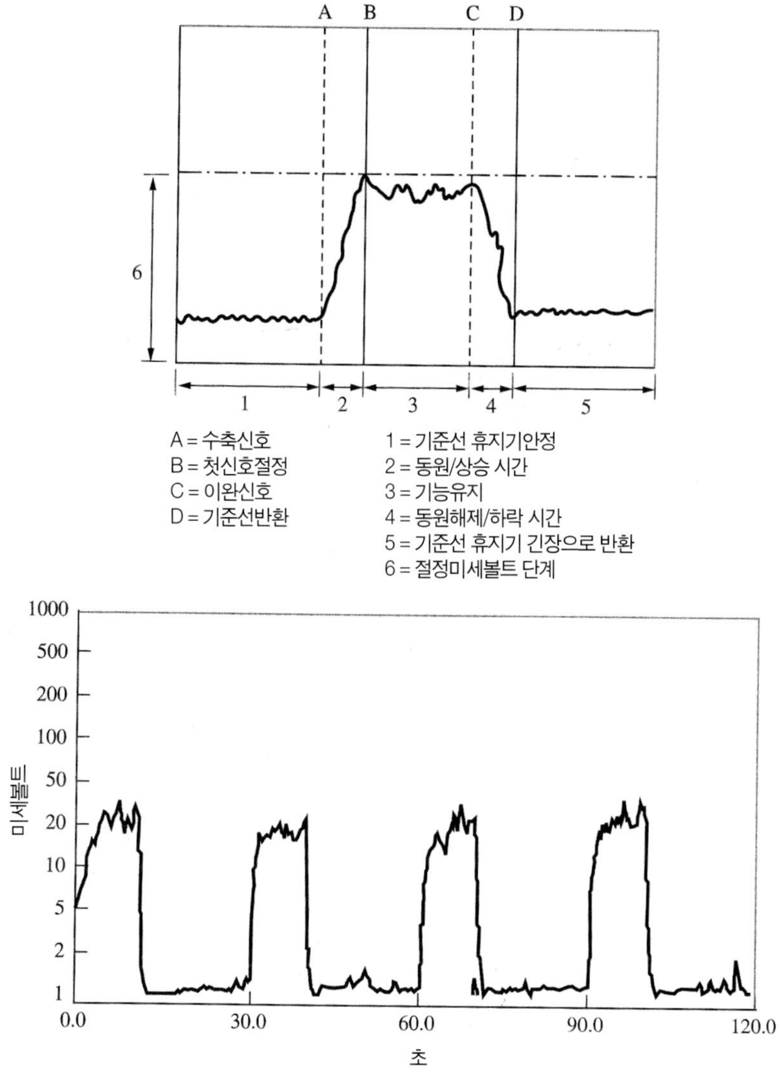


**그림 9.9.** 일반 EMG생체자기제어 추적

근 근육으로 부터의 과다는 활성동안 신중히 모니터 되어야 한다. 심한 약화가 있는 환자는 과다근육을 포함한다고 받아들여 질 것이며 그러므로 EMG추적은 인공적으로 들어 상승할 수 있다. 진행은 과다근육활성을 제거하는 방향으로 가야한다(101). 힘쓰는 것은 수축시도동안 미세볼트 입력이 증가하는 일정한 경우에 기입되어질 수 있다. Knight 그리고 Laycock (101)은 전극의 움직임 또는 내복부 압력에 대한 최소 PFM 때문일 수 있다고 이론화하였다. 다른 경우, 힘쓰기는 수용되이질 수 없고 반드시 피해야하는 것이다. 전문가가 EMG 정도에 의존하여 근육기능을 결정하는 것은 바람직하지 못하며, (89) 처음 훈련은 질 또는 항문으로 촉진을 통해 확실히 적당한 수축을 해야한다. 주기적인 체크는 계속적으로 정확한 수축을 하기위해 바람직하다. 이것은 수축동안 감지기 외측부분을 촉진함으로써의 감지기의 내부로의 움직임을 느끼는 것과 함께 할 수 있다.

PFM EMG 평가는 실습사이 평가자간 신뢰성이 뚜렷하다(r = 0.86)(102) 평가의 이 형식은 모든 형식의 요실금, 부분성(하나 또는 그 이상의 생명체 출생) 그리고 주변- 또는 월경 후 상태(호르몬 교체이론 없이)를 가진 환자의 낮은 EMG정도에 대한 전략적으로 뚜렷하게 예언적인 정당성(P < 0.05)을 가진 것으로 보여진다. 추가적 연구는 비뇨기 감염을 가진 모든 환자그룹(스트레스, 충동, 혼합)에서 짧은 EMG유지 능력 그리고 낮은 최대 수의적 수축을 보이는데 좋은 재현성 그리고 반복성을 가진 조절그룹과 비교하였다(103).

## 요실금에 대한 EMG생체자기제어 그리고 골반층 근육약화 그리고 비협응에서의 보조적 기능장애(EMG Biofeedback for Urinary Incontinence and Supportive Dysfunction in Pelvic Floor Muscle Weakness and Incoordination)

### *주요목적*

EMG생체자기제어는 수의적 수축 그리고 이완동안 PFM의 전기적 출력에 관한 증가된 정보를 제공한다. PFM감각 신경지배는 출산, 수술, 그리고 신경학적 질병을 통해 손상될 수 있다. 근수축의 감소된 시각화 그리고 손상된 감각은 바른 수축의 학습을 어렵게 만든다. EMG 정도는 검사도구로서 사용되었고, 적당한 치료계획에 대한 필요한 정보를 제공할 수 있다. 예를 들어, 휴지기긴장의 증가는 요실금을 가진 일부사람에게서 나타났다. 이 증가된 긴장은 가끔 촉진을 통해 확인되어질 수 있으나, EMG 측정과 함께 더 잘 양이 정해지거나 제한이 된다. 증가된 휴지기를 가진 환자는 수축 그리고 이완 모두 배워야 한다. 임상적으로, 환자는 동원을 증가시키거나 수축을 유지하는데 있어 EMG정보가 매우 유용하다는 것을 발견하였다.

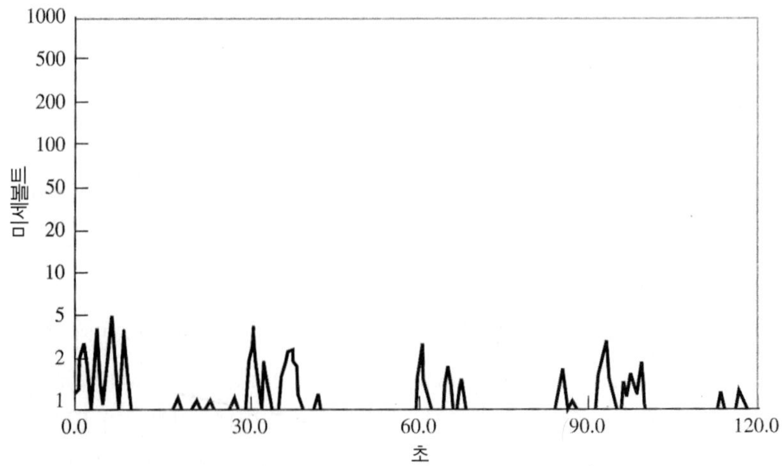


**그림 9.10.** EMG 생체자기제어로 보조적 기능장애 추적하기

**표 9.11 보조적/비협응 기능장애에서 공통된 발견점**

- 느린 동원
- 낮은 절정의 미세볼트 해석
- 불충분한 유지능력
- 증가된 보조근 활성(특히 복부근, 둔부근, 그리고 내전근)
- 일반 휴지기 긴장 (비록 환자의 작은 퍼센트가 좋은 임상적 결과로 반드시 치료되는 기능이상 휴지기 긴장을 가졌지만)
- 일반 동원해제
- 일치하지 않는 수축 능력

### *생체자기제어 동안의 요실금 그리고 보조적 기능장애에 대한 치료절차*

PFM 훈련 원리의 간략한 재검토는 그들이 생체자기제어와 함께 또는 없이도 그들이 같기 때문에 여기서 제공된다. 모든 치료 프로토콜은 바른 PFM수축 기술에 관한 전체적인 지시와 함께 시작된다. Bump(104)는 PFM수축에서 말로 지시된 환자의 30%가 지시를 부정확하게 수행하는 것을 보여주었다. 많은 훈련 프로토콜이 제시되었다(105-119).

Bo(120)는 훈련과학균형을 통해 훈련을 평가하였고, 8에서 12번 수축의 3세트를 제시했는데 6달까지 이르는 연속적인 독립적훈련과 함께하는 15에서 20주 동안 1주일에 적어도 3~4번 훈련하는 것이다. 유지시간은 2~3초에서 30~40초까지 다양하다. 모든 상황에서 훈련처방은 각각 환자에 대해서 개인적이어야 한다. 환자자세는 보통 바로누운자세에서 시작하는데 이는 PFM에 대해 중력이 최소화된 자세이기 때문이다. 근력이 증가할 때 환자가 앉거나 선자세가 진행과정에서 중요하다. 훈련시작은 방해없이 완성되며 그리고 최대화된 정보표현과 함

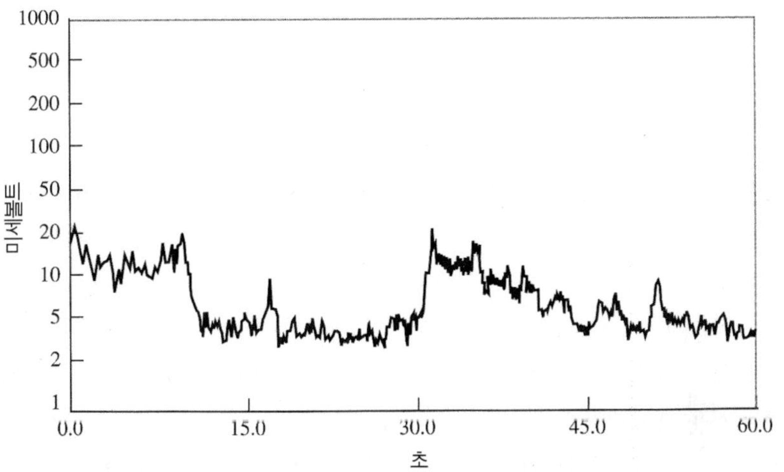


**그림 9.11.** EMG 생체자기제어로 과긴장 기능 이상 추적하기

| 표 9.12 | 과긴장 기능이상의 EMG 특징 |
|---|---|
| | • 휴지기 PFM의 증가된 전기적 활성의 반영으로 상승한 휴지기 긴장<br>• 불규칙적인 휴지기 긴장<br>• 느린 동원해제<br>• 느린 절정 미세볼트 해석<br>• 일치하지 않는 수축능력<br>• 보조근육 활성의 증가<br>• 불충분한 유지능력 |
| | PFM, 골반층 근육 |

께한다. 훈련이 진행될 때 방해가 주어지며 덜 명확한 피드백이 주어진다. 이것은 치료가 진행되면서 환자와 대화하는 형식을 취하거나 방해하는 표시를 생체자기제어 모니터에 나타내는 것을 이용한다.

시간을 유지하는 PFM은 인내력이 향상되면서 증가되었다. 전형적으로 휴지기시간은 일하는 시간의 두 배이거나 같다(예, 일 5초 그리고 10초 이차 휴지, 일 10초 그리고 이차 휴지 10초). 긴 휴지기는 약한 환자 그리고 과긴장을 가진 환자에게서 선택되어졌다. 환자는 재채기, 기침, 그리고 웃음 전 그리고 동안 PFM수축하는 방법을 반드시 배워야 한다. 이것은 환자에게 소리를 내게함으로 EMG와 함께 실행될 수 있다("ffff", "ssss", "ch,ch,ch") 또는 수축동안 그녀에게 기침 또는 재채기하는 척 하도록 할 수도 있다.

한 번의 치료동안 반복의 횟수는 기능이 향상됨에 따라 증가하였다. 종종 10번의 세트가 증가하는 운동학습에 대한 훈련장애를 제공하기 위해 사용된다. 유지시간은 한 치료 안에서 다른 세트로 다양할 수도 있다(예, 유지 10초 10번, 유지 7초 10번, 유지 5초 10번). 가정치료는 하루에 두 번에서 네 번의 횟수로 완성되는데 반복이 얼마나 한 치료동안에 수행될 수 있는가에 달려있다. 임상적으로 전문가는 종종 하루마다 60~80번의 수축을 목표로 사용한다(121).

몇년 이상 PFM의 EMG훈련에 있어서 복부근 역할에 대한 많은 논의가 주어졌다. 조사는 증가하는 내복부 압력이 증가된 스트레스 요실금 그리고 탈수에 기여했다고 보여주었다(122). 과거엔 어떠한 복부근 수축도 바람직하지 못한 내 복부근 압력을 증가시킨다고 생각되어졌다. 현재 양질의 많은 연구들은 PFM수축 동안 횡근수축의 중요성을 문서화하였다(21,123-125). 주의 깊은 지시가 복부근육의 적절한 사용을 보증하기 위해 필요하다. Bo 등(124)은 비뇨생식기 기능장애 치료에 있어서의 직접적 PFM수축이 복부로 활성화되어 PFM수축보다 나은 것을 보여주었다.

대부분의 임상의는 환자가 PFM기능의 일정량의 향상 그리고 그녀 증상의 감소를 경험할 때까지는 진료소에서 1에서 2주 간격으로 치료를 제공한다. 치료빈도는 환자가 가정훈련과

| 표 9.13 근육 PFM훈련 프로그램발달에 대한 고려사항들 |
|---|
| • PFM수축의 질 |
| • 유지기 |
| • 휴지기 |
| • 반복횟수 |
| • 치료마다 세트 수 |
| • 날마다 치료 수 |
| • 환자 자세 |
| • 주요근육을 촉진 또는 분리시키는 보조근육활성 |
| • PFM 그리고 복부근육의 통합 |
| • 집중되지 않은 훈련 대 초점 |
| • 빠른 수축 |
| PFM, 골반층 |

함께 독립적으로 되어감에 따라 결과적으로 수행은 줄어든다. EMG가정 트레이너와 함께 할 수 있는데 피드백 없이 운동을 정확히 수행할 수 없거나, 규칙적으로 기초에 따라 치료를 수행할 수 없는 사람과 함께 할 수 있다. 이제까지 PFM운동을 EMG트레이너와 함께 그리고 함께 하지 않은 것을 비교한 양질의 연구는 없었다. PFM훈련을 압력생체자기제어 기구와 함께 그리고 없이한 것을 비교한 연구는 뚜렷한 효과를 보여주는 것에 실패했지만(126), 많은 이들이 여전히 그들의 사용을 지지하고 있다(127, 128).

### *요실금, 보조적 기능장애, 그리고 비협응 기능장애의 조절에 대한 생체자기제어 증거*

여러 랜덤식, 조절식 실험은 PFM훈련이 스트레스 요실금의 치료에 있어 방치나 위약보다 더 효과가 있는 것을 보여주었다(15, 121, 129-131). 많은 연구가 생체자기제어와 함께하는 PFM훈련이 모든 양식의 요실금(105-113), 배설물 실금(114-116), 전립선절제술뒤 요실금(117), 그리고 소아과 방출 기능이상(118,119)에 효과가 있다는 주장을 보조한다. 어른의 요실금:임상적 실행 가이드라인(121)은 생체자기제어와 함께하는 PFM 재활을 과학적 증거에 의해 보조되는 "A"로서 평가한다. 하지만 EMG 생체자기제어와 함께 그리고 없이 수행된 많은 랜덤식, 조절식 실행의 비교하는 훈련의 결과가 뚜렷한 수치적 차이를 보여주는 것에 실패하여 많은 임상의는 환자집단에서 생체자기제어가 정말 필요한지는 그들 스스로 결정하게 되었다. 조사는 많은 통찰을 주지 못하였다.

Morkved 등(105)은 두 그룹을 비교하는 랜덤식, 조절식 실험을 실행하였다: EMG 대 PFM운동. 그들은 두 그룹 모두 향상(58% 그리고 46% 객관적인 치료율, 각각), 그룹 사이 뚜렷한 수치적 차이는 없었다. Burgio 등(106)은 줄어든 요실금 그리고 증가된 PFM근력에 대해 EMG훈련이 구두 PFM지시보다 더 뚜렷한 효과가 있음을 보여주는 비랜덤식 그리고 바른

판단의 연구를 수행하였다. Burns(109)은 오줌의 소실에 대한 EMG점수에 관한 부정적인 상관관계를 발견하였다. 하지만 이 발견은 조절그룹에 대한 비교에서 수치적 뚜렷함에는 도달하지 못하였다.

Pages 등(110)은 생체자기제어 훈련과 함께 또는 함께하지 않은 집중 그룹 물리치료를 받고 있는 환자들의 결과를 비교하는 랜덤식, 바른판단의 임상적 실험을 수행하였다. 그들은 물리치료그룹에서 3달 뒤 주관적 치료율이 28% 그리고 개인 생체자기제어 그룹은 62%가 되었음을 보고하였다. 이 결과는 생체자기제어그룹은 개인치료를 받았고 다른 그룹은 그렇지 못했다는 사실을 반영한다. Burns 등(111)은 생체자기제어 없이 훈련된 그룹과 비교하여 EMG-훈련그룹이 빠르고 유지되는 PFM수축의 뚜렷한 향상이 있었음을 발견하였지만, 보고된 두 그룹 사이에서 요실금에는 뚜렷한 차이가 없었다. Berghmans 등(112)은 3~6달 사이에서 수치적으로 뚜렷한 PFM근력의 향상을 보였지만, 치료율에서는 차이가 없었다. Glavind 등(113)에 의한 연구는 장-기간 동안의 EMG그룹의 결과가 뚜렷함을 보여주는 유일한 랜덤식, 조절식 실험이다. 하지만 두 그룹 사이 트레이닝 예정이 달랐다.

EMG 생체자기제어 치료는 다른 양식과 결합하여 접근하는 방법이다. 일부 전문가는 치료를 위해 EMG 그리고 전기적 자극을 결합하였다. Sung(132)는 두 그룹을 비교하였다. 첫 번째 그룹은 전기적 자극 그리고 EMG생체자기제어를 교대하는 패턴으로 받았고, 다른 그룹은 비디오를 통해 PFM 그룹 훈련을 집에서 수행하였으며 바른 PFM수축기술의 손을 사용한 일치를 시키기 위해 주기적으로 진료실에 왔다. Sung은 EMG 그리고 전기적 자극을 받은 그룹에서 수치적으로 적은 요실금을 발견하였다. EMG 생체자기제어 그리고 전기적자극을 사용한 다른 연구에서 4달의 치료가 완료된 뒤에도 아무 향상도 없었던 96%의 환자와 함께 70%가 전반적인 만족율을 보고하였지만, 비교그룹은 조사되지 않았다(133).

전립선절제술 후 EMG 훈련의 연구는 비슷하게 혼합된 결과를 나타내었다. Hunter 등(117)은 5가지 실행을 보았고, 단기간 회복에 대해 생체자기제어가 방치 또는 모조치료보다 나은 것을 발견하였다. 그럼에도 불구하고, 12달에서의 비교는 두 그룹 사이에서 수치적으로 뚜렷한 차이를 보여주지 않았다. Jackson 등(134)은 근상부 전립선절제술 뒤의 통제그룹없는 EMG치료를 연구하였고, 그리고 48%의 성공적 완료 그리고 26%의 뚜렷한 향상을 발견하였다. "성공적 완료"는 모든 상황에서 모든 요실금 기구를 사용하지 않는 능력으로 정의되며, "뚜렷한 향상"은 >50%로 줄어든 요실금 패드의 교체의 수로서 정의된다 (134). Enck(115)은 EMG 그리고 배설물 실금을 치료하기 위한 압력생체자기제어를 사용하는 13개의 연구를 보고하였다. 전체적인 성공률은 79.8%였다.

## 통증 그리고 과긴장 기능이상에 대한 EMG 생체자기제어 (EMG Biofeedback for Pain and Hypertonus Dysfunction)

과긴장 기능이상을 가진 환자에 대한 EMG훈련의 주요한 목적은 PFM 휴지기 긴장을 정상화시키는 것이고 근육의 수축력을 향상시키는 것이다. 추가적으로 과긴장 환자는 일반적인 긴장 증후군을 가지고 있고, 일반적인 이완 생체자기제어 훈련을 통해 효과를 얻을 수 있다(세부사항은 11장 보기). 앞서 언급된 것 처럼 많은 전문가들은 EMG와 함께 목표로서 2 μV의 일반적 휴지기단계를 사용한다. 치료의 최종목표는 전체적 방광을 촉진 하는것 그리고 장을 비우는 것, 무통성 삽입, 앉은 자세 인내의 증가, 그리고 골반에서의 감소된 통증이다.

### *과긴장 기능이상 치료에 대한 EMG 생체자기제어 치료 진행 그리고 증거*

골반통증 그리고 과긴장 기능이상에 대한 특정한 PFM이완기술은 표 9.14에 목록화되어있다. 음문통증을 가진 환자의 PFM특징은 상승된 휴지기긴장이다; 낮은 전체적 상승; 휴지기 동안 증가된 EMG표준편차, 수축 뒤 불충분한 이완; 그리고 스펙트럼 분석에 대한 저주파수(135). PFM 과긴장을 가진 환자의 다른 많은 그룹은 같은 발견을 가진다. 많은 전문가들은 PFM 과긴장과 함께 하는 EMG치료의 사용을 문서화하였지만 (4,136,137), 조사연구는 거의 수행하지 않았다.

Glazer 등(138)은 전정기관염 그리고 음문통증을 치료하기 위해 EMG 생체자기제어를 사용하였다. 이 메케니즘은 잘 이해되지 않지만, Glazer 등(138)은 EMG 생체자기제어 훈련을 사용하는 PFM의 안정성에 관한 향상과 함께하는 통증의 감소를 문서화하였다. 그것의 프로토콜은 각 환자의 필요에 따라 개인화되어졌고, 유지-이완 연속에 근거되어졌다. 이러한 최대한의 수축은 종종 과다근육, 긴 유지, 그리고 빈번한 반복을 포함한다.

배변시도 시간에 발생하는 역설적인 PFM 수축은 많은 환자에 대해 배설물의 배변을 효과적으로 제한하여 통증 그리고 변비의 결과를 나타낸다. 이것은 X-ray와 함께하는 방사선-불투명체의 배변기 동안 골반의 시각화를 가능하게 해주는 테스트로 배변기에서 쉽게 보여진다. 많은 연구가 변비의 치료에 관한 EMG훈련의 성공을 문서화하였다(115,139,140). Rao

**표 9.14** 특정한 PFM이완 기술

| |
|---|
| 호흡 횡격막의 횡격막 호흡의 목적하강은 PFM 횡격막의 이완을 위함이라 말해진다 (21) |
| 시각화: 이완부분을 시각화하라, 무겁고 따뜻하다고 상상하라, 좌골결절이 분리되는 중이고(특히, 앉는데 도움) 구멍이 점점 커지고 PFM는 늘어나는 중이다 |
| 회음부돌출: 환자의 손을 항문 틈에 두게 하고 중지를 틈 사이에 넣게하고 가스를 분출하게끔 부드럽게 중지를 밀어라. 환자는 반드시 조직돌출을 손가락으로 느껴야 하며 이 돌출은 PFM 이완의 증거이다. |
| 조용한 장소, 근육, 약한 빛, 안락함, 따뜻함 |
| 근육 그림 교육은 시각-지향 환자에 도움이 될 것이다. |
| 수축 이완, 또는 이완 유지 |
| 전체 몸 이완: 머리를 발가락로, 발가락은 머리로 |
| 몸 스캔 장소 터치 그리고 이완상태 호흡 종종 하루 동안 수행됨 |

(139)는 14개의 연구결과를 분석하였고, 변비에서 44%에서 100%까지의 징후에 관한 향상을 보고하였다. 이 치료는 힘주는 동안 PFM을 이완하기 위한 환자훈련을 포함한다. Wexner 등(141)은 통증 역설적인 PFM수축 그리고 EMG 생체자기제어 훈련과 함께하는 89%의 성공을 발견하였다.

성교통증(통증 성교) 그리고 질경련(개방질 주위 근육의 경련)은 종종 침투의 시도 동안 증가된 PFM긴장의 결과이다. Husted(142)는 성교통증을 가진 환자의 성적민감소실에 관한 프로토콜을 출판하였다. 이 프로토콜은 PFM의 이완을 배우는 것을 포함하고 있으며 성교를 시각화한다. 임상의는 진행성 질 확장기를 사용하는 침투를 환자에게 실행하게 함으로써 치료를 한 걸음 진행시킬 수 있다(136). 피부-안검 전극은 EMG 생체자기제어 그리고 확장기를 혼합하여 사용되어 질 수 있다. 환자 또는 전문가가 질 확장기를 삽입한다, 환자는 가능한 이완을 유지하며 EMG 생체자기제어와 함께 진행을 체크해라. 이 방식으로 환자는 삽입에 대한 조절을 가지며 환자가 편안해 질 때까지 성교시 가능한 불안감의 일부를 경감시킬 수 있다. 환자는 언제라도 그것을 정지할 수 있으며 삽입을 위해 질을 개방해야 한다. 이것은 걱정을 크게 감소시키며 그리고 자신감을 향상시킨다.

EMG 생체자기제어훈련은 광범위하게 사용되지만, PFM 기능이상을 치료하기 위해 한정적이진 않다. 임상적으로 EMG훈련은 매우 가치있는 임상적도구이다. 지금까지 극 소수의 표준 프로토콜이 발달되어왔으며 조사는 잘 교훈이 된 PFM훈련에 관한 EMG훈련의 효과에 관해서는 일치하지 않는다. PFM의 이완은 환자가 배우기 어려우며 그들은 종종 EMG훈련을 통해 효과를 얻는다.

# 임상적 사례 연구 (CLINICAL CASE STUDIES)

## 연구 1

### *실험*

#### *병력*

환자는 42세 여자로 PFM 강화를 위해 물리치료를 받고 있다. 약 3년 전 그녀는 자궁탈출 증상을 경험하였다. 앞 뒤 자궁벽 이완 회복술과 함께 자궁 적재술을 했다. 그녀는 지속적으로 회음부가 축쳐져 있는 것을 느꼈다. 그녀의 의학적 병력은 3명의 자녀를 질 분만한 것 외에는 다른 특이한 병력은 없다.

#### *연구통계*

환자는 간호사로부터 일할 때 드는 일을 하지 말라는 지시를 받았다. 그러나 수술 후 그녀는 배구, 필라테스 그리고 근력운동을 하였다. 그녀는 이 같은 운동을 하지 않았으나 좋아하고 지도하는 것을 찾았다.

#### *검사와 측정*

피부: 질 촉진 시 유착된 조직과 통증은 흉터후가 중요하다. 외부 생식기 피부는 정상적인 제한 내에서 촉진 시 통증이 없다.

근수행: 회음부 하강(처짐)은 적게 그리고 질은 휴식시 약간 열려있다. 그녀의 오른쪽 PFM 내측의 근력은 왼쪽에 비해 2/5 그리고 2+/5이다. 근지구력은 3초이다. 근두께는 오른쪽이 유의하게 감소되지 않는다.

운동기능: PFM 수축의 질은 poor이고, 협응력도 poor이다.

통증: 구두 아날로그측정 0~10에서 촉진 시 질구 6/10

EMG 생체자기제어 훈련: 질 전극과 함께 그녀는 3초간 유지할 수 있고, 10초 휴식, 그리고 완전히 10회 반복할 수 있다. 작용 시 평균 9.5 $\mu V$ 그리고 휴식 시 평균 4.4 $\mu V$이다.

동원되는 질(qulity)은 느리고, 유지는 poor이다. 해지하는 능력은 평균이다. 수축의 일관성은 poor이고 수축의 기본선은 불규칙적이다. 환자는 PFM 수축 시 보조근으로 다리의 내전근을 사용한다.

### *평가*

PFM의 중요한 약화

질 박흔 유착

감소된 PFM 근력 2/5

감소된 PFM 지구력은 3초마다 수축

고유한 PFM 수축의 부족한 지식 그리고 고유 자세 그리고 신체기전
PFM 동원이 느리고 PFM 지지가 약하다.
매일 활동 시 PFM 균형 부족
흔들리는 복근 약화 – 2/5
체간의 안정성 부족
간격 사이에 PFM 촉진 시 통증

### 진단

결합조직 기능장애로 약화된 근육 수행

### 예후

환자는 보존적 관리로 잠재적으로 좋게 향상되었다. 2달을 거쳐 그녀는 기대되는 목표와 중재의 예상되는 결과를 이룰 것이다.
PFM 근력 3/5 그리고 PFM 지구력 수축마다 10초
정상적인 PFM 동원
매일 활동하는 동안 PFM의 효과적인 협응력
PFM 촉진 시 최소한의 긴장이 없음
반흔조직의 유동성
적절한 자세와 신체 역학의 효과적인 지식 설명

### 중재

치료 빈도: 6~8주 동안 주마다 1번
신경근 재교육: 지구력과 협응력 증진을 위해 세션 시 EMG 생체자기제어 15~20분
정적인 바로 누운 자세에서 운동 세션과 동적인 운동 후 PFM 강화 프로그램
손으로 반흔 치료
신체 역학 교육, 자세 그리고 PFM 수축
결과 평가: PFM 수축이 질적으로 높아지고 EMG 생체자기제어 훈련으로 지구력(10초)과, 질 처짐 감각의 제거결과가 증진되었다.
환자는 BIM 강화, 2+/5의 증진을 이루었다. PFM을 위해 가정 운동프로그램과 3~4달 복부 강화를 적극적으로 한다면, 그녀는 근력이 증가되는 것을 부수적으로 깨닫게 될 것이다.

## 연구 2

### 실험

#### 병력

환자는 78세 남자로 1년 전 심장 우회로 수술을 받았다. 환자는 수술 후 소변이 샌다고 기

록하였다. 그는 평가와 약물치료를 시도하였다. 환자는 보전적 관리를 위하여 물리치료를 하였다. 과거 내과 병력은 8년 전 양성 전립선 암 절제술을 시행하였다. 그는 전립선 수술 후 요실금과 같은 어려움은 없었다고 말하였다. 대장 기능장애도 기록되지 않았다. 환자는 2년 전 요추 5번 융합 변화로 과거에 요통이 있었다. 그는 기침, 재채기, 웃기, 들기 그리고 점프와 같은 강한 압박으로 소변이 샌다고 불평하였다. 환자는 또한 밤마다 2~3번의 급박함을 가졌다.

### 인구 통계

환자는 퇴직하였고 꽤 활동적이다.

### 검사와 측정

EMG 생체자기제어: 직장 전극, 작용 시 평균 11.9 μm 그리고 휴식 시 평균 9.2 μm이다. 복부전극은 복부근 5초 유지 그리고 10초 휴식 10번 반복으로 보족한 수축력에 사용되었다. 환자는 작용 시 평균 8.9초 수축 그리고 휴식 시 평균 3.2초 수축하였다. 동원되는 질은 fair, 유지되는 질 fair, 해제는 평균 그리고 밀도는 fair이다. 기본선은 약간 올라갔고, 그는 보조근으로 둔근을 약간 사용하였다.

근 수행: 외직장괄약근의 근력은 약간 열린 자세에서 적은 긴장과 휴식을 설명하였다. 외괄약근과 직장 골반 바닥 근육의 근력은 1/5이다.

운동 기능: 외괄약근과 직장 골반 바닥 근육의 근지구력은 poor이다(1초 유지 가능), 그리고 수축의 질도 poor이다. PFM 수축을 수행 할 때 둔근의 유의한 증가(유의하게 과다하게 수축하였다).

통증: 수축 또는 촉진 시 불편함이 있었다.

### 평가

심각한 PFM 약화는 아마 전립선 수술과 관련 있을 것이다. 증상은 심장 수술 후 시작되었다.

### 예후

환자는 보존적인 관리로 잠재적으로 fair를 향상시킬 것이다. 목표:

PFM 근력 3/5

PFM 지구력 수축 시마다 10초

둔근의 과도한 수축없이 고유의 PFM 수축하도록 알린다.

정상적인 PFM 동원

2~4시간 방출되는 패턴

매일 6~8 액체량 안정

매일 활동하는 동안 PFM의 좋은 협응력

*중재*

복근 수축과 함께 PFM의 신경근 재교육 훈련 그리고 둔근의 과도한 수축을 없앤다.

10분 동안 항문과 직장 전기 자극은 전극 50 Hz로 치료 시 5초 유지 그리고 휴식은 10초

결과 평가: 환자는 PFM 수축 시 정확하게 증가되었고 하루에 자극한 액체량이 줄어들었다. 복근을 협조시켰을 때 PFM 수축의 질을 향상시킨다. 신경근 치료를 위해 지속적으로 치료하고, 전기자극과 치료적 운동을 포함시킨다.

## 요약

비뇨생식의 기능이상의 치료는 특별히 훈련을 받은 물리치료사의 실행의 범위 안에 있다. 전기적 자극 그리고 생체자기제어 치료는 특수한 골반층 기능이상에 대한 전체적인 보존적 치료 프로그램의 구성요소로써 임상적으로 사용되어지고 있다. 골반층의 병태생리학적 기능이상을 가진 남성 또는 여성은 PFM의 반응이 제대로 발휘되지 못하는 하는 힘 또는 완력으로 인해 골반층이 손상되거나 실금 그리고 또는 통증으로 인해 무능해진다. 독자들은 Bo and Sherburn(143)에 의한 물리치료 저널에 출판된 기사를 읽기 바란다. 이 기사는 PFM기능평가 그리고 반응성 강화에 사용되는 방법의 개요를 제시하는데 그들의 신뢰도 그리고 유효성은 오늘날의 임상적 실행 그리고 조사에 대해 유효한 방법으로서 획득될 수 있다. 이 장의 의도는 언젠가는 특별한 훈련을 받은 치료사와 함께 독자들이 비뇨생식기 기능장애 치료를 고려해 보도록 하는 동기부여를 하는 것이다.

## 감사

저자는 원래 그들의 서적인 The Gynecological Manual에 있었던 부분에 대한 사용허락을 해 준 미국물리치료협회의 여성보건부에 감사를 보낸다(18).

## 실험실 운동

### 운동 1

**요실금 출현의 변화**

*목적*

요실금으로 일어날 수 있는 사회적 그리고 신체적 변화를 이해

*기구*

질문 대답을 추적하기 위한 일지

*기술*

32세의 여성은 매 1시간 2시간 마다 방뇨의 강한충동을 주요 불평으로 나타내었고 가끔 화장실에 가기 전 소변을 실금한다. 1년전 그녀는 24시간의 진통 후 질 분만으로 첫 아이를 출산했다. 경자와 회음절제술이 10-1b 1-oz 아기를 출산하기 위해 필요했었다. 환자는 응급실 간호사로 환자를 들어 올릴때나 침대에 들어가거나 나올 때 소량의 오줌을 자주 실금한다고 하였다. 다른 뚜렷한 의학적 병력은 임신 이후부터의 오른쪽 허리 통증 그리고 성교시 증가하는 허리통증이다. 환자는 매일 10에서 14회의 방출과 매일 밤 2에서 3시간 동안 깨어있을음 보고하였다. 그녀는 긴 치마 패드(교체 마다 2개)를 일할 때 입었는데 왜냐하면 환자에게 소변을 남길지도 모른다는 불확실함 때문이다. 신경과의사는 결과나 느낌이 없는 약을 시행하였는데 환자는 영구적 기능이상을 가질 수도 있다. 당신이 이 환자라고 생각해 보아라. 당신의 상황이 어떤 느낌을 줄지 고찰해 보아라. 일, 가족, 사회적 교제, 그리고 감정적인 삶의 영역에서 이 증상이 당신 삶에 미치는 영향에 대해 기술해 보아라. 당신 상황으로 인해 변화를 주어야 하는 4가지 것들을 목록화 해 보아라

### 운동 2

환자경험 동안 방광에 관한 일지 쓰기

*목적*

소변의 빈도를 목록화 하여 환자경험을 이해하는 것과 방광에 관한 일지 발견물들에 대한 해석을 시작하는 것

*기술*

24시간 동안 당신의 소변횟수, 당신의 수분흡수, 그리고 요실금 에피소드를 기록하여라. 4에서 7일까지 추적해 보아라. 당신의 발견을 기준목록과 비교해 보아라. 당신의 소변이

빈번한지 또는 소변이 충분하지 않은지 판단해보아라. 당신은 매일 비 자극 수분을 8온즈 잔으로 6에서 8번 정도 마시는가?

## 운동 3

요실금과 임상적 물리치료실행의 관련성

### *목적*

이해할 수 있는 용어로 왜 비뇨기능장애가 임상적 물리치료실행과 관련이 있는지 이해하고 설명하기 위해

### *기구*

질문대답을 추적하기 위한 일지 그리고 의욕적인 친구 또는 당신의 설명을 실행하기 위한 관련자들

### *기술*

환자에게 비뇨기능장애가 있는지 물어보는 것과 다양한 정형외과 상태에서 그들이 방광의 기능을 아는 것이 중요한 지 설명하는 것을 실행해 보아라.

## 운동 4

통증환자에 대한 경피전기자극

### *목적*

월경통에 대해 회부된 환자에 대한 월경동안의 통증경감 TENS의 설정을 위해서 그리고 교대설정을 실행하기 위해

### *기구*

2개의 도선 그리고 4개의 전극을 가진 TENS 유닛

### *기술*

월경경련에 대해 복부 위에 십자 패턴으로 TENS의 실행하여라. 가장 지속적으로 사용되는 설정 주파수는 100Hz이다. 교대설정으로 실험해 보고 세 주기로 월경 경련시작 일부터 끝나는 날까지 매 시간 시작연속형 점수를 기록하고 결과를 비교해라.

## 자가 학습 문제 (SELF-STUDY QUESTIONS)

답변은 부록 B에 있다.

1. 미국에서 가장 유행하는 요실금은 무엇인가?
2. 골반층 근육에서 4개의 주요한 그룹은 무엇인가?
3. 비뇨계의 주요근육을 신경지배하고 있는 3가지 신경은 무엇이며, 이 신경이 활성화되었을 때 무슨 일이 일어나는가?
4. 비교기능이상의 증상은 무엇인가?
5. 6가지 요실금을 확인하고 정의해 보아라.
6. 골반층 근육 기능이상의 3가지 분류는 무엇인가?
7. 골반층 근육 손상의 4가지 유형을 확인해라.
8. 요실금 그리고 보조 기능장애에 대한 전기적자극의 실행이 적당한지 결정하는 것과 연관된 기준이 무엇인가?
9. 골반층 기능이상에 대한 전기적 자극의 금기를 확인하라.
10. 골반층 근육약화에 대한 감각-단계 전기적 자극 실행의 제안된 메커니즘에 대해 기술하여라.
11. 임상의가 비뇨생식기 기능장애에 대해 내부전극을 통한 전기적 자극의 적용에 대해 반드시 고려해야 하는지 등의 다양한 논쟁들을 확인해 보아라.
12. 과활성 방광 그리고 요실금 충동의 치료에 대한 전기적 자극 사용의 주요한 목적은 무엇인가?
13. 왜 과긴장성 기능장애가 발생하는가?
14. 항문거근 증후군을 정의해 보아라.
15. 요생식기 기능장애의 치료에 대해 비교적 최근에 발전이 된 4가지 교대적 자극 접근법에 대해 확인해 보아라.
16. 골반층 근육 기능장애의 치료에 사용되어온 생체자기제어 접근법의 양식은 무엇인가?
17. EMG 생체자기제어 훈련이 골반층 기능이상의 양식에 사용되어 질수 있는가?
18. 보조적 기능장애에 관한 요실금의 치료에 사용되는 EMG 생체자기제어의 주요한 목적은 무엇인가?

**19**. 통증 그리고 과긴장 기능이상을 가진 개인들의 EMG 생체자기제어 훈련의 주요한 목적은 무엇인가?

**20**. 과긴장 기능이상의 EMG 특징에 대해 확인하고 기술해라.

## 참고문헌

1. Nagi S. Some conceptual issues in disability and rehabilitation. In: Sussman M, ed. *Sociology and Rehabilitation*. Washington, DC: American Sociological Association; 1965:100–113.
2. Guide to physical therapist practice, 2nd ed. *Phys Ther*. 2001;81(1):9–744.
3. International Continence Society. Home page. Available at: http://www.continet.org/. Accessed April, 2006.
4. Shelly B, Knight S, King P, et al. Treatment of pelvic pain. In: Laycock J, Haslam J, eds. *Therapeutic Management of Incontinence and Pelvic Pain*. London: Springer; 2002:157–192.
5. Laycock J, Haslam J. *Therapeutic Management of Incontinence and Pelvic Pain*. London: Springer; 2002.
6. Shelly B. The pelvic floor. In Hall CM, Brody LT. *Therapeutic Exercise, Moving Toward Function*. Philadelphia, Pa: Lippincott Williams & Wilkins; 1999:353–386.
7. Schussler B, Laycock J, Norton P, et al. *Pelvic Floor Re-Education Principles and Practice*. New York: Springer-Verlag; 1994.
8. DeLancey J, Richardson A. Anatomy of genital support. In Benson T, ed. *Female Pelvic Floor Disorders*. New York: Norton Medical Books; 1992.
9. Sapsford RR. The pelvic floor and its related organs. In Sapsford R, Bullock-Saxton J, Markwell S, eds. *Women's Health*. Philadelphia, Pa: WB Saunders; 1998:56–86.
10. Perucchini D, DeLancey JO, Ashton-Miller JA, et al. Age effects on urethral striated muscle. II. Anatomic location of muscle loss. *Am J Obstet Gynecol*. 2002;186:356–360.
11. Barber MD, Bremer, RE, Thor KB, et al. Innervation of the female levator ani muscles. *Am J Obstet Gynecol*. 2002;187:64–71.
12. Abrams P, Cardozo L, Khoury S, et al. *Incontinence*. Vol 1. *Basics and Evaluation* [Proceeding of the 3rd International Consultation on Continence]. Monaco: Health Publications Ltd.; 2005.
13. Shelly B. *Beginner Gynecological Therapy*. Coursework presented for Women's Hospital of Baton Rouge, La; 1998.
14. Pages I, Jahr S, Schaufele MK, et al. Comparative analysis of biofeedback and physical therapy for treatment of urinary incontinence in women. *Am J Phys Med Rehabil*. 2001;80:494–502.
15. Bo K, Talseth T, Hulme I. Single blind, randomized controlled trial of pelvic floor exercise, electrical stimulation, vaginal cones and no treatment in management of genuine stress incontinence in women. *BMJ*. 1999;318:487–493.
16. Arvonen T, Fiano-Johnson A, Tyni-Lenne R. Effectiveness of two conservative modes of physical therapy in women with urinary stress incontinence. *Neurourol Urodynam*. 2001;20:591–599.
17. Travell JG, Simons DG. *Myofascial Pain and Dysfunction, the Trigger Point Manual*. Vol 2. Baltimore, Md: Williams &Wilkins; 1992:110–186.
18. Wilder E. *The Gynecological Manual*. 2nd ed. Alexandria, Va: Section on Women's Health, American Physical Therapy Association; 2002.
19. Miller JM, Ashton-Miller J, Delancey J. A pelvic muscle pre-contraction can reduce cough-related urine loss in selected women with mild stress urinary incontinence. *J Am Geriatr Soc*. 1998;46:870–874.
20. Miller JM, Perucchini D, Carchidi LT, DeLancey JO, et al. Pelvic floor muscle contraction during a cough and decreased vesical neck mobility. *Obstet Gynecol*. 2001;97:255–260.

21. Sapsford RR, Hodges PW, Richardson CA, et al. Co-activation of the abdominal and pelvic floor muscles during voluntary exercises. *Neurourol Urodynam.* 2001;20:31–42.
22. Neuman P, Gill V. Pelvic floor and abdominal muscle interaction: EMG activity and intra-abdominal pressure. *Int Urogynecol J.* 2002;13:125–132.
23. Bernier F, Jenkins P, Davila G. Does functional electrical stimulation elicit a pelvic floor muscle contraction? Conference notes Society of Working Nurses and Associates. New Orleans, LA. April 14, 1999.
24. Yamanishi T, Yasuda K, Sakakibara R, Hattori T, Ito H, Murakami S. Pelvic floor electrical stimulation in the treatment of stress incontinence: an investigational study and a placebo controlled double-blind trial. *J Urol.* 1997;158:2127–2131.
25. Plevnik S, Janez J. Maximal electrical stimulation for urinary incontinence. *Urology* 1979; 14:638–645.
26. Merrill D. The treatment of detrusor incontinence by electrical stimulation. *Urology* 1979; 122:515–517.
27. Edwards L, Malvern J. Electronic control of incontinence: a critical review of the present situation. *Br J Urol.* 1972;44:467–462.
28. Kiesswetter H, Flamm J. The muscosal electrosensitivity threshold (MST): a test for the use in conjunction with electronic stimulation in urinary incontinence in women. *Br J Urol.*1978;50:262–263.
29. Kralj, B. The treatment of female urinary incontinence by functional electrical stimulation. In: Ostergard BA, Bent DR, eds. *Urogynecology and Urodynamics.* 3rd ed. Baltimore, Md: Williams & Wilkins; 1991:508–517.
30. Plevnik S, Vodusek B, Vrtacnik P, et al. Optimization of pulse duration for electrical stimulation in treatment of urinary incontinence. *World J Urol.* 1986;4:22–23.
31. Ohlsson B, Lindstrom S, Erlandson BE, et al. Effects of some different pulse parameters on bladder inhibition and urethral closure during intravaginal electrical stimulation: an experimental study in the cat. *Med Biol Eng Comput.* 1986;24:27–33.
32. Eriksen B. Nonsurgical therapies, electrical stimulation. In: Benson T, ed. *Female Pelvic Floor Disorders.* New York: W.W. Norton; 1992:219–231, chapter 11.
33. Shelly ER, Stephenson RG. Electrical stimulation. In: Wilder E, ed. *The Gynecological Manual.* 2nd ed. Alexandria, Va: Section on Women's Health, American Physical Therapy Association; 2002:165–200.
34. Caldwell K. The electrical control of sphincter incompetence. *Lancet.* 1963;2:174.
35. Hopkinson BR, Lightwood R. Electrical treatment of anal incontinence. *Lancet.* 1966;1:297–298.
36. Alexander S, Rowan D. An electronic pessary for stress incontinence. *Lancet.* 1968;1: 7–28.
37. Dox I, Melloni BJ, Eisner GM. *Melloni's Illustrated Medical Dictionary.* Baltimore, Md: Williams & Wilkins; 1979.
38. Mover T, Skofied P. Treatment of stress incontinence by maximal perineal, electrical stimulation. *BMJ.* 1967;3:150–151.
39. Godec C, Cass A, Ayala G. Electrical stimulation for incontinence: technique, selection, results. *Urology.* 1976;7:388–397.
40. Merrill D, Conway C, Dewolf. Urinary incontinence: treatment with electrical stimulation of the pelvic floor. *Urology.* 1975;4:67–72.
41. Fall M, Carlsson C, Erlandson B. Electrical stimulation in interstitial cystitis. *J Urol.* 1980;192–195.
42. Fall M, Erlandson B, Carlson C, et al. Effects of electrical intravaginal stimulation on bladder volume, an experimental and clinical study. *Urol Int.* 1978;33;440–442.
43. Bo K, Talseth T. Change in urethral pressure during voluntary pelvic floor muscle contraction and vaginal electrical stimulation. *Int Urogynecol J.* 1997;8:3–7.
44. Perry JD. *Therapist Instructions for the Orion/Perry Pelvic Muscle Software Cartridge.* Ft. Lauderdale, Fla: Self Regulation System; 1993.
45. Laycock J, Green RJ. Interferential therapy in the treatment of incontinence. *Physiotherapy.* 1988;74:161–168.

46. Bo, K. Effects of electrical stimulation on stress and urge urinary incontinence. *Acta Obstet Gynecol Scand.* 1998;168:3–11.
47. Yasuda, K. Yamanishi T. Critical evaluation of electro-stimulation for management of female urinary incontinence. *Curr Opin Obstet Gynecol.* 1999;11:503–507.
48. Sand PK, Richardson DA, Staskin DR, et al. Pelvic floor stimulation in the treatment of genuine stress incontinence: a multicenter, placebo-controlled trial. *Am J Obstet Gynecol.* 1995;173:72–79.
49. Luber K, Wolde-Jsadih G. Efficiency of functional electrical stimulation in treating genuine stress incontinence: a randomized clinical trial. *Neurourol Urodynam.* 1997;16:543–551.
50. Brubaker L, Benson T, Bent A, et al. Transvaginal electrical stimulation for female urinary incontinence. *Am J Obstet Gynecol.* 1997;177:536–540.
51. Ohlsson BL. Effects of some different pulse parameters on the perception of intravaginal and intra-anal electrical stimulation. *Med Biol Eng Comput.* 1986;26:508–508.
52. Plevnik S, Janez J. Short-term electrical stimulation: home treatment for urinary incontinence. *World J Urol.* 1986;4:24–26.
53. Empi Inc. *Instruction Manual for TENS*. Empi Inc.;1994.
54. Bower W, Moore K, Adams R, et al. A urodynamic study of surface neuromodulation versus sham in detrusor instability and sensory urgency. *J Urol.* 1998;160:2133–2136.
55. Oliver, S. What does neuromodulation do for the sensations of urinary urge and urgency? *Neurourol Urodynam.* 1999;18:403–404.
56. Hoebeke P. Transcutaneous neuromodulation in non-neuropathic bladder sphincter dysfunction in children: preliminary results. *Neurourol Urodynam.* 1999;18: 263–264.
57. Walsh IK, Thompson T, Loughridge WG, et al. Non-invasive antidromic neurostimulation: a simple effective method for improving bladder storage. *Neurourol Urodynam.* 2001;20:73–84.
58. Bower W, Moore K. A pilot study of transcutaneous neuromodulation in children with urgency of urge incontinence. ICCS Abstr.1999;60.
59. Empi Inc. *The Fundamentals of Pelvic Floor Stimulation Manual*. Empi Inc.; 1994.
60. Lindrom S, Fall M, Carlsson CA, et al. The neurophysiological basis of bladder inhibition in response to intravaginal electrical stimulation. *J Urol.* 1983;129:405–410.
61. Soomro NA, Khadra DL, Robson W, et al. A crossover randomized trial of transcutanous electrical nerve stimulation and oxybutynin in clients with detrusor instability. *J Urol.* 2001;166:146–149.
62. McGuire EJ, Shi-Chun Z, Horwinski ER. Treatment of motor and sensory detrusor instability by electrical stimulation. *Urology*. 1983;129:78–79.
63. Godec C. Cass AS, Ayala GF. Bladder inhibition with functional electrical stimulation. *Urology*. 1975;6:663–666.
64. Geirsson, G. Fall M. Maximal functional electrical stimulation in routine practice. *Neurourol Urodynam.* 1997;16:559–565.
65. Siegel S, Richardson DA, Miller KL, et al. Pelvic floor electrical stimulation for the treatment of urge and mixed urinary incontinence in women. *Urology.*1997;50:934–940.
66. Nicosia JF, Abcarian J. Levator syndrome, a treatment that works. *Dis Colon Rectum.* 1985;28:406–408.
67. Scott R, Hsuek G. A clinical study of the effects of galvanic vaginal muscle stimulation in urinary stress incontinence and sexual dysfunction. *Am J Obstet Gynecol.* 1979;135:663–665.
68. Oliver G, Rubin RJ, Salvatia EP, Eisentat JE. Electrogalvanic stimulation in the treatment of levator syndrome. *Dis Colon Rectum.* 1985;28:662–662.
69. Thiel G. Coccygodynia. *Dis Colon Rectum.*1963;6;6:422.
70. Morris L, Newton R. Use of high voltage pulsed galvanic stimulation for clients with levator ani syndrome. *Phys Ther.* 1987;67:1522–1525.
71. Daywood MY, Raymos J. Transcutaneous electrical nerve stimulation (TENS) for the treatment of primary dysmenorrhea: a randomized crossover comparison with placebo TENS and ibuprofen. *Obstet Gynecol.* 1990;75:656–660.

71a. Sohn N, Weinstein MA, Robbins R. The levator syndrome on its treatment with high-voltage electrical electrogalvanic stimulation. *Amer J Surg* 1982;144(11):580–582.

72. Eriksen BC. Painful bladder disease in women—effect of maximal electrical pelvic floor stimulation. *Neurourol Urodynam.* 1989;8:362–363.

73. Hubert J, Rüedi C, Kötting S, et al. A new high frequency electrostimulation device to treat chronic prostatitis. *J Urol.* 2003;170:1257–1277.

74. Littwiller S, Govier F, Kreder K, et al. Pericutaneous peripheral nerve stimulation for urgency/ frequency syndrome. *Neurourol Urodynam.* 1999;18:380.

75. Vandoninck V, van Balken MR, Agro EF, et al. Percutaneous tibial nerve stimulation in the treatment of overactive bladder: urodynamic data. *Neurourol Urodynam.* 2003;22:227–237.

76. Weil E, Ruiz-Cerda J, Eerdmans P, et al. Clinical results of sacral neuromodulation for chronic voiding dysfunction using unilateral sacral foramen electrodes. *World J Urol.* 1998;16: 13–321.

77. Schmidt R, Jonas U, Oleson KA, et al. Sacral nerve stimulation for treatment of refractory urinary urge incontinence. *J Urol.*1999;162:352–357.

78. Janknengt R, Schmidt R., Jonas U, et al. Sacral nerve stimulation (SNS) as treatment for refractory urge incontinence: long term results after proper client selection in a prospective, randomized study. *J Urol.* 1999;162:352–357.

79. Thon W, Baskin L, Jonas U, et al. Neuromodulation of voiding dysfunction and pelvic pain. *World J Urol.* 1991;9:138–141.

80. Shaker H, Loung D, Balbaa L, et al. Sacral root neuromodulation induces inhibition of the hyperactive c-afferent fibers in a hyperactive animal model. *Neurourol Urodynam.* 1999;18:278.

81. Yamanishi T, Yasudak K., Suda S, et al. Effects of functional continuous magnetic stimulation on urethral closure in healthy volunteers. *Urology.* 1999;54:652–655.

82. Ishikawa N, Suda S, Sasaki T, et al. Development of a non-invasive treatment system for urinary incontinence using a functional continuous magnetic stimulator. *Med Biol Eng Comput.* 1998;36:704–710.

83. McFarlane J, Folys S, Winter P, et al. Acute suppression of idiopathic detrusor instability with magnetic stimulation of the sacral nerve roots. *Br J Urol.* 1997;80:734–741.

84. Galloway N, El-gallery R, Sand P, et al. Extracorporeal magnetic innervation therapy for stress urinary incontinence. *Urology.* 1999;53:1108–1111.

85. Oliver S, Fowler C, Mundy A, Craggs M. Measuring the sensation of urge and bladder filling during cystometry in urge incontinence and the effects of neuromodulation. *Neururol Urodynam.* 2003;22:7–16.

86. Nakamura M, Sakurai. Bladder inhibition by penile electrical stimulation. *Br J Urol.* 1984; 56:413–415.

87. Herbison P, Mantle J. Weighted vaginal cones for urinary incontinence. *Cochrane Database Syst Rev.* 2000;2(CD 002114).

88. Kegel A. Progressive resistance exercise in functional restoration of perineal muscle. *Am J Obstet Gynecol.* 1948;56:238–248.

89. Bo, K, Sherburn M. Evaluation of female pelvic floor muscle function and strength. *Phys Ther.* 2005;85:269–282.

90. Van Kampen M, De Weerdt W, Feys H, et al. Reliability and validity of a digital test for pelvic muscle strength in women. *Neurourol Urodynam.* 1996;15:338–339.

91. Kegel AH. Physiologic therapy for urinary stress incontinence. *JAMA.* 1951;146:915–917.

92. Assad L. Biofeedback Air Pressure. In: Wilder E, ed. *The Gynecological Manual.* Alexandria, Va: Section on Women's Health, American Physical Therapy Association; 2002.

93. Kiesswetter H. EMG-patterns of the pelvic floor muscles with surface electrodes. *Urol Int.* 1976;31:60–69.

94. Siroky MB. Electromyography of perineal floor. *Urol Clin N Am.* 1996;23:299–307.

95. Barrett DM. Disposable (infant) surface electrocardiogram electrodes in urodynamics: a simultaneous comparative study of electrodes. *J Urol.* 1980;124:663–665.

96. O'Donnell P, Doyle R. Biofeedback therapy techniques for treatment of urinary incontinence. *Urology.* 1991;37:432–436.

97. Binnie N. The importance of the orientation of the electrode plates in recording the external anal sphincter EMG by non-invasive anal plug electrodes. *Int J Colorectal Dis.* 1991;8:8–11.

98. Corcos J, Drew S, West L. Urinary and fecal incontinence: the use of electromyographic biofeedback for training pelvic floor musculature. *Phys Ther Prod.* 1993:26–29.

99. Cram JR, Kasman GS. *Introduction to Surface Electromyography*. Gaithersburg, Md: Aspen Publication; 1998:378.

100. Glazer H, Rodke G, Swencionis C, et al. Treatment of vulvar vestibulitis syndrome with electromyography biofeedback of pelvic floor muscular. *J Reprod Med.* 1995;40: 283.

101. Knight S, Laycock J. The role of biofeedback in pelvic floor re-education. *Physiotherapy.* 1994;80:145–148.

102. Glazer H. Pelvic floor muscle surface electromyography reliability and clinical predictive validity. *J Reprod Med.* 1999;44:779–782.

103. Gunnarsson M. Circumvaginal surface electromyography in women with urinary incontinence and in healthy volunteers. *Scand J Urol Nephrol.* 157:89–95.

104. Bump R, Hurt G, Fantly J, et al. Assessment of Kegel pelvic muscle exercise performance after brief verbal instructions. *Am J Obstet Gynecol.* 1991;165:322–329.

105. Morkved S, Bo K, Fjortoft T. Effect of adding biofeedback to pelvic floor muscle training to treat urodynamic stress incontinence. *Obstet Gynecol.* 2002;100:730–739.

106. Burgio K, Robinson J, Engel B. The role of biofeedback in Kegel exercise training for stress urinary incontinence. *Am J Obstet Gynecol.* 1986;154:58–64.

107. Taylor K, Henderson J. Effects of biofeedback and urinary stress incontinence in older women. *J Gerontol Nurs.* 1986;12:25–30.

108. Susset J, Balla G, Read L. Biofeedback therapy for female incontinence due to low urethral resistance. *J Urol.* 1990;143:1205–1208.

109. Burns PA, Pranikoff K, Nochajski TH, et al. Treatment of stress incontinence with pelvic floor exercise and biofeedback. *J Am Geriatr Soc.*1990;38:241–244.

110. Pages I, Jahr S, Schaufele MK, et al. Comparative analysis of biofeedback and physical therapy for treatment of urinary incontinence in women. *Am J Phys Med Rehabil.* 2001;80:494–502.

111. Burns PA, Pranikoff K, Nochajski TH, et al. A comparison of effectiveness of biofeedback and pelvic muscle exercise treatment of stress incontinence in older community dwelling women. *J Gerontol.* 1993;48:167–74.

112. Berghmans LCM, Frederiks CMA, deBie RA, et al. Efficacy of biofeedback, when included with pelvic floor muscle exercise treatment, for genuine stress incontinence. *Neurourol Urodyn.* 1996;15:37–52.

113. Glavind K, Nohr S, Walter S. Biofeedback and physiology vs. physiology alone in the treatment of genuine stress incontinence. *Int Urogynecol Jl.* 1996;7:339–343.

114. Weiss Coffey S, Wilder E, Majsak M, et al. The effects of a progressive exercise program with surface electromyographic biofeedback on an adult with fecal incontinence. *Phys Ther.* 2002;82:798–811.

115. Enck P. Biofeedback training in disordered defecation. A critical review. *Dig Dis Sci.* 1993;38:1953–1960.

116. Rieger NA, Wattchow DA, Sarre RG, et al. Prospective trial of pelvic floor retraining in patients with fecal incontinence. *Dis Colon Rectum.* 1997;40:821–826.

117. Hunter K, Moore K, DJC, Glazener C. *Conservative Management for Prostprostatectomy Urinary Incontinence* (Cochrane Review). Chichester, UK: John Wiley and Sons; 2004.

118. Wennergren H, Oberg B. Pelvic floor exercises for children: a method of treating dysfunctional voiding. *Br J Urol.* 1995;76:9–15.

119. McKenna PH, Herndon CD, Connery S, et al. Pelvic floor muscle retraining for pediatric voiding dysfunction using interactive computer games. *J Urol.* 1999;162:1056–1062.

120. Bo K. Pelvic floor muscle exercises for treatment of stress urinary incontinence: an exercise physiologist perspective. *Int Urogynecol J.* 1995;6:282–291.

121. Urinary Incontinence Guideline Panel. *Urinary Incontinence in Adults: Clinical Practice Guidelines.* AHCPR Pub. No. 92-0038. Rockford, MD: Agency for Health Care Policy and Research, Public Health Services, U.S. Department of Health and Human Services; 1992.

122. DeLancey JOL. Anatomy and biomechanics of genital prolapse. *Clin Obstet Gynecol.* 1993;36:897–909.

123. Sapsford R. Rehabilitation of the pelvic floor muscles utilizing trunk stabilization. *Manual Ther.* 2004;9:3–12.

124. Bo K, Sherburn M, Allen T. Transabdominal ultrasound measurement of pelvic floor muscle activity when activated directly or via a transversus abdominis muscle contraction. *Neurourol Urodynam.* 2003;22:582–588.

125. Neumann P, Gill V. Pelvic floor and abdominal muscle interaction: EMG activity and intra-abdominal pressure. *Int Urogynecol J.* 2002;13:125–132.

126. Laycock J, Brown J, Cusack C, et al. A multicenter, prospective, randomized, controlled group, comparative study of efficiency of vaginal cones and PFX. *Neurourol Urodynam.* 1999;18:301–302.

127. Perry J, Hullet L. The role of home trainers in Kegel's exercise program for treatment of incontinence. *Ostomy Wound Manage.* 1990;30:1–8.

128. Smith B, Boileau MA, Buan LD. A self-directed home biofeedback system for women with symptoms of stress, urge, and mixed incontinence. *J Wound Ostomy Continence Nurs.* 2000;27:240–246.

129. Henalla SM, Hutchins CJ, Robinson P, et al. Non-operative methods in the treatment of female genuine stress incontinence of urine. *J Obstet Gynecol Neonatal Nurs.* 1989;222–225.

130. Berghmans LCM, Hendricks HJM, Bo K, et al. Conservative treatment of stress urinary incontinence in women: a systematic review of randomized clinical trails. *Br J Urol.* 1998;82:181–191.

131. Lagro-Janssen A, Debruyne F, Smiths A, et al. The effects of treatment of urinary incontinence in general practice. *Fam Pract.* 1992;9:284–289.

132. Sung MS, Hong JY, Choi YH, et al. FES biofeedback versus intensive pelvic floor muscle exercise for the prevention and treatment of genuine stress incontinence. *J Korean Med Sci.* 2000;15:303–308.

133. Abdelghany S. Biofeedback and electrical stimulation therapy for treating urinary incontinence and voiding dysfunction: one center's experience. *Urol Nurs.* 2001;21:401–410.

134. Jackson J, Emerson L, Johnston B, et al. Biofeedback: a noninvasive treatment for incontinence after radical prostatectomy. *Urol Nurs.* 1996;16:50–54.

135. White G, Jantos M, Glazer H. Establishing the diagnosis of vulvar vestibulitis. *J Reprod Med.*1997;42:157–160.

136. Herman H. Conservative management of female patients with pelvic pain. *Urol Nurs.* 2000;20:393–417

137. Costello K. Myofascial syndromes. In: Stegge J, Metzger D, Levy B, eds. *Chronic Pelvic Pain: An Integrated Approach.* Philadelphia: WB Saunders; 1998:251–265.

138. Glazer HI, Rodke G, Swencionis C, et al. Treatment of vulvar vestibulitis syndrome with electromyographic biofeedback of pelvic floor musculature. *J Reprod Med.* 1995;40:283–290.

139. Rao SSC. Technical aspects of biofeedback therapy for defecation disorders. *Gastroenterologist.* 1998;6:96–103.

140. Nogueras J, Wexner S. Biofeedback for non-relaxing puborectalis syndrome. *Dis Colon Rectum.* 1992;3:120–123.

141. Wexner S, Cheape JD, Jorge JMN, et al. Prospective assessment of biofeedback for the treatment of paradoxical puborectalis contraction. *Dis Colon Rectum.* 1992;35:145–149.

142. Husted J. Desensitization procedures in dealings with female sexual dysfunction. *Counsel Psychol.* 1975;5:30–37.

143. Bo K, Sherburn M. Evaluation of female pelvic-floor muscle function and strength. *Phys Ther*. 2005; 85:269–282.

# 10장

# 약물전달을 위한 전기치료: 이온도입법

## Electrical Stimulation for the Delivery of Medications: Iontophoresis

이온도입법은 약리학적인 활동 물질을 표피에 투여하기 위해 직류 전류를 이용한다. 이 물질들은 일반적으로 항염스테로이드, 국소마취제, 다양한 처방을 받거나 처방 없이 살 수 있는 약물을 포함한다. 이온도입법은 이론적으로 피부에서 피부하 조직으로 약물이 이동하는 것을 촉진시키기 위해서 직류 전류를 이용한다. 이 과정은 피부와 피부하 조직에 임상적으로 효과적인 양을 전달시키는 안전하고 통증이 없는 방법으로 적용된다.

이온도입법 기술의 기초적인 법칙은 1세기 이전에 처음으로 소개되었고, 이온도입법은 지난 60년 전에 임상적인 중재에 이용하였다. 물리치료 실습에서 이온도입법은 일반적으로 특정 부위나 조직에 약물을 주입하는 치료적 중제로 이용되었다. 그러나 불행하게도 이런 조직에 국소적인 약물을 전달하는 이온도입법의 임상적인 효과와 관련된 약간의 실험 연구만 나타났다. 다양한 이온도입법 기술의 효과와 이용 가능성을 설명한 다양한 케이스 연구와 약간의 임상 연구가 재활 논문에 존재한다. 비록 더 많은 연구들이 없는 것이 유감스럽지만, 일반적으로 환자에서 나타나는 특정 상태의 치료의 중재에 물리치료사에 의한 이온도입법이 이용된다고 증거에 나타나 있다.

최근에는 이온도입법이 조직 순환에서 약물을 전달하는 방법으로 연구되었다. 전류는 표피 속으로 약물의 전달을 촉진시키는 작용을 하고 이 약물은 피부에 스며들어서 결국 전신으로 전달되게 된다. 이 방법은 주사를 이용한 전형적인 방법을 벗어나는 비침습의 방법이다. 이온도입법은 투약하는 동안에 전류의 양을 조절하므로 특정 약물을 전신으로 전달하는 것을 조절하는 방법으로 제공된다. 약물 전달을 위한 이온도입법은 건, 근육과 같은 국소 조직의 약물 전달을 위한 이온도입법으로써 모든 물리치료사가 일반적으로 적용하지는 않는다. 그럼에도 불구하고, 전기가 전신으로 약물 전달을 촉진하는 방법은 이온도입법에 영향을 주는 기전과 생물리학 특성을 결정하는데 흥미롭게 연구된다. 그러므로 최근에는 표피로 약물을 전달하는 것을 촉진하기 위해 이용하는 전기의 효과적인 방법에 대한 연구들이 급증하고 있다.

이 장의 목적은 이온도입법이 특별한 치료적 목적을 달성하기 위해 이용될 수 있는지를 알아보고, 특히 물리치료사가 어떻게 중재를 할 수 있는지를 알아본다. 이 장에서는 먼저 약물을 주입하기 위해서 직류 전류의 이용을 조절할 수 있는 기본 원칙을 알 수 있다. 이온도입법을 이용하는데 필요한 일반적인 임상 방법과 적절한 기계를 포함하여 이온도입법에 적용되는 임상적인 이슈에 대한 토론이 나타난다. 마지막으로 특정 결과를 이루기 위해 이온도입법을 적용하는 약물에 대해서도 토론하게 된다.

## 이온도입법 적용의 일반적인 원칙
## BASIC PRINCIPLES OF IONTOPHORESIS APPLICATION

### 이온도입법은 어떻게 피부 속으로 약물을 전달하는가? (How does Iontophoresis Enhance Transdermal Drug Delivery?)

이온도입법은 피부를 투과해서 약물을 이동하게 하는 3가지의 기전(전기이동, 전기천공, 전기삼투)이 있다. 그 기전에 대해서 간략하게 소개한다.

#### *전기이동*

전기이동은 약물의 형태가 이온으로 변화하면서 발행하게 되고 이것은 전기장에서 충전되는 것과 유사하게 피부에서 나타나게 된다. 이 과정은 약물 화합물이 음이온과 양이온으로 구성되어 있는 것에 기초한다. 이 화합물에 적당한 용매를 만나게 되면 극성을 가진 요소로 분리되고, 전자가 전하를 잃으면 양이온, 얻으면 음이온으로 구분된다. 이온이 충전이 되는 동안 각각의 이온은 용액내에서 발생하는 전기장의 영향을 받게 된다. 양이온은 음극에 붙게 되고, 양극에서는 밀려나게 된다. 반대로 음이온은 양극에 붙게 되고, 음극에서는 밀려나게 된다. 충전과 같은 전기학적인 반발 작용은 이온도입법을 위한 주요 요인이 된다(그림 10.1).

수용액에 있는 많은 약물들은 음극과 양극을 띠는 이온 화합물이다. 약물이 용액에서 이온화가 될 때 분자의 약물 부분이 양전하나 음전하의 형태로 나타날 것이고 일부 이온 그룹은 반대 전하를 띠게 된다. 예를 들어, 항염증 조제약인 덱사메타손 나트륨 인산염은 수용액에서 음극의 덱사메타손 인산염 이온과 양극의 나트륨 이온으로 이온화 될 것이다. 리도카인 염화수소산염과 같은 약물들은 수용액에서 양극의 전하를 띠게 된다. 어떤 약물의 극성의 확인은 조직 아래로 이온을 이끄는 전극의 극성이 예측된다. 양극의 약물은 양극 전극 아래에 두고, 음극의 약물은 음극 전극 아래에 둔다. 약물에 있는 전극은 일반적으로 활성전극이나 전달전극이라 하고, 반대쪽 전극은 비활성 전극이나 분산 전극이라 한다.

표 10.1의 자료는 일반적으로 적용되는 약물이 이온도입법에서 각각 약물의 이온화되는 극성과 약물의 적용증에 대해 나다나 있다. 이 약물의 적용은 이 장의 뒷부분에서 지세히 디룬다.

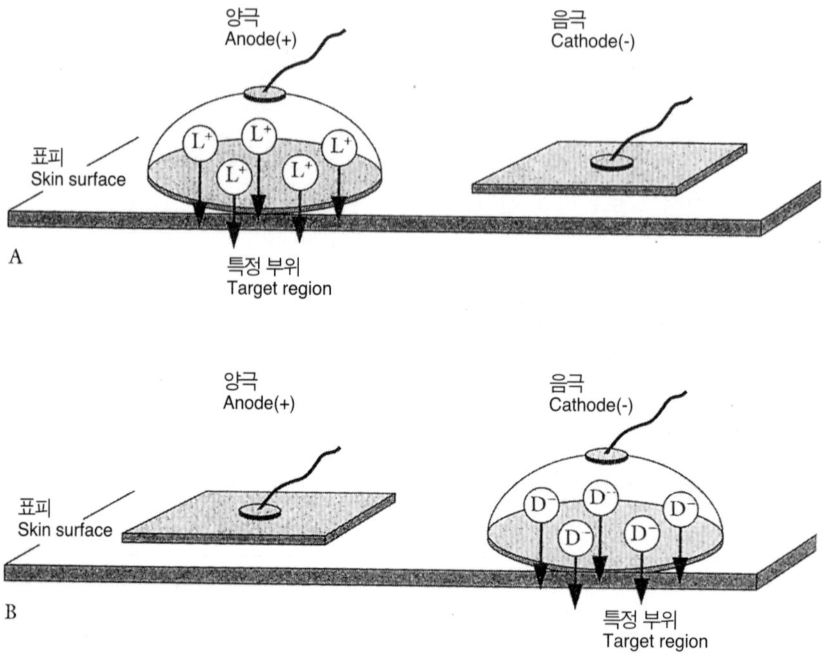


**그림 10.1.** 이온도입법 동안 이온 이동의 개요도. 리도카인(L+)과 같은 양이온은 양극으로부터 나오고 덱사메타손(D-)과 같은 음이온은 음이온으로부터 나온다.

### *전기천공법*

전기천공법은 피부의 바깥 층(각질층) 사이의 일시적인 통로나 구멍의 형태이다. 정상적으로 각질층은 물이나 물에 녹아 있는 약물이 흡수되지 않는다. 그러나 어떤 전기 전류를 통하여 피부 약물의 이동을 촉진시키는 구멍의 형태가 나타나는 각질층에 구조적 변화를 가져올 수 있다. 이 구멍이 정확한 구조나 크기가 정해져 있지는 않지만 일반적으로 각질층을 구성하는 세포 사이의 두 겹을 지질층을 통하여 용액 통로가 재구성 되는 구멍이라고 생각한다.

전기 천공법의 다양한 증거는 인간과 동물의 피부를 이용한 연구들에 포함되었다. 마찬가지로, 이 구멍을 전기적 자극의 변수를 이용하여 감소시킬 수 있고, 임상적인 이온도입법에서도 일반적으로 변수들에 의해 변할 수 있다. 그럼에도 불구하고 이온도입법은 피부 조직의 일시적인 변화를 일으키는 것은 명백한 사실이고, 더 나아가서 피부투과율과 다양한 물질의 피부 속 전달을 촉진시킨다. 이 가설은 큰 무극성 분자(단백질, 호르몬 등)에 의해지지 되었고, 특히 피부에 전기 전류로 처음 치료를 하게 된다면 전기천공법을 많이 이용할 것이다.

### *전기삼투*

전기삼투는 용매에 있는 이온들에 작용하는 전기장에 의하여 용매가 이동하는 것이다. 양극에서 전류가 제거되면 나트륨이온과 같은 양이온이 제거되고, 양극으로부터 멀어지는 나트륨의 이동은 양극으로부터 용액을 떨어져 나가게 하는 삼투압이 발생된다. 약물을 포함해서

표 10.1 이온도입법에 일반적으로 적용되는 약물

| 약물 | 적응증 | 치료 원리 | 이온도입법 |
|---|---|---|---|
| 초산(acetic acid) | 석회성 건염<br>골화 근육염 | 아세트산은 건과 다른 연부 조직에서 칼슘 침전물의 용해도를 증가시킨다. | 2~5%의 수용액 (음극) |
| 염화칼슘 | 골격근 경련 | 칼슘이 활성화된 막을 안정화하고, 말초신경과 골격근의 활성 역치를 감소시킨다. | 2%의 수용액(양극) |
| 덱사메타손 | 염증 | 합성 스테로이드성 항염증 약물 | 4 mg/mL 용액이나 연고 (음극) |
| 요오드 | 유착성관절염<br>연부조직 유착<br>미생물 감염 | 요오드는 광범위한 항생물질이다. 요오드의 경화성 작용에 대해서 완전히 밝혀지지는 않았다. | 5~10% 용액이나 연고 (음극) |
| 리도카인 | 연부조직 통증<br>염증(활액낭염, 건초염) | 국소적 마취 효과는 일시적인 무통을 일으킨다. | 4~5% 용액이나 연고 (양극) |
| 황산마그네슘 | 골격근 경련<br>근육염 | 골격근막의 활성의 감소와 신경근 접합부의 신결전달의 감소에 의한 근육 이완 효과 | 2% 수용액이나 연고 (양극) |
| 히알루로니다아제 | 국소 부종(아급성기, 만성기) | 가수분해된 히알루론산에 의해 결합조직에서 투과성의 증가시켜 피막형성을 감소시키고 국소적인 부종을 감소시킨다. | 150 ㎍/㎖ 용액에 0.9% 염화나트륨을 첨가함 (양극) |
| 살리실산염 | 급성기과 만성기의 근육과 관절 통증(과사용 손상, 류마토이드 관절염) | 아스피린과 같은 무통과 항염 효과 | 10% 트롤라민 살리실산염 연고나 2~3% 염화 살리실산염 용액(음극) |
| 산화아연 | 피부 괴양, 다양한 피부 손상 | 아연은 일반적인 살균 효과, 조직 치유를 증가시킴 | 20% 연고(양극) |

Adapted from Ciccone CD. Pharmacology in Rehabilitation 3rd. Philadelphia:F.A. Davis;2002

용액에 녹아 있는 다른 물질들은 용매의 물질 흐름에 따라서 양극에서 멀어지게 된다. 용매에서의 물질 이동은 모낭이나 땀샘같이 이미 존재하는 통로를 통하여 피부를 투과하는 것을 허용하는 것에 의해서 피부속으로 물질이 이동하는 것을 도와준다.

이온도입법의 과정에서 전기 삼투의 과정은 주요한 적응증을 갖게 된다. 부분적으로 피부는 전기로 대전되어 있다. 일반적인 정상 pH에서는 사람의 피부는 전기적으로 음극으로 대전되어 있다. 이 음극 전하는 양극으로부터 전기삼투를 이용하여 용매의 이동을 촉진시킨다. 이는 피부가 양극으로부터 양이온을 떼어내는 것을 도와주고, 피부속으로 물질 이동을 촉진하기 때문이다. 반대로 음극에서의 이동은 피부의 음극 전하에 의해서 억제되고 용매에 음이온이 밀려나게 된다. 이 현상은 피부의 pH가 감소되면 반대의 현상이 나타나게 된다. 피부의 pH가 5.0이나 그 이하가 되면 피부가 양극이 되기 때문에 피부의 전위가 반대가 된다. 이 상황에서 전기삼투는 피부가 용매에 있는 음이온을 끌어당기므로 음극으로부터 전달되는 용매의 이동이 촉진된다.

그러므로 이온도입법에서 전기삼투는 어떤 특별한 상황하에서 중요한 역할을 맡게 된다. 피부의 pH가 5.0 이상이면 양극으로부터 약물의 이동을 도와주고, pH가 5.0 이하이면 양극에서의 약물 이동을 느려지게 할 것이다. 음극에서 이동은 이와 반대이다. 낮은 피부 pH 상황에서는 이동이 촉진되고, pH가 5.0 이상이 되면 음극에서의 약물 이동이 느려진다. 그러므로 정확한 조건하에서 전기삼투는 용매의 평형을 이루기 위해 이동되는 큰 분자의 이동을 포함한 특정 약물의 이동을 촉진하는데 이용된다.

### *이온도입법 동안에 전기 이동, 전기천공법과 전기삼투의 상대적인 기여도*

이 3가지의 기전이 약물 이동에 영향을 줄지라도, 전기이동은 이온도입법에 영향을 주는 첫 번째 요소라고 일반적으로 받아들여진다. 임상 이온도입법 중 사용된 자극적 요소에서 전기천공법과 전기삼투는 아마도 이차적이며 보완적인 역할을 수행한다. 즉, 이러한 뒤쪽의 기전들은 전기이동으로부터 초래된 피부를 통한 약물 방출을 강화하기 위해 전위를 가진다.

비슷한 작용은 당구에서 적용되는 힘과 유사하다고 고려된다. 첫번째 힘(전기이동)은 한 개의 당구공을 쳐서 두 번째 공을 맞추는 것이 이온도입법이 비슷한 충전된 약물 분자를 맞추는 중에 사용된 적절한 전기적 분야와 같다. 전기 천공법은 당구대에서 주머니와 구멍의 크기가 일시적으로 확장되어 맞춰진 공이 구멍에 잘 들어갈 수 있도록 하는 과정과 유사하다. 적당한 조건하에서는, 전기삼투가 맞춰진 공을 당구대 끝 쪽으로 보내기 위해 약간의 내리막 경사가 있는 당구대를 제공하는 것과 유사하다. 앞에서 언급한 바와 같이, 전기 삼투는 확실한 조건하에서 대량의 용해의 속력을 늦출 수 있는데 이것은 우리가 유추한 것에서 당구대가 반대쪽 또는 오르막 방향으로 되어 있는 것과 유사하다.

물론 이온도입법 중 정확하게 기여하는 각각의 기전들은 각각의 약물에 의해 고려되며 자극 매개변수는 이 약물을 전달한다. 그럼에도 불구하고, 임상학자들은 3개의 기전들이 약물

전달에 영향을 미치고 전기로 하여금 충전과 같은 반발작용만이 아닌(전기이동) 피부 조직 내에서 일시적인 변화를 유도하고(전기 천공법), 대량의 유동성 움직임에 영향(약 투여 용액으로서의 전기침투)을 반드시 깨달아야 한다.

## 약물 투여 수단으로서의 전기 (Electricity as a Drug Administration Vehicle)

이온도입법이 일어나는 동안 전기적 직류의 근본적인 역할은 약물이 지정된 장소에 전달되는 것을 도와준다. 이러한 점으로 전기는 피부를 통한 약물 투여의 수단으로 보여지는데 이것은 피하 주사가 피하 혹은 정맥주사를 경유하여 약품투여를 하는 역할과 비슷하다. 전기의 특정한 매개변수는 이온도입법 효과를 가장 능률적으로 활용하기 위해 사용되는데 이것은 적절한 크기와 직경의 주사들이 다른 종류의 주사를 놓을 때 사용되는 것과 비슷하다. 이온도입법을 위한 최상의 전기적 매개변수들은 표 10.2에서 요약되었으며 조금 더 설명한다.

### *전류의 종류*

전통적으로 직류(galvanic) 전도는 임상 이온도입법에 사용되어 왔다. 직류 전도는 약물의 지속적인 전달을 허락하기 위해 전극들 사이의 단일 전류 정전류 분야인 불변수량을 생성한다. 직류 전도의 일반적인 관점은 1장에서 논의되었으며, 이온도입법을 위해 적절한 직류의 공급이 가능한 직류 전도 발전기의 종류들은 2장과 이 다음장에서 논의된다. 이온도입법 중 주목할 점으로써 직류에 대한 관점은 각각의 전극에 발생하는 특정한 임상적 및 전기 생리학적 영향이다. 약품이 없을 때에도 알카리성 반응은 수산화나트륨의 구성으로 인하여 음극에서 일어난다. 반면 산성 반응은 염산의 구성으로 인해 양극에서 일어난다. 이러한 반응들은 음극이 전극을 전달하는 매개체로서 매우 중요한데 이유는 주로 알카리성 반응은 직류를 사람 피부에 사용하면 부식이 되기 때문이다. 이와 같이, 단백질 밀도와 신경 활성화의 영향은 이온도입법의 반복된 적용을 견뎌내는 환자의 능력에 영향을 준다. 결과적으로, 전달전극의 부위의 pH의 변화는 약물의 안정성과 이온화에 영향을 미치며 전위를 가짐으로써 약물을 전달하는데 영향을 미친다. pH와 약물의 안정성에 대한 주제는 이 단원 뒤에서 좀 더 자세히 다루도록 하겠다.

### *전류의 진폭*

이온도입법을 이용한 대부분 임상 연구에서 1.0에서 5.0 mA 범위의 전도 진폭 사용을 보고

**표 10.2 임상적 이온도입법 동안 전형적인 전류 매개변수 요약**

| | |
|---|---|
| 종류 | 직류 |
| 신폭 | 1.0~4.0 mA |
| 시간 | 20~40 min |
| 청 전류량 | 40~80 mA · min |

**표 10.3** 양극과 음극에서의 반응

| 음극 | 양극 |
|---|---|
| 양이온을 끌어당김 | 음이온을 끌어당김 |
| 수산화나트륨(NaOH) 구성으로 인한 알카리반응 | 염산(HCl) 구성으로 인한 산성반응 |
| 단백질 밀도의 감소(연화) | 단백질 밀도의 증가(경화) |
| 신경감수성 증가에 의한 탈분극 | 신경감수성 감소에 의한 과분극 |
| 혈관 확장 | 미세순환 응고 (모세혈관 축소) |

했다. 현대의 이온도입법 장치들은 최대 전도 4.0 mA와 최대 진폭 0.01에서 1.0 mA를 일반적으로 제공하였다. 이러한 장치들의 제조업자들은 진폭의 범위 1.0에서 4.0 mA를 이용하였다. 그러나 이온도입법 치료에 사용된 정밀한 전류의 진폭은 환자의 인내심, 활성 전극의 극성, 활성 전극의 크기와 치료의 지속 시간을 포함한 여러 가지에 영향을 받는다.

### *전류 적용의 기간*

이온도입법 중 전류가 사용된 시간의 길이는 실험마다 다양하게 나타났다. 짧게는 5분에서 길게는 여러 시간 동안까지 지속되었다고 보고되었다. 전류가 사용된 시간의 길이는 전류의 크기와 반비례하였다. 높은 진폭의 전류의 적용(4.0 mA를 근접하거나 넘은)은 일반적으로 짧은 시간 사용에 적용되었으나, 낮은 진폭의 전류는 긴 지속 시간에 사용되었다.

### *전류 적용의 교류 방법*

#### 교류전류

최근 들어 이온도입법에서 교류전류의 사용이 적용되고 있다. 기본적인 교류의 특성은 1장에서 설명하였다. 직류 전류가 양극에서 음극으로 또는 반대인 한 방향으로 가는 반면, 교류전기는 주파수 수신기에 의하여 음극과 양극 사이에서 교류하는 sinusoidal pulse를 제공한다. 그 증거는 교류는 피부의 전도력을 일시적으로 변경하여 피부를 통한 약의 전달을 용이하게 하여 약물이 피부에 좀더 잘 스며들게 해준다고 제시한다. 또한 교류는 약물 분자와 그것을 감싸고 있는 물 분자 사이에서 화학결합의 분해와 함께 약물의 진동을 일으켜 전기장을 만든다. 이러한 효과는 둘러싸고 있는 물 분자를 떼어낼 때 약물 분자의 크기를 효과적으로 감소시키므로 막 속으로의 약물 분자의 이동을 촉진한다.

이온화 요법 중 교류의 사용은 그 동안 줄곧 실험적으로 남아있었다. 동물 연구는 증가된 빈도 20 V가 적용되는 교류는 절개된 쥐의 피부를 통해서 마취제의 전달이 증가됐다고 제시하였다. 다른 연구에서는 인간 실험자의 발바닥 부분에 교류의 적용이 마취제 적용을 도와주어서 감각을 감소시킨다고 연구되었으며 이 방법은 약물의 피부를 통한 이동에 도움이 된다고 하였다.

교류가 피부를 통한 전달을 촉진시킬 수 있다면 일반적인 직류 보다 특정적인 이점을 제공하게 된다. 특히 교류는 전신 순환에 약품 투여를 위해 좀 더 예측 가능하며 더 적게 변하는 방법을 제공한다. 주어진 전류 크기에서 나타나는 지연된 직류의 적용은 피부의 전도성과 pH에서 종종 가변적이며 예측 불가능한 변화를 초래한다. 교류의 사용은 긴 시간동안 상대적으로 지속적인 피부 전도를 유지시켜 주고 좀더 직류보다 지속적인 약물의 유동성을 제공한다. 교류의 낮은 전기 강도는 직류를 적용하는 것 보다 피부에 적은 손상이 가해진다.

이러한 이유로 교류는 잠재적으로 많은 약의 혼합물을 전신 투여하기 위해 사용되며 여기에는 대전되거나 중립적인 큰 분자들이 포함된다. 이 생각은 호르몬이나 심혈관 약물과 다른 약품들처럼 전신투여를 위한 방법으로 계속 연구되고 있다. 이런 기술이 여러 가지 물질을 안전하고 예측할 수 있게 투여하기 위해 상업적으로 사용되어질 수 있다면, 앞으로 많은 연구가 이루어질 것이다.

### 고압, 단기간 직류

앞에서 나타난 것과 같이 특정 전기 전류는 전기천공법을 일으킨다. 이는 표피내의 일시적인 구멍을 만들어서 피부의 약물 투과성을 증가시킨다. 전통적인 이온도입법의 직류 전류가 전기천공법을 발생시킬 수 있으나, 고압(100 V 이상)의 전류가 매우 짧은 시간동안 적용되었을 때도 구멍의 발생이 효과적으로 나타난다. 다시 말해, 이 효과의 증거는 동물실험이나 연구에서 동물의 피부에 적용했을 때 나타났다. 현재 이 전류가 임상적으로 효과가 있다는 근거가 거의 없다.

그래도 전기천공법 전류가 인간의 약물 전달을 촉진시키는데 이용할 수 있다면 선택을 하는데 고려되어질 것이다. 명백하게 다양한 질병이나 손상을 치료하기 위해서 고압 전류가 국소나 전신에 효과적으로 안전하게 사용되려면 많은 연구가 필요하다. 게다가 임상적으로 이온천공법을 시행할 때 이온도입법에 이용되는 장비는 직류 전류의 전압과 시간의 적용이 편리하고 안전하게 발전되어야 한다. 언젠가 최적의 약물 이동을 위해 다양한 자극 프로토콜이 주어진다면 흥미로울 것이다. 새로운 구멍을 만들어 약물을 전달하는 실제적인 수단으로써 전통적인 직류 전류에 따르는 고압, 단기간 직류는 구멍을 만들어내는 초기단계로써의 프로토콜을 상상할 수 있다.

## 이온도입법에 전류량의 개념(Concept of Current-Dosage During Iontophoresis)

진폭과 지속시간은 전통적인 이온도입법에서 약물투여 촉진을 위해 제공되어지는 전류의 양에 영향을 주는 요소이다. 이 두가지 변수를 독립적으로 사용하는 것 보다는 약물 적용을 촉진하는데 사용되는 전체전류의 "투여량(dosage)"로 이 요소들을 생각하는 것이 더 알맞다. 전류진폭(mA)은 mA · min의 단위에 주어지는 전류량의 지속기간(minutes)에 의해 증가된다. 예를 들면, 20분간 2 mA의 진폭에서 제공되는 전류량은 40 mA · min의 투여량이 된다.

현재의 많은 이온도입법 실험들이 mA · min 투여량의 용어로 치료 요소를 설명한다. 40 mA · min에서 80 mA · min 사이의 투여량은 통증과 염증같은 치료에 주로 사용된다. 그러나 많은 임상연구들은 투여량 범위의 상부끝부분에 근접한 투여량에서의 결과로 전류–지속기간 조합의 사용을 보고했다. 이는 적정효과를 얻는 것이 가능할 때에는 70 혹은 80 mA · min의 투여를 해볼만 하다는 것이다. 분명한 것은 이온도입법 치료동안 이상적인 전류량은 임상연구가들이 각각의 환자들에게 필요한 만큼의 전량에 맞추어 결정해야 한다는 것이다.

또한 어떤 전류량도 진폭–지속기간 조합에 무한한 수에 의해 만들 수 있다는 것을 주목해야 한다. 예를 들어, 40 mA · min의 투여량은 40분간 1 mA, 20분간 2 mA, 13분간 3 mA, 혹은 10분간 4 mA를 공급함으로써 얻을 수 있다. 이는 전류량 개념이 어떻게 이온도입법 동안 약물전달수단으로써 사용되는 전류량을 표준화하는데 도움이 될 수 있는 지를 설명해 준다. 높은 진폭의 전류를 견딜 수 없는 환자들은 치료지속기간에 따라 적절하게 고안된 전류량이 사용된다.

그러나 임상 연구가들은 전류 투여량이 정확하게 이상적이라 할지라도, 진폭과 지속기간 다른 조합이 이온 전달량을 똑같이 제공하지는 않는다는 것을 알았다. 예를 들면, 40분간 공급된 1 mA는 10분간 공급된 4 mA와 사실상 같은 약물량을 전달해야 할 것이나 이는 확실하지 않다. 이 사실은 Anderson 등에 의해 시행된 실험의 연속으로 조사되었다. 이들 연구자들은 두 가지 전류량 실험에서 항염증 스테로이드(덱사메타손) 투약을 비교했다. 한 가지는 10분간 4.0 mA로 높은 전류 짧은 지속기간(HCSD) 실험이고, 또 하나는 400분간 0.1 mA의 낮은 전류 긴 지속기간(LCLD) 실험이다. 이론적으로 이 두 실험은 둘 다 40 mA · min의 전류투여량을 사용하므로 동일한 양의 약물을 전달해야 한다. 그러나 이 연구는 전달된 전체 약물량은 HCSD와 비교해 LCDC를 사용하는 것이 측정기록이 더 크다고 했다.

이 연구는 일반적인 전류량이 같다 할지라도 전류진폭과 지속기간의 다른 조합은 전달된 약물량과 뒤따르는 생리적 효과에 영향을 줄 수 있다는 것을 보여준다. 확실한 것은 부가적인 논문과 임상 연구들이 진폭과 지속기간 조합에 따른 믿을 수 있는 사실을 필요로 했다는 것이고, 이는 임상에서 적절한 약물 전달을 제공할 것이다.

## 이온도입법의 도구
## INSTRUMENTATION FOR IONTOPHORESIS

### 직류 발생기(DC Generators)

0~5 mA 범위에서 조절할 수 있는 직류 전달 가능한 어떤 DC 발생기라도 이온도입법 시행에 사용될 수 있다. 그러나 특별히 이온도입법에 사용되도록 고안된 많은 시판 장치들이 유용하게 쓰인다. 이들 이온도입법에 사용되는 장치들은 전형적으로 작고, 전류 적용을 위해 하나

혹은 두 개의 채널을 사용하는 배터리 전원 장치이다. 이들 장치의 제작은 이온도입법 치료에 도움을 주는 부가적 조절장치를 포함하고 있다. 예를 들어, 많은 장치들이 자동적으로 치료 시작 시에 전류 램프가 올라가고 치료 종료 시에 전류램프가 내려간다. 어떤 기계들은 전류진폭 변수와 전체 투여량(mA · min 단위)을 치료사가 셋팅할 수 있으며, 치료시간을 기계장치 내에서 자동적으로 맞출 수 있다. 어떤 기계들은 다음과 같은 유용한 특징을 가지고 있다. 그것은 내장형 타이머, 치료 종료 시 자동전원 차단, 전류 전달 시 중단을 나타내는 경고음 등이다. 이런 장치들을 사용하는 데에 관심이 있는 개개인은 가격이나 사용편리성, 다양한 다른 특징들에 기초를 두어 이들 기계를 비교해야 할 것이다.

## 전극(Electrodes)

### *전극의 종류(Types of Electrodes for Iontophoresis)*

이온도입법에 사용되는 전극은 임상연구가들에 의해 만들어질 수도 있고 시판되는 것을 사용할 수도 있다. 비공업용 전극은 대표적으로 주석, 알루미늄, 구리와 같은 가단성 금속으로 만들어진다. 주석이나 구리 박지는 구입할 수 있으며 치료부위에 맞춰 자를 수 있다. 대안으로는 무거운 알루미늄박을 여러번 접어서 자르고 압축해 치료전극으로 할 수 있다. 금속 전달 전극을 거즈나 종이타월 위에 올려놓고 공급될 약품에 잠기게 한다. 수돗물에 적신 타월이나 거즈는 리턴 전극 옆에 놓이게 된다. 전극은 무게나 고무 스트랩, 혹은 탄력붕대에 의해 위치가 고정되고 alligator 클립이 직류 발생기에서 나오는 전선을 전극과 연결시킨다.

여러 종류의 시판 전극들이 이온도입법 사용에 소개되었다(그림 10.2). 이들 자가부착 전극은 대게 전달과 리턴 패드를 포함한 패키지로 온다. 전달전극은 대부분 약물을 스며들게 할 수 있도록 고안된 섬유 패드나 젤로 이루어져 있다. 리턴 전극은 수돗물로 가득차 있고 섬유 패드나 충전이 필요없는 폴리머로 되어 있다. 이 전극들은 직류발생기(대부분 시판용 이온도입법 장치)에 전선을 부착하도록 하는 특별한 커넥터를 가지고 있다. 몇몇 시판용 전극은 한개가 부착되도록 고안된 반면 다른 것들은 같은 약물을 2~3번 적용하도록 사용된다.

과거에 인기 있던 시판용 전극은 약물 용액으로 가득찬 저장장치로 이루어져 있었다. 이들 저장장치나 "기포" 전극은 정확하게 적용하는 데에 어려움이 있었으며 몇몇 환자에게는 피부자극의 원인이 되기도 했다. 이 전극들은 필수적으로 위에서 설명한 젤 혹은 섬유 전극으로 대체되었다.

비매용과 시판용 전극을 사용하는 것에는 장점과 단점이 있다. 시판용 전극은 크기가 고정되어 있고 약물전달 최대부위는 전극의 크기와 모양에 의해 제한을 받을 것이다. 직접 만든 주석이나 알루미늄 전극은 매우 저렴하고 환자 개개인에 맞춰 생산할 수 있다. 이는 보다 큰 부위를 치료하기에 유리하다(예를 들어, 시판용 전극으로 충분히 덮히지 않는 부위). 직접 만든 전극의 단점은 신체의 불규칙한 모양에 전극을 맞추기 어렵다는 점과, 피부에 전극을 고르게 접촉해 유지하는 것이 어렵기 때문에 화상의 위험이 있다는 것이다.

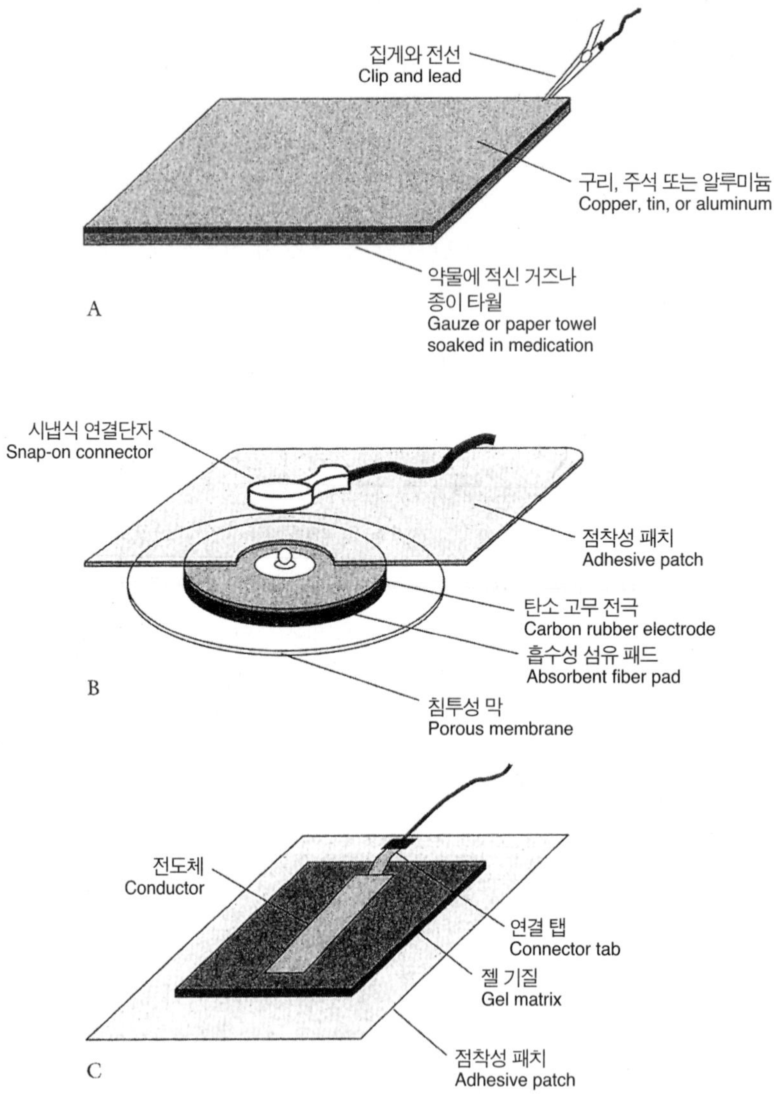


**그림 10.2.** 이온도입법 동안 약물 전달을 위해 사용되는 전극. **(A)** 자가용으로 고안된 전극 유형들, **(B)** 섬유 패드, **(C)** 젤 패드.

시판용 전극은 부착이 쉽고 편리한 이점이 있지만 꽤 비싼 편이다(전극 한세트에 10$ 이상 나간다). 그러나 시판용 전극은 몇몇 환자들에게서 사용하기에 더 매력적인 다른 특징들이 있다. 예를 들면, 특정한 시판용 전극은 치료하는 동안 약품을 완화하거나 전극 부위에서 pH를 조절하는데에 도움을 주는 은염화물과 같은 화학적 특징이 있다. 이 완충효과는 양극과 음극에서 각각 일어나는 산성과 염기성 반응을 중화하는데 도움을 주어서 피부 자극이나 화상의 위험을 줄여준다. 그러나 이런 특징들이 임상 환경에서 화상을 예방하는 데에 도움을 준다는 확실한 근거는 없다. 그러므로 임상 연구가들은 자신의 경험과, 시간과 비용같은 실질적 문제에 바탕을 주고 시판 전극과 자가 제작한 전극 사이에서 결정을 내려야 할 것이다.

### *전극의 크기와 전류의 밀도(Electrode Size and Current Density)*

전류 밀도는 전극($cm^2$으로)의 전도 표면 부위에 의해 나누어 공급된 전류(mA로)의 양이다. 음극이 전달전극으로 사용된다면 전류밀도는 0.5 $mA/cm^2$을 초과하면 안되고, 양극이 약물투여에 사용된다면 전류밀도는 1.0 $mA/cm^2$을 넘기지 않는 것이 좋다고 한다. 이 요소들은 이온도입법동안 피부자극과 화상을 최소화하기 위해 꼭 고려되어야 한다.

직접 만든 전극은 큰 전류진폭이 사용되었을 때에도(3.0~4.0 mA) 충분한 전류밀도를 제공하기에 충분히 크게 만들 수 있다. 시판되는 전극은 가장 작은 6.5 $cm^2$에서 가장 큰 30$cm^2$ 범위로 크기가 고정되어 있다. 그러므로 각각 종류의 시판 전극을 사용할 때에는 최대 전류밀도를 초과하지 않는 것을 선택해야 한다. 이는 중간 혹은 큰 사이즈의 판매전극을 사용할 때에는 대개 문제가 되지 않는다. 그것은 중간 혹은 큰 사이즈의 전극에서 4.0 mA 전류가 공급될 때에는 전류밀도가 0.5 $mA/cm^2$ 이하로 떨어질 것이기 때문이다. 그러나 작은 전극을 통해 높은 진폭(4.0 mA)으로 공급될 경우에는 전류 밀도가 0.5 $mA/cm^2$를 초과할 수도 있다(표 10.4). 그리고 이는 약물이 음극으로부터 전달될 경우 피부자극과 화상을 촉진할 수도 있다. 그러므로 임상연구가들은 이온도입법을 사용할 때에는 전류밀도를 고려해야 하며, 작은 전극을 사용해 음극으로 이들 약물을 공급할 때에는 안전한 밀도 레벨을 유지하도록 특별히 신경써야 한다.

## 이온도입법의 적용 원칙
## APPLICATION PRINCIPLES IN IONTOPHORESIS

**표 10.4** 소형 시판용 전극들을 사용하는 전류밀도의 예

| | Empl Buffered[a] | IOMED (Trans-O)[b] | Life-Tech Meditrode[c] |
|---|---|---|---|
| 실면적 ($cm^2$) | 11.0 | 7.2 | 6.5 |
| 4.0 mA에서의 밀도 | 0.36 | 0.56 | 0.62 |
| 0.5 $mA/cm^2$ 발생시키기 위한 전류의 양 | 5.5 | 3.6 | 3.25 |

[a]Empi, Inc., 599 Cardigan Rd, St, Paul, Minn 55126-4099.
[b]IOMED, Inc., 3385 West 1820 South, Salt Lake City, Utah 84104.
[c]Life-Tech, Inc., 4235 Greenbriar Dr. Stafford, Tex 77477-3995.

## 약물의 농도(Drug Concentrations)

표 10.1에 명시된 것처럼 특수 용량과 농도는 이온도입법을 통해 적용되는 다양한 투약에서 보고되었다. 이들 용량은 꽤 적은 경향이 있으며 비교적 낮은 약물 농도를 가진다. 이온도입법이 적용되는 약물농도를 증가시키는 것은 전달되는 약물의 양 증가로 나타나지는 않는다. 이는 아마도 전달 부위에서의 약물 이온농도 증가가 용액내 이온 유입을 더 증가시킨다는 사실 때문일 것이다. 약물 이온은 높은 농도에서 더 강하게 유입될 것이며 조직내로 약물을 이동하는 활성전극의 능력을 방해할 것이다. 반면에 이온도입법은 "제한적 전류(current limited)"로 종종 설명되는데 그것은 공급되는 전류의 진폭과 지속기간이 얼마나 많은 약물이 피부를 통해 공급될 수 있는지에 대해 영향을 주는 주요소라는 것을 의미한다. 그러므로 표 10.1에 기록된 용량과 농도는 임상에서 기준이 되는 협약으로 남아있다.

## 두 약물의 동시 사용 (Simultaneous Use of Two Drugs)

많은 연구들이 같은 전달 전극에서 두 가지 약물을 동시에 사용하는 것에 대해 보고했다. 대표적으로 리도카인(국소마취제)과 덱사메타손(항염증 스테로이드) 혼합이 사용된다. 두 가지 약물이 양성으로 채워지고 두 가지 다 통증과 염증 감소를 얻기 위해 양극으로부터 전도되었다고 처음부터 생각했다. 그러나 덱사메타손이 음성으로 충전되고 이 약물이 적절한 침투를 위해 음극에서부터 시행된다는 것을 알게 되었다. 양극으로부터 이들 두가지 약물을 공급하는 연구는 전기삼투(ionohydrokinesis)의 과정에 의해 전달 전극에서 멀어진 덱사메타손의 이동을 보여주었다. 이것은 전리된 이온(리도카인)을 포함한 용액의 흐름이 조직내에서 반대되는 이온(엑사메타손)을 포함한 다른 물질들을 운반하는 데서 오는 현상이다. 그러나 이 전기 삼투(ionohydrokinesis) 과정에서 적절한 전극으로부터 전달되는 이온이 효과적인 것은 단지 약 1/10이라고 평가하고 있다.

그러므로 반대되는 극성의 두 가지 약물을 사용하는 것은 몇몇 임상 연구가들이 이온전리치료동안 어떤 과정에서 전달전극의 극성을 유보하도록 했다. 예를 들어, Gangarosa 등은 양극으로(리도카인 이동 촉진을 위해) 10분간 2 mA로 치료를 시작하고 나서 2 mA에서 20분간 음극으로 전환해야 한다고 주장했다(덱사메타손 이동 촉진을 위해). 그러나 두가지 약물이 유사하게 채워진다 하더라도 동시에 두가지 약물을 제공하는 것을 유용하지 않다는 논의가 있다. 이 생각은 위에서 논의되었던 약물 농도와 관계가 있다. 전달용액에 두가지 약물을 포함하는 것은 전달될 부위에 이온농도를 증가시킨다. 게다가 이온도입법에서 전류제한이 있다는 사실은 두가지 약물이 같은 전극으로부터 동시에 전달될 때에 사용가능한 전류를 위해 경쟁해야만 한다는 것을 뜻한다. 이런 경쟁은 전리되는 각각의 투약량에 제한을 둘 것이다. 그러므로 하나의 약물이 적절하게 이동되도록 하기 위해서는 임상연구가들이 이온도입법동안 딱 한가지의 약물만 선택하는 것이 바람직하다.

## 이온도입법의 효과를 증가시키기 위한 다른 물리적 도구의 이용 (Use of Other Physical Agents to Accentuate Iontophoretic Effects)

어떤 연구들과 임상기록은 이온도입법동안 부가적으로 사용가능한 다른 물리적 도구가 있다고 제안했다. 예를 들면, 초음파는 phonophoresis에 의한 약물 투입을 촉진하기 위해서 이온도입법을 적용하는 부위 위에 바로 사용될 수 있다. 열(초음파, 단파)은 약물의 분산과 침투를 증가시키기 위해 이온전리 약물 전달 후에 공급된다. 그러나 이온도입법의 효과 중 하나가 상당히 국소화되고 특수한 부위에도 약물을 투입시킨다는 것을 알아야 한다. 열이나 다른 방법(운동, 맛사지)의 사용은 혈류를 증가시켜 약물 분산을 빠르게 할 것이며, 이는 목표부위에 약물을 집중화시키는 것과 반대되는 결과를 가져올 것이다.

## 전달 전극에서 pH의 효과(Effects of pH at the Delivery Electrode)

전달 전극에서 염기성이나 산성의 정도(pH)는 이온도입법 동안 이온전달량에 직접적으로 영향을 줄 수 있다. 많은 약물이 약산성 혹은 약염기성이며 이들 이온의 이온화전위는 약물 용액의 pH에 의해 직접적인 영향을 받는다. 용액의 pH가 감소함에 따라 산성화합물은 이온화 능력을 잃기 시작할 것이다. 왜냐하면 직류는 양극에서 산성반응을, 음극에서 염기성 반응을 보이기 때문이며 전달전극에서의 pH 변화는 이온전달 시 유효약물의 양을 촉진하거나 낮출 수 있다. 예를 들어, 양극(산성반응)에서 산성 약물이 공급되는 것은 이온 전달동안 유효 약물 양을 감소시킬 것이다. 왜냐하면 약물 분리가 덜 이온화되고 더 중성화되기 시작할 것이기 때문이다. 반대로 음극에서 공급되는 염기성 약물은 이온화를 감소시키고 전달되는 유효약물을 적게 하는 결과를 낳을 것이다.

이온도입법동안 전위효과와 피부 pH 완화 체계는 Guffey 등의 연구에서 도식화되었다. 이들 연구가들은 여러 개의 전류 투여량과 완충 장치를 사용해 음극에서의 정상 염기성을 적용했을 때 피부 pH를 측정했다. 그들은 피부 표면의 pH가 높은 전류 투여량(80 mA · min)에서 완충제가 사용되지 않았을 때만 효과적으로 변할 수 있다는 것을 알았다. 게다가 염기성을 완화하는 간단한 인산염이나 시판전극에서 볼 수 있는 완화장치와 유사한 고정수지 완충제의 사용은 높은 전류투여량에서라도 효과적인 pH 변화를 나타내지 못한다. 피부 표면 pH는 완충제가 사용되지 않았을 때라도 상대적으로 낮은 전류 투여량(20, 40 mA · min)에서 안정성을 유지했다.

Guffey 등의 연구는 이온도입법이 피부표면 pH에 변화를 야기할 수 있고, 이들 변화는 몇몇 종류의 완화 체계를 사용함에 따라 약해지게 된다. 전달 전극에서 pH 조절은 약물의 이온화 전위에서 의도하지 않은 변화를 막을 수 있고, 그것에 관해 약물 안정성과 전하 이온화 상태에서 유효한 약물량을 유지하기 위한 것이다. 초기에 말했던 것처럼 비교적 중성 상태(대략 7.0) 로 피부 pH를 유지하는 것은 피부의 정상 음성 전하를 유지하는 데에 도움을 주며, 전기

삼투를 통해 일어나는 약물 이동을 평가하는 데에 도움을 준다.

어떻게 완화 장치가 전달되는 약물의 실질적인 양에 영향을 주는지 결정하는 데에는 더 많은 정보를 필요로 한다. 전달 전극에서 pH를 조절하는 것은 이점이 있기는 하지만, 전달 전극에 고정수지나 완충용액을 포함하는 것은 전달부위에 삼투 변화가 바뀜에 의해 약물 이동을 약화시킨다. 그것은 전달전극에서 완충제의 높은 밀도는 국소적인 삼투 환경을 만들 수 있고 이는 약물을 유지시키고, 전극으로부터 떨어지는 이동을 방해한다.

## 이온도입법 적용의 임상적 절차
## CLINICAL PROCEDURES OF IONTOPHORESIS APPLICATION

### 환자의 선택, 적응증, 금기증
### (Patient Screening, Indication, and Contraindications)

특수한 투약인 이온도입법은 다른 어떤 부정적 효과도 없이 환자의 상태를 완화하는 데에 도움을 준다는 것은 실험을 통해 입증되었다. 환자들은 약물 알레르기 또는 상반되는 약물반응에 대해 물을 수도 있다. 환자의 담당의는 환자가 이온도입법을 위해 선택된 약물에 문제점을 경험했었다면, 이온도입법을 시행하기 전에 얘기해야 한다. 이온전리에서 지켜야 할 조건은 활성전극이 침범부위를 충분히 덮을 수 있도록 잘 집중시켜야 한다. 예를 들어, 하나의 건(이두근, 극상근)을 포함하는 조건은 덱사메타손 이온도입법에 있어서 어깨의 유착성관절염과 같은 넓은 부위를 포함하는 것보다 훨씬 유리하게 반응한다고 보고되었다.

이온도입법 대상 조직은 일반적으로 피부와 비교적 천부조직인 근육, 건, 점액낭을 포함한다. 이온도입법 약물의 최대 침투 깊이는 확인되지 않았다. 왜냐하면 사람에게서 약물 침투 연구는 수행하기 어렵기 때문이다. 반면에 각 환자에서 침투 깊이는 사용약물의 종류, 전류 투여량, 전류속도를 포함한 많은 요소에 의해 영향을 받을 것이다. 또한 피부 두께, 피하지방조직, 골격근같은 다른 구조물의 크기와 같이 다양한 해부학적 요소가각 환자들에게서 침투 깊이에 영향을 줄 것이다. 예를 들어, 삼각근 비대인 운동선수 환자에게서의 극상근 건은 극상근 건이 비교적 가깝게 위치한 환자에서보다 도달하는 데에 더 어려움이 많을 것이다. 그러므로 이온도입법에 다양한 방법이 있다면 신중히 평가해 결정해야 한다.

이온도입법은 치료부위의 피부 손상시에는 금기증이다. 여러 연구에서 감각 손상부위에 반흔조직과 다른 문제를 해결하기 위해 주의깊게 이온도입법을 사용했다고 하지만, 치료부위의 피부감각 감소는 역시 이온도입법에서 금기증이 된다. 적용되는 약물에 대한 과민증이나 직류(과도한 피부 자극)에 대한 과민증도 이온도입법 치료의 금기증이 된다. 이온도입법은 직류가 심박동기나 다른 이식된 전기장치에 영향을 줄 수 있다면 적용할 수 없다.

## 피부의 조직표본과 전극배치(Skin Preparation and Electrode Placement)

가장 기본은 이소프로필 알콜로 강력하게 문지른 피부를 준비한다. 이것은 기름기나 불순물을 제거함으로 피부 자극의 과민성을 줄여줄 것이다. 피부에 과도하게 많은 털이 존재한다면 면도를 해주어야 한다. 약물을 포함하는 해결책 또는 준비법은 대게 거즈나 종이 타월 안에 주입하는 방법 또는 흡수할 수 있는 시판용의 전극이 사용 중이라면, 전달전극(delivery electrode)으로 직접적으로 배치하는 방법을 쓰는 것이다. 두껍게 바르는 크림〔산화아연(zinc oxide), 살실리산염 연고(salicylate ointments)〕을 포함하는 약물치료는 직접 피부에 바르고 그 후에 따뜻한 수돗물이 젖어든 종이타월이나 어느 정도 두께의 거즈로 덮어준다. 약물의 총량은 각각의 조직표본(preparation)을 따르는 것과 치료중인 부위나 전달전극의 크기를 따라서 변화를 주어 적용한다.

전달전극(delivery electrode)은 치료하는 동안 전극과 피부 사이에 균등하게 접촉을 유지하여 신중히 원하는 적용부위에 위치한다. 회귀전극(리턴 전극, return electrode)은 동측사지 가까이나 신체의 일부분에 인접한 곳에 위치한다. 동일근원은 전달전극과 회귀전극(42)사이에 최소한 18인치의 거리를 지지한다. 그러나 약물치료에까지 적용영역을 넓히기까지는 근거가 충분하지가 않다. 상업적인 전극에는 전형적으로 전달전극과 회귀전극사이 조정 거리가 있고, 얼마나 회귀전극이 전달전극에서 멀리 둘 수 있는 지에 대한 거리를 흔하게 지휘(지시)한다. 노력의 결과는 만들어지며, 그럼에도 전달전극과 회귀전극의 분리는 자극과 흥분의 기회를 가능한 한 최소한도로 한다. 이런 전극을 서로 너무 가까에 위치하는 것은 자극과 흥분의 위험을 증가시킨다. 왜냐하면 전류가 조직 아래로 관통하는 것보다는 피부의 표면을 가로질러 방향으로 흐르는 것이 덜 위험한 경향이 있다.

## 직류(DC)발전기와 전류 흐름과의 연결
## (Conncetion to the DC Generator and Application of Current)

전원을 끈 상태에서 치료 전극을 붙여야 한다. 전선은 직류발전기와 연결되어있다. 전달 전극의 극성과 복용하는 약물을 극성이 맞추어진다. 전류는 처음 원하는 진폭만큼 천천히 증가된다. 대부분 프로토콜은 치료의 시작부분(5~10분)을 꽤 낮은 진폭(1~2 mA)으로 적용한다. 충분히 견딜 수 있다면, 전류는 나머지 치료시간 동안 높은 레벨(34 mA)로 증가시킬 수 있다. 앞서 이야기 하였듯이, 전 치료의 기간은 요구되는 현재 치료용량에 의존한다. 전류의 증가는 전반적인 치료시간을 줄여줄 것에 반하여, 전류가 낮게 유지된다면 치료기간은 더욱더 길어질 것이다.

## 치료의 완료(Completing the Treatment)

치료의 마지막 부분에서 전류는 점차적으로 줄여야 한다. 그리고 전극은 제거되어야 하며,

각각의 전극이 있었던 피부는 주의 깊게 확인해야 된다. 특히 음극으로부터 약물이 전달되는 경우에는 치료부위의 피부 발적이 일어날 수 있다. 게다가, 약물이 전달되는 피부에 작은 물집과 같은 소액포들이 나타날 수 있다. 이러한 발적과 자극은 일반적으로 수분에서 수 시간 이내에 사라진다. 이러한 증상이 사라지지 않는다면 반응을 살펴보고, 환자가 직류전류나, 약물 또는 둘 다 참을 수가 없기 때문에 차후 치료에서는 이런 치료가 금기되어야 한다.

많은 임상가들은 라놀린, 알로에 베라, 또는 그와 유사한 성분이 함유된 피부로션을 적용함으로써 이온도입법 치료를 끝낸다. 이것들이 발적의 완화와 피부의 회복의 가속화를 도와줄 것이다.

## 이온도입법의 임상적 치료
## CLINICAL INDICATIONS FOR IONTOPHORESIS

### 염증치료(Treatment of Inflammation)

#### *항염증제 사용의 임상적인 효과 증거*

이온도입법은 피하조직과 피부의 염증치료에 도움이 된다고 보고되었다. 당질코티코이드(glucocorticoids)라고 잘 알려진, 항염증스테로이드제는 이런 상황에서 자주 사용되었다. 화학적 집합체로 구성된 당질코티코이드는 하이드로코르티존(hydrocortisone)과 메틸프레드니솔론(methylprednisolone), 덱사메타손(dexamethasone), 그리고 몇몇 비슷한 약물들을 포함하는 화합물과 관계가 있다. 이온도입법을 위해 현재 사용되고 있는 대부분의 당질코티코이드(glucocorticoids)는 dexamethasone sodium phosphate(decadron)이다. 이 약물은 최초에는 양이온이고 음극으로부터 복용되어야만 한다고만 여겨져 왔다. 현대의 생각은 이 약물은 dexamethasone sodium phosphate에 의해 복용될 때 음이온으로 형성되고, 이 물질은 음극으로부터 전달되어야 한다는 것이다.

몇몇 연구는 glucocorticoid 이온도입법이 근골격 염증의 치료에 효과가 있다고 하였다. Bertolucci는 dexamethasone을 국소마취제(lidocaine)와 섞어 외측상과염이나 천좌골염, 어깨의 건염를 포함하는 다양한 상태의 염증 환자들의 치료에 사용해왔다. 결과는 실제 약물을 받은 환자들이 플라시보(sodium chloride)를 받았던 환자들보다 더 반응이 효과적이었으며, 또한 목이나 어깨에 퇴행성의 영향을 받지 않았고, 젊은 그룹(45세 이하)의 환자라면, 더욱더 효과적인 경향이었다라고 한다. Dexamethasone과 lidocaine을 다양한 해부학적 자세에서 건염와 활액염 상태의 치료에 사용한 Harris에 의해 이야기된 비슷한 결과들도 있었다. 리도카인을 섞은 dexamethasone의 이온도입법이 견갑대 주위의 연부조직 염증에 관계하는 신체적인 인자(hydrocollator packs, 초음파) 또는 조직 약물(진통제, 항진경제)보다 낫다고 Delacerda는 보고했다.

각종 glucocorticoids이 측두하악 관절로 이온도입법을 이용하여 도입될 수 있는 것, 그리고 다른 약물에(lidocaine) 결합되는 중재와 운동은 TMJ 통증과 염증을 완화하기 위해 도움이 될 수 있다고 여러 조사자는 보고했다. 당류 코르티코이드 이온도입법은 또한 손목관절 증후군을 위한 치료로 이용되었다. 전향적, 무작위의 임상 실험에서 dexamethasone 이온도입법의 통제와 손목 부목을 댄 것은 19명의 손 중에서 11사람에 긍정적인 반응이 나타났다. 그러나 이 연구에서 대조군의 부족은 이 환자들의 dexamethasone 이온도입법의 효과에 관하여 어떤 결정적인 결론을 방해했다. 그럼에도 불구하고, 이 연구의 참가자는 이미 부목사용과 경구로 복용했었던 비스테로이드 항염증제 약물을 사용한 치료에서 실패를 했고, 경구 약물에 반응하지 못하는 CTS에 사람을 위해 dexamethasone 이온도입법이 효과적일 것이라고 하였다.

몇몇의 증거는 류마티스성 관절염과 같은 만성적인 염증 상태에 이온도입법을 적용하는 것이 효과적인 반응을 할지도 모른다고 하였다. Dexamethasone 이온도입법을 적용하는 케이스 연구는 혼자, 또는 운동을 함께 사용되는 것이 무릎에 RA가 있는 염증환자의 관리에 도움이 된다고 하였다. RA가 있는 환자들에게 적용한 dexamethasone 이온도입법의 효과는 작은 그룹 내의 무작위적인 연구와 같은 통제하 연구를 시행하였다. 무릎 관절에 RA가있는 5명의 환자들에게는 다른 5명의 환자가 염분 이온도입법의 위약 치료를 받는 동안 dexamethasone 이온도입법 치료를 3번 받게 하였다. 이 연구는 움직이는 동안이나 휴식시의 통증이 치료 그룹 내에서는 상당히 향상했다는 것과, dexamethasone 이온도입법이 경감된 증상의 위약 환자들보다 더 효과가 있다고 제시하고 있다.

건초 부위에 발생한 염증을 줄이기 위해 glucocorticoids 이온도입법이 또한 이용되었다. 케이스 보고에서, de Quervain 건초염이 발생한 61살 여성에게 표면 열, 얼음, 횡 마찰 마사지, 관절운동 및 dexamethasone 이온도입법(40 mA · min)을 포함한 치료하였다. 이 처방은 분명하게 이 환자 통증과 손상을 줄여주는데 성공적이었다. 물론, 우리는 dexamethasone 중재의 유일할 효과라고 할 수는 없지만, glucocorticoid 이온도입법이 건초염과 같은 상태의 포괄적인 치료 처방으로 통합되는 방법의 케이스 보고는 좋은 본보기이다.

Glucocorticoid 이온도입법은 tennis elbow와 같은 일반적인 주관절 통증이나, 외측상과염, 상과통증을 위한 치료방법으로 연구되어 왔다. Runeson과 Haker는 외측 상과통증의 64명을 dexarnethasone 이온도입법을 받은 그룹과 염분 이온도입법의 위약치료를 받는 그룹으로 나누어 치료했다. 4번의 치료는 각 치료동안에 10분 동안 4 mA, 0.4% dexamethasone을 사용하여 8일이 넘는 기간 동안에 제공되었다 치료는 보조원에 의해 제공되고, 치료 그룹을 알지 못하게 한 물리 치료사에 의해 치료 처방의 결과를 평가했다. 이 연구는 마지막 치료 직후 두 그룹 사이에 있어 통증에서 중요한 차이가 없다는 발견했다. 2그룹의 결과는 3과 6개월 추적 검사에 유사했다. 이 결과는 외측 상과통증 치료에 40 mA · min dexamethasonc 이온도입법의 4회 치료의 사용을 지지하는데 실패했다.

Nirschl 등은 199명의 외측상과염 환자를 연구했다. 그룹의 반은 40mA · min의 전류량을 사용하여 dexamethasone 이온도입법의 능동적인 치료를 받았다. 6회의 치료는 15일 넘는 기간 동안 적용되었다. 환자(대조군)의 다른 반은 식염수를 사용하여 위약 치료를 받았다. 통증과 압통은 이온도입법 치료 종료 2일 후 대조군과 비교하여 치료군은 상당히 증진되었다. 전반적인 치료 종료 2일 후 대조군에 비해서 일반적으로 더 나았다(2일간). 짧은 기간에 이후에 2그룹 사이 보이는 차이점은 환자가 치료 1달 후에 일반적으로 없어졌다. dexamethasone 이온도입법은 외측상과염과 연관된 증상의 단기간 감소에 효과적이었다고 연구자는 결론지었다.

Runeson과 Haker은 이 치료의 결정적인 효력을 보지는 못하는 동안, Nirschl 등이 dexamethasone 이온도입법의 단기적인 효과를 문서화하였는지는 명확하지 않다. 명백하게 이연구들의 1차적인 차이점은 Nirschl 등이 6차례 넘게 2주 가까이 치료를 한데 반하여, Runeson과 Haker이 단지 4차례 1주 가까이 적용하였다는 점이다. 아마 약간 더 긴 기간(2주)에 추가적 치료 2회 (예, 6회 치료)를 더 적용했다면, 항염증제 효력을 발휘할 수 있는 충분한 약과 충분한 시간을 제공했을 것이다. 지금부터, 이 2개의 연구사이 불일치는 Runeson과 Haker의 연구에 환자가 충분하게 치료를 받지 않았다는 사실이 설명될 것이고, 의미있는 효과를 나타낼 만큼의 약물이 투여될 충분한 시간이 주어지지 않았기 때문에 이러한 치료의 단기적인 효과가 관측하지 않았다.

당질코르티코이드 이온도입법은 발바닥 근막염과 관련된 염증 치료에 효과가 있는 것 같았다. Gudeman 등에 의한 연구에서 손상된 40명의 발(몇몇 환자는 양측 근막염이 있었다)을 가진 36명의 환자는 dexamethasone 이온도입법 치료를 받은 치료 그룹(n＝20)과 및 묽게 한 식염수의 이온도입법을 받은 위약 그룹으로 무작위로 분할되었다. 환자의 양쪽 그룹들은 또한 얼음 주머니와 스트레칭 치료를 받았다. 6회의 치료는 각 대상자의 느낌에 따라 4.0 mA까지 전류 진폭에 적용된 0.4% dexamethasone 나트륨 인산염을 사용하여 2~3주 기간 넘게 적용하였다. 40 mA의 총 전류 적용량은 각 대상자에게 20분 이상 적용되었다. 치료 직후 Maryland Foot Score에 의해 측정한 결과 dexamethasone 그룹의 대상자는 위약 그룹과 비교하여 효과적으로 증진되었다. 그러나 치료를 종료 한 달 후 두 그룹 사이에는 차이점이 없었다. 이러한 연구자들은 활동적인 환자나 운동선수의 경우와 같이 증상이 더욱 빠르게 감소하는 것이 필요할 때 dexamethasone 이온도입법이 발바닥 근막염을 위한 중재로 고려되었다는 것을 제시하였다.

요약하면, dexamethasone과 같은 약물을 사용함으로써 당질코르티코이드 이온도입법이 여러 가지 염증 상태에서 연관된 유용한 효과를 나타낸다는 중요한 증거가 된다. 그럼에도 불구하고, 피하조직에 약물의 활동에 유용한 양을 제공하는 기술의 능력에 관하여 질문이 여전히 남아 있다. Smutok 등에 의한 연구에서는, 예를 들어 6명의 건강한 대상자의 손목의 앞쪽 부분에 dexamethasone 이온도입법을 적용하고, 동측 팔꿈치 앞 정맥의 정맥혈에서 dexamethasone과 dexamethasone 인산염의 총량을 측정하였다. 아마도, dexamethasone의 성공적인 피부속 투약은 투약 부분과 가장 가까운 정맥혈내의 이 약물 측정량의 정도에 따라 나타날 것이다. 그러나 이 연구자들은 이온도입법을 하는 동안이나 이후에 정맥혈에서 dexarnethasone의 어떠한 형태도 발견하지 못했다. 비록 이 연구에서 많은 요소들의 고려가 필요하다 할지라도, 피부를 통한 dexamethasone의 전형적인 유효한 양의 전달에 임상적인 이온도입법을 사용하는 전형적인 치료 능력의 매개변수에 대한 의문이 일어나는 것을 찾을 수 있다.

### *당질코르티코이드 작용의 기전 (Mechanism of Glucocorticoid Effects)*

Dexamethasone과 같은 당질코르티코이드는 염증을 완화하는 효과가 있다(그림 10.3). 특히, 이러한 약물은 염증을 촉진시키는 대식세포와 림프구에 직접적으로 작용한다. 이 세포들 내에서 당질코르티코이드는 직접적으로 세포질 당질코르티코이드 수용체와 연결되고, 그 다음에 약물 수용복합체는 몇몇 작용이 나타나는 세포핵으로 이동한다. 활성화 된 약물 수용복합체는 핵 인자-KB와 활성 단백질 1과 같은 어떤 단백질을 억제한다. 전사 인자로 알려진 이러한 단백질은 일반적으로 염증 조절자의 합성을 촉진시키는 유전자들을 활동시킨다. 이런 전사인자들을 방해함으로써, 당질코르티코이드는 염증반응을 활성화시키는 효소나 시토키닌을 생산하는 유전자의 활동을 방해한다. 게다가 약물 수용복합체는 유전자 전사인자처럼 활동할

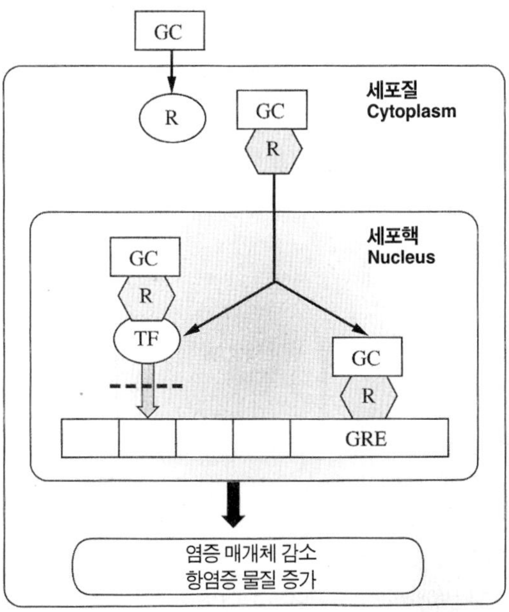


**그림 10.3.** 당질코르티코이드 작용의 기전. 당질코르티코이드(GC)가 복합체를 형성하기 위해서 세포에 들어가서 세포질 수용기(R)와 결합한다. 이 수용 복합체는 세포핵에서 염증성 전구물질의 전사인자(TF) 활동을 억제한다. 그 복합체 또한 특정유전자의 당질코르티코이드 반응물질(GRE)과 직접적으로 결합하여 염증성 성분들의 생성을 억제하고 세포 안에서 항염증성 물질의 생성을 증가시킨다.

수 있게 한다. 왜냐하면, 그것은 특별한 유전자의 분절에 연결되고, 염증전 물질의 합성을 방해하거나 항염증 단백질의 합성을 증가시키기 때문이다. 따라서 당질코르티코이드는 유전자 전사에 직접적인 영향을 주거나 염증 전 조절물이 생산되는 것을 방해하고, 항염증제제의 생산을 증가시킴으로써 다른 전사 인자를 방해하여 강력한 항염증 효과를 나타낸다.

#### *잠재적인 부작용(Potential Side Effects)*

당질코르티코이드가 염증 증상을 줄이는 것에는 매우 효과적이지만, 이 약물은 많은 부작용이 나타난다. 첫 번째 부작용은 몸에 있는 근육, 건, 뼈, 그리고 여러 콜라겐 조직의 파괴(이화작용)을 초래하는 잠재력이 있다. 마찬가지로, 당질코르티코이드의 처방을 지속하는 것은 이런 호르몬의 신체 내인성 생산을 방해하게 되고, 그로인해 부신피질 제제라고 잘 알려진 잠재적인 심각한 문제를 만들게 된다. 이런 부작용은 많은 양의 당질코르티코이드가 장기간 동안 전신에 주어질 때 매우 일반적이다. 비교적 낮은 용량을 사용하여 특별한 국소의 조직에 이러한 약물을 복용하는 이온도입법의 사용은 이런 심각한 부작용의 위험을 줄일 수가 있다. 여전히, 무분별하게 반복되는 당질코르티코이드의 사용은 환자들에게 잠재적으로 심각한 부작용을 야기할 수 있다. 이런 잠재적인 부작용을 피하기 위해, 매일 치료를 해서는 안되고, 적어도 이온도입법 치료 사이에는 적어도 하루의 회복 일을 주어야 된다고 하였다. Lark와 Gangarosa는 각각의 치료 사이에 3~7일 간의 간격을 추천하였다. 그들은 이화작용의 효과를 최초화 하여 콜라겐 합성의 억제를 지속적인 생산없이 항염증 효과가 나타나는 약을 허용한다고 믿는다. 추가적으로, 연속적인 치료가 주어지는 동안에 당질코르티코이드 치료 횟수는 제한되어야 할 것이다. 몇몇의 자료는 유익한 효과는 3~4번의 치료 이내에 일어난다고 제안한다. 3~4번 치료 이후에 어떠한 긍정적인 효과가 없다면 당질코르티코이드 이온도입법이 그 환자에게 효과적이지 않다는 것이며, 다른 중재가 고려되어야 한다고 하였다.

## 통증 치료(Treatment of Pain)

위의 토론 이후, 이온도입법의 사용은 염증을 줄일 수 있으며, 염증의 진행과 연관된 전형적인 통증도 줄일 수 있다. 그러나 이온도입법의 약물이 직접적으로 진통효과를 내는 것 또한 매력적이다. 이온도입법은 salicylates, opioids나 다른 약물들처럼 국소 마취제와 같은 진통제로 복용되어 왔다. 이러한 예는 약물의 이온도입법이 어떻게 통증을 줄이는데 사용되는지를 보여준다.

#### *국소마취제로서의 이온도입법(Iontophoresis of Local Anesthetics)*

리도카인과 같은 국소마취제들은 이온도입법에 자주 사용되어 왔다. 이러한 약물들은 말초신경의 축삭을 따라 전달되는 전도를 방해함으로써 국소마취의 효과를 나타낸다. 리도카인과 비슷한 약물들은 신경막에서 나트륨 채널과 연결되어 축삭에서 들어오는 나트륨을 막는다. 축삭의 손상을 받은 부분은 활동 전위가 일어날 수 없으며, 구심성 자극은 중추신경계 조직으로 도달할 수 없기 때문에 손상 받은 신경의 신경 지배를 받는 조직은 마비가 발생한다.

앞에 지적되는 것처럼 다양한 근골격계 장애에 통증과 염증을 감소시키기 위해 동시에 국소마취제와 항염증 스테로이드제(dexamethasone)를 투여하는 몇몇의 연구가 있다. 이 프로토콜이 과거에 임상가에 의해 사용되었더라도, 이 기술에 몇몇 명백한 문제가 있는 것으로 나타났다. 예를 들어, 이런 약물들은 리도카인은 양극을 덱사메타손은 음극의 전위를 가져서 정 반대의 극성을 가지고 있다고 하였다. 몇몇의 임상가들은 리도카인이 전기적 삼투(예를 들어, 두 가지 약물을 포함하는 용매의 흐름)에 의하여 음극으로 충전된 덱사메타손을 당길 것이기 때문에 두 가지 약물이 양극으로 복용된다고 믿고 있다. 다른 임상가는 이 약물이 동시로 줄 수 있다고 보고하였으나 전도 전극의 극성은 양쪽 약물의 적당한 전도 상태를 허용하는 치료 동안 몇몇의 부위에서 바뀐다. 그것은 치료시간을 연장하고 피부자극의 기회를 증가시킬 수 있기 때문에 실질적인 적용 방법이다.

리도카인 이온도입법에 관한 다른 중요한 이슈는 국소마취제가 전도부위의 피부마취에 의해서 감각을 줄일 수도 있다. 재미있는 역설은 피부 감각이 줄어드는 것에 의해 통증 조절의 접근이 나타나고, 대개 이온도입법 치료의 금기사항으로 간주된다. 리도카인 이온도입법은 전도 부위에 감각이 감소된다면, 환자가 전기적 화상을 입을 위험성은 매우 크다. 전기적 화상의 위험을 줄이기 위해 임상가는 국소마취제를 따로 사용하거나 고압의 전류 진폭의 사용을 피할 수 있는 다른 약물과 함께 조합하여 사용한다.

마지막으로, 임상가는 국소마취제를 이용한 이온도입법의 적절한 임상적인 사용이 무엇인지를 고려해야 한다. 리도카인 이온도입법이 진단 철차나 비교적 작은 수술에 이용되어 국소마취를 발생하여 사용할 수 있다는 많은 증거들이 존재한다. 예를 들어, 이온도입법은 고막절개술 이전의 중이, 치아를 뽑기 전의 치아, 작은 수술이나 다른 피부조직에 행하여지는 조금 작은 수술 등에 리도카인이나 유사한 약물이 이용되었다. 부분적으로, 리도카인 이온도입법은 통증을 줄이기 위해 국소 피부의 마취를 위한 간단하거나 비침습적 방법으로, 그리고 아이들의 피하주사, 정맥 또는 동맥의 혈액 샘플 하기 전에 이용되었다. 리도카인 이온도입법은 급성기 치료나 응급실에서 환자들이 국소적인 연부조직 손상에 이용되었고, 이런 중재는 비스테로이드제의 항염증약을 경구용으로 투여한 전통적인 치료를 받은 환자들보다 더 짧은 기간(30분 이내)에 통증을 더욱 효과적으로 줄인다고 보고되었다.

아급성기나 만성기의 근골격계의 장애의 관리에 있어 국소마취 이온도입법의 장점은 문제가 있어 보인다. 이러한 약들은 지각 신경 감각막의 흥분을 방해한 결과의 국소마취를 일으킨다. 그러나 그런 그들은 실제 통증의 근원에는 실질적으로 영향을 미치지 못한다. 이 일시적인 통증의 감소가 중재에 의해 가능하거나(예를 들어, 횡마찰 마사지와 같은 강한 수기법), 통증-경련 증후군과 같은 주기의 몇 형태가 방해할 의도가 있다면, 이것이 유익한 결과를 가져오기도 할 것이다. 그러나 국소마취가 전형적으로 감각의 일시적인 감소를 일으키므로 다른 치료가 이루어져야 한다고 치료사는 깨달아야 한다. 이러한 약물의 사용은 장기간 효과를 볼 수 없다.

오히려 1차 중재로써 리도카인 이온도입법을 사용하는 것은 후에 이온도입법 치료 효과 결정에 도구로 사용할 수 있을지도 모른다고 건의 했다. 염증과 통증을 치료하기 위한 다른 약물(예, dexamethasone)과 함께 이온도입 투여를 고려하는 임상가는 이온도입법이 적절한 조직에 약물을 전달한다면 리도카인 치료의 시작이라고 볼 수 있을 것이다. 통증이 리도카인 이온도입법 이후 일시적으로 감소된다면, 이것은 꽤 좋은 현상이며, 이온도입법이 손상 조직에 약물을 전달하는 것이 성공적이었다고 할 수 있다. 연속되는 약물 치료는 시도한 것보다 더 오랜 기간 동안 효과가 지속될 것이다. 물론 이러한 가정은 사실이거나, 사실이 아닐지라도 다른 약물도 리도카인과 같은 깊이로 침투할 것이다. 여전히 리도카인 이온도입법의 통증 감소 실패는 이온도입법이 목표 조직까지 성공적으로 도달하지 못한 것이며, 대안적인 치료가 더 적합하다는 것을 제안한다.

### *살리실산염 이온도입법(Salicylate Iontophoresis)*

살리실산염과 같은 비마취성의 진통제는 산에 약하며, 프로스타글란딘이 생합성 되는 것을 방해하는 능력 때문에 진통제를 비롯하여 항염증제의 효과를 내는 몇몇의 치료적인 이익를 만들어낸다. 프로스타글란딘은 손상 받은 조직에서 국소적으로 생산하는 호르몬과 같은 물질이고, 손상 받은 조직에서 잠재적으로 통증과 염증은 이러한 물질을 과도하게 생산한다. 살리실산염과 비슷한 비아편제의 진통제는 프로스타글란딘을 생산하는 잠재적인 효소의 억제물이고, 이러한 약물은 다양한 상태에서 염증과 통증을 조절하는 효과가 있다. 게다가, 이러한 약물은 점액낭염, 건염, 그리고 근골격계 문제와 같은 조건에서 이온도입법 복용을 위하여 이상적이다. 유감스럽게도, 살리실산염 이온도입법의 의학적인 효력에 대하여 정보가 적다. 하나의 사례 연구는 살리실산염 이온도입법이 고관절의 관절성형술 후 남아있는 대퇴 통증 치료에서 성공적으로 사용되는 것을 증명한다. 다른 연구는 만약 이러한 약물의 이온도입법이 다른 형태의 문제를 가진 여러 환자들의 치료에 효과적이라는 것의 결정을 필요로 한다.

살리실산염 이온도입법은 다른 통증의 치료에 역시 유용할 것이다. 예를 들어, 발바닥의 사마귀는 때때로 나트륨 살리실산염이 국소 적용된다. 사례보고에 의하면, 발바닥 사마귀 5명의 환자들을 10% 나트륨 살리산염을 매주에 한 번씩 치료하고, 10 mA · min의 용량으로 음극으로 적용하였다. 이 환자들 중 4명이 2번의 치료 후 사마귀가 사라졌으며, 5번째의 환자는 사마귀가 사라지기전에 3번 치료했다. 사마귀 치료를 위해 살리실염 이온도입법을 사용한 것은 전향적인, 비무작위적 시도로 연구되었다. 발바닥 사마귀 환자 19명은 6일에서 9일 이상 동안 전류 용량 22.5 mA · min, 2%의 나트륨 살리실산염으로 3회 치료받았다. 사마귀의 크기가 19명 중 15명에서 감소되었고, 2명은 증가했으며, 한 명은 변화가 없었고, 나머지 한 명은 사라졌다. 이러한 결과는 발바닥 사마귀 치료를 위해 전기응고법이나 냉동요법(냉동) 또는 의료용 패치와 같이 살리실산염 이온도입법이 비침습적이고 더 편리하다.

### *다른 비스테로이드 항염증 약물(Other Nonsteroidal Anti-inflommotory Drugs)*

비스테로이드의 항염증제(NSAIDs)는 나트륨 살리실산염(aspirin)과 다른 약물(naproxen, ibuprofen, ketoprofen, and so forth: 나프록센, 이브부루펜, 케토프로펜 등)을 포함하는 약물의 다양한 그룹이다. 살리실산염과 같은 NSAIDs는 프로스타글란딘의 생산을 억제하므로 통증과 염증을 줄여준다. 전기 전류는 경피성 살리실산염 복용을 촉진하기에 유용하기 때문에 여러 연구는 이온도입법과 다른 NSAIDs를 복용하는 가능성을 조사했다

하나의 임상 실험은 외측상과염의 치료를 위한 국소형질 투약의 나프록센의 복용 포함한다. 나프록센 이온도입법을 시도한 환자군(n=32)과 초음파와 함께 나프록센을 복용한 다른 환자군(n=29)으로 나뉘었다. 두 그룹은 한냉요법과 스트레칭, 근력 강화 운동과 같은 다른 중재를 함께 받았다. 통증 점수, 악력, 상과염 등급시스템 점수는 두 그룹에서 크게 증가되었으나 두 그룹 사이에서는 비슷했다. 나프록센 이온도입법과 음성동영법이 외측 상과의 치료에서 동등한 효과를 보였다고 연구자는 결론을 내렸다. 그러나 이 연구의 대조군 부족으로 이 조건의 포괄적인 치료 처방을 받고 있는 것을 포함할 때 외측 상과염을 해결하는 나프록센 이온도입법의 능력에 대하여 결정적인 판단을 제한했다.

다른 NSAIDs의 이온도입법은 동물 모델, 다른 실험 기술을 이용한 실험이 계속되었다. 예를 들어, 케토프로펜 이온도입법은 돼지의 대퇴 중앙근육 바깥층에 약물의 집중(수동전도와 비교하여)을 증가 시키는 결과가 나타났다. 마찬가지로 인도메타신은 쥐의 복부 피부에 이온도입법을 이용하여 복용되고, 경피의 전달을 강화하는 전류의 능력은 이 모델을 이용하여 성립되었다. 지원자들을 이용한 연구에서 이온도입법은 수동 전도와 비교하여 각질층에서 피록시캄 복용의 총량을 증가시키는 것으로 보고되었다. 앞으로의 연구는 NSAID의 복용을 촉진하는 이온도입법의 능력을 더 정리하고 아마도 특수한 임상적 상황에 이용할 수 있는 특별한 프로토콜이 만들어져야 할 것이다.

### *아편유사제 이온도입법(Opioid Iontophoresis)*

큰 수술이나 심각한 외상성 손상 이후의 통증은 종종 메페리딘이나 몰핀과 같은 아편유사제를 처방하게 한다. 이러한 약들은 전통적으로 통증자극의 지각이나 전도의 손상시 중추 신경계의 조직(뇌와 척수)의 뉴런 작용에 사용되어 온 강력한 진통제이다. 말초의 아편유사제 수용체가 존재하고 말초 조직(예, 염증조직)에 직접적으로 이런 약물의 복용이 통증을 줄이는데 도움이 될 것이라는 최근의 증거를 제안한다. 아편유사제는 대게 경구용으로 복용되거나, 주사제(정맥 내 주사, 근육 내 주사)로도 복용한다. 몰핀과 펜타닐과 같은 아편유사제는 조직순환에 의해 진통제의 꾸준한 수동적 전도를 제공하는 약물첨가 경피패치에 의해 또한 복용될 수 있다.

수술 후 적절한 무통을 제공하기 위하여 아편유사제는 이온도입법을 이용하여 복용될지도 모른다고 하였다. 어떤 연구에서 고관절이나 슬관절 성형술을 시행한 환자가 몰핀 이온도입법

을 받았다면, 그들이 필요로 하던 다른 진통제를 줄여 나갈수 있었다. 몰핀이 수술 후 환자의 다른 전완의 전부에 전극으로 연장된 시간(6시간) 동안 전달되었다. 몰핀 이온도입법은 이러한 상황에서 조직이나 특수 부위의 약품이 공급되는 것보다는 환자의 혈류량을 따라 연속적으로 공급되는 약에 비해 천천히 공급되어 사용되어왔다. 전류는 특히, 전통적인 이온도입법 기술은 전기천공법 증가시키는 전류의 흐름을 연합하여 펜타닐과 같은 아편유사제의 경피 전도를 쉽게 한다. 아편유사제 이온도입법의 사용은 현재 여전히 실험적이기는 하지만, 아마도 이 기술은 미래에 의료적인 상황에서 더욱 수용되고 사용될 것이다. 치료사들은 어떤 환자들이 수술 후 통증을 경감시킴을 제공하기 위해 아편유사제 이온도입법의 가능성에 대하여 의사들에게 의견을 묻기를 원할 것이다.

#### *빈카알칼로이드 이온도입법(Vinca Alkaloid Iontophoresis)*

대상포진 후 신경통은 대상포진 감염에 따른 특별한 피부를 따라서 전형적으로 나타나는 심각한 통증이다. 몇몇의 연구들은 대상포진 후 신경통은 빈카알칼로이드라고 알려진 약물의 이온도입법을 통하여 많은 환자들에서 회복되었다. 빈카알칼로이드는 빈크리스틴과 빈블라스틴을 포함한 질소 화합물의 집합이다. 이 약물들은 보통 암의 화학요법에 사용되고 암의 세포 복제를 억제한다. 그리고 이 약물은 대상포진 후 신경통 환자의 손상된 피부에 이온도입법을 이용하여 적용한다. 빈카알칼로이드 세포의 미소관 기능을 억제하는 역할을 한다. 그러므로 손상된 피부의 감각 신경에서 역행하는 축삭세포질 전달을 억제하기 때문에 대상포진 후 신경통에서 통증이 감소한다.

### 연부조직 무기질의 용해(Resolution of Soft-tissue Mineralization)

칼슘 및 요산염 결정 같이 고통을 주는 침적물을 용해 및 확산 시키는 데 이온도입법(iontophoresis)이 도움이 될지 모른다는 의견이 제시되고 있다. 아세틱 산이 칼슘 침적을 처리하는데 선택 약제 인 것 같다. 음극의 아세틱 산을 이온도입(iontophoresis)하는 것은 음전하 된 아세테이트 이온을 유인하여 상대적으로 불용해성의 칼슘카보네이트와 결합하여 더 잘 용해되는 화합물질인 칼슘아세테이트를 생성한다. 칼슘 침적물을 용해하기 위한 아세틱산 사용은 아래 화학 반응식으로 요약된다.

$$\underset{\text{calcium carbonate (insoluble)}}{CaCO_3} + \underset{\text{acetic acid}}{2H(C_2H_3O_2)} \rightarrow \underset{\text{calcium acetate soluble)}}{Ca(C_2H_3O_2) + H_2O + CO_2}$$

칼슘아세테이트가 더 잘 용해되므로 감염된 근육조직에서 국부적 혈류에 의해 더 쉽게 확산된다. 많은 이온도입기술과 마찬가지로 아세틱 산의 임상 효과 관련 기록이 거의 없다. 어느 확신 있는 사례 보고서에는 어떻게 이 기술이 사용되어 성공적으로 근염골화에서 연부조직이 무기화 된 것을 용해되는가가 기술되어 있다, 이 연구에서 일련의 9개의 2% 아세틱 산을 사용하는 이온도입법이 사용되었다. 이 치료 방법은 환자의 사타구니의 대형 골화 조직의 용해에 도움이 되었으며 일부 형태의 연한 근육조직의 정화에 아세틱산 이온도입이 유용할 지도 모른다는 것을 제시한다. 임상의는 근염골화(myotisis ossificans)가 있는 환자에게 이 기술을 사용하는 것을 고려해야 한다.

그럼에도 소규모 임의 추출되고 관리된 시도에서, 아세틱산 이온도입법의 효과는 골화건염(calcinic tendonist) 환자에게는 의문이 제기 되었다. 석회화 장애가 있는 환자를 처치군(n=11) 및 대조군(n=10)에 따라 임의로 나누었다. 처치군은 9회의 아세틱산 이온도입법(acetic acid iontophoresis)과 지속 초음파(continuous-wave ultrasound)을 사용하였으나 대조군 그룹은 치료를 하지 않았다. 양 그룹 모두 석회 침적의 크기와 밀도가 매우 많이 감소하였지만 양 그룹 간에 침적물의 재흡수나 통증, 운동범위(range of motion)에도 차이가 없었다. 대조군이 치료군과 동일한 정도로 개선되었다는 사실은 석회 재흡수가 아세틱산 이온도입법(acetic acid iontophoresis)이라기 보다 자연적 진행 과정이라는 것을 제시한다.

다른 형태의 연부조직 무기질화(soft-tissue mineralization)에 관하여 리튬-이온도입법(lithium iontopherisis)이 통풍성 관절염에 전형적으로 발생되는 유산염 침적을 치료하는데 유용한 것으로 한 사례 보고서에 기술되어 있었다. 통풍성 관절염은 첫 중족골 지관절(metatarsalphalangeal joint) 같은 특정 부위에 요산염화나트륨 결정의 침전으로 특성이 구분된다. 음극에 리튬투여는 이 침적물의 나트륨을 리튬으로 치환하는 것 같다. 따라서 혈액에 용해가 더 잘되는 리튬요산염을 생성한다. 여기에서도 이 절차의 효과성에 대해 기술한 실험적 증빙 근거는 없다. 아직은 통증이 있는 국소 요산 결정 침전 환자에게 이것은 하나의 타당한 처리과정일수도 있다는 것을 알아야 한다.

## 상처와 감염의 치료(Treatment of wound and infection)

이온도입법은 감염을 치료하고 상처를 낫게 하기 위하여 여러 가지 종류의 약을 투여하는데 유용한 것으로 보고가 되고 있다. 양극에 산화아연 투여는 살균 효과와 근육조직의 성장과 보수를 촉진하는 것을 포함하여 여러 가지의 유익한 효과가 있는 것으로 보고되고 있다. 다른 중금속처럼 아연이 세균의 세포 안에서 임계 물질대사 활동에 개입하여 항균 효과를 나타내고 단백질을 침전시키는 아연의 능력으로 근육조직 치유가 될 수도 있다. 저항성의 피부궤양 치료에서 산화아연 이온도입법의 사용은 여러 사례보고서에 기술되어 왔다.

다른 항균성약물(페니실린, 젠타마이신)은 일부 형태의 감염을 치료하는데 이온도입법으로 투여되고 있다. 특히 이 약품들은 귀 화상 후의 연골염(chondritis)를 치료하는데 도움이 되는 것으로 기술 되고 있다. 이온도입법은 대용량의 항박테리아 약물을 딱지를 투과하여 무혈성 조직(avascular tissuc)로 투여하는 장점이 있는 것으로 보여 진다. 화상 환자를 치료하는 임상의는 귀 연골염(ear condritis) 같은 조건을 대처하는데 항박테리아 이온도입법 사용 가능성을 추구하기를 원할 수도 있다.

최종적으로, 항바이러스 약물의 이온도입법은 피부포진 바이러스 감염을 억제하는 가능한 수단으로 제시 되고 있다. 이온도입법은 실험동물에게 단순 포진 바이러스(herpes simplex virus)를 치료하는데 음극에 vidravine을 투여하는데 사용되고 있다. 더 근래에, idoxduridine의 음극에 적용은 손가락에 포진이 감염된 2명의 환자를 치료하는데 유익하다는 것이 밝혀졌다. 아마도 미래의 보고서에는 박테리아, 바이러스 그리고 다른 유형의 감염을 억제하는 수단으로서의 이온도입법이 계속 기술될 것이다. 이 치료 방법은 특히 손실된 면역체계(compromised immune system) 환자에게 적절한 감염 관리가 지극히 중요하므로 이 미래의 치료 방법은 중요할 수 있다.

## 부종의 치료(Treatment of Edema)

히알루로니다제(hyaluronidase)의 이온도입법이 특정 형태의 부종을 감소시키는 데 도움이 된다고 보고되고 있다. Hyluronidase는 hyluronic acid를 가수분해 하므로 연부조직에서 투수성을 증가시키는 것으로 나타나는 효소의 하나다. 결합조직에 갇혀있던 부종이 주위의 조직으로 확산되고 혈관 및 림프계에 의해 운반되어 나간다. 한 연구에서 대량 표본의 급성부상(염좌)이나 만성 부종(수술 후의 림프부종) 환자의 부종을 감소 시키는 이 기술의 능력을 보고했다. 이 연구에서 대조군이나 위약군은 약물효과와 다른 효과(전류, 자연적 해소)와의 차별을 어렵게 하므로 사용하지 않았다. 더욱이 부종 감소는 원주 둘레 측정으로 평가하였으며 더 정확하고 신뢰성 있는 배수량측정(water displacement) 같은 방법은 사용하지 않았다. 다른 연구에서 혈우병의 2차적인 연부조직 혹은 관절내 출혈이 있는 환자를 히알루로니다제(hyaluronidase)와 플라세보(아세테이트 버퍼)로 치료하였다. 원주측정은 2개 그룹의 부종 감소 차이를 보여주는데 실패했지만, 혈우병 환자에게 히알루로니다제 이온도입법은 그 가치가 제한적일지도 모른다고 제시를 하였다. 히알루로니다제(hyaluronidase) 이온도입법이 자주 부종의 감소에 도움이 되는 것으로 설명되지만, 이 기술의 임상효능을 기술한 실험적 증거는 없다. 이 기술을 유효하고 신뢰성 있는 부종 감소 (water displacement 배수) 측정으로 다시 검증하는 것은 흥미로울 것이다. 그러면 임상의는 이 시술이 특정 형태의 부종을 치료하는데 어떤 실제적인 장점이 있는지에 대해 판단을 할 수 있을 것이다.

## 다한증의 치료 (Treatment of Hyperhidrosis)

이온도입법은 많은 다한증 환자의 손, 발, 겨드랑이의 땀을 감소시키는데 성공적이었다. 물을 담은 전극을 전형적으로 환부 위에 두고 치료 시간 중 앞 절반은 양극 전류를 그리고 나머지 절반은 음극전류로 한다. 이 단순한 기술은 땀샘에 각질 마개를 형성하도록 유도하여 땀이 피부 표면으로 흐르지 못하게 막는다. 증상이 감소한 것을 인지하기 까지는 매일 8~12일 연속적인 치료가 필요하다. 치료는 상대적으로 정상적 발한 상태로 유지하기 위하여 약 6주 후부터는 주 1회, 주 2회 혹은 매일 반복하여야 한다.

## 상처가 있는 조직과 유착의 치료(Treatment of Scar Tissues and Adhesions)

이온도입법은 부착과 상처 조직을 감소시키는데 도움이 될 수도 있다. 요오드는 통상 항균목적으로 사용되지만, 이 물질은 딱딱하게 하는 작용이 있다고 보고 되었다. 요오드가 딱딱하게 하는 작용에 대해 세포단위로는 아직 명확하게 규명되지 않았다. 요오드는 전형적으로 5~10% 연고 형태로 음극에 적용된다. 소량의 제한된 사례보고서에서 수술 후의 관절 움직임 제약과 힘줄 부착을 감소시키는데 도움을 주기 위해 요오드 이온도입법을 사용한 것을 기술하였다. 이 예비 결과가 잘 고안된 placebo-controlled 연구에 의하여 미래에 입증되는지를 보는 것은 흥미로울 것이다. 임상의는 하지만 상처 조직 위에 이온도입법의 적용은 때로는 상처부위의 피부 감각 감소로 인하여 증후가 금기를 나타낸다는 것을 알아야 된다. 그러므로 이 기술은 어떠한 미래의 임상 적용이나 피부 상처나 점착에 대한 이온도입법의 효과 연구에는 주의깊게 사용되어야 한다.

이온도입법은 또한 Peyronie disease를 동반하는 국부적인 penile adhesion 치료에 사용되고 있다. 어느 유망한 연구에서 요드화칼륨 이온도입법, infrared radiation 및 연속파장 초음파의 처방이 35명의 남자 peyronie disease 환자에게 사용되었다. 이 처방이 모든 환자에게 통증을 제거하고 약간의 기능 개선을 하는데 성공적이었다는 것을 이 연구결과가 제시했다. 한 다른 연구에서 100명의 남자 peyronie 환자를 치료하는 데 dexamethasone, lidocaine 및 calsium channel bloker (verapamil)을 사용한 이온도입법을 사용했다. 몇 개의 결과에서 통증해소 (환자의 96%), plaque diminution (53%), penile deviation 감소(37%), 성기능 개선(44%)을 포함한 개선이 나타났다. 이온도입법이 Peyronie 질환의 치료에 중요한 인자될 수도 있다고 이러한 연구 결과들이 제시한다. 어느 약물이 이 조건에 최적의 치료인지 그리고 다른 물리 기구 (예. 초음파)가 이온도입효과에 보완을 하는지가 미래의 연구에서 정확하게 확인될 것으로 기대된다.

## 비전통적이고 새로운 이온도입법의 사용 (Nontraditional and Newer Uses of Iontophoresis)

특정적이고 국소적인 곳의 투약 수단으로 여러 개의 다른 이온도입의 잠재적 적용 방법이 기술되어왔다. 예를 들면, 칼슘 이온도입법이 후두부 근육조직 근질환으로 추정되는 환자의 증상 감소를 도와주는 것으로 보고되고 있다. 앞에서 나온 기술인 PHN 치료에 빈카알카로이드 이온도입법은 또한 진전된 암환자의 난치성 통증 치료에 사용되고 있으며 이 기술은 후천성면역결핍증(AIDS) 환자의 카포시 유종(Kaposi sarcoma)에 동반하는 피부조직의 손상을 감소시키는데 사용되고 있다. 항종양제 시스플라틴 (cisplatin)의 이온도입은 기저세포암종(basal cell carcimona) 환자의 치료와 5-aminolevulinic acid와 같은 이온도입에 의한 전달이 피부암에 동반되는 국소적인 피부손상 치료에 성공적일 수 있다고 기록되고 있다. 비타민 C

이온도입은 또한 과도한 햇볕 노출로 인한 국소적인 피부변색(기미) 치료에 주창되어 왔다.

이 장의 시작에서 언급했듯이 많은 다양한 약물을 조직적으로 전달하기 위하여 이온도입이 사용된다는 아이디어는 의학 서적에서 대단히 큰 흥미를 불러 일으켰다. 예를 들면, 동물 모델 및 절개된 사람 피부를 사용한 연구에서 이온도입은 인슐린, parathyroid hormone, calcitonin, antidiuretic hormone 및 luteinizing hormone releasing hormone를 포함한 특정 호르몬을 투여하는데 단순하고도 예측 가능한 방법으로 사용될 수 있다는 것을 시사한다. 이온도입은 또한 파킨슨병 환자에게 전류 강도/적용을 조절하여 하루 내내의 약물 양 조절을 가능하게 하므로 약물 투여에 유용할 수 있다. 마찬가지로 심혈관 약물의 이온도입투여는 타당하고 또한 조직적인 투여와 어떤 물질의 생체이용율(bioavailability) 강화 방법을 제공할 수도 있다.

명확히 국소적이나 시스템 순환계 속으로 약물을 투여하는 비침습성 방법으로서 이온도입을 사용하는 잠재력이 있다. 소형 이온도입 투여 시스템, 하이드로겔 이나 약물전달 방법 및 약물의 피부통과를 구현하는 화학적 보강의 도입으로 마이크로에멀젼 사용의 증가를 포함하여 기술적인 진보가 도입되므로 이 새롭고 비전통적인 상황 하에서 이온도입법의 사용은 더 일반화 될 수 있다. 아직은 아니지만, 이온 도입기술은 미래에 일반적인 임상 사용에 도입될 것이다.

# 임상적 사례 연구 (CLINICAL CASE STUDIES)

## 사례 1

### *검사*

#### *병력*

16살의 소년이 스프링 보드 다이빙 중에 오른편 앞쪽 허벅지에 깊은 타박상을 입었다. 3주의 코스가 끝난 후 오른쪽 앞의 바깥 쪽 넓적다리의 고통은 더 커졌고 특히 달리거나 계단을 내려갈 때 통증이 더 심했다.

#### *시스템 리뷰*

그 환자는 열이 없고 오른쪽 넓적다리에 눈에 띄는 붉은 색과 상처 주위에 어떤 주름도 없었다. 그 환자는 다른 최근의 상처나 심장혈관, 신경근육계 또는 근골격계 시스템의 손상이 없었다.

#### *테스트와 측정*

통증은 우측 외측광근의 근육 조직을 촉진할 때 명백하게 나타난다. 촉진으로 또한 대략 길이 10 cm 넓이 6 cm의 우측 전외측 넓적다리의 분명한 덩어리를 느낄 수 있다. 수동 슬관절 굴곡은 통증 때문에 80° 에서 제한된다. 무릎은 최대 관절 범위를 넘어까지 수동적으로 신전되지만, 우측 대퇴사두근의 수동 수축은 통증을 유발하고, 우측 대퇴사두근의 근력은 통증때문에 정확하게 평가되지 않았다. 우측 엉덩이는 이 상처에 의해 영향 받지 않은 것처럼 보였다.

### *평가*

환자는 넓적다리의 어떤 외상도 호소한 적이 없었고, 최근에 이 조건에 관계된 병이나 손상의 기록도 없었다. 그것은 환자에게 넓적다리에 적당히 크고 국부적인 덩어리가 발생하였던 것이 부수적으로 넓적다리의 외상에 직결된다는 것을 보여준다.

### *진단*

치료사는 골화성 근육염의 진단을 예상했고, 환자를 진단하였던 의사에게 다시 확인해 줄 것을 요청했다. 방사선을 통해 오른쪽 외측광근 근조직의 덩어리가 골화성 근염임을 다시 확인할 수 있었다.

### *예후*

휴식과 그것과 관련 있는 오른쪽 넓적다리의 비활동성은 상처의 흡수를 쉽게 하고 완전한 흡수까지는 2년까지 걸린다. 장애의 흡수를 쉽게 하기 위해서 아세트 산의 이온 도입작용, 초음파와 수동운동이 고려되었다. 간호의 계획은 3주의 기간을 넘게 9개의 치료로 제공되었다.

*중재*

아세트산 이온도입법은 3주간 한주에 세 번씩 시행되었다. 전극의 적용 전에 각 전극 부분의 피부를 이소프로필 알콜로 소독하였다. 활성 전극은 통상적으로 입수 가능한 전극(IOMED model EL 5010)이고, 대략 직경이 2.5 cm 정도 되었다. 3밀리리터의 2%아세트산이 활성 전극에 더하여졌고, 이 전극은 상처의 바로 위에 바로 고정 되었다. 분산(return) 전극은 활성 전극에서 8 cm 거리에 위치한 4.2 $cm^2$ karaya 패드를 사용하였다. 활성 전극은 DC generator의 음극 쪽에 연결되었다. 그리고 분산 전극은 양극쪽에 연결 되었다.

전류는 이온도입-직류발생기(IOMED model PM600 Phoresor Drug Delivery System)로 전달된다. 전류투여량은 20분 동안 4 mA로 구성되고 총 치료에는 80mA · min의 투여량이 공급된다.

각각의 아세트산의 치료 다음에는 맥동 초음파치료(1.5 W/$cm^2$으로 8분간, 50%의 duty cycle에서)와 5분의 부드럽고 수동적인 통증이 없는 범위 내에서의 ROM운동이 이어졌다.

*결과의 평가*

9번의 치료 후에 방사선 결과 상처의 크기가 99%가 감소하였다. 환자는 능 · 수동적인 관절 운동을 가지게 되었고, 뛰고 축구를 겸한 일상 생활 동작을 가능하게 되었다.

## 사례 2

*검사*

*병력*

위탁되기 3주 전에 71세의 노부인은 왼쪽 TMJ에서 갑작스런 통증을 느꼈다. 그녀는 이전에 그녀의 TMJ에 작은 문제들을 가지고 있었으나, 이 문제들은 대체로 일시적이고 스스로 치료가 되었다. 최근의 문제는 그러나 그녀의 입을 최대한 벌어지게 만들거나 고체음식물을 씹는 것으로부터 보호해야 할 정도로 심각하다. 그녀는 그녀의 고통을 지속적이라고 표현했고, 그녀의 왼쪽 TMJ부위에 둔한 고통이 있다고 하였다. 그리고 이 고통은 씹거나 밤에 더 증가한다고 말하였다. 그녀의 최근 TMJ 통증에 관한 이야기들은 어떤 특정한 일이나 외상에서 비롯된 것으로 보이지는 않는다.

시스템 리뷰

환자는 과긴장과 그녀의 골반과 허리에 퇴행성 관절염 병력이 있다. 심혈관계, 신경근육계와 근 골격계 기능의 다른 관점에서 손상되지 않고 기능적으로 보인다.

테스트와 측정

환자의 왼쪽 TMJ와 근 조직 주위에 부드러운 것이 촉진되었다. 턱의 가동 범위는 보통 범위인 40~60 mm에 한참 못 미치는 27 mm였다. 오른쪽 바깥의 편위운동 또한 3 mm로 줄었고 왼쪽 바깥의 편위운동은 10 mm였다(일반적으로 7에서 12 mm가 정상으로 판정된다).

*평가*

통증과 제한된 관절 가동 범위는 왼쪽 TMJ의 내부적 범위 감소를 암시하고, 아마 intra articular disk의 이탈을 포함할 것이다. 이 범위의 감소는 아마 TMJ의 진행성 퇴행성 관절염에서 기인하는데 궁극적으로 식사나 입을 여 닫을 때 디스크의 이탈로 나타난다.

*진단*

이 환자는 TMJ의 급성 염증이 일어나고, 부수적으로 내부의 각도 감소와 관절의 기계적 변화가 나타난다. 이런 기계적 변화는 보통 관절 운동을 감소시키고 결과적으로 입과 턱을 여는 것을 감소시킨다.

*예후*

염증의 감소와 보통 TMJ 운동의 회복은 통증의 감소와 환자가 씹고 먹을 수 있게 하였다. 보호의 계획은 항 염증성 스테로이드와 마취제의 이온도입적 요법의 사용을 통한 증상의 감소를 제공하는 것이다. 관절 운동을 회복시키기 위해서는 환자가 능동 턱 운동 범위 증가 운동과 TMJ의 유지를 계획으로 한 가정운동에 대해 잘 알고 있어야 한다. 두 개의 이온도입법은 처음에 제공되고, 이 요법들 간의 간격은 2일 정도의 사이를 두고 제공하였다. 가정 운동 프로그램은 두 번째 이온도입법의 한 주 후와 두 번째 이온도입법 후인 6주째의 마지막 진찰에서 각각의 모임에서 평가되었다.

*중재*

이온도입법은 왼쪽 TMJ에 실시되었다. 피부는 우선 알콜을 이용하여 깨끗하게 하였고, 활성전극은 0.4%의 dexamethasone sodium phosphate 1ml와 4%의 lidocaine hydrochloride 2ml를 첨가함으로 준비 하였다. 활성전극은 TMJ에 부착되어 있고 DC 발전기의 음극에 연결되어 있었다. 분산 전극은 왼쪽 등세모근(승모근, trapezius) 근육에 부착되어 있으며 발전기의 양극에 연결되어 있었다.

치료의 시작에는 1 mA의 전류를 가하다가 환자가 참을 수 있는 것이 확인 되면 4 mA까지 서서히 올렸다. 전류는 4 mA에서 19분간 유지하여 총 전류 허용량이 대략 80 mA · min에 다를 때까지 가한다. 그리고 전류를 0까지 서서히 감소하여 과민증상이 있는지 검사했다. 이틀 후에 두 번째 이온도입법이 똑같은 방법으로 제공되었다. 일찍이 지적된 바와 같이 환자는 가정 운동프로그램에 대해 잘 알고 있어야 하며 이 프로그램은 각 이온도입법 다음과 정기 진단

방문 때마다 재검사했다.

*결과의 평가*

처음 치료 후에는 입을 30 mm까지 열었고 다음 치료 후에는 34 mm까지 열었다. 두 번째 치료 후에는 우측 바깥 쪽 편위운동 또한 10 mm로 증가 하였다. 입 열기(incisal opening)는 두 번째 치료 1주 후에 보통 정도 까지 가능해졌고, 6주 후에는 43 mm를 유지하게 되었다. 환자는 또한 첫 번째 이온도입법 후에 통증이 나아졌다고 보고했고, 통증이 6주째의 진단 방문 시 증상이 없어질 때까지 점차적으로 감소되었다.

## 사례 3

### *검사*

*병력*

22살 남자가 오토바이 사고로 양쪽 경골과 비골에 개방성 골절과 발목 주위에 심한 열상을 입었다. 그는 골절에 대한 고정과 상처의 봉합을 응급실에서 처음 받았다. 그는 또한 파상풍백신, 안티파상풍 면역글로불린항체, 메타미졸, 페니실린과 결핵치료제로 구성된 항균치료를 시작했다. 이러한 약물과 매일의 드레싱에도 불구하고 양쪽 발목의 상처는 Pseudomonas aeruginosa, Escherichia coli와 Staphylococcus aureus 균체에 의해 넓게 확장되어갔다. 7달 후 항생제는 오른쪽 발목이 완전히 치유될 때까지 다른 약물로 대체되거나 추가되어졌다. 그러나 왼쪽 발목의 안쪽과 바깥쪽 상처는 여전히 화농이 있었고, Pseudomonas aeruginosa에 의해 많이 침범되었다. 왼쪽 경골과 비골의 방사선 사진에서 감염된 상처의 결과의 가정을 골수염으로 제안했다. 환자는 항균의 효과와 상처 치유를 촉진하기 위한 어떤 가능성의 중재를 고려하기위한 물리치료를 참조하였다.

#### 시스템 리뷰

환자는 당뇨병과 동맥경화 또는 다른 심혈관, 신경근과 근골격계 질환이 없었다. 그는 담배도 피우지 않았고 어떤 약물에도 중독되지 않았다.

#### 테스트와 측정

상처의 표면은 살균한 투명한 종이로 각 상처의 바깥선을 따라 측정하였다. 표면은 처음 치료 전에 $cm^2$로 계산하였다. 안쪽의 상처의 표면은 4.06 $cm^2$였고, 바깥쪽 상처의 표면은 5.42 $cm^2$였다.

*평가*

물리적인 고찰은 왼쪽 발목의 안쪽과 바깥쪽의 개방 상처에서 나타났다. 양쪽의 상처는 노랗고 푸른색의 고름이 나왔고, 상처의 가장자리는 촉진하기에 부드러웠다. 그 상처는 괴사가 나타났고 상처들 모두에서 새 살이 나는 징조는 없었다.

### *진단*

이 환자는 왼쪽 경골과 비골에 Pseudomonas aeruginosa와 골수염으로 감염된 두 가지 상처를 가지고 있었다. 이러한 감염은 새 살 조직 구성을 억제하였고 상처의 치유를 막고 있었다.

### *예후*

이 상처들이 체계적인 항균치료와 드레싱 치료에도 불구하고 난치성이라는 사실은 국소적 항균치료가 고려되어져야 함을 제안하였다. 치료계획은 산화아연을 적용하는 전기이온도입요법을 사용하는 것이었는데 이러한 행위는 넓은 부위에 항균 효과와 국소 혈류 흐름을 증가한다는 보고가 있었기 때문이다. 이것은 상처의 육아조직을 촉진하고, 그 후의 조직 치료를 촉진한다. 상처 치유를 개선하기 위한 시도를 위해 치료는 2~3주 동안 매일 실시되어 졌다. 적절한 치유는 상처가 완전히 아물고 감염의 징후나 분비물이 나오지 않을 때 나타난다.

### *중재*

이온도입법 전에 상처들은 과산화수소로 씻어졌다.

산화아연은 8.138 g의 산화아연가루와 10 g의 글리세롤, 10 g의 벤토나이트, 71.862 g의 물을 섞은 겔로 적용되었다. 소량의 겔로 상처에서 가까운 피부에 마사지 한 후, 겔을 살균한 수분이 있는 한겹의 린트천과 함께 덮어졌다. 활동전극은 전도성의 6×6 cm 금속조각을 사용하였다. 이 전극과 물을 흡수한 두겹의 타올 패드는 린트천 위에 올려두어 탄력붕대로 묶어 놓았다. 다른 전극은 8×8 cm로 측정된 전도성이 있는 전극이고, 이것은 물을 흡수한 두 겹의 타올 사이에 두고, 왼쪽 발바닥에 탄력붕대로 묶었다 .

활동전극은 DC 발생기의 양극에 연결되고 돌아오는 전극은 음극에 연결된다. 전류는 점차적으로 환자의 저림(tingling) 반응이 나타날 때까지 증가시키고, 저림 반응이 나타날 때 전류로 치료동안 진폭을 고정하였다. 대표적인 진폭으로 3~6 mA 사이를 사용하였다. 치료 첫 주 동안 20분을 적용하였고 2째주는 25분, 3주와 마지막 주는 30분을 적용하였다. 치료는 각 주에 7일을 하였다.

### *결과의 평가*

첫 주의 마지막에 발목의 안쪽과 바깥쪽 상처의 표면은 1.20 $cm^2$와 2.54 $cm^2$로 감소하였다. 치료 2주 후에 상처의 표면은 안쪽과 바깥쪽이 0.32 $cm^2$와 0.44 $cm^2$였다. 3주의 마지막에 양쪽의 상처들은 치유되었고 오염이나 다른 사인으로부터 자유로워졌다.

## 요약

이온도입법은 상대적으로 안전하고 쉽고 고통이 없는 방법으로 약물을 주입하는 의미를 가지고 있다. 이 단원에서는 전기전류의 사용을 통해 기본적인 약품의 피부를 통한 전달 효과의 강화에 대해 말하고 있다. 이온도입법을 제공하기 위한 기본원리와 치료적 순서 또한 기술 하였다. 마지막으로 이 단원에서는 특정한 의학적 효과를 달성하기 위해서 — 염증 감소, 통증 감소, 또는 특정한 이익되는 효과를 포함 — 어떤 특정한 약을 투여해야 하는지에 대해서도 기술 되어있다.

이온도입법의 기술이 치료사들에게 알려진지 수 십년이 지났지만, 주요한 치료 중재로 받아들여지기에는 제한이 있었다. 이것은 이 기술의 의학적 효과에 관해 잘 계획된 실험연구들이 부족하기 때문이다. 다른 많은 전기 치료적 중재와 같이 이온도입법의 다양한 치료적 상황에 대해 사용과 효과에 관한 더 많은 연구가 필요하다. 충분한 증거는 특히 국소부위의 연 조직 염증 같은 특정한 조건에서 이온도입법에 대한 연구를 지지한다. 이온도입법은 적합한 방법으로 적당한 환자의 문제에 사용되었을 때 상당한 이득을 줄 가능성을 가지고 있다. 추가적인 연구와 복합된 더 넓게 보급된 의료적 사용은 이온도입법이 같은 시대의 치료적 방법에서 더 두드러진 역할을 할 것이라고 추정된다.

## 자가 학습 문제 (SELF-STUDY QUESTIONS)

답을 위해 부록 B를 보시오.

**1**. 이온도입법의 기본 원리는 양이온은 ________________로부터 전달되고, 음이온은 ________________로 전달되는 하전입자의 정전 ______________이다.

**2**. 이온도입법은 ________________에서 ________________mA 사이의 특정한 범위의 ______________전류를 사용한다.

**3**. 이온도입법 중에 사용되는 전류 허용량은 ______________ 전류와 ______________전류의 생성으로 결정되고 ______________으로 표시한다.

**4**. 이온도입법이 통증과 염증을 치료할 때 사용될 때 통상 전류 허용량은 ______________과 ______________ 사이다.

**5**. 이온도입법은 2 mA의 전류량에서 시작되고 이 전류를 5분간 유지되었다. 그리고 전류량을 4 mA로 증가하였다. 총 50mA · min의 전류 허용량을 채우기 위해선 얼마간의 기간을 치료해야 하는가?

**6**. Delivery 전극의 극성에 관해서는 ____________로부터의 약물의 관리가 피부에 과민증

을 특별히 유발한다. 왜냐하면 이 전극이 피부의 표면에 반응을 유발하는 __________의 형태(formation)를 유발하기 때문이다.

7. 일반적인(commercial) 전극의 장점을 세 가지 쓰시오.

8. 전류 밀도는 양극이 약물을 전달할 때 __________ mA/cm$^2$를 넘지 않고 음극이 약물을 전달할 때 ____________ mA/cm$^2$이 넘지 않도록 제안되었다.

9. 진실 혹은 거짓: 전류의 집중량이 두 배이면 이온도입법 중 투약되는 약물의 양도 두 배다.

10. Current evidence는 이온도입법 중에 약물이 사용될 때 덱사메사손(dexamethasone)은 ____________ 입자를 나르고 리도카인(lidocaine)은 ____________ 입자를 나른다.

11. 음극은 약한 기반을 가진 약물을 전달하는데 쓰인다. 만약에 음극에서 수소이온 농도(pH)가 증가한다면 전달되는 약의 양이 ____________ 될 것이다. 왜냐하면 약의 ____________이 이온화 장소에 존재하기 때문이다.

12. 이온도입법의 금기증이나 주의점을 세 가지 쓰시오.

13. 덱사메사손(dexamethasone) 같은 글루코 코르티코이드를 그들의 파워풀한 __________ 효과를 위해 이온도입법 중에 사용하였으나 연장 되거나 이러한 약물들의 광범위한 적용은 교원조직에서의 ____________ 효과를 나타낼 수 있다.

14. 이온도입으로 약물을 투입함으로 특별히 제통효과를 나타내는 세 가지 종류의 다른 타입의 약물을 쓰시오.

15. 연조직의 석회화를 포함한 상태는 ____________의 이온화 도입의 적용으로 치료하여 왔고, 이 약물의 양극성은 ____________로부터의 전달을 강제적으로 한다.

## 참고문헌


1. Helmstadter A. The history of electrically assisted transdermal drug delivery ("iontophoresis"). *Pharmazie*. 2001;56:583–587.
2. LeDuc S. *Electric Ions and Their Use in Medicine*. Liverpool: Redman Ltd.; 1908
3. Pikal MJ. The role of electroosmotic flow in transdermal iontophoresis. *Adv Drug Deliv Rev*. 2001;46:281–305.
4. Banga AK, Bose S, Ghosh TK. . Iontophoresis and electroporation: comparisons and contrasts. *Int J Pharm*. 1999;179:1–19.
5. Jadoul A, Bouwstra J, Preat VV. Effects of iontophoresis and electroporation on the stratum corneum. Review of the biophysical studies. *Adv Drug Deliv Rev*, 1999;35:89–105.
6. Pliquett UF, Martin GT, Weaver JC. Kinetics of the temperature rise within human stratum corneum during electroporation and pulsed high-voltage iontophoresis. *Bioelectrochemistry*. 2002;57:65–72.
7. Fang JY, Sung KC, Wang JJ, et al. The effects of iontophoresis and electroporation on transdermal delivery of buprenorphine from solutions and hydrogels. *J Pharm Pharmacol*. 2002;54:1329–1337.

8. Hu Q, Liang W, Bao J, et al. Enhanced transdermal delivery of tetracaine by electroporation. *Int J Pharm*. 2000;202:121–124.
9. Manabe E, Numajiri S, Sugibayashi K, et al. Analysis of skin permeation-enhancing mechanism of iontophoresis using hydrodynamic pore theory. *J Control Release*. 2000;66:149–158.
10. Zhu H, Li SK, Peck KD, et al. Improvement on conventional constant current DC iontophoresis: a study using constant conductance AC iontophoresis. *J Control Release*. 2002;82:249–261.
11. Badkar AV, Banga AK. Electrically enhanced transdermal delivery of a macromolecule. *J Pharm Pharmacol*. 2002;54:907–912.
12. Kanikkannan N. Iontophoresis-based transdermal delivery systems. *Biodrugs*. 2002; 16:339–347.
13. Uitto OD, White HS. Electroosmotic pore transport in human skin. *Pharm Res*. 2003;20, 646–652.
14. Kochar C, Imanidis G. In vitro transdermal iontophoretic delivery of leuprolide—mechanisms under constant voltage application. *J Pharm Sci*. 2003;92, 84–96.
15. Guy RH, Delgado-Charro MB, Kalia YN. Iontophoretic transport across the skin. *Skin Pharmacol Appl Skin Physiol*. 2001;14(Suppl 1):35–40.
16. Marro D, Kalia YN, Delgado-Charro MB, et al. Contributions of electromigration and electroosmosis to iontophoretic drug delivery. *Pharm Res*. 2001;18:1701–1708.
17. Braun BL. Treatment of acute anterior disk displacement in the temporomandibular joint: a case report. *Phys Ther*. 1987;67:1234–1236.
18. Delacerda FG. A comparative study of three methods of treatment for shoulder girdle myofascial syndrome. *J Orthop Sports Phys Ther*. 1982;4:51–54.
19. Kahn J. Iontophoresis and ultrasound for postsurgical temporomandibular trismus and paresthesia: case report. *Phys Ther*. 1980;60:307–308.
20. Kahn J. Calcium iontophoresis in suspected myopathy. *Phys Ther*. 1975;55:376–377.
21. LaForest NT, Cofrancesco C. Antibiotic iontophoresis in the treatment of ear chondritis: clinical report. *Phys Ther*. 1978;58:32–34.
22. Magistro CM. Hyaluronidase by iontophoresis. *Phys Ther*. 1964;44:169–175.
23. Murray W, Lavine LS, Seifter E. The iontophoresis of C21 esterified glucocorticoids: preliminary report. *Phys Ther*. 1963;43:579–581.
24. Anderson CR, Morris RL, Boeh SD, et al. Effects of iontophoresis current magnitude and duration on dexamethasone deposition and localized drug retention. *Phys Ther*. 2003;83:161–170.
25. Ashburn MA, Stephen RL, Ackerman E, et al. Iontophoretic delivery of morphine for postoperative analgesia. *J Pain Symptom Manage*. 1992;7:27–33.
26. Rapperport AS, Larson DL, Henges DF, et al. Iontophoresis: a method of antibiotic adminstration in the burn patient. *Plast Reconstruct Surg*. 1965;36:547–552.
27. Shibaji T, Yasuhara Y, Oda N, et al. A mechanism of the high frequency AC iontophoresis. *J Control Release*. 2001;73:37–47.
28. Kinoshita T, Shibaji T, Umino M. Transdermal delivery of lidocaine in vitro by alternating current. *J Med Dent Sci*. 2003;50:71–77.
29. Meyer PF, Oddsson LI. Alternating-pulse iontophoresis for targeted cutaneous anesthesia. *J Neurosci Methods*. 2003;125:209–214.
30. Zhu H, Peck KD, Miller DJ, et al. Investigation of properties of human epidermal membrane under constant conductance alternating current iontophoresis. *J Control Release*. 2003;89:31–46.
31. Zhu H, Peck KD, Li SK, et al. Quantification of pore induction in human epidermal membrane during iontophoresis: the importance of background electrolyte solution. *J Pharm Sci*. 2001;90:932–942.
32. Backstrom KM. Mobilization with movement as an adjunct intervention in a patient with complicated de Quervain's tenosgnovitis: a case report. *J Orthop Sports Phys Ther*. 2002;32:86–97.
33. Gudeman SD, Eisele SA, Heidt RS, et al. Treatment of plantar fasciitis by iontophoresis of 0.4% dexamethasone. A randomized, double-blind, placebo controlled study. *Am J Sports Med*. 1997;25:312–316.

34. Nirschl RP, Rodin DM, Ochiai DH, et al. Iontophoretic administration of dexamethasone sodium phosphate for acute epicondylitis: a randomized, double-blinded, placebo-controlled study. *Am J Sports Med*. 2003;31:189–195.

35. Bertolucci LE. Introduction of antiinflammatory drugs by iontophoresis: double blind study. *J Orthop Sports Phys Ther*. 1982;4:103–108.

36. Harris PR. Iontophoresis: clinical research in musculoskeletal inflammatory conditions. *J Orthop Sports Phys Ther*. 1982;4:109–112.

37. Hasson SH, Henderson GH, Daniels JC, et al. Exercise training and dexamethasone iontophoresis in rheumatoid arthritis: a case study. *Physiother Can*. 1991;43:11–29.

38. Henley EJ. Transcutaneous drug delivery: iontophoresis and phonophoresis. *Crit Rev Phys Rehabil Med*. 1991;2:139–151.

39. Gangarosa LP, Mahan PE, Ciarlone AE. Pharmacologic management of temporomandibular joint disorders and chronic head and neck pain. *Cranio*. 1991;9:328–338.

40. Petelenz T, Axenti I, Petelenz TJ, et al. Mini set for iontophoresis for topical analgesia before injection. *Int J Clin Pharmacol Ther Toxicol*. 1984;22:152–155.

41. Guffey JS, Rutherford MJ, Payne W, et al. Skin changes associated with iontophoresis. *J Orthop Sports Phys Ther*. 1999;29:656–660.

42. Cummings J. Iontophoresis. In Nelson RM, Currier DP, eds. *Clinical Electrotherapy*. 2nd ed. – Norwalk, CT: Appleton and Lange; 1991:317–329.

43. Lark MR, Gangarosa LP. Iontophoresis: an effective modality for the treatment of inflammatory disorders of the temporomandibular joint and myofascial pain. *Cranio*. 1990;8:108–119.

44. Cornwall MW. Zinc iontophoresis to treat skin ulcers. *Phys Ther*. 1981;61:359–366.

45. Langley PL. Iontophoresis to aid in releasing tendon adhesions: suggestions from the field. *Phys Ther*. 1984;64:1395.

46. Tannenbaum M. Iodine iontophoresis in reduction of scar tissue. *Phys Ther*. 1980;60:792.

47. Weider DL. Treatment of traumatic myositis ossificans with acetic acid iontophoresis. *Phys Ther*. 1992;72:133–137.

48. Petelenz TJ, Buttke JA, Bonds C, et al. Iontophoresis of dexamethasone: laboratory studies. *J Control Release*. 1992;20:55–66.

49. Banta CA. A prospective, nonrandomized study of iontophoresis, wrist splinting, and antiinflammatory medication in the treatment of early-mild carpal tunnel syndrome. *J Occup Med*. 1994;36:166–168.

50. Hasson SM, English SE, Daniels JC, et al. Effect of iontophoretically delivered dexamethasone on muscle performance in a rheumatoid arthritic joint. *Arthritis Care Res*. 1988;1:177–182.

51. Li LC, Scudds RA, Heck CS, et al. The efficacy of dexamethasone iontophoresis for the treatment of rheumatoid arthritic knees: a pilot study. *Arthritis Care Res*. 1996;9:126–132.

52. Runeson L, Haker E. Iontophoresis with cortisone in the treatment of lateral epicondylalgia (tennis elbow)—a double-blind study. *Scand J Med Sci Sports*. 2002;12:136–142.

53. Smutok MA, Mayo MF, Gabaree CL, et al. Failure to detect dexamethasone phosphate in the local venous blood postcathodic iontophoresis in humans. *J Orthop Sports Phys Ther*. 2002;32:461–468.

54. De Bosscher K, Vanden Berghe W, Haegeman G. Mechanisms of anti-inflammatory action and of immunosuppression by glucocorticoids: negative interference of activated glucocorticoid receptor with transcription factors. *J Neuroimmunol*. 2000;109:16–22.

55. Neeck G, Renkawitz R, Eggert M. Molecular aspects of glucocorticoid action in rheumatoid arthritis. *Cytokines Cell Mol Ther*. 2002;7:61–69.

56. Saklavata J. Glucocorticoids: do we know how they work? *Arthritis Res*. 2002;4: 146–150.

57. McIlwain HH. Glucocorticoid-induced osteoporosis: pathogenesis, diagnosis, and management. *Prev Med*. 2003;36:243–249.

58. Schimmer BP, Parker KL. Adrenocorticotropic hormone; adrenocortical steroids and their synthetic analogs; inhibitors of the synthesis and actions of adrenocortical hormones. In Hardman JG Limbird LE, eds. *The Pharmacological Basis of Therapeutics*. 10th ed. New York: McGraw-Hill; 2001:1649–1677.

59. Levin C, Maibach HI. Topical corticosteroid-induced adrenocortical insufficiency: clinical implications. *Am J Clin Dermatol*. 2002;3:141–147.

60. Catterall WA. Molecular mechanisms of gating and drug block of sodium channels. *Novartis Found Symp*. 2002;241:206–218.

61. Strichartz GR, Zhou Z, Sinnott C, et al. Therapeutic concentrations of local anesthetics unveil the potential role of sodium channels in neuropathic pain. *Novartis Found Symp*. 2002; 241:189–201.

62. Bezzant JL, Stephen RL, Petelenz TJ, et al. Painless cauterization of spider veins with the use of iontophoretic local anesthesia. *J Am Acad Dermatol*. 1988;19:869–875.

63. Comeau M, Brummett R. Anesthesia of the human tympanic membrane by iontophoresis of a local anesthetic. *Laryngoscope*. 1978;88:277–285.

64. Gangarosa LP. Iontophoresis for surface local anesthesia. *J Am Dent Assoc*. 1974;88:125–128.

65. Sirimanna KS, Madden GJ, Miles S. Anaesthesia of the tympanic membrane: comparison of EMLA cream and iontophoresis. *J Laryngol Otol*. 1990;104:195–196.

66. Rose JB, Galinkin JL, Jantzen EC, et al. A study of lidocaine iontophoresis for pediatric venipuncture. *Anesth Analg*. 2002;94:867–871.

67. Schultz AA, Strout TD, Jordon P, et al. Safety, tolerability, and efficacy of iontophoresis with lidocaine for dermal anesthesia in ED pediatric patients. *J Emerg Nurs*. 2002;28:289–296.

68. Sherwin J, Awad IT, Sadler PJ, et al. Analgesia during radial artery cannulation: comparison of the effects of lidocaine applied by local injection or iontophoresis. *Anaesthesia*. 2003;58:474–476.

69. Bailey DC, Southern AP, Shamy TL, et al. A comparison of the use of iontophoresis and oral nonsteroidal anti-inflammatory medication in the pain management of acute soft tissue injuries in the emergency department setting. *Acad Emerg Med*. 2003;10:470.

70. Roberts LJ, Morrow JD. Analgesic-antipyretic and antiinflammatory agents and drugs employed in the treatment of gout. In: Hardman JG, Limbird LE, dds. *The Pharmacological Basis of Therapeutics*. 10th ed. New York: McGraw-Hill; 2001:687–731.

71. Vane JR, Botting RM. Mechanism of action of nonsteroidal anti-inflammatory drugs. *Am J Med*. 1998;30 (Suppl 3A):2S–8S.

72. Morrow JD, Roberts LJ. Lipid-derived autocoids: eicosanoids and platelet-activating factor. In: Hardman JG, Limbird LE, eds. *The Pharmacological Basis of Therapeutics*. 10th ed. New York: McGraw-Hill; 2001: 669–685.

73. Garzione JE. Salycilate iontophoresis as an alternative treatment for persistent thigh pain following hip surgery. *Phys Ther*. 1978;58:570–571.

74. Gordon AH, Weinstein MV. Sodium salicylate iontophoresis in the treatment of plantar warts: case report. *Phys Ther*. 1969;49:869–870.

75. Soroko YT, Repking MC, Clemment JA, et al. Treatment of plantar verrucae using 2% sodium salicylate iontophoresis. *Phys Ther*. 2002;82:1184–1191.

76. Baskurt F, Ozcan A, Algun C. Comparison of the effects of phonophoresis and iontophoresis of naproxen in the treatment of lateral epicondylitis. *Clin Rehabil*. 2003;17:96–100.

77. Panus PC, Ferslew KE, Tober-Meyer B, et al. Ketoprofen tissue permeation in swine following cathodic iontophoresis. *Phys Ther*. 1999;79:40–49.

78. Kanebako M, Inagi T, Takayama K. Transdermal delivery of indomethacin by iontophoresis. *Biol Pharm Bull*. 2002;25:779–782.

79. Curdy C, Kalia YN, Naik A, et al. Piroxicam delivery into human stratum corneum in vivo: iontophoresis versus passive diffusion. *J Control Release*. 2001;76:73–79.

80. Stein C. Peripheral mechanisms of opioid analgesia. *Anesth Analg*. 1993;76: 182–191.

81. Grond S, Radbruch L, Lehmann KA. Clinical pharmacokinetics of transdermal opioids: focus on transdermal fentanyl. *Clin Pharmacokinet*. 2000;38:59–89.

82. Conjeevaram R, Banga AK, Zhang L. Electrically modulated transdermal delivery of fentanyl. *Pharm Res*. 2002;19:440–444.

84. Layman PR, Argyras E, Glynn CJ. Iontophoresis of vincristine versus saline in post-herpetic neuralgia. A controlled trial. *Pain*. 1986;25:165–170.
85. Tajti J, Somogyi I, Szilard J. Treatment of chronic pain syndromes with transcutaneous iontophoresis of vinca alkaloids, with special regard to post-herpetic neuralgia. *Acta Med Hung*. 1989;46:3–12.
86. Chabner BA, Ryan DP, Paz-Ares L, et al. Antineoplastic agents. In Hardman JG Limbird LE, eds. *The Pharmacological Basis of Therapeutics*. 10th ed. New York: McGraw-Hill; 2001:1389–1459.
87. Szucs A, Csillik B, Knyihar-Csillik E. Treatment of terminal pain in cancer patients by means of iontophoresis of vinca alkaloids. *Recent Results Cancer Res*. 1984;89:185–189.
88. Dowd NP, Day F, Timon D, et al. Iontophoretic vincristine in the treatment of postherpetic neuralgia: a double-blind, randomized, controlled trial. *J Pain Symptom Manage*. 1999;17, 175–180.
89. Kahn J. A case report: lithium iontophoresis for gouty arthritis. *J Orthop Sports Phys Ther*. 1982;4:113–114.
90. Kahn J. Acetic acid iontophoresis for calcium deposits. *Phys Ther*. 1977;57:658–659.
91. Perron M, Malouin F. Acetic acid iontophoresis and ultrasound for the treatment of calcifying tendinitis of the shoulder: a randomized control trial. *Arch Phys Med Rehabil*. 1997;78: 379–384.
92. Balogun J, Abidoye AB, Akala EO. Zinc iontophoresis in the management of bacterial colonized wounds: a case report. *Physiother Can*. 1990;42:147–151.
93. Greminger RF, Elliott RA, Rapperport A. Antibiotic iontophoresis for the management of burned ear chondritis. *Plast Reconstruct Surg*. 1980;66:356–360.
94. Kwon BS, Hill JM, Wiggins C, et al. Iontophoretic application of adenine arabinoside monophosphate for the treatment of herpes simplex virus type 2 skin infections in hairless mice. *J Infect Dis*. 1979;140:1014.
95. Gangarosa LP, Payne LJ, Hayakawa K, et al. Iontophoretic treatment of herpetic whitlow. *Arch Phys Med Rehabil*. 1989;70:336–340.
96. Boone DC. Hyaluronidase iontophoresis. *Phys Ther*. 1969;49:139–145.
97. Akins DL, Meisenheimer JL, Dobson RL. Efficacy of the Drionic unit in the treatment of hyperhidrosis. *J Am Acad Dermatol*. 1987;16:828–833.
98. Karakoc Y, Aydemir EH, Kalkan MT, et al. Safe control of palmoplantar hyperhidrosis with direct electrical current. *Int J Dermatol*. 2002;41:602–605.
99. Stolman LP. Treatment of excess sweating of the palms by iontophoresis. *Arch Dermatol*. 1987;123:893–896.
100. Togel B, Greve B, Raulin C. Current therapeutic strategies for hyperhydrosis: a review. *Eur J Dermatol*. 2002;12:219–223.
101. Culibrk MS, Culibrk B. Physical treatment of Peyronie disease. *Am J Phys Med Rehabil*. 2001;80:583–585.
102. Riedl CR, Plas E, Engelhardt P, et al. Iontophoresis for treatment of Peyronie's disease. *J Urol*. 2000;163:95–99.
103. Smith KJ, Konzelman JL, Lombardo FA, et al. Iontophoresis of vinblastine into normal skin and for treatment of Kaposi's sarcoma in human immunodeficiency virus-positive patients. *Arch Dermatol*. 1992;128:1365–1370.
104. Bacro TR, Holladay EB, Stith MJ, et al. Iontophoresis treatment of basal cell carcinoma with cisplatin: a case report. *Cancer Detect Prev*. 2000;24: 610–619.
105. Rhodes LE, Tsoukas MM, Anderson RR, et al. Iontophoretic delivery of ALA provides a quantitative model for ALA pharmacokinetics and PpIX phototoxicity in human skin. *J Invest Dermatol*. 1997;108:87–91.
106. Huh CH, Seo KI, Park JY, et al. A randomized, double-blind, placebo-controlled trial of vitamin C iontophoresis in melasma. *Dermatology*. 2003;206:316–320.
107. Chang SL, Hofmann GA, Zhang L, et al. Transdermal iontophoretic delivery of salmon calcitonin. *Int J Pharm*. 2000;200:107–113.

108. Nair VB, Panchagnula R. Effect of iontophoresis and fatty acids on permeation of arginine vasopressin through rat skin. *Pharmacol Res*. 2003;47:563–569.
109. Smyth HD, Becket G, Mehta S. Effect of permeation enhancer pretreatment on the iontophoresis of luteinizing hormone releasing hormone (LHRH) through human epidermal membrane (HEM). *J Pharm Sci*. 2002;91:1296–1307.
110. Suzuki Y, Iga K, Yanai S, et al. Iontophoretic pulsatile transdermal delivery of human parathyroid hormone (1-34). *J Pharm Pharmacol*. 2001;53:1227–1234.
111. Suzuki Y, Nagase Y, Iga K, et al. Prevention of bone loss in ovariectomized rats by pulsatile transdermal iontophoretic administration of human PTH (1-34). *J Pharm Sci*. 2002;91:350–361.
112. Pillai O, Borkute SD, Sivaprasad N, et al. Transdermal iontophoresis of insulin. II. Physiochemical considerations. *Int J Pharm*. 2003;254:271–280.
113. Pillai O, Panchagnula R. Transdermal delivery of insulin from poloxamer gel: ex vivo and in vivo skin permeation studies in rat using iontophoresis and chemical enhancers. *J Control Release*. 2003;89:127–140.
114. Junginger HE. Iontophoretic delivery of apomorphine: from in-vitro modeling to the Parkinson patient. *Adv Drug Deliv Rev*. 2002;54 (Suppl 1):S57–S75.
115. Sanderson JE, Caldwell RW, Hsiao et al. Noninvasive delivery of a novel inotropic catecholamine: iontophoretic versus intravenous infusion in dogs. *J Pharm Sci*. 1987;76:215–218.
116. Wang H, Hou HM. Improvement of transdermal permeation of captopril by iontophoresis. *Acta Pharmacol Sinica*. 2000;21:591–595.
117. Alvarez-Figueroa MJ, Blanco-Mendez J. Transdermal delivery of methotrexate: iontophoretic delivery from hydrogels and passive delivery from microemulsion. *Int J Pharm*. 2001;215:57–65.
118. Barry BW. Novel mechanisms and devices to enable successful transdermal drug delivery. *Eur J Pharm Sci*. 2001;14:101–114.
119. Kanikkannan N, Kandimalla K, Lamba SS, et al. Structure-activity relationship of chemical penetration enhancers in transdermal drug delivery. *Curr Med Chem*. 2000;7:593–608.
120. Mitragotri S. Synergistic effect of enhancers for transdermal drug delivery. *Pharm Res*. 2000;17:1354–1359.
121. Pillai O, Panchagnula R. Transdermal iontophoresis of insulin. V. Effect of terpenes. *J Control Release*. 2003;88:287–296.

# 11장

# 수의적 운동 조절의 향상을 위한 근전도 바이오피드백

## Electromyographic Biofeedback for Improvement of Voluntary Motor Control

바이오피드백 훈련에서는 개인이 반응을 인지할 수 있도록 개인의 생리적인 기능 또는 반응에 대한 객관적인 정보(피드백)를 제공하기 위한 전자기구를 사용한다. 그러면 개인은 생리적인 반응을 수정하기 위해 피드백신호를 바꾸기 위한 시도를 한다(1). 바이오피드백의 임상적용은 근육(근전도, EMG) 또는 뇌(뇌전도, EEG)의 전기활성 모니터, 혈압, 심박률, 그리고 내장 그리고 혈관운동 반응이 포함되지만, 이 장에서는 오직 신체적 재활에 널리 사용하는 EMG 바이오피드백에 역점을 두어 다룰 것이다. EMG 바이오피드백은 골격근으로부터의 전기적 신호를 환자들이 근육에 대해 더 나은 수의적 조절을 가질 수 있도록 검파(detect)하고, 되먹임 할 수 있게 하는 전자기구를 사용하는 것이다. EMG 바이오피드백은 과활성 근육의 긴장을 이완하기 위해 환자를 훈련시키거나 저활성 근육 동원의 수준을 향상시키기 위해 사용된다.

이 장은 EMG 그리고 근육 활성 사이의 관계, EMG 바이오피드백의 임상적용에 관한 기술적 고려사항, 바이오피드백 사용의 장점, EMG 바이오피드백의 현 임상적용, EMG 바이오피드백 적용에 대한 적절한 환자 선택을 위한 가이드, 그리고 EMG 바이오피드백 사용동안의 훈련전략개발을 논의한다.

## EMG 그리고 근육활성
## EMG AND MUSCLE ACTIVATION

근전도는 골격근 섬유의 활성과 연합된 전압변화의 기록이다. 안정기 정상근육에선(수축X) 골격근의 전기활성은 뚜렷하지 않게 나타난다. 골격근의 수의적 활성은 골격근 섬유에 신경분포하는 알파 운동신경원 활성의 결과이다. 이때 운동신경원 축삭은 신경근 연접에서 골격근을 흥분시킨다. 흥분된 각각의 근육섬유는 나트륨 그리고 칼륨에 대한 막 투과성이 증가되면서 뚜렷하게 높아진다. 이러한 두 이온에 대해 활성하는 전기화학적 힘 때문에, 그들은 근섬유의 안팎을 드나들고, 세포외액에서 이온의 집중을 효과적으로 변화시킨다. 이러한 이온집중의 변화는 근육 위에 놓이는 전압 측정장치에 연결된 매우 민감한 표면전극을 통해 발견되어질 수 있다. 이것은 EMG를 만들어내는 이 방법으로 전압변화를 볼 수 있다.

수의적 근육 수축동안, 수축의 힘은 중추신경계의 두 주요한 경로에 의해 조절되어진다. 첫째, 하행 운동조절경로는 알파운동신경원 수의 변화를 활성화시킨다. 이것은 동원의 과정이다. 많은 운동신경원의 수, 활성화된 운동 단위, 수축의 큰 힘 그리고 큰 전기적 활성은 근섬유로부터 기록된다. 수축의 힘을 조절하는 중추신경계의 둘째경로는 운동신경원들 그리고 운동단위 활성의 빈도를 조절하는 비율코딩이라 불리는 과정이다. 활성빈도가 높고 수축의 힘이 클수록 골격근으로부터 전기활성이 기록된다.

이 부분에서는 EMG진폭을 결정하는 요소를 검사하고 특정 전극 선택과 배치에 대한 이론적으로 설명하고, EMG 피드백 신호처리 각 단계의 방법과 목적을 논의하고, 바이오피드백

신호를 보이는 다양한 방법과 장점 그리고 적응증에 대해 제시할 것이다.

EMG는 골격근육의 생리적 활성에 대한 근육반응의 전기적 활성을 기록하는 것이다. EMG 진폭은 기록하는 전극으로 부터의 활성근섬유의 거리뿐만 아니라, 활성운동단위의 크기와 수를 반영한다. EMG에는 근육이 생성하는 힘 또는 토크에 관한 직접적인 정보가 포함되어 있지는 않지만, 조심스럽게 조절된 등척성 조건에서 생성하는 근육의 힘과 EMG 사이에는 밀접한 선형 관계가 존재한다(2,3). 임상의는 이 직선의 관계가 수축이 등척성에서 비 등척성으로 변하거나 근육이 피로할 때 더 이상 유지하지 않는다는 것을 인지하고 있어야 한다. 마찬가지로, EMG가 근육의 제한된 부분에서 기록되기 때문에, EMG는 근육그룹들을 가로지르는 수축의 힘 또는 같은 근육일지라도 전극배치가 달라지거나 전극의 유형이 다르다면, 비교하기 위해 사용되어 질 수 없다(아래 참조). 이 개념을 설명하기 위해 기록전극을 한 사람의 소지외전근과 다른 사람의 대퇴사두근에 적용한다. 전극의 크기 그리고 간격에 의존하기 때문에 두 근육 사이 힘 출력의 두드러진 차이에도 불구하고 수의적 활성동안 한 피실험자의 새끼손가락의 외전근으로부터 전기활성은 다른 피실험자의 무릎신전근으로 부터의 활성과 비슷하게 나타날 것이다.

활성운동단위의 크기 그리고 수와 같은 생리적 요소에 대하여, 기록되는 구역의 크기와 기록되는 전극들 간의 거리 또한 EMG의 진폭에 영향을 끼친다. 근육 부피가 클수록 기록하는 구역이 보여지고, 그래서 EMG 기록되는 것이 커진다. 따라서 EMG기록전극의 특이성을 높이기 위해 작은 기록구역과 근접 전극간 간격을 사용할 수 있다. 최대로 근접한 공간의 사용은 목표근육이 아닌 다른 근육으로 부터의 전기적 활성기록을 최소화한다. 이것은 목표근육으로 부터의 EMG가 목표근육의 길항근육으로 부터의 입력에 의해 방해를 받을 때 특히 유용하다. 이 현상을 cross-talk라 부른다. 가는 전선전극과 같은 피하기록전극은 근육으로부터 정밀한 위치측정을 가능하게 하는 작고, 근접 간격 전극의 예이다. 피하전극은 또한 표층부에 위치한 근육으로부터 방해없이 심부근육으로부터의 기록을 가능하게 하는 장점이 있다. 그리고 활성 근육섬유와의 근접성때문에 표면전극보다 큰 민감도를 보인다. 피부, 피하지방, 그리고 근막 모두 표면전극에 의해 기록되는 EMG를 약하게 한다. 그럼에도 불구하고, EMG 바이오피드백과 함께 삽입전극은 거의 사용되지 않는다(4). 표면전극은 임상의에게 더욱 편리하고 환자 치료에 더욱 용이하며, 피하전극보다 발생되는 인공이동물이 적다. 이동인공물은 전극, 케이블입력, 전선의 물리적 방해로 인해 생산되며 EMG의 비생산적인 변화와 고전압을 만들어낸다. 기록전극들 사이의 공간은 다른 근육그룹들로부터의 기록을 최소화하기 위해 최대한 작아야 한다. 전극간 공간은 보통 1～2 cm가 적당하다.

## 기술적 고려사항들
## TECHNICAL CONSIDERATIONS

EMG 피드백 신호 과정은 본질적으로 5단계로 포함되어 있다: 진폭, 여파, 정류, 집적화, 그리고 수준 정류검파. 진폭, 여파, 그리고 집적화 과정은 2장에서 논의되었다. EMG 바이오 피드백 변화의 개요설명은 그림 11.1에서 보여진다. 대부분의 피드백 장치는 임상의가 이러한 과정을 많이 수정하도록 하고 있다. 진폭, 이득, 또는 민감도는 증폭기의 입력 그리고 출력 전압사이의 관계를 묘사하기 위해 사용되어지는 단어이다. 진폭이 커질수록 장치의 민감도도 증가한다. 그것은 진폭이 높으면 매우 작은 EMG 신호조차도 환자에게 보이는 출력의 변화를 구별할 수 있다. 일반적으로, 높은 민감도는 사용되어지는 출력표시 한계를 넘는 출력신호를 일으키지 않는다. 동원을 증가하기 위해 환자를 훈련시킬 때 전체 스케일편향을 만들기 위해 10, 100 또는 1000-μV 출력으로 민감도를 선택해야 하며 환자가 80-μV의 최대동원을 가지면, 그때 100 μV의 민감도가 최고의 선택일 것이다.

차동의 진폭은 실제적으로 모든 바이오피드백장치에 사용된다. 2장에 묘사된 것처럼, 차동 진폭은 두 기록전극 그리고 참조전극을 사용한다. 또한 기록전극들 사이에 근접간격의 사용은 기록되는 잡음을 최소화하고 가능한 깨끗한 신호를 제공한다. 이렇게 전기활성이 낮은 단계를 기록할 때 특히, 근접간격은 증폭되어질 소음을 최소화하기 위해 사용된다. 대부분의 피드백 장치의 여파특성은 수정될 수 있다. 신호의 주파수 범위를 제한함으로써 소음을 줄일 수 있고 더 선택적인 기록을 만들어 낼 수 있다. 이동인공물은 저주파(〈100 Hz)가 되는 경향이 있고,

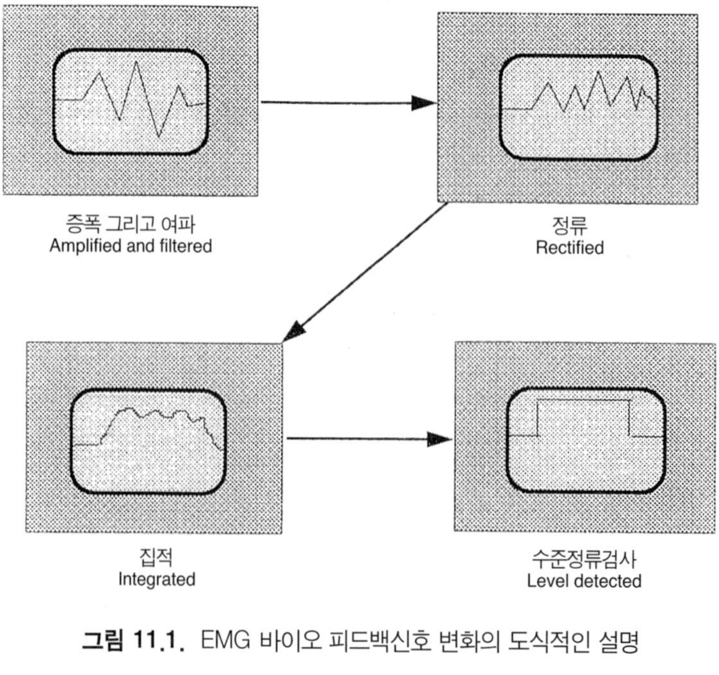


**그림 11.1.** EMG 바이오 피드백신호 변화의 도식적인 설명

대부분의 전자소음은 고주파( 〉1000 Hz)이다. 대부분의 EMG신호가 100에서 1000 Hz범위이기 때문에, 이것은 대개 자주 사용되어지는 범위이다. 하지만 만약 고주파 소음이 문제라면, 고주파신호(예를 들면, 100 그리고 500 Hz 사이에서만 통과하는 신호)를 조금 더 제거하기 위해서는 좁은 주파수 범위가 사용될 것이다. EMG가 실제적으로 상당히 넓은 주파수 범위를 포함하고 있기 때문에, 좁은 주파수의 사용은 좁은 범위가 사용될 때 EMG의 일부가 줄어든다는 단점이 있다. 하지만 EMG의 일부가 의도적으로 제거되는 시간이 있다. 근육은 저주파보다 고주파 신호에 더 약하게 하기 때문에, 떨어져 있는 운동단위로 부터의 EMG신호는 가까운 운동단위에 비하여 저주파이다(5). 저주파 신호를 더 제거하는 것은 증폭기가 EMG에서 떨어져 있는 운동단위 때문에 생기는 손해를 줄이는 것을 가능하게 한다. 따라서 표면전극은 주파수의 낮은 범위에서 통과가 일어난다면, 더 선택적(좁은 구역으로부터 기록)이 된다.

차동증폭기로 부터의 여파출력이 오디오스피커 또는 역전류검출관 으로 공급되어지면, EMG가 거칠게 표시된다. 이것은 실제 EMG을 보기 위해 또는 60-Hz 간섭을 듣기 위해 사용되어지는 신호이다. 거친 EMG로 접근하는 것은 처리되는 피드백 신호가 생리적인 기관인지에 대한 의문이 있을 때 특별히 도움이 되다. 현대의 증폭기는 표면전극에서도 단 하나의 운동단위변위 쉽게 확인할 수 있다.

EMG의 과정에서의 다음단계는 신호의 정류 그리고 집적화이다. 신호는 집적화되기 위해 완전-파동 정류가 되어야 한다. 신호의 집적화는 일정기간을 거쳐 신호를 요약하는 것을 수반한다. 새기 쉬운 축전기를 사용한다면, 신호는 평탄하게 나타낼 것이다. 다른 집적화는 시간의 주기 또는 미리 설치된 최대 전압이 집적기가 제로로 리셋되기까지를 걸치는 총계를 나타내기 위해서 구성된다. EMG 총계와 저하의 속도는 집적기 시간상수의 기능이다. 단기간 집적화된 EMG가 정류신호에 접근하여 지속되게 해준다. 장기간 상수는 신호의 더 큰 평탄함을 나타낼 것이고 그 정상에 도달하기 위한 집적화된 신호에 대한 긴 시간 그리고 종선의 뒤에서 늦추어질 수 있기 위한 긴 시간을 필요로 한다. 집적화신호는 거친 EMG와 다르게 표시하기 위해 필요하다.

적당한 시간상수를 설정하는 것은 적당한 피드백 신호를 생산하기 위해 중요하다. 시간상수가 너무 짧으면, 표시(예를 들면, 디지털 또는 아날로그 전압미터)는 매우 순식간에 변동할 것이며(표시지터); 그러한 출력은 민감한 감각을 만들어 낼 것이다. 대조적으로 시간상수가 너무 길면 근육의 실제적 활성 뒤에 느리게 표시될 것이다. 예로, 피실험자가 긴장을 풀어도 표시가 제로로 돌아가는데 몇 초가 걸릴 것이다. 이러한 상황은 어느 쪽도 나타나서는 안된다. 적당한 시간상수는 근육활성의 전체적 상태를 정확하게 반영하지만, 거친 또는 정류된 EMG에서 보여지는 넓고 급격한 변동은 나타내지 않을 것이다. 약 1/3초의 시간상수는 대부분의 근육훈련적용에 대해 적절하다. 장시간 상수는 환자이완의 전체적 상태를 반영하기 위해 사용되는 특정근육(예를 들면, 전두근) 활성의 일반적인 이완훈련에 자주 사용된다.

신호처리 마지막 단계는 집적화된 EMG활성의 미리 설치된 수준이 일치되었는지를 결정하는 역치검전기의 사용이다. 역치검전기의 출력은 두 성분으로 된 기능이다(즉, "on" 또는 "off"). 출력의 논리는 역치를 넘겼을 때 on 또는 off로 정해질 수 있다. 예를 들어, 뇌성마비를 가진 어린아이를 테이블에 서 있는 상태에서 족척 굴곡근을 이완시키는 훈련을 할 때, 피드백은 트레드밀 EMG를 설정된 역치 아래로 정할 수 있다. 훈련을 가능하게 하기 위해 정해질 수 있다. EMG가 이 역치를 초과 할 때마다, 훈련이 정지될 수 있다.

이 논리에 따르면 "on"신호는 EMG 전압이 역치 아래에 있을 때 주어지고 "off"신호는 전압이 역치를 초과할 때 주어진다.

피드백 신호의 결합은 많은 장치에 의해 가능해진다. 예로, 직접회로의 출력은 밝은 미터표시(즉, 켜진 빛의 시리즈) 그리고 역치검전기에 동시에 보내진다. 미터는 계속적인 시각 피드백을 제공할 수 있고, 역치검전기의 출력은 오디오 신호를 유발하기 위해 사용될 수 있다. 따라서 오디오 신호는 역치가 초과 되었을 때 켜질 수 있다.

이미 주목되었던 것처럼, 피드백 신호들은 거칠거나 처리되어질 수 있고, 오디오 또는 시각, 계속적 또는 역치유발로도 될 수 있다. 장치가 이용가능한 범위 내에서 임상의 그리고 환자는 가장 적절한 신호를 결정해야만 한다. 거친 출력(즉, 오직 증폭되고 여파된)은 숙련된 임상의에게 신호의 원인에 관한 정보를 줄 수 있다. 그것은 참으로 생리적 원인인가, 또는 기록되는 주요한 소음인가? 역전류 검출관 스크린으로 부터의 최고 전압을 확인하는 것 이외에 거친 신호는 가치를 가질 수 없다. 이것은 객관적으로 과정을 문서화 하거나 또는 환자에 대한 동원의 목표수준을 확인할 때 제한이 된다. 오디오(예로, 거친 EMG 톤, 또는 발신음)또는 시각(예를 들면, 디지털 미터 또는 발광바) 표시를 사용하기로 결정했을 때, 환자 선호도와 다른 실제적 요소가 고려될 필요가 있다. 시각 피드백은 보행동안 실제적이지 않기 때문에 만약 하지근육이 보행훈련에 대해 준비되는 것이 모니터 된다면, 오디오 피드백이 선호되어질 것이다(환자는 사람들이 어디로 가고 있는지 볼 필요가 있다). 이완훈련 동안에도 비슷하게, 대부분의 환자는 그들이 이완을 돕게 하기 위해 그들의 눈을 감기를 원하기 때문에 오디오 피드백을 선호한다.

역치의 사용은 EMG수준이 라디오 또는 CD플레이어 같은 다른 장치들을 on 또는 off로 돌리기 위해 사용될 때에는 언제든지 필요하다. 일반적으로 이완동안의 오디오 역치의 사용 역시 선호된다. 대부분의 환자들은 오디오 신호가 그들이 이완을 위한 목적에서 성가시다는 것과 불필요하다는 것을 찾아내었다. 오직 활성이 목표를 초과하면 환자들이 민감하게 반응한다.

이전에 주목되었던 것처럼, 하나 이상의 피드백 신호는 하나 이상의 근육그룹이 모니터 될 경우에만 동시에 사용되어질 수 있다. 두 그룹의 근육이 동시에 모니터 되어질 때(이중-채널 모니터링), 계속적인 피드백이 일반적으로 한 채널에서 제공되는데 반하여 다른 채널은 두 번째 근육이 역치를 초과했을 경우에만 "경보음"쪽으로 역치검전기를 사용한다.

이 기술은 한 근육의 동원에 대한 그리고 그것의 길항근 이완을 위한 훈련을 할 때 일반적으로 사용되어 진다. 예로, 뇌혈관 질환(CVA)의 결과로서 강직을 보이는 환자의 수지 신전활성 증가를 위한 훈련을 위해, 수지 굴근 그리고 신근이 동시에 모니터 될 것이다. 계속적으로 신근의 동원에 대한 훈련을 위해 오디오 그리고 시각 피드백은 굴근으로 부터의 분리된 오디오 신호를 제공하기 위한 역치검전기를 사용하는 동안에 주어질 수 있다. 오직 굴근의 활성이 수지 신전근을 방해한다고 생각되는 수준을 초과 할 때에만 굴근으로부터의 피드백만 환자에게 주어질 것이다.

## EMG 피드백 사용의 장점들
## ADVANTAGES OF USING EMG BIOFEEDBACK

EMG 바이오피드백은 임상의로 하여금 환자가 새로운 과제를 배우게 할 수 있거나, 임상의 그리고 환자 모두에게 유용한 정보를 제공함으로써 존재하는 운동패턴을 수정하게 하는 도구이다(그림 11.2 참조). 실제적인 치료는 환자의 실행을 활성화 또는 훈련시키는 것이다. 이 점을 설명하기 위해, 자세훈련동안 거울의 사용 그리고 바이오피드백의 사용으로 비교될 수 있다. 누구든지 거울이 환자를 치료한다고 말하지 않을 것이다. 오히려, 거울은 단지 환자에게 피드백을 제공하기 위해 사용되는 도구이다. 유사하게 EMG 바이오피드백에서 근전도검사 신호는 임상의 그리고 환자가 강직된 근육의 전기적 활성에 대한 정보를 제공하기 위하여 사용하는 도구이다.

EMG 바이오피드백의 한 가지 장점은 임상의 그리고 환자에게 제공되는 정보의 속도와 연속성이다. 바이오피드백 없이, 임상의는 촉진 또는 시각검사에 의존하여 훈련에 적합한 근육이 동원되는지 또는 이완되는지 결정해야 한다. 건강관리직원에 의한 최선의 발견, 처리와 반응의 형성은 수백의 밀리세컨드가 걸린다. 임상의로부터 주어지는 대부분의 운동반응이 순간적이고, 임상의로부터 구두 또는 손을 통한 피드백을 환자가 받고 처리할 때까지, 환자는 원래 임상의에 의해 지각되어지는 것보다 매우 다른 수준을 수행할 것이다. 피드백이 효과를 가지려면, 그것은 수정된 과제와 함께 동시에 일어나야 한다. EMG 바이오피드백은 순간적이고, 따라서 근육수축의 현재 상태를 반영한다.

처리정보의 속도와 관련된 EMG 바이오피드백의 능력은 계속적인 피드백을 제공하는 것이다. 구두 피드백이 환자에게서 처리되고 제공되어지기 위해 몇몇의 수백 밀리세컨드가 필요하다면, 환자에게 업데이트 되고 제공되는 구두 피드백의 가장 빠른 속도는 초당 1번에서 2번일 것이다. 대조적으로, 대부분의 바이오피드백 기계는 계속적인 방법으로 그들의 반응을 환자에게 알릴 수 있다.

민감도, 객관성, 정밀도, 그리고 피드백 신호의 양적인 성질은 또한 EMG 바이오피드백의 주요 장점이다. 바이오피드백 만이 미세한 근육의 동원에서의 상대적으로 미세한 변화가 발견되어질 수 있다. 운동단위 동원에 있어서의 작은 변화는 환자가 높거나 또는 낮은 힘 수준의

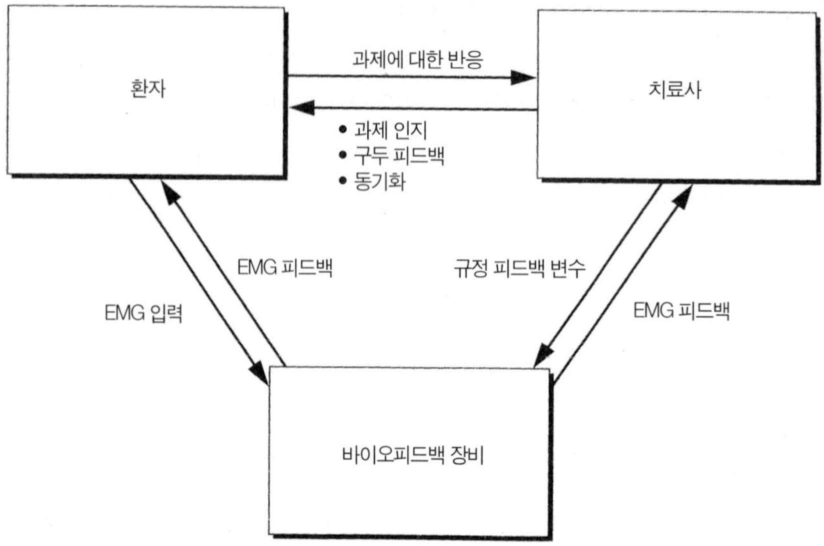


**그림 11.2.** EMG 피드백 신호는 환자 그리고 치료사 모두에게 사용되어 진다.

수축에 있을 때 촉진 또는 시각검사로는 발견하기 어렵다. 이러한 미세한 변화의 인식은 환자가 동원에 대한 적당한 변화에 대해 만드는 것을 가능하게 하기 위해 필요할 것이다. 예를 들어, 근육이 상대적으로 소수의 운동 단위가 활성화된다면, 말초 또는 중추 신경계 문제때문에, 동원은 특정 관절움직임을 위해선 충분하지 못할 것이다. 근육에서의 활성은 EMG 바이오피드백 없이는 임상의에 의해 발견되고 양을 정하기 매우 어려울 것이다. 운동단위동원을 훈련하기 위한 도수검사와 구두 피드백의 사용은 동원에서의 변화를 반영하하기 어려울 것이다. 운동단위동원에 대한 증가가 있었을지라도, 임상의는 변화를 발견하지 못할 것이고, 적절하고 명확한 피드백이 주어지지 않을 것이다. 최대한의 동원의 부재에 대한 추가적인 구두 강화는 동원훈련에 있어도 효과적이지 않다. 대조적으로, EMG 바이오피드백은 동원의 수준에 대한 작은 변화를 발견할 만큼 민감하고, 그것은 실제적으로 동원의 실제수준을 반영한다. EMG 바이오피드백은 또한 환자의 작용력에 의해 좌우되지 않는다.

EMG 바이오피드백의 양에 대한 성질은 어느 작용력이 동원을 증가시켰는지 감소시켰는지 명백히 보여준다. 임상의는 어느 기술 또는 활성이 동원에 실제로 도움이 되는지 그리고 환자가 언제 피곤해 지는지를 객관적으로 관찰할 수 있다.

최신 바이오피드백 장치는 환자를 자극할 수 있는 새로운 피드백신호의 다양성을 제공한다. 이러한 신호는 "거친" 또는 처리되지 않은 시각 그리고 오디오 EMG 신호로부터, EMG 활성수준의 정도에 대한 증가하거나 줄어드는 주파수의 톤, 비디오표시 장치에 나타나는 이미지를 조절하는 컴퓨터 까지 범위에 포함된다. 덧붙여 바이오피드백 장치는 어린 아이들에게 도움이 될 수 있는 라디오 또는 테이프 녹음기 같은 다른 전자 장치를 on 또는 off 하는데 사용될 수 있다.

이 도구의 많은 적용에도 불구하고, 임상의의 공통된 불만은 환자를 준비하게 하는데 요구되는 시간의 양과(예를 들어, 피부를 준비하고 전극을 적용) 바이오피드백 훈련의 시간이 길다는 것이다. 환자가 EMG 바이오피드백에 의해 제공되는 정보로부터 이익을 받는다고 하지만 많은 임상의도 시간요소 때문에 EMG를 사용하는 것에 대해서는 대부분의 바이오피드백 장치에 사용되어지는 증폭기 그리고 여파기 품질, 그리고 일회용 자가-부착 전극이 이용된다면 피부 준비와 전극 적용에 요구되는 시간이 최소화 될 수 있다. 사실 환자가 테이블에 앉은 후, 기록되어지는 EMG는 겨우 1분 가량이다. 더군다나, 특정 훈련목표는 일반적으로 바이오피드백 없이 하는 것보다 있는 것이 빨리 도달된다. 일반적으로 일부 초기 환자의 훈련은 장치의 목적을 설명해 주는 것이 필요하다. 하지만 대부분 피드백 신호에 의해 제공되는 정보는 너무 직관적이며 대부분 환자들도 긴 설명이 보통 필요하지 않다. 환자에게 필요하지 않은 근육사용의 간단한 설명은 보통 충분하다.

## 현행 임상적 적용
## CURRENT CLINICAL APPLICATIONS

EMG 바이오피드백은 현재 재활에 사용되는 가장 좋은 연구된 기구 중의 하나이다. 1960년 초 신체재활에 관한 EMG 바이오피드백의 사용을 지지하며 발표되었다. 발표의 평가는 1970년 후반 최고조에 이르렀고 1980년 중반부터 내려갔다(6-8). 대부분의 EMG 바이오피드백의 적용은 뇌졸중 환자의 치료에 영향을 미치지만, 다수의 척수손상, 뇌성마비, 강직성 사경, 말초신경손상, 근골격 통증, 그리고 요실금을 포함하는 과잉상태의 치료에 대한 보고도 있다. 이러한 보고는 EMG 바이오피드백의 임상적 효과를 지지하기 위한 증거가 된다. 우리는 대부분 엄격하게 연구되어 온 이러한 적용에 대해 증거를 논의할 것이다. 하지만, 앞에서 의 내용같이 적용의 완벽한 리뷰는 이 장의 범위를 넘어선다. 대신, 관심이 있는 독자는 다수의 관련된 서적 또는 리뷰 기사를 참조하여라(1,10-15).

대부분 EMG 바이오피드백의 공통적으로 연구된 적용은 중추신경계 기능이상으로 인한 운동장애를 가진 환자의 치료에 대한 것이다. 몇몇 최근의 무작위화 되고, 조절되고 조화된 그룹 실험을 사용하는 추후-분석은 CVA를 이해하기 위해 EMG 바이오피드백을 사용할 때 근육의 힘, 보행, 그리고 기능적결과(11,13,14) 점수 같은 것을 측정할 때 개선방안을 발견하였다. 대조적으로, 운동단위동원의 증가를 위한 환자의 능력에 관한 증대를 보이기 보다, 척수손상으로 인해 부분적 마비를 가진 환자의 기능 향상에 대해 전통적 치료와 대비하여 EMG 바이오피드백을 사용하는 것이 어떤 장점을 보이는 약간의 증거가 있다(16-20).

자주 연구되어진 EMG 바이오피드백이 가지는 다른 문제점은 과활성 근육을 이완시키기 위해 훈련받는 환자에게서 통증이 생성된다는 것이다. EMG 바이오피드백의 효과는 턱관절 통증을 가진 환자의 치료에 조절과 비조절 실험을 사용하는 추후-분석에 관해 최근에 평가되었다(10). 저자는 턱관절 기능장애에 대한 EMG 바이오피드백 치료의 효과를 지지하는 데이터에 대한 결론을 내렸다. EMG 바이오피드백을 받은 환자의 69%는 증상이 제거되었거나 다양한 약물치료로 치료받은 35%의 환자에 대비하여 뚜렷하게 향상되었다. 덧붙여, EMG 바이오피드백을 받은 환자는 치료 후 재발을 보이지 않는다.

EMG 바이오피드백을 사용하는 이완훈련은 만성적 통증을 가진 환자의 치료에 또한 사용되어진다. EMG 바이오피드백 이완훈련의 효과에 대한 연구는 EMG 바이오피드백 이완전략의 단기간 효율을 증명한다(21,22). 하지만, 증거는 장기간 효과에 대해서는 조금 떨어진다(22). 회귀성 긴장두통을 가진 사람에 대한 치료에 대해 추후-연구는 EMG 바이오피드백 이완 훈련으로 치료한 것이 치료하지 않는 것보다 우수하다는 것을 발견하였다(23). 하지만, Bogaards 그리고 ter Kuile(23)은 증상의 기간 그리고 나이 같은 치료효과에 부정적으로 관련되어 있는 환자의 특성을 주목하였다(23).

최근 무릎수술을 시행한 환자의 대퇴사두근 동원을 증가시키기 위한 EMG 바이오피드백의 사용도 평가되었다(24,25). 바이오피드백은 무릎의 완전 신장상태에서 대퇴사두근의 등척성 수축을 수행하기 위해 환자훈련에 매우 도움이 되며 동적훈련동안 많은 대퇴사두근의 동원을 생산한다. 추가로, 연구자들은 인대손상의 결과로 생기는 전 경골 병진운동 테스트 동안 대퇴사두근의 이완을 촉진하기 위해 EMG 바이오피드백을 사용하였다(26).

최종적으로, EMG 바이오피드백은 요실금을 가진 환자의 재활을 위한 보조로 연구되어졌다. 최근 추후-분석은 바이오피드백이 요실금을 가진 환자의 치료에 유용한 보조라 결론 내렸다(15). 게다가, 선별적 조절실험은 이 치료가 임상적으로 유용하고 그리고 이것은 골반저 근력, 요실금, 그리고 기침 스트레스에 향상을 보여준다는 것을 말하여 주었다(27-33).

## 적합한 환자 선택을 위한 가이드라인
## GUIDELINES FOR SELECTION OF APPROPRIATE PATIENTS

임상의가 EMG 바이오피드백을 사용하기 전에 반드시 고려해야 하는 몇 가지 사항들이 있다. 첫 번째 질문은 환자의 운동 손상이 바이오피드백으로부터 이익을 가지는 지이다. 더군다나, 환자는 수의적 조절에 대한 능력을 반드시 증명해야 한다(예를 들어, 촉진할 수 있는 수축). 바이오피드백 훈련에 적합해지기 위해서는 환자는 반드시 목표근육을 수축할 수 있는 능력을 가져야 한다. 바이오피드백 훈련사용에서 말초신경에 의한 신경재분포가 명백해지기 전 완전한 척수손상 또는 완전한 말초신경손상을 가진 환자에게는 부적절하다. 이러한 상태의 환자는 적절한 선택이 아닐 수 없다. Wolf 그리고 Binder-Macleod (34)는 치료 전 적어도 1년간 뇌혈관 질환을 유지하였던 환자의 그룹에서 치료의 시작 전 수의적 손가락 신전을 보였던 환자만이 EMG 바이오피드백을 60회 사용한 결과 손 기능이 향상을 보인 것을 증명하였다.

치료 후 훈련의 시작 전에 손가락 신전활성을 수행할 수 없었던 환자는 아무도 없었다. 이것은 EMG 바이오피드백을 이용하여 그들의 기능을 향상시키지만 환자들은 적어도 최소한의 수의적 조절을 반드시 가지고 있어야 한다는 것을 증명한다. 하지만 최소한의 손가락 신전조차 되지 않는 소수의 환자들은 어깨, 팔꿈치 그리고 손목 기능의 향상을 보였다.

전형적으로, EMG 바이오피드백을 사용하는 이런 "빠른 학습"의 장점은 손상되지 않은 신경계를 가진 환자에 대해 가장 쉽게 증명된다는 것이다. 아직까지는 주요 손상 또는 트라우마로 인한 것은 특정근육을 동원 또는 이완하는 것에 어려움을 가지고 있다. 이전에 논의된 것처럼, EMG 바이오피드백의 사용은 중추신경계 병리학으로 인한 운동조절의 손상을 가진 환자에 대해선 더욱 더 증명하기 어렵다(11-14,16,17).

수의적으로 근육을 조절하는 능력을 가지는 것에 더하여, 환자는 반드시 동기화되어 있어야 하고 피드백 신호의 사용을 배우기 위한 충분한 인지능력을 가져야 한다. 피드백 사용 훈련은 일반적으로 수동적인 과정이 아니다. 그것은 환자의 능동적인 참여를 필요로 한다. 예를 들어, 트라우마성 뇌 손상을 가지고 있는 사람, 장소, 또는 시간을 인지하지 못하는 사람은 EMG 바이오피드백에 의해 제공되어지는 어떤 정보를 충분히 인지할 수 없다. 하지만 예외는 임상의가 환자들의 피드백을 위해 특별한 교육을 통해 EMG를 사용할 때이다. 예를 들어, 임상의는 뇌성마비를 가진 어린아이에 대해 긴장도를 줄이는 것을 돕기 위해 스위스 볼을 사용할 수 있다. EMG 바이오피드백은 특별한 기술이 실제적으로 바람직한 반응을 생산하는지에 대한 양적인 정보를 임상의에게 제공하기 위해 사용되어 질 수 있다.

여태까지 오직 EMG 바이오피드백의 적합함에 대해서만 논의되어졌다. 최근에, 신체재활과 관련된 피드백의 다른 형태들이 발전되어졌다. 전후 관계에 의존하여 EMG-활성된 기능적 전기자극 시스템 뿐만 아니라, 힘 피드백 역시 임상의의 치료계획에 포함되어 있다. 일반적으로, EMG 바이오피드백은 뇌혈관 질환 환자에게서 보이는 foot drop에 영향을 미치는 전경골근과 같은 특정 근육 또는 근육 그룹의 활성에 관련된 정보가 요구되어질 때 사용되어야 한다. 추가적으로, 환자가 매우 약하거나 작은 힘을 가지거나 관절전위가 있을 때, 자세 또는 힘 피드백은 이러한 환자에 대해 의미있는 정보를 제공하기 위해서 충분한 정보를주지 않을 것이다. 일반적으로 EMG 바이오피드백은 또한 환자가 수행하는 특정과제가 요구되어지는 동안 특정근육을 이완시키기 위한 훈련을 하는 상황에서 가장 적합하다. 대조적으로, 특정근육 또는 근육그룹의 훈련은 환자가 복합 근육그룹의 조절이 요구되는 과제를 수행하기 위한 시도를 할 때에는 적절하지 못할 것이다. 예를 들어, 뇌성마비를 가진 아이가 적절한 머리 위치를 유지하기 위한 훈련을 할 때 머리 위치 피드백은 특정 근육 그룹으로 부터의 EMG 바이오피드백보다 더욱 더 도움이 될 것이다. 환자가 체중 이동에 관한 훈련을 할 때 하지에 체중을 싣거나, 싣지 않을 때, 하지에 의한 체중 부하의 정확한 양을 제공하는 힘 피드백은 가장 적합하다.

## 훈련전략의 개발
## DEVELOPMENT OF TRAINING STRATEGIES

EMG 바이오피드백의 사용을 통해 제공되는 정보가 일반적으로 환자들에게 동기를 부여하지만, 이것의 객관적인 특성 때문에 이 정보는 실패의 요인이 될 수 있다. 임상의는 그래서 그들의 훈련전략을 개발할 때 학습이론과 관련된 모든 요소들을 고려하도록 하고 있다. 적극적인 강화가 소극적인 강화보다 환자를 훈련시킬 때 더 좋다. 얻을 수 있는 단기—그리고 장기—목표는 환자에게 명확하게 전달되어야 한다. 임상의는 확립한 목표를 확실히 하기위해 각각 환자에 대해 집중하는 것이 중요하다. 실험에선 환자가 그들의 시도가 단순한 시도라는 것을 듣게 된다면, 아무리 그들이 잘 실행을 해도, 그들은 항상 그들이 더 잘하지 못하는 것에 대해 실망하게 된다. 대조적으로, 전체에서 특정과제 또는 목표가 인지된다면, 그때 진정한 성취의 느낌을 가질 수 있다. 각각 목표의 획득을 증명하려면 환자가 모든 관련된 상황을 알 수 있게 충분히 명확해야 하고, 환자가 언제 과제가 이루어지는지 알 수 있게 충분히 명확해야 한다. 임상의가 반드시 획득하여야 하는 기술 중 하나는 목표를 설정하는 것인데 목표는 도전하기에 충분히 어려워야 하고 환자를 동기화시켜야 한다, 하지만 그것은 지정된 시간 안에 획득되어질 수 있어야 한다.

어떤 치료프로그램의 순서 또는 진행에 관한 몇몇 고려사항들이 만들어질 필요가 있다. 예로, 뇌혈관 질환을 가진 환자를 치료할 때. 임상의는 약한 길항근의 동원훈련 전에 강직근육의 이완에 대한 훈련을 하는 것이 나은지 또는 약하고 부족한 근육들에 바로 시작되어야 되는지를  반드시 결정해야 한다. EMG 바이오피드백의 사용 없이는, 강직근육을 이완시키는 훈련을 하기 위한 운동을 설계하고 평가하기 어렵다. 이전에 주목하였던 것처럼, EMG 바이오피드백 의 추가는 강직된 근육을 더 객관적으로 그리고 정확한 모니터링과 훈련을 할 수 있게 한다. 이 이유로 근육긴장에 관한 장애를 가진 환자 훈련을 위해 EMG 바이오피드백을 사용할 때, 치료는 전통적으로 약한 길항근육의 동원에 관한 훈련 이전에 강직근육의 이완에 대한 훈련과 함께 시작되어졌다(35-39). 하지만, 목표이완 훈련에 대한 필요는 이의가 제기되고 있다(40,41). 훈련의 진행에 관한 결정은 훈련의 선택에 관하여 만들어질 필요가 있다. (ⅰ)근위근육에서 시작하여 원위로 진행하거나 또는 원위에서 시작하여 근위로 진행하기 (ⅱ) 안정성 훈련 뒤에 이동훈련으로의 진행 또는 이순서의 반대; 또는 (ⅲ)부분움직임 우선 그리고 그 뒤 기능적 움직임 패턴으로의 부분의 통합, 또는 기능적 움직임 패턴과 함께 훈련의 시작. 이것뿐만 아니라 다른 선택까지도 임상의 그들 자신의 치료철학 그리고 치료를 위한 다양한 접근을 지지하는 객관적인 조사결과를 기반으로 하여 임상의에 의해 만들어져야 한다. 바이오피드백의 사용은 훈련의 진행에 관한 몇몇 추가적 고려사항들이 요구된다. 오직 하나의 근육그룹이 모니터 되어야 하는지, 또는 이중-채널 시스템이 사용되어져야 하는가? 언제부터 환자가 피드백신호를 사용하는 것을 그만두게 해야 하는가? 어쨌든, 훈련의 목표는 바이오피드백의 사용

없이 기능적인 과제의 수행하는 것이다. 따라서 피드백을 가지는 훈련의 이득은 피드백이 없는 장기간의 수행에  대비하여 평가되어질 필요가 있다. 한 방법은 계속적인 피드백 신호와 함께 시작할 것이며 어떤 피드백에 대한 필요로부터 환자가 그만두게 하기 위한 시도에 관한 역치피드백의 일부 형태를 사용 하는 쪽으로 나아갈 것이다.

난이도를 높이기 전 환자는 어느 수준의 성공을 보여야 하는 것인가? 환자들이 획득해야하는 목표된 기전력의 수준을 올리기 전에 환자는 100% 또는 50% 동원의 목표수준에 도달해야 하는가? 이러한 질문은 각각의 훈련 기간 동안 반드시 답변되어야 한다. 불행하게도, 임상의가 이러한 그리고 다른 관련 질문에 답하는 것을 도와줄 조금의 객관적인 정보만이 현재 이용할 수 있다.

마지막으로 전극배치를 위한 적절한 장소의 선택이다. EMG를 기록하기 위해, 기록전극은 반드시 관련 근의 근복위 또는 그 주위에 배치되어야 한다. 대조적으로 참조전극의 배치는 중요하지 않다.

이 분야의 일부 연구자들은 첨조전극이 두 기록전극으로부터 등거리에 배치되어야 한다고 주장한다. 하지만 정확한 배치는 피부 그리고 전극 사이가 좋은 접촉을 유지하는 한 중요하지 않다(4). 그럼에도 불구하고 전극위치를 선택할 때 훈련의 목표, 조절의 수준, 이용 가능한 근육군, 피하지방, 이동인공물, 그리고 교차-talk 등 여러 요인들이 반드시 고려되어야 한다. 이런 모든 요인들은 상호작용하고 있다, 그래서 모든 것들을 고려하지 않고는 최적의 전극위치를 선택하는 것은 불가능하다. 이전에 주목하였던 것처럼, 기록전극 사이의 거리가 줄어들수록, 기록의 특이성은 커지고, 그리고 적은 소음이 기록된다. 또한 활성근육에서 기록전극의 거리가 커질수록, EMG의 큰 약화가 일어난다. 그래서 근육위에 전극을 배치할 때, 뒤따르는 요구사항들은 반드시 충족되어야 한다:

**1**. 두꺼운 지방조직층은 반드시 피해야 한다.
**2**. 불필요한 전기적 활성(즉, 교차-talk)을 생성하는 기록전극 그리고 근육 사이의 거리는 반드시 최대화 되어야 한다.
**3**. 실질적으로 전극 간 거리는 반드시 가장 짧아야 한다.

예를 들어, 임상의가 전경골근을 기록하고자 한다면, 기록전극들을 1 cm 미만으로 떨어뜨리고 근육의 중간에 배치하는 것이 최선이다(그림 11.3). 이 배치는 기록전극을 목표근육 위에 배치하는 것이지만, 피드백신호를 방해할 수 있는 다른 활성근육들로부터 가능한 한 떨어져야 한다. 또한 전극은 환자가 운동을 수행하고 있을 때 그 지절에 베개할 수 있게 근육 위에 배치되어야 한다. 만약 환자가 전완을 회외한다면, 그 동안 전극은 굴곡근육 군에 배치되어진다, 하지만 훈련 동안 전완을 회내했을 때에는 전극은 더 이상 굴곡근 위에 놓여서는 안된다. 좀더 정확히 말하면, 전극은 이때 완요골근에 놓여야 한다. 게다가, 전극 그리고 가려 지지 않은 납선은 그들이 훈련동안 밀어 부딪히지 않게 적합한 장소에 배치되어야 한다. 이것은 피드

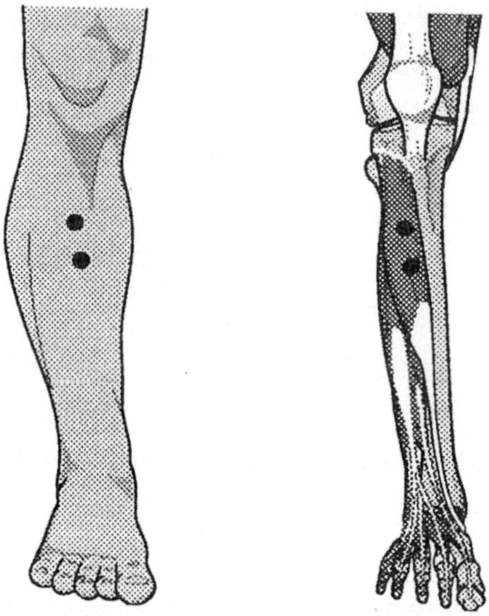

**그림 11.3.** 전경골근 기록을 위한 전극의 배치

백신호의 방해로부터 인공이동물을 보호한다.

범위 안에서, 환자가 근육에 대해 불충분한 조절을 가진다면, 전극 간 간격은 근육의 넓은 또는 작은 구역을 샘플링 함으로써의 결과를 얻기 위해 사용되어진다. 환자가 대퇴사두근의 동원이 힘들다면, 훈련은 근육의 큰 부위로 부터의 시험을 위해 상대적으로 넓은 간격을 사용할 것이다. 하지만, 치료는 공간이 충분히 넓지 않아 둔부 내전근 또는 슬괵근으로부터의 활성이 환자로의 잘못된 피드백으로 되어질 수 있다는 것을 고려해야 한다. 환자의 조절이 증가함에 따라, 가까운 간격이 개인의 대퇴사두근 두를 모니터 하기 위해 사용되어 질 것이다. 대조적으로, 환자가 강직이 있고 움직임 범위를 유지하기 위한 수동 신장 동안 손가락 그리고 손목 이완이 목표라면, 기록구역을 한정하기 위해서 훈련은 전극의 상대적으로 가까운 간격에서 있을 때 시작되어야 한다. 환자가 조절 능력이 좋아진다면, 전완 굴곡근육군을 시험하기 하기 위해 사용되어질 수 있다.

## 임상적 사례 연구 (CLINICAL CASE STUDIES)

### 사례 1

#### *병력, 테스트, 그리고 측정*

환자는 7살에 소아마비에 걸린 35세의 인도 남성이다. 그는 물리치료를 받은 적이 없다. 그는 현재 오른쪽에 심한 FOOT-DROP이 있고, 단하지보조기(SLB)를 착용하고 있다. 그는 높은 의욕을 가지고 있으며 보조기를 벗기 위해 발목 배측굴곡을 강화시키고자 한다. 전기 진단 테스트는 현재 그의 전경골근 그리고 장무지신근의 몇몇 작은 운동단위의 활성이 드러냈다. 그의 발목 배측굴곡근의 시각적인 수축은 관찰되지 않는다. 움직임의 수동적인 범위는 손상되지 않았다.

#### *Guide to Physical Therapist Practice*

우선 실행패턴 : 5A"선천적 또는 유아에서 중추신경계의 후천적 장애와 연관된 손상된 운동기능 그리고 감각보전, 아동기, 그리고 청년기."

#### *평가(Assessment)*

환자는 손상된 발목 배측 굴곡근 힘 그리고 보행편위를 가지고 있다. 물리치료실행으로의 가이드에 따르면, 바이오피드백은 힘 그리고 보행을 역점을 두어 다루기 위한 수단이 될 수 있다.

#### *계획(Plan)*

1. 초기 치료는 운동단위동원을 증가시키기 위해 EMG 바이오 피드백을 사용하는 것이다.
2. 독립적인 가정 훈련을 위한 휴대용 EMG 사용을 위해서 환자의 경과와 발전을 평가한다.
3. 가시적 수축이 일어난 후에 저항훈련 프로그램을 시작한다.

#### *세부적인 치료 계획(Detailed Treatment Plan)*

피드백의 방식 : 처음부터 청각과 시각 EMG 바이오피드백 모두를 제공한다. 피드백과 함께하는 보행훈련 전 청각 피드백에 변이를 만든다.

훈련의 단기목표: 목표한 근육으로부터 EMG를 증가시킨다. 목표한 동원수준의 고정된 특성은 이미 활성화된 운동 단위의 방출비율에 대한 증가를 조장하기 위해 그리고 추가적 운동 단위의 동원을 시도 할 것이다.

전극배치: 발목 배측굴곡근육에 걸쳐, 외측 관절 라인에서 5 cm 원위쯤 앞쪽에 배치한다. 외측 복사뼈에서 위쪽 15～20 cm에 배치된 두 번째 전극은 교차-talk에 대한 저측굴곡근을 모니터 할수 있다.

각각 치료기간의 지속기간 : 환자 인내심까지. EMG동원수준이 하락하기 시작할 때, 환자가 피로감을 느끼면 환자를 쉬게 한다. 피로로 부터의 회복이 완전하지 않으면, 치료를 끝내라.

## 사례 2

환자는 그녀 오른쪽 상지에 ROM 운동을 받고 있는 56세의 여성이다. 환자는 거의 6개월 전 오른쪽 손목의 colles 골절을 입었고 지속적으로 오른쪽 팔을 거의 완전하게 움직일 수 없다. 처음 6주 동안 그녀는 깁스를 했다. 깁스 제거 후, 환자는 그녀 오른쪽 어깨, 팔꿈치, 전완 그리고 손목의 모든 활동적 움직임에 대한 뚜렷한 제한을 보였다. 환자는 운동프로그램에 대해 간략하게 지도되었고, 그녀의 외과의사에 의해 수행되었다. ROM 운동 진행의 부족으로 인해, 환자는 2주 전 마취상태에서 비개방성 촉진을 받았다. 외과의사의 레포트는 환자가 거의 충분한 모든 관절 움직임의 수동적 범위를 획득할 수 있었다고 지적 하였다.

환자는 아주 걱정을 했지만 민첩하고, 쾌활하였고, 협조적이였다. 당신의 평가를 할 때 당신은 모든 능동 또는 수동 움직임 동안 모든 관절에서의 두드러진 부목고정에 주목해라. 손가락 관절, 손목, 팔꿈치 그리고 어깨의 능동 그리고 수동 움직임이 뚜렷하게 줄어든다.

### *물리치료사를 위한 지침(GUIDE TO PHYSICAL THERAPIST PRACTICE)*

우선 실행패턴 4E, "손상된 관절이동성, 근육수행, 그리고 인대 또는 다른 연결성 조직 장애와 결합된 움직임의 범위"

### *평가(ASSESSMENT)*

환자의 능동 그리고 수동 범위 움직임 모두에서의 부족은 이완에 대한 그녀의 능력부족 그리고 상지의 부목고정 때문이다. 그녀는 목표근육훈련동안의 EMG 바이오피드백에 대한 좋은 지원자이다.

### *계획(PLAN)*

**1**. 이완 그리고 모든 손상된 관절움직임에 대한 수동적인 범위동안 부목고정 감소를 증진하기 위한 EMG 바이오피드백.

**2**. 동원패턴을 평가하기 위해 움직임 운동의 능동범위동안 관련되거나 관련되지 않은 상지로부터 EMG를 비교한다.

**3**. 움직임의 수동범위동안 "정상" 동원수준을 더 생산하기 위해 적절한 근육그룹을 훈련시킨다.

**4**. 움직임 정상화를 돕기 위한 EMG 바이오피드백을 사용하여 기능적 훈련으로 발달시켜라.

*세부적인 치료 계획*

피드백의 방식 : 처음부터 청각과 시각 EMG 바이오피드백 모두를 제공하며, 그 후 환자가 가장 효과적인 신호를 사용하게 한다.

훈련의 단기목표 : 환자가 수동 그리고 능력 움직임동안 관련된 그리고 관련되지 않은 근육 그룹 비교로부터 같은 동원패턴을 보이게 한다. 목표한 동원수준의 고정된 특성은 이완 또는 동원에 대한 훈련을 하게 할 것이다.

전극배치 : 목표근육을 걸치게 한다. 기록특이성을 증가시키기 위한 좁은 전극 간 간격.

각각 치료기간의 지속기간 : 보여지는 인내력까지 EMG를 사용한다. 환자가 동원 또는 이완근육에 대해 감소되어진 능력을 보이기 시작할 때 환자의 실망을 막기 위해 치료를 중단한다.

## 사례 3

환자는 치과의사에 의해 통증이 턱관절 기능이상으로 의해서라고 언급되어진 24세의 대학원생이다. 환자의 통증은 30분 이상 컴퓨터작업 후에 시작되며 컴퓨터 사용이 늘어나면, 더 나빠진다고 보고하였다. 그녀는 아침에 일어날 때는 통증이 없다. 치과의사는 환자 그녀의 이들이 그녀 나이 또래에 비해 뚜렷하게 상하였다고 진술하였다. 검사에서 환자는 양측 턱관절 그리고 교근전체 그리고 측두근에서 압통을 호소하였다. 관절 유동성은 좌우로 제한되지 않았다. 환자는 그녀의 통증이 계속해서 나빠질까 걱정하였고 치료를 시작하기 원했다.

*물리치료사를 위한 지침*

우선 실행패턴 4E, "손상된 관절이동성, 근육수행, 그리고 인대 또는 다른 연결성 조직 장애와 결합된 움직임의 범위"

*평가*

이 환자의 통증은 안정기에서 교근의 과활성 때문일 것이다. 그녀는 목표 EMG 바이오피드백 이완훈련과 재교육에 대한 좋은 지원자이다.

*계획*

**1**. 안정시에서의 교근 그리고 측두근의 이완을 증명하기 위한 EMG 바이오피드백.
**2**. 움직임의 능동범위 동안 적당한 근육 활성을 훈련시킨다.
**3**. 기능적 훈련 동안 이완훈련으로 발달시킨다(예, 컴퓨터 사용).

*세부적인 치료 계획*

피드백의 방식 : 처음부터 청각과 시각 EMG 바이오피드백 모두를 제공하여 그 후 환자가 가장 효과적인 신호를 사용하게 한다.

훈련의 단기목표 : 환자는 안정 시 양쪽 측두근과 교근의 이완 그리고 기능적 활동 동안 적당한 동원을 보일 것이다. 환자는 컴퓨터를 사용할 때 감소된 통증수준 역시 보일 것이다.

전극배치 : 양쪽 측두근 그리고 교근의 근복에 바로 걸치게 한다. 이때 한 근육그룹을 목표하기 위해 의지가 필요하다.

각각 치료기간의 지속기간: 보여지는 인내력까지 EMG를 사용하고, 물리치료 클리닉에선 최초에는 15~20분 동안 사용하여라. 환자가 감소된 동원능력, 이완근육 또는 통증을 보이면, 치료를 중단한다. 컴퓨터를 사용하는 동안은 집에서도 훈련을 진행한다.

## 사례 4

환자는 2달 전 오른쪽 뇌혈관 질환을 입었고 왼쪽 상지약화에 대해선 외래환자 물리치료가 지시되어진 78세의 늙은 여성이다. 그녀는 민첩하였고 사람, 장소 ,시간 그리고 상황에 순응하였다. 검사에서 그녀는 어깨 아탈구의 증상이 없이 그녀의 손목, 팔꿈치 그리고 어깨 움직임의 충분한 수동범위를 보였다. 하지만, 손목 신전 움직임의 활성범위는 20°에서 제한되었다. 손가락 신전 움직임의 활성범위 또한 부족한데 중수지절(MP) 그리고 지절간(IP)관절에서 50°가 되었다. 전기 자극이 손목 그리고 손가락 신전근에 적용 되었을 때 움직임의 충분한 능동범위가 획득되었다. 환자는 오른손 우위였지만, 오른손을 사용하여 그녀 스스로 식사를 요리하는 그녀의 목표가 가능하게 되었으며 그녀는 치료를 시작하는 것에 매우 동기화되어 있었다.

### *물리치료사를 위한 지침*

우선 실행패턴 5B, “성인기에서 중추신경계의 후천적 비진행성 장애와 결합된 손상된 운동기능 그리고 감각보전”

### *평가*

환자의 손목 그리고 손가락 신전을 활성을 위한 능력의 결손은 힘의 결손 하나 때문만은 아니다. 왜냐하면 그녀는 전기적 자극에서 움직임의 충분한 능동범위를 보였기 때문이다. 그녀의 충분한 능동 손목과 손가락 신전 수행을 위한 능력의 결손은 손목과 손가락 신전근 감소된 동원의 결과이다. 그녀는 이러한 근육의 목표동원에 대해 EMG 바이오피드백으로부터 이득을 얻었다.

### *계획*

**1**. 클리닉에서 처음치료는 증가된 운동동원에 대한 움직임을 위해 EMG 바이오피드백을 사용한다.

**2**. 가정용 EMG 바이오피드백의 사용에 대해 환자를 정하고 평가한다.

**3**. EMG 바이오피드백을 기능적 활성으로 통합시켜라(예를 들면, 요리).

**4**. 환자가 움직임의 충분한 능동범위를 보이면, 저항운동을 시작한다.

### *세부적인 치료 계획*

피드백의 방식: 처음부터 청각과 시각 EMG 바이오피드백 모두를 제공하여 기능적인 활동을 사용하는 동안 청각 피드백에 변이를 만들어라.

훈련의 단기목표: 목표근육으로부터 EMG를 늘려라. 목표한 동원수준의 고정된 특성은 이미 활성화된 운동 단위의 방출비율에 대한 증가를 조장하기 위해 그리고 추가적 운동 단위의 동원을 시도할 것이다.

전극배치: 상부전극은 상완의 등쪽에 대해 외쪽 상과로부터 3 cm에서 5 cm 원위에 배치된다. 원위전극은 전완중앙의 등쪽에 배치된다(손목에서 10 cm에서 12 cm 근위). 특이성을 증가시키기 위해 전극사이의 간격을 좁힌다.

각각 치료기간의 지속기간: 환자의 인내력까지. EMG 동원수준이 감소되기 시작할 때, 환자는 피곤할 때, 휴식을 위한 시간을 준다. 치료는 피로로 부터의 회복이 완전하지 않을 때 중단되어야 한다.

## 요 약

EMG는 근육의 활성상태에 관한 정보를 제공을 돕기 위해 임상의 환자에 사용된다. EMG 바이오피드백은 임상의에서 환자가 부족한 수의적 운동조절을 보일때 반드시 고려되어야 하는 유용한 도구이다. 여러 기술적 그리고 실제적 고려사항들이 EMG 바이오피드백을 사용할 때 고려되어야 하지만, 이 도구는 대부분의 전통적인 치료 접근에서 쉽게 통합되어 질 수 있다.

## 자가 학습 문제 (SELF-STUDY QUESTIONS)

질문에 대해서 B 부록을 보시오.

1. EMG 바이오피드백 훈련을 정의하여라.
2. 단순 구두 피드백과 비교하여 EMG 바이오피드백이 가지는 장점을 논하여라.
3. EMG 바이오피드백의 적절한 사용을 나타내게 하는 환자의 명확한 특성을 확인하여라.
4. 환자가 과제 중 얻어지는 정보를 인지적으로 처리하는 능력을 보이지 않을 경우에 EMG 바이오피드백이 임상의에게 도움이 되게 하기위해 어떻게 사용되어져야 하는가?
5. 거친 EMG의 증폭을 결정하는 생리학적인 요소들을 논하여라.
6. EMG의 진폭 그리고 특이성에 대한 기록전극의 크기 그리고 전극 간 간격 사이의 관계를 확인하여라.
7. 교차-talk를 정의하여라.
8. EMG 바이오피드백 동안 피하전극 사용의 장점 그리고 단점을 논하여라.
9. 이동인공물을 정의하여라.
10. EMG의 여과동안, 증폭기를 통해 지나가는 신호의 주파수 범위를 왜 제한할 필요가 있는가?
11. EMG 바이오피드백 신호처리에 대한 각각의 단계를 열거하여라.
12. EMG 바이오피드백 사용할 때 피드백신호의 어떤 타입을 임상의는 선택할 수 있는가?
13. 바이오피드백 훈련동안 거친 EMG사용의 장점 그리고 한계를 논하여라.
14. 전극배치에서 적당한 위치를 선택할 때 고려되어져야 하는 요소들을 확인하여라.
15. 전극배치를 결정할 때 어떤 요구사항들이 충족되어야 하는가?

**16.** 신경학적 손상을 입은 환자에 대해 EMG 바이오피드백 훈련이 나타내는 제한점은 무엇인가?

**17.** 환자에 의한 과제의 수행동안 양성 또는 음성 피드백이 사용되어져야 하는가?

**18.** 임상의는 보행의 입각기 동안 향상된 무릎신전이 환자에게 이로운 지를 결정해야 한다. 목표설정과 관련하여 EMG 바이오피드백 훈련 시작 전에 어떤 요소들이 환자에게 명확하게 인지될 필요가 있는가?

**19.** 요구되어지는 사지의 위치를 모니터 하는 장치에 대해 EMG 바이오피드백이 가는 장점은 무엇인가?

**20.** EMG 바이오피드백 훈련 달성으로 요구되어지는 목표는 무엇인가?

## 참고문헌


1. Basmajian JV. Introduction. Principles and background. In: Basmajian JV, ed. *Biofeedback: Principles and Practices for Clinicians.* 3rd ed. Baltimore, Md: Williams & Wilkins; 1989:1–4.
2. Lippold OCJ. The relationship between integrated action potential in a human muscle and its isometric tension. *J Physiol.* 1952;117:492–499.
3. Bigland B, Lippold OCJ. The relation between force, velocity and integrated electrical activity in human muscles. *J Physiol.* 1954;123:214–224.
4. Basmajian JV, Blumenstein R. Electrode placement in electromyographic biofeedback. In: Basmajian JV, ed. *Biofeedback: Principles and Practices for Clinicians.* 3rd ed. Baltimore, Md: Williams & Wilkins; 1989:369–382.
5. Clamann HP, Lamp RL. A simple circuit for filtering single motor unit action potentials for electrograms. *Physiol Behav.* 1976;17:149–151.
6. Hatch JP, Saito I. Growth and development of biofeedback: a bibliographic update. *Biofeedback Self Regul.* 1990;15:37–46.
7. Hatch JP, Saito I. Declining rates of publications within the field of biofeedback continue: 1988–1991. *Biofeedback Self Regul.* 1993;18:174.
8. Wolf SL. Electromyographic biofeedback applications to stroke patients: a critical review. *Phys Ther.* 1983;63:1448–1459.
9. Basmajian JV. Research foundations of EMG biofeedback in rehabilitation. *Biofeedback Self Regul.* 1988;13:275–298.
10. Crider AB, Glaros AG. A meta-analysis of EMG biofeedback treatment of temporomandibular disorders. *J Orofacial Pain.* 1999;13:29–37.
11. Glanz M, Klawansky S, Stason W, et al. Biofeedback therapy in poststroke rehabilitation: a meta-analysis of the randomized controlled trials. *Arch Phys Med Rehabil.* 1995;76:508–515.
12. Glanz M. Biofeedback therapy in stroke rehabilitation: a review. *J R Soc Med.* 1997;90:33–39.
13. Moreland JD, Thomson MA, Fuoco AR. Electromyographic biofeedback to improve lower extremity function after stroke: a meta-analysis. *Arch Phys Med Rehabil.* 1998;79:134–140.
14. Schleenbaker RE, Mainous AG. Electromyographic biofeedback for neuromuscular reeducation in the hemiplegic stroke patient: a meta-analysis. *Arch Phys Med Rehabil.* 1993;74:1301–1304.
15. Weatherall M. Biofeedback or pelvic floor muscle exercises for female genuine stress incontinence: a meta-analysis of trials identified in a systematic review. *Br J Urol Int.* 1999;83:1015–1016.

16. Brucker BS, Bulaeva NV. Biofeedback effect on electromyography responses in patients with spinal cord injury. *Arch Phys Med Rehabil.* 1996;77:133–137.
17. Kohlmeyer KM, Hill JP, Yarkony GM, et al. Electrical stimulation and biofeedback effect on recovery of tenodesis grasp: a controlled study. *Arch Phys Med Rehabil.* 1996;77:702–706.
18. Klose KJ, Needham BM, Schmidt D, et al. An assessment of the contribution of electromyographic biofeedback as an adjunct therapy in the physical training of spinal cord injured persons. *Arch Phys Med Rehabil.* 1993;74:453–456.
19. Klose KJ, Schmidt D, Needham BM, et al. Rehabilitation therapy for patients with long-term spinal cord injuries. *Arch Phys Med Rehabil.* 1990;71:659–662.
20. Petrofsky JS. The use of electromyogram biofeedback to reduce Trendelenburg gait. *Eur J Appl Physiol.* 2001;85:491–495.
21. Flor H, Birbaumer N. Comparison of the efficacy of electromyographic biofeedback, cognitive-behavioral therapy, and conservative medical interventions in the treatment of chronic musculoskeletal pain. *J Consult Clin Psychol.* 1993;61:653–658.
22. Spence SH, Sharpe L, Newton-John T, et al. Effect of EMG biofeedback compared to applied relaxation training with chronic, upper extremity cumulative trauma disorders. *Pain.* 1995;63:199–206.
23. Bogaards MC, ter Kuile MM. Treatment of recurrent tension headache: a meta-analytic review. *Clin J Pain.* 1994;10:174–190.
24. Draper V. Electromyographic biofeedback and recovery of quadriceps femoris muscle function following anterior cruciate ligament reconstruction. *Phys Ther.* 1990;70:11–17.
25. Krebs DE. Clinical electromyographic feedback following menisectomy. A multiple regression experimental analysis. *Phys Ther.* 1981;61:1017–1021.
26. Feller J, Hoser C, Webster K. EMG biofeedback assisted KT-1000 evaluation of anterior tibial displacement. *Knee Surg Sports Traumatol Arthrosc.* 2000;8:132–136.
27. Dattilo J. A long-term study of patient outcomes with pelvic muscle re-education for urinary incontinence. *J Wound Ostomy Continence Nurs* 28(4):199–205.
28. Hirsch A, Weirauch G, Steimer B, et al. Treatment of female urinary incontinence with EMG-controlled biofeedback home training. *Int Urogynecol J.* 1999;10:7–10.
29. Jundt K, Peschers UM, Dimpfl T. Long-term efficacy of pelvic floor re-education with EMG-controlled biofeedback. *Eur J Obstet Gynecol Reprod Biol.* 2002;105:181–185.
30. Berghmans, LM, Frederiks de Bie RA, Weil EJ, et al. Efficacy of biofeedback, when included with pelvic floor muscle exercise treatment, for genuine stress incontinence. *Neurourol Urodynam.* 1996;15:37–52.
31. Burns PA, Pranikoff K, Nochajski TH, et al. A comparison of effectiveness of biofeedback and pelvic muscle exercise treatment of stress incontinence in older community-dwelling women. *J Gerontol.* 1993;48:M167–M174.
32. Glavind K, Nohr SB, Walter S. Biofeedback and physiotherapy versus physiotherapy alone in the treatment of genuine stress urinary incontinence. *Int Urogynecol J Pelvic Floor Dysfunct.* 1996;7:339–343.
33. Morkved S, Bo K, Fjortoft T. Effect of adding biofeedback to pelvic floor muscle training to treat urodynamic stress incontinence. *Am J Obstet Gynecol.* 2002;100:730–738.
34. Wolf SL, Binder-Macleod SA. Electromyographic biofeedback applications to the hemiplegic patient: changes in upper extremity neuromuscular and functional status. *Phys Ther.* 1983;63:1393–1403.
35. Wolf SL, Binder-Macleod SA. Electromyographic biofeedback applications to the hemiplegic patient: changes in lower extremity neuromuscular and functional status. *Phys Ther.* 1983;63:1404–1413.
36. Baker MP, Regenos E, Wolf SL. Developing strategies for biofeedback: applications in neurologically handicapped clients. *Phys Ther.* 1977;57:402–408.
37. Binder SA, Moll CB, Wolf SL. Evaluation of EMG biofeedback as an adjunct to therapeutic exercise in treating the lower extremities of hemiplegic patients. *Phys Ther.* 1981;61:886–893.

38. Brudny J, Korein J, Grynbaum BB, et al. Sensory feedback therapy in clients with brain insult. *Scand J Rehabil Med*. 1977;9:155–163.
39. Kelly JL, Baker MP, Wolf SL. Procedures for EMG biofeedback training in involved upper extremities of hemiplegic patients. *Phys Ther*. 1979;59:1501–1507.
40. Gowland C, de Bruin H, Basmajian JV, et al. Agonist and antagonist activity during voluntary upper-limb movement in patients with stroke. *Phys Ther*. 1992;72:624–633.
41. Wolf SL, Catlin PA, Blanton S, et al. Overcoming limitations in elbow movement in the presence of antagonist hyperactivity. *Phys Ther*. 1994;74:826–835.

# 12장

# 임상 전기생리적 검사와 평가: 원칙들, 과정들, 소견에 대한 해석

## Clinical Electrophysiologic Examination and Evaluation: Principles, Procedures, and Interpretation of Findings

**세포외 기록대 세포내 기록 기법들**

- 단극 세포외 기록 대 쌍극 세포외 기록
- 근전도와 신경전도검사

**전기생리적 검사와 평가를 위한 도구**

- 전기생리적 검사에서 기록 전극의 유형들
- 신경근전도기록법 검사에서 신호처리요소들
- 신경근전도기록법에서의 신경근 자극기들
- 전기생리적 평가를 위한 자극전극들

**전기생리적 검사 과정들**

- 신경전도 검사
- 운동신경 전도 검사
- 감각신경 전도 검사
- 복합신경전도 검사
- 신경전도 검사의 일반적인 원칙들
- 신경병변들의 형태와 운동과 감각신경전도 연구결과들에 대한 해석
- F-파 검사
- 반사 검사
- 중추유발전위 검사
- 체성감각유발전위 검사
- 반복신경자극 검사

임상 전기생리적 검사와 평가는 자의적 활성이나 전기 자극에 대한 반응으로 근육과 신경에서 나타나는 생전기적 활동의 기록과 분석, 해석으로 구성되어 있다. 또한 전기생리적 평가를 신경근전도기록(electroneuromyography, ENMG)으로 부르기도 한다. 전기생리적 평가 과정에서는 폭 넓게 검사들을 수행한다. 진단을 내리고 향후 치료를 위한 계획을 수립하기 위해서는 ENMG의 결과들과 임상적 측정, 검사실에서의 검사 소견들, 영상학, 증후학을 서로 통합해야 한다. 전기생리적 검사의 결과만으로 특정 질환이나 장애를 특징화하거나 또는 암시할 수는 없다. ENMG만으로 현재의 병리와 관련된 진단을 내려서는 안되며, 다른 진단명들을 찾기 위해 사용된 임상적 검사들과 검사실에서의 검사들을 통해 보충 소견들을 얻은 후 진단을 내려야 한다.

ENMG의 주 목적은 신경 또는 근육의 기능적 통합을 알아보는 것이다. 특별 검사 과정들은 알파 단일운동신경원들과 그 축삭들, 신경근 연접부들, 골격근들, 운동단위들, 말초 감각신경섬유들, 신장반사로들, 선택적인 중추신경로들을 검사하는데 유용하다. 위의 조직들과 경로들에 대한 신경근전도기록 검사는 검사자가 신경근 손상의 위치와 양, 분포, 기간에 대한 결정을 내리는데 도움을 줄 것이다.

이 장의 목적은 (i)전기생리적 검사 과정에서 사용되는 장치와 기록과정에 대해 논의하고; (ii)현대와 과거의 특정 ENMS 검사의 접근법에 대해 설명하고; (iii)ENMS 검사들의 정상 결과들과 비정상 결과들에 대해 논의하고; (iiiv)신경근 기능에 대한 보충적 임상 검사들에 대해 간략하게 설명하고; (v)임상 사례 연구를 통해서 진단을 내리기 위한 ENMS 과정들과 소견들의 활용에 대해 이해하기 쉽게 설명하는 것이다. 신경근 장애의 위치와 특성을 입증하기 위해 전기생리적 검사결과들을 어떻게 해석해야 하는 가에 대해 강조가 되어야 한다. 이 장은 독자들에게 어떻게 ENMG를 수행하는가에 대한 이해를 높이기 위한 충분한 정보를 제공하고, 각기 다른 검사들을 통해 신경근계의 어떤 구성요소들을 검사하는지, 그리고 그 검사 결과들의 유의성과 제한점에 대한 올바른 인식을 주고자 한다. 이 장은 검사로부터 전해진 ENMS 보고서를 어떻게 읽고 이해해야 하는지, 그리고 이 보고서의 소견들을 특정 영역의 임상적 전문 지식내로 어떻게 통합해야 하는지를 설명하고 있다. 이 장에서 제시하는 정보에 대한 기초적인 이해만으로는 ENMS 과정들을 실질적으로 적용을 할 수 있는 역량을 얻을 수는 없다. 이미 장비와 신경과 근육 활성 자극과 기록에 대한 개념들에 익숙한 독자들은 이 장의 전기생리적 평가 과정들에 대해 바로 보길 원할 것이다.

## 세포외 기록대 세포내 기록 기법들
## EXTRACELLULAR RECORDING VERSUS INTRACELLULAR RECORDING TECHNIQUES

자의적 또는 전기 활동동안 흥분성 조직의 생전기적 반응들로는 신경과 근육의 활동전위가 있다. 근육과 신경섬유들이 역치에 도달하여 탈분극될 때 활동전위(막전위에서의 특징적인 변화)가 그 막들을 따라 진행해 나간다. 소듐이온이 세포들 내부로 이동하는 동안 포타슘 이온이 세포들의 밖으로 나가면서 활동전위가 시작된다. 활동전위와 연관된 막전위 이온 투입의 결과로 이 조직을 감싸고 있는 액으로 이온들의 집중이 발생한다. 하나의 신경 세포들에서 발생하는 이러한 이온의 움직임들과 결과적인 막전위는 매우 큰 축삭들의 바깥쪽에 이차 기록전극을 대고 유리로 된 미세전극으로 흥분성 세포막을 투과시키는 실험실 연구에서 관찰되었다. 이와 같은 시스템은 세포 내부 전극 하나와 세포 외부 전극 하나로 활동전위를 관찰하기 위한 것(그림 12.1A)이며, 막을 통해 이온이 움직일 때 만들어지는 막전위의 전기적 전위차를 관찰한다. 그러나 세포내 기록 기법(intracellular recording technique)은 인간의 근육 세포나 신경세포를 대상으로 한 임상 전기생리적 검사에서는 사용할 수는 없다. 왜냐하면 세포들이 너무나 작고 적절하게 고정시킬 수 없기 때문이다.

임상 ENMG에서는 신경섬유 또는 근섬유들의 전기적 활성을 관찰하기 위해서 세포내 기록 기법에 반대되는 세포외 기록 기법의 사용이 필요하다. 세포외 기록 기법에서는 신경 세포들 또는 근육 세포들의 밖에 두 개의 전도체(기록 전극들)를 가까운 거리를 두고 댄다(그림 12.1B). 전극들은 전기 장비에 선으로 연결되어 있고, 이 장비에서는 두 전극간의 상대적인 전압(전기적 전위차)을 증폭하고 보여준다. 흥분성 세포를 따라 어떠한 활동전위도 전달되지 않을 때, 각 전극 아래의 이온 집중은 거의 평형을 이루게 되고, 두 전극간의 전위차는 0이 된다. 신경막이나 근육막을 따라 활동전위 전류들이 뻗어나가게 되면, 각 전극 아래에서의 상대적인 이온집중은 시간에 따라 달라지게 되고, 전기적 전위차가 기록된다.

신경이나 근육의 흥분동안 기록된 세포외 전압변화의 원인을 이해하기 위해서는 어디서 활동전위가 동시에 활성되고 신경섬유다발을 따라서 뻗어 나가는지에 대한 상황을 고려해야 한다. 양전하로 대전됨에 따라 소듐은 기록전극으로부터 벗어나 신경섬유들의 내부로 몰려가게 되고, 일차전극의 밑 부분은 이차기록전극의 밑 부분에 비해 더 음극화(덜 양극화) 된다(그림 12.2A). 이 순간이 지나면 포타슘은 일차전극 아래의 섬유들을 떠나게 되고, 반면에 소듐은 두 전극간의 섬유들 내부로 몰려가게 된다. 이 순간 각 전극 아래의 이온집중은 비슷해지고, 전기적 전위차는 0으로 떨어지게 된다(그림 12.2B). 이후에 내부의 소듐 전류들은 이차전극의 영역 아래로 흩어짐에 따라, 두 전극간의 상대적인 전압차는 반전되게 된다. 이차전극에서 소듐이 세포내로 몰려감에 따라 일차전극은 이차전극에 비해 양이온의 집중이 높아지게 된다. 두 전극간의 상대적인 전압차는 음이 된다(그림 12.2C). 신경섬유 다발 근처에서 기록된 특징적인 전압 변화는 복합신경활동전위(compound nerve action potential, CNAP)라 불린다. 이 반응이 알파운동 축삭들의 활성과 동시에 시작되고 근섬유 집단으로부터 기록되며, 이러한 반응을 복합근육활동전위(compound muscle action potential, CMAP)라고 부른다.

세포외 기록 기법은 많은 신경 축삭들 또는 근섬유들의 전기적 활성을 관찰하기 위해 사용되며, 세포내 기록 기법은 단일 섬유에서의 전기적 활성만을 본다는 면에서 차이가 있다. 전기신호 기록은 복합신경활동전위 또는 복합근육활동전위와 관련 있다. 복합신경활동전위 또는 복합근육활동전위는 그 모양과 진폭, 기간에서 특징이 있다. 또한 신경을 따라서 한 지점에 적용한 전기 자극과 신경이나 근육의 복합유발전위 출현간의 시간지연(잠복)을 측정할 수 있다. 신경생리적 검사동안 획득된 이 파라메터들의 측정치들을 정상 값과 비교하여 탈신경화, 탈수초화, 전도차단, 축삭소실 같은 상황들과 비교한다.

자극부위와 기록부위를 적절하게 잘 선택하면 말초신경과 신경근 접합부, 골격근, 반사경로, 전삭 세포(알파 운동신경원), 척수 신경근, 심지어 일부 중추신경로들에서 각기 다른 분절의 기능에 대한 정보를 얻을 수 있다. 세포외 기록 기법 적용과 인간의 이런 조직들의 통합을

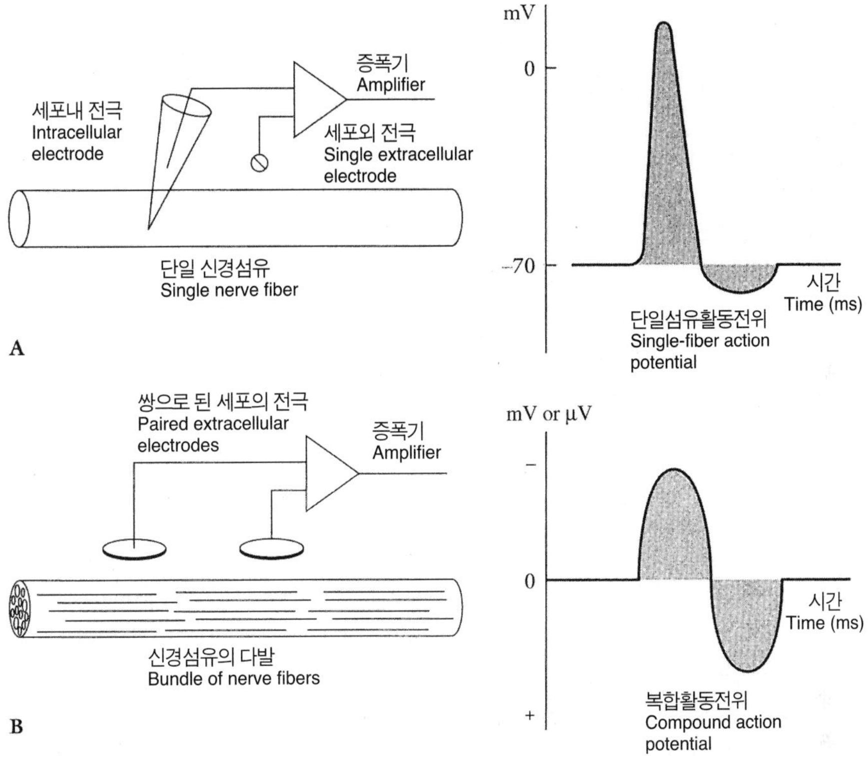


**그림 12.1.** **A:** 세포내 기록기법을 보여주며 신경이나 근육세포의 내부에 전극이 하나 있고, 두 번째 전극은 세포의 바깥쪽에 있으며 단일 신경섬유활동전위와 연관된 막전위의 변화. **B:** 세포외 기록기법을 보여주며 신경이나 근섬유들의 바깥쪽에 두 기록전극들이 있고, 신경이나 근섬유들의 다발을 따라 내려가는 활동전위가 있는 복합활동전위.

검사하기 위한 자극 패턴의 선택은 이 장의 다음 부분에서 세밀하게 설명된다.

임상 전기생리적 검사에서 탐침기록전극은 주로 자발적 근수축에 대한 반응으로 나타난 골격근의 활성을 관찰하기위해 사용한다. 대조적으로 일상적인 말초신경 검사에서는 표면전극을 특정 신경의 신경지배를 받는 근육이나 신경 위 피부에 부착하여 수행한다. 골격근 내부로 탐침을 할 때 실제로 바늘 끝의 위치는 근육세포의 내부라기보다는 근육세포의 사이이며, 따라서 이 검사는 세포외를 보는 것이다. 침 전극은 말초 신경의 전기적 활성을 기록하고 자극할 때 사용되며, 이때 침전극이 신경다발을 투과하지 않고 말초신경다발의 근처에 위치하도록 해야 한다.

세포외 기록과정에서 3번째 전극은 피부에 부착하며, 검사장비의 전기접지에 연결된다. 이 전극은 접지전극(ground electrode)이며, 주변의 전자기장에 의해 조직에서 발생하는 전기적 인공물(artifact)을 줄여주는데 필요하다.

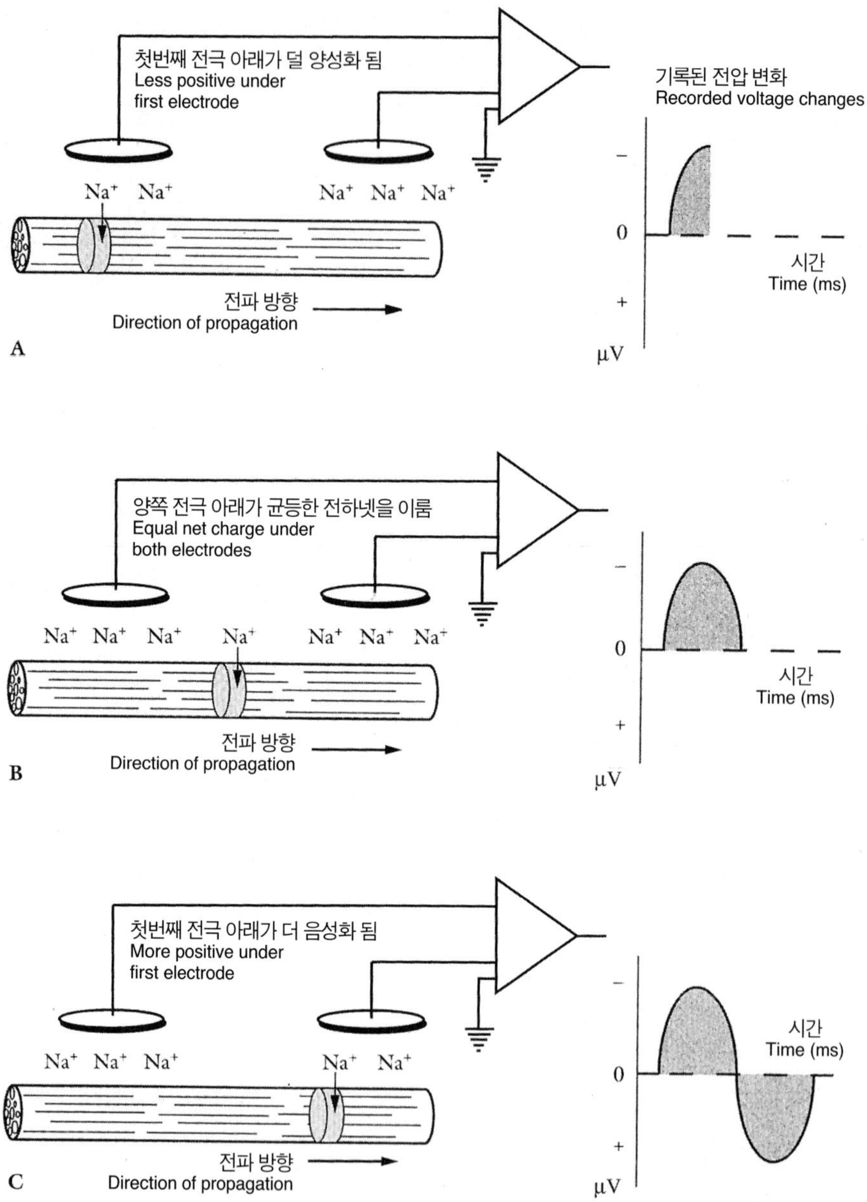


**그림 12.2.** 세포외 전압변화들(복합신경활동전위 또는 복합운동활동전위). **A:** 소듐이온들이 첫 번째 전극아래의 신경섬유 속으로 돌진하고, 소듐이온이 떠난 영역은 두 번째 전극아래 영역보다 더 음성(소수의 양성 소듐이온들)이 된다. **B:** 소듐이온들이 두 전극들 사이에서 신경섬유들 속으로 이동하고 각 전극아래의 이온집중이 같아진다. **C:** 소듐이온들은 두 번째 전극아래의 신경섬유들 속으로 돌진하고, 소듐이온이 떠난 첫 번째 전극아래의 영역은 두 번째 전극 아래의 영역보다 양성(소듐이온들이 더 많은)이 된다.

### 단극 세포외 기록과 쌍극 세포외 기록 (Monopolar versus Bipolar Extracellular Recording)

세포외 기록 기법을 사용할 때는 두 전극들을 관찰할 흥분성 조직의 위나 내부에 부착한다. 이 같은 전극 배치법을 쌍극기록 전극 배치법(bipolar recording electrode placement)이라 한다. 다른 방법으로는 검사할 흥분성 조직에는 한 개의 기록 전극만을 대고, 두 번째 전극은 흥분성 조직으로부터 좀 떨어진 곳에 부착하는 기록법도 있다. 이러한 방식의 전극 배치법을 단극 기록전극 배치법(monopolar recording electrode placement)이라 한다. 단극 전극 설정에서 관심이 있는 조직의 위나 내부에 바로 대는 전극을 활성전극(active electrode)이라 부르며, 흥분성 조직에서 좀 떨어진 부위에 대는 전극은 기준전극(reference electrode)이라고 부른다.

신경이나 근육을 검사할 때 두 기록전극의 거리가 가까울수록 감지되는 전기적 전위의 변화는 작아진다. 그래서 작은 크기의 흥분성 조직의 전기적 활성을 감지하는 데는 단극전극 기법보다는 쌍극전극 배열이 더 민감하다.

### 근전도와 신경전도검사(Electromyography and Electroneurography)

복합근육활동전위는 자의적인 근육의 활성이나 근육 일부의 운동신경 축삭들을 전기적으로 자극할 때 야기된다. 자발적으로 발생하든지 또는 세포외 기록 기법에 의해 자의적 또는 자극에 의해 활성된 근육의 활동전위 기록을 근전도기록(electromyography)라 한다. 자의적인 수축이나 전기적으로 발생된 근육의 수축동안 일반적으로 기록되는 CMAPs의 개별적 기록은 근전도(electromyogram, EMG)라고 부른다.

복합신경활동전위는 전기적 자극에 의해 일어날 수 있다. 예를 들면, 전기생리적 검사에서 신경활동전위는 감각신경이 분지하는 표피에 대한 전기 자극에 의해서 발생되며, 자극부위와 떨어져 있는 어떤 지점의 말초신경위에 세포외 표면 기록 기법을 적용하여 유발된 말초 감각 전위를 관찰할 수 있다. 좀 더 정교한 과정에서는 뇌나 척수의 표면 위에 전극을 대고 복합신경활동전위의 세포외기록을 하기도 한다. 신경활동전위를 기록하는 것을 신경전도검사(electroneurography)라고 부르며, 신경활동전위 기록은 신경전도(electroneurogram)라 부른다.

## 전기생리적 검사와 평가를 위한 도구 INSTRUMENTATION FOR ELECTROPHYSIOLOGIC EXAMINATION AND EVALUATION

ENMG에 사용되는 장비와 도구들에 대한 기본적인 이해는 신경근육계의 통합에 대한 식견을 얻기 위해서 전기생리적 검사에서 실제적으로 무엇을 해야 하는지에 대한 명확한 이해를 제공한다. ENMG의 임상적용에서 안전과 실험 과정의 효과적인 시행을 위해 전극의 특성과 ENMG의 도구요소들의 조절에 대한 이해는 필수적이다.

## 전기생리적 검사에서 기록 전극의 유형들
## (Types of Recording Electrodes in Electrophysiological Examination)

자발적 또는 유발된 활성에 의한 흥분성 조직의 반응을 관찰하는 동안 복합신경활동전위와 복합근육활동전위가 기록전극을 통해서 기록된다. 자극에 대한 생리학적 반응은 기록전극들에서 전압의 변화로 기록된다. 기록전극들의 위치, 방향, 접촉면적, 모양, 성분들이 기록된 반응의 크기와 모양에 영향을 미친다.

### *표면기록전극들(Surface Recording Electrodes)*

표면기록전극은 신경이나 근육의 위에 놓는다. 표면전극의 가장 일반적인 형태는 납작하거나 지름 10 mm의 오목하게 둥근 디스크 모양이며, 주석이나 은, 금이나 플레티늄 같이 전기를 잘 전도하는 순수 금속으로 만들어져 있다(그림 12.3A,B). 피부를 적절히 닦아내고 클린징으로 적절히 준비해 놓고 피부와 전극사이에 전극결합매개체를 두면 이러한 금속전극들은 매우 효과적인 전도자의 역할을 할 수 있다. 전해질 반죽이나 크림 같은 결합매개체는 기록전극과 피부사이를 방해하는 임피던스를 감소시킨다. 결합매개체를 사용하면 표면전극으로도 작은 신호를 더 정확히 기록할 수 있고, 기록된 신호의 질도 향상시킬 수 있다. 오목한 금속 기록 디스크는 전극 반죽이나 겔을 머무르게 하여 전극의 사용시간을 증가시켜준다. 신경이나 근육의 활동을 일정하게 얻기 위해서는 디스크전극을 접촉패드나 테이프, 끈으로 항상 단단히 보호해야 한다. 몇몇 회사에서 "봉전극(bar electrode)"을 만들었는데, 디스크들의 중심들 사이에 대략 3 cm 정도의 플라스틱으로 싸여진 두 개의 디스크전극으로 구성되어 있다.

표면기록전극의 세번째 유형은 자가접착, 굴곡성의 뚜껑타입의 은/은염화물 전극이다(그림 12.3C). 자가접착 전극의 한 유형은 표준 금속디스크전극과 유사한 전도표면 영역을 가지고 있다. 자가접착 전극은 전극 접착제를 필요로 하지 않는데 이는 접착 겔이 전기전도성을 띄고 있기 때문이다. 자가접착 전극은 금속선이 부착된 악어 입처럼 맞물리는 클립 컨넥터를 통해 기록 장치에 연결된다. 사용속도가 기록절차에 맞게 설정되었기 때문에 이러한 일회용 전극의 사용이 더 일반화 되고 있다. 자가접착 전극은 운동신경전도검사나 침근전도동안 기준전극을 근육 위에 붙일 때 근육으로부터의 CMAPs를 기록하기 위해 주로 사용한다. 이때 큰 자가접착 전극이 접지 전극으로써 사용된다.

또 다른 유형의 표면기록전극은 원 또는 고리 전극으로 불린다. 이러한 유형의 전극은 단단하게 감긴 구부릴 수 있는 스테인레스 강철 와이어로부터 만들어져 있으며 고리모양을 형성하고 있다. 손가락이나 발가락에 적용 할 수 있도록 디자인된 이 전극들은 고리를 따라 고무이음이 미끄러지도록 하여 손가락을 보호한다. 금속 디스크전극에서와 같이 전기적 전도를 좋게 하기 위해 고리 전극들과 피부간에는 전기적 전도 접착제나 겔과 같은 매질을 사용해야 한다. 최근 몇 해 동안 일회용의 자가부착 은/은전해질 고리 전극이 스테인레스-금속 고리 전극의 대용품으로 발달되어 왔다. 고리 전극들과 같이 길면서 얇게 벗겨진 전극들(~8mm 넓이,

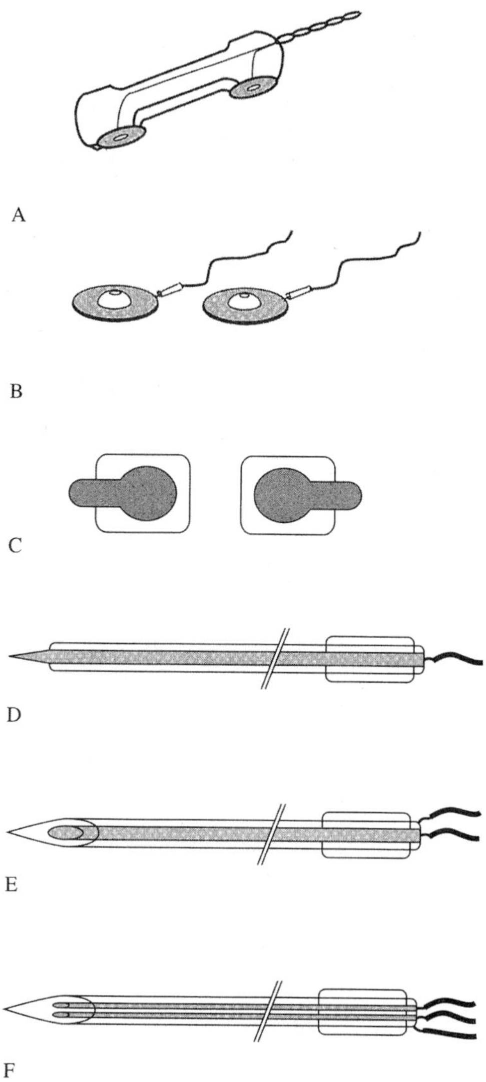


**그림 12.3.** 임상 ENMG의 기록전극. **A:** 봉전극. **B:** 디스크전극. **C:** 자가부착전극. **D:** 단일 침전극. **E:** 동심형 일심 침전극. **F:** 이중 침전극

10 cm 길이)은 주로 감각신경전도연구에 쓰인다. 자가부착 고리전극은 전도겔을 필요로 하지 않으며 임상 전기생리적 검사에서 쉽고 빠르게 사용할 수 있다.

표면기록전극은 일반적으로 흥분성 조직에 넓은 영역으로 있을 때 사용된다. 예를 들어, 골격근에서 발생되는 CMAP를 기록하거나, 표층의 신경섬유다발들의 CNAPs를 모니터 하기위해 표면전극을 사용한다.

### *침전극들(Needle electrodes)*

침이나 다른 유형의 피부하기록전극들은 검사하고자 하는 흥분성 조직의 피부 아래에 바로 대거나 그 주변에 둔다. 이러한 삽입전극들은 플래티늄이나 은, 스테인레스철로 만들어 진다. 플래티늄은 멸균성이 뛰어나며, 플래티늄에 대한 조직의 감응저항도 적다. 은이나 플래티늄의 뻣뻣한 선전극은 심부근육을 측정하는데 사용될 수 있다. 이러한 전극들은 끝부분을 제외하고 테플론이나 나일론 같은 물질로 절연되어있다. 피부하전극들은 전도성 체액에 직접 접촉하기 때문에 전해물을 필요로 하지 않는다. 전형적으로는 EMG와 ENG에서 침전극을 사용하며, 체성감각 유발전위에서는 두피의 전위를 기록할 때 가는 침전극을 사용한다. 표면전극으로 심부 근육들을 기록하게 되면, 표층에 있는 근육들에 의해 심부 근육들의 전위가 가려지기 때문에 심부 근육들로부터의 EMG신호들을 기록하기 위해서는 가는 와이어 전극을 사용하여야 한다. 또한 심부의 작고 가는 신경들의 신경신호(ENG)를 기록하기 위해서도 가는 와이어 전극들이 사용된다. 운동학적 연구에서는 움직임동안의 조직손상을 최소화하기 위해서 단단한 침전극 보다는 가는 와이어 전극을 선호한다. 일반적으로 가는 와이어 전극들은 일상적인 전기생리적 검사에서는 사용되지 않는다.

작은 영역의 기록에는 침전극이 선호된다. 예를들어, 침전극은 자발적인 수축동안 골격근의 운동단위 동원을 관찰하기위해 선택된다. 전극이 체액과 함께 직접 접촉하기 때문에 기록지점의 저항은 낮다. 하지만 불행하게도 바늘 전극의 삽입은 가끔 불편감을 야기하고 전극의 움직임을 최소화되지 않으면 조직 손상의 가능성도 있다.

임상 전기생리적 검사에서는 여러 형태의 침전극들이 활용된다. 가장 간단한 침전극으로는 단극 침전극이 있다(그림 12.3D). 단극 전극은 테플론으로 얇게 입혀진 중앙 스테인레스-철심 전도체로 구성되어있다. 중앙 심의 끝부분만 약 0.4 mm 노출되어 있다. 이용 가능한 최종 게이지는 24와 30 사이로 다양하며, 이는 전극의 길이에 따라 달라진다; 전극이 길수록 게이지가 더 두꺼워진다. 단극 침전극들은 25 mm에서 75 mm 범위의 길이를 이용한다. 단극 전극을 관심이 있는 흥분성 조직의 안이나 주변에 두며, 이는 기록 회로에서 활성 전극이 된다. 단극 침전극은 부가적인 단극 침전극과 연결되거나, 접지전극의 기능을 하는 작은 표면기록전극과 지면전극의 역할을 하는 삼차 표면전극과 연결되어야 한다. 단극 침전극은 주로 EMG 연구에서 이용된다. 비싸지 않고 일회용이며, 직경이 작기 때문에 환자에게 가장 편안하게 적용할 수 있다.

일반적인 침전극의 다른 유형으로 동심형 일심 침전극이 있다(그림 12.3E). 가장 상업적인 타입의 동심형 일심 침전극은 스테인레스 케뉼라 내에 폴리마이드 절연체에 둘러싸인 중앙 플레티늄이나 스테인레스 강철 심으로 구성되어 있다. 이 전극들은 12도 각도에서 아주 섬세한 지점으로 접지한다. 중앙의 전도성 심은 끝부분만 노출되어 있고 활성기록전극의 역할을 하고, 스테인레스 강철 집은 기록회로에서 기준전극의 역할을 한다. 항상 분리된 표면접지전극이 사용되어야 한다.

전기생리적 검사에서 이용되는 세 번째 형태의 전극으로는 양극 침전극이 있다(그림 12.3F). 이 전극은 두 개의 매우 가는 플래티늄 전도체로 구성되어 있다. 동심형 침전극처럼 양극전극의 끝은 한 지점으로 접지되고, 양쪽의 중앙전도체는 전극의 끝에서만 조직에 노출된다. 두 점 전극 사이의 전기적 전위차를 기록하며, 하나는 활성전극이 되고 두번째는 기준전극의 역할을 한다. 침의 샤프트는 접지전극의 역할을 한다. 양극 침전극은 매우 작은 영역의 전기적 활성을 기록한다. 동심형 일심 침전극과 양극 침전극은 소독해서 다시 사용가능하다. 이들은 단극 침전극들보다 더 비싸며, 임상 전기생리학적 검사에서는 잘 사용되지 않는다.

## 신경근전도기록법 검사에서 신호처리요소들 (Signal Processing Components in Electroneuromyography Examination)

흥분성 조직의 활성에 대한 반응 기록에서 전기적 전위차(복합신경활동전위들이나 복합근육활동전위들, 운동단위전위들)를 기록할 때 전압의 변화를 바로 표시장치(오실로스코프나 스트립 차트 기록기)에 시각화하기에는 너무 작게 나온다. 신경과 근육으로부터 기록되는 생물학적 전기신호의 진폭은 몇 마이크로볼트에서 수 밀리볼트의 범위에 있다. 게다가 신호의 주파수 요소는 DC로부터 수천 Hertz까지 일 수 있다. 적절한 반응 표시를 위해서는 증폭기나 필터, 신호평균, 통합기, 아날로그-디지털 전환기 같은 전기적 장치에 의한 신호 처리가 필요하다.

### *증폭기(Amplifiers)*

증폭기는 전기생리학적 검사에서 전기적 전압모니터의 진폭을 증가시키는 장치이다. 이러한 장치들은 작은 전기적 신호들을 오실로스코프나 컴퓨터 화면 또는 스트립 차트 기록기와 같은 신호표시장치 상에 크게 나타나도록 만들어 준다. 일부 경우에서 저전압 신호가 관찰되면 증폭기는 표시장치에서 신호의 크기를 정확한 측정할 수 있을 만큼 충분히 증가시켜준다.

모든 증폭기들이 가지는 특징으로 장치의 이득(gain)이 있다. 증폭기의 이득은 실제로 기록되어진 신호의 입력전압진폭과 증폭기로부터 오는 출력전압진폭 사이의 관계로 설명할 수 있다(그림 12.4 A). 단상 입력 신호의 최고전압이 1 mV에서 2 mV로 두 배가 되면, 증폭기의 이득은 2이다. 같은 단상 입력 신호의 최고진폭이 증폭기에 의해 10 mV로 증가되었다면 증폭기의 이득은 10이다. 대부분의 증폭기는 사용자가 관심을 가지는 전기적 활동을 명확하게 시각화 할 수 있는 적절한 수준까지 진폭이익을 설정할 수 있도록 만들어져 있다. 이 같은 조정을 위한 증폭기 조절을 종종 "민감도"라 부른다. 전기생리적 검사를 위한 현대의 도구들이 가진 민감도 설정의 전형적인 범위는 대략 수직 영역에서 2 μV에서 10 mV까지이다.

전기생리적 검사에서 사용되는 증폭기들은 2에서 10 Hz나 10,000 Hz(10 kHz)까지의 특정한 주파수 범위(대역폭) 안에서 모든 신호의 신호적 크기를 균등하게 증가시켜야 한다. 증폭기의 주파수 반응(frequence response)(그림 12.4B)은 다양한 주파수에서의 정현 교대 전압과 증폭기에 입력되어 알려진 진폭을 통해 알 수 있다. 정점간 전압비(출력전압/입력전압)는 기록되어진 전위가 증폭절차에 의해 신뢰성있게 재생산되었다는 것을 확신할 수 있도록 하기

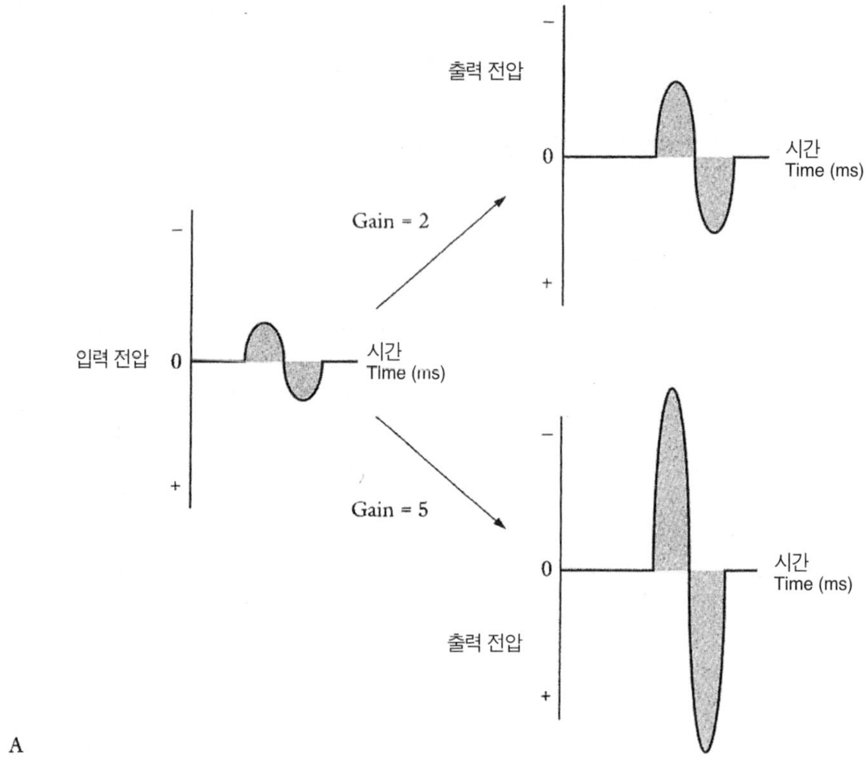


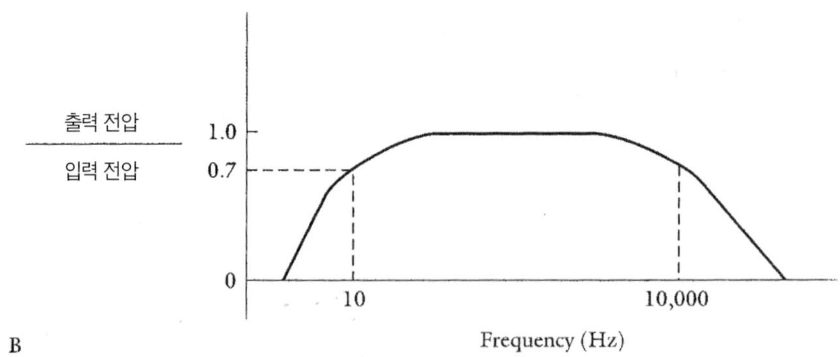


**그림 12.4.** **A:** 복합활동전위에 표시된 증폭기 이득("민감도") 증가의 효과. **B:** 10 Hz 이하와 10,000 Hz 이상에서 주파수 요인의 감쇄를 보여주는 증폭기의 주파수-반응 특징 그래프

위해 기록된 신호들(2 Hz to 10KHz)의 정상 주파수 스펙트럼 위에 일정하게 남아있어야 한다. 어떤 신호의 주파수 구성이 특정 증폭기의 대역폭 위나 아래에 있으면 상대적으로 진폭의 감소가 나타나거나 전혀 표시되지 않을 수도 있다.

전기생리적 검사 증폭기는 사용된 기록전극의 임피던스보다 높은 입력 임피던스(a high input impedance)(1megaohm 이상)를 가져야 한다. 높은 입력 임피던스는 증폭기가 생리적 조직으로부터 많은 전류를 끌어내지 못하도록 하게 하고, 그래서 기록된 전압 변화는 조직에서 실제적으로 일어나는 이온의 움직임을 정확하게 반영할 수 있게 된다.

### 단순 대 차동증폭(Simple Versus Differential Amplification)

단순(단일-끝)증폭기는 기록전극들 사이의 모든 전압차이를 강조하는 장비다. 가끔은 각 기록전극들 아래의 이온 움직임들이 비슷해지기도 한다. 60 Hz의 선 전류는 각 전극이나 증폭기의 가는 선에 의해 감지되며, 이러한 전기적 "방해"는 다른 생물학적신호와 함께 증폭된다. 종종은 생물학적 전위가 60 Hz 간섭보다 낮은 진폭으로 여러 차례 나타나기 때문에 전기생리적 검사에서 단순 진폭만을 이용하면 검사자는 관심을 가진 생전기적 전위를 적당하게 시각화하지 못하게 된다.

이러한 문제를 극복하기 위해서는 검사전극으로부터 기록된 신호들을 차동증폭기(differential amplifier)로 보내면 된다. 차동증폭기는 실제로는 두 개의 단순 증폭기가 서로 연결되어 있는 것이다. 차동증폭기는 활성전극과 기준전극으로부터 관찰된 두 입력 신호들의 차이를 증가시킨다. 양극 전극의 경우 차동증폭기는 근접하게 위치한 기록전극들로부터 받은 신호들의 차이를 강하하는 것이다. 단극 전극의 경우 차동증폭기는 활성기록전극으로부터 오는 신호와 멀리 있는 기준전극 사이의 차이를 증가시킨다. 차동증폭기술은 양쪽 전극의 공동 신호는 거부하고 차이나는 신호를 강화시킨다. 이것을 동상제거(common-mode rejection)라 부른다. 두 개의 기록 표면들은 주어진 국소적인 전기화학적 결과(예, 신경이나 근육 전위)로 인해 다른 전위를 보여주는 경향이 있다. 이러한 신호들은 증폭기나 레코더를 통해 전달된다. 전원공급장치에서의 60 Hz의 노이즈나 직류 노이즈 같은 일반적인 전기 신호들은 증폭기에 의해 차단된다. 이 방식으로 증폭기는 전극들로부터 기록된 신호들을 받아들이고, 필터들은 노이즈를 제거하고, 기록된 전기적 신호들을 깨끗하게 증진시킨다.

차동증폭기는 두 기록전극들의 신호들을 비교하기 위하여 접지전극을 사용한다. 이 증폭기는 한 기록전극과 접지전극간의 차이를 빼고, 두 번째 기록전극과 접지전극간의 차이를 비교한다. 노이즈는 일반적으로 기록전극의 위치와 본성에 따라 좌우된다. 그래서 기록전극들을 서로 가까이 둠으로써(양극) "노이즈의" 근원들은 기록지점에 가까이 가게 한다. 이 노이즈는 양쪽의 기록전극들에서 동일하게 나타나며, 이것은 일반 모드로 간주하여 배제될 것이다. 반대로 전극이 노이즈로부터 상대적으로 멀리 있게 되면 노이즈는 두 전극들에서 다르게 나타날 것이며, 이것은 차동증폭기를 통과되면서 증폭될 것이다.

### *여과기(Filters)*

신경들과 근육들의 생리적 반응들은 특징적인 주파수 범위를 가진다. 외적 환경의 "노이즈"는 여과기라고 불리는 전기 장비에 의해 흥분성조직 신호(주파수 범위가 중첩되지 않는 한)에서 전기적으로 제거될 수 있다. 여러 형태의 주파수폭 여과기들이 현대 전기생리적 검사 장비들에서 사용된다. 예를 들어, 60-Hz의 교류선 노이즈는 notch 여과기라 불리는 장비를 이용하여 높은 주파수의 신호로부터 제거할 수 있다. 이러한 형태의 여과기는 60 Hz의 신호는 거부하고 60 Hz 보다 높거나 낮은 신호는 통과하도록 설정되어 있다. 두 번째 형태의 여과기는 저주파 여과기라 불리며 저주파 신호들(전극의 움직임과 연관된 것과 같은)은 걸러내고 고주파 신호들은 통과시킨다. 세 번째 형태의 여과기는 고주파 여과기라고 불리며 높은 주파수는 거부하고 낮은 주파수의 신호들만 통과시킨다. ENMG 장비들의 저주파 여과기들와 고주파 여과기들은 일반적으로 운동신경전도 연구에서는 2～10 Hz에서 10,000 Hz에 맞추어져 있으며, 감각신경전도 연구에서는 2～30 Hz에서 2,000 Hz에 맞추어져 있다.

### *Signal Averagers*

전기 자극에 대한 단일 반응이 너무 작으면서 환경에서 기록된 전기적 노이즈가 크다면, 보고자 하는 전기신호의 시각화가 바로 가능하지 않을 수 있다. 중요한 전기적 신호가 노이즈에 매몰되는 문제점을 극복하기 위하여 신호를 평균 내는 기법이 발달하였다. 신호를 평균화하기 위해서 흥분성 조직의 전기적 활성을 일으키기 위한 전기 자극을 적용한다. 짧은 기간 동안 자극이 주어지고 조직의 모든 전기적 활성(전압 차이)은 기록되고 저장된다. 두 번째 자극이 가해지면, 전기적 반응은 다시 저장되고 첫 자극의 기록에 더해서 기록이 이루어진다. 이 과정이 반복되면서 각각의 계속되는 새로운 전기적 반응이 이전의 기록들의 합산에 더해지게 된다. 발생된 전위들은 자극 시간이 정해져 있고, 자극후 고정된 시간에서만 기록되기 때문에 signal averaging는 이 신호들을 강화할 것이다. 전기적 간섭(노이즈)은 자극 시간에만 나타나는 것이 아니기 때문에 평균 노이즈 전압과도현상은 averager에 의해 제거될 것이다. 달리 말해서

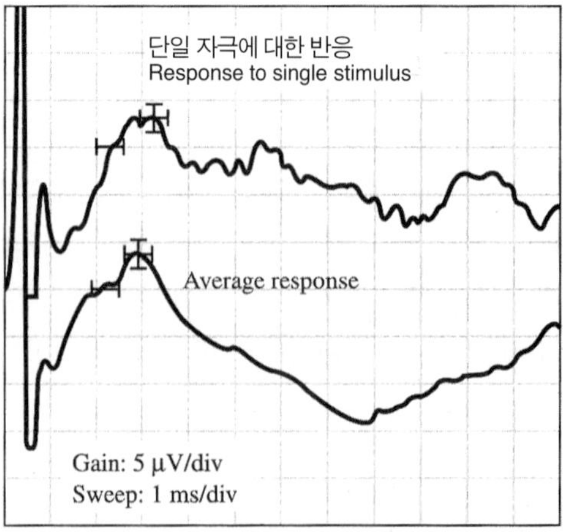


**그림 12.5.** 유발전위는 강화하고 무작위 전기활성(“노이즈”)은 감소시키는 유발전위상의 signal averaging의 효과. 위쪽의 선: 단일 자극에 대한 반응으로 유발된 내측 전상완경피감각신경 복합활동전위. 시작 잠복기와 진폭을 결정하기 힘들다. 아래쪽의 선: 10번의 연속적인 내측 전상완경피감각신경 복합활동전위 평균. 정점까지의 잠복기와 출발점부터 정점까지의 진폭이 명확하다.

signal averaging의 효과는 자극 후 동시에 발생하는 모든 전압 변화를 강화하는 것이며, 반면에 무작위 간섭의 특징을 가진 무작위로 발생하는 전압 동요는 감소 또는 제거될 것이다.

Signal averaging 기법은 감각신경활동전위와 체성감각유발전위를 기록하기 위해 사용된다. 감각 NCAPs는 정점진폭에서 수 마이크로볼트이며, 전기적 노이즈는 더 큰 진폭을 보인다. 이것은 감각 경로의 전도에 문제가 있으면 특히 잘 드러난다. 검사자는 그림 12.5에서 보듯이 배경 노이즈로부터 감각신호를 잘 골라내어야 한다. Signal averaging는 말초신경자극에 대한 반응으로 나타나는 뇌와 척수의 전기적 활성을 관찰하는데도 사용된다. 전기생리적 기법들에서 기록된 체성감각유발전위들은 정상적으로 1-10 $\mu$V 정도의 진폭이지만 배경 EEG의 크기는 0.1에서 1.0 mV 정도이다. 체성감각유발전위는 100에서 2,000회의 자극반응을 평균냄으로써 EEG의 노이즈와 구별한다. 다시 한번 신호를 평균냄으로써 배경과 간섭활성으로부터 원하는 신호를 분리할 수 있다.

### *Integrators*

전기적 신호를 통합하는 것은 신호 파형이나 곡선 아래의 영역을 계산하는 것이다. 전기통합기의 출력 단위는 초당-볼트이다. 관찰된 신호의 평균값이 0이면 전체 통합값은 0이 된다. 게다가 통합을 위해서는 전체 파형의 정류신호를 이용하며; 정류값은 항상 양성이다. 정류신호의 통합값은 시간의 기능에 따라 증가한다.

### *아날로그/디지털 변환기(Analog-to-Digital Converters)*

많은 임상 적용에서는 신경이나 근육의 전기적 자극에 대한 생리적인 전기적 반응을 기록하고 연산(예, 증폭하고 여과하고)하고 결과를 표시한다. 이것은 스트립 차트와 오실로스코프상에서 출력 신호로 표시되고, 이를 FM 종이 기록기로 저장한다. 하지만 현대의 디지털 장비들에서는 자료를 취득하고 저장하고, 후에 분석을 위해 검색할 수 있도록 하기 위해 아날로그 신호들을 디지털 신호로 변환해야 한다. 아날로그/디지털(A/D) 변환기라고 불리는 전기 장비들은 자료들을 디지털화시키고 샘플링 레이트와 신호진행시간을 세부화 한다. A/D 변환기에서는 기록된 신호 주파수와 동시에 채취된 자료의 채널들 수를 말해 준다. 전기생리적 검사에서 사용되는 A/D 변환기는 디지털화를 충분히 할 수 있는 높은 셈플링 레이트를 가져야 하며, 심지어 EMG 신호의 최고 주파수도 디지털화 할 수 있어야 한다.

### *표시와 저장 장비(Display and Storage Devices)*

흥분성 조직의 전기적 반응을 아날로그(연속적)나 디지털(전자 수치화) 형식으로 표시할 수 있다. 오실로스코프와 컴퓨터 화면 또는 스트립 챠트 기록기(기록장치)에 전체 파형을 보여줄 수 있어야 한다. 오실로스코프상의 파형을 사진을 찍거나 스르립 챠트 기록기상에서 보여진 파형을 측정 할 수는 있지만, 이 두 가지 방식에서는 자료를 자동처리 할 수는 없다. 다시 말해, 자료를 재진행(여과와 증폭)시키거나 다른 방식으로 표시하지는 못한다는 것이다. 더욱이 전기역학적으로 조절되는 잉크 펜을 사용하는 일부 오래된 스트립 챠트 기록기들은 높은 주파수의 EMG 신호들을 정확하게 재현할 수 없다. 현대적인 소형처리기의 ENMG 시스템들에서는 자동화된 신호분석이나 신경이나 근육의 활동전위 기록을 제공한다. 예를 들어, 신경전도 연구에서 개시 잠복기(onset latency)의 값, 초기의 정점 잠복기, 초기의 정점 진폭 또는 전체 신호의 정점간 진폭을 자동으로 감지하며, 그 값들(잠복기는 ms, 진폭은 mV로)을 표시해준다.

전체 과정이나 또는 일련의 과정들은 향후 분석을 위해 FM 종이 기록기(아날로그 자료)나 컴퓨터 메모리(디지털 자료) 상에 남겨둔다. 이 두 자료 저장 방식을 통해 향후 분석이 이루어진다.

## 신경근전도기록법에서의 신경근 자극기들
## (Neuromuscular Stimulators in Electroneuromyography)

ENMG에서 말초 신경이나 근육의 활성에 사용되는 전기 자극기들은 치료적인 자극을 주기 위해 사용하는 신경근 전기 자극기들과 비슷하다. 전류가 일정하게 유지되는 자극기들과 전압이 일정하게 유지되는 자극기들 모두 전기생리적 검사에서는 사용되고 있으며, 일부 경우에서는 어느 한 쪽이 더 만족감을 주기도 한다(1). 일반적으로 이러한 자극기들은 직사각형의 단상맥동전류를 만든다. 자극 파라메터들의 조절에서는 일반적으로 펄스 진폭, 펄스 기간, 펄스 주기를 제한 할 수 있다. 일상적인 평가에서는 진폭과 변조시간은 필요하지 않기 때문에 이들은 포함되지 않는다. 펄스 기간은 일반적으로 0.05에서 1.0 ms에서 선택된다. 자극의 최대 진폭은 전압이 일정한 장비에서는 600 V까지 올리고, 전류를 일정하게 한 자극기에서는 100 mA까지 사용할 수 있다. 자극 주파수는 초당 1-50(pps)의 범위에서 선택할 수 있다.

## 전기생리적 평가를 위한 자극전극들
## (Stimulating Electrodes in Electrophysiological Assessment)

많은 전기생리적 검사에서 말초신경과 근육을 활성 시키기 위해 손으로 잡는 양극 전극 또는 자극 탐침기(그림 12.6A)를 사용한다. 이 탐침기에서 자극회로의 두 스테인레스-철 전극들(양극과 음극)은 대략 3 cm 정도 떨어진 거리로 고정되어 있다. 일반적으로 음극은 검은색, 양극은 붉은 색으로 색을 맞춘다. 신경과 근육의 활동전위 유발을 위해 자극을 가할 때 수행할 특정 ENMG 절차에 따라 양극과 음극의 위치를 정하고 검사하고자 하는 말초신경의 장축을 따라 한 쌍의 전극들을 둔다.

전기생리적 검사에서 사용되는 자극전극들의 다른 형태는 이 장의 앞부분에서 소개한 굴곡이 가능한 스테인레스-철 고리 전극(그림 12.6B)과 봉전극들이다. 고리 전극은 손가락의 감각신경을 자극할 때 가장 흔히 사용되며, 봉전극들은 일반적으로 신경이 피부와 가장 가까워지는 지점의 말초신경다발을 자극하기 위해 사용된다.

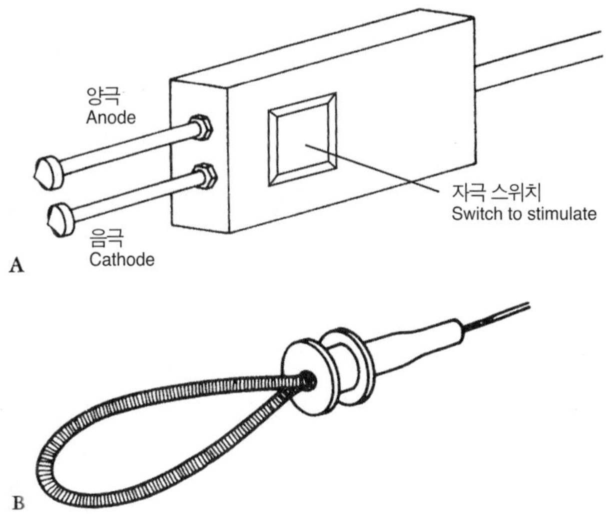


**그림 12.6.** 말초신경을 자극하기 위해 사용하는 자극 전극들. **A:** 쌍극 탐침 전극 **B:** 금속 고리 전극.

생체 조직으로 충분한 전기 전도가 이루어지도록 하기 위해서는 이러한 3가지 형태의 자극 전극들에 반드시 전해질 접착제나 겔을 적용해야 한다.

일부 경우에 있어서 앞서 설명했듯이 흥분성 조직의 국소적인 활성을 얻기 위한 자극전극으로 침전극을 연결할 수 있다. ENMG에서 침 전극 자극을 필요로 하는 다른 경우로는 각 척수신경근들 활성에서이며, 이 기법은 표면자극을 이용해서는 수행할 수 없다.

## 전기생리적 검사 과정들
## PROCEDURES OF ELECTROPHYSIOLOGICAL EXAMINATION

### 신경전도 검사(Nerve Conduction Studies)

신경전도 연구는 말초신경의 전기자극 반응에 의해 신경과 근육에서 발생하는 유발전위를 기록함으로써 말초운동신경과 감각신경의 기능(활동전위의 전파)을 검사하는 것이다. 말초신경섬유들의 활동전위전도 연구들은 진단을 내릴 때 중요한 임상적 질문들에 대한 답들을 얻기 위해 사용된다. 질문들은 다음과 같다.

1. 말초신경섬유들에 문제가 있는가?
2. 감각섬유와 운동섬유 또는 양쪽 모두 손상되어 있는가?
3. 말초병변의 위치가 어디인가?
4. 얼마나 많은 말초신경들이 손상되어 있는가?
5. 신경 손상이 지절의 한쪽에만 있는가 아니면 양쪽 모두인가? 상지와 하지의 신경 모두

손상되어 있는가?

6. 말초신경의 손상 양은 어느 정도인가? 병변이 부분적인가 완전인가?
7. 시간이 지남에 따라 말초신경 손상이 심해지는가 덜해지는가? 회복이나 변성의 증거가 있는가?
8. 국소적인 신경차단, 축삭변성, 또는 분절적 탈수초화의 증거가 있는가?
9. 신경손상의 패턴이 국소적(단일 신경)인가 아니면 광범위한 장애(다발신경병증)인가?

이론적으로는 모든 말초신경들을 전기생리적으로 검사할 수 있지만 일부 신경들은 다른 신경들보다 비해 더 쉽게 검사할 수 있다. 가장 일반적으로 검사되는 말초신경들로는 상지에서는 정중신경, 척골신경이 있으며, 하지에서는 비골신경과 후경골신경, 장딴지신경이 있다. 다른 말초신경들은 환자의 증상과 임상적 또는 실험실 검사의 결과, 또는 초기 전기생리적 검사들의 결과에서 더 많은 정보가 필요하다는 요구가 있을 경우 검사하게 된다.

## 운동신경 전도 검사(Motor Nerve Conduction Studies)

운동신경섬유들의 전도특성을 검사하기 위하여 혼합말초신경을 짧은 기간(0.1에서 0.2 ms)으로 단일 전기자극할 때 활동전위들이 말초신경다발의 알파운동신경원에서 발생한다(그림 12.7). 유발신경활동전위들은 운동섬유를 따라 진행하고 자극받은 운동축삭들의 신경근접합부를 활성시킨다. 운동축삭들과 운동섬유들간의 신경근접합부에서 연접전달은 신경지배된 운동섬유들의 근육활동전위를 만들고, 근섬유들의 연축을 발화시킨다. 운동신경전도 연구에서

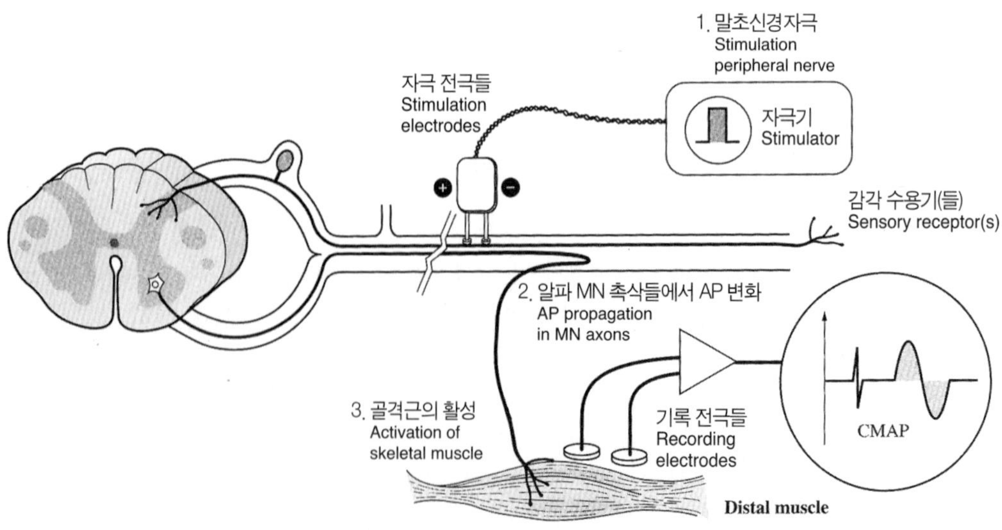


**그림 12.7.** 운동신경전도 연구 수행과 관련된 경로들과 자극지점과 기록지점들. 초(super)최대자극이 근육을 지배하는 말초신경에 가해지고, 자극에 의한 복합근육활동전위들이 근육의 표면전극을 통해 기록된다.

연축의 실제적 힘은 측정되지 않는다. 오히려 실제 근수축에 앞서 근육 위나 또는 근육내에서 기록되는 이상(또는 삼상) CMAP(또는 M-파라고 불리는)를 기록하기 위해 전극을 두는 것이다. 유발 CMAP의 진폭은 탈분극되는 근섬유들의 수에 비례하며, 이는 운동신경섬유들의 활성범위를 반영하는 것이다.

운동신경자극동안 자극 강도가 증가함에 따라 더 많은 운동축삭들이 점차적으로 동원되고, 최대수축이 만들어 진다. 이 수준의 자극에서 자극 강도를 증가시키더라도 기록된 반응의 진폭은 증가하지 않는다. 이 점에서 자극기 밑에 바로 위치한 모든 운동축삭들이 흥분하였고, 신경근접합부의 최대 수가 발화하였고, 신경지배 받는 모든 근섬유들의 막들에서 활동전위가 만들어 진다. 전극들 주변의 모든 운동축삭들을 동원하기에 필요한 것보다 더 큰 강도로 말초운동섬유들을 자극하게 되면, 결과적으로 신경지배된 모든 근섬유들이 동원되게 되며 다른 초최대자극(supramaximal stimulation)이라 부른다. 신경지배된 모든 근섬유들의 최대 활성이 일어나면, 초최대자극으로 최대 진폭 CMAPs가 기록된다.

운동전도 검사 동안의 주의점으로는 근육에 전도되는 모든 축삭을 활성시킬 수 있는 적당한 양의 자극과 말초신경위로 자극전극을 붙일 적절한 위치를 찾는 것이다. 최대하 강도로 자극하거나 정확하지 않은 위치에 자극 전극을 부착하게 되면, 근육에서 활동 전위가 퍼져나가도록 하는 모든 축삭들의 활성이 제대로 이루어지지 않게 되어 M-파의 진폭은 낮아진다. 낮은 진폭의 M-파는 자극과 기록 전극사이에서 어떤 점의 전도 방해와 같은 상태와 연합되어 있거나 운동 축삭의 변성일 수도 있다. 과도한 강도의 자극은 인접한 다른 신경의 신경지배를 받는 다른 근육에까지 영향을 끼칠 수 있다. 이처럼 부적절하게 높은 수준의 자극은 인접한 근육의 활동을 만들게 됨으로써 관심 근육의 M-파 반응을 오염 시킬 수 있다. 인공적인 큰 진폭 반응은 전도 방해, 축삭 변성, 또는 현재 근섬유의 소실과 같은 상황일 때 나타나는 결과이다.

### *표본 적용: 정중신경 운동전도 연구*
### *(Example Application: Median Nerve Motor Conduction Study)*

정중신경에서 운동신경 축삭전도 연구를 위해서(그림 12. 8) 표면 기록전극(디스크 또는 자가 유착일지라도)은 신경의 지배를 받는 가장 원위 근육인 단무지외전근(APB)과 같은 근육의 위에 위치시킨다. 하나의 기록 전극(활성 또는 G2라 불리는)은 APB의 운동점 위에 부착을 하고, 두 번째 전극(기준 또는 G2라 불리는)은 근육의 건 종지 부위에서 3 - 4㎝ 거리에 위치시킨다. 세 번째 전극은, 접지전극으로 자극전극들과 기록전극들 사이의 손등과 같은 뼈 지역에 둔다. 전기적 자극은 0.1 ~ 1.0 ms 맥박 기간과 조정 진폭을 가진 직각 단상성 맥박 전류를 생산하는 자극기에 연결된 휴대용 양극 탐침 전극을 사용한다. 자극 주파수는 수기로 조절하거나 또는 1 pps로 설정한다. 정중신경위에서 쌍극 탐침의 음극(cathode)은 양극(anode)보다 원위부에 위치하고, 근육 위에 위치한 가장 근위부의 기록전극과 근접해 있다. APB의 CMAP 진폭이 최대에 도달할 때까지 자극 강도를 올리면서 정중신경을 자극한다. CMAP 반응은 증폭되고, 여과되어서(10 Hz - 10 KHz), 마이크로프로세서에 기초하는 시스템에 기록된다.

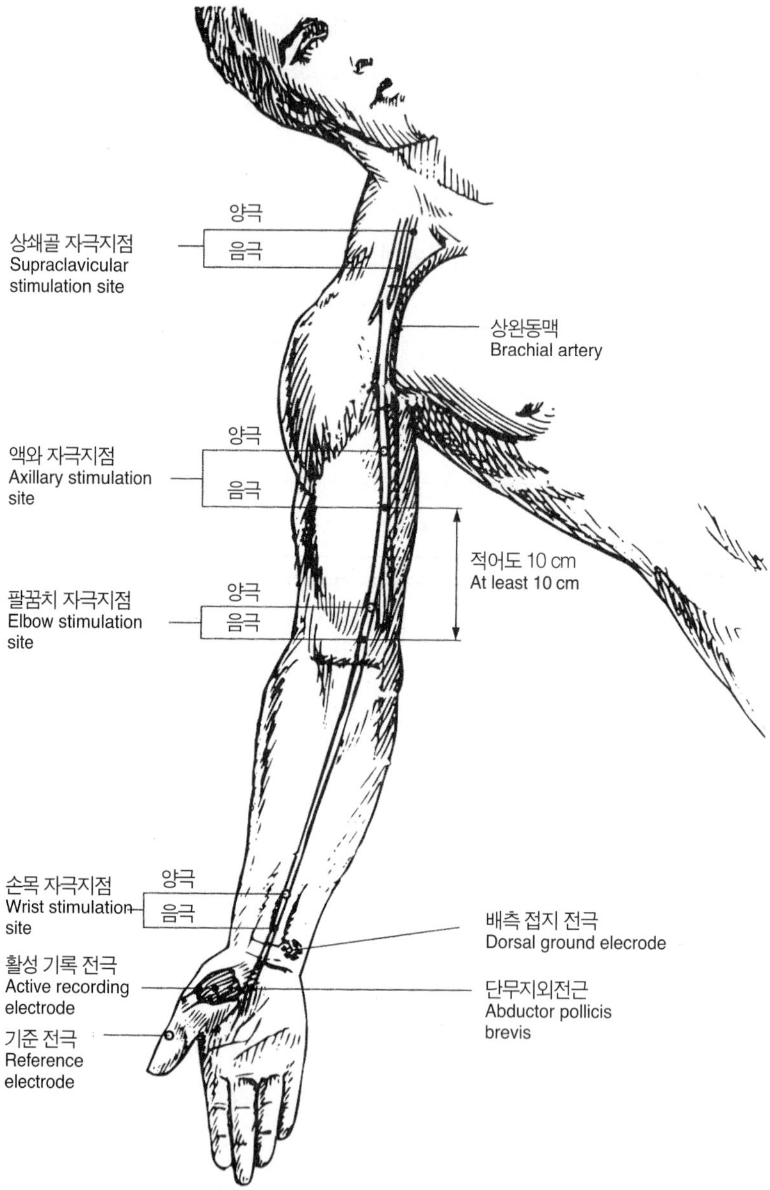


**그림 12.8.** 정중신경의 운동신경축삭전도 연구에서 자극지점과 기록지점들. (참고문헌 7을 수정했음)

테스트는 최대 진폭의 CMAP에 도달할 때까지 전류 진폭을 증가시키면서 시작된다. 이 신호가 유발 CMAP(또는 M-wave)이며, 기록전극 지역의 신경 축삭 자극에 의해 지배되는 모든 근섬유의 전기적 활동의 가중을 나타낸 것이다(그림 12.9). 최대 반응을 확실히 기록하기 위해서는 초최대(supramaximal) 자극을 신경에 전달해야 한다. 초최대 자극은 최대의 CMAP를 얻기 위해 요구되는 것보다 20% 더 큰 진폭의 자극으로 정의된다. CMAP의 특징들(잠복기 시작, 첫위상의 최고 진폭, 또는 최고에서 최고 진폭)은 기능적인 신경이나 근섬유들의 양

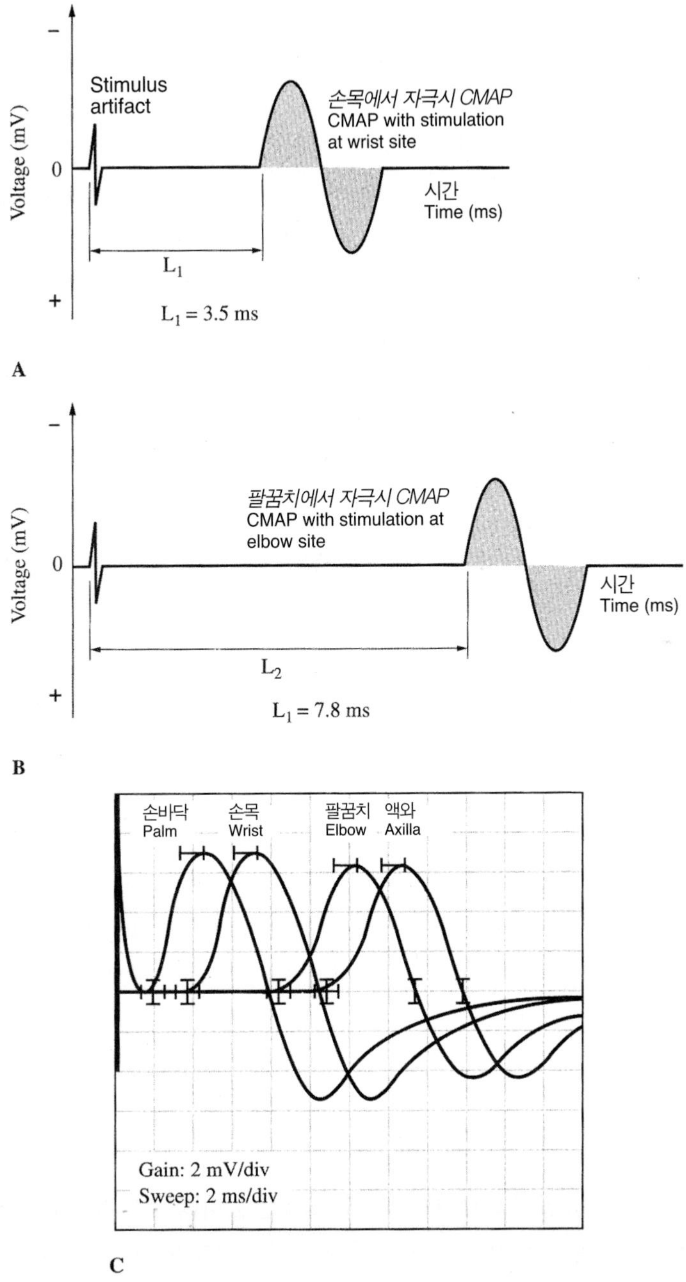


**그림 12.9.** 손목 중간**(A)**과 팔꿈치**(B)**에서 자극하는 동안 단무지외전근(APB)으로부터 기록된 복합근육활동전위(CMAPs;M-파들) (주목: 이 반응들의 잠복기는 선의 시작부터 CMAP의 시작까지). **(C)** 손바닥과 손목, 팔꿈치, 액와의 운동신경전도검사동안 기록된 APB CMAPs.

적 표시를 위해 측정한다.

그림 12.9의 CMAPs는 큰, 중간, 작은 수초 운동섬유들의 지배를 받는 근섬유들로부터 기록된 전기적 신호들의 합산을 보여준다. CMAP의 진폭(음성 위상의 정점 또는 정점간 진폭)은 운동 단위가 더 동원됨에 따라 더 증가한다. 이러한 신경섬유들의 활동전위전도는 그들의 크기에 의존하기 때문에 기준선으로부터의 초기 편향은 가장 큰 직경의 운동축삭들의 지배를 받는 가장 큰 직경의 근섬유들의 활성 시작을 보여주는 것이다. 중간크기 섬유들의 활성 시작은 반응의 중간이고, 가장 느린 전도 섬유들은 파의 음성 부분 끝에서 기여한다.

각 자극들의 시작에서 표시신호들이 발화되며, 표시장비에서는 이러한 CMAP를 동일하게 표시한다. 자극개시와 CMAP의 시작 사이의 시간 경과는 자극지점부터 신경근접합부까지 활동전위가 전파되는 시간에 신경근접합부의 전달시간을 더하고, 기록전극에서 근육의 활동전위를 기록하는데 필요한 시간을 더하여 나타낸 것이다. 자극 개시와 CMAP의 시작(초기 음성 편위) 사이의 시간은 반응의 잠복기(latency)로 불린다. 잠복기 값(ms로 측정)은 운동신경전도 연구에서 주로 측정하는 것 중 하나이다. 기록된 잠복기는 자극과 기록 전극사이에서 거리의 비율이다. 기록전극들로부터 자극전극들이 멀리 떨어져 있을수록 CMAP의 발현전의 시간 지연이 길어진다. 잠복기는 신경위의 자극지점과 근육위의 기록지점간의 운동축삭전도속도와 반비례한다. 기준선으로부터 초기 출발까지의 잠복기 측정들은 큰 직경과 빠른 전도 섬유들의 전도를 반영한다.

정중신경의 여러 지점들(손바닥, 손목, 팔꿈치, 액와, 상쇄골와)에 쌍극 자극을 적용함으로써 여러 잠복값들을 기록할 수 있고, 이 잠복값들은 정중신경의 다양한 분절들의 운동신경전도 속도를 계산하기 위해 사용한다. 예를 들어, 당신이 팔꿈치와 손목 사이에 놓여있는 정중신경의 다양한 분절들의 운동신경전도속도를 알아보는데 흥미가 있다하자. 먼저, 자극은 위에서 설명했듯이 손목의 정중신경에 적용하며, 자극지점은 APB 위의 활성 기록전극에서 거의 8㎝ 근위부 거리에 있다. APB에서 CMAP의 자극과 기록간의 잠복기($L_1$)를 기록한다(그림 12.9A). 손목에서의 정중신경 자극은 이 신경 자극의 가장 원위 지점이 되며, 이 잠복기는 운동 원위잠복기(motor distal latency)와 관련 있다. 손목에서의 음극 자극도 또한 표시되어 있다. 다음으로, 팔꿈치에서의 정중신경 자극은 상완이두근 건 내측의 팔꿈치 주름 근위부에서 이루어진다. APB로부터 유발된 CMAP는 후에 스크린에 나타나고, M-파 개시까지의 긴 잠복기는 $L_2$로 기록된다(그림 12.9B). 정상 조건하에서는 CMAP 파형이 손목 자극에 의해 발생된 형태(진폭, 기간, 모양)와 비슷해야 한다. 이러한 유사성은 각 지점의 자극에 의해서 동일한 신경섬유들 집단이 활성된 것을 확인시켜 주는 것이며, 따라서 동일한 신경섬유들 집단의 전도를 평가한 것이 된다. 두 자극 지점사이의 CMAPs들의 형태가 매우 다르다면, 이는 실험자가 다른 운동신경 섬유 집단에 자극을 주었거나 팔꿈치와 손목 자극지점 사이에 유의한 손상이 있는 것을 의미하는 것이다. 정중신경에서 Martin-Gruber 문합(전완의 정중신경에서 척골신경에까지 정중신경섬유의 교차)과 같은 해부학적 비정상이 있으면 손목과 팔꿈치 자극

후 M-파의 형태가 유의하게 다르게 나타날 수도 있다.

팔꿈치의 음극 자극지점도 표시되어 있다. 전완 분절에서 운동전도속도를 계산하기 위한 마지막 측정은 팔꿈치와 손목의 두 음극 자극지점들 사이의 거리이다. 이 거리는 신경의 해부학적 경로를 따라서 피부에 테이프를 대고서 측정한다. 이 값은 팔꿈치에서 손목 분절로 퍼져나가는 신경활동전위의 거리를 보여주는 것이다. 전도 속도는 단위시간으로 표시(예, m/s)가 능하며, 정중신경의 전완 분절의 전도속도는 전완 분절(mm로 측정됨)의 거리를 팔꿈치와 모지구간의 전도시간에서 손목에서 모지구까지의 전도시간(ms)의 차이로 나누어서 계산한다. 즉,

$$\text{전도 속도}_{\text{팔꿈치에서 손목}} = \frac{\text{거리}}{\text{시간}} = \frac{\text{전완 분절 길이(mm)}}{L_2 - L_1\ \text{(ms)}}$$

정중신경의 전완 분절의 길이가 235 mm이고, 손목에서 APB까지의 원위 잠복기(L1)가 3.5 ms이고, 팔꿈치에서 APB까지의 근위 잠복기가 7.8 ms이라면, 전완의 정중신경분절의 전도속도(CV)는 초당 54.7 m/s가 된다.

$$\begin{aligned} CV_{\text{팔꿈치에서 손목}} &= \frac{235\ \text{mm}}{(7.8\ \text{ms} - 3.5\ \text{ms})} \\ &= \frac{235\ \text{mm}}{4.3\ \text{ms}} \times \frac{1000\ \text{ms}}{1\ \text{s}} \times \frac{1\ \text{ms}}{1000\ \text{mm}} = 54.7\ \text{m/s} \end{aligned}$$

단위 변환은 m/s로 초당 미터단위의 CV 값을 보여준다. 사실 거리와 잠복기를 mm와 ms로 측정하게 되면, ms와 mm로 나누는 숫자상의 값이 측정 단위변환 수행에 의해 얻는 것과 같아진다. 전도속도는 각각 반영하는 분절의 위치와 길이의 추정에서 반응하는 적절한 잠복기를 이용하여 액와에서 팔꿈치, 상쇄골와에서 액와 분절에서 계산한다. 경액와(transaxillary) 분절 길이 측정에서는 분절길이를 측정하기 위해서 측정기를 종종 사용한다.

여기서 언급한 운동신경전도기법은 다른 말초신경들의 다양한 분절들의 CV값을 알아보기 위한 추전지점으로도 적용할 수 있다. 그림 12.8은 상지와 경액와 지역의 신경축삭들의 운동전도속도들을 알아보기 위해 자극할 수 있는 팔꿈치보다 근위부에 위치한 정중신경을 위한 자극지점들(액와나 쇄골상 와/Erb's point)을 보여준다. 그림 12.10은 일반적으로 검사되는 상지와 하지의 말초신경들의 분절에서 운동전도속도를 얻기 위한 자극지점들과 기록지점들의 위치들을 보여준다. 표 12.1은 여러 주요 말초신경들의 다양한 분절들의 운동원위 잠복기들과 운동전도속도들의 정상 값의 범위를 보여준다. 환자를 평가하기 위해 사용하는 검사 과정에서 원위잠복기와 분절전도속도의 정상 값은 비교 목적으로만 사용할 수 있다. 운동전도속도절차들의 기법들의 변화량에 의해 그 결과들이 바뀔 수 있기 때문에 각 전기생리학 실험실에서는 고유의 정상 값을 개발해야 한다. 다양한 자료의 변화로 인해 정상 값의 차이는 임상 전기 생

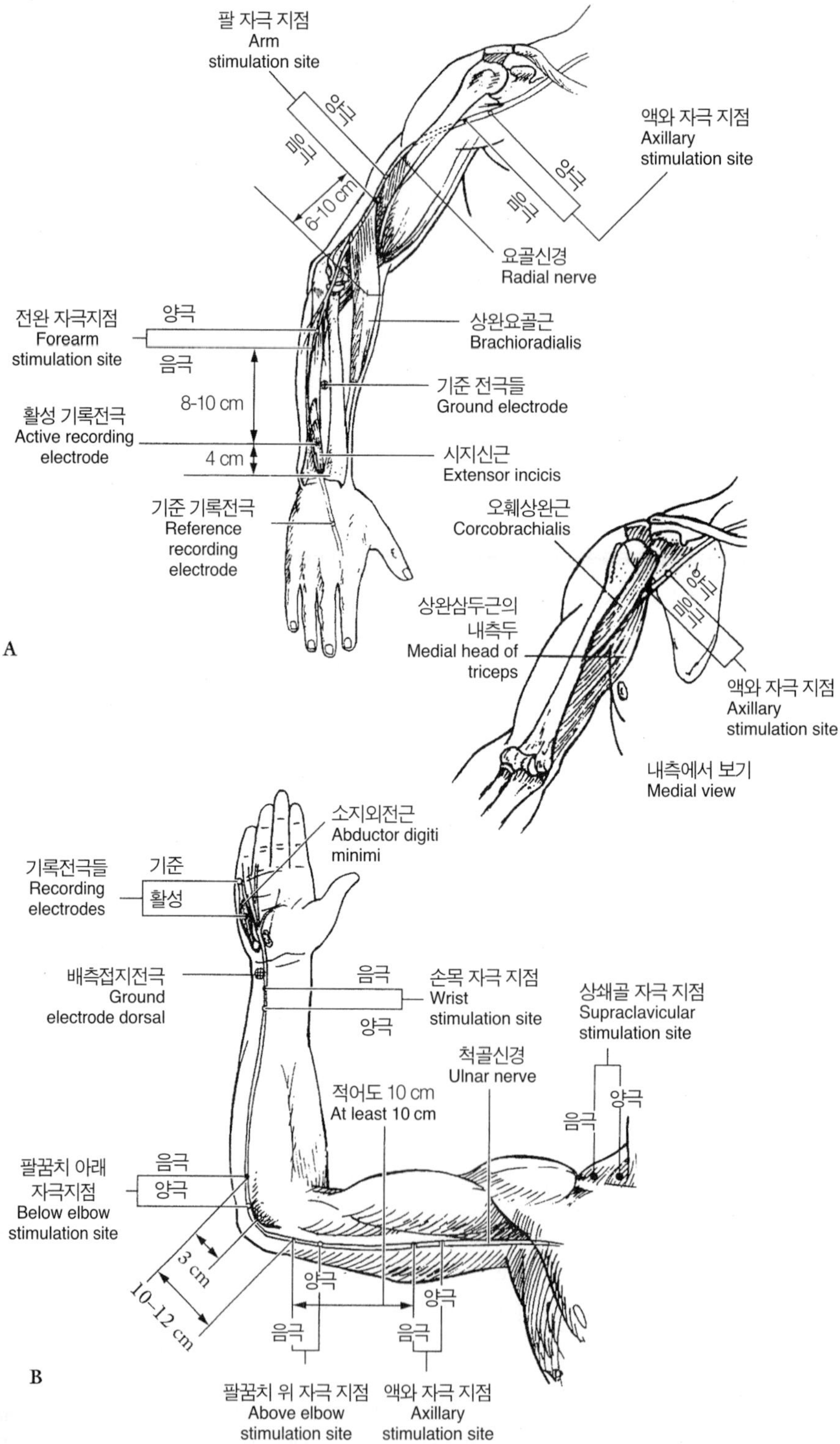


**그림 12.10.** (A) 요골신경, (B) 척골신경, (C) 심비골신경, (D) 경골신경의 운동신경 전도속도 검사를 수행하기 위한 자극지점들과 기록지점들(참고문헌 7을 수정).

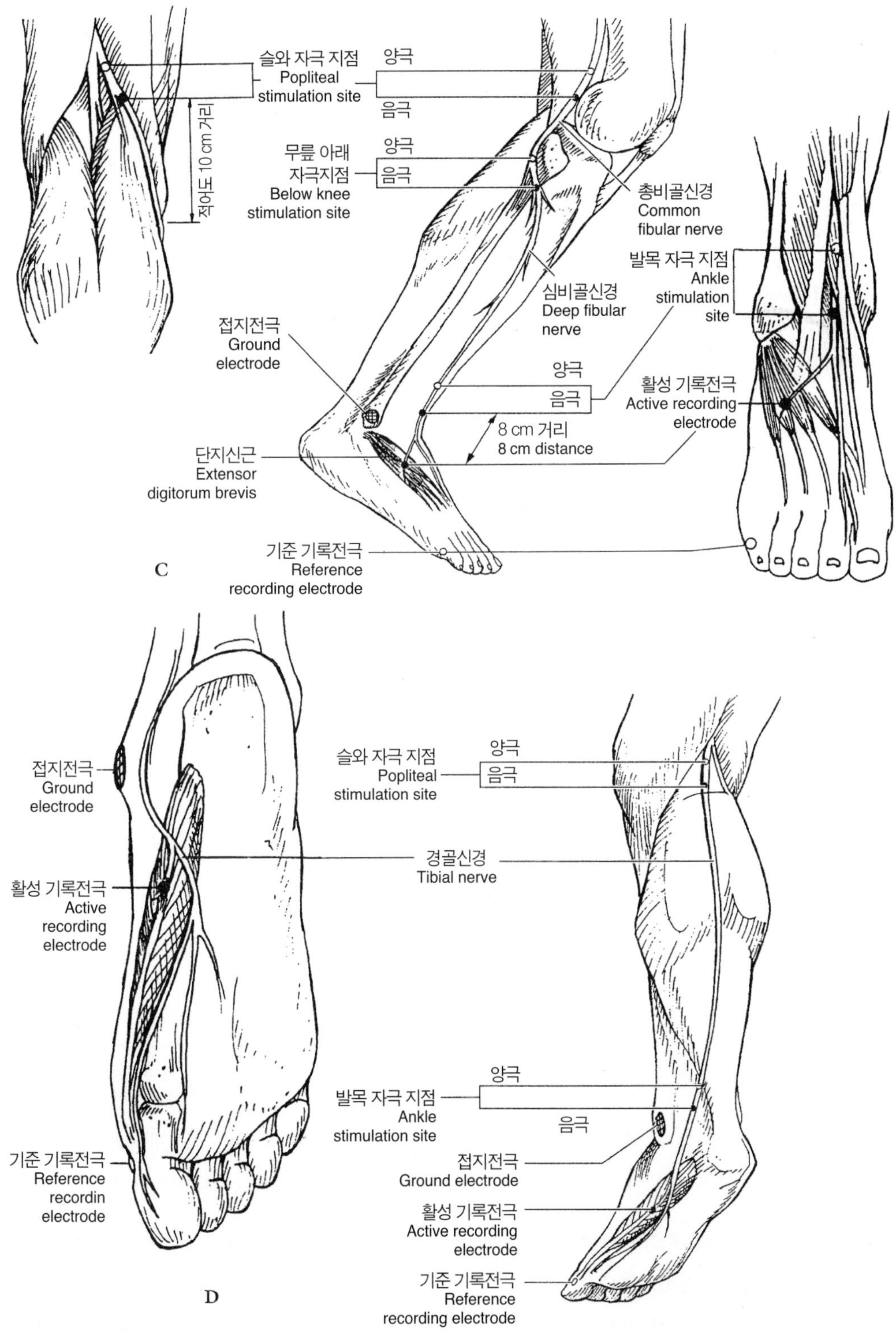
슬와 자극 지점
Popliteal
stimulation site
양극
음극
적어도 10 cm 거리
무릎 아래
자극지점
Below knee
stimulation site
양극
음극
총비골신경
Common
fibular nerve
발목 자극 지점
Ankle
stimulation
site
심비골신경
Deep fibular
nerve
접지전극
Ground
electrode
양극
음극
활성 기록전극
Active recording
electrode
8 cm 거리
8 cm distance
단지신근
Extensor
digitorum brevis
기준 기록전극
Reference
recording electrode
C
접지전극
Ground
electrode
슬와 자극 지점
Popliteal
stimulation site
양극
음극
활성 기록전극
Active
recording
electrode
경골신경
Tibial nerve
양극
발목 자극 지점
Ankle
stimulation site
음극
접지전극
Ground electrode
기준 기록전극
Reference
recordin
electrode
활성 기록전극
Active recording
electrode
기준 기록전극
Reference
recording electrode
D

**그림 12.10.** *(계속)*

**표 12.1** 일반적으로 검사되는 여러 말초신경들의 운동전도 속도에 대한 연구들을 위한 정상 값들

| 신경/분절 | 원위잠복기<br>(8 cm 이상)(ms) | 전도속도<br>(m/s) | CMAP 진폭<br>(개시에서 음성 정점까지)(mV) |
|---|---|---|---|
| 정중신경 | | | |
| 손목에서 APB | <4.0 | | >4 |
| 팔꿈치에서 손목 | | >48 | >4 |
| 액와에서 팔꿈치 | | >48 | >4 |
| Erb's 점에서 액와 | | >50 | >4 |
| 척골신경 | | | |
| 손목에서 ADM | <3.7 | | >4 |
| 손목에서 FDI | <5.8 | | >4 |
| 팔꿈치아래에서 손목 | | >48 | >4 |
| 팔꿈치 아래위 | | >45 | >4 |
| 액와에서 팔꿈치 위 | | >50 | >4 |
| Erb's 점에서 액와 | | >50 | >4 |
| 요골신경 | | | |
| 전완에서 EI | <3.5 | | >3.5 |
| 팔꿈치 위에서 전완 | | >52 | >3.5 |
| 액와에서 팔꿈치 위 | | >58 | >3.5 |
| Erb's 점에서 액와 | | >58 | >3.5 |
| 심비골신경 | | | |
| 발목에서 EDB | <6.0 | | >2.0 |
| 비골두에서 발목 | | >40 | >2.0 |
| 슬와-비골두 | | >40 | >2.0 |
| 경골신경 | | | |
| 발목에서 AH | <6.2 | | >3.5 |
| 슬와에서 발목 | | >40 | >3.5 |

노트: 이 표의 값들은 검사실이 다르거나 검사절차가 다를 경우 차이가 있을 수 있다.

리학 실험에서 사용하는 특정 검사과정과 약간의 차이를 보일 수도 있다(3). 게다가 신경전도 연구의 평가자간 신뢰성이 검사결과들의 평가자내 신뢰성만큼 높지 않았다(4).

### *운동 신경 전도 연구에서 다양한 측정의 의미(Meaning of Measured Variables in Motor Nerve Conduction Studies)*

말초신경 병변이 있으면 운동신경전도속도는 감소하고, 원위운동잠복기는 증가한다. 신경 압박이나 탈수초화와 같은 상태뿐만 아니라 다른 장애가 있어도 축삭전도가 느려지고/또는

원위 잠복기가 늘어날 수 있다. 추위와 같은 환경적 요인도 CV를 극적으로 감소시키므로 실험자는 신경전도검사를 수행할 때 CV 감소와/또는 원위잠복기가 증가되는 것을 피하기 위해 전도 속도 테스트를 수행할 때는 지절의 온도 조절에 주의하여야 한다. 말초신경의 병변에서 CV가 정상 값에 비해 증가된 경우는 없는 것으로 알려져 있다. 오직 강한 열을 말초신경에 가했을 때만 CV가 증가되며, 하지만 이것도 추위의 영향으로 인한 CV의 늦어짐만큼 드라마틱하지는 않다.

말초신경분절들에 놓인 원위부 자극지점들과 신경지배를 받는 근육 사이의 운동전도속도는 다음의 두 가지 이유로 인해 정확히 결정할 수 없다. 첫째로, 가장 원위부 분절의 길이를 정확히 측정하기 어렵다는 것이다. 둘째로, 원위잠복기 측정에서는 원위부 분절의 실제 전도시간 뿐만 아니라, 신경지배되는 근육을 따라 신경근접합부와 지배받는 근섬유로의 전도 시간의 연접지연도 포함되어 있기 때문이다. 이러한 이유로 원위 분절의 잠복기가 정상 또는 느린 전도인지를 알기 위해서는 말초 신경의 원위잠복기 값을 확립된 값의 정상범위 또는 정상 반대측 값을 비교하여 측정할 수 있다. 이 잠복기가 정상적인 원위운동잠복기보다 길어져 있다면, 이것은 원위분절전도의 느림이나 신경근연접부의 지연 또는 근육활동전위속도의 느림을 반영하는 것이다.

유발 CMAP를 특징화하기 위한 여러 가지 다른 측정들이 이루어진다(그림 12.11). 여기에는 (i) 각 위상의 최고 진폭; (ii) 각 위상의 기간(ms); (iii)형태(이상, 삼상, 등)가 포함되다.

CMAP의 진폭(amplitude of the CMAP)은 기준선(isoelectric or zero voltage line)으로부터 CMAP의 음성 정점까지 또는 음성 정점으로부터 양성 정점까지 microvolts나 milivolts 단위로 측정한다. CMAP 진폭은 다음의 기능을 한다; (i)지배근육으로 활동 전위를 전파하는 전체 운동축삭들의 수; (ii)관찰되는 특정 근육에서 반응하고 있는 근섬유들의 수; (iii)관찰되는 근육의 크기; 그리고 (iv)기록 전극들의 배치. 말초신경의 경로를 따라 자극지점이 바뀌더라도 CMAP 진폭이 지점에 따라 유의하게 변하지는 않는다. 대개, 근육에서 운동축삭을 따라 분산되는 활동전위의 도착시간의 비율들이 다르기 때문에 근위부위의 CMAP 진폭은 약간 감쇄될 수 있다. 축삭 변성과 같은 신경병리에서는 활성된 운동축삭들의 수가 감소하며, CMAP의 진폭 감소가 나타난다. 운동신경축삭을 국소 차단했을 때 차단의 원위부를 자극하면 정상적인 CMAP 진폭이 생산되는 반면, 근위부를 자극하면 감소된 CMAP 진폭이 나타난다. 특별한 병리가 없는 경우, 사지의 어느 한 부위의 신경자극에 의해 유발된 CMAP 진폭은 반대측에서 유발된 것과 비슷할 것이다. 좌우 CMAP 진폭에서 50%의 차이(한쪽 진폭이 반대쪽의 50%)가 있으면 임상적으로 중요하게 간주된다. 일부 실험실들에서는 20%에서 30%정도의 CMAP 진폭 차이도 임상적으로 중요하게 여긴다.

초기 음성편위(initial negative deflection)로부터 CMAP가 다시 기준선을 통과하는 지점까지를 측정한 것이 CMAP 기간(duration of the CMAP)이다. 이 기간은 운동축삭의 다양한 속도들, 근섬유들의 동시적인 활성 정도, 그리고 자극전극과 기록전극 사이의 거리에 대한 정보

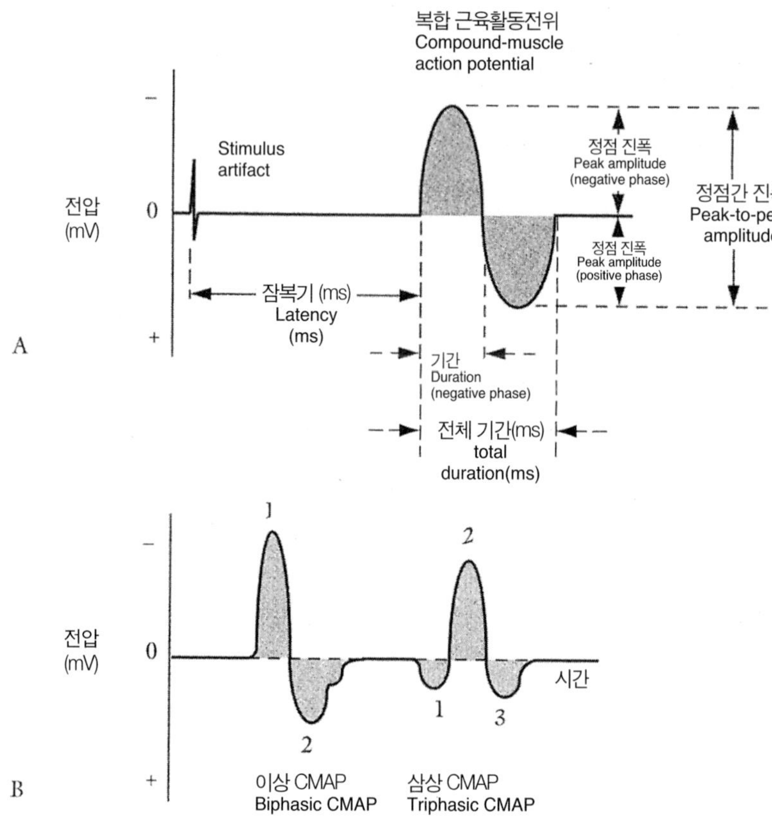


**그림 12.11. A:** 운동전도속도 연구동안 복합근육활동전위들로부터 측정된 파라메터들 **B:** 모양(이상, 삼상)

를 준다. 축삭의 부분적인 전도속도 저하를 일으키는 탈수초화 같은 병리적 과정은 CMAP 기간을 증가시키는 원인이 된다.

일부 연구실들에서는 CMAP의 음성위상 구간(area of the negative phasic of the CMAP)을 계산하기 시작했다. 그 구간은 CMAP의 진폭과 기간에 따라 달라진다. 이 CMAP 구간은 활성된 신경과 근섬유들의 수와 관련된 것으로 보고 있지만, 아직 진폭 자체만을 보는 것보다 좀 더 민감하게 동원을 보여 주는 것이라고 보지는 않는다.

정상적인 CMAP의 형성(configuration of the CMAP)에서 기록전극을 운동점이나 운동종판위에 적절하게 두었을 때는 이상위상이 나타나며, 그렇지 않으면 삼상위상이 나타난다. 또한 삼상위상 CMAPs는 질병 상태임을 보여 주는 것일 수도 있고, 가까운 근육으로부터 발생한 대량 전류(volume conduction)에 의해서도 일어날 수 있다. 이것이 생기면, 측정에서 CMAP를 항상 재생할 수 없기 때문에 위의 3가지 측정들의 신뢰성이 떨어진다. 같은 근육에 대한 근위부의 자극과 원위부의 자극에서는 CMAP 형상의 유의한 차이가 있지 않아야 한다.

## 감각신경 전도검사(Sensory Nerve Conductions Studies)

감각신경전도 연구를 수행할 때 자극기 탐침 아래의 모든 감각 축삭이 일제히 활동 전위를 일으킬 정도의 단일 단기간(single short-duration) 전기적 충격을 말초감각섬유들에게 가한다. 감각섬유들을 따라 유발감각신경활동전위들이 전달되고, 신경을 따라 전달된 이러한 감각 활동전위들의 가중 효과는 표면전극이나 침전극을 이용하여 관찰할 수 있으며, 이는 복합감각신경활동전위(compound sensory nerve action potentials, CSNAP)이다.

CSNAP의 형태는 이상성 이거나 삼상성이다. CSNAP가 삼상성일 때, 초기 양성 편위는 훨씬 큰 진폭의 음성편위 다음에 나타난다. 양성 편위는 기록전극들 아래에서 탈분극이 발생하기전의 국소 전류 흐름을 나타내는 것이다. 양성 위상의 진폭은 자극에 반응하여 활성된 감각신경섬유의 수에 비례한다. 특히, 감각말초축삭이 손상된 신경병리의 경우에는 정상 감각반응(CSNAP)의 진폭이 CMAP(milivolts)보다 훨씬 더 작아지며(microvolts), 이러한 반응을 분명히 표시하기 위해서는 평균화된 신호 사용이 필요할 것이다. 신경 가까이 작은 침전극을 놓고 자극하거나 기록하는 것은 감각반응이 상당히 강화시킬 수 있으며, 이는 평균화된 신호의 필요성을 감소시킨다.

말초 신경이 전기적으로 자극되면, 신경 활동전위가 자극지점으로부터 양 방향(근위부와 원위부)으로 전파된다. 같은 방향으로 전파되는 활동 전위는 정상적인 생리적 전파로서 순방향으로(orthodromically) 전달되는 것으로 간주된다. 정상적인 생리적 방향에 반대로 주행하는 활동 전위는 역방향으로(antidromically) 전파되었다고 말해진다. 감각 섬유에서 순방향 전도는 말초에서 중추신경계로 향하는 것이다. 역방향 전도는 말초로 향하는 것이다.

감각신경전도는 일부 지점을 자극하고 순방향으로나 역방향으로 전달되는 전위를 기록함으로써 연구될 수 있다(그림 12-12). 감각복합활동전위들은 대체로 역방향으로 전달되는 전위에 비해서 정방향으로 전파된 전위에서 보다 더 큰 진폭을 보였다. 진폭의 이러한 차이는 일반적으로 역방향 전파에서 기록전극들이 신호의 원천(감각축삭)에 더 근접한 결과 때문이다. 대조적으로, 순방향 기술을 이용하면 근섬유들의 활성으로 인한 간섭 발생의 기회는 감소한다. 감각전도의 임상적 측정은 다음과 같은 몇 가지 접근법을 이용하여 수행한다. i) 순수한 감각표피신경 자극과 기록; ii) 감각표피신경을 자극(정방향 기술)하는 동안 혼합신경(감각과 운동 요소 둘 다를 포함)을 기록; iii) 혼합신경을 자극(역방향 기술)하는 동안 감각표피신경 기록.

### *표본 적용 : 정중신경 감각전도*
### *(Example Application: Median Nerve Sensory Conduction)*

그림 12.13은 정중신경의 역방향 감각신경전도 수행에 대한 자극전극 배치와 기록전극 배치를 보여주고 있다(7). 이 과정에서는 기록 장치에 연결된 고리전극을 정중신경의 원위감각분지들에 의해서 신경지배를 받는 손가락(대개는 시지나 중지)에 걸어둔다. 수차례의 시도와 여러 환자들을 대상으로 할 때 기법의 일치성을 위해서, 좀 더 근위부의 고리전극(활성전극)

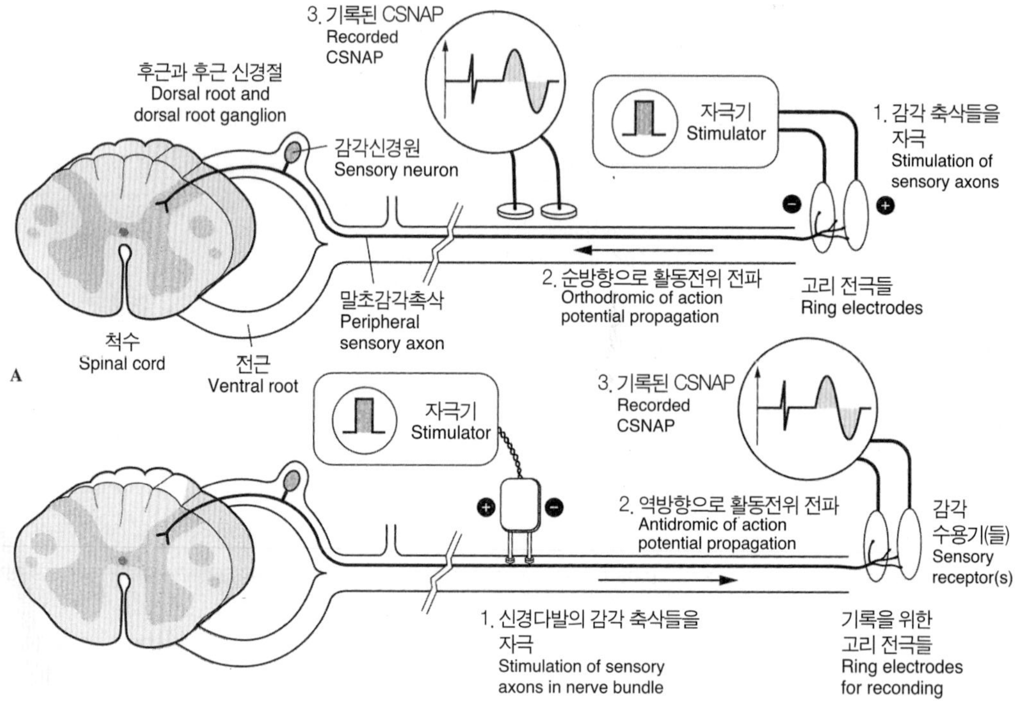


**그림 12.12.** 감각신경전도 연구들을 수행하기 위한 경로과 자극지점들, 그리고 기록지점들. **A:** 순방향 감각전도기법. **B:** 역방향 감각전도기법.

은 손가락 근위 지절의 중간지점 위에 두고, 원위의 고리전극(기준전극)은 손가락 원위 지절의 주름부에 둔다. 접지전극은 손등이나 척골의 경상돌기에 놓인다. 정중신경 자극은 손목부위의 정중신경이나 특정 손가락으로 향하는 손바닥 부위의 정중신경 가지에 쌍극 표면전극을 붙이고 실시한다.

자극은 0.1ms 맥동 기간의 1pps의 빈도로 초최대수준으로 증가시킨 자극 진폭을 적용한다. 활동전위는 음극 자극이 이루어지는 지점의 감각신경축삭과 운동신경축삭 양쪽에서 유발된다. 감각전위와 운동전위는 원위부로 전달된다. 정중신경을 따라 전달되는 이러한 감각 전위들의 가중 효과는 손가락에 놓인 원형 혹은 고리 기록전극을 통해 CSNAP로 관찰된다.

자극의 적용시점과 CSNAP의 음성 위상의 정점 사이의 시간을 감각잠복기(sensory latency)라 부르며, ms로 측정된다. 감각잠복기는 전위 개시와 음성 위상의 정점으로 측정되는데, 그 이유는 전위가 시작하는(등압전기 기준선을 떠나는) 정확한 지점을 일부 케이스에서는 정확하게 알 수 없기 때문이다. 최근의 마이크로프로세서-방식의 테스트 시스템은 검사자가 CSNAP의 시작점으로 감각반응잠복기를 측정할 수 있게 해준다. 선택되는 잠복기 측정 방식에 상관없이 잠복기 값은 자극기의 음극과 가장 근위부(활성)에 있는 기록전극 사이의 감각전위 전도시간을 나타낸다. 자극기의 음극과 근위부에 있는 기록전극 사이의 거리가 길수록,

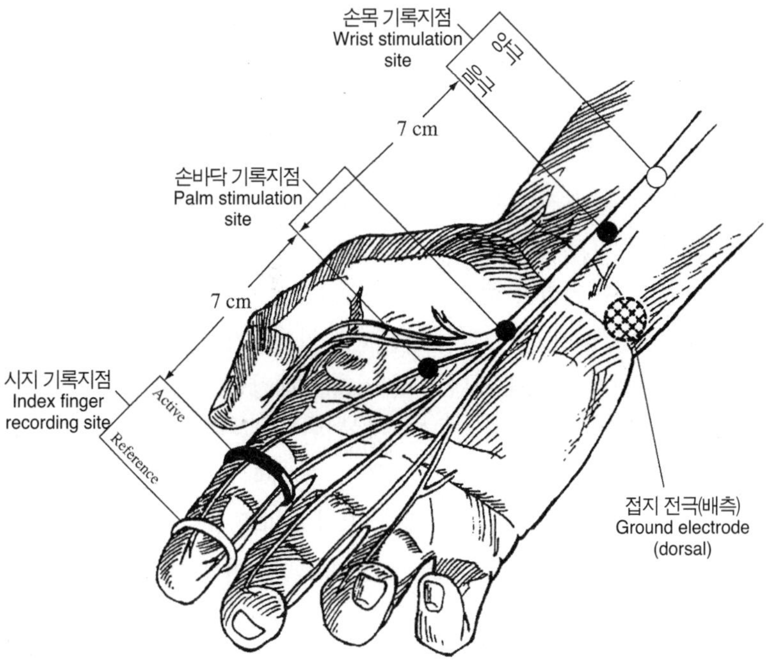


**그림 12.13.** 손목부터 시지까지 정중신경의 역방향 감각신경전도 연구를 수행하기 위한 자극과 기록전극들 지점들.

측정되는 잠복기 값은 더 커진다. 자극부위와 기록전극 사이의 거리(전도거리)가 금속 테이프로 측정될 수 있도록 음극 자극전극의 각 위치를 명확하게 표시해야 한다. 손목 자극부위와 손가락의 기록부위 사이의 잠복기는 종종 원위감각잠복기라 불린다. 전통적으로, 이 손목 자극부위는 정중신경을 자극하기 위한 가장 원위부이며, 오염없는 깨끗한 CSNAP를 기록할 수 있는 곳이었다. 오늘날에는 증폭기와 기록장치의 향상됨으로 인해 손가락과 더욱 가까운 부위(예, 손바닥)을 자극하더라도 여전히 명확한 CSNAP를 기록할 수 있다. 손목의 근위부와 원위부 양쪽의 정중신경을 자극하는 능력은 정중신경이 손목터널분절을 통과하는 전도 속도를 반영하는 손목횡단전도시간(transcarpal conduction time)을 계산할 수 있도록 해준다. 거리가 7 cm를 넘으면 "transcarpal" 잠복기는 1.7 ms를 초과하지 말아야 한다.

신경의 여러 분절에 대한 전도 거리와 전도 잠복기에 관한 지식은 전도 속도를 계산할 수 있게 해준다. 예를 들어, 손목에서의 음극 자극기와 시지의 근위부 기록전극 사이의 거리가 120 mm이고, CSNAP의 잠복기가 2.8 ms이면, 이 분절의 전도 속도는 다음과 같이 계산된다:

$$CV_{\text{손목에서 손가락}} = \frac{\text{거리}}{\text{시간}} = \frac{120\text{ mm}}{2.8\text{ ms}} = 42.9\text{ m/s}$$

팔꿈치 부위의 정중신경에 놓여진 자극전극과 손가락 사이의 전도거리가 375 mm이고 감

각전도 잠복기가 9.3 ms이면, 이 전체 분절의 전도속도는 다음과 같이 계산된다:

$$CV_{\text{팔꿈치에서 손가락}} = \frac{\text{거리}}{\text{시간}} = \frac{375\ \text{mm}}{9.3\ \text{ms}} = 40.3\ \text{m/s}$$

이러한 계산이 이들 분절의 전도에 관한 좋은 표상일지라도, 일부에서는 정확한 자극지점이 반드시 음극 자극부의 바로 아래가 아닐 수 있으며, 음극 자극부에서 더욱 근위부나 혹은 음극과 양극 사이에 놓일 수 있다고 주장한다. 운동신경전도 연구에서 이용된 것과 유사한 계산을 이용하여 손목에서 팔꿈치 아래까지, 팔꿈치를 가로질러서, 그리고 팔꿈치 위에서 겨드랑이까지 정중신경에 대해서 검사를 하면 이런 염려는 경감될 수 있다. 예를 들어, 우리가 손목에서 팔꿈치까지의 분절에 대한 감각전도 속도를 연구하는데 관심이 있다면, 우리는 먼저 손목에서의 음극 자극부위와 팔꿈치 사이의 거리를 측정해야 한다(255 mm). 다음은 팔꿈치에서 시지까지의 전도 잠복기로부터 손목에서 시지까지의 전도잠복기를 뺄 수 있다(9.3-2.3 ms). 정중신경의 전완 분절의 감각전도속도는 다음과 같이 계산될 수 있다:

$$CV_{\text{손목에서 팔꿈치}} = \frac{255\ \text{mm}}{6.5\ \text{ms}} = 39.2\ \text{m/s}$$

### *감각신경전도 연구에서 측정되는 변수의 의미(Meaning of Measured Variables in Sensory Nerve Conduction Studies)*

CSNAP 잠복기와 감각분절전도속도는 감각섬유를 따라 흐르는 활동전위의 전달속도를 보여준다. 원위부 잠복기의 증가나 분절 전도의 감소는 감각축삭 탈수초화와 관련된 것으로 생각된다. 또한 탈수초화가 되지 않더라도 축삭압박에 의해 감각전도가 느려질 수 있다. 그러한 변화는 축삭 소실과 동반된 것일 수도 있고 아닐 수도 있다.

신경의 여러 위치들에서 자극을 이용한 감각전도 연구를 수행할 때, 종종 유발CSNAPs의 진폭을 감소되고 그 기간은 길어진다(8). 기록전극과 자극전극 사이의 거리가 길어질수록 진폭이 더 감소하고 기간이 더 길어지는 반응이 나타날 것이다. 감쇄와 산란은 축삭의 CV 차이와 기록전극에 도달하는 시간 차이에 따른 것이다. CSNAP의 산란 때문에 기간은 대체로 기록되지 않는다. CSNAP들의 진폭은 (i)가장 큰 음성 편위의 정점에서부터 가장 큰 양성 편위의 정점까지(정점-대-정점 진폭); 혹은 (ii)기준선에서부터 큰 음성 편향의 정점까지(정점 진폭)로 측정된다. CSNAP의 진폭은 전도하는 감각축삭들의 수와 자극에 의해 활성된 감각축삭들의 상대적인 CV을 보여준다. 발생된 CSNAP의 진폭 감소가 확인되면 일부 축삭들의 원위부에서 자극 지점까지의 전도 차단이나 특정 유형의 다발신경병증에서 일어나는 감각축삭의 실질적인 소실(퇴행) 혹은 만성 압박 신경병들이 나타날 수 있다. 국소적 상완신경총병증과 관련된 감각축삭 퇴행의 경우 CSNAP의 진폭은 감소된다(9). 말초신경에서 CSNAP의 의미를 해석하는 훈련이 반드시 이루어져야 하는데, 증상이 없는 대상자들의 반대측 같은 신경 사이에서도 유의한 정도의 차이가 있기 때문에 대상자들 사이에서 이러한 진폭은 실질적으로 다양하고 나타난다(5). 감각신경전도 연구는 임상전기생리 검진의 중요한 부분이다. 왜냐하면 감각섬유 장애는 포착병변에서 운동섬유 장애에 선행해서 주로 일어나기 때문이고, 특정 질환에서의 신경병증은 말초신경의 감각 요소에 한정되기 때문이다.

표 12.2는 상지와 하지의 여러 말초신경에 대한 감각원위잠복기, 감각신경전도 속도, 그리고 CSNAP 진폭에 대한 정상 값의 범위를 보여준다. 주로 검사되는 신경의 감각전도 속도를 정하기 위한 전극 배치는 그림 12.14에서 보여진다.

## 복합신경 전도 검사(Mixed Nerve Conduction Studies)

몇 가지 복합신경전도 연구가 임상에서 일반적으로 사용되고 보고되어 오고 있다. 복합신경전도 연구는 감각과 운동 축삭들 둘 다를 자극하여 활성시키고, 기록전극은 이들 두 축삭들을 따라 전달되는 활동전위들의 가중 효과를 관찰하기 위한 곳에 둔다. 더 간단히 말하면, 자극은 감각과 운동 축삭 둘 다를 함유하는 신경 다발(대개 원위부)에 적용하고, 기록전극은 유발되고 가중된 혼합신경활동전위(mixed nerve action potential, MNAP)를 관찰하기위한 또 다른 곳에 있는 신경 위(대개 근위부)에 놓인다. 자극은 대개 표면 손잡이 쌍극전극(surface hand-held bipolar electrode)이나 봉 전극(bar electrode)이 이용된다. MNAP는 피부에 가까이 놓인 신경다발에 배치한 봉 전극을 이용하여 기록된다. 가장 일반적인 복합신경 연구는 정중신경에서 수행된다. 자극은 정중신경 분지들 위의 손바닥에 적용한다. 기록전극은 음극 자극 지점에서 근위부 방향으로 약 7 cm 떨어진 정중신경에 둔다. MNAP의 음극 위상의 정점까지의 잠복기는 수근관을 통과하는 신경섬유들의 전도속도를 반영한다. 정상인에 있어서 7 cm 위에 놓인 경수근 중간의 MNAP 잠복기는 1.7ms를 초과하지 않는다. 손목의 정중신경 기능에 관한 이 검사는 수근관증후군에서 보여지는 것과 같은 정중신경의 문제점을 찾는데 가장 민감한 검사이다. 일반적으로 수행되는 또다른 혼합신경전도검사는 발바닥의 내측과 외측 발바닥 신경을 자극하는 동안 발목 내측의 후방 부골관(tarsal tunnel)에서 경골신경을 기록하는 것이다.

### *운동, 감각, 그리고 복합 전도 변수에 영향을 미치는 인자(Factors Affecting Motors, Sensory, and Mixed Conduction Parameters)*

손상이나 질병 이외에도 많은 여러 가지 인자들이 신경전도 연구의 결과에 영향을 미칠 수 있다(5). 오래전부터 조직의 온도가 신경 전도를 변화시키는 것으로 알려져 왔다. 온도가 증가하면 섭씨 1° 당 약 5%의 CV가 증가하고 원위부의 잠복기가 감소한다. 반대로, 말초신경의 온도가 감소하면 CV가 감소하고 원위부의 잠복기는 증가한다. 온도의 감소는 또한 섭씨 온도 당 1.7%의 M-파 진폭을 증가시킨다(10). 이러한 이유 때문에, 발과 손의 피부 온도가 각각 섭씨 31°와 33° 이상의 환경에서 신경전도 연구를 수행하는 것이 중요하다.

**표 12.2 일반적으로 검사되는 말초신경들의 감각전도 연구들을 위한 정상 값**

| 신경/분절 | 원위잠복기(ms) (분절 길이: cm) | 전도속도 (m/s) | CSNAP 진폭 (음성 위상정점까지)( $\mu$V)] |
|---|---|---|---|
| 정중 | | | |
| 손바닥에서 손가락들 2-3 | <1.9 (7) | >40 | >10 |
| 손목에서 손가락들 2-3 | <3.5 (14) | >40 | >10 |
| 팔꿈치에서 손목 | | >40 | >10 |
| 척골 | | | |
| 손바닥에서 손가락 | <1.9 (7) | >40 | >10 |
| 손목에서 소지 | <3.5 (14) | >40 | >10 |
| 팔꿈치에서 손목 | | >40 | >10 |
| 요골 | | | |
| 전완에서 엄지 | <3.2 (14) | >45 | >5 |
| 전완에서 webspace | <3.2 (14) | >45 | >10 |
| 내측 전완피부 | | | |
| 팔꿈치에서 전완 | <3.5 (14) | >40 | >3 |
| 외측 전완피부 | | | |
| 팔꿈치에서 전완 | <3.5 (14) | >40 | >5 |
| 비복피 | | | |
| 종아리에서 상과 | <4.0 (14) | >35 | >5 |
| 내측 또는 외측 족척(경골) | | | |
| 발에서 상과 위 | <3.7 (14) | >37 | >3 |
| 천비골 | | | |
| 종아리에서 발등 | <4.2 (14) | >33 | >2 |

CSNAP, 복합감각신경활동전위. 노트: 자극을 위한 음극과 활성 기록전극간의 거리에 따라 기준전극들간의 원위감각잠복기의 정상 값

일반적으로 상지 신경은 하지 신경보다 초당 7~10 m 정도 더 빠른 CV를 가진다. 대개 말초신경의 근위 분절에서 원위 분절보다 더 빨리 전도되며, 일반적으로 대부분의 원위 분절은 초당 5~10 m 내의 전도속도를 보인다. 온도 관찰과 조절이 잘못되면 축삭전도 속도가 감소되며, 연구 소견들을 해석함에서도 오류를 보이게 된다.

나이 또한 신경 전도에 영향을 미치는 요소이다. 3~5세 이하의 유아와 아이들은 불완전한 수초화로 인해 정상 성인의 50% 정도의 전도 속도를 가진다. 중년 성인에 필적하는 정상 아이의 전도속도는 10대 중반에 달성된다. 전도속도의 점차적인 감소는 40세 이후에 나타난다. 60대나 70대 성인의 전도속도는 건강한 중견 성인 보다 약 초당 10 m 더 낮다.

성별은 상지의 감각신경활동전위의 진폭에 영향을 미치는 것으로 보여진다. 일반적으로 여

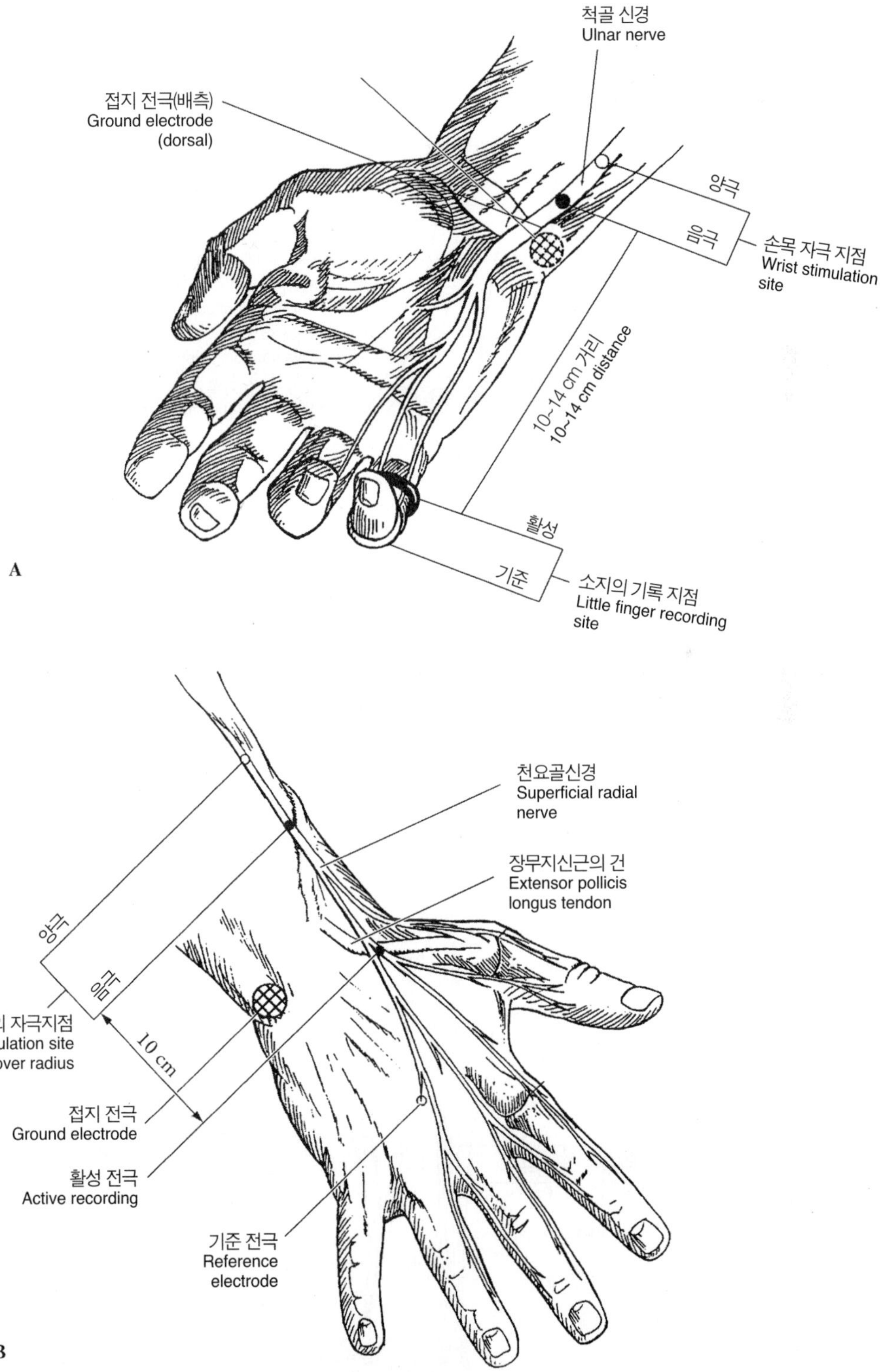


**그림 12.14.** 감각전도검사를 수행하기 위한 자극지점들과 기록지점들. **(A)** 척골신경. **(B)** 천요골신경. **(C)** 비복신경. **(D)** 천경골신경(참고문헌 7을 수정).

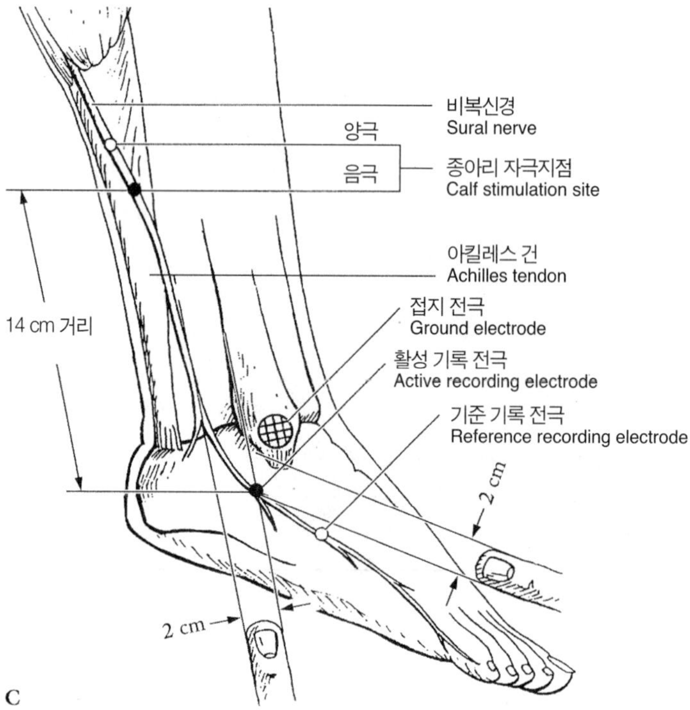


C

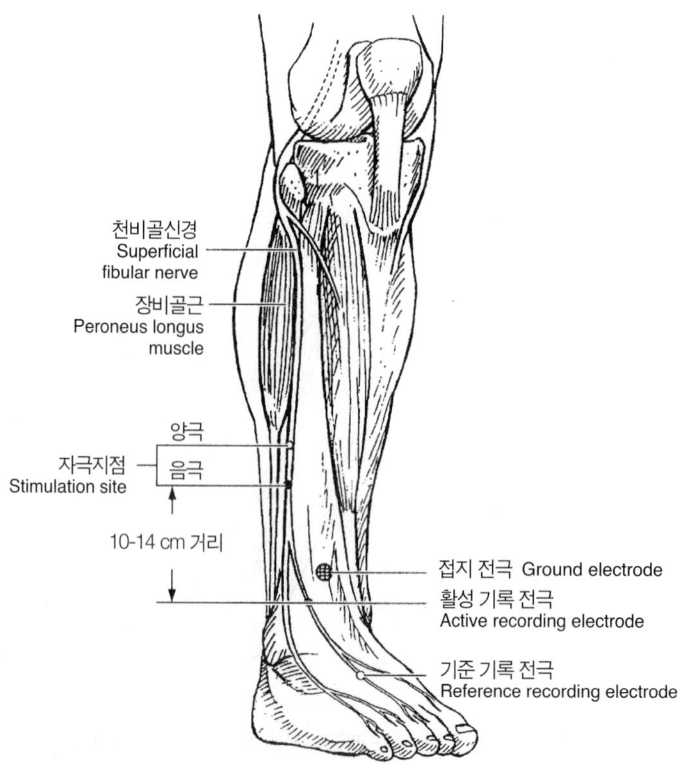


D

**그림 12.14.** 감각전도검사를 수행하기 위한 자극지점들과 기록지점들. **(A)** 척골신경. **(B)** 천요골신경. **(C)** 비복신경. **(D)** 천경골신경(참고문헌 7을 수정).

성이 남성보다 정중신경과 척골 신경에서 더 큰 디지털 CSNAPs를 갖는다. 덧붙여, 여성은 일반적으로 비슷한 나이의 남성보다 상지와 하지 신경에서 약간 더 높은 분절신경전도속도를 가진다.

## 신경전도 검사의 일반적인 원칙들(General Principles of Nerve Conduction Testing)

평가절차로 신경전도속도 검사를 선택할 때는 다음과 같은 여러 가지 중요한 검사원칙을 살펴봐야 한다.

1. 가능성이 있다면 운동과 감각전도 연구 모두를 수행해야 한다. 이론적 설명: 주로 어떤 질병들이나 장애들이 감각이나 운동축삭들을 손상시키는지, 그리고 압박에 의한 신경병증의 단계를 알기 위해서 감각과 운동축삭들의 상대적인 압박정도에 대한 지식이 필요.
2. 손상이 의심되는 신경들의 여러 분절들을 검사해야 한다. 이론적 설명: 신경전도 검사의 목적은 말초신경의 병리가 단일분절에 국한되는지 또는 긴 신경분절로 퍼져 있는지를 알아보는 것이다.
3. 손상의 의심되는 신경의 반대측도 검사해야 한다. 이론적 설명: 양쪽의 원위잠복기와 분절전도를 비교하는 것은 검사의 민감도를 높이는 것이고, 유의한 임상 증상들이 없더라도 신경전도상의 문제를 밝힐 수 있기 때문이다.
4. 증상들이 양쪽에서 보이거나 다발신경병증이 의심된다면, 양쪽 상지와 하지의 신경들을 검사해야 한다. 이론적 설명: 다발신경병증성 질병들은 종종 양쪽 상지와 하지 신경들의 원위분절들의 양쪽에서 대칭적으로 나타난다.
5. 검사는 의심되는 장애를 찾기 위한 적합한 시기에 맞추어 실시되어야 한다.

## 신경병변들의 형태와 운동과 감각신경전도 연구결과들에 대한 해석

### *다른 형태의 신경병변들에서의 비정상적 소견들(Abnormal Findings in Different Types of Nerve Lesions)*

신경전도 연구는 말초신경들의 활동전위의 전파 능력을 검사하고, 각 신경들의 감각과 운동말초축삭들의 상대적인 손상을 평가하고, 특정 장애와 관련된 신경들의 수를 알아보기 위해 사용된다. 질환이나 손상이 있으면 활동전위를 전도하기위한 신경섬유들의 능력은 조직손상의 정도에 따라 감소하거나 사라지게 된다. 신경손상은 3수준으로 정의 한다(11). 말초신경기능의 가장 가벼운 혼란은 신경차단(neuropraxia, 다른 이름으로는 type I 병변, 일시적인 신경차단 또는 가역적인 신경차단)이다. 신경차단은 국소적으로 전도차단이 없거나 있더라도 느려진 것이다. 신경차단 병변은 축삭연속성의 방해와는 관련이 없으며, 그래서 축삭퇴행은 일어나지 않는다. 표피감각축삭들의 전도차단은 촉각 민감성(예, 무감각)의 저하를 만들며, 모노필라멘트 검사로 확인할 수 있다. 운동신경원 축삭의 일부가 차단되면, 운동축삭들의 전도차단은 측정가능한 정도의 근육 약화(부전마비)를 만들게 되며, 모든 운동축삭들이 전도차단되면, 자발적인 근 수축이 나타나지 않는다(완전마비). 전도차단 없이 감각축삭들의 전도가 늦어지는 것은 이상감각(tingling or pins-and-needles sensation)의 발현과 연관되어 있다.

신경차단은 과도한 신경압박(목발마비, 스트레칭 또는 염증)에 의해 발생하며, 이는 국소적인 탈수초화와 막 단백질의 압박에 의해 축삭막의 기능이 변화된 것이거나 또는 수초가 눌림으로 인해 랑비에 마디가 닫혀서 발생하는 것으로 생각된다. 신경차단 장애들에 있어서 말초신경 축삭들과 신경내 연부조직들은 정상이다. 신경차단의 특성과 관계없이 가장 중요한 효과는 손상된 분절의 신경전도가 감소하는 것이며, 이는 신경차단병변의 지점에 따라 원위 잠복기가 증가하거나 분절 전도속도가 감소하게 된다. 실제 상당한 수의 감각축삭들과 운동축삭들에서 전도가 차단되면, 유발복합활동전위의 진폭도 또한 정상값 아래로 감소된다. 이 병변은 본질은 일반적으로 경미하고 오랜 시간에 걸친 것이기 때문에 흔히 전도속도와 복합활동전위 진폭들은 정상값을 보일 것이다. 그림 15.15는 신경지배된 근육의 운동축삭들의 부분적인 신경차단병변이 국소적으로 발견된 전기생리적 소견의 형태를 보여준다.

신경손상의 두 번째는 축삭절단(axonotmesis, type II 병변이라고도 알려짐)이다. 축삭절단 병변은 좀더 심한 손상과 질병에 의해 야기된 것으로 말초신경들의 연부조직 막의 유의한 손상 없이 축삭의 연속성만 부분적 또는 완전히 찢어진 것이다. 축삭절단에서는 신경내막의 튜브는 정상 상태이다. 이 형태의 병변과 관련된 축삭의 찢어짐은 뒤이어 원위축삭분절의 변성을 낳게 된다. 만약 감각축삭이 손상받으면 표피 감각이 감소하거나 변화하게 되고, 운동축삭이 손상되면 근육 약화가 나타난다.

찢어진 축삭들로부터 정상적으로 신경지배를 받는 감각 수용기들과 근섬유들은 탈신경화되게 된다. 나머지 축삭들이 정상일지라도, 상당한 수의 신경축삭들이 찢어져 있다면(부분적 탈신경화) 유발복합활동전위(병변보다 위에서 가해진 자극에 의한)의 진폭들은 원위분절의 변성이 발생하면서 감소된다. 말초신경의 모든 축삭들이 불완전하게 찢어지면 손상되지 않은 섬유들이 여전히 정상적으로 전도를 전하기 때문에 병리의 원위쪽으로의 신경 전도속도에서 감지될 정도의 변화가 만들어지지 않을 수도 있다. 축삭 찢어짐을 만드는 손상이나 장애가 무엇이냐에 따라서 정상적인 연속성이 유지된 축삭들의 손상 지점에서 늦어진 전도가 발생할 수 있다. 축삭절단 손상에서 모든 축삭들의 완전히 찢어지면 원위 축삭 분절들의 변성(완전 변성)이 따르고 신경의 원위분지에서는 복합활동전위가 나타나지 않는다. 그림 12.16은 근육을 신경지배하는 운동축삭들의 국소화된 부분 축삭절단병변과 완전 축삭절단병변의 전기생리적 소견들의 형태를 보여준다.

병변이 있는 지점의 원위에 있는 표피감각축삭들 분지에서의 무감각과 말초신경의 근분절에서의 근 약화는 축삭절단을 암시한다. 신경전도속도 검사를 원위신경분절들의 변성이 발생하기전(손상 후 3~5일 내)인 부위에서 수행한다면 축삭막들에서 유의한 변성이 일어나기 전

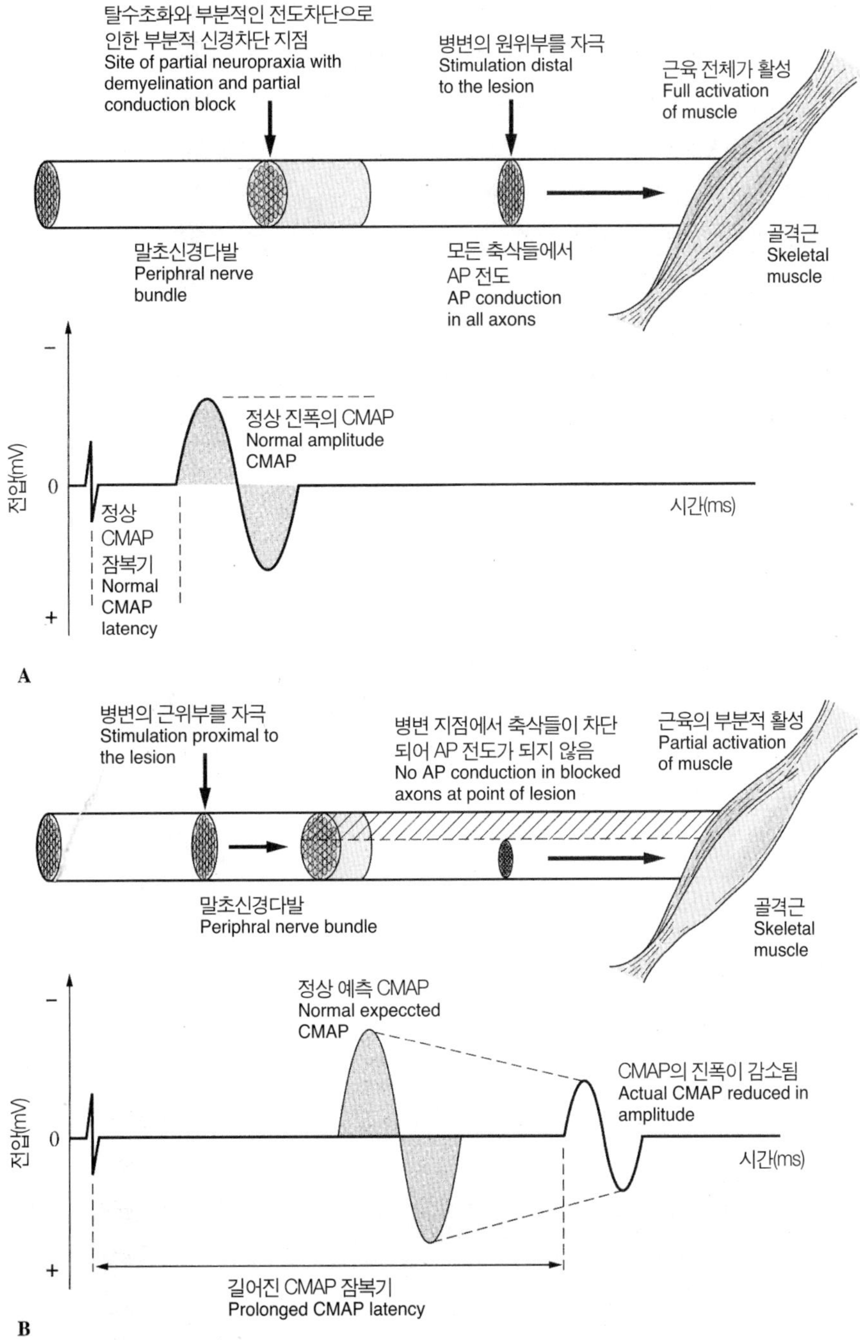


**그림 12.15.** 병변 지점에서 부분적인 전도차단과 전도의 느려짐이 있는 부분적 신경차단에 대한 운동신경 전도검사의 소견들. **A:** 병변 수준 아래 자극은 정상 잠복기에서 정상 CMAP를 유발. **B:** 병변 근위부 자극은 감소된 진폭의 CMAP와 길어진 잠복기를 유발 (병변지점에서 전도가 느려지기 때문에). CPAP: 복합근육활동 전위

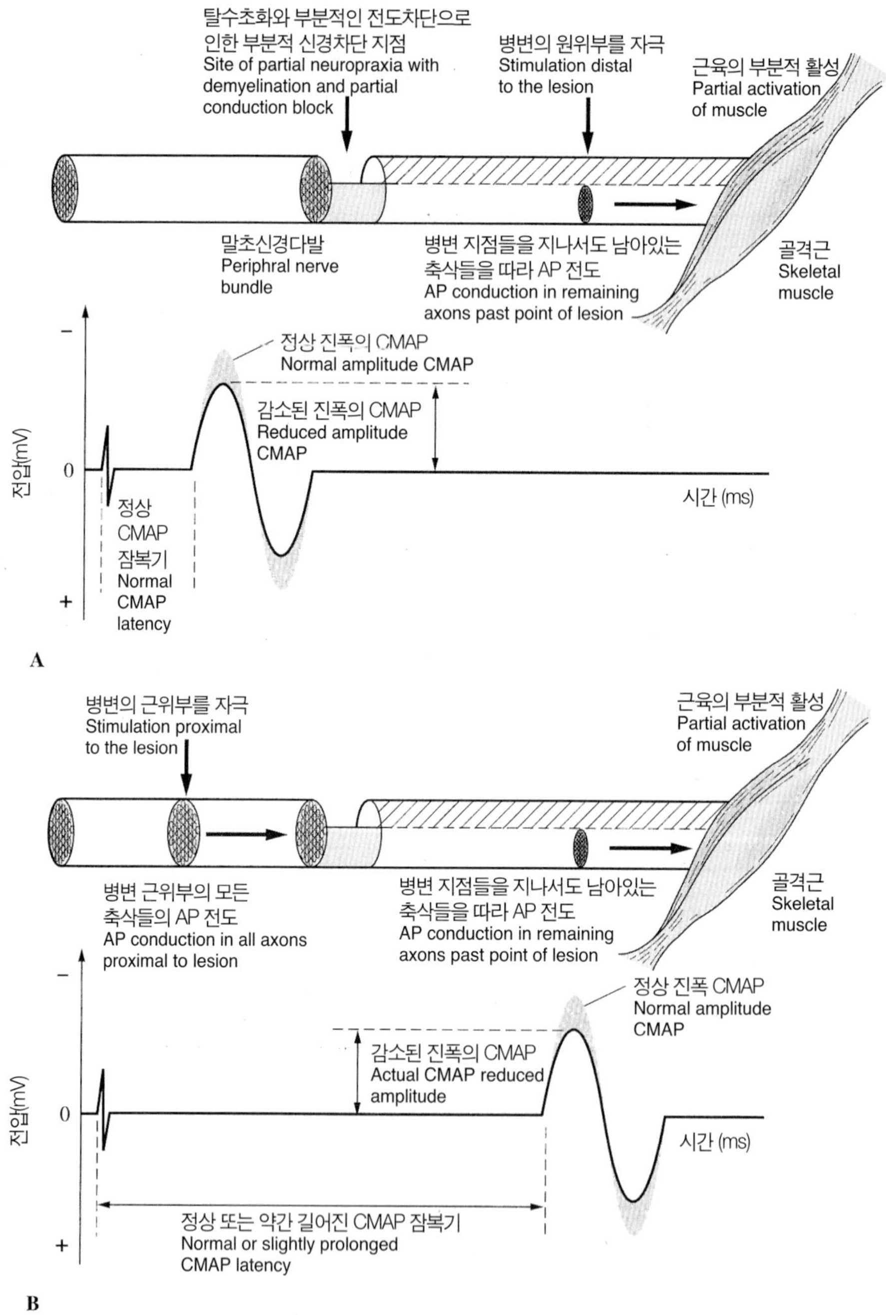


**그림 12.16. A와 B** 남아있는 기능적 운동축삭들에서 전도 지연이 없는 부분적(50%) 축삭 절단(21일 동안)의 운동신경전도 검사 소견들. **(A)** 병변의 원위부 자극은 정상 잠복기(남아 있는 운동축삭들에서 유의할 만한 전도 지연이 없기 때문)에서 감소된 진폭의 CMAP를 유발(부분적 축삭 변성 때문에). **(B)** 병변의 근위부 자극은 정상 잠복기(병변 지점 또는 원위부에서 남아있는 운동 축삭들에서 유의할 만한 전도 지연이 없기 때문)에서 감소된 진폭의 CMAP를 유발(병변 원위부의 부분적 축삭변성 때문에).

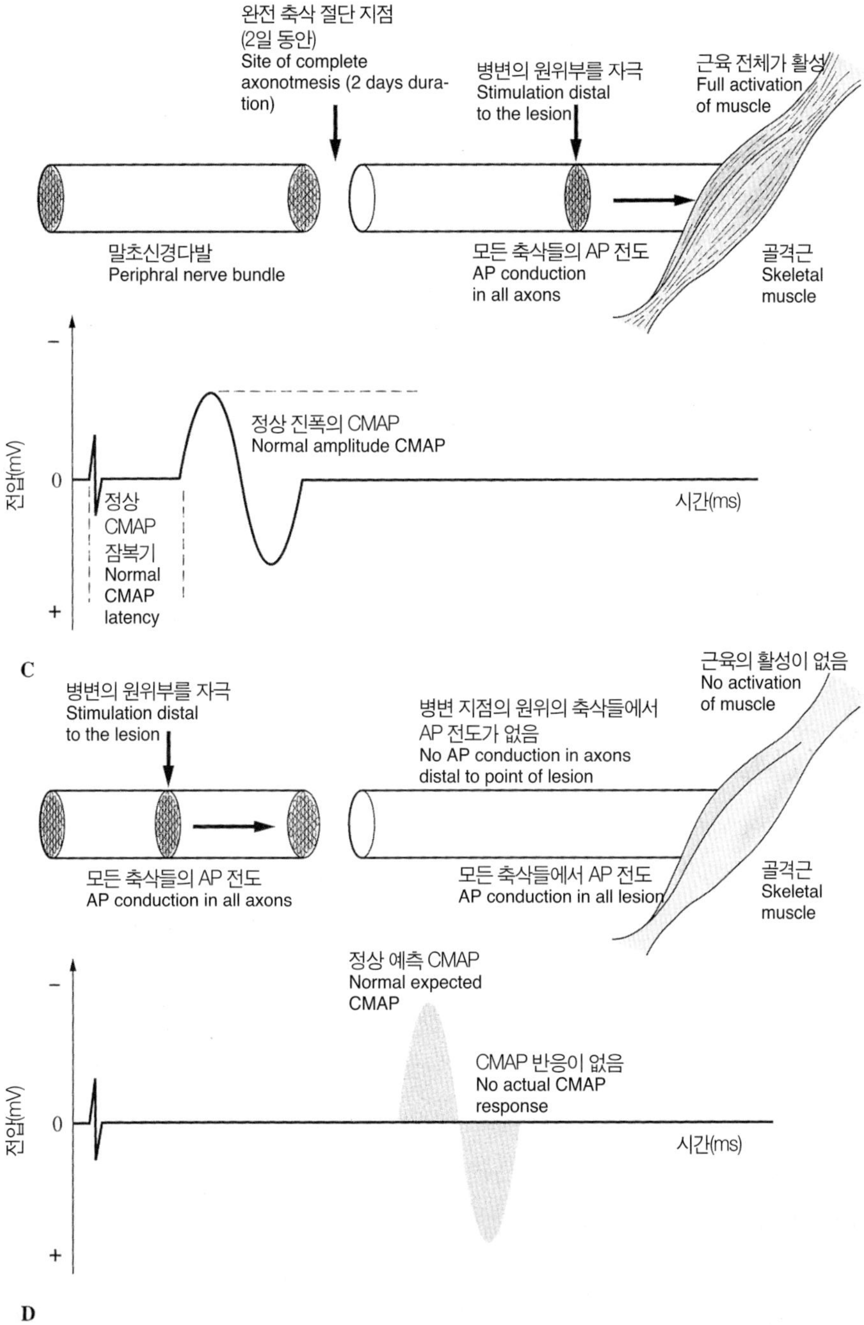


**그림 12.16. C와 D** 남아있는 기능적 운동축삭들에서 전도 지연이 없는 완전(100%) 축삭 절단 병변(1일 동안)으로부터의 소견들. **(C)** 병변의 원위부 자극은 정상 잠복기에서 정상 진폭의 CMAP를 유발(축삭들이 아직 변성되지 않았기 때문에). **(D)** 병변의 근위부 자극은 CMAP를 전혀 유발하지 않음(병변 지점의 축삭 연속성이 완전히 끊어졌기 때문).

까지는 원위분절들의 전도역량이 남아있기 때문에 신경 CVs와 유발된 운동과 감각 반응들의 진폭은 병변수준 아래에서는 자극에 대해 정상일 것이다.

그렇지만 병변의 근위부를 자극하면 완전(100%) 축삭절단병변이 있는 원위지점에서는 어떠한 감각/운동 반응들도 나타나지 않을 것이다.

세 번째는 가장 심한 신경 손상의 형태인 신경절단(neurotmesis, type III, IV 또는 V 병변)이다. 이 형태의 신경병변은 말초신경내부의 연부조직막들 중에 하나 또는 그 이상의 막들이 손상을 받아 축삭이 찢어진 것이다. 신경절단 병변은 대게 말초신경의 외상(열상과 찢어짐 등)과 관련이 있다. 말초신경들의 전도 특성에서 신경절단 병변의 효과들은 축삭절단병변에서 지적했던 것과 같다.

앞서 논의에서 신경 병변의 본성(신경차단 대 축삭차단 또는 신경차단)과 신경손상의 정도(부분손상이냐 완전손상이냐), 신경손상 후 어떤 시점에서 검사가 이루어졌는가에 따라서 신경전도속도 자료에 대한 해석이 명확해진다고 했다. 전도속도 자료에 대한 이러한 요소들의 유의성을 도해하기위해 표 12.3은 상완 중간부분에서 각기 다른 형태의 정중신경 병변들의 변화된 반응들을 보여주고 있다.

### *이중압좌증후군에서 보여지는 비정상적 소견들(Abnormal Findings in Double Crush Syndrome)*

이중압좌증후군은 근위의 말초신경분절에서 발생한 병리에 의해서 그 말초신경의 경로를 따라 좀 더 원위에 위치한 지점에서 말초신경기능을 제약하는 이차적인 병리가 발달하는 것이다. C6나 C7의 신경근병증은 수근관의 정중신경 기능에 문제를 발생시키고, C8 또는 T1의 신경근병증은 주관절 부위의 척골신경포착을 일으키게 된다. 쇄골상와부터 손까지의 일상적인 운동신경전도 연구들에서는 원위 위치의 전도에서 문제를 발견하지만, 가끔씩은 실제적으로 좀 더 근위에 위치한 지점에서 원위 전도장애의 기원인 줄어든 CMAPs와 같은 것들이 있지 않는 경우도 있다. 신경근 수준의 병변을 국소화하기 위해선 의심되는 신경근의 지배를 받는 부척추근들과 사지의 근육들에 대한 침근전도 검사가 필수적이다.

### *복합 신경들에서의 비정상적 전도 연구 소견들(Abnormal Conduction Study Findings in Multiple Nerves)*

신경전도 연구에서 한 지절에서 하나 이상의 신경에서 비정상들이 발견되면, 임상 신경생리검사자는 손상 신경들에 도착하는 운동/감각 축삭들의 좀 더 근위부(신경총, 신경근)에서의 신경 손상 가능성에 대해 먼저 연구해야 한다. 대안적으로 환자의 증상들과 기능 제한들을 야기하는 원인으로 다발신경병증 장애(당뇨, 감염, 대사성 또는 유전적인 다발신경병증들)의 존재를 고려해야 한다. 일반적으로 다발신경병증들은 탈수초화 되었는가 또는 축삭이 퇴행되었는가에 따라 두 형태들로 특징화된다. 일부 다발신경병증들에서는 감각신경 손상이 먼저 오고, 다른 다발신경병증들에서는 운동신경의 기능손상이 먼저 온다. 다발신경병증을 만드는 특

**표 12.3** 전완의 중심에서 병변 형태에 따른 정중신경의 NCV 결과들

| | | 병변 정도 | | 병변의 성격 | 1일 | 7일 |
|---|---|---|---|---|---|---|
| **손목에서 자극** | 진폭 | 부분 | < | 신경차단 | 정상 | 정상 |
| | | | | 축삭절단 | 정상 | 감소 |
| | | 완전 | < | 신경차단 | 정상 | 정상 |
| | | | | 축삭절단 | 정상 | 없음 |
| | 잠복기 | 부분 | < | 신경차단 | 정상 | 정상 |
| | | | | 축삭절단 | 정상 | 정상 |
| | | 완전 | < | 신경차단 | 정상 | 정상 |
| | | | | 축삭절단 | 정상 | 없음 |
| **팔꿈치에서 자극** | 진폭 | 부분 | < | 신경차단 | 감소됨 | 감소됨 |
| | | | | 축삭절단 | 감소됨 | 감소됨 |
| | | 완전 | < | 신경차단 | 없음 | 없음 |
| | | | | 축삭절단 | 없음 | 없음 |
| | 잠복기 | 부분 | < | 신경차단 | 지연됨 | 지연됨 |
| | | | | 축삭절단 | 약간 지연 | 약간 지연 |
| | | 완전 | < | 신경차단 | 없음 | 없음 |
| | | | | 축삭절단 | 없음 | 없음 |
| | 속도 | 부분 | < | 신경차단 | 느려짐 | 느려짐 |
| | | | | 축삭절단 | 약간 느림 | 약간 느림 |
| | | 완전 | < | 신경차단 | 없음 | 없음 |
| | | | | 축삭절단 | 없음 | 없음 |
| **상지에서 자극** | 진폭 | 부분 | < | 신경차단 | 감소됨 | 감소됨 |
| | | | | 축삭절단 | 감소됨 | 감소됨 |
| | | 완전 | < | 신경차단 | 없음 | 없음 |
| | | | | 축삭절단 | 없음 | 없음 |
| | 잠복기 | 부분 | < | 신경차단 | 지연됨 | 지연됨 |
| | | | | 축삭절단 | 약간 지연 | 약간 지연 |
| | | 완전 | < | 신경차단 | 없음 | 없음 |
| | | | | 축삭절단 | 없음 | 없음 |
| | 속도 | 부분 | < | 신경차단 | 느려짐 | 느려짐 |
| | | | | 축삭절단 | 약간 느림 | 약간 느림 |
| | | 완전 | < | 신경차단 | 없음 | 없음 |
| | | | | 축삭절단 | 없음 | 없음 |

정 질병이나 조건의 상황이 아니더라도, 신경전도 연구들 통해서 탈수초화의 정도나 축삭 소실, 그리고 상지와 하지의 다양한 신경들과의 연관정도에 대한 광범위한 정보들을 제공받게 된다. 좀 더 심한 다발신경병증에서는 말초신경전도손상이 종종 좌우 대칭적으로 나타나며, 때때로는 양쪽 상지와 하지의 신경들이 손상되기도 한다. 일부 다발신경병증의 초기에서 국소 단일신경병증과 일치하는 전기생리학적 소견들도 낯설지 않게 나타난다. 신경전도 연구들의 소견들은 신경손상의 분포와 손상의 본질을 규명해 주기 때문에 각기 다른 진단을 내림에 있어서 매우 중요하다. 전기생리적 연구들로부터 얻은 이러한 소견들을 반드시 환자의 병력, 이학검사, 영상소견, 다른 실험실 검사와 통합하여 명확한 진단을 내려야 한다.

## F-파 검사(F-Wave testing)

말초신경만 자극을 받았을 때, 활동전위는 신경섬유의 양쪽 방향으로 발생하게 된다. 만약 운동신경원의 축삭들이 자극에 의해 활성 되면 운동반응인 CMAP(M-파)가 원위의 지배근육에서 기록 될 것이다. 그리고 근육에서 일정 시간이 지난 후에 M-파의 활성도를 확인할 수 있었던 근육에서 두 번째 활동전위를 관찰할 수 있다(그림 12.17B). 이 두 번째 전위를 F-파라 부른다. F-파라 부르는 이유는 이러한 기록이 경골 신경자극에 의해 발 근육에서 가장 먼저 기록되었기 때문이다. F-파는 진폭이 매우 작으며(〈 500 $\mu$V). 그리고 근육내 소수의 운동단위 활성을 나타내는 것이다. 게다가 F-파는 대개 일정치 않은 형태와 잠복기간을 가진다. M-파는 운동신경원 축삭들에서 활동전위의 정방향성 전파에 의해서 나타나는 반면, F-파는 활동전위가 척수 전삭에 위치한 세포체(알파운동신경원) 또는 초기 분절들(축삭 언덕들)로 역방향으로 전파되어 나타나는 것이다. 이 역방향으로 침투한 활동전위는 운동신경원들의 소수(1~5%)의 축삭 언덕들에서 활동전위를 만들어 낸다. 이 역방향적으로 흥분되어진 활동전위는 다시 정방향으로 전달되어 운동 섬유에 있는 표면이나 침 기록전극에서 관찰된다(Fig 12.17A) 이 두 번째 활동 전위로 근육은 재흥분을 하게 되고, 두 번째 CMAP가 발생하는데 이를 F-파라 한다. 이러한 의견을 뒷받침 해주는 것으로 구심성신경이 차단된 동물실험에서도 정확히 운동신경로를 따라 발생하는 F-파를 확인할 수 있었다. 역방향 활동전위가 척수의 운동신경원으로 가게 되는 정확한 생리학적 메카니즘은 아직 정립되지 않았다.

일반적인 운동신경전도 연구에서 F-파 반응이 만들어질 수 있음에도 불구하고, 일반적으로 MNCV 과정에서는 자극단자를 역전(음극을 양극보다 근위부에 둠)시킨 수정된 F-파 검사를 한다. 적용하는 자극은 0.1 ms의 맥동기간과 1 pps의 주파수를 가진 직사각형 단상 전류이며, 이를 원위부에 있는 말초신경에 적용한다. M-파 반응들의 진폭이 최고로 나타날 때까지 자극의 진폭을 증가시켜 준다. 일반적인 임상 실행에서는 이 수준의 자극을 10에서 20회 적용하고 각 자극의 반응을 기록한다. 기록 전극들의 위치는 운동전도 연구와 같이 자극지점보다 원위부에 위치하게 한다. F-파 검사에 사용되는 가장 일반적인 근육들은 대개 손, 발, 하퇴부에 있다. 팔과 다리보다 근위에 위치한 근육일수록 M-파 반응과 F-파 반응이 중첩되어 기록되기

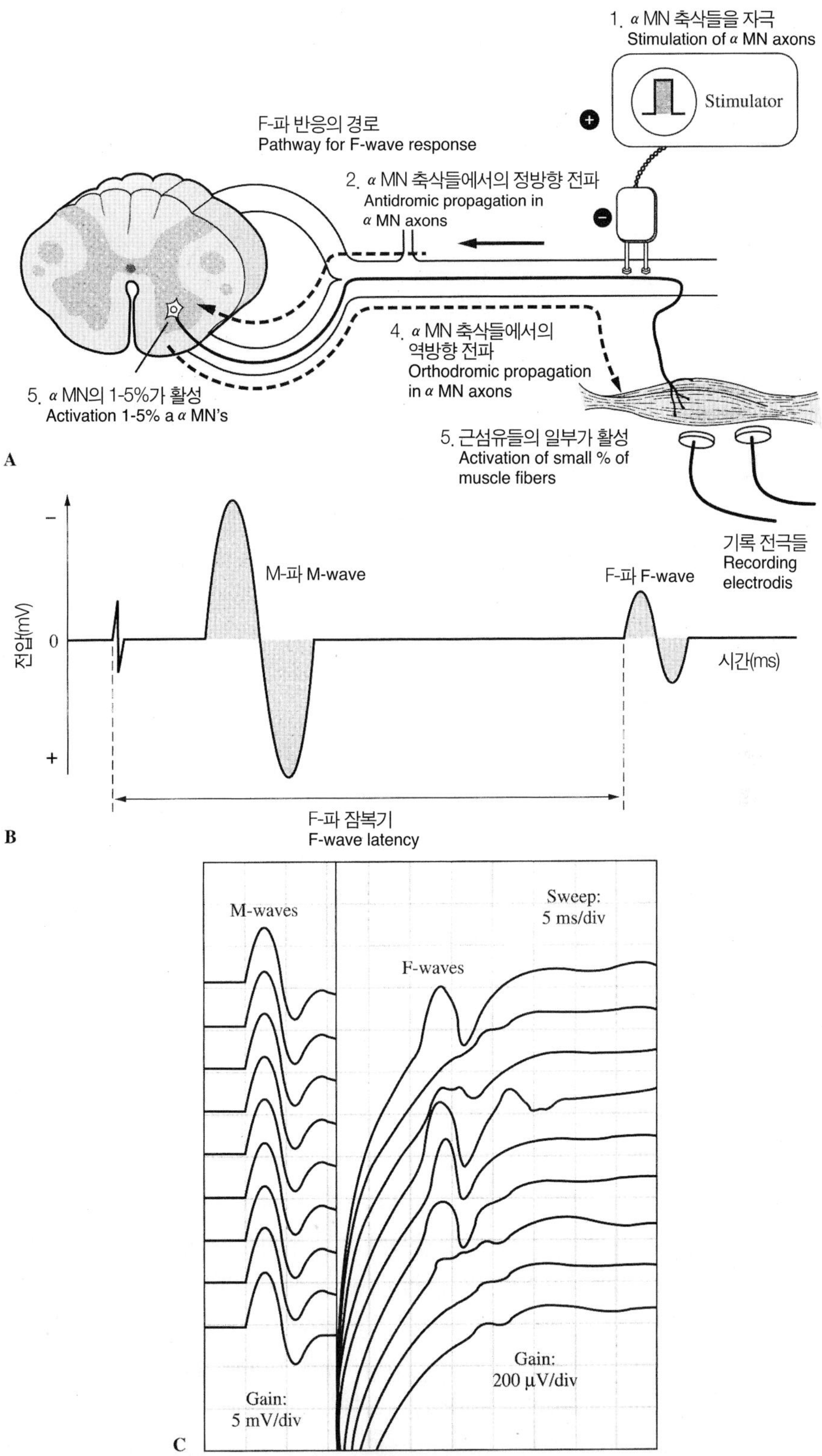


**그림 12.17.** **A:** F-파 검사를 위한 경로들과 자극지점들, 기록지점들 **B:** 정중 F-파 검사동안 기록된 M-파와 F-파 **C:** F-파 검사에서 단무지외전근의 M-파(왼쪽)와 F-파(오른쪽)를 보여준다.

**표 12.4 F-파 잠복기들의 정상 값들**

| 신경 | 근육 | 최소 F-파 잠복기(ms) | 평균 F-파 잠복기 (ms) | 평균 F-파 잠복기 차이(좌우) (ms) |
|---|---|---|---|---|
| 정중 | APB | 26.8±2.4 | 28.3±2.6 | 0.2±1.2 |
| 척골 | ADM | 26.5±2.5 | 27.7±2.5 | 0.2±1.1 |
| 비골 | EDB | 50.2±5.5 | 52.0±5.6 | 0.7±2.4 |
| 경골 | AH | 50.8±5.3 | 53.0±5.6 | 0.6±2.3 |

APB, abductor pollicis brevis, ADM, abductor digiti minimi, EDM, extensor digitorum brevis, AH, abductor hallusis

때문에 근육의 F-파를 명확하게 얻기가 어렵다. 말초신경에 적용된 각 자극에 대한 반응으로 유발된 F-파는 일관되게 나오지는 않는다. F-파를 보다 일관되게 발생시키기 위해서는 항중력근의 신경에 자극을 주어야 한다(상지의 경우 굴곡근들, 하지의 경우 신전근들). 이 검사동안 가벼운 자의적 수축을 근육에 발생시키면 전기생리적 검사동안 F-파가 나타나는 빈도를 높일 수 있다.

대부분 일정치 않은 수치가 나오는 것은 자극과 F-파 시작시기의 기록 사이에 시간이 경과되기 때문이며, 이러한 시간을 F-파 잠복기("F-wave latency")라고 부른다. M-파 잠복기와 대조했을 때 운동신경전도 연구동안 기록된 F-파들은 다양한 잠복기를 가지고 있다. 일상적인 임상실행에서는 모든 유발반응 중에서 가장 짧고 작은 F-파 잠복기를 측정하고 기록한다(표 12.4). 일부 연구실에서 평균 F-파 잠복기(발생된 F-파들의 평균 잠복기)를 계산하고 기록하였다. 평균 F-파 잠복기는 검사동안 자극받은 전체 운동축삭들의 운동신경원 전도지연에 대해서 더욱 잘 반영하며, 그래서 통계적 기초에서 본다면 평균 F-파 잠복기가 최소 F-파 잠복기보다 더 선호될 것이다. F-파 잠복기는 운동신경원들의 축삭들의 전도속도 뿐만 아니라 척수의 자극 지점과 근육간의 거리에 의해서도 달라진다. 검사받는 지절의 길이가 길면 F-파 반응의 잠복기도 길어진다. F-파 잠복기는 또한 나이와 관련해서도 증가한다. 정상적인 최소 F-파 잠복기의 최대 값은 손에서는 대략 32 ms, 종아리에서는 36 ms, 발에서는 61 ms이다. 잠복기의 평균은 2~3 ms 길어진다(12). 지절간의 F-파 잠복기들을 비교하는 것은 병리학적 소견을 확인하는데 유용하다. 최소 F-파 잠복기 시간의 좌우 차이는 손 근육에서는 2 ms, 종아리 근육에서는 3 ms, 그리고 발 근육에서는 4 ms를 넘지 않아야 한다(13). 최근 건강한 성인을 대상으로 한 연구에 의하면 척골 신경의 최소 F-파 잠복기를 소지 외전근에서 검사-재검사 했을 때 신뢰성이 중간 정도 밖에 되지 않았고, 그래서 임상 설정에서 최소 F-파 잠복기에 대한 해석에 대해서는 의문을 지닐 수 있다(14).

F-파 잠복기(F-latency) 값을 평가하기 위한 대안으로 F-chronodispersion을 계산하는 방법이 있다. 이 방법은 100회 또는 보다 많은 F-파 반응들을 발생시켜 가장 짧은 F-파 잠복기와 가장 긴 F-파 잠복기 간의 차이를 계산하는 방법이다. F-chronodispersion의 몇몇 근육에

**표 12.5** F-파 Chronodispersion 값들

| 신경 | 근육 | Chronodispersion 평균±SD(ms) |
|---|---|---|
| 정중신경 | 단무지외전근 | 3.6±1.2 |
| 척골신경 | adbuctor digiti minimi | 3.3±1.1 |
| 비골신경 | Extensor digitorum brevis | 6.4±0.8 |
| 경골신경 | 가자미근 | 2.8±1.1 |

대한 일반적인 수치는 표 12.5에 있다. F-chronodispersion의 가장 큰 제한점은 F-파 반응을 얻기 위한 100회나 그 이상의 자극들을 환자가 견디기 힘들어 한다는 점이다. 신경근성병증, 다발신경병증, 단일신경병증 환자들에 있어서는 F-파 chronodispersion에서 F-파 잠복기의 최소, 평균, 최고값 또는 "F-파-지연" 보다 더 많은 비정상이 나타내게 된다(15).

F-파는 일관적인 형태(파형 크기, 모양)를 가지지 않는다. F-파는 자극에 의해 직접적으로 생성된 운동신경의 활성으로 발생된 M-파보다 훨씬 작은 진폭(〈 5%)을 가진다. F-파의 진폭은 매우 작은데(대개는 500 μV 이하), 이 신호는 근육내 운동단위들 중 적은 수(1~5%)만의 활성을 반영하기 때문이다. F-파의 진폭을 때때로는 M-파 진폭의 퍼센테이지로 표현하기도 한다. F-파의 진폭과 지속(persistence)은 알파 운동신경원 축삭돌기의 흥분과 관련되어 나타난다. 운동신경원 풀의 활동성의 증가함에 따라 F-파 진폭과 빈도(F-파 지연)의 발현도 증가한다.

F-파의 평균값으로 어떤 소견을 얻을 수 있는가? F-파 검사는 대체적으로 근위신경분절들의 전도성을 평가하기 위해서 사용한다. 모든 경우에 있어서 F-파 자료 해석은 전통적인 운동신경전도 검사의 해석과 관련하여 이루어진다. F-파는 보통 척골, 정중, 비골, 경골 신경을 자극하고, 소지외전근, APB, 단지신근, 가자미근 또는 모지외전근에서 각각의 신호를 기록한다. 이 신경 자극을 통해 F-파 연구에서는 C8, T1, L5, S1 신경절의 상태에 대한 정보를 알 수 있다(16). 기술의 진보로 정중신경은 요수굴근(17), 요골신경은 시지신근(18)을 통해서도 알 수 있다.

다발성 신경병증에서 원위의 신경 분절의 전도가 정상일지라도 F-파 잠복기는 대개 비정상적으로 길게 나타난다. F-chronodispersion는 탈수초화 다발신경병증에서도 증가 될 것이다. 예를 들어, 최소 F-파 잠복기는 당뇨병 환자의 다발신경병증을 발견해 내는데 효과적이다(21). 정상 진폭의 M-파를 가진 상황에서 F-파 잠복기가 길어져 있으면 운동신경원 축삭의 탈수초화를 말하는 것이다(22, 23). 가장 일반적인 급성 염증성 탈수초 다발신경병증(예, 길리안-바레 증후군)에서는 신경전도의 비정상이 발견될 때 F-파의 잠복기가 늘어나 있다(24). 또한 다발성 측색경화증과 근긴장성 이영양증에서도는 F-파 잠복기가 유의하게 증가된다(13). F-파 검사로 상완 또는 요천추 신경총 구조의 문제를 알아내는 것에 대해서는 아직 논쟁의 소지가 있다. 천추 신경총 질환이 있을 때 F-파 잠복기가 늘어나는 것을 관찰할 수 있었

지만, 다른 신경총에서의 잠복기의 증가는 유의성이 작게 나타났다. 확실하게 상완 신경총의 축삭들에만 질환이 있는 것으로 확인된 경우 F-파 검사는 정상 범위내의 소견을 보인다. 임상적으로 경추 신경근병증 환자의 10% 미만에서만 F-파 잠복기의 증가가 발견되었다(16).

F-파 검사는 신경근 질환을 발견하기에는 민감도가 낮다. 사실, 가벼운 국소적인 운동축삭들의 질환이라면 위치와 관계없이 F-파 잠복기의 유의한 증가는 발생되지 않을 것이다. 그러나 중추신경계의 손상 또는 질환은 F-파 검사에 영향을 미칠 것이다. 일반적으로 저긴장증이나, 저반사증에서는 F-파의 진폭 감소나 감소된 지속이 동반되어 나타난다. 대조적으로 중추신경계 손상으로 나타나는 강직(hypertonia and hyperreflexia)에서 F-파 진폭이나 지속은 증가한다. 근병증 장애에서 F-파의 잠복기는 정상이지만, 진폭은 근섬유들의 소실로 인하여 주목할 만큼 줄어들게 된다. 마지막으로 임상가들은 F-파 검사가 말초신경계의 감각축삭들의 기능적 통합에 관한 어떠한 정보도 제공하지 않는가는 것과 주로 감각축삭들이 손상된 장애들에서는 F-파가 비정상으로 나오지 않는다는 것을 기억해야 한다.

## 반사 검사(Reflex Testing)

### *축삭 반사(axon reflex)*

운동신경전도 연구동안 또 다른 전압반응을 볼 수 있는데, 이것이 바로 축삭 반사이다. 이 반사는 작고 시간이 고정된(time-locked) 전위이며, 만성 부분변성을 만들고 나중에는 근위신경에서 측부가지를 만드는 말초신경 질병에서 종종 보여 진다. 축삭 반사 전위는 주로 M-파 후에 나타나며, F-파 또는 H-반사보다는 앞에서 나타난다(그림 12.18B). 축삭 반사는 각각의 자극들 후에 그 모양을 유지하기 때문에 F-파와는 차이가 난다. 축삭 반사는 말초신경에 초최대자극을 가하면 대게 나타나지 않는다. 이 반응은 경로상 척수나 반사 기전과 관련이 없는 반응이므로, 이 반응의 이름은 잘못 지어진 것이다. 오히려 역방향성의 자극 신호로 기인한 운동축삭의 활동전위가 축삭가지에서 나타나는 "U-turn" 현상이라 볼 수 있다(그림 12.18A). 활동 전위가 축삭가지로 순방향으로 흘러오고, 지배된 근섬유들을 재활성 시키는 것이다.

최대하 자극에서 축삭 반사 잠복기의 진폭과 파형은 안정적으로 유지된다. 작고 시간이 고정된(time-locked) 전위가 잘 나타나지 않지만, 근위부에서 신경가지가 뻗어 나오고 있는 말초신경질환이나 손상에서는 볼 수 있다. 이 축삭 반사는 전기생리적 평가에서 거의 가치가 없으며, 단지 이전에 변성된 근섬유들의 재신경지배를 반영하는 정도이다. 이 축삭 반사가 정상적인 건강한 사람들에게서도 드물게는 나타난다. 전기생리적 검사동안 축삭반사들의 관찰은 만성 신경병증들이나 만성 신경포획이 있는 것으로 해석된다.

### *H-반사(H-reflex)*

일반적으로 신경학 검사에서 정적 신장반사(심부건 반사, 근 반사, 단일연접 반사)는 근육의 빠른 신장을 통해 발생시킨다. 정적 신장반사 검사는 근육의 건이나 근복을 반사 망치로 두

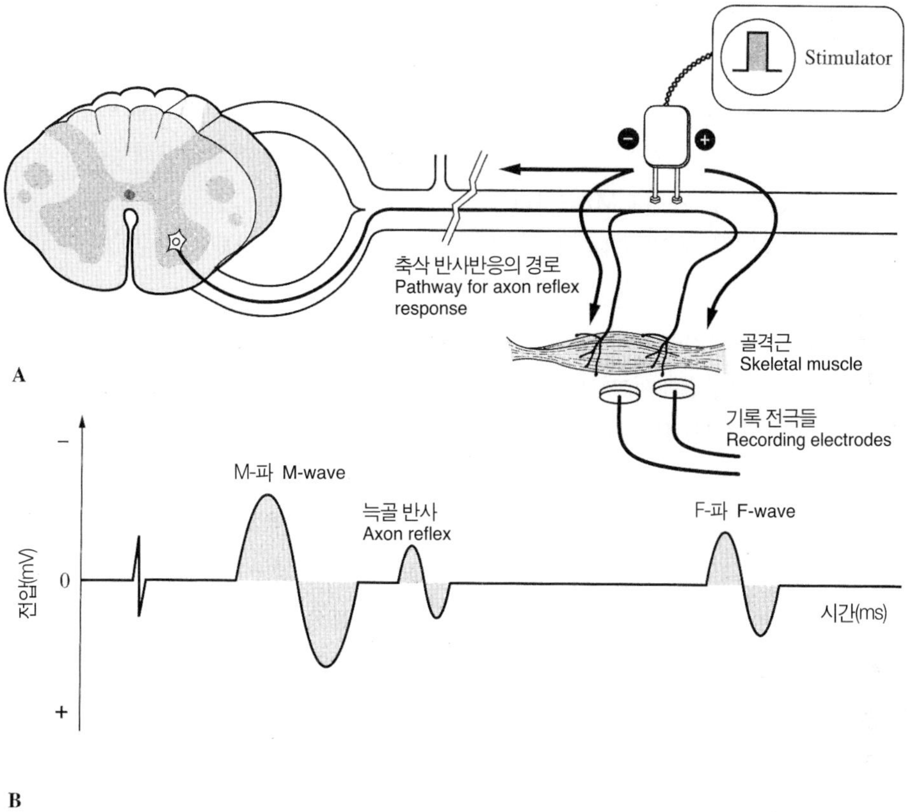


**그림 12.18.** A: 축삭반사를 일으키기 위한 경로들과 자극 지점들, 그리고 기록지점들. **B:** 운동신경전도 검사 동안 야기될 M-파와 축삭반사전위

들겨 이끌어 낸다. 이러한 빠른 신장 활동은 근방추에 있는 근육 세포의 스트레치 반응기들을 활성시킨다. 이러한 자극에 의하여 근방추의 오름 신경중의 하나인 Ia 구심성 경로는 활동전위를 만들어 중추신경계로 보내게 된다. Ia 구심성 축삭과 알파 운동신경원은 직접적으로 연결되어 있으며, 이러한 진행은 근육이 늘어나는 것으로 발생한다. 정상적인 사람의 경우 빠른 신장은 충분히 알파 운동신경원의 흥분을 이끌어 낼 수 있는 Ia 구심성 신호를 만들어내게 된다. 운동신경원에서 발생된 활동전위는 축삭을 타고 근육으로 전달되고 연축같은 수축을 만들어 특징적인 반사 반응이 발생한다. 이처럼 건을 두드림으로 나타나는 수축의 단계를 정상, 정상에 대해서 기대 보다 적게 나타나는 것(저활성, +1 또는 없음), 기대 이상으로 나타나는 것(과활성, +3 또는 +4)으로 검사자는 측정할 수 있다. 일반적으로 신경학적 신장반사 검사의 신뢰도는 검사자의 숙련도에 달려 있고, 검사결과들은 반사로의 비정상을 규명함에 있어서는 민감하지는 않다. 검사자가 미숙하면 근육을 충분히 늘리지 못하거나 환자의 근육이 신장반사 검사를 하는 동안 충분히 이완을 못시킬 수 있고, 그러므로 반사경로의 통합에 대한 가치 있는 의미를 가지지 못할 수 있다.

대안으로 정적 신장반사 경로의 통합을 전기 생리학적인 검사법을 사용하게 검사한다. 예를 들어, 아킬레스건의 반사와 관련된 경로를 검사하기위해 기록전극을 가자미근에 부착시키고, 경골신경의 슬와의 경골신경에 점점 큰 진폭의 자극을 가한다. 상대적으로 낮은 진폭의 자극에 대한 반응으로 처음 기록된 반응은 운동신경전도 연구 동안 유발되었던 M-파의 잠복기보다 상당히 긴 잠복기를 가진 CMAP이다.

이러한 긴 잠복기를 가진 CMAP를 H-파(H-reflex) 또는 Hoffman 반응(Hoffman response) 또는 H-반사(H-reflex)라고 부른다. 이 H-파는 척수에 있는 가자미근의 운동신경원을 반사적으로 활성시키는 Ia 구심성 근방추 자극으로 인한 것이다(그림 12.19와 12.20A). 이 가자미근의 운동신경원에서 보내는 활동전위가 가자미근으로 보내져 가자미근 섬유를 활성 시키고, 그로 인해 CMAP의 H-파 반응이 나타나는 것이다.

만약 자극 강도를 높이면 M-파 반응은 H-파와 동시에 나타날 것이다(그림 12.20B). 자극지점에서 직접적으로 알파 운동신경원의 축삭들이 활성되면 신경지배받는 근섬유들이 활성되고 M-파가 발생한다. 자극이 보다 증가하게 되면 M-파와 H-파의 진폭 모두 증가하게 된다. M-파의 크기가 증가하는 것은 보다 많은 운동 축삭이 직접적으로 자극에 대해서 동원 되었다는 것이다. H-파의 증가는 보다 많은 수의 가자미근의 근방추의 구심성 섬유들이 활성 되었다는 것이며, 이 결과는 많은 가자미근의 운동신경원이 동원 되었음을 의미한다. 이 진행과정에서 M-파를 만드는 근육의 직접 활성은 큰 직경의 축삭들을 먼저 활성시키는 경향이 있으며, 그래서 큰 운동단위들의 활성이 만들어진다(type FF). 대조적으로 H-파를 만드는 가자미근 운동신경원들의 반사적 활성은 처음보다 작은 운동신경원들을 흥분시키므로 더 작은 운동단위들이 흥분하는 경향이 있다(type S).

자극 강도가 아주 높은 수준으로 증가하면 H-파의 진폭은 감소하기 시작한다. 반사적인 가자미 운동신경원의 활동전위의 정방향적인 전도와 같은 축삭에 들어온 역방향적인 자극 신호가 충돌되어 감소되므로 이러한 H-파 크기의 감소가 나타나는 것이다. 근방추의 구심성 피드백에 의한 자극으로 인해 반사적으로 발생된 활동전위들은 차단됨으로써, 더 이상 H-파 반응에 기여할 수 없게 된다. 자극이 더욱 강해진다면, 가자미근의 반사 활성은 완전히 차단될 것이고, 이로 인하여 H-파는 사라지게 된다. 초보 검사자는 부적절하게 높은 강도의 자극을 적용함으로써 H-반사가 차단되었음을 알지 못할 수도 있다. 이런 오류로 인하여 검사자는 H-반사가 나타나지 않는다고 보고하게 된다.

H-반사 검사가 신장반사와 비슷한 신경경로를 따라 일어나기 때문에, 이 과정을 전기적으로 발생된 신장반사(electrically elicited stretch reflex)로 본다. H-반사 검사는 신장반사 경로의 통합에 대한 양적이고 객관적인 정보를 제공한다. 대조적으로 망치를 사용하는 일반적인 심부건 반사는 매우 주관적인 검사이다.

H-파 개시까지의 잠복기를 통해서 감각 구심성 신경원들, Ia 구심성 수용기들과 운동신경원들간의 연접, 그리고 알파운동신경원 세포체들과 축삭들, 신경근 접합부들, 그리고 근섬유

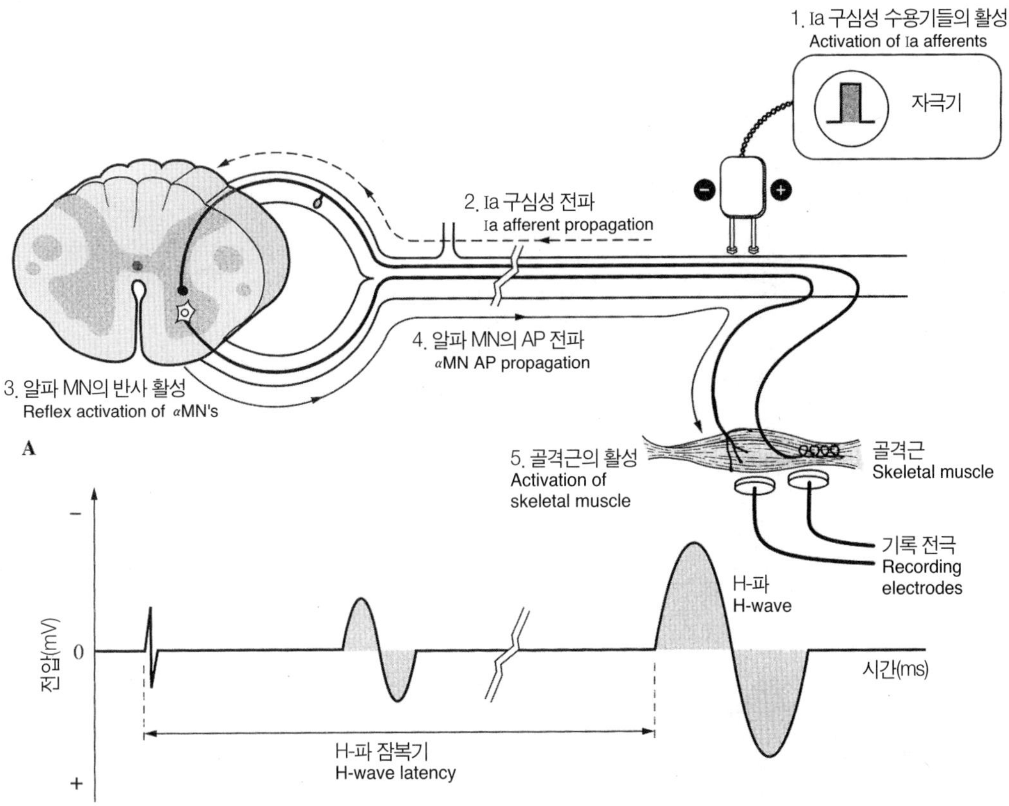


**그림 12.19. A:** H-반사 검사에서 전도의 경로들과 자극지점, 그리고 기록지점들 **B:** H-반사 검사동안 M-파와 H-파의 기록.

들 모두간의 통합을 볼 수 있다. 이 지점들에서 전도 지연이나 지연된 전달이 있으면 H-파의 잠복기가 증가한다. H-파는 양쪽 하지근(종아리 근, 사두근, 전경골근)과 상지근(요측수근굴근)에 대해서 모두 검사할 수 있다. 대상자가 검사와 동시에 자의적인 수축을 할 수 없다면, 정상인에 있어서도 다른 근육들에서 H-반사들을 발생시키기 어렵다. 정상적으로 가자미근의 H-반응의 잠복기 수치는 24~32 ms이고, 이는 하지의 길이와 키, 나이와 관련이 있다. 가자미근의 H-반사 잠복기는 반대편에 비해 1.5~2.0 ms 이상 차이가 나지 않아야 한다. 요측수근굴근의 H-반사 잠복기는 반대편에 비하여 1 ms 이상 차이가 나면 안된다. H-반사 반응들의 정점간의 진폭은 개인 마다 매우 다르고, 심지어 건강한 성인의 양쪽이 매우 다르게 나타나기도 한다. 그 결과적으로 H-파 진폭에 대한 근전도검사의 결과 보고는 매우 드문 편이다.

H-반사 검사의 비정상적인 소견들은 주로 말초신경들의 근위 분절들의 장애들과 관련있다. 가자미근 반사 반응은 S1 신경근 질환을 발견하기에 유용한 반면, 요측수근굴근의 H-반사 검사는 상완신경총병증 또는 C6나 C7 신경근 문제를 추정할 때 이용될 수 있다. 양쪽 상지와 하지의 H-반사 잠복기들은 탈수초성 말초 다발신경병증의 경우에서는 비정상적으로 길게 나타

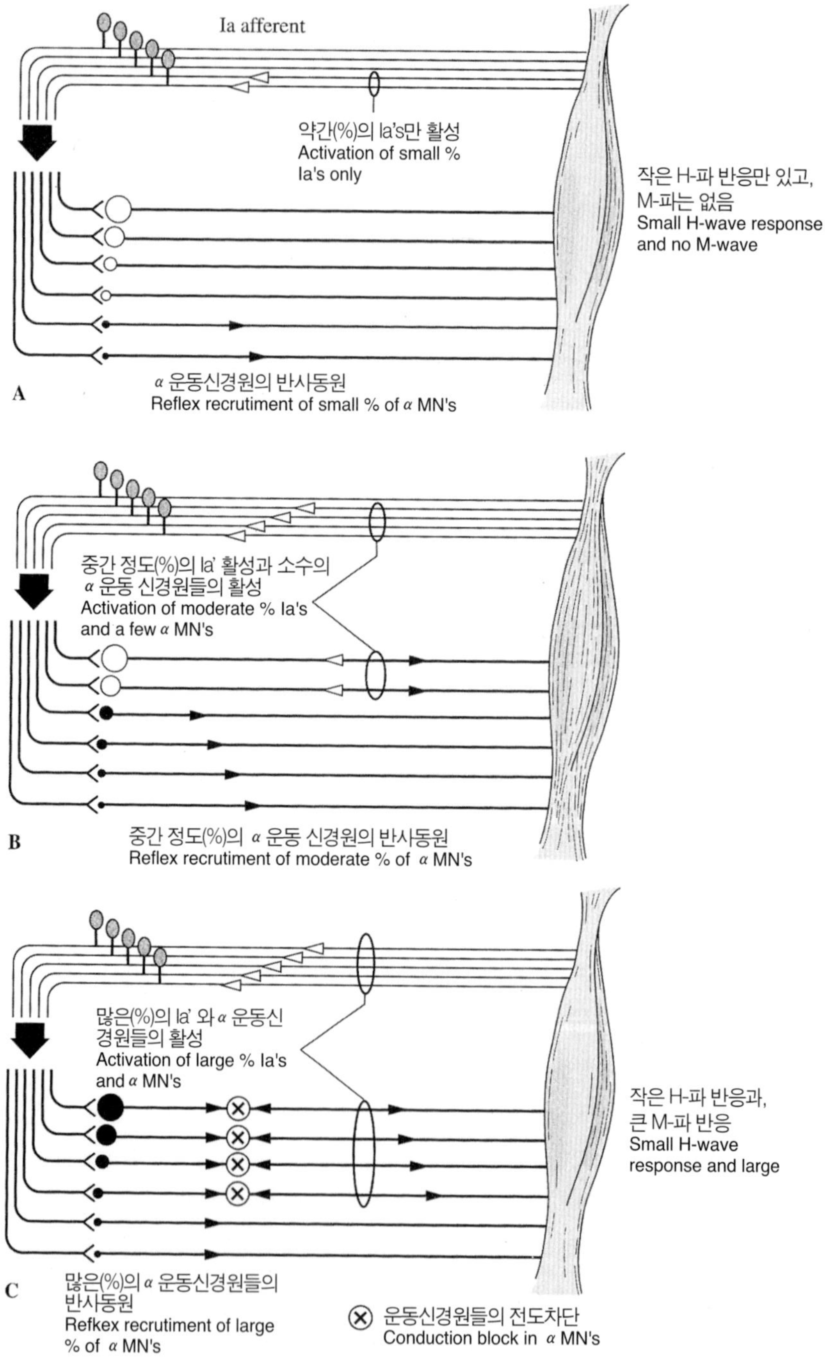


**그림 12.20.** 최대하에서 초최대로 증가시킬 때 H-반사 검사에서 말초 축삭들의 다른 동원. **A:** 낮은 진폭 자극만을 이용하여 Ia 구심성 축삭들의 동원하고, 이 때 만들어진 작은 H-파. **B:** 중간 진폭 자극을 이용한 좀 더 많은 Ia 구심성 축삭들과 일부 큰 직경의 알파 운동신경원들의 동원, 그리고 이때 만들어진 M-파와 큰 H-파. **C:** 모든 Ia 구심성 수용기들과 모든 알파 운동신경원들을 활성 시키는 과도한 자극, 그리고 이때 최대 M-파가 만들어지지만 H-반사 반응은 부분적으로 차단됨.

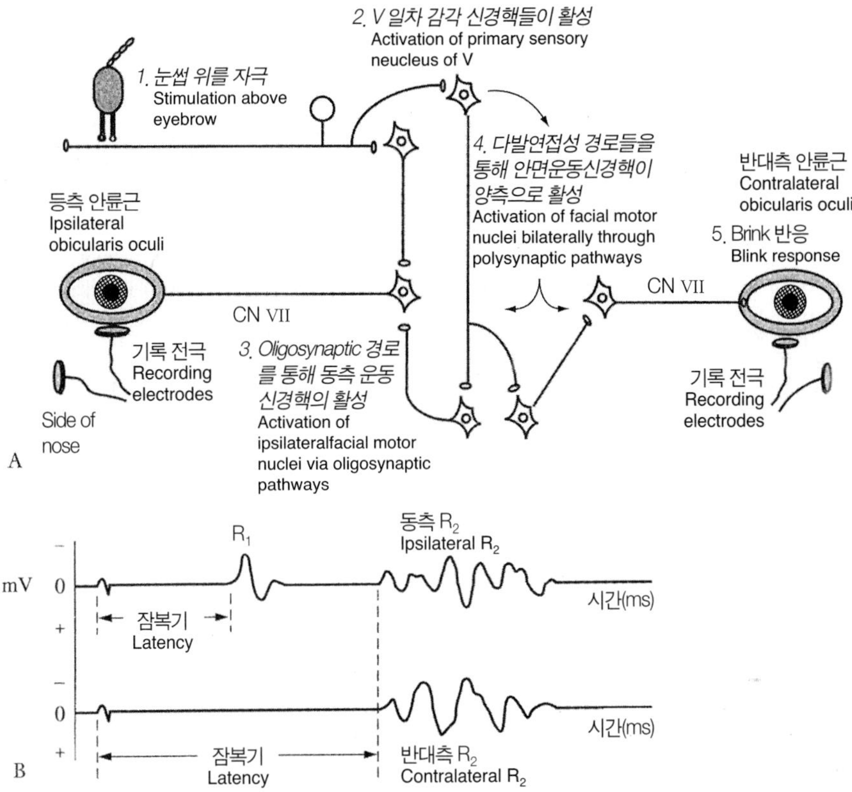


**그림 12.21.** **A:** 순목 반사 검사와 관련된 경로들. **B:** 동측과 반대측의 안륜근으로부터 기록된 자극측의 $R_1$과 $R_2$의 반응.

난다(길랑바레 증후군)(12). 또한 중추신경계 질환에 있어서도 H-반사의 결과가 비정상적 소견을 보이기도 한다. 뇌혈관 질환 이후 H-반응의 진폭이 정상보다 높게 나타나기도 하고(M-파 최대 진폭의 70%보다 낮은), 그리고 자발적인 수축을 하더라도 진폭이 더 증가되지 않을 수 있다. 중추신경계 병변이나 질환이 있으면 손의 내재근이나 전경골근에서의 H-반사 결과는 비정상적으로 나타난다.

### *순목 반사 검사들(Blink Reflex tests)*

순목 반사 검사(blink reflex test)는 삼차신경(CN V)과 안면신경(CN VII)의 기능적 통합을 측정하기 위해 사용되며(6), 이 두 뇌신경들의 감각 신경핵과 안면운동핵 간의 신경계와 연결 정도를 알아보는 것이다. 이 반사의 오름가지는 삼차신경이며, 내림가지는 안면신경이다(그림 12.21A). 핵들의 반사 중추는 삼차감각핵과 안면운동핵에 위치한다.

이 검사를 수행하기 위해서는 기록전극들을 양쪽 안륜근들 위에 두고 자극전극들은 삼차신경의 상안와 가지에 둔다. 삼차신경의 상안와 가지에 대한 전기 자극은 동측의 안륜근에서 두 개로 나누어진 CMAP 반응들을 유발시킨다(그림 12.21B). 먼저 나타나는 CMAP 반응을 $R_1$

이라 부르고, 뒤에 나타나는 반응을 $R_2$라고 부른다. 반대편의 안륜근에서는 $R_2$만 기록된다. $R_1$의 잠복기는 삼차신경의 구심성 전도와 관련된 시간, 뇌간 교핵의 연접지연, 그리고 안면신경의 핵과 순목근육까지의 원심성 전도간의 전도를 포함한 반사경로상의 전도를 반영한다. 이 반사의 결과로 또한 삼차신경핵을 통하여 제7뇌신경의 내림 전도로 들어가 깜빡거리는 근육으로 전도되게 된다.

$R_1$의 연장이나 소실이 있으면 반사경로 상의 일부분 혹은 모든 구성 요소에서 문제가 있음을 의미한다. $R_2$ 잠복기는 삼차신경의 상행 전도로, 또는 교뇌와 연수의 핵들 사이의 시냅스 지연, 핵들 간의 전도 그리고 안면신경의 내림 전도로의 상태를 의미한다. 편측 삼차신경마비가 있을 경우 동측의 $R_2$ 잠복기는 비정상적으로 나타나지만 손상받지 않는 반대측의 경우는 정상으로 나타날 것이다.

정상 $R_1$ 잠복기는 13 ms를 넘지 않아야 하고 대부분 9~12 ms에 속해야 한다. 좌우비교에서 $R_1$이 1.2 이상 차이가 나는 것은 비정상이다. 동측의 $R_2$ 잠복기는 41 ms보다 길면 안되고, 반대측의 $R_2$는 44 ms를 넘지 않아야 한다. 잠복기의 반응을 알아봄으로써 안면신경이나 삼차신경의 반사경로에 병변이 있는지 감별할 수 있다. 안면신경의 원위 분절 기능은 경상유돌기공에 직접 자극을 주어 평가할 수 있고, M-파 반응의 잠복기는 안륜근에서 측정할 수 있다. 대부분 안면마비(Bell palsy)의 경우 마비 측의 근위에 자극을 주면 반응이 나타난다. 안면신경병증의 경우 순목반사 검사에서 동측의 $R_1$과 $R_2$는 감소나 지연되고, 반대측의 $R_2$는 손상을 받지 않은 것으로 나타난다. 삼차신경의 병변에서는 동측 $R_1$과 $R_2$, 그리고 반대측 $R_2$의 지연이나 소실이 나타난다. 이 검사는 뇌신경의 질환 유무를 판단하기에 효과적이며, Bell palsy, 소뇌-교뇌각의 종양, 뇌간 동맥류, 청각 신경종, 길리안바레 증후군, 다발성 측색경화증과 같은 중추성 탈수초 과정에도 유용하다.

## 중추유발전위 검사(Central Evoked Potential Testing)

유발전위는 다양한 감각자극에 대한 반응으로 대뇌피질, 뇌간, 척수의 전기적으로 흥분성 조직으로부터 관찰된 전압변화이다. 전기생리적 검사를 이용하여 중추신경계의 세 가지의 다른 감각영역들인 체성감각 피질, 시각 피질, 뇌간의 청각영역에서의 경로의 기능을 볼 수 있다. 일반적으로 이 영역들의 경로들의 통합을 검사하기 위해서는 검사될 감각계를 지속적으로 자극할 수 있는 적절한 감각자극이 가해져야 한다. 정상적 환경에서는 적당한 강도의 감각자극이 해당 감각 수용기들을 활성 시킨다. 수용기들에서 시작된 활동전위는 말초신경계와 중추신경계로 퍼져간다. 중추신경계에서 목적지에 도달한 활동전위는 전달된 감각정보의 진행과 연관된 중추신경계 세포들의 전기적 활성을 변화시킨다. 피질과 뇌간 영역의 전기적 활성 변화는 피질이나 뇌간의 적절한 영역들 피부 위에 기록전극을 부착하여 관찰할 수 있다.

## 체성감각 유발전위 검사(Somatosensory Evoked Potential Testing)

전기생리적 과정들을 이용하여 상행 체성감각 경로들의 통합을 측정할 수 있다. 이러한 과정들은 이 경로들을 따라 지점들에서 감각활동전위들의 동조의 진행을 관찰하는 동시에 피부와 말초 혼합신경들의 감각섬유의 전기적 활성이라는 특징을 지니고 있다. 말초감각섬유들의 자극은 Ia 근방추 구심성 수용기들과 II형 피부 접촉-압박 구심성 수용기들과 같은 큰 직경의 감각 구심성 수용기들의 감각 활동전위들을 활성화하기에 충분한 진폭으로 적용한다. 혼합신경들(정중신경, 척골신경 또는 경골신경; 그림 12.22A)에는 운동축삭들과 감각축삭들이 모두 내제되어 있기 때문에, 이 신경들을 검사할 때는 이 신경들의 운동섬유의 신경지배를 받는 근육들이 연축정도의 수축을 보일 정도의 충분한 강도로 자극해야 한다. 이렇게 함으로써 신경다발내의 상당한 양의 감각섬유들이 적절히 자극받게 된다. 자극의 주파수는 정상적으로 1~5 pps 범위이며, 0.1~0.2 ms 주기의 단상맥동 전류가 사용된다. 일반적으로는 표면 전극들을 사용하며 자극하며, 신경총 주변을 침 전극을 이용하여 자극하는 것은 일반적이지 않다. 처음에는 자극을 특정 신경 가까이에 편측으로 가하고, 나중에는 양측으로 가한다. 이와 같은 자극에 의해 유발된 감각 활동 전위는 활동표면 기록전극을 Erb' s 점(상쇄골와의 하부 내각)과 척수(상지는 C5, 하지는 T12), 그리고 피질 위에 둠으로써 관찰할 수 있다. 각기 다른 기록지점 조합들도 유발전위 검사를 위해 이용 된다; 좀 더 세부적인 정보는 이 책의 기록전극 부

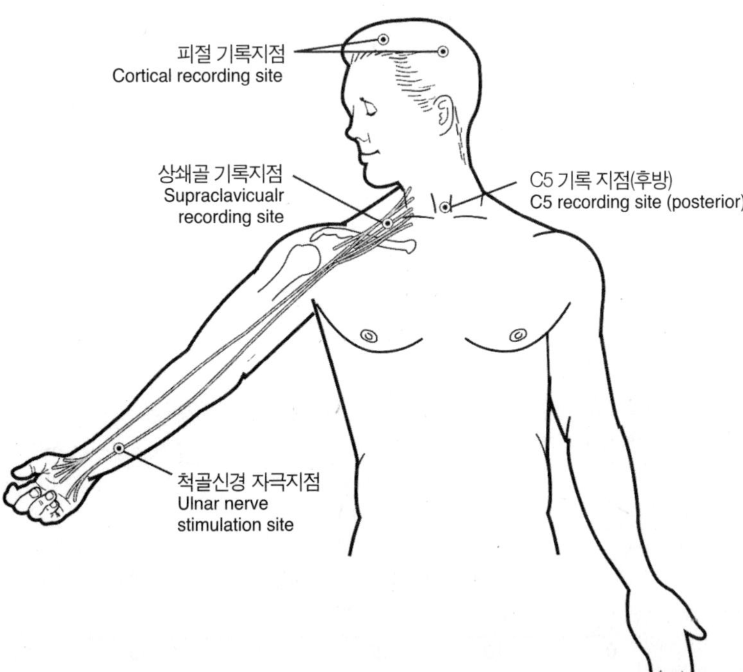


**그림 12.22.** 체성감각유발전위검사에서 척골신경을 위한 자극전극과 기록전극의 위치.

착 지점에 대한 곳에서 상세하게 언급한다(1, 25).

체성감각 유발전위(somatosensory evoked potential, SSEP)라고도 불려지는 감각유발전위는 어떤 사례에서는 너무 작아서 2,000개 이상의 반응들이 유발되고 평균화되어야지만 반응들을 표시 장치에서 명확하게 시각화 할 수 있다. 기록 지점으로부터 SSEP가 명확하게 시각화되면 전위시작 잠복기와 전위 정점의 잠복기들, 그리고 여러 각기 다른 지점에서 기록된 정점간의 시간을 측정한다. 각 기록 전위의 정점간 진폭도 또한 측정가능하다. 피질 전극을 이용하여 측정한 잠복 값은 감각활동전위 전달을 위한 말초 전도와 중추 전도 모두를 반영한다. 중추신경 전도 경로에 대한 통찰을 얻기 위해 피질전극 기록으로부터 측정된 전체 전도 잠복기에서 C5 또는 T12 전극들에서 기록된 말초 전도 잠복기를 빼면 된다. 이 검사는 탈수초화 질환들과 척수, 피질, 뇌간의 기능 부전을 규명 하는데 유용하다.

SSEP의 파형은 대개 복잡하고 양성 정점들과 음성 정점들의 조합이라는 특징을 지니고 있다. 양성 정점과 음성 정점의 잠복기는 거의 ms단위로 측정된다. 각 정점은 극성의 편향(P는 양성, N은 음성)과 측정된 잠복기에 따라서 이름을 짓는다. 예를 들면,

P13이라고 명명된 정점은 13 ms의 잠복기에서 나타난 음성 편향을 지닌 정점을 의미 한다. 그림 12.23은 척골 신경 자극에 의해 유발된 SSEP를 묘사한 것이며, Erb's 점과 C5 극돌기, 그리고 손 감각과 연관된 2개의 두피 지점에서의 SSEP를 반영했다. 다양한 위치들에서 기록된 체성감각전위의 잠복기들을 정상 잠복기와 비교함으로써 감각신경의 문제가 되는 위치를 결정할 수 있다. 예를 들면, 손목과 Erb's 점간의 SSEP가 정상이고, 손목과 C5간의 잠복기가 길다면 척수 신경근의 병변을 의심할 수 있다. 대조적으로 Erb's 점의 잠복기가 길어져 있고(정상 원위 분절 전도), Erb's 점과 C5간(손목부터 C5에서 손목부터 Erb's 점을 빼면)의 잠복기가 정상이라면, 상완신경총 병변이 문제의 원인일 수 있다. 여기서 중요한 점은 체성감

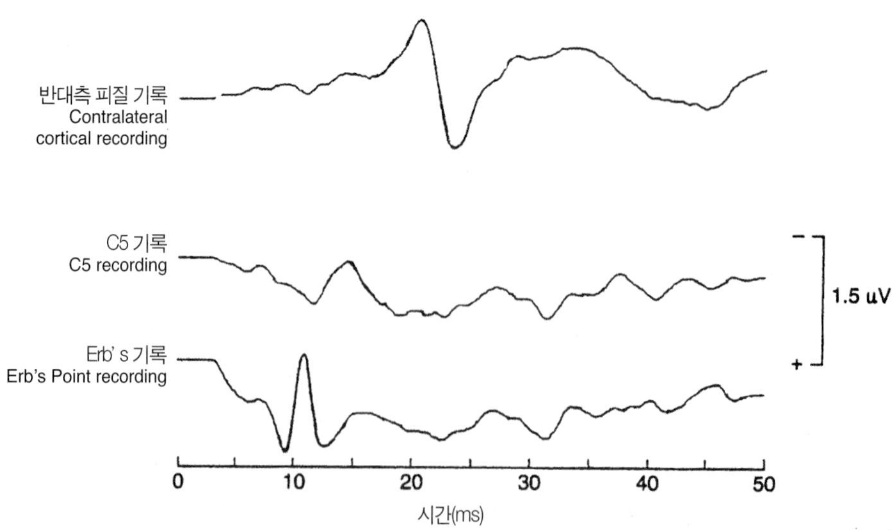


**그림 12.23.** 손목의 척골신경 자극에 의해 유발된 Erb's 점과 C5와 피질위에서의 체성유발전위.

각유발전위 검사가 말초 감각 축삭들의 근위 분절들의 신경전도를 검사하는 수단으로 활용되며, 이는 운동 신경 축삭들의 근위 전도를 검사하기 위한 F-파 검사 과정과 유사하다. 체성감각 유발전위검사의 임상적 적용과 분석에 대한 좀 자세한 서술은 다른 교과서들(25)을 보면 된다.

### *뇌간청각 유발전위(Brainstem Auditory Evoked Potential Testing)*

뇌간청각유발전위(Brainstem auditory evoked potentials, BAEPs)는 소리에 대한 반응으로 야기된 뇌로부터 기록된 전기파형을 기록한 것이다. BAEPs를 만들기 위해서는 염발음을 귀에 들려준다. 표면 두피전극을 자극 하고자 하는 동측의 정수리 위에 적용한다. 각각의 유발전위들은 진폭이 매우 작다; 따라서 유발된 파형을 시각화하기 위해서는 2,000개 이상의 반응을 위한 자극이 필요하다. 대상자들은 검사동안 거의 움직임 없이 있어야 하는데, 그 이유는 목 움직임이나 삼킴과 같은 작은 움직임들도 기록되어 파형을 오염시킬 수 있기 때문이다. BAEPs의 해석에 대한 세부적인 설명은 이 교재에서 다루지 않는다. 이 검사는 고막으로부터 청각피질까지의 청각경로 통합을 평가하기 위한 것이다. BAEPs검사는 탈수초화, 신경종, 종양들, 또는 청각 경로의 다른 장애들이 의심되는 경우에 적용할 수 있다. 일반적으로 뇌간유발전위검사는 임상 청력사들의 주요한 평가 도구로 간주된다.

### *시각 유발전위 검사(Visual Evoked Potential Testing)*

시각 유발전위는 광 자극에 반응하는 후두엽 피질의 전기적 활성 동안 기록된 생전기적 신호들이다. 다른 피질 유발전위들과 비교 했을 때 시각 유발전위는 기술적으로 기록이 쉽다. 표면 전극들을 후두피질 위의 두피에 부착 한다. 한쪽 눈 또는 양쪽 눈을 동시에 자극하기 위해 광 패턴 발생기를 사용한다. 성공적인 피질 반응들을 얻기 위해서는 평균적으로 200~300회 정도의 시각 자극이 필요하다. 이 검사는 시각 경로들의 통합과 전도 특성들을 알아보는데 유용하다. 파형이나 잠복기의 변화들은 시각계의 혼란과 관련된 정보를 제공해 준다. 시각 유발전위 검사는 주로 안과 전문의들이 수행한다.

### *운동 유발전위 검사(Motor Evoked Potential Testing)*

하행 운동경로들(피질척수로 같은)의 통합은 척수와 골격근이 포함된 운동경로들을 따라서 어떤 지점에서 동시다발적인 운동 활동전위의 전파를 관찰 하는 동안 운동피질이나 중추운동경로를 활성 시키는 신경생리학적 과정을 이용하여 측정할 수 있다. 초기에는 경피전기자극을 이용한 운동피질 신경원들 자극이 이용되었지만, 대뇌피질에 있는 신경원들을 활성 시키기 위한 더 나은 방법으로 자기장 자극이 선호 되고 있다. 또한 척수관을 따라 자기코일을 둠으로써 척수 신경근에 대한 자기장 자극도 수행할 수 있다. 자극의 진폭은 최소 운동 반응을 유발 시키는데 필요한 것 보다 20% 정도 더 큰 수준이다. 상용화된 말초 운동신경 전도연구에서 사용된 방법과 유사한 방법으로 표면 전극을 부착하고 운동 유발전위들을 기록한다. 대상자들은 운동신경경로의 근위 지점에 자극이 가해지는 동안 관찰될 근육의 자발적 수축을 요구 받기도 한다. 자극에 대한 반응인 운동 유발전위들의 진폭과 절대 불응기를 기록한다. 중추 운동전도 시간은 피질 자극과 근 반응 간의 잠복기로부터 척추신경근 자극과 근 반응 간의 잠복기를 빼서 계산한다.

비정상적인 운동 유발전위 반응들로는 길어진 잠복기, 줄거나 사라진 반응, 또는 비정상적인 반응형태가 있다. 다발성 경화증과 같은 탈수초화된 하행 운동경로의 질환 또는 근위축성 측삭 경화증과 같은 상위 운동신경원이 파괴된 질환에서 중추 신경전도 잠복기가 길어 진다. 또한 상위 운동신경원의 소실은 피질 자극에 대한 반응에서 진폭 감소나 운동 유발전위의 부재로 반영되기도 한다.

### 반복신경자극검사(Repetitive Nerve Stimulation Testing)

반복신경자극검사 또는 Jolly검사는 신경근 접합부의 기능을 평가하기 위해 지난 90년 이상 동안 사용되었다. 이 검사는 말초 신경에 최대하 자극을 가하고, 신경 지배를 받는 근육으로부터 유발된 CMAPs을 기록하는 것이다. 자극 주파수는 2-3 pps 범위를 사용한다. 자극을 가하는 동안 유발된 CMAPs의 정점간 진폭 또는 음성 진폭의 정점을 관찰한다. 정상 신경근 접합부를 가진 대상자들에 있어서 반복자극(2-3 pps)은 신경근 접합부의 아세틸콜린을 약간 고갈시키고, 결과적으로 근섬유의 동원도 약간 하락하고 기록된 CMAPs의 진폭도 약간 하락(5~7%)한다. 신경근 접합부 전달이 손상된 질환들에서 CMAPs 진폭의 하락은 더욱 주목할 만하다(첫번째에서 CMAPs와 네 번째 CMAPs간의 진폭에서 10% 이상의 하락). 그림 12.24는 반복자극 동안 CMAPs 진폭 상에서 정상과 비정상 신경근 접합부의 반응들을 보여 준다. 이 검사는 반응의 일관성을 위해 일반적으로 몇 번의 반복과 여러 근육들에 적용함으로써 민감도를 증진시킨다. 반복신경자극동안 CMAPs 진폭의 유의한 감소들은 대개 신경근접합부의 아세틸콜린 수용기들의 수가 감소된 자가면역장애인 중증근무력증이나 람레르트-이튼의 근무력 증후군, 연접전 운동축삭 종말내로 칼슘이온이 들어가는 것이 손상되어 신경전달물질의 유리가 방해받는 다른 자가면역 장애들과 관련되어 나타난다.

다른 고도의 전기 생리학적 검사들과 마찬가지로 반복신경자극검사도 정확하게 수행하는 것이 어렵다. 예를 들어 전극이나 지절의 안정성이 부적절하면 잘못된 부정적 결과가 나온다. 반복신경자극검사에 대한 좀 더 세부적인 것은 Oh의 저서(26)를 보면 된다.

## 임상 근전도 검사
## CLINICAL ELECTROMYOGRAPHIC EXAMINATION

신경 경로의 전도를 검사하기 위한 모든 과정들은 전기적 또는 자기적 자극에 의한 흥분성 조직의 활성을 이용한다. 이 기법들은 정상적인 신경 생리적 활성의 정형적인 형태가 아닌 방

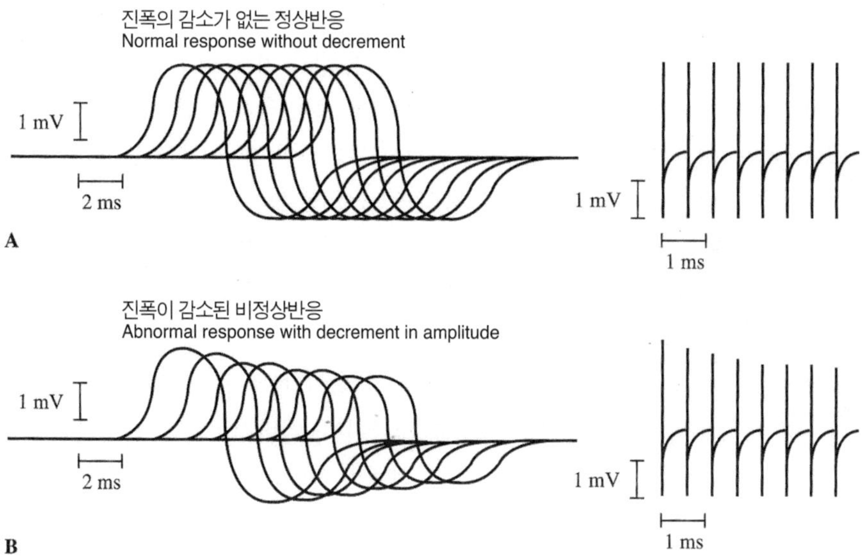


**그림 12.24.** 반복신경자극검사동안 발생된 복합근육활동전위; **A:** 정상 반응. **B:** 진폭이 감쇄되는 비정상 반응

법으로 신경과 근육의 전기적 활성을 만든다. 대조적으로 근전도에서는 휴식시와 근육의 정상 생리적인 자의적 활성 동안의 골격근 근섬유의 전기적 활성을 검사하는 것이다. 근전도는 임상적으로 아래 질문에 대한 답을 얻기 위해 이용된다.

1. 근육이 정상적으로 신경지배를 받는가, 부분적으로 신경지배를 받는가, 또는 탈신경지배되어 있는가?
2. 재신경지배의 증거가 있는가?
3. EMG 소견상 신경병증 또는 근병증 질환이 보이는가?
4. 검사된 근육들의 비정상적인 EMG 패턴이 신경근이나 신경총, 전삭 세포, 또는 말초신경의 병변과 일관성이 있는가?
5. 신경병증에서 신경 병변의 세부 위치가 어떻게 되는가?
6. 문제점이 신체 지절들(전방일차가지 신경지배)의 근육에 있는가, 부척주 근육군(후방일차가지 신경지배)에 있는가, 또는 두경부 근육(안면신경의 신경지배)에 있는가?

신경전도속도검사와 같이 침근전도 연구들도 일반적인 임상 신경학적 검사의 연장선 상에 있다. 침근전도의 장점들은 약한 수준의 탈신경지배에 대한 민감도가 매우 높고, 탈신경지배 분포영역에서 선택성이 좋고, 환자의 문제점에 대한 가능한 병리적 기전에 대한 좀 더 나은 통찰력을 준다는 것이다(27).

근전도 기록기법에서는 기록 장치에 3개의 전극을 연결시킨다. 이 전극들은 활성(음으로 알려진), 기준(양으로 알려진), 접지로 명명된 기록 장치의 3가지 입력선과 연결되어 있다.

EMG 침 전극의 가장 일반적인 3가지 형태들은 침 속에 내장된 도체의 수에 따라 정의된다. 일반적으로 전극의 수가 많을수록 침의 직경도 커진다. 쌍극 침 전극에는 활성과 기준, 그리고 접지 전극이 연결된 전극이 포함되어 있다. 동심형 일심 침전극은 활성 전극과 기준 전극을 위한 와이어를 내장하고 있고, 접지 연결하기 위해서 부가적인 표면 전극을 필요로 한다. 가장 일반적으로 사용 되고 있는 단극 전극들은 활성 구심성 정보와 연결하기 위한 하나의 도체를 가지며, 그리고 외부 접지를 위한 두 번째 표면 전극뿐만 아니라 기준이 되는 연결을 위한 다른 표면 전극이나 침 전극도 필요로 한다. 기준 전극은 활성 단극 침 전극의 2 cm 범위 내에 부착 한다. 최근까지는 재활용 가능한 살균 동심형 일심 전극들이 광범위하게 사용되었는데, 이는 신호가 깨끗하고 상대적으로 큰 치수(작은 직경)이기 때문이다. 최근에는 감염성 질환들 전염과 작은 크기 때문에 일회용 단극과 동심형 전극이 더 일반적이다.

EMG 검사는 근육 연구 영역에서 4개 분절로 나뉘어 진다; (i) 삽입 활성, (ii) 휴식 또는 자발적 활동에서의 활성, (iii) 최소 수의적 활동의 활성과 동원 패턴, (iv) 자발적인 최대 활동동안의 활성.

## 안정시 골격근의 정상적 전기 활성과 비정상적 전기 활성 (Normal and Abnormal Electrical Activity in Skeletal Muscle at Rest)

### *삽입 후 활동(Insertional Activity)*

EMG 침전극이 근육 속으로 삽입됨에 따라 순수한 전기적 방전이 시각화되고, 청각 증폭기를 통해서도 들린다. 이 방전의 특징은 오디오신호증폭기로부터의 "또렷또렷한 정적 소리"와 연관된 음성과 양성의 스파이크들이 고빈도로 터져 나오는 것이다(28). 이는 정상적인 삽입 후 활동이다(그림 12.25). 삽입 후 활동은 근육을 톡톡 치거나 또는 침전극을 근육 내에서 움직이거나 다시 놓을 때 재현될 수 있다. 이러한 전기적 활성은 근섬유막들의 역학적 자극과 관련이 있다고 여겨지며, 이것이 근막 미세손상을 줄 수도 있고 주지 않을 수도 있다. 건강한 근육의 삽입 후 활동은 전극의 움직임은 정상적으로 50~200 ms 동안 유지되며, 전극의 움직임이 있으면 약간 더 길게 간다(28).

정상 삽입 후 활동의 감소(예상된 전압변동보다 적은)는 주로 근섬유들의 소실과 연관이 있으며, 이는 섬유화 또는 심하게 위축되거나 만성적으로 탈신경지배된 근육들에서 종종 볼 수 있다. 삽입 후 활동의 감소가 관찰될 때, 임상가는 침전극의 진입에 대한 역학적 저항 증가를 볼 수 있다. 삽입 후 활동의 감소는 저칼륨혈증성 주기성 사지마비(hypokalemic periodic paralysis)와 같은 대사장애들에서도 보여 진다. 삽입 후 활동의 증가는 병리가 있는 곳에서 볼 수 있는 또 다른 변화이며, 일반적으로 침 전극 움직임이 멈춘 후에도 500ms이상 지속되는 전기적 활성과 관련있다. 삽입 후 활동의 연장은 신경병성 장애들이나 근육병성 장애들과 연관된 근육막의 과흥분성을 의미한다. 삽입 후 활동의 연장은 주로 급성 다발성근엽과 같은 염증성 근육장애들에서와 근위축증과 같은 질병에서 급성 탈신경지배화 이후에 주로 보여 진다.

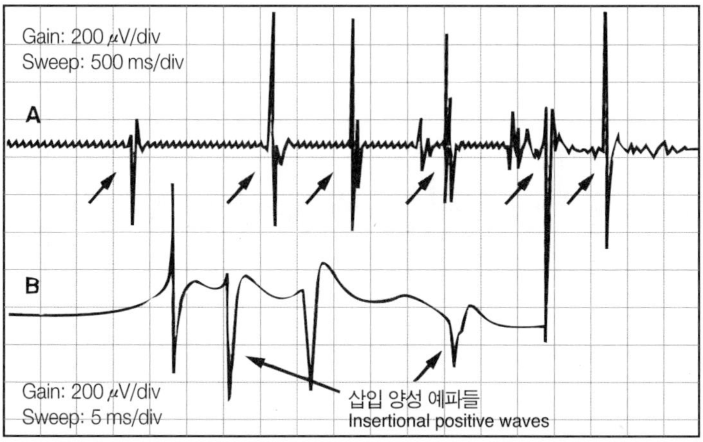


**그림 12.25.** **A:** 근전도검사동안 침전극의 진입동안 삽입 후 활성(화살표들로 표시). **B:** 삽입 양성 예파들.

근육의 탈신경지배화 이후 3일에서 3주 내에 삽입 후 활동 이후에 양성 스파이크같은 파형의 시리즈들이 나타나며, 이것은 근육내에서 침의 움직임이 멈춘 이후에도 수 분동안 지속된다. 이러한 삽입 양극파(그림 12.25)는 초당 3~30개의 스파이크들로 방전된다(29). 이러한 길어진 방전은 급성 다발성근염의 사례나 오랜 기간동안 탈신경지배되었던 근육에서 보여진다.

## 안정시 근육의 정상적인 자발적 활성과 비정상적인 자발적 활성 (Normal and Abnormal Spontaneous Activity in Muscle at Rest)

일반적으로 건강한 근육은 안정시 침 전극이 움직이지 않는다면 전기적으로 조용하다. 만약 기록 전극들이 운동 종판(신경근 접합부)에 위치하고 있다면 아마도 매우 작은 전기적 전위가 관찰 될 수도 있다. 초기 음성 편향의 아주 낮은 진폭(보통은 10~40 μV) 전위를 미세종판전위(miniature end-plate potentials, MEPPs)라고 부르며, 신경근 접합부 주변에서 근육막의 일시적인 국소적 탈분극으로 생각된다(9). MEPPs는 정상적인 전기생리적 소견이다. 오디오 증폭기로 이와 같은 신호들을 통과시켜 보면 만들어진 소리가 마치 바다조개를 귀에 대었을 때와 들리는 소리와 같다(28). 가끔씩은 MEPPs 기록시 대상자가 전극에서 둔통과 따끔거림을 호소하기도 하는데, 만약 전극을 약간 뒤로 빼거나 근육내에서 다시 재위치 시키면 일반적으로 이 통증은 사라진다. 전극을 운동종판 가까이에 되게 되면 종판전위(end-plate potentials, EPP)와 종판스파이크(end-plate spikes, EPS)와 같은 다른 정상적 전기적 전위들도 흔히 볼 수 있다(그림 12.26). 이 두 전위들이 가지는 진폭은 일반적으로 2~4 ms의 100~300 μV의 범위에 있고, 일반적으로 초당 5~50으로 방전된다. EPSs와 EPPs는 침 전극이 단일 근섬유를 활성 시킬 때 발생하는 것으로 생각된다. MEPPs와 같이 EPPs와 EPSs도 전극을 신경근접합부로부터 멀어지게 움직이면 사라진다. 근전도 검사 동안 정상적 소견인 EPPs와 병리를 의미하는 세동전위를 혼동하지 않도록 주의해야 한다. 이 두 전위들은 이상(biphasic)이며

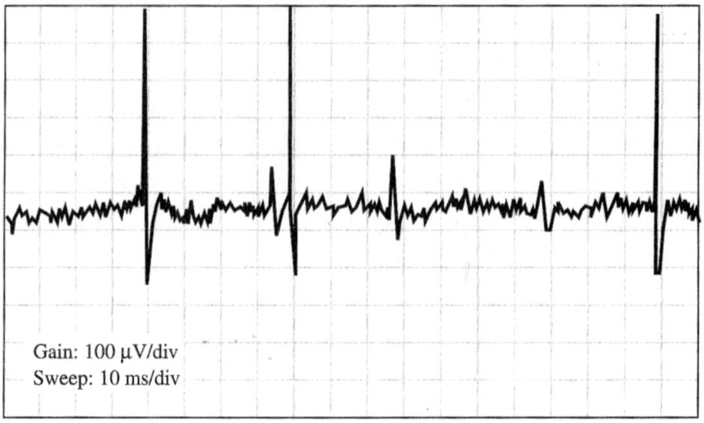


**그림 12.26.** 종판 스파이크.

비슷한 진폭들을 가진다. 하지만 특징적으로 EPPs는 초기 음성 편향이고, 세동전위는 초기 양성 편향이다.

MEPPs와 EPPs는 진단적 타당성을 가지며, 검사 동안 이 두 전위들을 결코 혼동해서는 안 된다. 종판활동은 일부 축삭들이 신경근접합부에서 정상이라는 것을 의미하며, 적어도 검사될 근육의 일부분은 신경지배되어 있음을 의미한다. 이 소견은 히스테리성 마비의 경우나 의지적으로 근육을 활성시킬 수 없거나 또는 할 의지가 없는 비협조적인 환자들 경우에서 유용하며, 이는 근수축이 안 되는 것이 근육 탈신경화의 결과가 아님을 말하는 것이다.

안정시 근육의 MEPPs와 EPPs와는 다른 전기적 활동이 있으면 신경병증 또는 근병증을 의미한다(29). 신경병증 또는 근병증이 의심되는 환자에 있어서 안정시 보여진 전기적 전위의 한 형태가 세동전위(fibrillation potentials)이다(그림 12.27A). 세동전위는 보통 20~300 $\mu$V의 진폭과 1~5 ms의 범위를 가진다. 진폭은 대개 장애들의 급성기에는 크며, 1000 $\mu$V까지 올라가는 것으로 기록된다(30). 초기 양성 편향의 이상(또는 삼상) 전위들은 일반적으로 초당 1-30의 비율에서 규칙적으로 방전 되지만 불규칙하게 방전되기도 한다. 세동전위는 하나 또는 작은 수의 근섬유들의 수의적인 방전을 반영하며, 여러 가지 이유에 의해서 근육 내에서 상승 할 수도 있다. 세동의 발현은 불안정한 근섬유막들의 존재를 드러낸 것으로 생각 된다. 세동전위는 탈신경 지배 이후 근육막 위로 일반적으로 퍼져있는 아세틸콜린 수용기들로부터 인한 것이며, 탈신경된 근섬유들은 아세틸콜린에 과민해진다. 근육 주변의 아세틸콜린은 그 수용기들과 결합하게 되고 단일 근섬유막의 탈분극을 만들어 자발적인 수축이 없더라도, 짧은 기간의 낮은 진폭 전위를 만든다. 다르게는 세동이 근섬유막의 소듐 전도성 변경 또는 세포내의 포타슘 집중의 감소로 인한 근섬유들의 자발적인 탈분극을 보여주는 것이기도 하다(31).

흔히 세동 활동을 골격근 섬유들의 운동신경 붕괴로 해석한다. 게다가 탈신경화 이후 14~21일 내에 세동전위들이 탈신경된 근육내에서 발견되고, 이 전위들은 상대적으로 높은 진폭(〉500 $\mu$V)을 가진다. 매우 낮은 진폭의 세동전위들(50~100 $\mu$V)은 흔히 장기간의 탈신

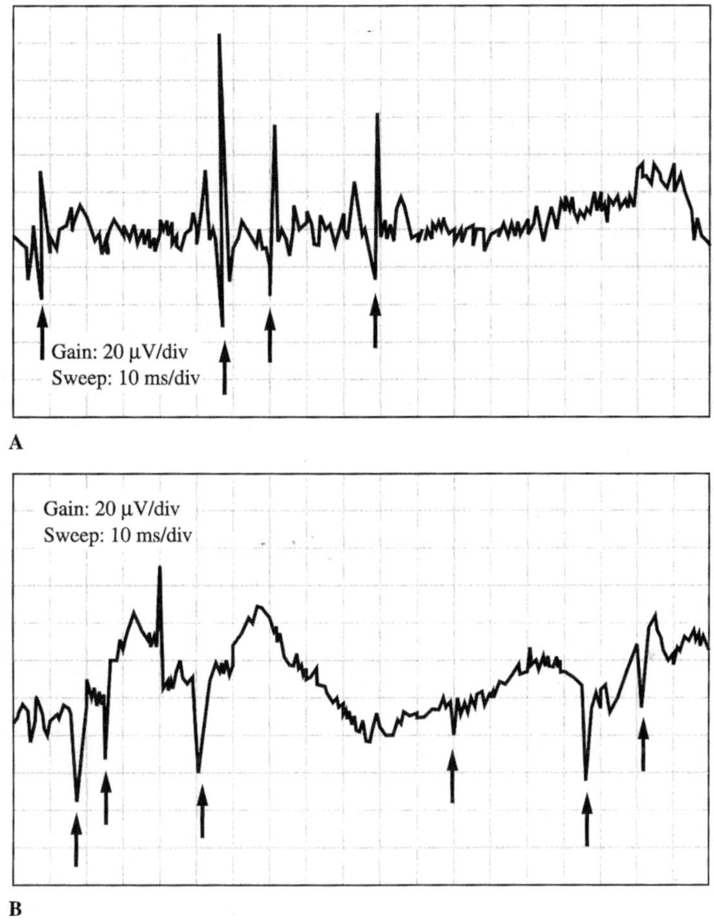


**그림 12.27.** **A:** 세동전위들. **B:** 양성 예파.

경 화와 관련 있다. 세동전위들은 부분적으로 탈신경화된 근육의 일부 영역에서는 나타나지 않을 수도 있고, 재신경지배가 이루어지면 사라질 수도 있다. 또한 세동전위가 근병증(근이영양증, 다발성근염, 고칼륨혈증 주기성마비) 또는 신경근접합부의 전달 기능부전을 지닌 환자에게서도 보여지기도 한다. 세동전위의 주파수는 허혈 상태의 근육이나 차가운 신체 지절의 근육에서 감소된다. 침 검사 동안 근육에서 관찰되는 세동전위의 주파수와 위치를 +1에서 +4의 척도로 나타낸다. 두 개나 그 이상의 지점에서 발견된 일시적인 세동전위는 +1로 등급화 한다. 3개나 그 이상의 지점들에서 지속적인 떨림이 있으면 +2이다. 모든 지점들에서 떨림이 관찰 된다면 +3이고, 그 떨림이 화면 전체를 꽉 채울 정도면 +4이다. 떨림 지수가 병리의 어떤 형태와 연관 있다고 보진 않으며 또한 장애의 상대적인 심각성과 꼭 연관 된다고 보지도 않는다. EMG소견 보고서를 읽는 이들을 위헤 문헌상 세동의 딘계적인 여러 가지 나른 변화들을 기록하는 것은 중요하고, 연구자들 간 +1에서 4까지의 점수의 의미는 다를 수 있다.

양성 예파(positive sharp waves)는 신경병증이나 근병증과 연관되어 자발적으로 발생한 또 다른 근전도 소견이다(29). 이 전위들은 톱니 모양의 특징을 지니고 있으며, 초기 양성 편향 후에 낮은 진폭과 긴 음성기를 지니고 있다(그림 12.27B). 양성 예파의 진폭은 대개 100 μV에서 1 mV의 범위 내에서 증감이 이루어지고, 방전비는 초당 5~10이며, 높을 때는 초당 100으로 방전되기도 한다. 방전비는 일반적으로는 규칙적이지만 불규칙하게도 나타난다.

양성 예파의 존재에 대한 임상적 유의성은 세동전위와 비슷하며, 종종은 이 두 자발적 전위들이 침 EMG 검사동안 동시에 기록되기도 한다. 양성 예파의 단계는 세동전위에서 사용한 것과 같이 +1에서 +4의 척도를 이용한다.

전기생리적 검사동안 안정시 검사한 근육에서 속상수축이라 불리는 자발적이고 반복적인 연축같은 수축이 관찰될 것이다. 이 같은 수축은 단일 운동단위의 섬유들이나 근속내의 섬유군들의 방전을 반영한다. 이러한 자발적 연축들이 증가할 때, 속상수축 전위(fasciculation potentials)라고 불리는 전기적 전위가 발생한다(29). 속상수축 전위를 특징화하는 것은 파라메터의 다양함 때문에 어렵다. 여하튼 일반적으로 속상수축 전위는 정상적인 운동단위 전위들의 특징들을 가진다. 속상수축 전위의 방전비를 세동전위나 양성 예파와 비교하면 낮다. 속상수축 전위는 주로 1초에 한번에서 매 4~5초당 한번 정도로 나온다.

속상수축 전위들은 일반적으로 중추나 말초의 알파운동신경원이 손상 받는 신경병성 질환들 또는 장애들과 관련되어 있다. 이것은 소아마비, 척수공동증, 그리고 근위축성 측삭 경화증과 같은 질환에서 나타난다. 이는 또한 선택적인 근병증 뿐만 아니라 신경근병증과 포획 신경병증과 같은 장애들에서도 만날 수 있다. 탈신경화된 근육에서 세동전위들이 근육의 탈신경화 초기에 나타날 수 있지만, 3-4일 후부터 이러한 전위들이 더 이상 기록되지 않는다. 건강한 개인(특히 노인)의 근육에서 소수의 속상수축 전위가 출현하더라도 다른 비정상적인 근전도 소견이 동반되지 않는다면 비정상적인 것으로 간주하지 않는다(32).

근긴장성 방전은 침의 움직임이 없음에도 불구하고, 근 두들김이나 침전극의 삽입에 의해 시작되는 율동적인 전기적 방전이다(29). 근섬유들의 자발적이고 반복된 활동이 있으면 이 방전은 증가한다. 근긴장성 방전의 진폭은 100 μV에서 1 mV의 범위이며, 자발적으로 올라가거나 떨어진다. 방전 주파수는 초기에는 50 pps까지 올라갔다가 20~30 pps로 떨어진다. 특징적으로 근긴장성 방전의 진폭과 방전 주파수는 자발적으로 증가하고 감소(찼다 이울었다 한다)한다(그림 12.28A). 주파수가 급격하게 떨어지는 경우 오디오 증폭기에서 들리는 소리는 마치 세계이차대전에서의 급강하폭격과 같으며, 때문에 이 방전을 "급강하폭격 전위"라고 묘사하기도 한다. 방전 진폭과 주파수가 찼다가 이울었다 할 때 근긴장성 방전에 의해 만들어지는 소리는 오토바이가 부릉부릉하는 소리와 유사하다. 각 방전들의 파형은 세동전위들이나 양성 예파들의 파형과 유사하다. 임상적으로 근긴장성 방전이 유의하게 간주되기 위해서는 이 방전이 0.5초 이상 지속되어야 하며 검사된 근육내의 여러 다른 지점들에서도 관찰되어야 한다(33).

근긴장성 방전은 근섬유들의 안정 시 막전위나 근육의 활동전위와 연계된 이온의 투과성이 변화된 막 기능부전이 있는 근섬유들로부터 일어나는 것으로 생각되고 있다. 근긴장성 방전의 존재는 만성 다발신경병증과 다른 장애들을 지닌 환자들의 근육에서도 나타나기도 하지만, 일반적으로는 근긴장성 질환들(선천성 근긴장증, 근긴장성 이영양증, 이상근긴장증 등) 또는 고칼류혈증 주기성마비와 연계되어 있다(34).

다발성근염 또는 전각세포질환과 같은 질환들에 대한 침 EMG 검사에서 고정된 진폭과 상대적으로 높고 안정적인 방전비(5~100 pps)를 가진 다상성 파형이 드러난다(그림 10.28B). 만성질환에서 볼 수 있는 이 같은 소견은 일반적으로 복합연속방전(complex repetitive discharges, CDRs) 또는 기괴한 고주파 방전(bizarre, high-frequency discharges)과 관련있다. 근긴장성 방전과 같이 CDRs도 주로 EMG 침전극의 움직임에 의해 시작된다. 보통은 방전 주파수의 주목할 만한 변화없이 방전이 불쑥 시작하고 멈춘다. 이 같은 신호들이 라디오 증폭기를 통과하면 "기관총 소사"와 같은 소리가 들린다.

CRDs는 동일한 순서의 비동시적인 여러 근섬유들의 자발적 방전들을 보여주는 것으로 생각된다. 비동시적인 방전은 다상성 양상을 만들고, 반면에 방전의 순서가 고정되면 전위들 간의 모양이 연속성을 가지게 된다. CRDs는 만성 또는 다년간에 걸친 병리에서 가장 일반적으로 발견된다. CDRs를 만드는 병리적 기원이 근병증이거나 신경병증일 수 있다. CDRs와 연관된 신경병증들로는 만성 말초신경병증, 만성 신경포획(신경근병증, 수근관증후군), 그리고 유전성 신경병증(샤르코-마리-투쓰병 등)이 있다. 근이영양증과 다발성근염과 같은 근육질환들 뿐만 아니라 근위축성 측삭 경화증과 척수성 근위축증과 같은 운동신경원이 손상된 질환들에서도 CRDs가 나타난다.

근육잔떨림은 근육의 긴 조각 분절의 벌레같은 또는 물결치는 듯한 자발적 수축 특징을 지닌 근육장애이다. 이 같은 근수축은 근육잔떨림 방전(myokymic discharges)이라 불리는 전기적 침묵 후의 근육의 자발적인 전기적 활동과 연관있다(그림 10.28C)(29). 전기적 활동의 이러한 폭발들은 여러 운동단위들이 거의 박자에 맞추어 동일한 순간에 폭발당 30~40회 충격으로 방전될 때 일어난다. 수의적 활동에서도 방전 패턴이 바뀌지 않으며, 심지어 수면동안에도 이것은 지속된다. 근긴장성 방전과는 달리 근육잔떨림 방전은 신경지배하는 운동신경섬유들의 화학적 차단에 의해 감소되거나 멈출 수 있다.

근육잔떨림 방전은 다발성 경화증이나 뇌간 종양과 같은 장애를 지닌 환자들의 안면근육들에서 주로 보여진다. 이는 또한 방사선에 의한 신경총병증이나 척수병증 후에 사지 근육들에서 나타나기도 한다. 드물지만 근육잔떨림 방전이 만성 신경근병증과 포획 신경병증, 그리고 다발신경병증의 결과로 나타나기도 한다. 전기적 근육잔떨림은 방사선치료 후 신경총병증이 6개월 또는 그 이상되었을 때 흔히 발견된다(35).

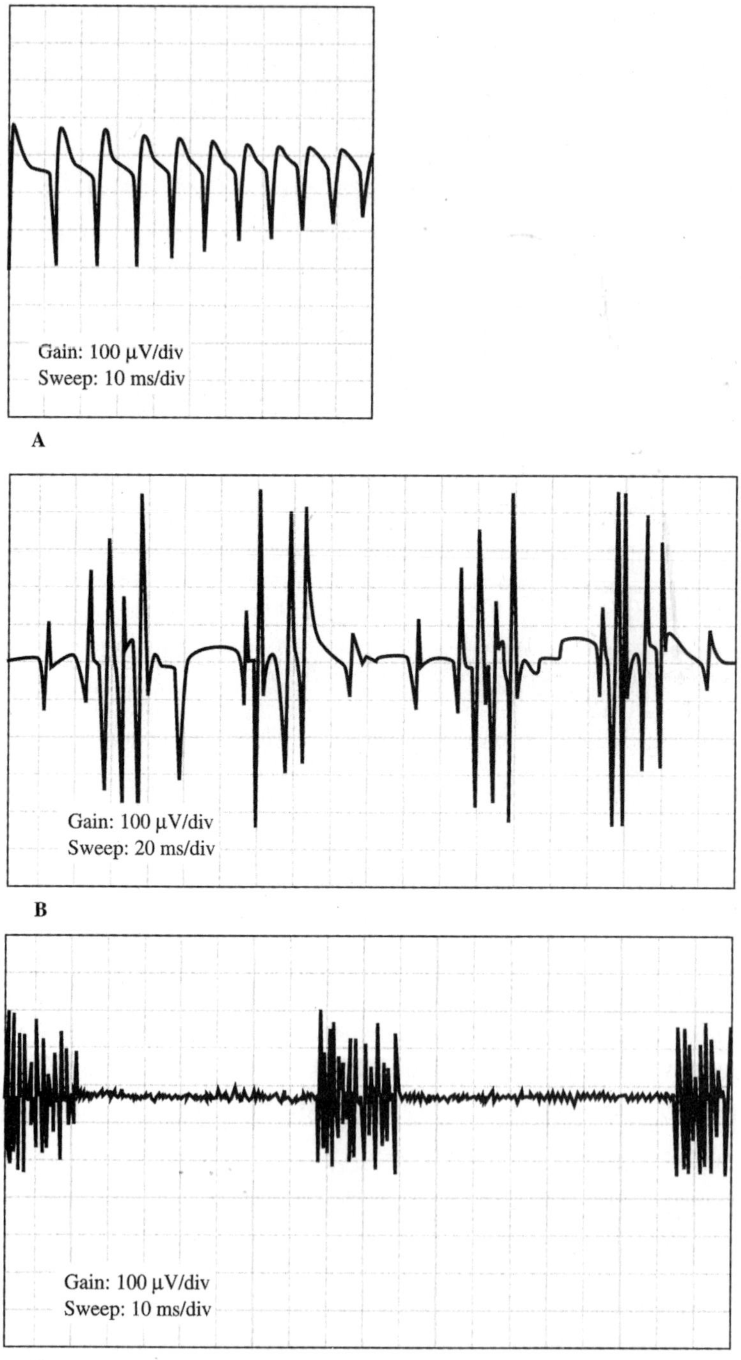


**그림 12.28.** A: 근긴장성 방전, B: 복합반복 방전, 그리고 C: 근육잔떨림 방전.

## 자발적 수축동안 골격근의 정상적인 전기적 활동과 비정상적인 활동(Normal and Abnormal Electrical Activity on Skeletal Muscle During Volitional Contraction)

단극 침 전극이 근육내에 놓이고 사람이 자발적인 근수축을 할 때 표시장비에는 골격근으로부터의 일련의 전기 파형들이 기록된다. 정상적으로 신경지배된 근육에 있어서 수축동안 각 운동단위들의 근섬유들 활동에 대한 전기적 표현을 운동단위전위(motor unit potential, MUPs)라고 부른다. MUPs는 일반적으로 활성기록전극의 끝에 근접하게 놓인 운동단위의 근섬유 5~12개의 전기적 활성을 반영한다고 생각된다. 운동단위의 특징들(그림 12.29A)은 근육 기능에 대한 통찰을 얻기 위한 전기생리적 검사에서 측정된다. 이러한 운동단위들의 특징들로는 상들(phases)과 MUPs turns(형상)의 수, MUPs의 진폭과 기간, 운동단위의 발화율 또는 방전 주기들이 있다.

중심선 또는 단극 침전극으로 기록할 때 건강한 근육으로부터 기록된 MUPs는 삼상형을 이루고 있으며, 초기에는 기준선으로부터 상대적으로 작은 양성 편향을 이루고 곧이어 큰 진폭의 음성 편향이 따른다. 정상근육에 있어서 일부 MUPs는 두 개의 상(이상)또는 네 개의 상을 가진다. 다섯 개 또는 그이상의 상을 지닌 운동단위들은 다상으로 불리며, 이는 신경 또는 근육의 병리와 연관이 있을 수 있다. 침 EMG 검사 동안 소수(〈15%)의 다상 MUPs가 발견되었다고 해서 꼭 병적인 것을 의미하지는 않는다. 근육에서 분석된 자료에서 다상 MUPs의 존재

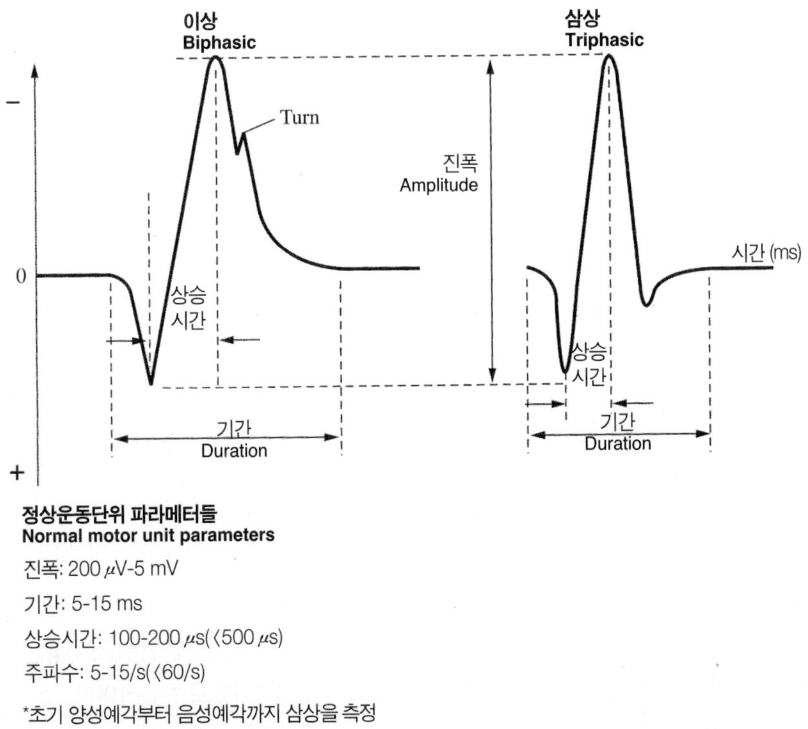


**그림 12.29.** 전기생리적 검사동안 측정된 운동단위 전위의 특징들.

가 15%를 초과하면 비정상으로 간주한다.

일부 MUPs의 단상에서는 전압의 변화가 일어나는데, 이것은 기준선을 가로지를 만큼 충분히 크지 않고, 톱니모양의 파형을 만들어 낸다. 단상내의 이 같은 전압 변화들을 turns이라 부른다. 젊고 건강한 성인의 근육의 전형적인 MUP는 어떠한 turns도 가지지 않는다. 따라서 많은 MUPs에서 turns가 있으면 비정상적인 소견으로 간주된다. 어떤 다른 비정상적 소견들이 없는 노인에게서는 MUP turns가 보이더라도 임상적으로 유의하다고 간주하지는 않는다.

운동단위전위 진폭(amplitude)은 큰 양성편향으로부터 큰 음성편향까지로 측정된다. 운동단위전위의 주요한 스파이크의 정점간 진폭들은 300 $\mu$V부터 5000 $\mu$V의 범위 내에 있으며, 근위와 원위근육들 간에는 다양하게 나타난다. MUP 기간(duration)은 기준선으로부터 초기 양성편향이 시작하는 지점에서 전위가 모든 상들을 만들고 기준선으로 복귀하는 점까지를 측정한 것이다. MUPs의 기간들은 정상적으로는 2~15 ms로 다양하다. MUP의 상승시간(rise time)은 첫 번째 양성정점으로부터 첫 번째 음성정점의 꼭대기 간으로 측정된다. 정상적인 상승시간은 500 ms를 넘지 않아야 하며, 대부분은 100~200 ms 범위 내로 떨어진다. 보통 운동단위는 초당 5~7 정도의 주파수로 방전을 시작한다. 가벼운 자발적 수축이 중증도 수준의 수축까지 증가하면, 방전비는 정상적으로는 초당 10~12로 증가하고 경우에 따라서는 20~30까지 올라갈 수 있다.

다른 형태의 운동단위들 간에는 MUP 특징들도 다양하게 나타난다. 진폭과 기간, 형성의 변수들은 근섬유의 크기와 각 운동단위의 섬유들의 수, 그리고 근육 내의 운동단위 섬유들의 공간적 분산 차이에 의한 것이다. 예를 들어, MUP 기간은 근육 내의 운동단위의 운동섬유들의 공간적 분산을 표현한다고 생각되어지며, 작은 운동단위보다는 큰 운동단위가 더 긴 기간을 가진다. 침 전극이 근육을 통과함에 따라서도 운동단위 특징들도 변화된다. 각 근육은 운동단위들의 형태가 다르게 혼합되어 있고, 따라서 각 근육들은 고유의 특징을 가진다.

자발적인 근수축동안 중추신경계에 의해서 활성된 1차 운동단위들은 낮은 역치를 가지고 있다(그림 12.30A). 이들은 일반적으로 type S 운동단위로 생각되어지며, 느린 수축을 하는 매우 피로저항이 높은 근섬유들(type I 또는 type SO)과 이들을 신경지배하는 상대적으로 작은 알파신경운동원으로 구성되어 있다. 이 운동단위들은 300~10000 $\mu$V의 다양한 진폭을 가진다. 높은 수준의 자발적 수축이 필요할 때, type S 운동단위들은 그들의 방전 주파수를 증가시키고(rate coding), 중추운동경로들도 동시에 더 많은 운동단위들을 활성 시킨다(동원). 일반적으로 중간 수준의 수축력이 필요하면, 어느 정도 큰(〉1,000~1,5000 $\mu$V) 빠른 연축과 피로저항이 있는 운동단위들이 다음에 활성 되며, 이들은 type IIA 근섬유들과 약간 큰 알파운동신경원으로 구성되어 있다. 매우 강한 자발적인 수축이 필요할 때면 type S와 FR 단위들이 높은 비율로 방전되며, 마침내 세 번째 운동단위가 동원되며, 이 운동단위는 type IIb 섬유들과 큰 알파운동신경원으로 구성되어 있다. Type II 운동단위들은 보통은 1000~50000 $\mu$V 범위의 진폭들을 가진다.

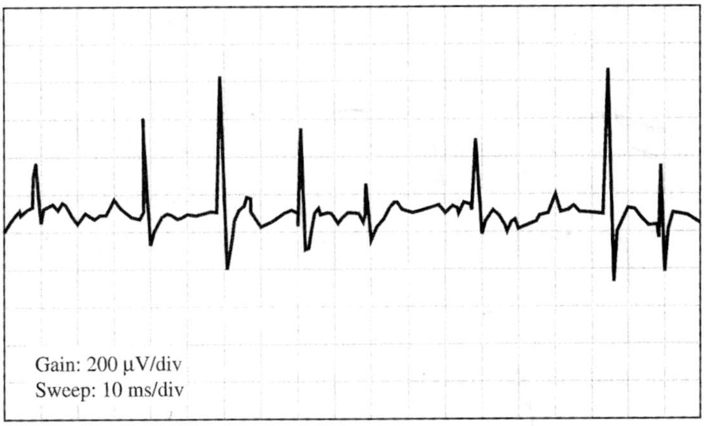


A

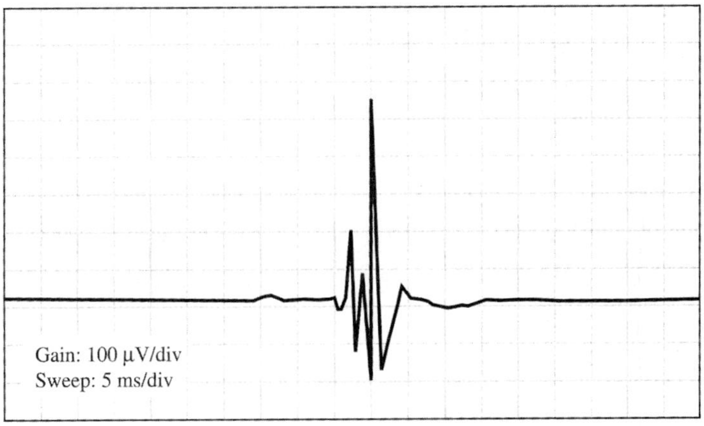


B

**그림 12.30.** **A:** 가벼운 자의적, 등척성 수축동안 기록된 운동단위 전위들. **B:** 다상 운동단위 전위.

침 검사 동안 운동단위의 진폭들, 기간, 형성, 그리고 방전주파수들의 분산 변화들은 근병증성 또는 신경병증성 장애들과 관련이 있을 수 있다. 짧은 기간의 작은 진폭 MUPs는 근육질환 또는 염증이 있을 때 종종 보여 진다. 정상보다 기간은 길면서 진폭은 정상보다 작은 MUPs도 또한 말초신경병변 또는 신경근접합부의 손상 후 근육의 재신경지배 초기에서 일관적으로 나타난다. 둘 중 어느 경우든 정상보다 작은 MUPs는 운동단위들의 활성된 근섬유들 수의 감소를 반영한다고 믿어진다. 일반적으로 MUP 진폭의 이 같은 감소는 전위들의 평균기간의 감소와 동반된다.

정상보다 큰 진폭의 운동단위들 또한 신경이나 근육의 장애가 있을 때 관찰된다. 진폭이 매우 크고 종종은 기간이 길어진 MUPs들은 단계적으로 재신경지배가 되는 만성 부분 탈신경화와 다발성근종과 근이양증의 말기와도 연관 있다. 진폭 증가는 축삭들이 재생되거나 측부가지 뻗기를 함으로써 나타나는 것이다. 어느 경우든 축삭들은 근섬유들의 숫자가 정상보다 많은 쪽으로 부착되거나, 정상 운동단위의 근섬유들보다 더 가까이에 있는 다른 근섬유군에 부착하게 된다(29).

다상 운동단위 전위들(polyphasic motor unit potentials)은(그림 12.30B) 신경원적 또는 근원적 원인에 의한 장애들에서 발견된다. 다상 전위들은 운동단위의 악화 또는 재생에 의한 것이라고 믿어진다. 다상의 출현은 운동단위의 근섬유들을 신경지배하는 축삭 종말가지의 원위전도 비동조(30), 또는 운동단위 내에 근섬유 막들의 전도시간에서 나타나는 차이에 의한 것으로 믿어진다. 이 같은 비동조화는 정상 운동단위의 근섬유들의 동시적 활성을 파괴함으로써 특징적인 삼상 또는 이상 운동단위전위를 만든다. 낮은 진폭과 짧은 기간의 다상 MUPs는 신경이 찢어진 이후 재신경지배 초기에서 보통 관찰된다. 재신경지배가 진행됨에 따라 진폭이 증가되고, 기간이 길어진 다상 MUP가 관찰된다. 단일 축삭의 신경지배를 받는 근섬유의 수가 감소된 근육질환에서는 작은 진폭과 짧은 기간의 다상 MUPs가 전형적이다. 다발성근종 또는 Duchenne 근이영양증과 같은 일부 근육질환은 작은 진폭과 긴 기간의 다상전위와 관련이 있다(36).

침을 삽입하는 동안과 안정시의 근육의 전기적 활동을 관찰 한 후의 전기생리적 검사에서 약간의 자의적 수축부터 중증도의 자의적인 수축동안 근육의 전기적 활동이 관찰된다. 정상적으로는 작은 진폭전위들의 MUPs가 처음에 관찰되고, 이어서 점진적으로 수축력이 증가함에 따라 큰 진폭전위들이 나타난다(그림 12.31A). 일부의 작은 진폭전위가 동원되기 전에 극소수의 큰 진폭전위들(〉1,000에서 1,500 $\mu$V)이 동원되는 것은 일반적인 것은 아닌데, 이는 운동단위들의 동원순서에서의 순수한 반전이라기 보다는 활성된 운동단위 섬유들과 기록전극들의 거리에서 상대적인 차이가 있기 때문이라고 볼 수 있다.

근육의 정상운동단위들의 수가 감소하거나 또는 운동단위들에서 근섬유들에 의해 발생되는 힘이 감소된다면 운동단위들의 방전율들은 자발적 수축동안 정상근육에서 관찰되는 보다 높을 수 있다. 정상 조건하에서 근육의 수축력은 활성된 근육 운동단위들의 숫자와 운동단위들의 활성 주파수에 의해 결정된다. 낮은 비율의 운동단위들 동원으로 자의적 수축에서 원했던 힘이 성취되지 않게 되면, 중추신경계가 이미 동원된 운동단위들의 방전주파수를 증가 시켜 운동단위들을 조절한다. 수축력을 증가 시키는 기전은 신경병증(기능적 운동단위 들의 수 감소) 또는 근병증(단위들 내 근섬유들의 약한 수축)의 경우에 사용하며, 이는 운동단위 방전비율을 초당 50회까지 높여서 수축력을 증가 시킨다.

정상 근육의 격렬하고 강한 수축에서는 너무나 많은 운동단위들이 동원되기 때문에 표시장치에서 간섭패턴(interference pattern)이 관찰된다(그림 12.31.B)(30). 강한 수축을 만들기 위해 필요로 하는 많은 운동단위들의 방전은 기준선을 경사지게 하고, 개별운동단위의 특징을 정확하게 구별하지 못하게 한다. 기준선의 경사와 MUPs로 꽉 채워진 화면을 "가득찬" 또는 "완전" 간섭패턴이라고 서술한다.

임상 근전도에서 동원과 간섭패턴에 대한 해석은 검사 근육의 상대적인 수축력을 인식하면

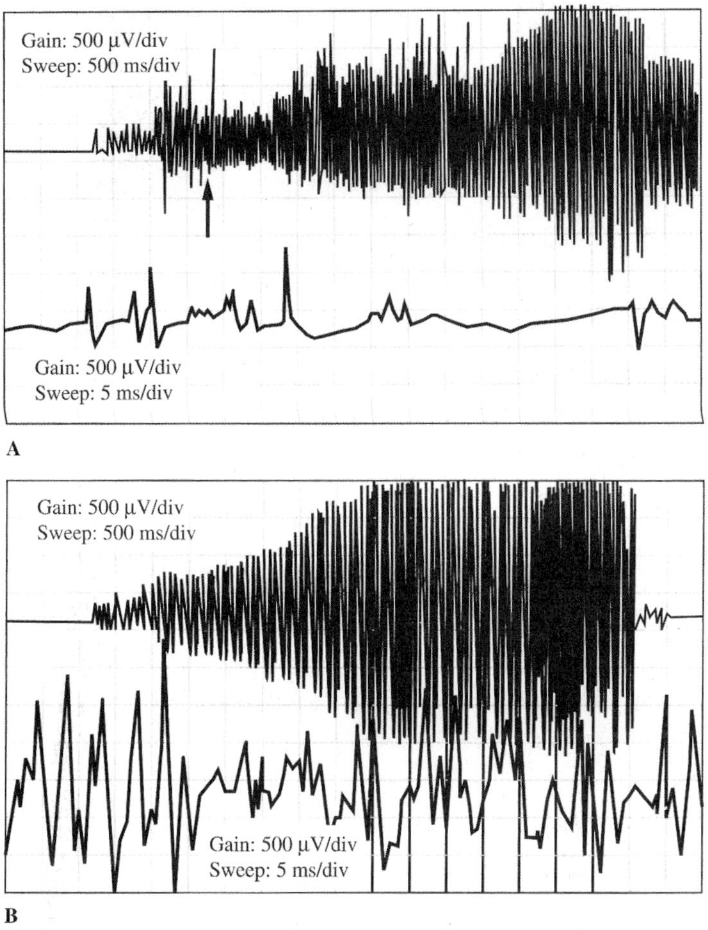


**그림 12.31.** 가벼운 자의적 수축, **A:** (아래의 선) 동안과 강한 자의적 등척성 수축, **B:** (아래의 선, 완전한 간섭패턴) 동안 운동단위 전위들의 동원패턴들.

서 수행해야 한다. 종종 환자가 자의적으로 최대수축을 했음에도 불구하고 축삭전도가 차단이 된 말초 신경손상에서는 간섭패턴이 감소되기도 한다. 탈신경화된 근섬유들을 활성화시킬 수 있는 능력을 잃음에 따라 퇴행된 운동신경원 축삭들의 동원감소도 나타난다. 또 수축동안 통증 또는 꾀병 때문에 대상자가 완전히 협조하지 않음으로 인해서 감소된 간섭패턴이 만들어 질 수도 있다. 강한 자발적 수축동안 가득 찬 간섭패턴들은 정상 소견이다. 그렇지만 수축수준에 대한 인식없이 가득 찬 간섭패턴을 관찰하게 되면 근육의 정상기능을 반영하지 못할 수도 있다. 예를 들어, 근병증 질환을 가진 대상자에 있어서는 약한 또는 중증도의 수축에서도 가득 찬 간섭패턴들이 만들어 지기 때문이다. 이 가득 찬 간섭패턴은 낮은 수준의 수축에서 운동단위의 미성숙 또는 초기 동원에 의해 이루어진 것이다.

## 근전도검사의 일반적 원칙들(General Principles of Electromyographic Testing)

근전도가 검사로 선택되면 여러 일반적인 원칙들을 적용한다.

1. 신경병리가 의심되는 지점의 아래위로 있는 모든 근육들을 검사한다. 이론적 근거: 병변 부위의 원위에 있는 근육들은 비정상적 EMG 활성을 보이지만, 병변보다 근위에 있는 근육들은 정상 EMG 활성을 가지고 있다.
2. 임상적 증상들과 연루된 신경의 지배를 받는 근육들을 검사. 이론적 근거: 이 근육들에서 임상적으로 측정될만한 변화(예를 들어, 약증)가 생기기 전이라도 근육에서 EMG상 비정상을 감지할 수 있다.
3. 화면을 가로지르는 검사된 각 근육들의 EMG 활동을 샘플링하기. 이론적 근거: EMG상 비정상이 모든 근육의 모든 영역에서 한결같지 않다.
4. 추정되는 질병이나 장애의 반대쪽 지절 또는 양쪽 상지와 하지의 근육들을 검사. 이론적 근거: 이 근육들이 임상적 증상들을 보이기 전부터 EMG상의 비정상은 있을 수 있다.
5. 검사는 의심되는 장애의 정황중 적절한 시간대에 수행되어야 한다. 이론적 근거: 탈신경화와 같은 상황과 연계된 EMG 변화들은 축삭들과 근육의 연결이 파괴된 후 10일~2주 사이에서 발달한다.

## 신경과 근육장애들의 형태들과 근전도 소견상 해석(Types of Nerve and Muscle Disorders and Interpretation of Electromyographic Findings)

비정상적 근전도 소견들은 근병증과 신경병증 또는 근육과 신경 장애들의 혼합을 암시할 수도 있다(33). 그렇지만 신경전도속도검사 결과와 연결하여 검사하지 않고, EMG 소견들만으로 해석하기는 어렵다.

비정상적 신경전도속도 소견들이 없으면서 비정상적인 EMG 전위들이 있으면, 골격근의 문제이다(아마도 근병증 장애). 그렇지만 부분적 축삭 변성을 일으킨 신경병증 장애들도 또한 비슷한 소견들(비정상적 EMG와 정상적 신경전도속도)을 가진다. 많은 근육질환들과 장애들(근이영양증, 다발성근염, 근 관성 근병증)은 안정시 세동전위와, 양성 예각, 복합방법 방전들과 같은 자발적 활성을 만들 수 있다. 근병증 과정의 초기에서는 운동단위 진폭들이 아마도 정상으로 보일 수 있다. 질병이 진행하고 운동단위들의 기능적 근섬유들의 수가 감소함에 따라 운동단위 진폭들의 평균도 감소한다. 근이영양증과 같은 근 병증의 말기에서는 정상보다 큰 MUPs가 발견될 수 있다. 일반적으로 MUPs기간은 정상보다 짧으며, 향후 병이 진행하게 되면 기간이 감소한다. 근병증 장애들은 다상 MUPs의 수 증가와 관련이 있으며, 또한 MUPs내의 turns의 수 증가와도 관련이 있다. 일부 근병증 질환에서 자발적인 수축동안의 단일 MUPs 동원은 환자들에게 어려울 것이다.

신경압박과 부분적 또는 완전 신경차단과 같은 약증부터 중간정도의 신경병증 문제점이 있으면 유발성 복합활동전위 잠복기들과 진폭들, 또는 기간의 변화를 종종 일으킨다. 운동 섬유들 또는 유발된 CMAPs가 어떤 변화를 보이기 전에 신경전도 파라메타들의 이러한 변화들이 감각 축삭들이나 유발된 SNAPs에서 종종 보일 수 있다. 좀 더 심각한 신경병증 질환들에서는 운동축삭들이 문제점이 있는 원위로 퇴행하고, 비정상적인 신경전도속도 소견들이 일반적으로 비정상적 EMG소견들과 동시에 일어난다.

말초신경 손상 이후에 검사상 비정상적인 EMG 전위의 유무는 근전도 검사를 수행하는 시기에 따라서 좌우된다. 예를 들어, 근전도를 병변(부분적인 또는 완전한 축삭절단)이후 2일내에 수행하게 되면 보통은 탈신경화 된 세동과 양성 예파들은 감지되지 않을 것이지만 삽입 후 활동은 정상으로 나올 것이다. 대조적으로 부분적 또는 완전 축삭차단 이후 14~21일경 같은 근육들에 대한 EMG 검사에서는 이러한 근섬유들의 탈신경화를 암시하는 비정상적 전위들이 다시 보일 것이고, 뿐만 아니라 탈신경화된 근섬유들의 과흥분된 막들과 연계된 삽입 후 활동 증가도 드러날 것이다.

근육의 자발적 활성 동안 MUPs가 관찰되면 검사자는 신경 병변이 근육의 모든 운동 축삭에서 있는지 또는 일부 운동 축삭들의 것인지를 구별해 내어야 한다. 부분적인 신경차단 병변과 축삭절단 병변과 연관된 근육들에서 MUPs는 정상으로 나타날 것이지만, 강한 자발적 노력에 의한 동원과 간섭패턴들은 일반적으로 감소될 것이다. 부분적인 축삭절단 병변들에서는 다상운동단위들의 출현이 동반된다. 이러한 결과들은 부분적인 신경병변이 있더라도 정상적으로 신경지배되는 일부 운동단위들 있기 때문에 여전히 정상으로 보이는 활동전위들을 만들어 낼 수 있고, 동시에 다른 운동 축삭들은 정상근섬유들의 수보다 높게 신경지배하기 위한 가지를 뻗는다. 주로 부분적인 신경 질환들에서 간섭패턴들이 감소되는데 이는 전도차단(신경차단) 또는 축삭의 연속성 중단(축삭절단 병변)들로 인해 알파운동신경원의 세포체에서 발생된 활동전위들이 병변이 있는 손상되거나 퇴행된 축삭들을 통해서 근육에 도달하지 못하도록 하기 때문이다. 그와 같이 되면 근육의 운동단위들의 일부는 자발적인 활성을 하지 못하게 된다.

부분적인 운동신경 병변들에서 큰 진폭의 MUPs가 동원패턴의 초기에서 나타나고, MUPs의 초기 방전 주파수는 정상(초당 5~7 이상)보다 높아 질 것이다.(i) 손상 받은 운동 축삭들의 측부 가지 뻗기에 의해서 재신경지배가 할 수 있는 충분한 시간이 지났다면, (ii) 또는 많은 type I 운동단위들의 축삭들에 문제가 있다면 충분한 수축력을 만들기 위해서 type II 운동단위들의 활성화가 필요다면, 자발적인 수축 동안 정상보다 더 큰 MUPs가 나타난다. 부분적인 신경차단 병변들에서 보통은 MUP기간이 정상으로 나타난다. 대부분의 축삭절단 신경병증에서는 MUP기간이 증가될 것이며, 이는 측부가지 뻗기 신경재생과 연관된 근섬유들의 비동조적인 활성 증가를 반영하는 것이다. 자발적 노력을 함에도 불구하고 어떠한 운동단위의 활성을 만들지 못한다면, 완전 신경차단 또는 축삭절단이 있는 것이다. 이런 경우에는 근섬유들을

**표 12.6 다양한 병변들의 EMG 소견들**

| | 병변 정도 | 병변 성격 | 1일 | 21일 |
|---|---|---|---|---|
| 삽입후 활성 | 부분 | 신경차단 | 정상 | 정상 |
| | | 축삭전달 | 정상 | 증가됨 |
| | 완전 | 신경차단 | 정상 | 정상 |
| | | 축삭전달 | 정상 | 증가됨 |
| 자발적 활동 | 부분 | 신경차단 | 없음 | 없음 |
| | | 축삭전달 | 없음 | Fibs+sharps |
| | 완전 | 신경차단 | 없음 | 없음 |
| | | 축삭전달 | 없음 | Fibs+sharps |
| 자의적 활동 | 부분 | 신경차단 | 정상 | 정상 |
| | | 축삭전달 | 정상 | 정상 |
| | 완전 | 신경차단 | 없음 | 없음 |
| | | 축삭전달 | 없음 | 없음 |
| 간섭패턴들 | 부분 | 신경차단 | 감소됨 | 감소됨 |
| | | 축삭전달 | 감소됨 | 감소됨 |
| | 완전 | 신경차단 | 부재 | 부재 |
| | | 축삭전달 | 부재 | 부재 |

활성시키기 위한 경로들이 완전 차단 또는 파괴되었기 때문에 MUPs와 간섭패턴은 사라지고, 그래서 초기 흥분 신호가 근육으로 전달되지 못한다.

표 12.6은 위에서 논의했던 근전도 EMG 소견들을 요약한 것이며, 신경차단과 축삭절단의 차이를 보여주며, 신경병변이 모든 운동신경섬유들에 있는지 아니면 일부 운동신경섬유들에만 있는지를 알 수 있게 한다. 근전도로부터 얻은 소견들은 운동신경 병변의 존재를 말해 주는 것이며, 말초신경내의 내재된 감각신경 또는 자율신경섬유들의 연관수준이나 통합에 대한 것을 전해 주지는 않는다.

## 단일 신경병증의 근전도 소견들 (Electromyographic Findings in Mononeuropathies)

하나의 말초신경만의 문제로 인해 장애를 보이는 근육의 근전도 검사에서는 신경병변으로부터 원위에 위치한 근육에서 비정상적인 소견들을 발견한다. 이 같은 이유 때문에 검사자는 신경 경로를 따라서 근위부터 원위로 각각의 말초신경들에 의해 신경지배를 받는 근육들의 순서에 대해 알아야 한다. 신경차단 병변들에 있어서 대게는 근전도 소견이 정상이지만, 드물게는 신경 지배를 받는 근육들에서 안정시에도 세동전위와 같은 수의적인 활동이 나타나기도 한다. 상당히 많은 축삭들이 부분적으로 전도차단된 신경차단병변들에서는 운동단위동원에 의한 간섭패턴이 감소될 수도 있다. 신경차단 또는 축삭절단 병변들에서는 운동축삭들이 변성을 일으키고, 검사상에서는 축삭병변의 원위근육에서 간섭패턴의 감소와 동반된 안정 시의 삽입 후 활동과 비정상정적인 수의적인 전위(세동전위와 양성예파) 증가를 볼 수 있다. 탈신경 초기에서는 세동전위 들과 양성예파들은 상대적으로 큰 진폭을 가지는 경향이 있으며, 반면에 장기간의 탈신경 상태에서는 일반적으로 이 같은 수의적 활동의 진폭이 낮아진다. 이전에 탈신경화되었던 근섬유들에 대한 재신경지배화가 시작하면, 다상 또는 정상보다 큰 MUPs가 병변 원위의 근육에서 발견된다. 근육들이 병변수준보다 위에 위치하고 있으면, 국소적인 신경병변의 형태와 관계없이 안정시와 자발적 수축동안 근육에서 보여진 EMG 활동은 정상을 보인다. 그리고 다른 말초신경들의 신경지배를 받는 근육들도 EMG에서는 정상 소견들을 보일 것이다.

## 상완 신경총병증의 근전도 소견들 (Electromyographic Findings in Brachial Plexopathies)

상완신경총 병변에서는 좀 더 광범위한 근전도 검사가 필요하다. 상완신경총 병증에서 EMG 상 비정상적 소견들은 신경총의 손상 받은 구성요소를 따라 내려간 운동 축삭들의 지배를 받는 여러 근육들에서 발견된다. 이 같은 이유로 검사자들은 신경총의 운동축삭들 경로에 대해서 이해하고 있어야 한다. 신경근들에서 기원한 운동축삭들은 신경총을 따라 가고 신경총의 다섯 가지 종말가지들(정중, 척골, 근피, 요골, 또는 액와) 또는 신경총 구성요소에서 직접 연결되는 쇄골상 또는 쇄골하가지로 연결되어 있다. 상완신경총병증도 말초단일신경병증과 같이 신경차단, 신경절단, 또는 축삭절단의 성질을 가지고 있다. 병변의 이러한 각 형태에 따른 세부적인 근전도 소견들은 앞서 서술했던 것들과 비슷하다. 상완신경총 구성요소의 신경손상의 국소화는 비정상적인 소견들이 발견된 근육에 따라 명명되는 단일신경병증과는 다르다. 예를 들어, 주관에서 척골신경만의 병변이 있으면, 병변의 원위에서 척골신경의 지배를 받은 근육들인 손의 내재근들과 심지굴근의 중앙부에서의 비정상적인 EMG와 관련있다. 대조적으로 하부 trunk의 병변이 있으면, 척골신경의 신경지배를 받는 모든 근육들과 C8 또는 T1의 신경근으로부터 신경지배를 받는 정중신경과 요골신경의 지배를 받는 근육들이 손상될 것이다.

## 독자적인 신경근 병변의 근전도 소견들 (Electromyographic Findings in Isolated Nerve-Root Lesions)

독자적인 신경근만의 병변에서 근전도 검사 소견들이 여러 근육들에서 발견된다. 예를들면, C7 섬유들의 지배를 받는 근육들은 팔(상완삼두근)과 진완(손목과 손가락의 굴곡근들과 신전근들, 그리고 회내근과 회외근)에서 비정상적인 소견을 보일 것이다. 대조적으로 견관절의 다른 근육들(C5/C6의 신경지배를 받는 삼각근과 극상근)과 팔(C5/C6의 신경지배를 받는 이두근과 상완요골근)과 손(C8/T1의 신경지배를 받는 소지외전근 또는 충양근)의 다른 근육들은 EMG검사 동안 정상임을 보인다.

## 고전적인 전기생리적 검사들
## CLASSICAL ELECTROPHYSIOLOGICAL TESTS

현대의 신경전도 검사와 근전도의 발달 이전에 신경근 장애들을 평가하기 위하여 여러 가지 신경생리학적 검사들이 이루어졌었다. 이러한 검사들이 현대적인 근전도 검사로 거의 전환되고 있음에도 불구하고, 임상가들은 근골격계 장애의 특성에 대한 통찰을 얻기 위해서는 이 같은 전통적인 검사들을 어떻게 수행하고 해석하는지에 대해서 기초적으로 이해를 하고 있어야 한다. 여기서는 강시검사, 변성반응검사, 갈바닉 연축/강축비 검사 세 가지에 대해서 논의한다.

### 강시검사 (Strength-Duration Test)

신경과 근육이 전기적으로 흥분되었을 때, 자극받는 섬유들의 형태는 적용되는 파형의 진폭("strength")과 기간 특성에 따라 달라진다. 고정된 진폭과 기간의 단상맥동을 정상 흥분성 조직에 가까이 적용하면, 활성의 양은 한 자극점에서 다음 지점으로 양호하게 지속된다. 예를 들어, 단일자극에 대한 반응으로 소수의 알파운동신경원 축삭들이 활성되면, 유발된 연축수축(반응)이 일정한 진폭을 가지고 남게 된다. 체계적인 방법으로 다양한 진폭들과 기간 자극을 가하면 검사자는 동일한 양의 연축, 수축을 유발하기 위한 필수적인 진폭과 기간의 설정을 결정할 수 있다. 연축을 유발하기에 충분한 양의 진폭과 기간을 조합한 자극들을 연결한 선을 강시곡선이라 하며, 그림 12.32에서는 이를 보여준다. 이 곡선은 동일한 반응을 만들 수 있는 진폭과 기간을 조합한 모든 자극들을 보여준다. 이 자료들은 흥분성 섬유들을 활성 시키기 위한 특정 설정을 보여주는 것이고, 높은 진폭과 짧은 기간부터 낮은 진폭과 긴 기간까지의 범위 내에서 동일한 대상자의 섬유들을 활성시키기 위해서는 그 중의 하나를 고를 수 있다. 곡선 아래에 위치한 자극으로는 동일한 운동신경원 축삭들을 활성시키기에 충분치 않으며, 유발된 수축의 크기로 사라질 것이다. 곡선 위에 있는 자극들은 좀 더 많은 알파운동신경원들을 활성시킬 것이며, 일반적으로 더 큰 수축들을 만든다.

고전적인 강시검사에서는 맥동단상 자극기의 음극을 근육의 운동점에 적용하고, 회로의 양극은 같은 근육의 운동점에서 불과 몇 센치 떨어진 근육위에 부착한다.(37) 근육을 지배하는 신경이 근육 위로 지나가는 위치가 운동점이며, 이 점은 쉽게 흥분한다. 초기 맥동기간이 100 ms 이상이며 최소한의 탐지 가능한 연축을 만들기에 충분한 진폭의 자극이 전달된다. 자극기간을 체계적인 방법으로 단계적으로 감소시키면서 앞서 기록된 것과 동일한 반응을 만들기 위해 필요한 진폭들은 기록한다. 촉진 가능한 반응을 만들기에 충분한 진폭과 기간의 조합

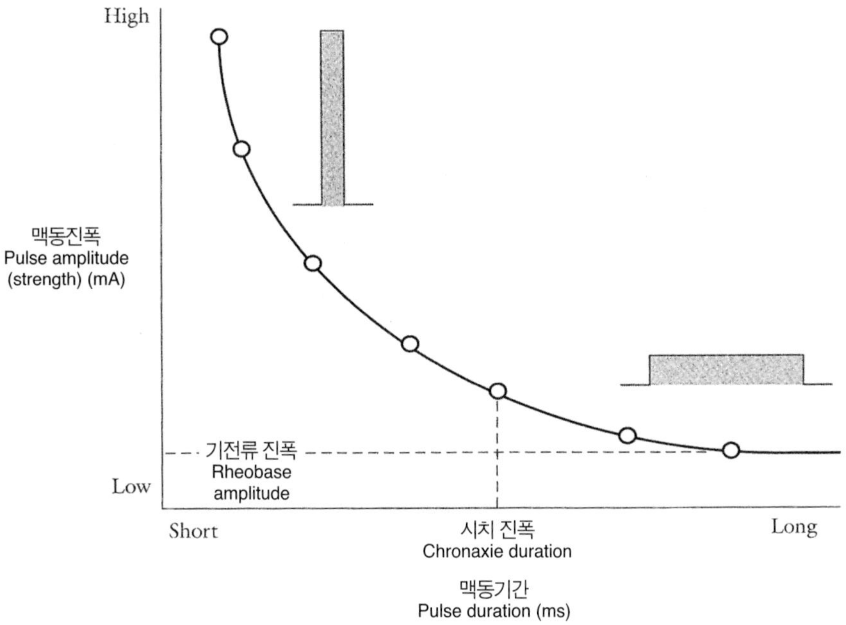


**그림 12.32.** 정상적인 신경지배를 받는 근육의 강시곡선의 기전류 진폭과 시치기간.

은 강시곡선을 만들기 위한 점으로 표시된다. 아주 긴 주기기간(100~300 ms)에서 반응을 만들기에 필요한 최소한의 진폭을 기전류자극(rheobase)이라고 한다(그림 10.27). 진폭을 기전류의 두배 수준으로 설정했을 때 연축을 만들기 위해 필요한 최소한의 시간을 시치(chronaxie)라고 한다. 정상 시치 기간들은 평가에 사용되는 자극기의 형태에 따라 좌우된다. 지속적인 전압자극을 이용했을 때 Ritchie(38)는 정상 시치 값의 90%가 0.03~0.08 ms 사이에서 느껴지는 것을 발견했다. 지속적인 전류자극기를 이용했을 때 정상 시치 값은 0.15~0.80 ms 범위 내에서 근육을 검사한다. 대조적으로 완전 탈신경화된 근육은 30 ms이상의 시치값을 보여준다.

그림 12.33은 정상적으로 신경지배된 근육과 탈신경화된 근육, 그리고 부분적으로 재신경지배된(부분적으로 탈신경화된) 근육의 강시곡선을 보여주고 있다. 탈신경화된 근섬유들은 운동신경섬유들의 흥분성이 낮기 때문에 역치 흥분에 도달하기 위해 더 높은 수준의 자극을 필요로 하므로 강시곡선은 상당히 우측과 위쪽으로 이동되어 있다. 탈신경화된 근육에서 매우 짧은 맥동 기간들로 자극하게 되면 적용된 진폭에 관계없이 수축이 일어나지 않는다. 이는 1-10 ms의 맥동기간동안 강시곡선 좌측의 급격한 상승으로 반영 된다. 신경의 재지배가 시작되면 부분적으로 재신경지배된 근육의 강시곡선은 아래쪽과 좌측으로 이동하게 되고, 이는 흔히 비연속성 또는 곡선의 비틀림으로 특징화 된다. 이러한 비틀림은 3~10 ms 맥동기간 범위에서 가장 흔히 발생한다.

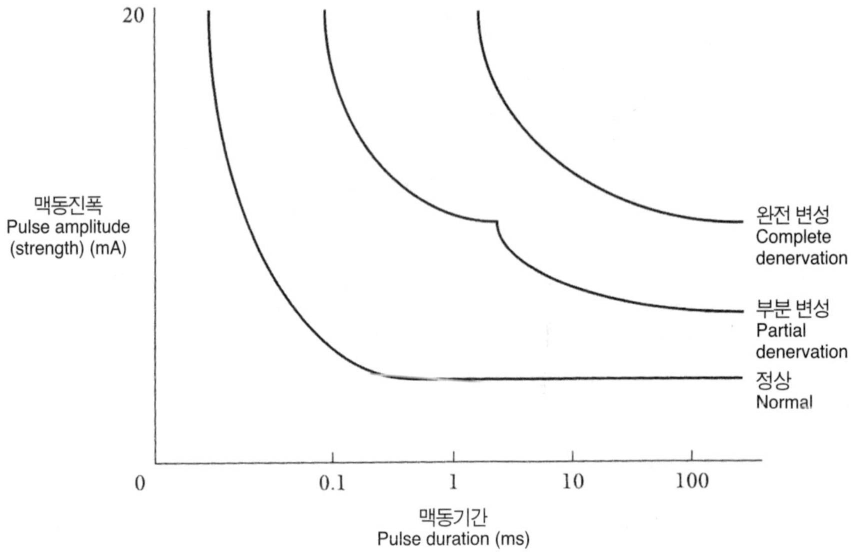


**그림 12.33.** 정상적으로 신경지배를 받는 근육들의 강시곡선들, 부분변성.

강시검사의 목적은 신경손상이나 질병 이후에 알파운동신경원 섬유들에 의한 골격근의 신경지배 수준을 알아보기 위한 것이다. 그래서 이 검사 결과들은 탈신경화된 근섬유들의 신경지배 비율을 반영하는 것으로 생각된다. 이 검사를 통해 정상 신경지배와 부분적 신경지배 또는 완전 탈신경화를 밝히게 된다. 강시검사는 운동 신경지배의 진행이나 감쇠를 평가함에 있어 주요한 가치를 지닌다. 그래서 연속적인 검사가 권유된다. 이 검사는 유의한 재신경지배(또는 탈신경지배)가 발생 할 수 있는 충분한 시간인 2~3주보다 더 자주 수행하지 않는다. 이 검사는 문제가 있는 신경을 밝혀주기는 하지만 신경병변의 세부적인 위치까지는 보여주지 않는다(37).

많은 요소들이 강시검사들의 결과들에 영향을 미칠 수 있으며, 그 요소들로는 온도, 혈액공급, 부종, 전극부착 위치가 있다. 만약 체온 감소나 혈액공급이 줄어들거나, 부종이 증가하거나, 또는 운동점의 위치를 제대로 잡지 못했을 때 흥분역치는 올라간다.

강시검사는 1916년부터 사용되었으며, 신경손상을 평가하기 위해 환자들을 대상으로 이루어 졌다(39). 1960년대까지는 강시검사는 임상에서 광범위하게 이용되었다. 그렇지만 신경전도속도 검사와 근전도 기법이 발달함에 따라 오늘날 이 검사의 사용은 드문 편이다. 신경속도와 근전도 검사를 갖추지 못한 임상가들은 강시곡선 검사를 통해서 표층에 위치한 근육들의 신경지배 정도에 대한 어느 정도의 통찰을 제공 받을 수 있다.

## 변성반응 검사(Reaction of Degeneration Test)

변성반응 검사(RD)는 골격근의 신경지배수준을 측정하기 위해 사용된다. 강시검사와 같이

RD 검사들은 골격근을 신경지배하는 알파운동신경원의 통합에 대한 정보를 제공한다.

이 검사를 수행하기 위해서 신경지배의 손상이 의심되는 근육의 정상 운동점을 단상 또는 이상 맥동전류로 전기적으로 자극한다. 적용하는 전류파형은 1 ms의 맥동기간을 가지며, 초기에는 20 pps를 능가하는 주파수로 전달된다. 정상근육에 있어서 충분한 진폭의 그와 같은 자극 패턴은 부드러운 강축을 발생시킨다. 전체적으로 탈신경화된 근육에서는 이같은 자극으로 근수축이 발생되지 않으며, 이러한 결과는 변성반응(reaction of degeneration)으로 기록된다. RD가 있으면 근육의 신경지배가 상실되었음을 반영하는 것이다. 위에서 언급한 전류는 적용된 맥동들의 전하가 탈분극의 역치수준으로 충분히 근섬유막에 전달되지 않기 때문에 탈신경화된 근육을 지속적으로 활성시킬 수 없다.

임상적으로 부분적 탈신경화된 경우로는 골격근을 신경지배하는 운동신경섬유들의 모두가 소실되지 않고 일부만 소실된 것이 있다. 이와 같은 상황에서 RD검사에서 사용된 자극이 수축을 일으키지는 하지만 그 반응의 양(수축력)은 드라마틱하게 감소되어 있다. RD검사의 이같은 형태의 결과를 부분변성반응(partial reaction of degeneration)이라고 부른다. 부분적 RD가 일어났을 때, 근육을 신경지배하는 잔존하는 운동축삭들의 비율은 이 검사의 결과만으로는 알 수 없다.

RD 검사의 좀 더 일반적인 사용은 안면신경섬유의 편측 변성과 표정근의 위축과 연관 있는 얼굴마비(Bell's palsy) 환자 평가에서다. Oester과 Licht(40)는 신경병변의 발생으로부터 거의 2주면 운동변성은 거의 끝나고, 14일 이후부터는 RD반응이 나타나지 않으며, 임상적인 마비가 있다 하더라도, 안면신경기능의 완전한 회복 예후를 보여준다고 했다. 고전적인 강시검사와 마찬가지로 RD 검사도 이제는 더 이상 전기생리적 검사에서 사용되지 않는다. 하지만 이 검사는 일부 환자들을 위한 신경근 전기자극의 실행 가능성을 결정하기 위한 빠르고 쉬운 수단으로서 치료적인 중재의 가능성을 가진다.

## 갈바닉 연축-강축비 검사(Galvanic Twitch-Tetanus Ratio Test)

골격근이 정상적으로 신경 지배되고 있는지를 검사하기 위한 다른 고전적인 신경생리적 검사로 갈바닉 연축-강축비 검사가 있다. 이 검사는 자극회로의 음극을 이용하여 직류(기간이 긴 단상맥동전류)를 탈신경지배가 의심되는 운동점 위에 적용하는 것이다. 직류자극 시간은 수동스위치가 부착된 손잡이가 있는 전극을 이용하여 수기로 조절한다. 연축이 나타날 때 까지 자극의 진폭을 점진적으로 증가시켜 주며, 이 자극의 최소수준(기전류)을 기록한다. 다음으로는 지속적인 강축같은 수축이 일어나는 지점에서 전류 진폭을 증가 시켜주고, 이 진폭을 기록한다.

정상적으로 신경지배된 근육에서는 연축을 만드는 진폭과 강축을 일으키는 진폭의 비율이 1:3.5에서 1:6.5 범위가 된다(40). 완전 탈신경화된 근육에서는 이 비율이 1:1에서 1:1.5범위이다(40).

이 방법은 대상자가 매우 불편해 할 수 있고, 현대의 측정 방법들이 더 안전하고 신뢰성이 있기 때문에 다른 고전적 검사들과 마찬가지로 갈바닉 강축비 검사도 잘 사용되지 않고 있다.

## 전기생리적 검사에서 금기증들과 주의점들
## CONTRAINDICATIONS/PRECAUTIONS IN ELECTROPHYSIOLOGIC TESTING

다른 임상 검사를 같이 하다보면 조건들과 상황들의 다양성으로 인해 임상 전기생리적 검사의 이용이 제한되거나 배제될 수 있다. 다른 조건들은 검사동안 부가적인 주의를 요구할 수도 있다. 그러한 조건들로는 다음과 같은 것들이 있다(28).

- 비정상적인 혈액응고요소들/항응고치료
- 극단적인 부종
- 피부염(dermatitis)
- 협조가 안되거나 혼란스러운 환자
- 최근의 심근경색
- 혈액감염질환(야곱병, HIV, 간염 등)
- 면역억제
- Central going lines
- 심장박동조절장치 또는 다른 이식형 의료장비들
- 자극에 대한 과민성(개방형 상처, 화상)

침근전도를 수행하면서 감염매체의 blood-borne transmission으로부터 검사자를 보호하기 위하여 수술용 장갑과 눈 보호기구를 착용하여야 한다. transmittable diseases이 있는 것으로 확인된 사례에 있어서는 모든 ENMG 동안 가운과 같은 부가적인 보호 처치가 필요하다.

## 신경근 기능에 대한 일상적인 임상검사
## ROUTINE CLINICAL EXAMINATION OF NEUROMUSCULAR FUNCTION

### 면담 (Interview)

검사를 하는 임상의는 신경근 장애의 본질과 위치에 대한 결정을 할 때 가장 중요한 것이 철저한 환자 면담임을 잘 인식하고 있어야 한다. 대체로 검사를 받은 사람은 개인이 경험했던 증상들의 형태와 증상들의 위치와 분산, 증상 기간, 증상발생의 특징에 대해서 분명하게 해야 한다. 그리고 임상의는 그 증상들과 이미 알려진 신경근 장애들과의 상관성을 알아본다. 고객들에게 증상을 악화시키거나 완화시키는 활동을 물어본다. 이러한 초기 질문들 후에는 상세한 의료 병력을 알아보는데 진단명뿐만 아니라 현재 복용중인 약, 수술 또는 외상 병력, 가족력, 직업과 부업, 독성 물질에 대한 잠재적 노출에 대한 것들도 포함된다. 이같은 다른 질문들에 대한 반응은 ENMG 검사를 위한 가장 적합한 선택을 정하는데 필수적이다.

## 관찰과 기능적인 측정(Observational and Functional Assessment)

경험 많은 임상가는 기능적인 일상생활동안 환자의 자세와 움직임을 관찰하는 것보다 가치있는 임상검사는 없다는 사실을 알고 있다. 관찰은 첫 방문동안 환자가 병원을 들어오는 순간부터 시작된다. 기능적 평가는 임상에서 좀 더 보편화되고 있는 다양한 특별 검사들이다. 기능관찰에는 집이나 직장의 방문도 포함되는데 이는 가능한 한 빨리 개인의 직업에 필요한 자세나 움직임을 알아보고, 개인이 받을 부가적인 손상 또는 재발의 요소들을 규명하기 위한 것이다.

신경지배가 부분적 또는 완전히 상실된 경우, 피부는 건조해져서 각질이 생기거나 색깔이나 온도의 변화를 보인다. 다른 경우에서는 피부가 과도하게 땀에 찬다. 특히 손과 발의 부종은 말초신경성 장애들에서는 일반적이다. 신경과 밀접한 곳을 싸고 있는 건이나 활액막과 같은 부위에서 부종이 관찰된다.

## 표피 체성감각 검사(Cutaneous Somatosensory Tests)

전기생리적 검사과정은 소견들이 다른 임상검사들이나 증상, 증후와 통합될 때 진단을 위한 큰 가치를 가진다. 이 과정에서 임상가들은 환자에게 가장 적합한 ENMG를 선택함으로써 신경근 기능에 대한 다른 다양한 검사를 인식하게 된다.

ENMG에서 감각신경전도속도 검사에서만 감각계와 관련된 통찰력을 제공한다. 일반적인 신경학적 검사에서는 감각기능을 평가하기위해 질적인 검사들을 종종 이용한다. 이 검사들에서는 정확한 촉각을 검사하기위해 핀톱니바퀴, 솔 또는 핀을 이용한다. 오늘날 특히 손과 발의 피부의 촉각-압각 민감성을 평가하기 위한 더 민감하고 신뢰할 만한 임상검사들을 하고 있다. 예를 들어, Semmes-Weinstein monofilaments(the modem version of the VonFrey hair)의 사용은 손상받지 않은 부위나 정상값과 비교하여 손상 받거나 질병이 있는 부위의 표피 촉각-압각 정신물리학적 역치를 정확하게 알게 한다(41). 비슷한 검사인 이점식별검사는 거리가 있는 두 점간의 차이를 아는 능력을 보는 것으로, 또 다른 감각 기능의 지표를 제공한다. 이러한 감각기능 검사들을 반복함으로써 임상가는 감각기능이 호전되는지 악화되는지, 또는 변화가 없는지를 알 수 있다. 일부 경우에 있어서 이 검사들은 체성감각계의 기능부전을 초기에 알려준다. 이 검사과정의 바른 적용에 대한 세부적인 논의에 대해서는 이 책에서는 언급하지 않으며, 이 검사들의 임상 적용에 대한 좀 더 세부적인 정보를 원하는 독자들은 참고 문헌을 읽어야 한다(41, 42).

Semmes-Weinstein monofilament 검사와 이점식별검사의 결과는 검사 영역의 개략적인 상태를 알려주는 가장 좋은 방법이다. 이같은 표피 민감성에 대한 도해에서 종종 감각신경에 대한 명확한 상과 감각신경 관련 정도를 보여주기 위해 색깔을 입히기도 한다. Monofilament 또는 이점식별검사에 의해 밝혀진 감각 결손 패턴은 표준 감각 신경분절 도해(부록 A)와 비교하여 말초신경 피부 신경지배나 척추신경근 피부 신경지배를 알아본다.

이 결과를 통해서 실험자는 피부감각결손이 단일 말초신경, 복합적인 말초신경 그리고 단일 척추신경근과 관련된 질환과 연관이 있는지의 유무를 확인 할 수 있다. 시간이 지남에 따라 감각기능이 호전 또는 악화되는 색깔 패턴의 변화는 임상의가 환자들을 위해 감각 소실에 대한 치료프로그램이나 기능적 활동들을 조정하는데 도움을 준다. 표피 촉각 역치로 감각 소실을 발견하는 것은 전기생리적 검사동안 적합한 신경전도속도 검사를 선택하는 결정을 도와줄 수 있다.

## 자율기능의 표피 검사(Cutaneous Tests of Autonomic Function)

말초신경들의 자율신경섬유들의 기능을 평가하기위해서는 전기생리적 검사들을 잘 쓰지 않는다. 여러 가지 간단한 임상검사들이 손상이나 질병에서 자율신경섬유들의 연관에 대한 통찰을 제공하기 때문이다(43). 이 검사들은 자율신경계의 교감신경의 조절에 의한 발한을 검사하기 위해 염색기법을 이용한다. 이 검사들의 가장 보편적인 것이 ninhydrin 발한 검사이다. 이 검사를 수행하기위해서는 열이나 운동, 또는 다른 기법을 가해 검사할 영역의 발한을 유도한다. 발한 영역에 조심스럽게 여과지를 덮는다. 아세톤에 1%의 산화 ninhydrin을 첨가하여 종이위에 분사하고 말린다. 기록을 오래 동안 보존하고 싶다면 검사자는 검사를 정착시키기 위해 아세톤에 산화 질산구리를 넣을 수 있다. 검사자를 통해 발한이 있는지 없는지를 밝히게 된다. 이 검사는 신경 손상과 재건 후의 회복과 발한샘의 재신경지배를 관찰하는데 유용하다.

## 근육 검사(Muscle Tests)

EMG가 운동신경섬유와 근섬유 기능에 대한 정보를 제공하지만, 이 EMG 결과들은 근 기능에 대한 다른 임상검사들과 통합되어져야 한다. 세부적인 도수근력검사들(44)는 숙련된 검사자에 의해 관련이 의심되는 각 근육이나 근육군에 실시되어야 한다. 도수근력검사의 제한점은 경미한 근약화를 감지하는 것이 어렵다는 것이다. 임상적인 역동측정기(손 역동측정기, pinch meters, 등척성과 등속성 역동측정기 등)도 또한 경미한 정도에서 중간정도의 자발적인 근력 발생 결손을 규명하는데 도움이 된다.

## 유발 검사들(Provocative Tests)

유발 검사들은 신경압박 증후근의 증상들을 재현 또는 유발시키기 위해 검사자나 환자가 수행하는 특수한 과정들이다. 이 검사들은 전기생리적 검사 계획을 세울 때 말초신경병변의 국소화하기 하기 때문에 초기 평가에서 유용하다. 표 12.7은 초기 평가에서 흔히 쓰이는 일부

**표 12.7 임상에서 일반적으로 사용되는 유발검사들**

| 이름 | Test for | Manuever | 유발반응 |
|---|---|---|---|
| Phalens 검사 | 수근관의 정중신경압박 | 60초 동안 손목 최대 굴곡을 유지 | Tingling sensation |
| 2분 압박 검사 | 신경포착 또는 압박위치 | 말초신경이 분산되는 곳 위를 손끝으로 누르기 | 압박된 부위의 이상 감각 |
| Tinel' s or 충돌 검사 | 신경재생 또는 압박위치 | 신경의 경로를 따라 테이핑 | 압박된 위치의 저린 감각 또는 재생 |
| EAST(elevated arm Stress test) | 흉곽출구의 신경압박 | 팔의 90° 외전에서 팔꿈치 90° 굴곡 | 3분 후 증상 재발 |
| Adson' s 검사 | 흉곽출구의 신경압박 | 손상된 쪽으로 목을 돌리고 숨을 크게 마시고 참기 | 증상이 재발되면서 요골 맥박이 감소됨 |
| Wright' s 검사 | 흉곽출구의 신경압박 | 팔의 90° 외전에서 어깨의 완전 외회전 | 증상이 재발되면서 요골 맥박이 감소됨 |
| Costoclavicular 검사 | 흉곽출구의 신경압박 | 어깨의 견인과 압박 | 증상이 재발되면서 요골 맥박이 감소됨 |
| Spurling' s 검사 | 경신경근의 압박 | 머리의 중립위치에서 아래 쪽으로의 압박 | 증상 재발 |

유발검사들의 예와 그와 연관된 장애를 보여 준다. 임상가들은 각 유발검사들이 가지고 있는 제한점과 특이성에 대해 깨닫고 있어야 한다. 예를 들어, 손목의 정중신경 문제와 연관있는 Tinel 검사와 Phalen 검사는 단지 33% 정도의 민감성과 특이성을 보일 뿐이다.

신경근 기능에 대한 임상검사에 대한 세부적 설명은 이 교제의 영역이 아니지만, 신경근기능의 손상와 질병의 효과들에 대한 완벽한 상을 얻기 위해서는 이 과정이 전기생리적 검사를 통해 수행되어야 한다. 참고문헌에서는 진단을 내리고 치료계획을 수립함에 있어서 이 검사들의 중요성을 강조하기위해 부가적인 절차들을 강조했다.

## 문제해결과 근전도 평가
## PROBLEM SOLVING AND THE ELECTRONEUROMYOGRAPHIC EVALUATION

앞에서 운동기능과 체성감각기능을 검사하기 위해 사용하는 다양한 과정들을 상세하게 다루었다. 진단을 내리기 위하여 수행하는 검사들 중에 어떤 것이 적합할까? 문제의 지점과 범위, 심각성을 알아보기위해 신경들과 근육들에 대한 어떤 검사를 수행해야 하나? 환자문제를 전기생리적으로 평가하여 얻은 임상 평가로부터 어떤 실마리를 얻는가? 어떻게 ENMG결과를 다른 검사들과 상관시킬 것인가, 그리고 적합한 포괄적 치료계획을 계획함에 있어서 어떻게 ENMG 자료를 활용할 것인가?

이 장의 다음 섹션에서는 검사자가 ENMG 검사와 평가동안 수행하는 문제해결에 대해 언급한다. 말초신경들과 신경총, 신경근, 골격극 작용들, 그리고 감각분절과 골격분절, 근육분절에 대한 해부학적 지식이 매우 중요하다. 진행에 앞서 일부 독자들은 말초신경계의 신경해부학에 대한 고찰이 적절할 것이다. 상지와 하지의 감각과 운동 신경지배는 부록 A를 살펴보면 된다. 부록 A는 신체지절의 주요한 말초신경의 지배를 받는 근육들에 대한 다양한 그림들을 제공하고 있으며, 뿐만 아니라 그 신경들이 주로 손상 받고 압박 받는 일반적인 지점들에 대한 알려주고 있다. 게다가 말초신경 감각 분절과 신경근 감각분절에 대해서도 나와 있다. 그림 12.34와 12.35는 상지와 하지를 신경지배를 하는 말초신경과 척수신경근에 대한 차트이다.

환자 면담은 포괄적인 평가 과정에서 필수적인 요소이며, 항상 전기생리적 검사에 앞서 선행되어야 한다. 환자 면담동안의 질문은 보통 다음과 같다.

**1.** 주 불평이 무엇인가? (통증, 따끔거림, 기능적 결핍, 마취, 피로, 근약증 등)
**2.** 증상/증세가 퍼져있는가 또는 한 영역이나 지절에 국소화되어 있는가?
**3.** 지절 전체가 관련되어 있는가 아니면 한 영역에 국한되는가?
**4.** 문제가 지속적인가 아니면 낮이나 밤의 특정 시간에만 있는가?
**5.** 증상들을 변화시키는 활동이 있는가?
**6.** 언제 증상들/문제들이 시작되는가?
**7.** 증상들이 갑자기 나타나는가 또는 점진적으로 나타나는가?
**8.** 문제가 예측 가능한 사고 또는 손상에 의한 것인가?
**9.** 시간이 지남에 따라 문제점들이 악화되는가 또는 호전되는가?
**10.** 가족이나 직장동료 중 비슷한 문제점을 지닌 이가 있는가?
**11.** 최근에 어떤 약을 먹었는가? 혹시 그 약들 중에 부작용으로 신경병증 또는 근병증 통증을 일으키는 것이 있지 않는가?
**12.** 작업 환경이 어떤가? 혹시 신경병증 또는 근 병증을 일으키는 화학물질에 노출되어 있지 않는가?

임상적 신경근 평가도 또한 임상적 문제해결에 중요하며, ENMG에 선행하여 실시되어야 한다. 검사자는 다음과 같은 신경근 기능부전의 증세들을 찾아야 한다.

- 위축(국소적인, 확산된)
- 피부의 영양 또는 체온 변화
- 지절의 상태 변화 (피부색, 피부결, 둘레 등)
- 관절의 변형 또는 관절 움직임의 제한
- 기능적 비정상 또는 제한 (편향적인 보행, 균형 장애, 상지와 하지 움직임의 비대칭 등)

## 목, 횡경막, 상지의 척수신경과 근육 챠트

Name

| | | MUSCLE STRENGTH GRADE | MUSCLE | Cervical | Cervical | Cervical | Phrenic | Long Thor. | Dor. Scap | N. to Subcl. | Suprascap | U. Subscap. | Thoracodor | L. Subscap | Lat. Pect. | Med. Pect. | Axillary | Musculocu. | Radial | Median | Ulnar | C1 | C2 | C3 | C4 | C5 | C6 | C7 | C8 | T1 |
|---|---|---|---|---|---|---|---|---|---|---|---|---|---|---|---|---|---|---|---|---|---|---|---|---|---|---|---|---|---|---|
| | | | PERIPHERAL NERVES | D. | V. | V. | V. | P.R. | P.R. | S.T. | S.T. | P. | P. | P. | L. | M. | P. | L. | P. | L.M. | M. | SPINAL SEGMENT | | | | | | | | |
| | | | T. | 1 | | | | | | | | | | | | 1 | | | 1 | 1 | 1 | | | | | | | | | |
| | | | Cervical | 1-8 | 1-8 | 1-4 | 3, 4, 5 | 5, 6, 7, (8) | 4, 5 | 5, 6 | 4, 5, 6 | (4), 5, 6, (7) | (5), 6, 7, 8 | 5, 6, (7) | 5, 6, 7 | (6), 7, 8 | 5, 6 | (4), 5, 6, 7 | 5, 6, 7, 8 | 5, 6, 7, 8 | 7, 8 | | | | | | | | | |
| | | | HEAD & NECK EXTENSORS | • | | | | | | | | | | | | | | | | | | 1 | 2 | 3 | 4 | 5 | 6 | 7 | 8 | 1 |
| Cervical nerves | | | INFRAHYOID MUSCLES | | | • | | | | | | | | | | | | | | | | 1 | 2 | 3 | | | | | | |
| | | | RECTUS CAP ANT. & LAT. | | | • | | | | | | | | | | | | | | | | 1 | 2 | | | | | | | |
| | | | LONGUS CAPITIS | | | • | | | | | | | | | | | | | | | | 1 | 2 | 3 | (4) | | | | | |
| | | | LONGUS COLLI | | • | | | | | | | | | | | | | | | | | | 2 | 3 | 4 | 5 | 6 | (7) | | |
| | | | LEVATOR SCAPULAE | | | • | | | • | | | | | | | | | | | | | | | 3 | 4 | 5 | | | | |
| | | | SCALENI (A. M. P.) | | • | | | | | | | | | | | | | | | | | | | 3 | 4 | 5 | 6 | 7 | 8 | |
| | | | STERNOCLEIDOMASTOID | | | • | | | | | | | | | | | | | | | | (1) | 2 | 3 | | | | | | |
| | | | TRAPEZIUS (U. M. L.) | | | • | | | | | | | | | | | | | | | | | 2 | 3 | 4 | | | | | |
| | | | DIAPHRAGM | | | | • | | | | | | | | | | | | | | | | | 3 | 4 | 5 | | | | |
| Brachial Plexus | Root | | SERRATUS ANTERIOR | | | | | • | | | | | | | | | | | | | | | | | | 5 | 6 | 7 | 8 | |
| | | | RHOMBOIDS MAJ & MIN | | | | | | • | | | | | | | | | | | | | | | | 4 | 5 | | | | |
| | Trunk | | SUBCLAVIUS | | | | | | | • | | | | | | | | | | | | | | | | 5 | 6 | | | |
| | | | SUPRASPINATUS | | | | | | | | • | | | | | | | | | | | | | | 4 | 5 | 6 | | | |
| | | | INFRASINATUS | | | | | | | | • | | | | | | | | | | | | | | (4) | 5 | 6 | | | |
| | P Cord | | SUBSCAPULARIS | | | | | | | | | • | | • | | | | | | | | | | | | 5 | 6 | 7 | | |
| | | | LATISSIMUS DORSI | | | | | | | | | | • | | | | | | | | | | | | | | 6 | 7 | 8 | |
| | | | TERES MAJOR | | | | | | | | | | | • | | | | | | | | | | | | 5 | 6 | 7 | | |
| | L | | PECTORALIS MAJ (UPPER) | | | | | | | | | | | | • | | | | | | | | | | | 5 | 6 | 7 | | |
| | M&L | | PECTORALIS MAJ (LOWER) | | | | | | | | | | | | • | • | | | | | | | | | | | 6 | 7 | 8 | 1 |
| | | | PECTORALIS MINOR | | | | | | | | | | | | | • | | | | | | | | | | | (6) | 7 | 8 | 1 |
| Axil. | | | TERES MINOR | | | | | | | | | | | | | | • | | | | | | | | | 5 | 6 | | | |
| | | | DELTOID | | | | | | | | | | | | | | • | | | | | | | | | 5 | 6 | | | |
| Musculo-cutan | | | CORACOBRACHIALIS | | | | | | | | | | | | | | | • | | | | | | | | | 6 | 7 | | |
| | | | BICEPS | | | | | | | | | | | | | | | • | | | | | | | | 5 | 6 | | | |
| | | | BRACHIALIS | | | | | | | | | | | | | | | • | | | | | | | | 5 | 6 | | | |
| Radial | | | TRICEPS | | | | | | | | | | | | | | | | • | | | | | | | | 6 | 7 | 8 | 1 |
| | | | ANCONEUS | | | | | | | | | | | | | | | | • | | | | | | | | | 7 | 8 | |
| | Lat. M | | BRACHIALIS (SMALL PART) | | | | | | | | | | | | | | | | • | | | | | | | 5 | 6 | | | |
| | | | BRACHIORADIALIS | | | | | | | | | | | | | | | | • | | | | | | | 5 | 6 | | | |
| | | | EXT CARPI RAD L | | | | | | | | | | | | | | | | • | | | | | | | 5 | 6 | 7 | 8 | |
| | | | EXT CARPI RAD B | | | | | | | | | | | | | | | | • | | | | | | | | 6 | 7 | 8 | |
| | Post Inter | | SUPINATOR | | | | | | | | | | | | | | | | • | | | | | | | 5 | 6 | (7) | | |
| | | | EXT DIGITORUM | | | | | | | | | | | | | | | | • | | | | | | | | 6 | 7 | 8 | |
| | | | EXT DIGITI MINIMI | | | | | | | | | | | | | | | | • | | | | | | | | 6 | 7 | 8 | |
| | | | EXT CARPIULNARIS | | | | | | | | | | | | | | | | • | | | | | | | | 6 | 7 | 8 | |
| | | | ABD POLLICIS LONGUS | | | | | | | | | | | | | | | | • | | | | | | | | 6 | 7 | 8 | |
| | | | EXT POLLICIS BREVIS | | | | | | | | | | | | | | | | • | | | | | | | | 6 | 7 | 8 | |
| | | | EXT POLLICIS LONGUS | | | | | | | | | | | | | | | | • | | | | | | | | 6 | 7 | 8 | |
| | | | EXT INDICIS | | | | | | | | | | | | | | | | • | | | | | | | | 6 | 7 | 8 | |
| Median | | | PRONATOR TERES | | | | | | | | | | | | | | | | | • | | | | | | | 6 | 7 | | |
| | | | FLEX CARPI RADIALIS | | | | | | | | | | | | | | | | | • | | | | | | | 6 | 7 | 8 | |
| | | | PALMARIS LONGUS | | | | | | | | | | | | | | | | | • | | | | | | | (6) | 7 | 8 | 1 |
| | | | FLEX DIGIT SUPERFICIALIS | | | | | | | | | | | | | | | | | • | | | | | | | | 7 | 8 | 1 |
| | | | FLEX DIGIT PROF I & II | | | | | | | | | | | | | | | | | • | | | | | | | | 7 | 8 | 1 |
| | A Inter | | FLEX POLLICIS LONGUS | | | | | | | | | | | | | | | | | • | | | | | | | (6) | 7 | 8 | 1 |
| | | | PRONATOR QUADRATUS | | | | | | | | | | | | | | | | | • | | | | | | | | 7 | 8 | 1 |
| | | | ABD POLLICIS BREVIS | | | | | | | | | | | | | | | | | • | | | | | | | 6 | 7 | 8 | 1 |
| | | | OPPONENS POLLICIS | | | | | | | | | | | | | | | | | • | | | | | | | 6 | 7 | 8 | 1 |
| | | | FLEX POLL BREV (SUP. H) | | | | | | | | | | | | | | | | | • | | | | | | | 6 | 7 | 8 | 1 |
| | | | LUMBRICALES I & II | | | | | | | | | | | | | | | | | • | | | | | | | (6) | 7 | 8 | 1 |
| Ulnar | | | FLEX CARPI ULNARIS | | | | | | | | | | | | | | | | | | • | | | | | | | 7 | 8 | 1 |
| | | | FLEX DIGIT. PROF. III & IV | | | | | | | | | | | | | | | | | | • | | | | | | | 7 | 8 | 1 |
| | | | PALMARIS BREVIS | | | | | | | | | | | | | | | | | | • | | | | | | | (7) | 8 | 1 |
| | | | ABD DIGITI MINIMI | | | | | | | | | | | | | | | | | | • | | | | | | | (7) | 8 | 1 |
| | | | OPPONENS DIGITI MINIMI | | | | | | | | | | | | | | | | | | • | | | | | | | (7) | 8 | 1 |
| | | | FLEX DIGITI MINIMI | | | | | | | | | | | | | | | | | | • | | | | | | | (7) | 8 | 1 |
| | | | PALMAR INTEROSSEI | | | | | | | | | | | | | | | | | | • | | | | | | | | 8 | 1 |
| | | | DORSAL INTEROSSEI | | | | | | | | | | | | | | | | | | • | | | | | | | | 8 | 1 |
| | | | LUMBRICALES III & IV | | | | | | | | | | | | | | | | | | • | | | | | | | (7) | 8 | 1 |
| | | | ADDUCTOR POLLICIS | | | | | | | | | | | | | | | | | | • | | | | | | | | 8 | 1 |
| | | | FLEX POLL BREV. (DEEP H.) | | | | | | | | | | | | | | | | | | • | | | | | | | | 8 | 1 |

KEY→
D. = Dorsal Prim. Ramus
V. = Vent. Prim. Ramus
P.R. = Plexus Root
S.T. = Superior Trunk
P. = Posterior Cord
L. = Lateral Cord
M. = Medial Cord

**그림 12.34.** 상지에서 말초신경의 지배를 받는 근육들과 척수근 신경지배를 받는 근육들(참고문헌 44.)

# 체간과 하지의 척수신경과 근육 챠트

Name

| | | MUSCLE STRENGTH GRADE | MUSCLE | PERIPHERAL NERVES: D. T1-12, L1-5, S1-3 | V. SPINAL SEGMENT T1, 2, 3, 4 | V. T5, 6 | V. T7, 8 | V. T9, 10, 11, 12 | V. Illiohypogastric T12 L1 | V. Illioingual T(12) L1 | V. Lumb. Plex. T(12) L1,2,3,4 | P. Femoral L(1) 2, 3, 4 | A. Obturator L(1) 2, 3, 4 | P. Sup.Glut. L4, 5, S1 | P. Inf. Glut. L5, S1, 2 | V. Sac. Plex. L4, 5, S1, 2, 3 | P. Sciatic L4, 5,S1, 2 | A. Sciatic L4, 5, S1, 2, 3 | P. Fibular L4, 5, S1, 2 | A. Tibial L4, 5, S1, 2, 3 | SPINAL SEGMENT L1 | L2 | L3 | L4 | L5 | S1 | S2 | S3 |
|---|---|---|---|---|---|---|---|---|---|---|---|---|---|---|---|---|---|---|---|---|---|---|---|---|---|---|---|---|
| | | | ERECTOR SPINAE | • | | | | | | | | | | | | | | | | | 1 | 2 | 3 | 4 | 5 | 1 | 2 | 3 |
| Thoracic Nerves | | | SERRATUS POST SUP | | • | | | | | | | | | | | | | | | | | | | | | | | |
| | | | TRANS THORACIS | | • | • | • | | | | | | | | | | | | | | | | | | | | | |
| | | | INT INTERCOSTALS | | • | • | • | • | | | | | | | | | | | | | | | | | | | | |
| | | | EXT INTERCOSTALS | | • | • | • | • | | | | | | | | | | | | | | | | | | | | |
| | | | SUBCOSTALES | | • | • | • | • | | | | | | | | | | | | | | | | | | | | |
| | | | LEVATOR COSTARUM | | • | • | • | • | | | | | | | | | | | | | | | | | | | | |
| | | | OBLIQUUS EXT ABD | | | (•) | • | • | | | | | | | | | | | | | | | | | | | | |
| | | | RECTUS ABDOMINIS | | | • | • | • | | | | | | | | | | | | | | | | | | | | |
| | | | OBLIQUUS INT ABD | | | | • | • | • | (•) | | | | | | | | | | | 1 | | | | | | | |
| | | | TRANSVERSUS ABD | | | | • | • | • | (•) | | | | | | | | | | | 1 | | | | | | | |
| | | | SERRATUS POST INF | | | | | • | | | | | | | | | | | | | | | | | | | | |
| Lumbar Plexus | | | QUAD LUMBORUM | | | | | | | | • | | | | | | | | | | 1 | 2 | 3 | | | | | |
| | | | PSOAS MINOR | | | | | | | | • | | | | | | | | | | 1 | 2 | | | | | | |
| | | | PSOAS MAJOR | | | | | | | | • | | | | | | | | | | 1 | 2 | 3 | 4 | | | | |
| Femoral | | | ILIACUS | | | | | | | | | • | | | | | | | | | (1) | 2 | 3 | 4 | | | | |
| | | | PECTINEUS | | | | | | | | | • | (•) | | | | | | | | | 2 | 3 | 4 | | | | |
| | | | SARTORIUS | | | | | | | | | • | | | | | | | | | | 2 | 3 | (4) | | | | |
| | | | QUADRICEPS | | | | | | | | | • | | | | | | | | | | 2 | 3 | 4 | | | | |
| Obturator | Ant. | | ADDUCTOR BREVIS | | | | | | | | | | • | | | | | | | | | 2 | 3 | 4 | | | | |
| | | | ADDUCTOR LONGUS | | | | | | | | | | • | | | | | | | | | 2 | 3 | 4 | | | | |
| | | | GRACILIS | | | | | | | | | | • | | | | | | | | | 2 | 3 | 4 | | | | |
| | Post. | | OBTURATOR EXT | | | | | | | | | | • | | | | | | | | | | 3 | 4 | | | | |
| | | | ADDUCTOR MAGNUS | | | | | | | | | | • | | | | | • | | | | 2 | 3 | 4 | 5 | 1 | | |
| Gluteal | Sup. | | GLUTEUS MEDIUS | | | | | | | | | | | • | | | | | | | | | | 4 | 5 | 1 | | |
| | | | GLUTEUS MINIMUS | | | | | | | | | | | • | | | | | | | | | | 4 | 5 | 1 | | |
| | | | TENSOR FAS LAT | | | | | | | | | | | • | | | | | | | | | | 4 | 5 | 1 | | |
| | In. | | GLUTEUS MAXIMUS | | | | | | | | | | | | • | | | | | | | | | | 5 | 1 | 2 | |
| Sacral Plexus | | | PIRIFORMIS | | | | | | | | | | | | | • | | | | | | | | | (5) | 1 | 2 | |
| | | | GEMELLUS SUP | | | | | | | | | | | | | • | | | | | | | | | 5 | 1 | 2 | |
| | | | OBTURATOR INT | | | | | | | | | | | | | • | | | | | | | | | 5 | 1 | 2 | |
| | | | GEMELLUS INF | | | | | | | | | | | | | • | | | | | | | | 4 | 5 | 1 | (2) | |
| | | | QUADRATUS FEM | | | | | | | | | | | | | • | | | | | | | | 4 | 5 | 1 | (2) | |
| Sciatic | P. | | BICEPS (SHORT H) | | | | | | | | | | | | | | • | | | | | | | | 5 | 1 | 2 | |
| | Tibial | | BICEPS (LONG H) | | | | | | | | | | | | | | | • | | | | | | | 5 | 1 | 2 | 3 |
| | | | SEMITENDINOSUS | | | | | | | | | | | | | | | • | | | | | | 4 | 5 | 1 | 2 | |
| | | | SEMIMEMBRANOSUS | | | | | | | | | | | | | | | • | | | | | | 4 | 5 | 1 | 2 | |
| Fibular | Deep | | TIBIALIS ANTERIOR | | | | | | | | | | | | | | | | • | | | | | 4 | 5 | 1 | | |
| | | | EXT HALL LONG | | | | | | | | | | | | | | | | • | | | | | 4 | 5 | 1 | | |
| | | | EXT DIGIT LONG | | | | | | | | | | | | | | | | • | | | | | 4 | 5 | 1 | | |
| | | | PERONEUS TERTIUS | | | | | | | | | | | | | | | | • | | | | | 4 | 5 | 1 | | |
| | | | EXT DIGIT BREVIS | | | | | | | | | | | | | | | | • | | | | | 4 | 5 | 1 | | |
| | Sup | | PERONEUS LONGUS | | | | | | | | | | | | | | | | • | | | | | 4 | 5 | 1 | | |
| | | | PRONEUS BREVIS | | | | | | | | | | | | | | | | • | | | | | 4 | 5 | 1 | | |
| Tibial | Tibial | | PLANTARIS | | | | | | | | | | | | | | | | | • | | | | 4 | 5 | 1 | (2) | |
| | | | GASTROCNEMIUS | | | | | | | | | | | | | | | | | • | | | | | | 1 | 2 | |
| | | | POPLITEUS | | | | | | | | | | | | | | | | | • | | | | 4 | 5 | 1 | | |
| | | | SOLEUS | | | | | | | | | | | | | | | | | • | | | | | 5 | 1 | 2 | |
| | | | TIBIALIS POSTERIOR | | | | | | | | | | | | | | | | | • | | | | (4) | 5 | 1 | | |
| | | | FLEX DIGIT LONG | | | | | | | | | | | | | | | | | • | | | | | 5 | 1 | (2) | |
| | | | FLEX HALL LONG | | | | | | | | | | | | | | | | | • | | | | | 5 | 1 | 2 | |
| | Med Pl | | FLEX DIGIT BREVIS | | | | | | | | | | | | | | | | | • | | | | 4 | 5 | 1 | | |
| | | | ABDUCTOR HALL | | | | | | | | | | | | | | | | | • | | | | 4 | 5 | 1 | | |
| | | | FLEX HALL BREVIS | | | | | | | | | | | | | | | | | • | | | | 4 | 5 | 1 | | |
| | | | LUMBRICALIS I | | | | | | | | | | | | | | | | | • | | | | 4 | 5 | 1 | | |
| | Lat Plant | | ADB DIGITI MIN | | | | | | | | | | | | | | | | | • | | | | | | 1 | 2 | |
| | | | QUAD PLANTAE | | | | | | | | | | | | | | | | | • | | | | | | 1 | 2 | |
| | | | FLEX DIGITI MIN | | | | | | | | | | | | | | | | | • | | | | | | 1 | 2 | |
| | | | OPP. DIGITI MIN | | | | | | | | | | | | | | | | | • | | | | | | 1 | 2 | |
| | | | ADDUCTORS HALL | | | | | | | | | | | | | | | | | • | | | | | | 1 | 2 | |
| | | | PLANT INTEROSSEI | | | | | | | | | | | | | | | | | • | | | | | | 1 | 2 | |
| | | | DORSAL INTEROSSEI | | | | | | | | | | | | | | | | | • | | | | | | 1 | 2 | |
| | | | LUMB II, III, IV | | | | | | | | | | | | | | | | | • | | | | (4) | (5) | 1 | 2 | |

KEY

D Dorsal Prim. Ramus
V Vent. Prim. Ramus
A Anterior Division
P Posterior Division

**그림 12.35.** 하지에서 말초신경의 지배를 받는 근육들과 척수근 신경지배를 받는 근육들(참고문헌 44).

- 근육 약화 (편측 대 양측; 상지 대 하지 대 체간)
- 반사 변화(감소, 증가, 또는 비대칭)
- 감각 혼선 (신경근 감각분절 분산 대 말초신경 감각분절 분산)

면담 질문들의 답변들이나 신경근 검사의 소견들은 사용할 ENMG 검사 종류와 검사 대상이 될 특정 신경들이나 근육들에 대해 알려준다. ENMG를 하는 대부분의 환자들은 말초신경병리와 관련있다. 주로 근 질환들, 신경근 접합부 병리에 의한 것이며, 전삭세포질환은 흔하진 않다. 환자 사례연구에서는 어떻게 환자에게 면담하고, ENMG 검사를 선택할 때 도움이 임상신경근 평가를 보여주고, 그리고 어떻게 ENMG 검사 결과가 문제 규명에 도움이 되는지를 보여준다.

ENMG 소견들에 대한 해석에서 역점을 둘 중요한 질문으로는 면담에서 무엇을 할 것인가, 임상 신경근 결과들에 대한 것, 그리고 ENMG 소견들이 일반적인가? 이다.

# 임상적 사례 연구 (CLINICAL CASE STUDIES)

## 사례 1: 수근관증후군 관련(Case 1: Carpal Tunnel Syndrome Referral)

### *환자면담에서 얻는 병력 (History from Patient Interview)*

42세의 여성환자는 1년 동안 밤에 손의 이상감각이 점차적으로 심해졌다. 그녀의 증상은 밤과 오랜 운전 시에 심해졌다. 그녀는 그녀의 느낌을 "내 손이 자고 있어요" 주장했으며, 그 증상은 손을 흔들어 주거나 위치를 바꾸면 약해졌다. 그녀는 12년전 임신동안 그와 같은 증상이 있었으나 예전에는 그다지 심하지 않았다. 그녀는 기능적 활동을 함에 있어서는 어떤 변화가 없었다고 했다. 그녀는 최근에 정기검진을 받았으며, 정형외과적이나 신경외과적 또는 대사질병의 병력은 없었다. 그녀는 지금 어떤 약을 복용하고 있지는 않았다.

### *임상 검사(Clinical Exam)*

환자는 독자적인 정상보행을 하였다. 그녀의 자세는 좋았으며, 눈에 띠는 비정상은 없었다. 그녀는 통증이나 증상 재발 없이 정상범위의 경추가동범위를 유지하고 있었고, 상지에서도 통증없이 정상 범위를 유지하고 있었다. 도수근력검사에서 양쪽 상지의 근력은 정상이었다. 심부근 반사들(상완이두근, 상완삼두근, 상완요골근, 손목 관절 신전근들, 대퇴사두근, 종아리 근육)도 정상이었으며, 상지와 하지에서 양쪽 모두 동일하게 나왔다. 촉각과 이점식별의 표피 감각은 양쪽 상지에서 정상으로 나타났다. Tinel 검사에서 양쪽 손목과 주관절의 정중신경과 척골신경은 음성반응이었다. Phalen 검사에서는 2분 후 우측에서 양성반응이 나왔다.

### *결과 (Results)*

신경전도속도 검사

| Nerve Study | 잠복기(ms) | | 거리(mm) | | 전도속도(m/s) | | 진폭(μV) | |
|---|---|---|---|---|---|---|---|---|
| | 오른쪽 | 왼쪽 | 오른쪽 | 왼쪽 | 오른쪽 | 왼쪽 | 오른쪽 | 왼쪽 |
| 정중신경 운동 | | | | | | | | |
| 손목-APB | 3.8 | 3.8 | 80 | 80 | | | 7,000 | 9,000 |
| 팔꿈치 | 8.0 | 7.8 | 220 | 220 | 52 | 55 | 7,000 | 9,000 |
| 상완 | 10.2 | 9.8 | 120 | 120 | 54 | 60 | 6,800 | 9,000 |
| F-파 | 27.8 | 28.0 | | | | | | |
| 정중신경 감각 | | | | | | | | |
| 손목-시지 | **3.7**[a] | 3.2 | 140 | 140 | | | 30 | 42 |
| 손목-중지 | **3.7**[a] | 3.2 | 140 | 140 | | | 28 | 40 |
| 경수근 | **2.2**[a] | 1.7 | 80 | 80 | | | 68 | 90 |
| 척골신경 운동 | | | | | | | | |
| 손목-ADM | 3.0 | | 80 | | | | 6,000 | |
| 팔꿈치 아래 | 6.8 | | 210 | | 55 | | 6,000 | |
| 팔꿈치 위 | 8.6 | | 100 | | 55 | | 5,800 | |
| 상완 | 10.6 | | 125 | | 56 | | 5,600 | |
| F-파 | 27.6 | | | | | | | |
| 척골신경 감각 | | | | | | | | |
| 손목-소지 | 2.8 | | 120 | | | | 30 | |
| 요골신경 감각 | | | | | | | | |
| 전완-web | 2.4 | | 120 | | | | 30 | |

ABP, abductor pollicis brevis; ADM, abductor digiti minimi는 비정상적 값을 의미

## *EMG 연구*

| 근육 | 삽입 후 활성 | 자발적 활성 | 운동단위 | 간섭패턴 |
|---|---|---|---|---|
| Right APB | Normal | None | Normal | Full |
| Right OP | Normal | None | Normal | Full |
| Right FPL | Normal | None | Normal | Full |
| Right PT | Normal | None | Normal | Full |
| Right first DI | Normal | None | Normal | Full |
| Right ADM | Normal | None | Normal | Full |
| Right ECR | Normal | None | Normal | Full |

APB, abductor pollicis brevis; OP, opponens pollicis; PT, pronator teres; DI, 1st Dorsal interosseus; ADM, abductor digity minimi; ECR, extensor calpi radialis longus; FPL, flexor pollicis longus.

## *ENMG 소견 요약(Summary of ENMG Findings)*

검지와 세 번째 손가락으로 향하는 우측 정중신경에서 길어진 원위 감각 잠복기가 보였으며, 폭은 정상이었다. 또한 우측 정중 경수근 감각 반응 잠복기도 길었지만 폭은 정상이었다.

다른 모든 운동과 감각 전도는 정상이었다. 우측 상지의 EMG 연구에서는 변성 증세가 없었다. 운동단위들은 정상 폭과 기간을 가졌으며, 형태는 완전 간섭패턴을 보였다.

### ENMG 소견(Impression of ENMG Findings)

EMG/신경전도속도 소견은 위에 나열되었듯이 우측 손목과 그 주변에서 정중신경의 경미한 손상과 일치하며, 축삭퇴행이나 전도차단의 증세들은 없고 주로 신경차단의 특징을 보였다.

### 고찰(Discussion)

전기생리적 검사에서는 가벼운 초기 수근관증후를 보였다. 앞서 말초신경 손상에 대한 논의에서 주지했듯이 이 사례에서 비정상은 우측 정중신경의 길어진 말초감각 잠복기뿐이었다. 모든 전도 속도들은 정상범위 안에 속해 있었다. EMG 침검사동안 이 같은 정상 진폭과 부재된 수의적 활성은 말초신경압박과 탈수초 과정에서 보여지는 것이다. 또한 어떻게 해부학적인 측면(위치)에서 신경학적 병변을 서술하는지와 수근관증후군이라고 진단 붙이기를 피하는지를 보여준다.

## 사례 2: 수근관증후군 관련(Case 2: Carpal Tunnel Syndrome Referral)

### 환자면담에서 얻는 병력(History from Patient Interview)

39세의 백인 남성 환자는 수근관증후군을 배제하기 위해 우측 상지의 EMG/신경전도속도 검사를 의뢰받았다. 환자는 수개월동안 우측 손의 이상감각과 경련, 통증의 병력을 보고했다. 환자는 외과 의사였고, 긴 수술동안 증상이 악화된다고 했다. 그는 외상의 병력이 없다고 했으며, 방사통 증상이 없는 경통과 요통을 호소했다. 그는 자신의 건상상태는 좋다고 했으며 지금 약을 복용하고 있지는 않는다고 했다.

### 임상 검사(Clinical Exam)

환자는 건강한 상태였으며, 독자적인 보행을 하고 있었다. 그의 머리가 약간 앞으로 나온 자세를 취하고 있었으며 그 외에는 별다른 주목할 점이 없었다. 경추 가동범위에서 우측 회전이 약간 제한되어 있었지만 통증은 없었다. 상지의 관절가동범위는 정상이었으며 통증도 없었다. 상지 근력 또한 정상이었다. 심부근 반사들이 상지와 하지에서 나타나지 않았으며, 심지어 촉진 기법에서도 그러했다. 촉각은 대체로 정상이었다. 정중신경과 척골신경에 대한 Tinel 증세는 음성이었으며, 반면에 Phalen 증세는 양성이었다.

### *결과 (Results)*

신경전도속도 검사

| Nerve Study | 잠복기(ms) | | 거리(mm) | | 전도속도(m/s) | | 진폭(μV) | |
|---|---|---|---|---|---|---|---|---|
| | 오른쪽 | 왼쪽 | 오른쪽 | 왼쪽 | 오른쪽 | 왼쪽 | 오른쪽 | 왼쪽 |
| Median motor | | | | | | | | |
| Wrist-APB | 5.6[a] | 5.2[a] | 80 | 80 | | | 3,900[a] | 5,000 |
| Elbow | 11.6[a] | 11.0[a] | 250 | 250 | 42[a] | 43[a] | 3,000[a] | 4,600[a] |
| Upper arm | 14.1[a] | 13.5[a] | 120 | 120 | 48[a] | 49[a] | 2,600[a] | 4,400[a] |
| F-파 | 34.0[a] | 32.2[a] | | | | | | |
| Median sensory | | | | | | | | |
| Wrist-index | 5.0[a] | 4.6[a] | 140 | 140 | | | 10[a] | 14[a] |
| Ulnar moter | | | | | | | | |
| Wrist-ADM | 5.0[a] | 4.8[a] | 80 | 80 | | | 3,000[a] | 4,000[a] |
| Below elbow | 10.4[a] | 10.0[a] | 220 | 220 | 41[a] | 42[a] | 3,000[a] | 3,800[a] |
| Above elbow | **13.2[a]** | 12.2[a] | 110 | 120 | 39[a] | 50 | 2,200[a] | 3,400[a] |
| F-파 | 34.8[a] | 32.0[a] | | | | | | |
| Ulnar sensory | | | | | | | | |
| Wrist-little | 4.2[a] | 3.8[a] | 120 | 120 | | | 8[a] | 12[a] |
| Radial sensory | | | | | | | | |
| Forearm-web | 3.6[a] | 3.4[a] | 120 | 120 | | | 10[a] | 12[a] |
| Tibial motor | | | | | | | | |
| Ankle-AH | 8.2[a] | 8.0[a] | 100 | 100 | | | 800[a] | 1,200[a] |
| Poplteal | 22.0[a] | 21.8[a] | 410 | 400 | 30[a] | 29[a] | 200[a] | 400[a] |
| H-reflex | absent | absent | | | | | | |
| Sural sensory | | | | | | | | |
| Calf-foot | absent | absent | | | | | | |

APB, abductor pollicis brevis; ADM, abductor digity minimi; AH,abductor hallucis.는 비정상적인 값을 의미..

*EMG 연구*

| 근육 | 삽입 후 활성 | 자발적 활성 | 운동단위 | 간섭패턴 |
|---|---|---|---|---|
| Right APB | 약간 감소됨 | Occasional sharp waves | 큰진폭 | 감소됨 |
| Left APB | 약간 감소됨 | Occasional sharp waves | 큰진폭 | 감소됨 |
| Right first DI | 감소됨 | Occasional sharp waves | 큰진폭 | 감소됨 |
| Loft first DI | 감소됨 | Occasional sharp waves | 큰진폭 | 감소됨 |
| Right PT | 정상 | 없음 | Occasional polyphasic | 감소됨 |
| Left PT | 정상 | 없음 | Occasional polyphasic | 감소됨 |
| Right ECR | 정상 | 없음 | 정상 | 감소됨 |
| Right deltoids | 정상 | 없음 | 정상 | 약간감소 |
| Right VM | 감소됨 | 없음 | 큰진폭, 다상 | 감소됨 |
| Right gastrocnemius | 감소됨 | Occasional sharp waves | 큰진폭, 다상 | 감소됨 |
| Right AH | 부재 | Occasional sharp waves | 증가된 기간 | 심하게 감소됨 |
| Left AH | 부재 | Occasional sharp waves | 증가된 기간 | 심하게 감소됨 |
| Left TA | 증가됨 | 세각들, 세공전위 (fibrilations) | 큰진폭, 다상 | |

APB, abductor pollicis brevis; DI, dorsal interosseus; PT, pronator teres; ECR, extensor carpi radialis longus; VM, vastus medialis; AH, abductor hallucis; TA, tibialis anterior

### *ENMG 소견 요약(Summary of ENMG Findings)*

양쪽 상지와 하지의 신경전도검사에서는 전도와 진폭이 비정상적으로 산만하게 퍼져 있음이 보였다. H-반사는 양쪽 모두 보이지 않았다. 진폭과 전도 값의 변화는 축삭 변성과 탈수초화 과정이 혼합되어 있음을 의미한다. EMG 연구에서 원위부에서 더 만성적인 변화가 보였으며, 상지보다 하지에서 더 심하게 나타났다.

### *ENMG 소견(Impression of ENMG Findings)*

EMG/신경전도속도 연구는 위에 나열된 것처럼 운동신경섬유와 감각신경섬유 모두가 손상된 말초 다발신경병증과 일치한다. 이 같은 소견은 원위 분지에서 더 심하였으며, 상지보다는 하지에서 더 심하였다. 침 EMG동안 보여진 만성 변화는 이 과정이 오랜시간에 걸쳐 현재까지 진행된 것임을 의미한다.

### *고찰(Discussion)*

이 사례는 단순 말초신경압박증후군을 보이는 환자의 좋은 예다. 이 환자는 선천적인 운동 감각 신경병증을 가진 것으로 진단된다. 그의 역량이 감소하는 수준에 따라 그가 적응해 가는 방법이 흥미롭다. 임상 검사상 그는 심부근반사가 소실된 것 말고는 다 정상을 보였다. 이것은 초기 임상 면담과 검사동안 완전함이 감소된 결과이며, 우리는 그의 불평과 가장 가능한 원인들에 대해 집중하였다. 우리는 그의 하지를 검사하지 않았기 때문에, 그의 족궁이 높아져 있고 하지 근육의 크기가 명백히 감소되어 있음을 놓쳤다. 전기생리적 검사동안 이것은 명확해 졌다. 상지에서의 광범위한 비정상적 소견들은 하지도 검사되어야 함을 말하는 것이었고, 결과적으로 말초 다발신경병증 과정의 소견을 이끌게 되었다.

## 사례 3: 경골 신경마비 관련(Case 3: Fibular Nerve Palsy Referral)

### *환자면담에서 얻는 병력(History from Patient Interview)*

19세 남성은 3일간 우측 발목의 근육 약화와 우측 발등의 둔감이 있어서 의뢰되었다. 그는 통증을 불평하지는 않았다. 그는 그의 증상에 대해서 알고 있었다. 그는 외상의 병력이 없었지만 그가 4일전 거친 지형에서 오랜 시간 걸었다고 했다. 그의 일반적인 건강상태는 좋았으며, 그는 예전에 이와 비슷한 증상의 병력은 없었다고 했다.

### *임상 검사(Clinical Exam)*

환자가 혼자 걷기는 했지만 명백히 우측 발목의 배측굴곡을 하지 못하는 우측 계상보행을 하고 있었다. 그는 체간과 양쪽 고과절과 슬관절, 좌측 발목에서 전범위의 능동 관절가동범위를 보였다. 우측 발목에서 수동적으로는 관절가동범위가 완전히 이루어졌지만 발목을 능동적으로 배측굴곡이나 외반하거나 발가락을 신전하는 것을 할 수 없었다. 도수근력검사에서 우측은 고관절군 5/5, 사두근/슬괵근 5/5, 비복근/가자미근 5/5, 후경골근 5/5, 발가락 굴곡근들 5/5, 장비골근 1/5, 전경골근 0/5, 장무지신근과 단무지신근 0/5가 나왔다. 우측 하지에서는 전체적으로 5/5가 나왔다. 감각은 우측 발등과 첫 번째와 두 번째 발가락 사이에서 심하게 감소되어 있었다. 심부근 반사는 정상이었고, 사두근과 종아리 근육에서는 양쪽이 같이 나왔다. 특별한 압통점은 없었고 발목이나 무릎 주변에서 Tinel은 보이지 않았다.

| Nerve | 잠복기(ms) 오른쪽 | 잠복기(ms) 왼쪽 | 거리(mm) 오른쪽 | 거리(mm) 왼쪽 | 전도속도(m/s) 오른쪽 | 전도속도(m/s) 왼쪽 | 진폭(μV) 오른쪽 | 진폭(μV) 왼쪽 |
|---|---|---|---|---|---|---|---|---|
| Fibular motor | | | | | | | | |
| Ankle-EDB | 4.1 | 4.0 | 80 | 80 | | | 4,900 | 5,200 |
| Fibular neck | 10.1 | 10.2 | 340 | 340 | 57 | 55 | 4,700 | 5,000 |
| Popliteal fossa | Absent * | 12.4 | 120 | 120 | None * | 55 | None * | 5,000 |
| Superficial fibular sensory | | | | | | | | |
| Lat. fibular | 3.7 | 3.6 | 120 | 120 | | | 24 | 22 |
| Tibial motor | | | | | | | | |
| Ankle-ABD HAL | 4.6 | | 100 | | | | 10,600 | |
| Popliteal | 13.8 | | 480 | | 52 | | 9,400 | |
| H-reflex | 28.4 | | | | | | | |
| Sural sensory | | | | | | | | |
| Calf-lat foot | 3.8 | | 120 | | | | 10 | |

* Indcates abnormal value

| 근육 | 삽입 후 활성 | 자발적 활성 | 운동단위 | 간섭패턴 |
|---|---|---|---|---|
| R ext dig brev | Normal | None | **None** | **None** |
| R ext dig long | Normal | None | **None** | **None** |
| R ant tib | Normal | None | **None** | **None** |
| R peroneus long | Normal | None | Normal | **Single unit** |
| R short BIC FEM | Normal | None | Normal | Full |
| R abd HAL | Normal | None | Normal | Full |
| R Post TIB | Normal | None | Normal | Full |
| R gastroc | Normal | None | Normal | Full |
| R quadriceps | Normal | None | Normal | Full |

### *ENMG 소견 요약 (Summary of ENMG Findings)*

슬와의 비골신경을 자극했을 때 우측 비골신경의 심부의 운동신경전도는 나타나지 않았지만, 비골두의 아래나 발목 위의 비골신경을 자극했을 때는 정상운동전도 소견이 나왔다.

천비골감각신경전도 검사에서는 족관절의 근위부를 자극하고, 우측 발등 위에서 기록하며, 이 검사에서는 정상이었다. 좌측 비골신경과 우측 경골신경의 운동전도검사도 정상이었다. 우측 경골의 H-반사 반응의 잠복기도 정상이었다. 우측 비복 감각신경의 반응 잠복기는 정상이었고 비복 감각반응의 진폭은 정상범위의 하한반응 잠복기는 정상이었지만, 비복 감각반응의 진폭은 정상범위의 완전한 간섭패턴들이 보여졌다.

#### *ENMG 소견 (Impression of ENMG Findings)*

위에서 나열된 EMG/NCV 소견들에서 심비골신경 분지의 전도는 완전 차단되어 있었으며,

천비골신경도 거의 완전 차단되어 있었다. 병변의 위치는 우측 비골과 슬와 사이에 위치해 있으며, 비골신경은 근위 비골두에 인접하고 있으며 피부 바로 아래에 위치하기 때문에 쉽게 외상에 노출될 수 있다. 이 시기에서는 병변이 신경차단(전도차단)이나 축삭절단(탈신경화가 있는 축삭절단)이라고 결정을 내릴 수는 없다. 3주 후에 반복적인 검사를 통해서 비골신경의 신경지배를 받는 근육들의 변화를 보거나 비골두의 원위에 위치한 신경을 자극하여 운동과 감각 활동전위들의 존재유무를 통해서 EMG 변성을 평가하는 것이 바람직하다.

### *고찰(Discussion)*

위 사례는 거의 완전 말초신경 병변의 예이다. 신경전도 소견상 비골두 원위의 비골신경 가지는 정상 신경전도를 보여주고 있었다. 근위 비골두를 자극했을 때 운동전도 반응들은 나타나지 않았다. 이 소견에서는 비골운동축삭의 완전전도차단 또는 완전절단이 있었다. EMG 소견에서는 비골신경의 신경지배를 받는 근육들의 운동신경들은 자발적 활성 능력이 없음을 보여주고 있다. 이 사례의 중요한 소견으로는 비골신경이 슬와로 들어가기 전에 비골신경의 신경지배를 받는 대퇴이두근의 단두에서 정상 EMG 소견이 있었다는 것이다. 3주 후의 검사에서 안정 시 비골신경의 신경지배를 받는 근육조직에서 자발적인 전기적 활성(세동전위 또는 양성예파)이 보인다면, 이는 축삭절단 병변으로 분류할 수 있다. 이러한 자발적 전위들은 비골신경의 운동축삭들이 변성된 후에 나타나는 증거이며, 변성된 근섬유들은 특징적인 흥분성을 보이게 된다.

## 사례 4: 허리 손상(신경근 병변은 배제)
## [Case 4: Low Back Injury (Rule out Nerve Root Lesion)]

### *환자면접으로 병력청취(History from Patient Interview)*

42세의 여성환자는 오랜 기간동안 요통과 우측 다리 통증의 병력을 지니고 있었으며, 쉬거나 약을 먹거나 운동으로 통증을 해결해 왔다. 최근의 통증은 3개월전 작업중 물건을 들다가 시작된 것이다. 처음에는 가벼운 요통이 바로 나타났었고, 하지만 생활에 재약을 줄 정도는 아니었다. 다음날 아침 잠에서 깨었을 때 요통과 우측 다리 통증 때문에 일어날 수가 없었다. 허리를 굽히면 다리 통증이 심해지고 허리를 펴면 발목과 발로 통증이 나타났다. 그리고 우측 발등 바깥쪽으로 따라서 감각이 둔해짐을 느꼈다. 그녀는 다리에 힘이 떨어진것도 느꼈다. 대소변에는 별다른 문제가 없었다. 기침이나 재채기를 하면 통증이 올라가며 다리쪽으로도 방사되었다.

### *임상 검사(Clinical Examination)*

환자는 빨리 걷지 못했으며, 우측 다리를 절고 있었다. 자세검사에서 체간이 경직되어 있었고, 약간 좌측으로 기울어져 있었다. 체간관절가동범위는 모든 면에서 제한되어 있으며, 특히 굴곡과 우측 회전에서 심해졌다. 통증 때문에 근력은 측정이 어려웠지만 전반적으로 하지 근력은 괜찮은 편이어서 4/5 정도는 되는 것으로 보여 졌다. 사두근과 좌측 종아리 근육의 심부근 반사들은 정상이었지만 우측 종아리 근육에서는 반사가 나타나지 않았다. 우측 발의 바깥쪽의 감각이 떨어져 있었다. 앉은 자세와 바로 누운 자세에서의 하지거상 검사들은 양성이었다.

## *결과 (Results)*

*신경전도속도 검사(nerve conduction velocity studies)*

| Nerve | 잠복기(ms) |  | 거리(mm) |  | 전도속도(m/s) |  | 진폭(μV) |  |
|---|---|---|---|---|---|---|---|---|
|  | 오른쪽 | 왼쪽 | 오른쪽 | 왼쪽 | 오른쪽 | 왼쪽 | 오른쪽 | 왼쪽 |
| 비골 운동신경 |  |  |  |  |  |  |  |  |
| 발목-EDB | 4.2 |  | 80 |  |  |  | 5,600 |  |
| 경골경 | 10.2 |  | 300 |  | 50 |  | 5,400 |  |
| 슬와 |  | 12.0 | 120 |  | 55 |  | 5,200 |  |
| F-값 | 46.0 |  |  |  |  |  |  |  |
| 천비골 감각신경 |  |  |  |  |  |  |  |  |
| 비골 외측 | 3.6 |  |  | 120 |  |  |  | 20 |
| 경골 운동 |  |  |  |  |  |  |  |  |
| 발목-AH | 4.4 | 4.6 | 100 | 100 |  |  | 6,400 | 12,000 |
| 슬와 | 12.2 | 12.2 | 400 | 410 | 51 | 54 | 5,800 | 11,000 |
| H-반사 | 부재* | 27.4 |  |  |  |  |  |  |
| 비복 감각 |  |  |  |  |  |  |  |  |
| 종아리와 발의 외측 | 3.8 |  | 14 |  |  |  | 16 |  |

EDB, extensor digitorum brevis; AH: abductor hallucis
* 비정상적 값을 의미

## *EMG 연구*

| 근육 | 삽입 후 활성 | 자발적 활성 | 운동단위 | 간섭패턴 |
|---|---|---|---|---|
| 우측 VM | 정상 | 없음 | 정상 | 가득 |
| 우측 TA | 정상 | 없음 | 정상 | 가득 |
| 우측 EH | 정상 | 없음 | 정상 | 가득 |
| 우측 EDB | 정상 | 없음 | 정상 | 가득 |
| 우측 AH | 증가됨 | + 예파 | 흔히 다상, 세동을 보임 | 감소됨 |
| 우측 비복근 | 증가됨 | + 예파 | 흔히 다상 | 감소됨 |
| 우측 GM | 증가됨 | + 예파 | 흔히 다상 | 감소됨 |
| 좌측 비곡근 | 정상 | 없음 | 정상 | 가득 |
| 좌측 GM | 정상 | 없음 | 정상 | 가득 |
| 우측 부척추근 |  |  |  |  |
| L3-L4 | 정상 | 없음 | 정상 |  |
| L4-L5 | 정상 | 없음 | 정상 |  |
| L5-S1 | 증가됨 | + 예파 | 가끔 다상을 보임 |  |
| S1-S2 | 증가됨 | + 예파 | 흔히 다상, 세동을 보임 |  |
| 좌측 부척추근 |  |  |  |  |
| S1-S2 | 정상 | 없음 | 정상 |  |

AH, abductor hallusic brevis; VM, vastus medialis; TA, tibialis anterior; EH, extensor hallucis longus; EDB, extensor digitorum brevis; GM, gluteus maximus

### *ENMG 소견 요약 (Summary of ENMG Findings)*

위의 EMG/신경전도속도 검사에서는 우측 S1 신경근 또는 그 신경근 레벨에서 축삭변성에 의한 변화가 보여졌다.

#### *ENMG 소견 (Impression of ENMG Findings)*

신경전도연구에서 우측 비골운동신경과 경골운동신경, 좌측 경골운동신경은 정상이었다. 우측 천비골신경과 비복신경의 정상 감각반응이 기록되었다. 우측의 H-반사는 나타나지 않았지만, 좌측의 H-반사는 정상 잠복기를 보였다.

EMG 연구에서는 부측척근들을 포함한 우측 S1의 운동분지에서 자발적 활성이 증가되어 있었으며, 또한 다상 운동단위들의 비율이 증가되어 있었다. S1 분지 이외의 근육들은 정상이었다.

### *논의 (Discussion)*

이 연구에서는 신경근 병변에 대한 소견들을 보여주었다. 단일신경근 병변에서는 신경전도속도는 거의 정상 범위의 경계수준을 보이며 정상으로 나타난다. 임상적으로는 감각을 느끼지 못한다 해도 감각반응들은 정상으로 나타났다. 이것은 병변이 척추후근절의 근위부에 있기 때문이다. 양성예파와 세동전위는 왈러리안 변성 때문에 생긴 것이며, 다상 운동단위들은 일부 잔존하는 신경섬유들이 측부가지를 뻗어 탈신경화된 근육섬유들을 재지배하기 때문에 나타나는 것이다. H-반사의 편측 상실은 임상적으로는 족관절 심부건 반사의 부재와 맞아 떨어진다.

## 요약

이 장에서는 ENMG 검사에 대해 다루었고, 이는 신경근 장애들의 다른 진단명을 내리는데 이용된다. 현대적인 ENMG 절차들과 전통적인 전기생리적 검사와 평가 접근법들 모두에 대해 설명하였다. 이 장의 목적은 ENMG 연구들의 결과들의 의미를 이해하는 것 뿐만아니라 절차들에 대한 이해도 제공하는 것이다. ENMG의 소견들은 진단을 내리고 의학적, 수술적, 재활적 절차들을 포함하는 포괄적인 계획을 수립하기위해 다른 임상 검사들의 스펙트럼과 결합되어 사용될 수 있다. 이 장에서는 병리가 있는 지점이나 정도 또는 병리의 특징을 정의하기위해 ENMG 검사의 결과들만을 사용하는 것은 절대 안된다고 강조하고 있다. 이 말은 전기생리적 검사의 결과들이 독자적으로 진단적 가치를 지니지 않는다는 것이다. ENMG 검사 수행하고 해석하기 위해서는 먼저 근골격 평가와 신경근 평가에 대한 교육과 훈련이 요구된다. 능동적인 ENMG 수행에 대한 임상 능력은 아마도 그 분야의 경험 많은 이에게 지도를 받는다면 향후 연구나 더 많은 임상 실습을 통해서 얻어질 것이다. ENMG에 대한 능력개발에 관심이 있으면 미국물리치료협회(Alexandria, Virginia)의 임상 전기생리학분과와 미국 전기진단학협회(Rochester, Minnestota)와 같은 여러 기관들에서 도움을 받을 수 있다.

**경고문**: 이 장에 담긴 의견들, 관점들, 논편들은 그 저자들의 것이며, 미국연방정부나 연방해군의 공식적 입장을 반영하는 것은 아니다.

## 자가 학습 문제 (SELF-STUDY QUESTIONS)

질문에 대해서 B 부록을 보라.

**1.** 신경과 근육조직의 활성을 관찰하기 위해 사용하는 세포내와 세포외 기록기법을 비교하고 대조하라.

**2.** 신경전도 연구의 소견들로 답변할 수 있는 임상적으로 중요한 9가지 질문들은 무엇인가?

**3.** 정중운동신경전도 연구를 위한 자극전극과 기록전극의 위치를 서술하라.

**4.** 정중신경을 위한 전행성 신경전도기법들과 역행성 신경전도기법들을 비교하고 대조하라.

**5.** 운동신경전도 연구들과 감각신경전도 연구들에서 주로 검사되는 신경들을 나열하라.

**6.** (i) 복합운동활동전위나 또는 (ii) 복합감각신경활동전위의 진폭 감소가 측정되면 어떤 형태의 신경근 장애인가?

**7.** 신경전도속도를 감소시킬 수 있는 2가지 비정상적 상태들에 대해 규명하시오.

**8.** 말초신경들의 전도속도(활동전위 전파 속도)에 영향을 미칠 수 있는 2가지 요소들(관련된 기법이나 병리가 아닌)에 대해 나열하시오.

**9.** 신경차단과 축삭절단, 신경절단에 대해 정의하시오.

**10.** 자발적인 수축동안 정상근육에서 어떤 전기적 전위가 보이는가?

**11.** 안정 시와 자발적인 등척성 수축동안 근육에서 검사동안 어떤 형태의 EMG 전위들을 비정상 소견들로 보는가?

**12.** 신경차단과 축삭절단 손상의 EMG와 NCV 소견들을 비교하고 대조. 시간의 변화(손상 후 1일, 5일, 그리고 21일)에 따라 이 소견들이 어떻게 되는가?

**13.** F-파는 무엇이고, 무엇이 이 패턴을 올라가게 하는가?

**14.** F-파 반응의 잠복기의 증가를 일으키는 5가지 상태들에 대해 규명하시오.

**15.** a. 아킬레스 건반사와 유사한 검사의 이름은 무엇인가?
b. 이 검사와 연관된 척수반사경로의 구성요소들을 규명하시오.

**16.** Blink 반사 검사는 어떤 두 안면신경들의 통합을 검사하는 것인가?

**17.** Blink 반사 검사에서 편측 Bell' s 마비와 안면신경기능을 제한하는 만성 염증, 탈수초화, 다발신경병증 간의 차이는 어떻게 나는가?

**18.** 체성감각유발전위검사의 목적은 무엇인가? 이 전기생리적 검사동안 검사되는 신경경로에 대해 서술하시오.

**19.** 운동유발전위검사의 목적은 무엇인가? 이 전기생리적 검사동안 검사되는 신경경로에 대해 서술하시오.

**20.** 표피 감각기능을 위한 두 가지 임상검사의 이름을 쓰시오.

**21.** ENMG 검사를 수행할 때 금기증과 주의사항들을 쓰시오.

**22.** 검사자가 신경근 장애의 원인을 밝히는데 도움이 되는 환자면담동안 해야 할 10가지 질문들을 나열하시오.

**23.** 일상적인 임상 검사동안 관찰되는 신경근 기능부전의 8가지 증세들을 나열하시오.

**24.** 약증과 중증의 수근관증후군에서 신경 전달에서 발견할 수 있는 대표적 유형은 무엇인가?

**25.** 상완신경총과 다섯 종말 가지들과 모든 상쇄골 가지들과 하쇄골 가지들을 그려보시오.

## 참고문헌

1. Kimura J. Principles of nerve conduction studies. In: Kimura. J. *Electrodiagnosis of Diseases o Nerve and Muscle*. 2nd ed. Philadelphia: F.A. Davis; 1989, 79–80.
2. NIOSH. *Performing Motor and Sensory Neuronal Conduction Studies in Adult Humans: A NIOSH Technical Manual*. NIOSH Publication No. 90-113. Washington, DC: National Institute for Occupational Safety and Health; 1990:8.
3. Ma DM, Liveson JA. *Nerve Conduction Handbook*. Philadelphia: F.A. Davis; 1983.
4. Chaudhry V, Cornblath DR, Mellits ED, et al. Inter- and intra-examiner reliability of nerve conduction measurements in patients with diabetic neuropathy. *Ann Neurol*. 1991;30:841–843.
5. Bromberg MB, Jaros L. Symmetry of normal motor and sensory conduction measurements. *Muscle Nerve*. 1998;21:498–503.
6. Olney RK. AAEM Minimonograph no. 38. Neuropathies in connective tissue disease. *Muscle Nerve* 1992;15:531–542.
7. NIOSH. *Performing Motor and Sensory Neuronal Conduction Studies in Adult Humans: A NIOSH Technical Manual*. (NIOSH) Publication No. 90-113. Washington, DC: National Institute for Occupational Safety and Health; 1990:12-15.
8. Wilbourn AJ. Sensory nerve conduction studies. *J Clin Neurophysiol*. 1994;11:584–601.
9. Nielsen RP, Skurja M, Greathouse DG, et al. Electrophysiological differentiation of brachial Plexus Injuries. *J Clin Electrophysiol*. 1998;10:2–22.
10. Falck B, Stalberg E. Motor nerve conduction studies: measurement principles and interpretation of findings. *J Clin Neuorphysiol*. 1995;12:254–279.
11. Sunderland S. *Nerve Injuries and Their Repair*. Edinburgh: Churchhill Livingstone; 1991.
12. Fisher MA. AAEM Minimonograph no. 13. H reflexes and F waves: physiology and indications. *Muscle Nerve*. 1992;15:1223–1233.
13. Fisher MA, Hoffen B, Hultman C. Normative F-wave values and the number of recorded F waves. *Muscle Nerve*. 1994;17:1185–1189.
14. Gill NW, Ruediger TM, Gochis RD, et al. Test-retest reliability of the ulnar F-wave minimum latency in normal adults. *Electromyogr Clin Neurophysiol*. 1999;39:195–200.
15. Weber F. The diagnostic sensitivity of different F-wave parameters. *J Neurol Neurosurg Psychiatr* 1998;65:535–540.
16. Rivner MH. F-wave studies: limitations. *Muscle Nerve*. 1998;1101–1104.
17. Marchini C. et al. Median nerve F-wave study derived by flexor carpi radialis. *Electromyogr Clin Neurophysiol*. 1998;38:451–453.
18. Papathanasiou ES, Zamba E, Papacostas SS. Radial nerve F-waves: normative values with surface recording of the extensor indicis muscle. *Clin Neurophysiol*. 2001;112:145–152.
19. Andersen H, et al. F-wave latency, the most sensitive nerve conduction parameter in patients with diabetes mellitus. *Muscle Nerve*. 1997;20:1296–1302.
20. Fraser JL, Olney RK. The relative diagnostic sensitivity of different F-wave parameters in various polyneuropathies *Muscle Nerve*. 1992;15:912–918.
21. Andersen H, Stalberg E, Falck B. F-wave latency, the most sensitive nerve conduction parameter in patients with diabetes mellitus. *Muscle Nerve*. 1997;20:1296–1302.
22. Fisher MA. The contemporary role of F-wave studies. *Muscle Nerve*. 1998;21:1098–1101.
23. Toyokura M. F-wave duration in diabetic polyneuropathy. *Muscle Nerve*. 1998;21:246–49.
24. Dumitru D. *Electrodiagnostic Medicine*. Philadelphia: Hanley and Belfus; 1994:747.
25. Aminoff MJ. *Electromyography in Clinical Practice*. 3rd ed. New York: Churchhill Livingstone; 1998.
26. Oh SJ. *Electromyography—Neuromuscular Transmission Studies*. Baltimore, Md:Williams & Wilkins; 1988.
27. Bromberg MB. Electromyographic (EMG) findings in denervation. *Crit Rev Phys Rehabil Med*. 1993;5:83–127.

28. Kimura J. Techniques and normal findings. In: Kimura J. *Electrodiagnosis in Diseases of Nerve and Muscle: Principles and Practice*. 2nd ed. Philadelphia: F.A. Davis; 1989:227–248.
29. Kimura J. Techniques and normal findings. In: Kimura J. *Electrodiagnosis in Diseases of Nerve and Muscle: Principles and Practice*. 2nd ed. Philadelphia: F.A. Davis; 1989:249–274.
30. Kraft GH. Fibrillation potential amplitude and muscle atrophy following peripheral nerve injury. *Muscle Nerve*. 1990;13:814–821.
31. Aminoff MJ. Chapter 5. General aspects of needle electrograph. *Electromyography in Clinical Practice.* 3rd ed. New York:Churchhill Livingstone; 1998:63–65.
32. Mitsikostas DD, Karandreas N, Coutsopetras P, et al. Fasciculation potentials in healthy people. *Muscle Nerve.* 1998;21(4):533–535.
33. Bromberg MB. Electromyographic (EMG) findings in denervation. *Crit Rev Phys Rehabil Med.* 1993;5:83–127.
34. Aminoff MJ. *Electromyography in Clinical Practice*. 3rd ed. New York: Churchhill Livingstone; 1998:70.
35. Harper CM, Thomas JE, Cascino TL, Litchy WJ. Distinction between neoplastic and radiation-induced brachial plexopathy, with emphasis on the role of EMG. *Neurology*. 1989;39:502–506.
36. Aminoff MJ. *Electromyography in Clinical Practice*. 3rd ed. New York: Churchhill Livingstone; 1998:79.
37. Parry CBW. Strength-duration Curves. In Litch S, ed. *Electrodiagnosis and Electromyography*. Baltimore, Md: Waverly Press; 1971:241–271.
38. Ritchie AE. *Peripheral Nerve Injuries*. Special Report, Sen. Med. Res. Council. London: H.M. Stationery Office; 1954.
39. Adrian ED. The electrical reactions of muscle before and after nerve injury. *Brain*. 1916;39:1–33.
40. Oester YT, Licht S. Routine Electrodiagnosis. In: Licht S, ed. *Electrodiagnosis and Electromyography*. Baltimore, Md: Waverly Press; 1971.
41. Bell-Krotoski J, Weinstein S, Weinstein C. Testing sensibility, including touch-pressure, two-point discrimination point localization and vibration. *J Hand Ther*. 1993;6:114–123.
42. Dellon AL. *Evaluation of Sensibility and Re-education of Sensation in the Hand.* Baltimore, Md: Williams & Wilkins; 1981.
43. Lister G. *The Hand: Diagnosis and Indications*. Edinburgh: Churchill Livingstone; 1977: 73.
44. Kendall FP, McCreary EK, Provance PG. *Muscle Testing and Function*. 4th ed. Baltimore, Md:Williams & Wilkins; 1993.

## 권장 도서

Brooke MH. *A Clinician's View of Neuromuscular Diseases*. Baltimore, Md: Williams & Wilkins; 1986.

Brown WM. *The Physiological and Technical Basis of Electromyography.* Stoneham, Mass: Butterworth; 1984.

Chusid J, McDonald JJ. *Correlative Neuroanatomy and Functional Neurology*. Los Altos, Calif: Lange Medical Publications; 1967.

Dawson DM, Hallett M, Millender LH. *Entrapment Neuropathies*. Boston: Little, Brown & Co.; 1983.

Hoppenfeld S. *Orthopaedic Neurology*. Philadelphia: JB Lippincott; 1977.

Kimura J. *Electrodiagnosis in Diseases of Nerve and Muscle: Principles and Practice*. New York: Oxford University Press, 2000.

Leffert RD. *Brachial Plexus Injuries*. New York: Churchill Livingstone; 1985.

Oh SJ. *Clinical Electromyography: Nerve Conduction Studies*. Baltimore, Md: University Park Press; 1984.

Schaumburg HH, Spencer PS, Thomas PK. *Disorders of Peripheral Nerves*. Philadelphia: F.A. Davis; 1983.

Smorto MP, Basmajian JV. *Electrodiagnosis*. New York: Harper & Row; 1977.

# 부록 A

# 상지와 하지의 말초 신경 해부

## Peripheral Neuroanatomy of the Upper and Lower Extremities

### 상지의 임상적인 신경해부학
### CLINICAL NEUROANATOMY OF THE UPPER EXTREMITIES

사람의 상지와 견갑대의 감각 및 운동 지배는 전형적으로 4개의 하부경추(C5,C6,C7,C8)와 제1흉추 (T1)수준의 전 1차지가 담당한다. 이 신경근은 추간공 내에 존재하며, 신경 축삭은 상완 신경총이라고 신경 조직의 복잡한 그물망의 형태로 결합되고, 분리되어지며, 다시 재결합 된다(그림 A.1). 완신경총은 구조적으로 신경근, 신경간, 신경분지, 그리고 신경속으로 나누어 진다. 제5-6번 경추의 신경근은 상신경간의 형태로, 제7경추의 신경근은 중신경간의 형태로, 마지막으로 제8경추와 제1 흉추의 신경근은 하신경간의 형태로 결합된다. 이때 제4번 경추의 신경근은 상신경간에, 제2흉추의 신경근은 하신경간에 각각 영향을 줄 것이다. 완신경총의 각각의 신경간은 전지와 후지로 나누어진다. 신경간에서 나온 6개의 신경지는 완신경총의 3가지 신경속의 형태가 된다. 상신경간과 중신경간의 전지는 외측속의 형태로, 하신경간의 전지는 내측속이 되며 상, 중, 하 신경간의 후지들은 결합하여 후속이 된다. 내측속은 제7경추의 신경근이나 중 신경간의 영향을 받지 않는다. 상지와 견갑대를 지배하는 말초 신경은 완신경총의 어디에서 시작되었는지에 따라서 명칭이 결정된다. 완신경총의 신경속들은 상완, 전완, 수부를 지배하는 5개의 중요한 말초 신경을 구성한다. 이 5가지의 신경(액와신경, 근피신경, 정중신경, 요골신경, 척골신경)을 완신경총의 말초신경이라고 한다.

쇄골 근위부에 위치한 신경간과 신경총으로부터 나오는 신경을 쇄골상신경이라고 하며 쇄골 원위부와 완신경총의 마지막 가지에서 시작되는 신경을 쇄골하신경이라고 한다. 완신경총의 신경 중 네 개 신경은 쇄골 위에서 시작된다. 견갑골을 당기는 힘을 발생시키는 전거근을 지배하는 신경을 장흉 신경이라고 하며, 이는 제5경추와 제6경추의 신경근으로 형성된다. 능

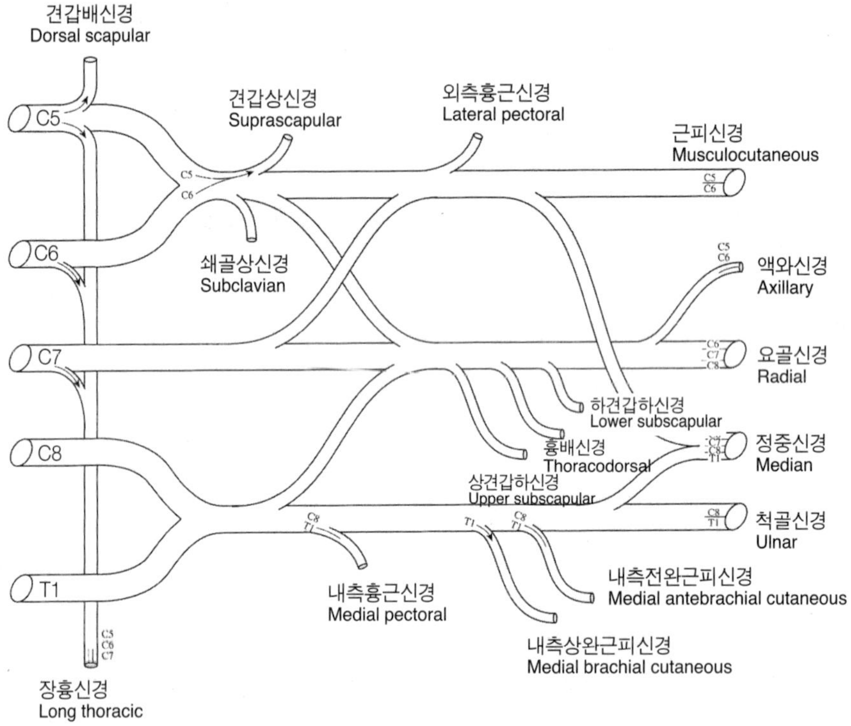


**그림 A.1.** 상완신경총은 경추와 흉추 신경근으로 구성되며 신경간, 신경분지, 신경속으로 나뉘어진다. 견갑대를 지배하는 말초신경은 상완신경총의 견갑배신경, 견갑상신경, 외측흉근신경, 액와신경, 흉배신경, 견갑하신경, 내측흉근신경, 장흉신경으로 이루어진다.

형근과 견갑거근을 지배하는 견갑배신경은 제5경추의 신경근에서 기시한다. 견갑상신경은 상신경간으로부터 시작되고 후부를 가로질러 견갑골의 극상근과 극하근을 지배한다. 이 근육들은 관절와로부터 상완골두의 이탈을 방지하고, 팔의 외측회전을 조절한다. 쇄골하신경은 상신경간으로부터 기시하고 쇄골하근육을 지배한다.

완신경총의 신경속으로 구성된 6개의 신경은 쇄골 아래에 있다. 외측 흉근신경과 내측 흉근 신경은 외측, 내측 신경속에서 기시하며, 신경간의 전지들로 만들어진 신경속 근처에 있다. 외측 흉근신경은 대흉근의 흉골 부분을 지배하고, 내측 흉근 신경은 하부 대흉근과 소흉근을 지배한다. 이 두신경이 결합되어 상완의 내전과 내회전을 조절한다. 후부 신경속에서는 상 견갑하신경, 흉배신경, 하견갑하신경 이렇게 3개의 쇄골하신경을 분지한다. 상견갑하신경은 견갑하근의 상부영역을, 하견갑하신경은 견갑하근의 하부 영역을 지배한다. 이 근육들은 상완골의 내전과 내회전 시 작용한다. 흉배신경은 상완골의 내회전과 신전을 만들어내는 광배근을 지배한다. 두 개의 감각 신경은 완신경총의 내측 신경속에서 기시한다. 이들 두 신경을 내측 상완근피신경과 내측 전완근피신경이라하며 이들은 팔의 상부 내측과 전완의 내측부의 피부를 지배한다.

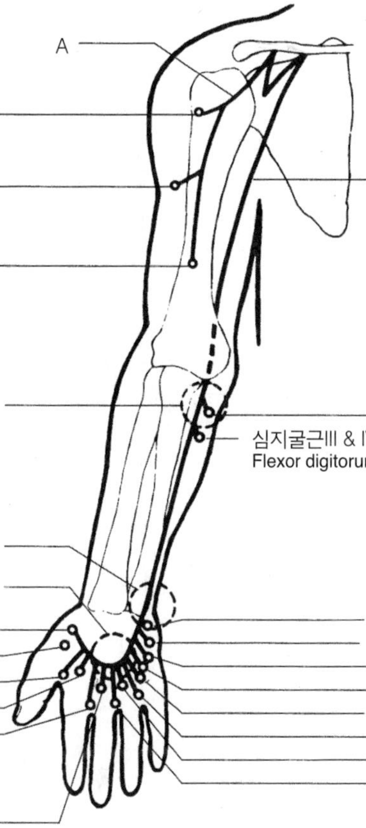


**그림 A.2.** 근피신경(A)과 척골신경(B)에 의해 지배되는 근육은 척골구, 가이언관, 손바닥에서 압박이나 손상을 받는다.1) 척골구, 2) 가이언관, 3) 손바닥

위에서 기술 한것처럼 완신경총의 신경속들로 구성된 것을 완신경총의 말초신경이라 한다. 근피신경(그림 A.2)은 외측속에서 기시하며 오훼완근, 상완근, 이두근을 지배한다. 외측전완근피신경은 근피신경의 연장으로 외측 전완의 피부를 지배한다. 액와신경과 요골신경(그림 A.3)은 신경총의 외측속에서 기시한다. 액와신경은 상완의 굴곡, 외전, 신전을 조절하는 삼각근, 소원근을 지배한다. 또한 액와신경은 삼각근을 덮고 있는 피부의 감각을 지배한다.

요골신경은 팔의 후부와 전완의 근육과 감각을 지배한다. 요골신경은 삼두근을 지배하고, 상완의 후부를 지나면서 회외근, 주근, 손목과 손가락의 신전근, 엄지의 신전근을 지배한다.

요골신경은 회외근에서 후부 골간근과 표층 요골신경으로 나누어 진다. 심부 요골신경은 손가락의 신전과 엄지의 외전과 신전을 담당하고, 천부 요골신경은 손의 후외측부의 피부와 엄지의 배측부 피부 영역을 지배한다.

정중신경은 외측속과 내측속으로 이루어진 말초신경이다. 정중신경의 외측속은 제6-7경추의 신경근 섬유들로부터 시작되고, 내측속은 제8경추와 제1흉추의 신경근에서 시작된다. 정

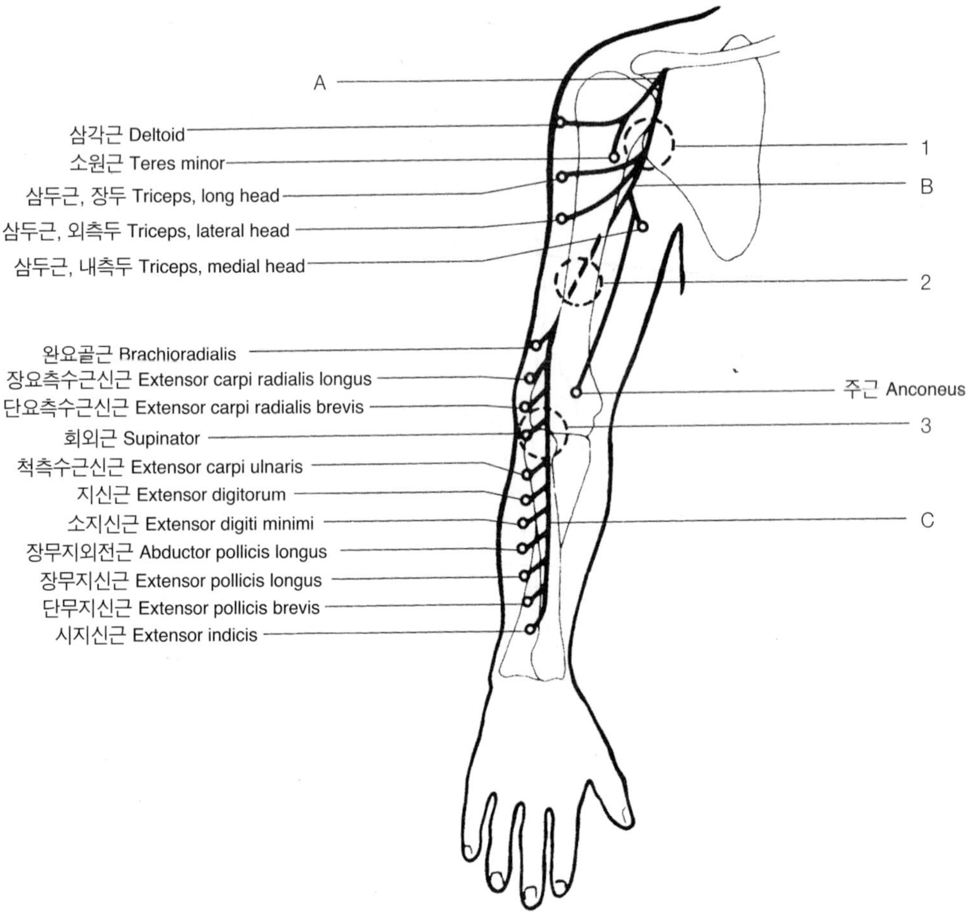


**그림 A.3.** 액와신경**(A)**과 요골신경**(B)**이 지배하는 근육은 일반적으로 나선구와 팔꿈치의 압박에 의해 손상받는다. 1) 나선구, 2) 팔꿈치

중신경은 상완의 내측부 이두근과 삼두근사이의 구를 따라 척골측으로 향한다. 상완의 중간부에서 척골신경과 정중신경이 갈라지는데, 정중신경은 상완근건의 내측을 따라 지나가고 척골신경은 척골절흔과 척골 신경구를 지난다. 팔꿈치 아래의 모든 근육은 정중신경의 지배를 받는다(그림A.5). 정중신경은 전완에서 원회내근을 따라 지배하고 요측수근굴근과 장장근을 지배하며 전완골간신경이라는 말초 운동신경을 분지한다. 전완 골간신경은 2-3수지의 심지굴근과 장무지굴근, 방형회내근을 지배한다. 정중신경의 주요한 신경간은 천지굴근의 섬유들을 따라 흐르고 천부 수지 굴근(천지굴근)들을 지배하며 수부로 들어간다. 수부에서 정중신경은 우선 무지구(단무지 외전근, 단무지 굴근, 무지 대립근)를 다음으로 충양근을 지배한다. 정중신경의 감각지는 오직 수부로만 보내진다. 정중신경의 감각 분지는 1-3 수지의 아래부분과 4수지의 외측 반을 지배한다. 무지구 기저부의 피부 감각은 손목의 수근관 외측 정중신경으로부터 분지하는 장측근피신경이 지배한다.

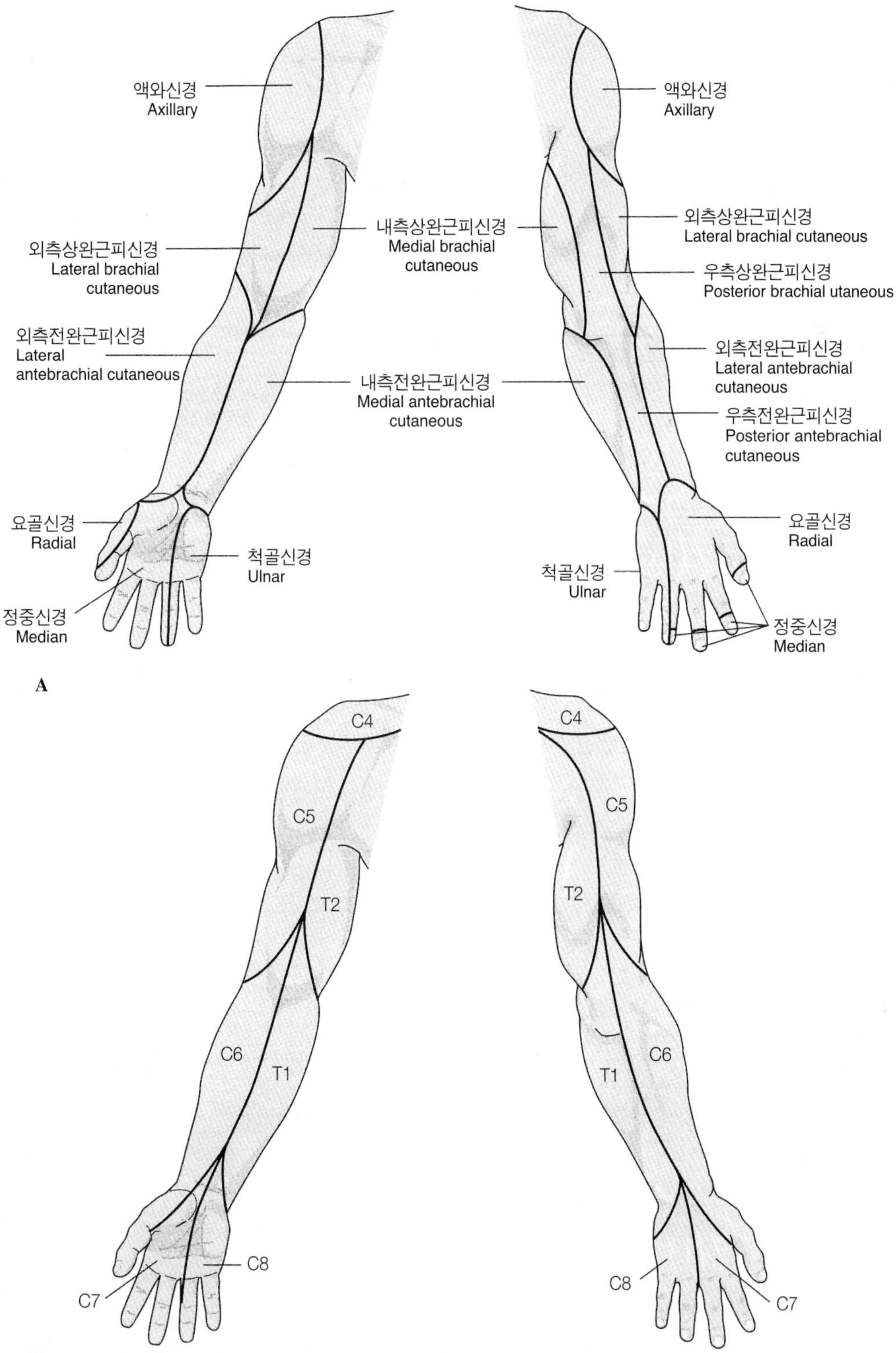


**그림 A.4.** 상지의 피부감각은 개개의 **(A)**말초신경과 **(B)**척추 신경근이 지배한다.

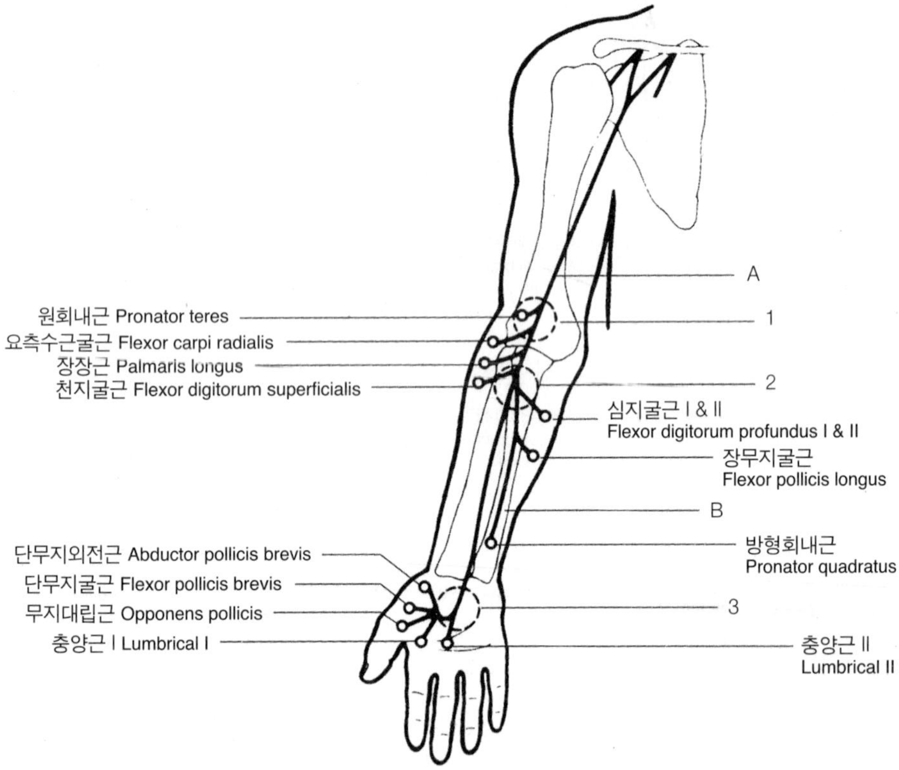


**그림 A.5.** 정중신경(A) 그리고 전골간 신경 분지(B)에 의해 지배받는 근육이 주로 압박받는 부위는 1.원회내근 2.전골간신경의 분지 3. 수근관이다.

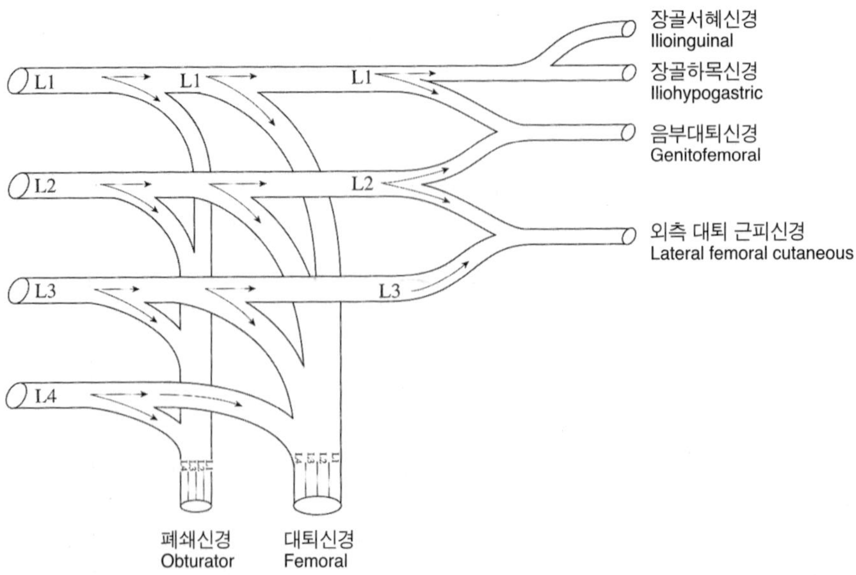


**그림 A.6.** 요신경총의 주종말가지는 대퇴신경이다.

내측 신경속은 척골 신경이 되고, 내측 신경속의 원위부 말초신경이 정중신경이 된다. 척골신경은 제8경추 신경근과 제1흉추 신경근으로 이루어진다. 척골신경은 소지구와 5번째 수지,4번째 수지의 내측 절반을 포함한 내측 수부의 전,배부의 감각을 지배한다.

척골신경이 팔꿈치에 이를 때, 척측 수근굴근의 운동 지배를 한다. 척골신경은 척측구를 따라 주행하다 일반적으로 포착이 잘 되는 척측 수근 굴근의 두부 사이의 주부 터널로 들어간다. 손목 위부분에서 척배근피신경이 기시한다. 이는 척골신경으로부터 전완의 미측과 손의 배측과 내측면을 지난다. 척장근피신경은 전완내에서 기시하여 소지구의 기저부와 손바닥의 감각을 지배한다.

척골신경이 유구골과 두상골 사이의 가이언 터널을 지나면서 심지와 천지로 나누어 진다. 천지는 소지외전근을 포함한 소지구근들을, 심지는 무지내전근을 지배한다. 상지의 말초신경

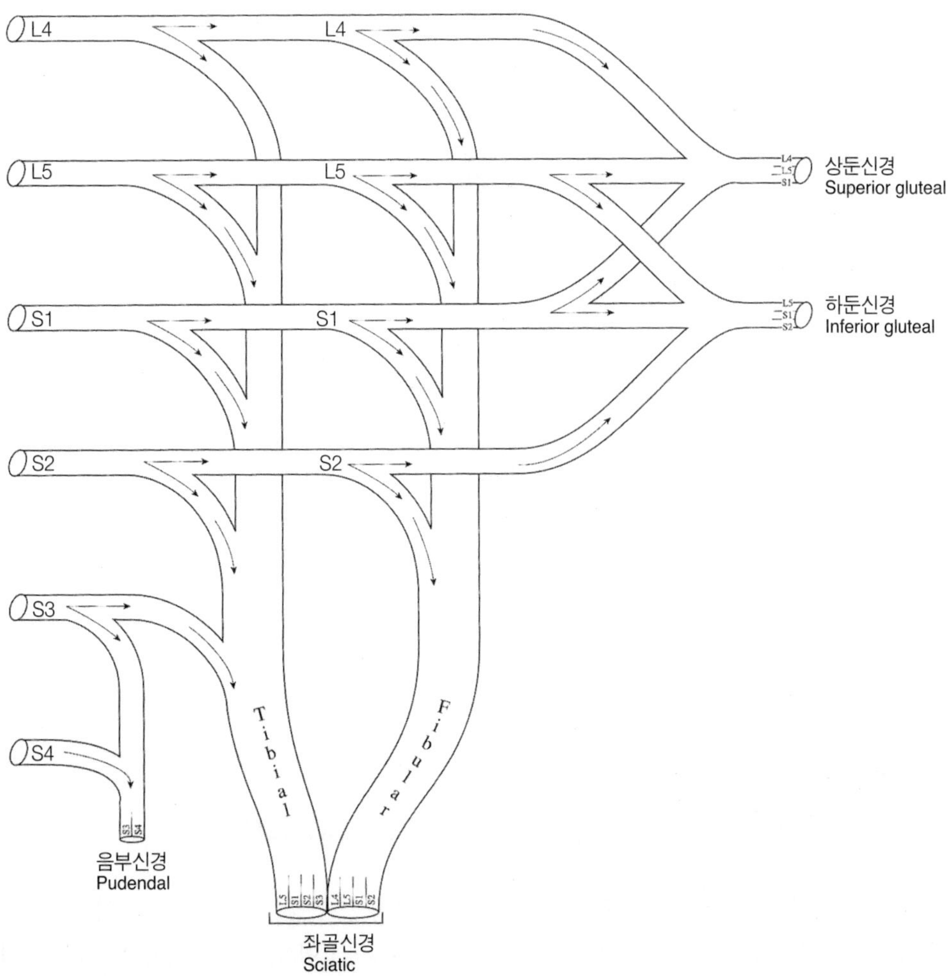


**그림 A.7.** 천골신경총의 주종말가지는 좌골신경이다.

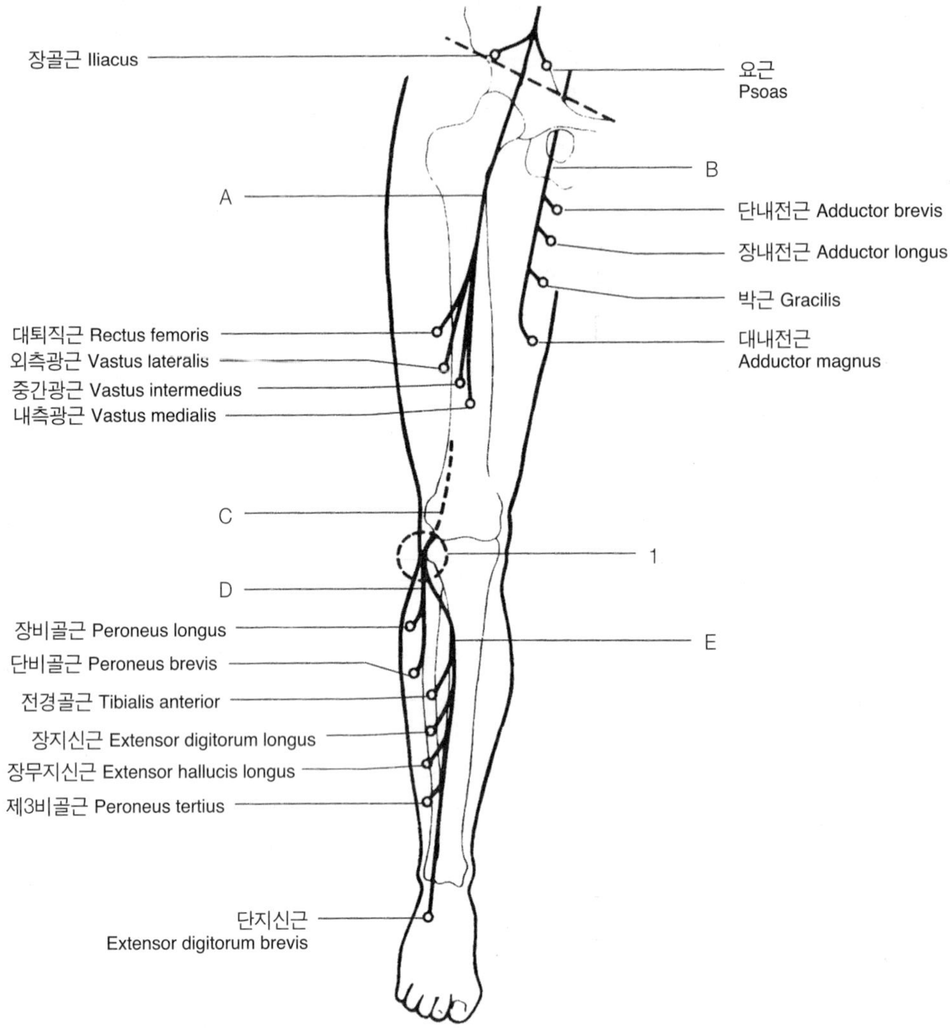


**그림 A.8.** 대퇴신경(**A**), 폐쇄신경(**B**), 총비골신경(**C**), 천비골신경(**D**), 심비골신경(**E**) 신경에 의해 지배받는 근육이 주로 압박받는 곳은 비골두이다.

의 피부 감각지배는 그림 A.4에서 처럼 다양한 척추 신경근의 신경원들로부터 이루어 진다.

## 하지의 임상적인 신경해부학
## CLINICAL NEUROANATOMY OF THE LOWER EXTREMITY

하지의 신경 지배는 제1 요추에서 제3 천추의 척수수준에서 이루어진다. 이들 수준의 척수 신경근은 요부와(그림 A.6) 천골 신경총에서 결합된다(그림A.7). 요신경총은 척수 신경의 제1 요신경에서부터 제4요신경의 전1차지로 구성되고, 장요근의 심부에 위치하며 이를 지배한다.

제1요신경의 신경근은 장골서혜신경과 장골하복신경을 분지하며 이들은 전하부 복부의 감각을 지배한다. 제1요추와 제2요추의 신경근은 음부대퇴신경으로 결합되어 회음부의 감각과 운동을 지배한다. 이와 유사하게 제2요추와 제3요추 신경근은 외측대퇴근피신경의 형태로 결합되어 고관절에서 슬관절까지의 전외측 대퇴부의 피부감각을 지배한다. 제2요추에서 제4요추까지의 신경근의 전지는 폐쇄신경의 형태로 결합되어 고관절의 내전운동과 내측대퇴의 피부감각을 지배한다. 제2요추에서 제4요추까지의 신경근의 후지는 대퇴신경의 형태로 결합되어(그림A.8) 슬관절 신전을 조절하는 대퇴사두근의 운동의 지배하고 대퇴의 전 내측의 감각을 지배한다. 대퇴신경은 복재신경이라는 신경을 분지하는데 이는 하퇴의 내측면의 피부를 지배한다.

하부 요추(L4,5)와 상부 천추(S1-3)의 신경근은 천골 신경총의 형태로 결합하여 다섯 개의 중요한 말초신경을 만들고 하지의 운동및 감각을 조절한다. 제4요추에서 제1천추까지의 신경

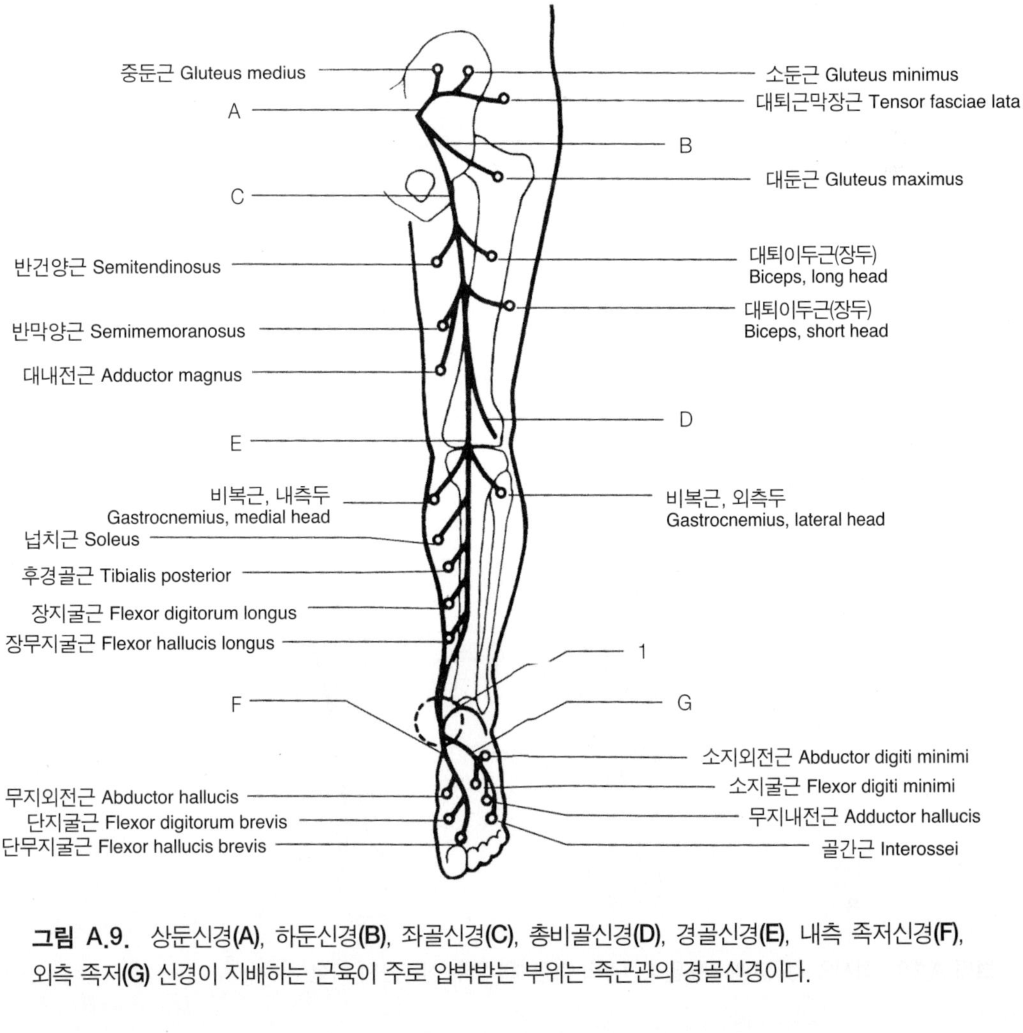


**그림 A.9.** 상둔신경(**A**), 하둔신경(**B**), 좌골신경(**C**), 총비골신경(**D**), 경골신경(**E**), 내측 족저신경(**F**), 외측 족저(**G**) 신경이 지배하는 근육이 주로 압박받는 부위는 족근관의 경골신경이다.

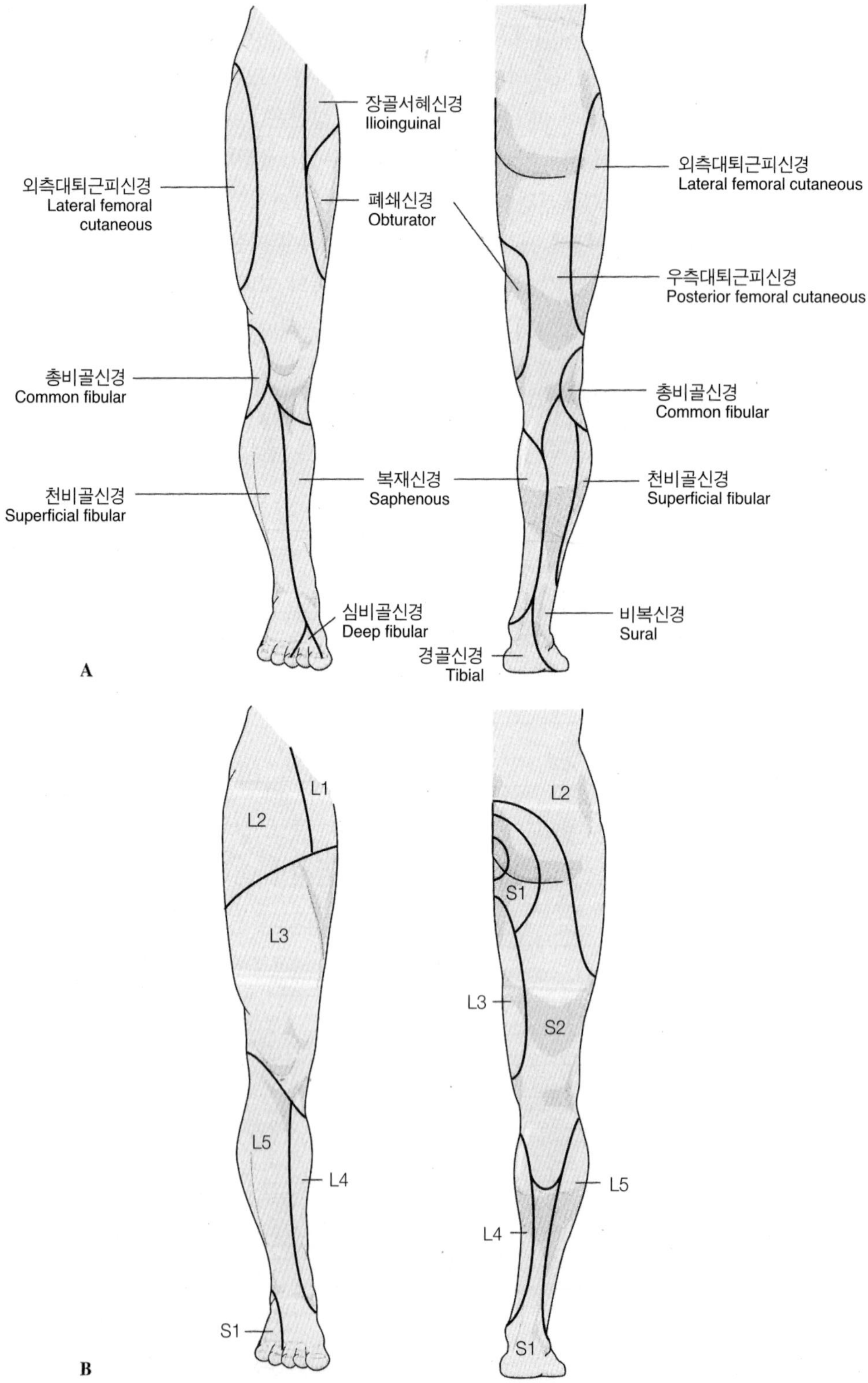


**그림 A.10.** 하지의 감각지배 **(A)** 말초신경의 피절 **(B)** 요추 신경근의 피절.

근들이 상둔신경이 되어 고관절의 외전을 조절하는 중둔근을 지배하고, 제5요추에서 제2천추의 신경근들은 하둔신경이되어 고관절 신전을 조절하는 대둔근을 지배한다. 좌골신경(그림 A.9)은 제4요추에서 제2천추까지의 신경근들에 의해 만들어진다. 제1천추에서 제3천추의 전지와 후지로 구성된 후대퇴피신경은 무릎 높이까지의 대퇴의 뒷부분 피부를 지배한다. 제4요추에서 제2천추까지의 신경근 중 전지는 좌골신경분지 중 경골신경이되고, 후지는 좌골신경분지의 비골신경이 된다.

제2,3,4 천추의 신경근은 음부신경이 된다. 음부신경은 외항문괄약근을 포함한 골반저근, 방광 괄약근을 지배한다. 음부신경은 대변과 소변을 조절하는 신경이다.

좌골신경(그림A.9)은 좌골 절흔을 지나 이상근 아래쪽으로 지나간다. 좌골신경은 무릎 위쪽의 피부를 지배하지 않으며 슬괵근의 심부를 따라서 내려간다. 경골신경은 비골신경이 지배하는 대퇴 이두근의 단두를 제외한 모든 슬괵근을 지배한다. 무릎에서 경골신경은 내,외측 비복근과 가자미근, 그리고 다른 작은 소근육들을 지배한다. 신경이 하퇴로 내려가면서 이 말초신경들은 후경골근, 장지굴근, 장무지굴근으로 가지를 내고, 추가적으로 하퇴의 가자미근까지도 신경가지를 낸다. 경골신경가지들은 비골신경지들과 결합하여 비복신경의 형태가되고 이 신경은 족부의 외측 피부영역 경골신경이 하퇴의 근육에 분지를 하고 내측 복사뼈 아래를 지나고 내측 복사뼈에서부터 발뒤꿈치까지의 삼각인대구조로 형성된 족근관을 지난다. 족근관의 원위부에서 경골신경이 나누어진다. 내측족저신경은 무지외전근, 단무지굴근 그리고 첫 번째 충양근을 지배한다. 이 신경은 발의 내측 족저부의 피부와 첫 번째 세 번째 지절의 감각 수용기를 공급한다. 외측 족저신경은 족저방형근과 소지외전근으로 분지하고 천지와 심지로 나누어 진다. 천지는 외측 골간근과 소지굴근을 지배하고, 발의 장외측부의 피부를 지배한다. 심지는 발의 다른 모든 심부근육들을 지배한다.

좌골신경의 비골신경지는 대퇴이두근의 단두에 분지를 낸 후에 하지의 상부 전외측부의 피부를 지배하고, 비골 경부를 지나면서 천지와 심지로 나누어진다. 천비골신경은 장비골근과 단비골근을 지배하고 내측 배부를 지나면서 배측 근피신경으로 이어진다. 이 신경은 다섯 번째 지절의 외측면과 첫 번째 두 번째 지절의 사이의 웹 스페이스를 제외한 하지의 외측 아랫부분과 발의 배측면을 지배한다.

심비골신경은 전경골근과 장지신근, 장무지신근과 제3비골근을 지배한다. 발에서는 단지신근을 지배하고 첫 번째 배측 골간근과 첫 번째 두 번째 발가락사이의 웹 스페이스부분의 피부를 지배한다. 하지의 피부 감각을 담당하는 말초신경은 그림 A.10에서 보여지듯이 요추와 천추 신경근들의 축삭으로부터 시작된다.

# 부록 B

# 자가학습 질문을 위한 답안

## Answers to Self-study Questions

### 제1장

1. (a) 전압; (b) 기전력; (c) 전위차
2. 전류
3. 저항
4. 교류저항
5. (a) 음극;(b) 양극
6. (a) 양전위; (b) 음전위
7. 양극; 음극
8. (a) 전압(V); (b) 저항(R); 전류(I)
9. 전류
10. 증가(increase)
11. (a) 맥동전류(PC); (b) 교류전류(AC); (c) 직류전류(DC)
12. 파형
13. (a) 암페어(ampere); (b) 전압; (c) ohm; (d) farad; (e) 옴(ohm); (f) 지멘스(siemens); (g) pulse per second(pps); (h) 헤르츠(Hz); (i) 암페어(mA or $\mu$A); (j) millisecond (ms) or microsecond($\mu$s); (k) 쿨롱(coulomb); (l) 초(seconds)
14. (a) 직사각형; 대칭성; 교류 전류; (b) 직사각형, 비균형적, 비대칭성, 이상(biphasic), 맥동 전류; (c) 곡선, 비균형적, 비대칭성, 이상, 맥동 전류; (d) 쌍극파(쌍스파이크파), 맥동 전류

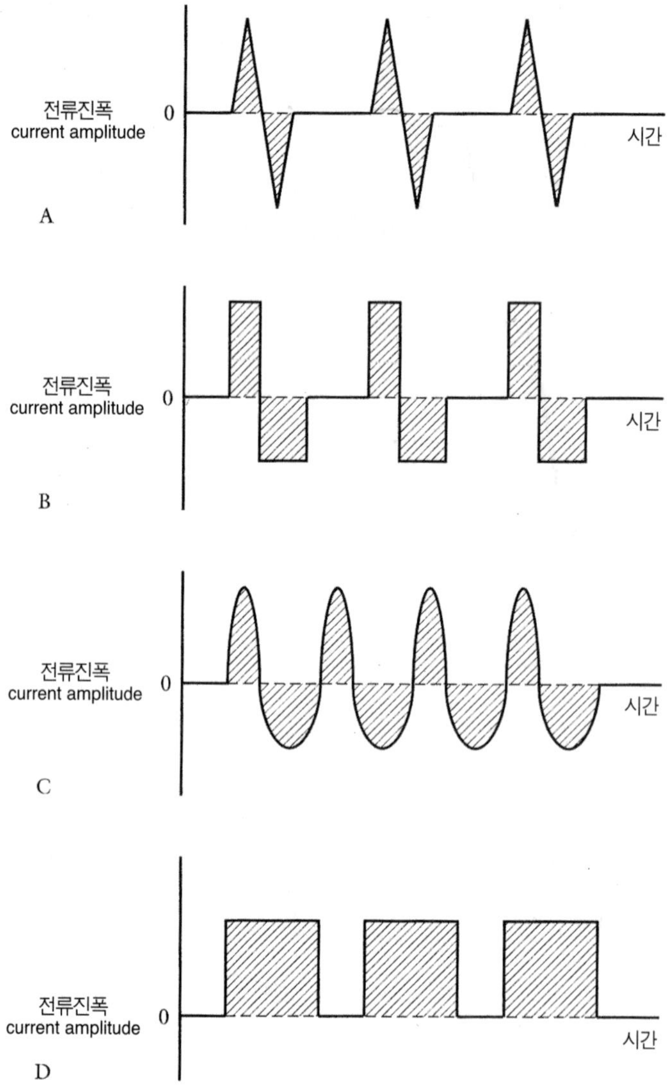


**15**.

**16**. (a) 위상기간; (b) 맥동기간; (c) 맥동간 간격(interpulse interval); (d) 상승기간; (e) 하강기간; (f) 맥동전하; (g) 위상전하

**17**. 25%

**18**. 경사증가(ramp up): 자극이 주어진 기간의 시작부분 동안 순차적으로 증가된 자극의 진폭에 관한 시간적 시기. 경사하강(ramp down);자극이 주어진 기간의 끝부분 동안 순차적으로 감소된 자극의 진폭에 관한 시간적 시기.

**19**. 맥놀이(burst): 지정된 시간 간격 동안 특정된 주파수에 나타나는 맥동전류의 그룹 혹은

교류전류 주기의 연속(series)

**20**. 진폭변조는 순차적

---

## 제2장

**1**. 자극기의 전원공급은 직류와 교류 둘 다이다. 직류 공급 장치는 대부분 화학적으로 축적하는 전기적 충전기인 배터리로부터 저전압(1.5~9.0 V)을 공급받는다. 전통적인 교류 공급 장치는 이용할 수 있는 대부분 가정에서의 콘센트 구멍과 상업적인 배선 시스템으로부터 115 V,60 Hz, 정현(sinusoidal), 대칭성, 교류전류 혹은 "선 전류(line current)"를 공급 받는다.

**2**. 진폭 조절기

**3**. (a)아날로그(analog);(b) 디지털(digital)

**4**. (a) 파형(직사각형, 정현(sinusoidal),등)의 선택을 허가. (b) 자극(stimulation)진폭이 자동적으로 미리 설치된 진폭까지 증가하거나, 감소하는 것에 대한 다수의 시간을 조절한다. (c) 자극 패턴(pattern)이 환자에게 통용되어지는 다수의 시간과 자극이 중지되는 동안의 다수의 시간에 대한 선택을 인정한다. (d) 단하나의 맥동(pulse)의 시작에서부터 그 맥동이 멈출 때까지 시간적 기간(ms 혹은 μs)에 대한 선택을 허가한다. (e) 연속적 혹은 간헐적인 파동의 열로 나타내어지는 다수의 pps(pulse per second)에 대한 선택을 인정한다. (f) 산출되어지는 시간에 대한 맥놀이(간단한 파동의 열)-BPS-의 선택을 인정한다. (g) 자극파형의 극점 (혹은 극점~극점) 크기를 조정하고 선택하는 것을 허용한다. (h) 둘 혹은 그 이상의 자극채널에 대한 자극과 관련된 시간적 조절(timing)의 선택을 인정; 보통 사용자가 두 가지 자극채널을 동시적인 단속(on and off) 혹은 교대적인 단속(on and off)으로 설치하는 것을 허용한다.

**5**. (a)맥동 진폭은 자극이 가능한 두 개의 분리된 채널을 서로 조절한다; 생산되어진 맥동 진폭을 조절한다. (b) 통전시간(on time)/비통선 시간(off time) 조절; 사용자가 자동적인 통전과 단락을 주기적으로 순환하는 자극기에 대한 자극기간과 비자극 기간을 조정하는 것을 허용한다. (c) 경사시간(ramp time)은 진폭이 미리 설정된 단계까지 진폭이 증가하는 것에 대한 다수의 시간적 조정을 조절 한다. (d) 주파수 조절;양 채널에 대한 맥동주파수 조정; (e) 맥동기간 조절; 인도되어진 각 맥동의 개시에서부터 정지까지의 시간을 조정. (f) 파형 선택기; 직사각형 단상 맥동전류, 대칭성 직사각형 이상맥동전류 혹은 비균형 직사각형, 비대칭성 이상맥동전류의 선택 허용 (g) 채널출구 조절; 단속없이 맥동의 연속적인 열이 생산되는 양 채널, 동시적인 통전과 단락을 주기적으로 순환하는 양 채널 혹은 교대적으로 통전과 단락을 순환하는 양 채널의 선택을 위한 것.

**6**. 표면전극은 전기적 자극기와 조직 안에 충전된 부분의 운동을 일으키는 자극기에 의하

여 생산된 추진력(driving force)을 위한 대상 사이의 경계면에 적용한다. 전극은 구조, 크기, 모양, 저항과 내구성이 다르다.

**7**. 2(two)

**8**. 단극 전극의 위치설정: 단일 자극회로의 전극 하나는 치료효과가 요구되어지는 부위에 두고, 회로의 다른 하나의 전극은 목표부위(target region)로부터 떨어진 곳에 위치시킨다. 이극전극의 위치설정; 자극기 채널로부터 양 표면 전극을 목표 부위(target area) 전반에 걸쳐 위치시킨다. 4극 전극 위치설정; 두 개의 분리된 회로로부터 양 전극을 자극을 주기 위하여 주된 목표 부위에 위치시킨다. 전극의 상대적 배치에 대한 도표는 표 2.13에서 2.15를 참고하라.

**9**.

| 특징(characterisrics) | TENS | NMES |
|---|---|---|
| 출력채널 수 | 2 | 2 |
| 진폭조절기 수 | 2 | 2 |
| 통전/단속 조절기 | 없음 | 있음 |
| 주파수 조절기 | 있음 | 있음 |
| 맥동기간 조절기 | 있음 | 때때로(sometimes) |
| 동시/교대 형식 | 드뭄 | 있음 |
| 경사조정 조절기 | 자동 | 있음 |
| 주파수 조정 | 보통(usually) | 없음 |
| 맥동기간 조정 | 때때로(occasionally) | 없음 |

**10**. 대부분 1000~4000 Hz 주파수의 정현, 대칭형 교류전류

**11**. 쌍스파이크, 단상, 맥동 전류

**12**. 점자극기(point stimulator)는 발통점을 자극하거나 혹은 침술점을 위한 아주 작은 "활동(active)" 전극이며, 사용자가 낮은 저항의 피부에 포인트(point)를 위치시키면 감각적 특징이 대부분 일어난다. TENS와 NMES 휴대 기구(portable unit)는 무감각적 특징을 가지고 있고, 패드 표면전극이 사용되어지게 만들어졌다.

**13**. 2채널 자극은 각 채널에 대한 2개의 전극이 사용된다. 전극은 하나의 채널에 의해 발생된 전류와 다른 하나의 채널에 의해 생긴 전류가 간섭하기 위한 위치에 있어야 한다.

**14**. 이온도입 장치는 직류를 발생하고, 보통 하나의 진폭 조절기와 치료 시간기록기(treatment timer)를 가진다. 게다가, 계량기(meter)는 일반적으로 자극기 출력을 상태를 체크할 수 있는 것을 포함한다. 약품의 분출을 위한 매우 낮은 진폭직류를 생산하도록 만들어졌으며, 전기적 흥분성 신경과 근육조직의 자극을 위하여 사용되어지지는 않는다.

**15**. 2가닥으로 갈라진 공급 플러그(supply plug)는 전기장치새시(chassis)를 모든 전기적 기구에서 사용되어지는 3가닥으로 갈라진 플러그의 경우에서처럼 지면에 바로 연결 할 수

없다.

**16**. 접지불량은 전력공급선 이외의 다른 통로를 통하여 지면으로 전류가 흐르는 것이다. GFI는 전기적 장치에 전달되어진 전류와 장치로부터 되돌아오는 전류를 모니터링한다. 만약 공급전류와 회귀전류가 3~5 mA보다 많이 차이가 나면, GFI는 장치에 전력공급을 멈출 것이다.

**17**. 모든 스위치(switch), 다이얼(dials), 버턴(push bottons), 압력을 감지하는 스위치(pressure-sensitive switch) 그리고 다른 형태의 자극 조절기들; 계측기(meters), 음향(auditory)과 시각적 신호; 자극기(stimulator) 혹은 전극접점(electrode interface)에 연결; 전선(wiers), 손상된 도선 절연체, 전원 플러그, 전원 콘센트(power outlets); 전극. 모든 임상적으로 적용되는 자극기는 자격을 부여받은 생물의학적 기술가에 의하여 정기적으로 검사를 받아야 한다.

**18**. 피부손상은 직류 적용에서 전극 밑에서 발생하는 알카리 혹은 산 반응 때문에 발생하거나 음극(anode)밑에서 발생하는 모세혈관의 응고 반응에 의하여 발생한다.

**19**. 전극은 자극이 발생하는 동안에는 제거되어서는 안된다. 그 이유는 전극 밑의 전류밀도는 피부와 접촉된 것을 점점 더 적게 증가시키기 때문이다. 이 증가된 전류밀도는 환자에게 불편하고 불쾌한 반응을 발생시킬 것이다.

**20**. 불량한 피복의 케이블과 전선이 있는 단파투열치료는 잠재적으로 해로운 반응을 일으키는 전기적 자극 시스템의 도선에서 전류를 유발하기에 충분히 강한 전기자기장을 발생시킬 것이다.

---

## 제3장

**1**. (a) 나트륨(sodium)과 칼륨(potassium); (b) 나트륨은 세포 밖에서 농도가 더 높다; 칼륨은 세포 안에서 농도가 더 높다.

**2**. $Na^+$-$K^+$ pump는 3:2의 비율로 $K^+$ 이온을 세포 안으로 이동 시키는 동안 동시에 $Na^+$ 이온은 세포 밖으로 내보내기 위하여 ATP형태의 에너지를 사용하는 특별한 막결합(membrane-bound) 단백질로 구성된다.

**3**. (a) 막의 투과성; (b) 이온들이 활동하는 전기화학적 경사도

**4**. voltage-gated sodium and potassium channel proteins

**5**. 3.3A 참고

**6**. 감각, 운동과 자율감각 축삭은 촉감, 통증 그리고 운동과 같은 감각을 조정한다.

**7**. 활동전위의 정방향 전달은 감각섬유가 중추신경계로 향하는 것과 운동섬유가 중추신경계에서 멀어지는 것인 생리적 활동과 같은 방향으로 발생한다.

**8**. (a) 축삭의 직경; (b) 수초형성 여부

**9**. (a) 척수의 전각 (b) 후삭 신경절(dorsal root ganglion)

**10**. (a) 신경외막(epineurium): 압박력으로부터 신경섬유를 보호한다. 신경초(perineurium):말초신경에 다량의 탄성력과 신장력을 제공한다. 신경내막(endoneurium): 슈반세포와 신경내액(endoneural fluid)으로 구성.

**11**. (a) 근섬유(muscle fiber); (b) 근원섬유(myofiber); (c) 액틴(actin); (d) 마이오신(myosin); (e) 트로포닌(troponin); (f) 트로포마이오신(tropomyosin)

**12**. 미토콘도리아는 단백질 합성과 근육 수축과 같은 에너지-요구 과정(energy-requiring processes)을 위하여 ATP를 생산하는 역할을 하는 글루코스 산화대사작용(oxidative metabolism of lucose)을 한다.

**13**. 근형질세망(sarcoplasm reticulum) 세모내에 $Ca^{2+}$을 축적하는 장소 역할을 한다. $Ca^{2+}$은 활동전위가 가로소관(T-tublues)에 도달하였을 때 세포내액으로 방출된다.

**14**. 가로소관(T-tublues)은 근육 활동전위를 근섬유(muscle fiber) 안쪽까지 전달하고, 이 활동전위는 근형질세망으로부터 $Ca^{2+}$의 방출을 시작한다.

**15**. 운동단위(motor unit)는 운동신경 세포체, 축삭 그리고 그 축삭에 의하여 지배되어지는 모든 근섬유(muscle fiber)로 구성되어진다. 근육은 피로하기 쉬운 속근(fast twitch)-FF-, 피로에 견디는 속근(fast twitch)-FR- 그리고 피로에 매우 강한 지근(slow twirch)-S-으로 나누어 지는 3가지 유형의 운동단위가 있다. FF유형 단위는 평상시 수축은 가장 적게 사용되지만, 매우 강한 힘을 생산 할 수 있다. FR유형 단위는 중간 정도로 사용되면, 보다 적은 수축력을 생산한다. S유형 단위는 수의적인 수축에서 가장 자주 사용되지만, 수축력은 가장 적다.

**16**. 강시곡선(strength-duration curve)은 신경섬유의 특수한 유형을 활성시키기 위하여 충분한 모든 자극-기간 결합(stimulus-duration combinations)을 반영한다. 곡선은 높은 진폭(high amplitude), 매우 짧은 자극 기간, 점차적인 매우 낮은 진폭, 긴 자극 기간의 사용에 따라 도달 되어 지는 자극역치수준을 나타낸다.

**17**. 흥분성 수축(excitation contraction): (i) $\alpha$-운동신경의 활동전위는 화학적 전달물질인 아세틸롤린(Ach)의 방출을 발생시킨다. (ii) 아세틸롤린은 운동종판으로 확산되고 수용기와 결합한다. (iii) 수용기 단백질(receptor protein)은 근육막에 있는 $Na^{+}$채널을 열고 Na+는 근육섬유 안으로 들어온다. (iv) $Na^{+}$유도 탈분극은 전기적 $Na^{+}$-$K^{+}$채널을 열게 된다. (v) 근육 활동전위는 가로세관(T-tubules)에서 시작되어 세포막(membrane)을 따라 생산되어지고 전달된다. (vi)가로세관(T-tubules)의 활동전위 전이는 근형질막의 외측 수조에서 $Ca^{2+}$의 방출을 야기시킨다. (vii)$Ca^{2+}$은 근형질 안으로 확산되고 가는 필라멘트(thin filament)의 트로포닌 분자와 결합한다. (vii) 트로포닌과 결합한 $Ca^{2+}$은 트로포마오신의 모양을 변화시키고 미오신에 대한 액틴의 결합부위(binding site)를 노출시킨다(ix) 굵은 필라멘트의 미오신 머리(myosin head)는 액틴 분자와 가는 필라멘트에

결합한다. (x) 미오신 머리(myosin head)는 액틴에 부착되어진 동안 선회함으로써 수축을 시작한다.

**18.** (a) 코딩 비율(rate coding):근섬유 활동의 빈도 (b) 동원(recruitment): 활동되어진 근섬유나 운동단위의 수

**19.** (a) 자극진폭; (b) 자극기간

**20.** 자극빈도

**21.** (a) 감각수준 자극 (sensory-level stimulation): 수준(level)에서 전기자극은 단지 피부 표층의 Aβ감각신경섬유를 활성화시키고, 따끔따끔 하거나, "핀 혹은 바늘(pin or needle)"감각을 유발시킨다. (b) 운동수준 자극(motor-lever stimulation): 수준에서 전기자극은 직적접으로 근 수축을 유발하는 근육 섬유나 α-운동신경섬유를 활성화시킨다. (c) 유해수준 자극(noxious-level stimulation): 수준에서 전기자극은 말초 통각 섬유(Aδ 혹은 C섬유)를 활성화 시키고 통증의 지각을 유발한다.

**22.** Aβ

**23.** (a)두드리기(taping; (b) 따끔따끔 아픔(tingling)(pin or needle)

**24.** (a) 연축(twitch); (b) 강축(tetanic)

**25.** (a) 축삭의 크기(size)(diameter); (b) 전극자극에 대하여 반응하는 축삭의 위치

---

## 제4장

**1.** 통증(pain): 실제적이거나 잠재적은 조직손상과 관련된 불쾌한 감각이나 감정적 경험 혹은 그것과 같은 용어에 대한 설명. 통각과민(hyperalgesia): 정상적으로 유해하거나 아픈 감각에 대하여 증가된 통증. 이질 통증(allodynia): 정상적으로 무해한 자극(통증이 없는)이나 활동에 대한 반응에서의 통증. 연관통(referred pain): 적용된 자극에 대한 반응과 관련이 없는 손상부위 외부에서 느껴지는 통증.

**2.** 급성기 통증은 보호반응이며 신체에서 일어나는 실제적이거나 잠재적인 조직 손상(보통 시간과 위치를 정확히 알 수 있는 손상)에 대한 경고신호이다. 이러한 통증은 손상 받았을때 즉각적으로 발생하며, 보통 완전한 회복이 가능하다. 만성 통증은 방어적이지 않으며, 생물학적인 목적이 없으며, 손상의 정도에 대하여 예상되어지는 정상조직 치료시간이 보다 길어 진다. 또한 조직손상을 알아차릴 수 있는 것에 대한 결손이 나타날 것이다.

**3.** 그림 4.3과 표 4.2를 보라; 단순화 시킨 3가지 통증 전도로는 광범위한 피부에 주어지는 통증자극을 인지하거나 국소화시키는 개개인의 능력을 평가하는 임상 신경학적 진단에 있어 가치있는 개념이다.

**4.** 통증의 특이한 감각요소는 질〔타는 듯한(burning), 날카롭고(sharp), 둔한(dull)〕, 위치, 기간 그리고 정도(intensity)(크기-magnitude)로 구성되고 척수시상로를 통하여 1차, 2

차 체성감각 영역에 전도된다. 통증의 동기-감정요소(motivational-affective component of pain) 통증의 불쾌감과 사고(attack) 혹은 회피(escape)로 향하는 의도적 경향과 관련이 있고, 척수시상로를 따라 전 띠이랑(anterior cingulate)과 전 피질 섬(anterior insular cortex)에 중개 되어진다. 의식적 평가 범위(cognitive-evaluative dimension)는 과거경험과 다른 반응 전략(strategies)-성가신(annoying), 비참한(miserable), 참을 수 없는(unbearable)의 결과에 기초하며, 통증경험에 대한 범위(dimension)의 중개를 위한 전로로는 명확하게 알려지지 않았다.

5. 일차 통증 구심섬유는 세포체가 후근 신경절(체간과 사지를 위한)과 삼차신경절(머리를 위한)둘 다에 위치하는 단극(거짓단극으로 알려진)신경이다. 이 신경의 말초돌기는 말초조직(피부, 근육, 관절)과 내부장기(신장, 장) 안으로 뻗어있는 A$\delta$ (type III)와 C(type IV)의 축삭이다. 중심돌기는 후각에 있는 척수통증전달신경(spinal cord pain-transmission neuron)과 뇌간에 있는 삼차통증전달신경(trigeminal pain-transmission neuron) 그리고 전각에 있는 운동신경과 연접을 형성하는 척수나 뇌간으로 투사된다.
6. serotonin, bradykinin,substance P, hydrogen ions, potassium ion
7. 피부 유해수용기(nociceptor)의 활성은 빠른 통증(일차통증으로 알려진)과 느린통증(이차통증으로 알려진)을 초래한다. 빠른 통증은 피부가 핀(pin)에 찔리(pricked)거나 꼬집(pinched)힐 때 일어나며, A$\delta$ (type III)유해수용기에 의하여 중개되어질 것이라 생각되어진다. 느린 통증은 종종 작열감(burning sensation)으로 묘사되어지고 통각적 자극이 제거된 후에도 지속되며, C(type IV)유해수용기에 의하여 중개되어질 것이라 생각되어진다. 근육 혹은 관절에 있는 통각구심섬유의 활성은 확산되어지거나, 국소화의 어려움, 쑤시는 통증, 쥐어짜는 듯한 통증의 결과로 일어나고, 이러한 조직으로부터 발생하는 C(type IV)유해수용기로 중개되어 질것이라 생각되어진다.
8. 1차유해수용기로부터 방출된 흥분성 신경전달물질은 glutamate, substance P, calcitonin gene-related peptide(CGRP)을 포함하며 엄청나게 많다. Glutamate는 AMPA, kainite, NMDA 혹은 일시적 탈분극을 유발하는 신경 안으로 양이온, Na+나 칼슘이 들어갈수 있도록 glutamate의 결합부위가 항상 열려있는 이온 채널인 대사성 glutamate 수용체와 결합한다. Substance P는 NK1(neurokinin 1)수용기와 결합하고, 후각에 있는 통각전달신경의 활성도(activity)와 민감도를 증가시킨다.
9. 표 4.5를 보라.
10. 척수통각전달신경은 체성조직(관절, 피부,근육등)과 장기(내부기관) 둘 다에서 일어나는 1차통각구심섬유로부터 수렴성 연접 입력(convergent synaptic input)을 받는다. 연관통(referred pain)은 내부기관(심장, 신장)과 같은 한 유형의 조직에 있는 유해수용기가 활성화 될 때, 피부와 같은 다른 유형의 조직에서 통각을 잘못 해석할 때 발생한다. 그러므로 척수상위로 보내진 정보는 피질수준에서 잘못 해석되어진다.

11. 1차통각구심섬유의 민감화는 유해자극에 대한 반응역치의 감소와 같은 유해자극에 대한 반응의 증가, 정상적인 비통각 자극에 대한 유해수용기의 반응 또는 수용기 면적(receptive fild) 크기의 증가에 의하여 특성을 나타낸다. 유해수용기의 민감화는 조직상처 혹은 염증시 생산되어지는 substance P, cytokines, prostaglandins, leukotrienes, 그리고 hydrogen ion과 같은 화학물질에 의하여 발생된다.
12. 척수 통증전달신경(spinal cord pain-transmission neurons)의 민감화는 (i) 1차 유해구심섬유와 후각 2차신경섬유(second-order dorsal horn neuron) 사이에서의 연장되어진 연접전달(synaptic transmission)과 (ii) 후각에 있는 억제신경전달물질 활성도의 감소 (iii) 1차유해구심섬유로부터의 통각 신경전달물질 방출을 증가시키거나 통각전달신경을 흥분시키는 아교세포(glia cell)에서의 화학물질의 방출 때문에 일어날 것이다.
13. 통각의 관문조절설(gate-control theory)은 큰 직경 즉, 1차 비유해구심섬유(non-nociceptive primary afferent fibers)는 통각 정보를 후각으로 보내고, 유해수용기에서 억제 혹은 "관문(gating)"에 의하여 유해 수용기와 후각신경사이의 통각전달을 방해한다는 것으로 제안되었다. 또한 이 이론에서 척수억제 관문효과(inhibitory spinal gating effect)는 고위뇌중추(higher brain center)의 하행조절을 받고 상위척수중추에서 의식적 활성과 무의식적 활성 둘 다에 의하여 활성되어진다고 제시되었다.
14. 흥분성 신경전달물질의 연접 전 억제는 유해수용기의 중추돌기와 척수통각전달신경의 연접 후 억제로부터 방출된다.
15. 척수시상로, 연접 후 후주로(the postsynaptic dorsal column pathway), 척수중뇌로(spinomesencephalic pathway)와 척수망상로(spinoreticular pathway).
16. 통각전달의 하행조정은 중뇌의 수도관(PAG), 위복내측연수(RVM) 그리고 외측교뇌피개(lateral potine tegmentum)를 포함하는 대뇌와 뇌간의 광범위한 영역의 활성화에 의하여 발생되어진다. 자동적으로, PAG는 RVM과 외측교뇌피개로 투사되어진다. 그런다음 RVM과 외측교뇌피개는 축삭을 척수로 투사하여 후각통각신경의 활성화와 궁극적으로 통각의 인지를 줄인다.
17. 중추신경계는 신경학적 아편물질과 같은 진통제인 "내재적 물질(endogenous substances)"을 가지고 있다. 내재적 아편물질은 $\beta$-endorphins, methionine, endomorphin 1과 2 그리고 dynorphin A와 B를 포함하며 각각의 물질은 뚜렷한 분자적 차이를 가지고 고유의 수용기(specific receptor)를 활성화 시킨다. $\beta$-endorphins은 시상하부 신경과 뇌하수체의 전엽과 중간엽(intermediate lobes)에서 발견되어진다. 시상하부의 신경은 $\beta$-endorphins을 PAG로 보내고 억제성하행전도로를 작동시킨다. 뇌하수체로부터의 $\beta$-endorphins 방출은 또한 활기찬 운동과 스트레스(stress)를 일으킨다. 염증 후에 1차 구심섬유의 말초종말에 있는 아편성 수용기수의 증가로 인하여 $\beta$-endorphins의 증가된 형질 농도는 말초의 통각억제효과(pain-inhibiting effects)를 발생시킬 것이다.

Enkephalins, endomorphins과 dynorphins은 PAG, RVM 그리고 척수의 후각과 같은 진통과 관련되어져 있다고 알려진 영역인 대뇌와 후각에 있는 신경에서 발견되어진다. PAG, RVM, 혹은 척수에서 전신적이거나 국소적인 선택적 작용(selective agonists)을 하는 아편성수용기(opioid receptor)의 활성은 진통을 유발한다. Enkephalin 신경전달물질을 가지는 후각 신경은 1차유해구심섬유의 연접 전 억제와 후각신경의 연접 후 억제 둘 다를 발생시킨다.

**18**. 고빈도 TENS(감각 혹은 운동)는 척수에 있는 아세틸콜린과 감마-아편성(δ-opioid)수용기의 활성화에 의하여 진통을 유발하는 RVM에서 척수까지의 억제성 하행 전도로를 활성화한다. 표 4.7을 보라. 대조적으로, 저빈도 TENS(감각 혹은 운동)는 척수에 있는 serotonin, 아세틸롤린과 μ-아편성 수용기(μ-opioid receptor)의 활성화에 의하여 진통을 유발하는 RVM에서 척수까지의 억제성 하행전도로를 활성화 시킨다.

**19**. 유해한 강도(Noxious intensity)의 TENS는 척수에서 아편성물질, serotonin과 noradrenergic 수용기 사용으로 인한 억제를 발생시키는 뇌간, RVM, PAG 그리고 SRD로부터 억제성 하행 전도로의 활성을 포함하는 다양한 기전(아편성 혹은 비아편성)을 사용한다.

**20**. Morphine 혹은 clonidine의 조기 투약과 병행되어진다면, 고빈도와 저빈도 TENS 모두 일차적 통각과민(primary hyperalgesia)의 감소에 더욱 효과적이다.

---

## 제5장

**1**. 통증 조절을 위한 전기자극은 통증이 더 이상 보호반응을 일으키지 않고 비정상적 기능의 지속과 억제성 치료과정(inhibiting therapeutic progression)이 제공되어 질 때 사용되어야 한다.

**2**. 통증 부위가 어디입니까?
통증이 언제 시작되었습니까?
통증이 갑자기 혹은 서서히 시작되었습니까?
어떤 활동들이 당신의 통증을 일으키거나 악화시킵니까?
어떻게 하면 당신의 통증이 재발됩니까?
통증이 시작된 이래로 통증의 변화가 있었습니까?

**3**. 통증 설문지(pain questionnaires): Sickness impact profiles, Oswestry Low Back Pain Questionnaire, Mcgill Pain Questionnaire
통증의 부위와 질을 설명하기 위한 통증그림척도(pain drawings)
통증의 불쾌감과 강도정도를 측정하기 위한 통증상사척도(visual analog scale)
크기 평가(magnitude estimation)
약물(진통제, 항염증제 등)복용의 관찰(monitoring of drug intake)

일상생활의 관찰 (monitoring of daily activities)

4. 감각 수준 자극(sensory-level stimulation): 50~100 pps의 고정된 맥동주파수, 20~50 μs의 고정된 맥동기간 혹은 위상기간, 전극밑에서 따끔따끔함을 인지할 수 있을 정도로 조절된 진폭, 20~60분 정도의 치료 시간, 필요한 만큼 자주 사용되어진 자극(stimulation as frequently as necessary). 운동 수준 자극(motor-level stimulation): 2~4 pps 혹은 bps의 고정된 맥동주파수, 150μs보다 긴 맥동 기간, 강한 가시적 수축을 유발하도록 조절된 자극의 진폭, 30~45분의 치료기간, 하루 2~4회의 치료횟수. 유해수준 자극(noxious-level stimulation): 1~5 pps의 고정된 주파수, 1 ms~1 s의 맥동기간, 자극에 대한 반응이 통증으로 인지되어 질 때 까지 증가된 진폭, 자극부위에 대한 수초에서 수분간의 치료시간(treatment time is seconds to minutes per stimulation site), 빈번한 몇몇부위〔침술 부위(acupuncture points) 혹은 통증유발점(trigger points)〕에 대한 자극, 보통 하루에 한번 치료.

5. 맥동진폭의 조정, 맥동기간이나 혹은 맥동빈도는 자극에 대하여 적응(인식의 감소)을 일으키지 않도록 사용되어져야 한다.

6. 감각수준 자극(sensory-level stimulation)는 보통 환자에게 매우 편안하게 인식되어진다; 감각수준자극에 대한 반응은 통각인식에 있어 때때로 즉각적인 감소가 나타난다; 전통적인 TENS는 하루 동안내내 활용되어진다.

7. 감각수준 TENS에 있어 전극은 통증부위 위나 주위에 가장 일반적으로 부착한다. 이러한 위치의 목적은 1차통각구심섬유와 척수 통각전달 신경사이에서 통증 전달을 저해하는 척수 관문 기전을 활성화 시키는 큰 직경의 축삭(피부와 파하조직의 Aβ 축삭)을 활성화시키는 것이다. 특이한 통각 증후군(specific pain syndromes)에 있어 감각수준 TENS의 적정한 자극부위는 명확히 제시되지 않았고 있다.

8. 거미막염(arachnoiditis), 불량한 경추나 요추 증후군(failed cervical and low back syndrome), 복잡 국소 동통증후군(complex regional pain syndromes), 말초신경 손상, 절단후 동통증후군(postamputation pain syndrome), 포진후신경통(postherpetic neuralgia)

9. 심장박동조율기(cadiac pacemakers), ECG monitors나 ECG alarms 같은 수면무호흡 관찰기(sleep apnea monitors), 삽입된 자극기(implanted stimulator) 혹은 다른 전기의학적 장치들은 TENS 전류에 의해 기능을 방해 받을 것이다. 심장질환을 가지고 있는 환자. 액체로 채워진 조직 혹은 부종부위 위의 자극. 비진단학적 통증 증후군(undiagnosed pain syndromes). 머리로 통하는 전류를 야기시키는 전극의 위치. 임산부에 적용(임신 혹은 출산동안의 사용에 대한 TENS의 안정성은 확인 되지 않았다)

10. 접착 테이프(tape), 전극 혹은 겔(gel)에 대한 알러지 반응; 피부 민감도 혹은 전극 아래의 전극화상.

11. TENS 수준(sensory vs. motor vs. noxious)의 변경, TENS의 주파수 변경(high frequency vs. low frequency) 그리고 전극위치 변경을 포함하는 임상적으로 가능한 몇가지 옵션.
12. 통절 조절 효과가 허위 자극(sham stumulation)보다 좋다는 자극의 방법에 대한 임상적 효과의 연구는 없다.
13. 대상자의 무작위화(randomization), 목적결과 변수(object outcome variables) 그리고 TENS 변수(parameters)와 관련된 설명을 하는 충분히 엄격한 소수의 연구는 만성 통증을 위한 TENS의 효능에 대하여 믿을 만한 결과를 만들어낸다.
14. 류마토이드 관절염, 관절염(osteoathritis), 그리고 근막통증유발점 증후군(myofascial trigger point syndromes)
15. 류마토이드 관절염, 관절염, 근막통증유발점 증후군 그리고 당뇨성신경증(diabetic neuropathy)
16. 자극의 직접적인 탓이 아닌 통증에 대하여 측정가능성 , 관찰가능성 혹은 지각의 감소. TENS가 통증감소에 강력한 제안이 되어온 이래로 위약효과는 TENS와 관련이 있다.
17. 전기자극을 4주간 적용한 연구; HFTENS(80~100 pps)을 2주간 적용 후, LFTENS (2~4 pps)를 2주간과 함께 세 번째는 2주간 선호하는 것을 자가선택 하도록 하였다. 연구에 있어 다른 요소는 허위 전기자극, 전기자극 그리고 운동 혹은 허위 전기 자극 과 운동을 각각무작위로 제공하였다. 전극은 통증부위 위에 적용하였다. 운동은 전기자극 보다 더욱 효과가 있었고, 전기자극은 허위 자극보다 더 많은 효과는 없었다. 2주, 4주 그리고 치료가 끝난 후 3달 후의 허위 TENS와 실제 TENS사이의 대상자에 대한 어떠한 결과도 통계상의 유의한 차이는 없었다.
18. 이 연구는 대조군에서 개개인의 HFTENS와 허위 TENS(sham-TENS)의 통증조절 효과를 비교하였다. 통증 정도의 초기측정은 VAS를 사용하였다. 환자는 10주동안 매 2시간 VAS에 강도와 불쾌함의 통증호소를 기록하였다. 대상자는 치료 후 11주, 22주 그리고 34주에 3일간 평가를 수행하였다. HFTENS 그룹은 통증등급에 있어 17%를 기록한 허위 TENS 그룹보다 치료 전 · 후 40% 더 높게 통계상 유의한 감소를 보였다. 매주 2회 30분의 기간으로 10이상 치료시 오직 HFTENS그룹에서 치료 전 통증호소가 감소되었다. TENS치료의 효과는 실제적 TENS(actual TENS) 치료 중단 후 11주 동안 지속되었다. TENS와 허위 TENS 그룹 둘 다 22주와 34주에서 대조군 보다 더 큰 통증 완화를 증명하였다.
19. 사용된 방법과 참가한 대상자 수에 대한 보고는 종종 불충분 하였다. 전기자극 장치의 특이성, 전극의 수, 크기 그리고 위치, 전류 강도나 정확한 자극 주파수 혹은 조정의 설명을 포함한 기술은 거의 없다. 상이한 진통 결과에 대한 자료와 측정방법은 종종 불충분하게 명시되어져 왔다.

20. 성장하는 신체에 대한 연구는 일차 월경통에 대한 TENS의 적용을 고려할 것을 제시한다. 특별히 전형적인 약학적 약제가 내성이 없거나 효능이 없을 때 고려하여야 한다.

---

## 제6장

1. 자극의 특징:
   진폭: 자극되어지는 근육의 적어도 60%MVIC
   맥동/위상 기간: 200~300$\mu$s
   자극 주파수: 65~80 pps
   자극의 통전/비통전 시간: 10 s 통전(경사시간 제외)과 50~120 s 단속
   NMES 운동프로그램 특징:
   운동부위(training session)에 대한 수축의 수 :10
   주당 운동의 수 : 3
2. (a) 증가된 근 장력(muscle strength); (b) 피로 증가에 대한 저항
3. 운반 주파수(carrier frequency): 파동 후 2,500 Hz
   맥놀이 주파수: 50 bps
   자극의 통전/비통전 시간비: 15 s 통전(5 s 경사 포함), 50 s 단속
   최대상수축강도(supramaximal contraction intensity)로 하루에 15회 수축
4. 30~100 pps
5. 주파수(frequencies)는 임상가들에게서 근력강화를 위한 NMES의 효과가 있다고 알려져 있다.
6. 피로
7. 환자가 시험되어진 근육을 실제로 최대 강도로 활성화시킬 수 있다면, MVIC에서 최대강도상자극맥놀이(supramaximal stimulation burst)를 임상가가 결정할 수 있게 한다.
8. 맥동기간: 적어도 200$\mu$s
   주파수: 다양한 30~100 pps 혹은 bps
   진폭: 지정근육에서 100% MVIC 생산이 가능한 정도, 충분한 예비진폭(reserve amplitude)은 지속적으로 증가하는 운동을 가능케 한다.
9. 직접적인 상호관계(directly correlated)
10. 상호관계가 없다.
11. 경동맥 위; 말초혈관계 질환 부위; 임산부의 체간 위; 투열치료기(diathermy devices) 근처; 눈 위; 피부손상 부위; 심장과 같은 생명기관의 기능에 장애가 되는 흉추부위; 심장박동조율기(cardiac pacemaker) 근처; 횡격막 신경 혹은 비뇨기의 신장 부위.
12. T6 레벨 이하 혹은 하위척수레벨 손상의 유해자극(noxious stimuli)에 의해 야기되어진

다. 혈압 증가, 부종, 두통, 경련성 증가, 서맥. 이것은 응급상황이고 잠재적 생명을 위협한다.

13. 전극 밑에서의 피부화상
14. 소아나 노인과 같은 환자는 명확한 피드백을 제공하는 것이 불가능하며 과정에 대한 이해와 명령을 제대로 수행할 수 없다. 임산부는 복부 부위에 NMES를 받아서는 안된다.
15. 환자가 완전한 근수축을 일으킬 수 있는 능력을 나타내는 환자에 의한 근육의 의지적 활동
16. 근 활동은 근육을 얼마만큼 환자가 사용할 수 있는지를 말해준다. 활동이 낮으면, 환자는 그들 스스로 근수축을 일으킬 수 있을 때까지 근섬유를 활성화시키는 NMES로 효과를 볼 것이다.
17. 파형(waveform shape); 자극 주파수는 경사시간을 증가시킨다(stimulation frequency increase the ramp time).
18. 최근의 자료는 휴대용 자극기들은 임상적 자극기 만큼 효능이 있다고 제시한다.
19. 진폭: 근수축이 가시적으로 나타나는 최대상강도(supramaximal)의 강도<br>주파수: 1~200 Hz<br>맥동/위상 기간 : 40 μs~16 s<br>통전/비통전 시간 : 5~10 s(경사시간 제외)통전, 2~5 단속
20. 수의적활동의 결손이 있는 근육의 근력강화. 긴 맥동기간은 운동신경의 정상적 활동과 가장 닮았다고 여겨진다. 최대강도상 자극은 모든 혹은 거의 모든 근 섬유를 활성화 시킨다.
21. 근력강화를 위한 NMES 하고, 근섬유의 강화와 활성을 위한 외부자극을 제공한다. 그러나 그것은 신경이 재생되어 질 때까지 신경지배의 결손부에 행해진다. 그것은 축삭측부 발생을 억제하지 않는다.
22. 단속시간 증가
23. 고혈압 혹은 저혈압, 왜냐하면 환자에 있어 자동반응은 혈압에 해로운 효과를 나타낼 것이다. 과지방조직 부위의 NMES는 피부화상을 일으킬 것이다. 이러한 환자는 세심한 주의가 필요하다.
24. (a) 2전극 사이에서 느껴지는 강력한 수축. 처치에 관한 안심감과 격려(encouragement and reassurance about the procedure) (b) 단순한 핀으로 찌르는 감각.
25. 진폭 조절; 맥동진폭과 맥동/위상 기간 조절; 주파수 조절; 통전/비통전 조절; 경사조절; 치료; treatment duration timer increments

## 제7장

1. 기능적으로 유용한 운동을 생산하는 신경근육계 전기자극
2. 감가통합이론과 동적시스템 이론(sensory intergration theory and dynamic system theory)

3. 개방성 상처 혹은 찰과상 위에 전극을 위치시키는 것을 피함. 환자(client)는 자극수준과 관련된 명확한 피드백 제공이 가능하여야 한다. 심부정맥혈전증(deep vein thrombosis)과 같은 말초혈관계질환 부위에 NMES 사용을 피함. 조절 할 수 없는 고혈압 혹은 저혈압을 가지는 사람에서는 NMES 적용을 피함. 심박동조율기유형의 장치와 신장, 횡격막 혹은 척수 자극기 부위에는 NMES 사용을 피함.
4. 척수 손상, 뇌혈관질환(storke), 뇌성마비, 다발성 경화증(multiple sclerosis)와 외상성 뇌손상
5. 근력과 관절가동범위
6. 맥동기간, 주파수와 진폭 적응에 대한 유동성(flexibility)
7. 뼈유합이 될 때까지 하루에 대하여 16 혹은 23시간 교정부목(orthotic brace)
8. 극상근과 삼각근 후부
9. (i) 대부분 슬링(slings)은 견갑상완관절 아탈구의 감소나 예방에는 효과가 없다. (ii) 견갑상완관절 아탈구의 감소와 예방에 효과적인 슬링은 손상된 팔의 비사용과 수축할 수 있는 고정된 자세에서 주관을 고정하는 것을 장려한다.
10. 삼각근 중부
11. 하루동안 4~7시간 사이
12. 
13. Yes. Cauraugh 등(8)과 Caraugh와 Kim(42) 360 EMG-triggered NMES 수축을 2주간 적용(하루에 2 session, 주당 3회 30수축)하여 손 기능의 향상을 나타내었다.
14. Lateral pinch grasp과 palmar grasp
15. C5~C6 운동수준
16. Bionic Glove는 독립적으로 끼고 벗는 것이 어렵고, 전극에 위치하는 작은 변환장치는 기능을 바꿀 수 있고, 장갑의 딱딱한 손 부분은 작은 대상을 다루기 어렵게 만든다.
17. 증가된 땅위에서의 보행속도(overground walking velocity)과 감소된 생리적 소모지수(physiological cost index)
18. Burridge 등(53)은 자극기 사용을 관찰할 수 없거나, 대상자에게 지속적으로 보행동안 배측굴곡 보조자극을 20분 동안 가하는 것과 같은 표준화된 경향의 자극기 사용이 요구되어진다면 보고 할 수 없다.
19. 임상에서 보행(gait)을 위한 적절한 유형의 활성화된 3 혹은 더 많은 근육그룹에 대한 기술적 제한; 효과적인 운동과제를 성취하는 지지자의 적절한 수를 가진.
20. 부분 체중부하된 트레드밀 보행의 사용과 보행동안 유각기 보조를 위한 다근육 활성(multi-muscle activation)을 얻으려는 굴곡회피반사(flexion with drawal reflex)의 자극을 이용.
21. 기립(standing)은 대퇴사두근, 대둔근, 그리고 요추 주위근육(lumbar paraspinals) (환자

가 체간 불안정을 가지고 있다면)을 양측성으로 자극할 때 일어난다. 보행(stepping)은 유각기 말기에서 마지막 무릎 신전을 만들기 위한 대퇴사두근의 자극에 뒤 따라 나아지는 다리의 굴곡회피반사 자극에 의해 생산되어진다.

22. 상호억제를 생성하기 위한 경련성 근육의 길항근 위에 전극을 위치 혹은 경련성 근육에 대해 역방향성으로 운동신경 억제를 조정하는 Renshaw cell를 불러일으키 위한 경련성 근육 위의 직접적인 전극의 위치

---

## 제8장

1. 만성상처는 기초적인 병인학에 있어 예상되어지는 시간 안에 치료가 실패한 경우이다. 또한 만성상처는 시간, 외형 그리고 적극적이고 적절한 치료에 대한 반응에 대한 회복의 예상되어진 순서(sequence)에 따라 치료되지 않는 것으로 정의되어진다.
2. 염증기: 지혈(hemostasis)(출혈의 멈춤), 자가분해(autolysis)(손상된 세포의 잔해를 제거) 그리고 탐식작용(phagocytosis)(세균과 싸우는)것과 같은 상처에 대한 신체의 첫 번째 반응으로 특징되어진다. 증식기: 육아조직(섬유화)의 형성, 새로운 상피층(재상피화), 새로운 혈관계의 발달(신혈관증식, 혈관생성) 그리고 상처단축(wound contraction)을 이끌어내는 세포의 활동으로 특성을 나타낸다. 재형성기(remodeling phase): 새로운 교원질(collagen)의 대치와 증식과 함께 치료의 앞선 2단계에서 생성된 교원질의 파괴의 특징을 나타낸다.
3. 어떤 침투성의 약품은(예, corticosteroid, aspirin, and indomethacin) 염증기 반응을 억제한다. 어떤 전형적인 약제(예, iodine)는 치료를 만드는 세포를 죽일 수 있다. 영양결핍(malnutrition)은 상처 치유를 위한 영양분의 공급을 감소시킨다. 늘어난 압력 혹은 신장은 조직에 모세혈류 공급을 감소시킨다. 감염은 치료과정을 방해한다. 면역부전(immunodeficiency)은 감염에 대한 염증반응을 보다 약화 시킨다. 흡연은 상처에 모세혈관 순환감소에 의한 배설물과 carbon dioxide의 제거, 산소와 영양공급을 더욱 악화시킨다. 건조(dryness) 혹은 괴사조직은 치료의 염정기와 증식기에서 세포의 이주를 방해한다.
4. 욕창(pressure sores): 조직의 압박은 조직혈액관류(tissue blood perfusion)를 감소시키고 조직괴사를 만든다. 동맥부전궤양(Arterial insufficiency ulces): 지속된 정맥성 저혈압, 정맥판막기능부전(venous valvular dysfunction). 당뇨성 궤양(diabetic ulces): 감각이 없는 부위의 조직손상, 말초혈관질환.
5. 1단계: 손상되지 않은 조직의 눌려도 없어지지 않는 홍반, 피부궤양의 원발성 손상. 좀 더 검은 피부, 피부의 변색화, 열감(warmth), 부종, 경화 혹은 경도(hardness)또한 각각의 지표이다. 2단계: 표피 혹은 진피 혹은 둘다를 포함하는 부분적인 피부두께 손실. 궤양은 표층에서 나타나며 찰과상(abrasion), 수포(blister) 혹은 얕은 구멍(shallow crater)

이 나타난다. 3단계: 피하조직의 괴사나 손상을 포함하는 피부두께 손실. 이러한 손상은 피하 아래로 진행되나 근막(fascia) 아래까지는 진행되지 않는다. 궤양은 근접한 조직의 침투를 동반하거나 동반하지 않은 깊은 잠식(deep crater)이 임상적으로 나타난다. 4단계: 더욱 진행된 파괴, 조직괴사, 혹은 근육, 뼈 혹은 지지구조물(건, 관절낭)의 손상을 동반한 완전한 피부두께 손상과 아래로의 침투 혹은 sinus tract과 관련되어질 것이다.

**6.** 전기적주성(galvanotaxis): 반대극의 전기적 전도물(electrical conductor)로 향하는 전기적으로 대전된 세포의 인력. 콜라겐 합성의 증가와 섬유모세포의 증식. 혈관생성의 자극과 상처의 미세관류(microperfusion). 상처에 있는 세균의 성장을 죽이거나 혹은 방해한다. 상피화(epithelialization)의 비율을 도움. 상처에대한 혈류를 강화함.

**7.** 괴사조직의 제거; 상처감염의 관리

**8.** a. 직류(DC)는 1초 보다 더 큰 대전된 입자의 지속적이고, 일방향성의 흐름이다.

전류의 진폭: 200~800 mA ;〈1,000 mA

치료기간: 1~2시간

treatment per day : 1~3 per day

하루/일주에 대한 치료 횟수: 5~7회/week

b.

| 전류형태 | 고전압 맥동 전류 | 직사각형 단상 맥동 전류 |
|---|---|---|
| 맥동 진폭 | 100~200 V peak | 30~35 mA peak |
| 맥동 기간 | 100 ㎲ | 150 ㎲ |
| 맥동주파수 | 30~130 pps | 64~128 pps |
| 유형 | 지속적 | 지속적 |
| 치료 기간 | 30~60분 | 30분 |
| 치료 횟수/하루 | 1~2 | 2 |
| 치료 빈도 | 5~7일/주당 | 7일/주당 |

**9.** 한 개의 전극은 직접적으로 개방성 상처(wound opening) 위에 두고 두 번째 전극은 상처에 15~30 cm 가까이에 둔다.

**10.** 맥동진폭: 강한 감각수준;운동수준 바로 아래

맥동기간: 100 $\mu$s

맥동 주파수: 50 pps

유형(mode): 지속적(conrinous)

치료기간: 30분

치료횟수/하루: 3

치료빈도: 5~7/주

11. 하나의 전극은 상처 근위부 가까이 그리고 두 번째 전극은 상처 바로 원위부.
12. 자극기는 상업적으로 제조되지는 않는다.
13. 상처 부위에서의 골수염(osteomyelitis) 혹은 악성종양(malignancy); 심장 전도성질환을 가지고 있는 환자; 어떤 삽입성 자극장치의 여부; 피부감각의 감소; 반대 반응(adverse reaction)(예, 출혈); 상처에 대한 국소 약제에 있는 아연(zinc), 수은(mercury), 은(siver).
14. 같은 유형의 상처를 가지는 수많은 대상자들에 있어 상처치류를 위한 전기적 자극의 적용; 미리 정해진 시간적 기간에 걸쳐 전류 밀도(상처 전극의 단위면적당 전류)의 값 안에서 조절되어지는 자극의 투여에 관한 연구.

---

## 제9장

1. 미국에서 13만명보다 많은 성인이 실금을 겪고 있다. 실금은 남자보다 여자에서 2배 정도 일반적이다. 65세 이상 미국인 10명당 1명이 실금을 경험한다.
2. 항문 괄약근, 회음부 근육, 비뇨생식계의 격막(urogenital diaphragm) 그리고 골반 횡격막(pelvic diaphragm)
3. 하복부 신경(hypogastric nerve)은 방광의 배뇨근(detrusor muscle)과 내요도 괄약근(internal urethral sphincter)을 지배한다. 하복부 신경의 활성은 배뇨근 이완과 내요도 괄약근 수축을 일으킨다. 골반 신경은(pelvic nerve)은 배뇨근(detrusor muscle)을 지배하고, 이 신경의 활성은 배뇨근 수축을 일으킨다. 외음부신경(pudendal nerve)은 비뇨생식계 횡격막을 지배하고, 신경 축삭의 활성은 비뇨생식계 횡격막을 수축 시킨다.
4. 방광 기능부전 증상: 요실금, 방뇨뒤 실금(postmicturition dribbling), 느린 방출, 방출 시작의 어려움, 휴식시 혹은 방출동안 불편한 감각
5. 자극(stress): 노력(effort), 힘을 씀(exertion), 쥐어 짬(sneezing) 혹은 기침(coughing)을 동반하는 무의식적 방출(leakage). 충동(urge): 무의식적인 방출을 동반하거나 혹은 즉각적인 요의에 의하여 생산되어짐. 혼합된(mixed): 요의와 노력(effort), 힘을 씀(exertion), 쥐어 짬(sneezing) 혹은 기침(coughing)과 관련된 무의식적인 방출. 과다일출(overflow): 가득찬 방광으로 인하여 적은 양의 오줌의 예기치 않은 방출. 기능적(functional): 신체적 기능장애, 외재적 방해(external obstacle) 혹은 화장실에 가는 것을 막는 대화 혹은 생각의 문제로 인한 제시기가 아닌 오줌 방출 일과성(trnasient): 감염이나 약과 같은 없어질 상황으로 인하여 일시적으로 발생하는 방출.
6. 지지적(supportive), 과긴장(hypertonic)과 비협조성(incoordination)
7. 약화손상(weakness impairment); 인내력 손상(endurance impairment); 통증과 과긴장성 손상(pain and hypertonic impairment); 협응력 손상(coordination impairment).

**8.** 골반층 근육(pelvic floor muscle)의 최소 부분지배: 손상 받지않은 반사(PFM의 손상되지않은 감각과 운동 지배는 손상되지않은 반사를 내포한다); 전기적 자극을 느낄수 있는 환자의 능력; 진행을 이해하는 인식 능력.

**9.** 전기적 자극에 대한 금기/주의점: 급성 회음부 감염(질, 요도, 방광, 직장); 많은 금속부위를 함유한 페서리(이탈된 자궁, 방광 혹은 직장을 지탱하기위한 내부장치)을 삽입한 환자; 위축성 질염(atrophic vaginitis); 자극과 관련된 감각을 지각할수 있는 능력의 감소를 가지는 환자; 월경 분출(menstrual flow)

**10.** 질 혹은 직장에 적용한 감각수준의 자극은 S2~S4신경근의 회음부신경의 구심성 섬유를 활성화시킨다. 회음부신경 축삭 활성화는 비뇨생식계의 폐쇄압 증가와 실금의 발생을 감소시키는 비뇨생식계 격막의 근섬유수축을 유도한다.

**11.** 전극은 사용되어진 특수자극기와 호환되어져야 하고, 환자에게 편안한 감각을 주어야 한다. 조직의 특이반응을 일으키지 않아야 한다. 선택되어진 특별한 자극중재를 위한 적절한 위치에 두어야 한다. 치료사는 전극의 전도성 물질(금속 혹은 carnon-fiiled silicon)의 유형을 고려하여야 한다. 전극 위의 전도표면(수평의 혹은 원주의)의 정렬; 전극 모양(dumbbell and cylindrical); 치료되어진 각 개체의 전극 크기.

전극에 관련된 다른 주의사항: 모든 내재적 전극은 일회용이고 환자에서 다른 환자로 옮겨가서는 않된다. 전극은 환자에 쉽게 적용할수 있어야 하고 쉽게 청소할 수 있어야 한다(청소를 위한 제품 설명서에 따라); 고전압 맥동전류는 직장 혹은 질로 적용되어진 Shon' s 전극을 통하여 전달되어진다(이 전극은 다양한 용도를 가지고 환자에게 적용 후 소독하여야 한다); 사용전에 전극의 균열(cracks)에 대하여 검사하는 것에 대하여 환자에게 교육시켜야 한다. 도선(lead wire)은 내구력, 균열에대한 저항이 있어야 하고, 전극 삽입이 쉬워야한다. 전극의 윤활은 water-soluble gel, 따뜻한 물 혹은 내재적 사용에 적합한 다른 상업적인 eletroconductive gel이 좋다.

**12.** 요의(urgency), 빈도(frequency) 그리고 실금충동(urge incontinence)의 증상을 감소 시키기 위한 방광의 억제를 위하여.

**13.** 과긴장(hypertonus) 기능부전은 소변과 대변의 잔류에서처럼 PFM을 이완시키는 억제와 관련된 근골격계 통증과 혹은 다른 기능부전을 야기시키는 골반저 근육의 증가된 긴장으로 생겨난 결과이다.

**14.** 앉음으로써 악화되는 직장에서의 통증, 압박, 혹은 불편감과 미골(coccyx), 왼쪽 둔부, 질 과 대퇴로 종종 방사되는 것을 포함하는 증상들의 수집.

**15.** 경피적 말초 구심신경 자극; 좌골신경(sacral nerve) 자극; 자기적(magnetic) 자극; 음핵신경(cltoral nerve) 자극

**16.** 거울을 통한 PFM 수축의 간단한 시각화; c 수축의 촉진(외재적, 내재적); 질 무게(vaginal weights); 압력 피드백((유체압력계); 근전도(EMG) 피드백.

17. 지지적(supportive) 기능이상, 과긴장 기능이상, 협조력 기능이상
18. 환자에게 근육의 이완, 궁극적인 결과인 PFM의 증가된 수축과 감소된 요실금 그리고 수의적으로 수축하는 동안 PFM의 전기적 활동에 관한 더 많은 정보를 제공하여야 한다.
19. 환자에게 PFM의 전기적 활동과 궁극적으로 줄어든 PFM 긴장(tone)과 감소된 통증 그리고 과도한 PFM 긴장과 관련되어진 기능적 손상에 대하여 더 많은 정보를 제공.
20. 휴식시 PFM의 증가된 전기적 활동을 반영하는 상승된 안정시 긴장(elevated resting tone); 비규칙적인 안정시 긴장; 느린 동원해제(slow derecruitment); 느린 정점 마이크로 볼트( peak microvolt)(진폭) 수치; 일관성 없는(inconsistent) 수축 능력; 부 근육(accessory muscle) 활성의 증가; 불량한 잡기 능력(poor holding capacity)

## 제10장

1. 반발(repulsion); 음극(anode); 양극(cathode)
2. 직접(direct); 1.0; 4.0
3. 진폭; 기간; mA · min
4. 40 mA · min; 80 mA · min
5. 추가적인 10분
6. 양극(cathode); NaOH, 알카리(alkaline)
7. 편의성; 적용의 편이성; possibly safer for the patient because of better skin conformance and chemical buffering techniques
8. 0.5; 1.0
9. 옳지 않음(false); 추천된 수준을 넘어선 집중(concentration)의 증가는 처리된 이온의 양의 증가가 아니라, 실질적인 이온 이동의 지연이다.
10. 부정(nagative); 긍정(positive)
11. 감소; 적음(less)
12. 손상되거나 파괴된 피부; 감소된 감각; 삽입된 전기적 장치
13. 항염증성; 이화작용(catabolic)
14. 국소적 마비(local anesthetics); 살리실산염(salicylates); 합성 진통 · 마취제(opioids)
15. 아세트산(acetic acid); 양극(cathode)

## 제11장

1. 바이오피드백(biofeedback)은 개개인이 자신의 반응을 알아차릴 수 있도록 하는 반응 혹은 생리적 기능에 관련된 개개의 객관적 정보(feedback)를 제공하기 위한 전기적 기계

의 사용이다. 그리고나서 개개인은 생리적 반응을 조정하기위하여 피드백 신호를 바꿀려고 시도한다.

**2**. EMG 바이오피드백의 이점은 환자와 임상가에게 정보를 빠르고 지속적으로 제공한다는 것이다. 민감성(sensitivity), 피드백 신호의 객관성(objectivity), 정확성(accuracy) 그리고 계량적 성질은 EMG 바이오피드백의 주요한 이점이다. 게다가 최신의 피드백 기기는 환자에게 동기를 부여할 수 있는 다양한 새로운 피드백 신호를 제공할 수 있다.

**3**. EMG 바이오피드백의 적용을 위한 적절한 환자의 선택은 기본적으로 3가지 간단한 질문에 대하여 답 할수 있어야 한다. (i) 환자가 피드백에 의하여 주어진 정보가 이익을 줄 수 있는 운동손상으로 설명하는가? (ii) 환자는 수의적 조절을 위한 능력을 기술하는가? (iii) 환자는 피드백 정보를 사용하는 것을 의식적으로 알아차리고, 충분히 의욕적인가?

**4**. 그것은 임상가가 특별한 중재의 효능을 결정하는 것을 도울 것이다.

**5**. 크기와 활동하는 운동단위 (activive)의 수, 운동단위 활성(firing)의 빈도

**6**. 더 크게 기록된 영역, 관찰되어지는 더 큰 근육의 부피 그리고 더 크게 기록된 EMG. 유사하게 더큰 전극간 간극, 더 크게 관찰되어지는 근육 부피 그리고 더 큰 EMG 게다가 EMG 기록 전극의 특이성(specificity) 증가, 작은 기록 부위 그리고 가까운 전극간 공간은 사용되어질 수 있다.

**7**. 방해음(cross-talk)은 정해진 근육으로부터의 전기적 활성이 주위 근육으로 부터의 신호에 의하여 더럽혀지는 현상이다.

**8**. 피하 전극은 정해진 근육신호의 정확한 검증을 하게 한다. 근육 표층으로부터 방해 없이 근육 심부까지 접근하는 것을 가능케 하기 때문이다. 더욱이 받아지는 신호는 피부, 피하지방과 막에의하여 진폭이 감소되어진다. 그러나 피하전극은 환자에게 더욱 침습적이다. 그 결과 마음에 들지 않을것이다. 움직임 산물(movement artifact)의 효과 또한 피하전극 사용을 증가시킨다.

**9**. 움지임 산물(movement artifact)은 전극, 입력 케이블과 전선의 신체적 동요에 따라 EMG의 고 전압(high-voltage)과 비신체적인 오염물질이다.

**10**. 움지임 산물(<100 Hz)과 전기적 잡음(>1,000 Hz)을 줄이는 역할을 한다. 그러므로 사용되어지는 주파수 범위는 전형적으로 100 Hz ~1,000 Hz이다.

**11**. 증폭(amplicfication); 여과(filtering); 정류(rectification); 통합(integration); 수준/역치 감지(level/threshold detection)

**12**. 가공되지 않은(raw); 가공한(processed); 청각의(auditory); 시각의(visual); 지속적인(continuous); 지정된 역치(threshold triggered)

**13**. raw output(예, 오직 증폭되고 여과된)은 경험있는 임상가에게 신호의 원인에 관한 고려되어질 수 있는 정보를 제공한다. 그것은 "생리학적으로 사실인지 혹은 기록되어지는 주된 잡음인지?"이다. 환자에게서의 진행(progress)을 사실적으로 기록하거나 지정된 동

원수준을 알아차리기 위하여 raw signal을 사용하는 것은 어렵다.

**14**. 연습의 목적(goals of training); 조절의 수준; 유효한 근육 부피; 피하지방; 움직임 산물(movement artifact); 방해음(cross talk)

**15**. 지방성 조직의 높은 비율을 가지는 부위는 피해야 한다. 기록 전극과 전기적 활성화가 필요없는 근육간의 거리는 최대한 멀어야 한다. 효과적인 가장 작은 전극간 거리를 사용하여야 한다.

**16**. EMG 바이오 피드백은 환자가 실질적인 능력에 도달할 수 있도록 도와주나, 신경학적 손상을 치료 할 수는 없다.

**17**. 임상적 경험은 환자가 전형적으로 긍정적 피드백(positive feedback)에 대하여 보다 나은 반응을 보였다고 한다.

**18**. 과제의 상태(condition)(예, 범위의 유형, 지면 혹은 언덕 높이(level ground or hills)); 환자를 위한 기준(criteria)(예, 거리, 보조기구의 사용)

**19**. EMG 바이오 피드백은 너무 약해서 관절 전이 정도를 고려하지 않을 수 없는 근육에 관하여 환자와 임상가에게 정보를 제공 할 것이다.

**20**. 바이오 피드백을 사용하지 않은 기능적 과제의 수행.

---

## 제12장

**1**. 세포내 기록 기술은 매우 큰 축삭들과 세포체에 대한 실험실의 연구에서 먼저 사용되었다. 이 실험은 첫 번째 전극은 유리 미세전극을 이용하여 세포막을 침투하여 위치시키고 다른 전극은 세포의 밖에 위치시켜서 측정한다. 즉, 하나의 전극은 세포내에 두 번째 전극은 세포밖에 존재한다. 이러한 시스템은 막전위압의 변화를 측정한다. 세포외 기록 기술에서는 하나 또는 둘의 전도체(기록전극이라고 불리는)를 신경이나 근육 세포 바깥에 가깝게 위치시킨다. 이러한 전극들은 전기적 흥분성 세포들 바깥의 활동전압이 세포막을 따라 전달됨에 따른 이온적 집중의 변화를 관찰한다. 세포외 전극들은 많은 신경 또는 근육섬유들의 전기적 활동을 관찰하는데 사용된다. 따라서 기록된 전기적 신호들은 신경 또는 근육 활동전압의 복잡성을 나타낸다. 각각의 기술을 사용하여 기록한 전압의 변화를 나타내는 그림 12.1을 제시하였다.

**2**. 말초신경 섬유가 손상받았는가?
감각 섬유, 운동 섬유, 또는 두 가지 모두 포함되었는가?
무엇이 말초 병변 영역인가?
얼마나 많은 말초신경들이 펴함되었는가?
신경이 한쪽의 사지만 포함하는가? 아니면 양쪽 모두를 포함하는가?
양쪽 상지와 양쪽 하지가 포함되는가?

말초신경의 포함 범위가 얼마인가? 부분적인가? 아니면 완전한가?
시간이 지남에 따라 말초신경의 손상이 증가하는가? 아니면 감소하는가?
국소 신경 차단, 축삭의 퇴행, 부분 말집이 탈락의 증거가 존재하는가?
신경지배(nerve involvement)의 유형이 국소적(예, 단일 신경) 혹은 광역적(예, 다발성 신경장애) 장애인가?

3. 활성 기록 전극은 정중신경의 말단 가지(예, 단무지외전근)에 의해 근 지배되는 부위 위에 위치시킨다. 기록전극 참조문헌에서는 건 정지부위 원위에 활성 전극을 두거나 무지 관절 원위부에 위치시킨다고 한다. 접지 전극(ground electrode)은 척골 경상돌기위 손의 배측 표면에 위치 시킨다. 자극전극(stimulation electrode)은 활성 기록 전극에서 8 cm 근위부 손목부위에 있는 정중신경, 정중신경이 원회내근(pronator teres)을 지나기 전 주관절 부위 혹은 상완동맥 바로 전측과 외측 액와부위에 위치시킨다.
4. 정중신경의 순방향 전도 기술(orthodromic conduction technique): 원위 링 전극(distal ring electrode)은 원위지절(distal interphalangeal)의 주름진(crease)부위에 위치시키고, 근위 링 전극은 두 번째 혹은 세 번째 근위 지절의 중간에 위치시킨다. 근위 전극은 자극기의 양극 출구에 연결시키고 원위 전극은 음극에 연결시킨다. 기록전극 표면은 신경이 피부표면과 가까운 부위(손목 바로위, 주관절, 상완 혹은 액와의 정중신경위)에 있는 정중신경위에 직접적으로 위치시킨다. 접지 전극(ground electrode)은 손의 배측 혹은 척골의 경상돌기 위에 위치시킨다.

   정중신경의 역방향 전도기술(antidromic conduction technique): 역방향 기록기술을 위하여, 두 번째 혹은 세 번째 손가락위의 링 전극이 기록전극으로 사용되어진다. 자극은 정중신경전도 연구를 위한 질문 3의 답에서 묘사되어진 것과 같은 부위에서 제공된다.
5. 상지에서의, 운동 신경전도 연구: 정중, 척골, 심부 요골, 액와, 상견갑 신경; 감각 신경전도 연구: 정중, 척골, 천부 요골, 내측 전 상완근피(전완의 내측피), 외측 전상완 근피(전완의 외측 근피), 배측 척골 근피. 하지에서, 운동신경전도 연구: 경골, 심부 비골(peroneal), 대퇴; 감각 신경전도 연구: 경골, 천부 비골(peroneal), 장딴지(sural), 근피(cutaneous).
6. (i) 이차적인 기계적 압박 자극 부위에 대한 원위 운동축삭에서 일어나는 운동 축삭의 퇴행, 전도 장애나 혹은 탈 수초화, 신경근육 연접부위의 장애, 근섬유 질환 혹은 퇴행. 신경차단(neuropraxic), 축삭절단 신경질환(axonotmetic neuropathies) 혹은 다양한 근 질환에서 CMAPs의 양(amplitude)은 줄어들것이다. (ii) 이차적인 기계적 압박 자극 부위에 대한 원위 감각축삭에서 일어나는 감각축삭의 퇴행, 전도 장애나 혹은 탈 수초화.
7. 신경축삭의 기계적 압박과 축삭의 탈 수초화
8. 측정되어진 사지의 온도(차운 사지는 신경전도속도를 감소시킨다)와 환자의 나이(전도

는 50세를 넘어서면 점차적으로 감소하고 5세 미만 아이에서 정상보다 더 낮다.)

**9**. 신경차단(neuropraxia)은 전도 장애가 있거나, 없는 느린 국소전도, 온전한 축삭의 연속성과 축삭의 퇴행성 변화는 없는 것으로 정의되어진다. 축삭절단(axonotmesis)은 말초신경에서 결합조직 수준의 특이한 손상 없이 축삭연속성의 부분 혹은 완전한 절단으로 정의되어진다. 신경절단(neurotmesis)은 말초신경에서 하나 혹은 그 이상의 결합조직 수준의 손상을 동반하는 부분 혹은 완전한 축삭 절단으로 정의되어진다.

**10**. 침 삽입 동안(during needle insertion): needle movement가 멈추는 시기에 멈추는 침습된 활성; 휴식시 골격계 근육 안에: 작아진 종판전위, 종판전위와 종판극파(end plate spike); 중간 수축(mid contraction): 이중 혹은 삼중 운동 단위 전위; 강한 수축( strong contraction): 완전한 방해 유형(full interference pattern)

**11**. 침 삽입 동안(during needle insertion): 삽입된 양성파형(insertional positive waves), 연장된 삽입 활성, 줄어든 삽입 활성; 휴식시 근육안에서: 세동전위(fibrillation potential), 양성 예파(positive sharp waves), 섬유속연축전위(fasciculation potential), 근긴장 방전(myotonic discharge), 복합된 반복 방전(complex repetitive discharge), myokymic discharges; 중간 수축: 무 운동단위 전위(no motor unit potentials), >**15**% 다중성 운동단위 전위, 많은 순환(many turn)을 가지는 운동단위 전위, 비정상적으로 작거나 비정상적으로 큰 진폭의 운동단위 전위; 강한 수축: 동원 유형(recruitment pattern)의 감소 혹은 결손.

**12**. 그림 12.15와 표 12.3을 보라.

**13**. F파는 운동 축삭에서 활동전위의 역방향성 진행의 결과로 여겨지는 운동신경섬유의 자극에 대한 반응을 기록한 근활동 전위의 합성이다. 역방향성으로 진행된 전위는 작은 수의운동신경의 "재활성화(reactivate)"로 생각되어진다. 그리고 이러한 활동전위는 다시 근육으로 보내지고, F파로 모니터되어지는 근 수축을 야기시킨다.

**14**. 탈수초화 다발성신경증(demyelinating polyneuropathy)(예, Gillian-Barre syndrome), 근위축성측삭경화증(amyotrophic lateral sclerosis), 근긴장위축(myotonic distrophy), 자극 근위부의 포착신경증(entrapment neuropathy)(예, thoracic outlet syndrome), 상완 혹은 요천추 신경총증( brachial or lumbosacral plexopathy)(예, radiation neuropathy)

**15**. (a) H-reflex test. (b) 반사경로의 구성은 가자미근(soleus)의 Ia구심섬유와 Ia와 가자미근 α-운동신경 사이 시냅스 연접(synatic junction), 가자미근을 지배하는 경골신경의 A α-운동축삭, 경골 신경과 가자미근 사이의 신경근 연접 그리고 가자미근 섬유를 포함한다.

**16**. 삼차 신경과 안면 신경의 시신경교차

**17**. 편측 Bell 마비에서, 반대측 $R_1$이 정상적인 제한 범위 내에 있는 동안 동측의 $R_1$과 $R_2$ 반

응은 길어질 것이다. 만성 염증성 탈수초화다발성신경증(chronic inflammatory demyelination polyneuropathy)에서, 동측과 반대측 모두에서의 blink reflex 반응은 길어질것이다.

**18**. 체성감각 활성전위 검사(somatosensory evoked potential testing)는 중추신경계 체성감각 전도로에서의 전도를 시험하기위하여 사용되어지고, 말초신경축삭의 근위부위의 전도에 대한 식견을 제공 할 것이다. SSEP검사에서 포함되어진 전도로는 말초 체성감각 축삭(예, 촉각-압각과 관련되어지는 A 축삭), 후삭-내측모대 전도로(dorsal column-medial lemniscal pathway)와 체성감각 피질이다.

**19**. 운동 활성전위 검사(motor evoked potential testig)는 수의적 하행운동 전도로의 성질(integrity)을 시험하기 위하여 사용되어진다. 운동 활성전위 검사는 운동피질부위의 활성화, 외측 피질 척수로를 따른 전도, 말초운동축삭을 따른 전도와 검사 동안 관찰되어지는 골격근의 활성화를 포함한다.

**20**. 촉각에 대한 생리적 역치를 결정하기 위한 Semmes-Weinstein monofilament testing과 이점식별감각 검사(two-point discrimination testing)

**21**. 비정상적인 혈액 응고/항응고 요소 치료; 말단 부종; 피부염(dermatitis); 비협조적(uncooperative)이거나 혼란스러운(confused) 환자; 최근의 심근경색; 혈액전도 질환(blood- transmittable disease)(creutzfelde-jakob disease); 면역억제(immunosuppression); central going line; 심장박동조절기 혹은 다른 삽입 의료기기; 자극에 대한 감각과민(개방상처, 화상)

**22**. 개인의 불평은 무엇인가?(예, 통증, 따금따금한 감각, 기능적 결손, 무감각(anesthesia), 피로, 약증(weakness).
증상/증후는 방사되는가? 혹은 한 부위 또는 사지에 국소적인가?
말단 전체 혹은 단지 한 영역만 포함되어지는가?
문제는 지속적으로 발생하는가? 혹은 낮 또는 밤과 같은 특정시간에만 나타나는가?
어떤 활동이 증상을 변화시키는가?
문제/증상이 언제 시작되었는가?
증상이 점차적으로 아니면 갑자기 발생하였는가?
사고 혹은 상처가 문제를 악화시켰는가?
문제는 더 악화되었는가 혹은 약화되었는가?
어떤 식구 혹은 동료가 비슷한 문제를 가지는가?
최근에 복용하는 약이 무엇인가?
너의 작업 활동은 어떠한가?

**23**. 신경근 질환에 포함되는 신호:
위축(국소적 vs. 광범위)

피부의 온도 혹은 영양 변화
말단부의 외형의 차이(예, 피부색, 피부 결, 둘레)
관절 변형 혹은 관절 운동의 제한
기능적 이상 혹은 제한(예, gait deviations, 균형 이상, 상지/하지 움직임의 비대칭성)
근 약증(편측성 vs. 양측성; 상지 vs. 하지 vs. 체간)
반사 변화(감소, 증가, 혹은 비대칭성)
감각장애(신경근 피부분절 vs. 말초신경 피부분절 지배)

**24**. mild carpal tunnel syndrome에서, 가장 일반적인 결과는 횡수근 전도 시간(transcarpal conduction time)이 〉 1.7 ms 증가를 보이는 손목과 엄지, 검지, 중지, 약지 사이의 감각 원위잠시(sensory distal latency)의 증가이다. 말단에서 감각의 크기는 눈에 띄게 줄어들거나 줄어들지 않을 것이다. 운동축삭 전도는 해를 입지 않고, 단무지외전근으로부터 줄어든 CMAPs의 크기는 정상적인 제한범위 안에 있을 것이다. moderate carpal tunnel syndrome에서, 절충(compromise)(연장된 distal latencies 포함하거나 줄어든 반응의 크기를 제외한)은 정중신경의 감각축삭과 운동축삭 전도 둘 다에서 발견되어진다. 근전도 검사는 단무지외전근의 운동축삭의 손실에 대한 근거를 제공하지 않는다.

**25**.

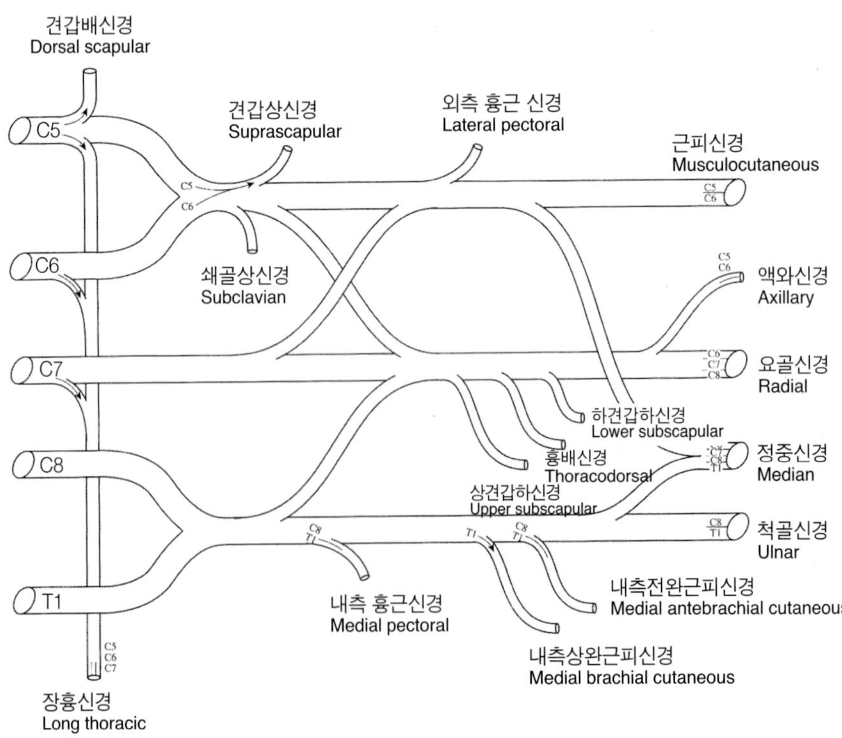

# 찾아보기

## 가



## 나



## 다



## 라

## 마



## 바



## 사



## 아

## 자



## 차



## 카



## 타



## 파

## 하



## 기타

## 자



## 차



## 카



## 타



## 파

## 하



## 기타